U0267379

老年功能障碍
全周期康复专家共识

Expert Consensus of the Full-Cycle Rehabilitation
for Geriatric Dysfunctions

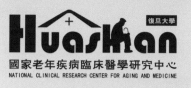 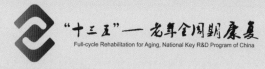

老年常见疾病与功能障碍全周期康复专家共识丛书

老年功能障碍
全周期康复专家共识

Expert Consensus of the Full-Cycle Rehabilitation
for Geriatric Dysfunctions

主　编　贾　杰　郑洁皎

北京大学医学出版社

LAONIAN GONGNENG ZHANG'AI QUANZHOUQI KANGFU
ZHUANJIA GONGSHI

图书在版编目（CIP）数据

老年功能障碍全周期康复专家共识 / 贾杰，郑洁皎
主编 . —北京：北京大学医学出版社，2023.8
ISBN 978-7-5659-2849-9

Ⅰ.①老⋯　Ⅱ.①贾⋯　②郑⋯　Ⅲ.①老年人 – 功能
性疾病 – 康复　Ⅳ.① R592.09

中国国家版本馆 CIP 数据核字（2023）第 023726 号

老年功能障碍全周期康复专家共识

主　　编：贾　杰　郑洁皎
出版发行：北京大学医学出版社
地　　址：（100191）北京市海淀区学院路 38 号　北京大学医学部院内
电　　话：发行部 010-82802230；图书邮购 010-82802495
网　　址：http://www.pumpress.com.cn
E - m a i l：booksale@bjmu.edu.cn
印　　刷：北京金康利印刷有限公司
经　　销：新华书店
责任编辑：陈　然　米存君　　责任校对：靳新强　　责任印制：李　啸
开　　本：787 mm × 1092 mm　1/16　　印张：44　　字数：1037 千字
版　　次：2023 年 8 月第 1 版　2023 年 8 月第 1 次印刷
书　　号：ISBN 978-7-5659-2849-9
定　　价：398.00 元

主 编 简 介

贾杰，主任医师，教授，博士生导师，复旦大学附属华山医院康复医学科副主任，复旦大学附属华山医院福建医院－国家区域医疗中心筹办处副主任。中国康复医学会社区康复工作委员会主任委员，中国康复医学会手功能康复专业委员会首任主任委员，中国康复医学会循证康复医学工作委员会副主任委员。国家重点研发计划项目"老年全周期康复技术体系与信息化管理研究"项目首席科学家及课题第一负责人。曾主持国家自然科学基金重大研究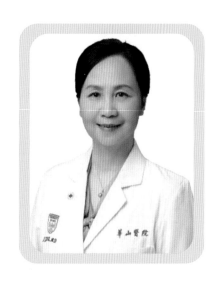
计划集成项目子课题 1 项、国家自然科学基金面上项目 4 项、科技部"十二五"科技支撑计划课题 1 项、上海市科学技术委员会／上海市卫生和计划生育委员会课题 6 项。发表中文、英文论文共 389 篇，其中 SCI 收录 121 篇；参与编写康复医学专著 20 部，其中主编 11 部；获授权专利 44 项。曾获 2014 年教育部科学技术进步二等奖、2016 年中华医学科技奖二等奖、2016 年国家卫生计生委脑卒中防治工程委员会"突出贡献专家奖"、2018 年复旦大学巾帼创新奖、2020 年中国康复医学会科学技术奖一等奖、2020 年上海康复医学科技奖一等奖等科技奖励与荣誉称号。

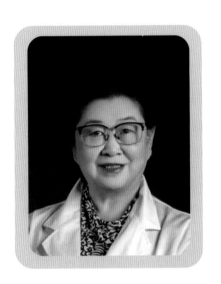

　　郑洁皎，主任医师，教授，博士生导师，复旦大学附属华东医院康复医学科主任，上海市康复医学临床医学研究中心执行主任、学科带头人。上海市康复治疗质控中心主任，中国康复医学会标准化康复工作委员会副主任委员，上海市康复医学会常务副会长兼秘书长，上海市标准化协会康复标准委员会主任委员，长三角区域康复一体化发展联盟主席，国家科技部"主动健康与老龄化科技应对"重点专项核心专家，国家康复医学住院医师规范化培训重点专业基地主任。2021年获得"上海市医务工匠"荣誉称号。

编 者 名 单

主 编

贾 杰　复旦大学附属华山医院
郑洁皎　复旦大学附属华东医院

副主编

石秀娥　陕西省康复医院
姚黎清　昆明医科大学第二附属医院
王大明　浙江大学医学院附属第一医院
余滨宾　江苏省人民医院
朱一平　陕西省康复医院
丁　力　复旦大学附属华山医院
何志杰　复旦大学附属华山医院
庄金阳　复旦大学附属华山医院

编 委（按姓氏汉语拼音排序）

蔡碧绸　厦门市中医院
陈　旦　上海市静安区中心医院
陈科良　复旦大学附属华山医院
陈龙伟　陕西省康复医院
陈蒙晔　复旦大学附属华山医院
陈　萍　复旦大学附属华山医院
陈树耿　复旦大学附属华山医院
陈思苗　浙江大学医学院附属第一医院
陈祥贵　上海市静安区中心医院
陈　欣　中日友好医院
陈作兵　浙江大学医学院附属第一医院
程冰苑　上海市静安区中心医院
褚晓琴　杭州市余杭区第五人民医院
邓盼墨　上海市静安区中心医院
丁建伟　复旦大学附属华东医院

丁　力　复旦大学附属华山医院
董国丽　杭州市余杭区第五人民医院
董心华　复旦大学附属华东医院
董媛媛　陕西省康复医院
段林茹　复旦大学附属华东医院
房　圆　上海市精神卫生研究中心
冯　君　杭州市余杭区第五人民医院
付丛会　上海市金山区众仁老年护理医院
付江红　复旦大学附属华山医院
顾树程　复旦大学附属华山医院
郭碧莲　福建医科大学附属第一医院
郭学军　新乡医学院第一附属医院
韩　琼　福建医科大学附属第一医院
何洁莹　上海市养志康复医院
何志杰　复旦大学附属华山医院
季相通　复旦大学附属华山医院
贾　杰　复旦大学附属华山医院
贾　茹　新乡医学院第一附属医院
蒋　红　复旦大学附属华山医院
蒋柳雅　上海市静安区中心医院
蒋泽武　复旦大学附属华山医院
金海鹏　厦门市中医院
金　豪　上海市静安区中心医院
金　毅　上海市静安区中心医院
雷振民　陕西省康复医院
李　冲　上海体育学院
李　丽　上海市静安区中心医院
李莉莉　陕西省康复医院
李　萍　复旦大学附属华山医院
李琴英　上海市静安区中心医院
李晓芳　新乡医学院第三附属医院
李玉福　福建医科大学附属第一医院
林佳丽　复旦大学附属妇产科医院
林嘉莉　福建医科大学
林嘉滢　福建中医药大学
林奕芳　复旦大学附属华山医院
林赢男　复旦大学附属华山医院
刘承弘　上海市静安区中心医院
刘　强　复旦大学附属华山医院
刘心华　复旦大学附属中山医院
刘智岚　上海市第四康复医院
马春霞　陕西省康复医院

毛　琳　浙江大学医学院附属第一医院

倪　英　复旦大学附属华山医院

潘涌泉　复旦大学附属华山医院

庞启英　复旦大学附属华山医院

彭丽云　福建医科大学附属第一医院

钱佳煜　复旦大学护理学院

曲庆明　南通大学附属医院

瞿春蕾　复旦大学附属华山医院

任晶晶　新乡市中心医院

阮祥梅　安徽省第二人民医院

阮璎璐　上海市静安区中心医院

邵　芃　郑州大学附属郑州中心医院

沈利岩　复旦大学附属华东医院

沈　莉　复旦大学附属华山医院

石秀娥　陕西省康复医院

束贝贝　上海市静安区中心医院

司　文　复旦大学附属华山医院

宋　瑾　昆明医科大学第二附属医院

孙璟华　上海市静安区中心医院

田　婧　复旦大学附属华山医院

涂舒婷　福建中医药大学

王传凯　淄博职业学院

王大明　浙江大学医学院附属第一医院

王鹤玮　复旦大学附属华山医院

王建之　杭州市余杭区第五人民医院

王　莉　复旦大学附属华山医院

王圣虓　上海市静安区中心医院

王文丽　昆明医科大学第二附属医院

王一朵　复旦大学附属华山医院

王泽军　杭州市余杭区第五人民医院

王正辉　新乡医学院第一附属医院

王志勇　福建医科大学附属第一医院

魏栋帅　新乡医学院

吴　俊　杭州市余杭区第五人民医院

夏燕萍　复旦大学附属华山医院

乡靖楠　上海体育学院

肖建华　陕西省康复医院

谢幼专　上海交通大学医学院附属第九人民医院

邢红霞　新乡医学院第三附属医院

徐丽娟　杭州市余杭区第五人民医院

徐　硕　福建医科大学附属漳州市医院

许苗苗　上海市静安区中心医院

许　翔　福建医科大学附属第一医院
闫志杰　新乡医学院
颜志鹏　福建医科大学附属第一医院
宴锦胜　苏州卫生职业技术学院
杨纯生　新乡医学院第三附属医院
杨　青　复旦大学附属华山医院
杨士波　复旦大学附属华山医院
杨延辉　陕西省康复医院
姚黎清　昆明医科大学第二附属医院
姚齐贤　苏州高新区人民医院
叶　亮　杭州市余杭区第五人民医院
印　正　复旦大学附属华山医院
余滨宾　江苏省人民医院
余恺涛　复旦大学护理学院
袁　晨　复旦大学附属华山医院
袁建华　复旦大学附属华山医院
张大伟　陕西省康复医院
张惠东　福建医科大学附属第一医院
张　慧　复旦大学附属华山医院
张　静　复旦大学附属华山医院
张　力　复旦大学附属华山医院
张丽芳　福建医科大学附属第一医院
张丽琴　福建医科大学附属第一医院
张楠楠　福建医科大学附属第一医院
张楠楠　陕西省康复医院
张　淇　襄阳市中心医院
张玉梅　首都医科大学附属北京天坛医院
赵金荣　苏州高新区人民医院
赵倩华　复旦大学附属华山医院
赵依帆　浙江大学医学院附属第一医院
赵　莹　昆明医科大学第二附属医院
赵月华　上海市静安区中心医院
郑洁皎　复旦大学附属华东医院
周钰馨　上海体育学院
朱　秉　复旦大学附属华山医院
朱雪琼　浙江大学医学院附属第一医院
朱一平　陕西省康复医院
庄金阳　复旦大学附属华山医院
庄　璇　厦门市中医院
邹　飞　复旦大学附属华山医院
邹礼梁　浙江大学医学院附属第一医院

序　言

功能障碍的研究与医治作为康复医学的核心在学界内已经普遍达成共识。其中，老年人群的功能障碍康复问题随着我国人口老龄化的日趋严重而备受关注。老年人群的功能障碍问题主要受限于两大方面，包括年龄增长导致的身体功能的老化衰退，以及受疾病所影响的功能障碍的非自然减退。面对老年功能障碍这一复杂的健康问题，依靠传统的医学手段，如药物干预、手术治疗等，无法全面地解决。当前，老年人对于健康的需求不再满足于简单的疾病救治，而更期望能有尊严的活着。因此，老年功能障碍康复的重要性也日益受到重视。国家科技部于 2018 年设立了国家重点研发计划"主动健康和老龄化科技应对重点专项"，并立项批复了"老年全周期康复技术体系与信息化管理研究（2018YFC2002300）"项目，足见老年康复的受重视程度。从项目立项以来，经过老年康复项目团队多年的合作努力以及全国行业专家的大力支持，最终编写而成了《老年功能障碍全周期康复专家共识》一书，首次全面解析了针对老年人群十大功能障碍的特点、循证康复方案与路径，为临床解决老年功能障碍康复问题提供有意义的参考。

近年来，随着老年康复越来越受到关注，对于老年功能障碍的循证康复方案与路径的需求也日益迫切。常规的康复方案没有充分考虑到老年人功能障碍的生理及病理状况的特点，因此无法满足老年人特定的康复需求，也限制了临床康复的疗效。除了年龄因素外，老年人群往往具有多病共存的特点，因此其功能障碍不限于运动机能的下降，也包含了多功能衰退的特点。基于"老年全周期康复技术体系与信息化管理研究（2018YFC2002300）"，我们团队梳理了老年常见的十大功能障碍，涉及运动、感觉、言语、吞咽、认知、精神心理、疼痛、心、肺和二便。从功能层面出发，完整的功能康复也涉及了从预防发生到促进修复等全方位的路径。针对以上现象和问题，建立起科学有效的老年功能障碍全周期康复的方案与路径显得尤为必要。

为致力于提供全面的老年功能障碍全周期康复方案与路径，项目课题团队经过内部多次讨论，期间包括了初期的方案制订，编写团队的衔接，以及多学科的交流碰撞等，通过综合国内外临床康复指南、专家共识、系统综述、随机对照临床研究和专家经验等，制订了本书的编写大纲及编写计划。从 2019 年初步开始编写工作以来，期间共经历了 7 次专家论证，包括依托中国康复医学会老年康复专业委员会、社区工作委员会和循证康复医学工作委员会等权威专业委员会的论证。经过不断的论证，综合意见与建议，最终形成了《老年功能障碍全周期康复专家共识》的初版。与老年功能障碍的复杂程度相比，本版《老年功能障碍全周期康复专家共识》可能仍无法完全涵盖，但是作为这一领域的初次探索与成果，仍值得我们祝贺与铭记，并以此为契机，不断地加以完善、应用与推广。

《老年功能障碍全周期康复专家共识》一书涉及内容繁多，总结下来，主要涵盖了三个关键词，包括"老年""功能障碍"与"全周期"。随着人口的老龄化程度持续提高，我国已逐渐步入老龄化社会，存在各种功能障碍的老年人数量也呈增长趋势，给家庭和社会带来沉重负担，老年康复已然成为社会关注的焦点问题，因此"老年"是全书撰写的基调。康复医学是一门聚焦"功能"的学科，促进功能障碍的恢复是康复医学的目标。当前在健康中国的时代背景下，健康不再是没有疾病，而是没有功能障碍。本书重点关注老年人神经系统疾病、心肺系统疾病和骨关节系统疾病导致的常见功能障碍，因此，"功能障碍"的康复是全书撰写的核心。针对不同时期的健康需求，围绕功能障碍，本书提出全周期康复的理念，具体包括功能障碍恢复的全周期、疾病发展全周期、人员合作全周期与机构分级诊疗的全周期，因此"全周期"是全书撰写的理念，并贯彻始终。

最后，衷心感谢各位编者在本书编写过程中付出的辛勤汗水和宝贵精力，感谢全国行业专家对于本书编写过程的指导与帮助。虽然凝聚了项目团队和论证专家的心血努力和宝贵经验，然而由于编者专业背景、能力和精力所限，很多地方可能仍欠成熟，错漏之处在所难免，敬请读者批评指正。展望未来，希望我们携起手来，建立健全老年全周期康复体系，共促老年康复事业发展。

2023 年 7 月

目 录

第一章
总　论

一、引言

目前，我国人口老龄化程度持续提高，人口老龄化速度逐渐加快。国家卫生健康委员会于 2021 年发布的"2020 年度国家老龄事业发展公报"显示，截至 2020 年 11 月，全国 65 周岁及以上老年人口为 1.9064 亿，占总人口的 13.50%。人口老龄化是中国在新时代所面临的最突出的发展现实之一。不仅全面建成小康社会、实现第一个百年奋斗目标的过程和人口老龄化相伴，而且随着出生高峰形成的人口队列相继步入老龄化，2035 年基本实现社会主义现代化与 2050 年全面建成社会主义现代化强国前夕的两个时间段预计都将是人口老龄化快速发展的时期。与此同时，存在各种功能障碍的老年人数量也呈增长趋势，给家庭和社会带来沉重负担，老年人功能障碍的康复问题已然成为社会关注的焦点。

随着身体机能的生理性衰退，老年人更易患上各种疾病，由疾病所致的各种功能障碍使老年人生活质量急剧下降，极大加重家庭及社会负担。党的十九大报告指出："积极应对人口老龄化，构建养老、孝老、敬老体系和社会环境，推进医养结合，加快老龄化事业和产业发展。"然而，面对日益严峻的健康老龄化和亟待解决的老年功能障碍康复问题，国内尚缺乏针对老年人功能障碍的康复指南。借助于科技部 2018 年国家重点研发计划"老年全周期康复技术体系与信息化管理研究"项目，我们组织课题专家编写了本部《老年功能障碍全周期康复专家共识》，从全周期视角深入分析老年人功能障碍特点，着重于功能障碍的预防、评估、康复治疗及护理衔接，旨在为我国老年康复事业做出一份贡献！

在本书编写之初，课题组成员通过系统检索国内外相关指南、专家共识、综述、临床研究，发现目前与各种疾病相关功能障碍的指南，很少关注老年人这一"特殊群体"的全周期康复，更缺少循证康复治疗指南。因此，课题组成员通过多轮指南梳理、疾病 - 功能障碍对接以及前后七次专家论证会，编纂形成本书，旨在规范老年人功能障碍的预防、康复评估、康复治疗及康复护理衔接，从常用的功能评估量表、治疗方法、老年人疾病相关的功能障碍特点、筛查、评估、诊断、治疗、康复等方面寻找循证证据，诠释老年功能障碍全周期康复的基础理论，进一步拓展其临床应用，为临床医生、康复治疗师、护理工作者、照护者提供参考。

二、老年常见功能障碍特点

随着年龄的增长，生理性的机能衰退和疾病后产生的后遗症使得老年患者产生功能障碍的概率急剧增大。老年人的功能障碍具有高发性、恢复慢、预后差以及多种功能障碍并存的特点。本书将重点关注老年人神经系统疾病、心肺系统疾病和骨关节系统疾病导致的常见功能障碍。以老年人发病率最高的疾病脑卒中为例，严重的脑卒中可能会引起运动、吞咽、认知、语言、感觉、疼痛、心功能、肺功能、精神心理以及二便功能等十种功能障碍，同样，其他疾病也会导致各种各样的功能障碍。由于年龄因素，一旦老年人发生功能障碍就很难恢复到正常水平，因此，功能障碍的筛查和预防在本书中被重点关注。功能障碍的严重程度评价依靠精准的康复评估，针对老年人常见的十种功能障碍，本书将系统地介绍符合老年人的康复评估方法。老年人功能障碍恢复慢、预后差，不少老年患者经过长时间康复治疗后仍不能独立生活。本书从康复全周期的角度出发，以功能障碍的预防、评估、康复、护理以及社区康复衔接的全周期视角为老年人提供康复循证依据，期望达到最佳康复效果。

三、注重功能障碍的全周期康复

生命的发生发展具有全周期，包括孕育期、成长期、成熟期、衰老期直至死亡的整个过程。在这个过程中，不同的人体功能也具备时间与空间发展的全周期。康复医学的核心是功能科学，因此针对老年功能障碍的康复应强调全周期的管理理念。功能障碍的全周期康复包括了正常功能本身老化的全周期，与疾病相关联的病理发生全周期，强调多学科合作的人员全周期，以及针对不同医疗机构的机构区域全周期。

从功能障碍角度来看，不同的功能障碍本身，如运动、感觉、认知等均存在自然衰退。功能本身衰退或障碍包括从轻度、中度到重度的周期发展规律。在这一过程中，临床上可采用不同功能的筛查与测试，通过对老年人的定期体检，评估其相关功能的状态，对于筛查过程中出现不同功能障碍的老年人，应进行相关的干预措施，如戒烟、疫苗接种、药物的合理使用以及鼓励适当的体能活动，并根据不同程度功能障碍的特点进行康复。

从疾病角度来看，当疾病发生时，应根据疾病进展的临床特点，通常包括急性期、亚急性期以及慢性期等，对功能障碍进行针对性的康复评估与治疗，注意康复介入的有效性和安全性。

从医疗机构的角度来看，基层卫生机构的主要职责是负责老年功能障碍筛查的定期体检，以识别高危人群，及时诊断并制订基层适宜的功能障碍的康复方案，如有氧训练、呼吸训练、针灸治疗等。对于存在中重度功能障碍或病情较为复杂的老年人，基层卫生机构无法解决相关问题时，可及时转诊到专科康复医院或二、三级综合医院进行临床救治。其中三级医疗机构主要聚焦于重度功能障碍相关的急危重症，如急慢性呼吸衰竭的救治。不同医疗机构对于老年功能障碍的介入，应基于功能障碍本身及相关疾病的特点，合理分配，实现基层首诊、双向转诊、上下联动的分级诊疗。

从人员干预的角度来看，以肺功能障碍为例，它不仅涉及肺部本身，也会对机体造成影响，如晚期慢性阻塞性肺疾病常伴有全身的炎症反应，因此老年肺功能障碍康复团队应该是综合团队的参与，包括临床医生、康复科医生、影像科医生、康复治疗师、营养师、心理治疗师、呼吸治疗师、护士以及家属。其他功能障碍如运动、感觉、认知、吞咽功能障碍等，亦需要综合团队的参与，而非某个岗位或某个科室可以单独胜任的。在医疗团队介入的老年功能障碍全周期康复过程中，应尤其需要注重临床 – 康复 – 护理团队人员的有效衔接，真正实现功能障碍的全周期康复管理。

四、章节简介

本书是以老年群体为主要康复对象，聚集国内众多医疗机构医、护、治团体智慧结晶的宝贵成果，涵盖了老年常见的不同功能障碍的、基于循证的全周期康复管理。在本书第二章到第十一章，我们将分别阐述吞咽功能障碍、二便功能障碍、认知障碍、肺功能障碍、心功能障碍、精神心理功能障碍、语言功能障碍、疼痛、感觉功能障碍、运动功能障碍这老年十大功能障碍内容，并分别从老年功能障碍特点、常见评估与治疗技术、康复护理衔接管理、基于功能障碍本身的全周期康复管理、基于不同疾病不同发展状态下的功能障碍的全周期康复管理等不同的角度，全面阐述不同功能障碍的全周期康复。本书的第十二章，结合国际功能、残疾和健康分类（international classification of functioning, disability and health, ICF）康复理念，首次从 ICF 角度分析功能障碍康复管理的模式，以更好地指导临床康复工作的开展。

第二章
老年吞咽功能障碍全周期康复

第一节　概述

老年人因衰老、功能衰退或各类疾病影响会出现吞咽功能障碍。2016年《欧洲吞咽障碍学会 – 欧盟老年医学会白皮书》报道独居老年人吞咽功能障碍的发病率为30% ~ 40%，老年急症发作患者的发病率为44%，养老医养机构老年人的发病率为60%[1]。而我国已有研究的调查结果显示吞咽功能障碍的发生率在一般社区老年人群中为10.63% ~ 13.9%，在养护机构为26.4% ~ 32.5%[2-4]。吞咽功能障碍是影响老年人身心健康、增加死亡率和降低生活质量的危险因素。据国家统计局第七次人口普查数据，我国65岁及以上人口已占总人口的13.5%。以上种种证据表明，吞咽功能障碍已是一种常见的老年功能障碍，其影响老年人的其他功能健康，增加肺炎发生率、营养不良概率及死亡率，延长老年患者的住院时间，降低老年期生存质量，给家庭和社会带来了沉重的负担。

本章将对老年吞咽功能障碍（以下简称吞咽障碍）作出定义，归纳诱因与特点，从预防、筛查、评估、治疗、康复护理、随访等环节总体阐述临床 – 康复 – 护理衔接全周期管理流程规范，并列举神经系统疾病、骨关节系统疾病和心肺系统疾病导致的吞咽功能障碍康复方案示例。希望为从事吞咽康复相关的不同机构的医生、治疗师、护理人员、家庭照护者等提供参考，进一步提高社会对老年吞咽障碍的认识。

第二节　吞咽功能与吞咽障碍

一、吞咽功能

吞咽是人类赖以生存的最基本的生理活动之一，是指食物从口腔经咽、食管输送至胃的运动过程，参与吞咽的器官包括口腔、咽、喉、食管等，其中任何环节的器官性或功能性障碍均可导致吞咽障碍。吞咽是一个连续而迅速的过程，由神经、肌肉、化学、物理活动互相协调配合进行。吞咽根据食物通过的部位一般可分为口腔期、咽期、食管期，口腔期又分为口腔准备期和口腔推送期，也有学者在口腔期前加入口腔前期[5]。

二、吞咽障碍

吞咽障碍是指由于下颌、双唇、舌、软腭、咽喉、食管等器官结构受损和（或）功能障碍，不能安全有效地把食物输送到胃内的过程[6]。由认知和精神心理等方面的问题引起的行为异常导致的吞咽和进食问题又称为摄食 – 吞咽障碍。根据上述不同分期，临床上细分为：口腔前期吞咽障碍、口腔期吞咽障碍、咽期吞咽障碍和食管期吞咽障碍（图 2-2-1）。

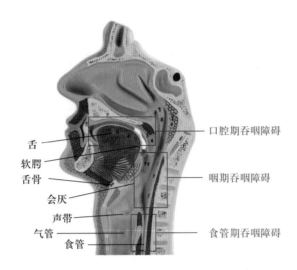

舌
软腭
舌骨
会厌
声带
气管
食管

口腔期吞咽障碍
咽期吞咽障碍
食管期吞咽障碍

图 2-2-1　吞咽功能主要器官与各期吞咽障碍

（一）口腔前期吞咽障碍

一般来说，从凭借清晰认知，识别要进食的食物，拾取食物放入口腔，准备将食物咀嚼形成食团的过程被认为是口腔前期。如果患者发生认知障碍，则可能发生吞咽失用，从而影响顺利进食。具体表现为患者食欲下降、牙关紧闭、对食物无"张口、吃、吞"的意识、进食速度迟缓甚至停滞、吞咽不启动等。

（二）口腔期吞咽障碍

当食物被送入口腔后，需要通过舌头、牙齿、颊肌等配合将食物咀嚼形成食团，放在舌面中后方，然后舌向上向后运动，软腭上抬，以下颌舌肌为主的肌群收缩，将食团推向软腭后方至咽部。因此口腔期吞咽障碍的常见表现有：唇闭合与下颌运动不能导致食物从口中流出、舌肌力量下降或痉挛、舌肌萎缩影响食物成团、软腭上抬不足与咽后壁前移不足导致发生鼻腔反流、口腔感觉障碍等。患者需要分次吞咽，且吞咽后口腔内有食物残留，由于吞咽反射的触发时机紊乱而造成误吸。

（三）咽期吞咽障碍

从咽期开始即进入非随意期，这是整个吞咽过程最关键的时期，因为在这一时期决定吞咽食团能否安全顺利进入食管，不误入气管。许多器官组织在这极短的时间内精密协作，其中最关键的保护机制是喉上抬与会厌软骨反转盖住喉前庭，声带闭合防止食物掉进气管。另外咽缩肌群收缩，食管上括约肌（upper esophageal sphincter，UES）松弛开放，让食团得以进入食管。临床上脑干损伤患者常见喉上抬幅度不足、会厌软骨反转不充分，导致喉前庭封闭性差、声带闭合能力下降，使食物容易掉进气管。另外咽缩肌群收缩无力、食管上括约肌松弛开放程度小，给食团进入食管增加了难度。食团经过会厌谷和梨状隐窝时残留就会增多，且不能被患者自主清除，容易发生吞咽后的再次误吸。

（四）食管期吞咽障碍

食团在食管期的推送过程主要依赖于肌肉蠕动的顺序收缩。如果食管肌群出现运动 - 感觉障碍，就会影响食物最终进入胃内被有效消化吸收。常见的原因为食管内有异物阻碍了食团输送，或由于前方的气管损伤影响到食管组织结构，或由于失神经调控后食管肌群压力异常增高与收缩顺序紊乱。患者常自觉吞咽后胸骨水平有梗阻感，出现食物反流、呕吐现象，有烧心感、憋胀感。食管期吞咽障碍常见于胃食管病变，如贲门失弛缓症、胃食管反流病、食管憩室、弥漫性食管痉挛、嗜酸细胞性食管炎、食管肿瘤等[5]。

第三节　老年吞咽功能障碍概述

一、定义

老年吞咽功能障碍（又称吞咽障碍）一般指65岁以上个体的吞咽功能下降或严重下降，不能安全有效地把食物从口腔输送到胃内，其原因包括吞咽器官结构或功能的生理性衰老，或由于各类疾病导致的继发性损害，还包括由于认知或精神心理障碍导致的吞咽和进食困难。

二、生理诱因与常见表现

（一）生理诱因

老年人口腔、咽、喉及食管等部位的组织常发生退行性变化（图2-3-1），如：牙齿损坏或缺失、口腔黏膜萎缩、舌肌力量下降与运动不灵活、腺体分泌功能减退、感觉功能迟钝、吞咽反射延迟、咽壁组织弹性变差、喉延迟闭合、上食管括约肌老化、开口面积减少、食管的蠕动能力减弱，这些都可能导致吞咽障碍的发生。

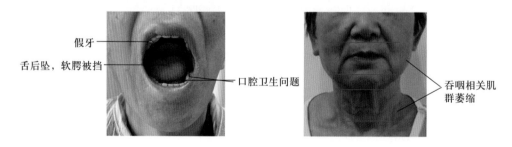

图 2-3-1　老年生理性退变表现

（二）常见表现

包括：①进食速度、时间和量发生改变，不能进食多种食物或需要额外液体辅助吞咽；②吞咽后口腔内有残留；③出现呛咳；④吞咽时口腔与喉部的异物感；⑤需要频繁清理口腔；⑥咀嚼困难与吞咽过程中感到疼痛；⑦音质改变，清嗓费力；⑧反复发作的肺炎、不明原因的发热、体重下降等[5]。由于严重程度不一，往往症状较轻的老年人并不能及时意识到其处于吞咽功能障碍前期阶段。常见老年吞咽系统生理退化特征与典型表现归纳总结见表 2-3-1。

表 2-3-1　常见老年吞咽系统生理退化特征与吞咽障碍典型表现

生理退化	典型表现
①牙齿缺损、牙龈萎缩，舌肌、颊肌力量下降，咀嚼功能变差	①进食速度、时间和量发生改变，咀嚼困难，不能进食多种食物或需要额外液体辅助吞咽
②黏膜萎缩变形，腺体分泌功能减退，感觉功能迟钝	②吞咽后口腔内有残留
③吞咽反射触发延迟，喉延迟闭合	③出现呛咳
④咽壁组织弹性变差，环咽肌横截面积减少，食管蠕动能力减弱等	④吞咽时口腔与喉部的异物感
	⑤需要频繁清理口腔
	严重者甚至出现：⑥吞咽过程中感到疼痛；⑦音质改变，清嗓费力；⑧反复发作的肺炎、不明原因的发热、体重下降

三、病理诱因与常见表现

老年常见神经系统疾病中的脑卒中、帕金森病、阿尔茨海默病，常见骨科系统疾病中的颈椎病，以及常见呼吸系统疾病中的肺癌、慢性阻塞性肺疾病等均已证实可能会引起老年吞咽功能障碍。老年脑卒中后吞咽功能障碍主要表现为饮水或进食相关的呛咳、软腭麻痹、咽反射异常、进食时间延长、舌无力影响咀嚼、吞咽延迟、咽下困难、流涎、无效吞咽等。老年帕金森病后吞咽障碍主要为口腔期和咽期受累，表现为咀嚼和吞咽启动缓慢。老年阿尔茨海默病后吞咽障碍主要发生在疾病的中晚期，由严重认知障碍引起，表现为进食行为异常，例如进食主动性下降、进食时间延长、食物选择障碍、观念性失用等。老年颈椎病后吞咽障碍主要为食管型颈椎病，表现为咽部异物感、吞咽困难、呼吸困难等症状。老年肺癌后的吞咽障碍主要由肿瘤转移或压迫引起，表现为间歇性吞咽困难，偶伴有呕吐。老年慢性阻塞性肺疾病后的吞咽功能障碍主要发生于咽期与食管期，表现为食物摄入减少、吞咽困难、环咽肌功能障碍、喉部渗漏、误吸、呼吸与吞咽协调性受损等（表 2-3-2）。

表 2-3-2　老年常见疾病导致的吞咽障碍特点表现

疾病类型	特点表现
脑卒中	①舌肌无力或运动不协调；②干呕咽；③软腭麻痹，咽反射异常，吞咽启动延迟；④咽肌运动不协调导致的误吸；⑤进食时间延长等
帕金森病	①流涎、舌肌震颤、口腔运动受限；②咀嚼效率低，吞咽时间延长；③吞咽启动缓慢、喉上抬幅度小，极易误吸等
阿尔茨海默病	①执行功能下降，进食兴趣与主动性减退；②食物感知觉障碍，口腔残留物多；③观念性失用，进食时间延长；④吞咽反射延迟，容易误吸等
慢性阻塞性肺疾病	①食物摄入减少，食欲减退；②呼吸与吞咽协调性受损，气道保护机制导致的误吸；③咳嗽、呼吸困难等
肺癌	间歇性下咽困难、呕吐、声音嘶哑、发热等
颈椎病	咽部异物感、吞咽费力、出现疼痛与烧灼感等

四、主要并发症

（一）误吸

误吸是指食物、唾液等内容物从口腔进入食管之前，因气道保护机制异常导致掉入声门以下呼吸道，或者是吞咽完成后胃内容物反流或会厌、梨状隐窝处的残留物进入气管，这些现象引起反复肺部混合性感染，严重者甚至出现窒息而危及生命。误吸是吞咽障碍最常见、典型且需要即刻处理的并发症[5]，该并发症目前最大的临床问题是应对的延后性。误吸的识别是观察患者摄食吞咽后是否出现激烈呛咳、气喘，血氧指数是否异常下降超过原来的3%~5%，此时再采取措施亦难保证完全清除误吸的食物；另外，隐性误吸的悄然发生更是急需关注的问题，由于患者吞咽 >1 min 也不出现刺激性呛咳、气急等症状，常被漏诊，一旦引发肺炎，老年患者的身体机能便会全面下降，造成不可挽回的损失。

（二）吸入性肺炎

根据食物中的不同物质进入肺部后可能引发的肺炎综合征分为化学性肺炎、气道阻塞性肺炎和细菌性肺炎，常导致患者发生痉挛性咳嗽、气促、心动过速、发热，甚至呼吸困难、缺氧至呼吸衰竭等严重情况。由于吸入性肺炎会导致多种问题，使得患者卧床住院时长增加，医疗负担加重。而卧床导致肌肉进一步萎缩，营养状况与精神状态都会进入更低水平，这是老年吞咽康复治疗需要尽可能避免的情况。

（三）营养不良

吞咽障碍的其中一个直接结局就是影响营养的摄取，对于患有吞咽障碍的老年人来说，及时选用替代的营养补充方法改善或维持营养状况，有利于保障后续治疗质量。应遵循公认的五阶梯治疗原则：从低阶到高阶分别是营养教育、口服营养补充、全肠内营养、部分肠外营养和全肠外营养[7]。当低一级阶梯不能满足目标能量60%需求至3~5天时，应该选择更高一级的营养补充[8, 9]。

（四）精神心理障碍

因不能经口进食、佩戴鼻饲管、营养不良导致的衰弱、合并其他疾病与功能障碍、住院时间长、年龄孤独感、缺乏家庭与社会支持等原因，老年患者存在焦虑、抑郁、社交隔离等精神心理障碍的情况非常普遍，消磨了其对治疗的依从性与积极性。康复医护人员在诊治过程中要重视患者的精神心理与社交状况，将其作为一个重要的治疗点进行恰当的干预（图2-3-2）。

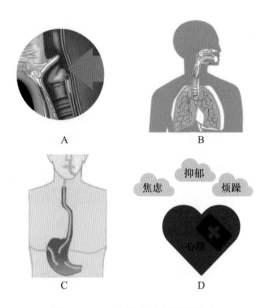

图 2-3-2 吞咽障碍主要并发症

A. 误吸；B. 吸入性肺炎；

C. 营养不良；D. 精神心理障碍。

五、老年吞咽障碍主要特点

1. 作为一种常见综合征 由于吞咽器官与功能的生理性衰退，以及多种老年疾病都易对吞咽功能产生影响，吞咽障碍不可避免成为一种常见的老年综合征。前文已经提到，2016 年《欧洲吞咽障碍学会 – 欧盟老年医学会白皮书》报道独居老年人吞咽障碍的发病率为 30%～40%，老年急症发作患者的发病率为 44%，养老医养机构老年人的发病率为 60%。而我国已有研究的调查结果显示吞咽障碍的发生率在一般社区老年人群中为 10.63%～13.9%，在养护机构为 26.4%～32.5%。

2. 易受其他老年综合征影响 吞咽障碍在老年脑卒中患者中的发病率为 29%～60%，脑卒中引起的病理或生理退行导致的运动功能障碍又容易引发吞咽障碍；而痴呆，尤其是晚期认知障碍严重的患者，吞咽障碍发病率更是高达 80%[1]。

3. 并发症相互作用复杂 误吸与肺炎、营养不良和心理与社会交往障碍等并发症与老年人的再入院率和死亡率联系密切。并且这些并发症之间相互作用，误吸与肺炎可导致营养不良；营养不良患者因虚弱更容易产生误吸；经历多种并发症，身心受到折磨的患者可进一步引发心理与社会障碍，最终延长住院时间，降低生存质量。

4. 患者觉察知晓度低 吞咽障碍虽然是一种常见老年综合征，但是被传播知晓度低。许多老年人出现符合吞咽障碍的临床表现，却不知道这是一种功能异常状态。往往等到情况严重，如发生肺炎、反复发热或进食明显困难时，患者才会就诊寻求帮助。

5. 需要全周期干预 一般认为一种老年综合征与多种因素相关，需要多维度治疗。老年吞咽功能障碍的康复也应由多学科团队管理，其评估与治疗选择不同的策略，包括代偿和促进方法。因此，老年吞咽功能障碍的康复应由多学科团队在不同时期、不同环境介入，选择不同的评估与治疗策略，实现多维度、全周期管理。

第四节 老年吞咽功能障碍全周期康复路径

一、功能改善全周期

1. 预防 老年吞咽功能障碍的全周期康复要从预防做起，尽可能降低引起吞咽障碍原发疾病的发生风险，通过科学的功能加强锻炼延缓生理上的退变。

2. 筛查与评估 对通过简易问诊怀疑有吞咽障碍的患者做好筛查，阳性者行下一步的临床评估、仪器评估等。

3. 治疗 在治疗方面，可通过改变食物性状、调整吞咽姿势、改变就餐环境等代偿方法减少生理性衰老对吞咽功能障碍的影响，同时不能忽略利用促进性技术来提高吞咽的安全性和有效性。经过一段时间的治疗后需要进行再评估，以便有针对性地调整康复方案。以安全有效的经口进食为最高目标。治疗结合代偿性技术与促进性技术，在经口进食有风险的情况下，合理考虑通过置管等方法保证营养输入。

4. 随访 患者达到指征出院后，医生或治疗师等可通过随访监测患者的功能维持状况或水平变化（图 2-4-1）。

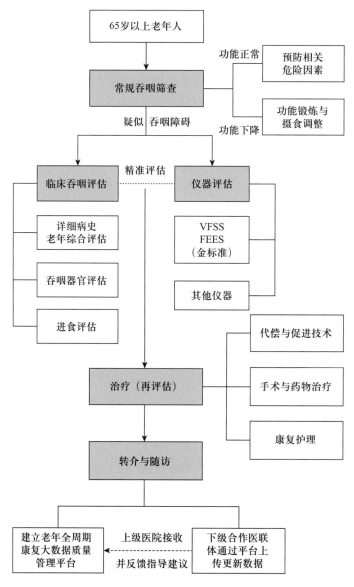

图 2-4-1 老年吞咽障碍功能康复流程

二、团队协作全周期

在老年吞咽障碍康复过程中，"临床""康复"与"护理"应形成不可或缺的基础组成部分。疾病的诊断源自临床的评判，吞咽功能的有效提高需要康复的介入，疾病的康复全过程离不开护理的密切衔接。因此，需要临床—康复—护理形成无缝衔接，以团队模式贯穿于康复全周期，多方位审视疾病与功能障碍。诊断、评估、治疗与护理的互相呼应与补充，能加速疾病的康复以及减少后遗症的发生，能促进患者具备更好的预后以及更高水平的功能状态。在全周期康复过程中，医生、治疗师、护士等多科室人员组成的专业团队至少每周进行一次常规病例讨论会，及时沟通患者疾病、功能、精神心理等方面的发展情况。除了强调医生、言语治疗师与护士的重要性外，也不应该忽视其他部门的治疗师与照护者的作用，如作业治疗师为患者选择合适的进食辅具、训练进食时的坐位平衡、调适进食环境、提高日常生活活动（activities of daily living，ADL）能力；物理治疗师评估老年患者的心肺功能，进行呼吸与耐力训练、头颈部活动度训练等。另外还要重视患者本身在整个全周期康复中的核心地位，患者需要配合吞咽康复团队的评估和治疗工作，并积极反馈自身的真实感受和需求，参与到康复目标的制订和调整中去。照护者（家属）需要配合医疗人员工作，监督患者训练并全程给予心理支持（表2-4-1，图2-4-2）。

表2-4-1　老年吞咽障碍康复核心团队全周期职责

	预防	筛查	评估	治疗	随访
康复医师	在诊断与吞咽障碍有关的疾病时应对患者进行吞咽问诊，并常规嘱护士做吞咽障碍筛查	向护士了解吞咽筛查结果，决定是否需要治疗师进一步介入	①与ST配合操作吞咽仪器检查，分析病理生理因素并出具结果报告 ②根据情况进行相关脑功能检查	①临床药物与手术治疗 ②与治疗师无缝衔接，及时了解患者的康复进程，把握总体治疗方向 ③治疗过程中做好风险管理，尽可能避免不良事件的发生	①根据出院患者具体情况做好转介或出院指导 ②统筹随访小组定期通过随访跟进患者功能维持状况或水平变化
言语治疗师（ST）	向老年群体科普吞咽障碍相关知识，并指导老年人及家属学习预防性功能锻炼	吞咽筛查可以由治疗师或护士进行，以简便、有效、安全为原则	①对筛查阳性者进行全面评估。包括病史评估、口颜面功能和喉部功能评估、进食评估、相关老年综合评估 ②制订康复计划	①根据患者具体情况选择、联合使用不同技术进行康复治疗 ②主动与负责医生、护士反馈治疗进展，包括患者配合度、功能改善情况、突发事件记录等	做好出院指导，并定期通过随访跟进患者功能维持状况或水平变化
护士	参与吞咽健康科普教育，与ST合作，补充口腔、营养方面的知识	执行筛查工作，初步确认有无患者认知障碍，检查口腔卫生，将结果反馈至主治医生	在基层社区治疗师紧缺环境下，护士需承担简单的评估，并转介到有条件的上级医院	①做好营养管理、口腔护理、置管管理、预防误吸等工作 ②指导监督患者在病房内延续康复锻炼	同样参与随访计划，可作为随访工作的主力军

三、疾病发展与机构转介全周期

医院方应向患有与吞咽障碍相关疾病、存在潜在风险的患者提供吞咽方面的宣教知识。当疾病的发生影响到患者吞咽功能时，急性期要尽早到有条件的医疗机构进行诊断和治疗，初步确定针对疾病的康复治疗方案。在安全的前提下可以进行早期吞咽功能评估和干预，为后期的康复治疗奠定基础。恢复期时则进行有规律的疾病跟踪与康复介

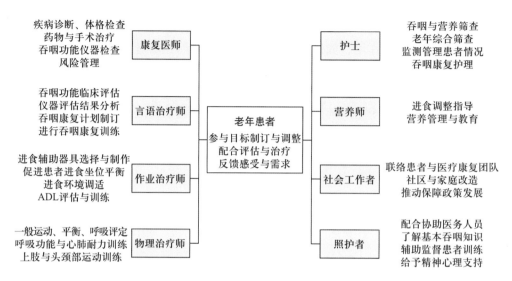

图 2-4-2　老年吞咽障碍团队角色职责

入，实时地评估疾病与功能障碍的进展与演变，个性化给予治疗方案。若疾病进入慢性期或后遗症期，则需进一步评估老年患者的具体需求，提供门诊或家庭康复方案，进一步提高其整体的吞咽功能状态，帮助老年人回归家庭与社会。

当患者疑似出现或已经出现吞咽功能障碍时，提倡以社区/一级医疗机构为首诊机构，初步确定疾病的发生和吞咽功能障碍的程度，合理使用医疗资源。当社区/一级医疗机构无法满足诊断与治疗需求时，则继续往二级或三级医疗机构转诊，再次确定评估与治疗方案。随着疾病的转归以及吞咽功能的恢复，逐步从三级医疗机构转移至二级以及一级医疗机构、社区和站点等进行进一步的疾病跟进康复与功能改善。并随着康复的有效进行，老年患者可回归家庭进行居家康复，与所在社区医生或负责的医生和治疗师保持密切联系（图 2-4-3）。

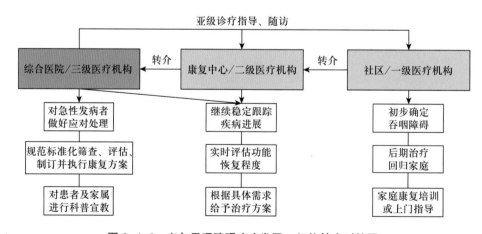

图 2-4-3　老年吞咽障碍疾病发展 – 机构转介对接图

不同地区具有不同的基础条件、诊疗能力与康复水平。当患者具有吞咽功能康复的需求时，应首先选取邻近的医疗机构进行就诊。该地区不能满足功能障碍的康复需求时，可再引导患者选择远程会诊、跨地区提供康复方案以及地区转介康复治疗等，以既能节省医疗资源，又能取得较好的康复效果为前提。

第五节　老年吞咽功能障碍预防

老年人吞咽障碍的预防应从减缓生理退变的影响、规避原发疾病进展两大方面着手，注意相关风险因素。当吞咽障碍发生后，还要重点注意预防并发症。

一、生理相关风险因素

随着年龄增长，老年人发生吞咽障碍的风险显著增加。牙齿情况、舌肌力量、咬合程度等都会影响老年人的咀嚼功能。相关研究指出，咀嚼功能差的老年人发生吞咽障碍的风险是咀嚼功能良好者的 2.174 倍，而有呛咳史的老年人发生吞咽障碍的风险更是无呛咳史的 5.115 倍[10]。此外，老年患者患有相关基础疾病的种类数越多，吞咽障碍的风险越大。衰弱是一种重要的老年综合征，衰弱的表现有营养水平下降、疲乏、肌肉力量减退等，都可能导致吞咽障碍[8]。而吞咽障碍往往导致营养不良，又反过来进一步加重衰弱的发展。有研究表明，体重指数（body mass index，BMI）<18.5 kg/m^2 与摄水量 <1000 ml/d 能够预测衰弱吞咽障碍[11]，由于对 BMI 与每日摄水量的监测都属于日常吞咽护理工作，因此可推荐作为预测吞咽障碍的简易指标。另外，"老年患者衰弱评估与干预中国专家共识"推荐了 3 种评定方法：Fried 衰弱综合征标准、衰弱指数（frailty index，FI）与 FRAIL 量表[12]，有需要的专业人员可以使用这些方式进行更精准的评估（表 2-5-1，表 2-5-2，表 2-5-3），被评估为衰弱的老年人存在较高的吞咽障碍发生风险。情绪的变化也是一个值得考虑的因素，研究表明老年抑郁情绪与吞咽障碍存在相关性[13]，与中医的"忧思伤脾"理论有一定程度上的契合。

表 2-5-1　Fried 衰弱表型[14]

序号	检测项目	男性	女性
1	体重下降	过去 1 年中，意外出现体重下降 >4.5 kg 或 >5.0% 体重	
2	行走时间（4.57 m）	身高≤173 cm：≥7 s 身高 >173 cm：≥6 s	身高≤159 cm：≥7 s 身高 >159 cm：≥6 s
3	握力（kg）	BMI≤24.0 kg/m^2：≤29 BMI 24.1～26.0 kg/m^2：≤30 BMI 26.1～28.0 kg/m^2：≤30 BMI>28.0 kg/m^2：≤32	BMI≤23.0 kg/m^2：≤17 BMI 23.1～26.0 kg/m^2：≤17.3 BMI 26.1～29.0 kg/m^2：≤18 BMI>29.0 kg/m^2：≤21
4	体力活动（MLTA）	<383 kcal/ 周 （约散步 2.5 h）	<270 kcal/ 周 （约散步 2 h）

续表

序号	检测项目	男性	女性
5	疲乏	CES-D 中以下的任一问题得分为 2～3 分 您过去 1 周内以下现象发生了几天？ （1）我感觉做每一件事都需要经过努力 （2）我不能向前行走 0 分：<1 天；1 分：1～2 天；2 分：3～4 天；3 分：>4 天	

注：BMI（body mass index，体重指数），MLTA（Minda leisure time activity questionnaire，明达休闲时间活动问卷），CES-D（center for epidemiological survey-depression scale，流行病学调查用抑郁自评量表）。

标准：具备 5 条中的 3 条及以上可诊断为衰弱综合征，<3 条为衰弱前期（Pre-Frail），0 条为无衰弱健康老年人。

表 2-5-2　FRAIL 量表 [15]

序号	条目	询问方式
1	疲乏	过去 4 周内大部分时间或所有时间感到疲乏
2	阻力增加 / 耐力减退	在不用任何辅助工具及不用他人帮助的情况下，中途不休息爬 1 层楼梯有困难
3	自由活动下降	在不用任何辅助工具及不用他人帮助的情况下，走完 100 m 较困难
4	疾病情况	医生曾告诉你存在 5 种以上疾病：高血压、糖尿病、急性心脏疾病发作、脑卒中、恶性肿瘤（微小皮肤癌除外）、充血性心力衰竭、哮喘、关节炎、慢性肺病、肾脏疾病、心绞痛等
5	体重下降	1 年或更短时间内出现体重下降≥5%

注：FRAIL 量表由国际营养、健康和老年工作组专家提出，包括上述 5 方面的健康指标。

标准：具备以上 5 条中 3 条及以上可诊断为衰弱综合征，<3 条为衰弱前期，0 条为无衰弱健康老年人。

表 2-5-3　衰弱指数（FI）指标列举 [16]

指标（根据基线自我报告、物理测量情况或两者兼有来定义）		评分
1.	诊断患有高血压，服降压药，收缩压≥140 mmHg，舒张压≥90 mmHg	是 =1　否 =0
2.	诊断患有心脏病	是 =1　否 =0
3.	诊断患有脑卒中或短暂性缺血发作	是 =1　否 =0
4.	诊断患有肺气肿或慢性支气管炎	是 =1　否 =0
5.	诊断患有结核病	是 =1　否 =0
6.	诊断患有哮喘	是 =1　否 =0
7.	诊断患有消化性溃疡	是 =1　否 =0
8.	诊断患有胆石症合并或不伴胆囊炎	是 =1　否 =0
9.	诊断患有类风湿关节炎	是 =1　否 =0
10.	诊断出现骨折	是 =1　否 =0
11.	诊断患有神经衰弱	是 =1　否 =0
12.	诊断患有糖尿病，空腹血糖为≥7.0 mmol/L，随机血糖为≥11.1 mmol/L	是 =1　否 =0

续表

指标（根据基线自我报告、物理测量情况或两者兼有来定义）	评分
13. 诊断患有癌症	是 =1 否 =0
14. 诊断患有慢性肾脏疾病	是 =1 否 =0
15. 和其他同龄的健康人平地行走，会因为胸部不适而呼吸急促或减速吗？	是 =1 否 =0
16. 过去 1 个月里，是否每周超过 3 天有以下情况：睡前或半夜醒来后，需要超过 30 分钟入睡；早起，无法入睡；工作、吃饭或白天与人见面时很难保持警惕？	是 =1 否 =0
17. 你每周多久排便一次？	每周少于 3 次 =1 其他 =0
18. 过去 12 个月里，身体是否有持续 3 个月的疼痛或不适，影响了你的生活？	是 =1 否 =0
19. 过去 12 个月里，你是否经常咳嗽？	是的，≥3 个月 =1 <3 个月 =0.5 否 =0
20. 是否很少或从不刷牙，还是有假牙？	是 =1 否 =0
21. 过去 12 个月的体育活动，包括与职业、家庭和休闲有关的活动类型和持续时间	体育活动较周围人低者 =1， 其他 =0
22. 过去的 12 个月里，你有没有无缘由体重减轻（≥2.5 kg）？	是 =1 否 =0
23. 过去 12 个月里，你是否感到比平常更悲伤或者更沮丧，持续超过 2 周时间？	是 =1 否 =0
24. 你目前的一般健康状况如何？	很差 =1 一般 =0.5 良好 =0.25 优秀 =0
25. 体重指数（BMI），即体重（kg）除以身高（m）的平方	<18.5 或 >28=1 24≤BMI≤28=0.5 18.5≤BMI≤24=0
26. 腰围（cm）与臀围之比，腰臀比	男性≥0.95 或女性≥0.90=1 0.90≤男性 <0.95=0.5 0.85≤女性 <0.90=0.5 男性 <0.90 或女性 <0.85=0
27. 测量心率，每分钟搏动	心率 <60 或 >100=1 60≤心率≤100=0
28. 第 1 秒用力呼气量与用力肺活量之比 <0.7	是 =1 否 =0

注：衰弱指数指个体在某一个时间点评定出的潜在的不健康测量指标占所有测量指标的比例，衰弱指数≤0.10 为健康期，在 0.10～0.25 之间为衰弱前期，≥0.25 为衰弱期。

说明：目前选取的所有测量指标数量和类别无统一标准，2020 年北京大学李立明教授和吕筠教授团队做了一项关于中国中老年人衰弱指数与死亡风险的大型前瞻性队列研究，其纳入 28 个指标来计算个人的衰弱指数，具体包括 14 种疾病、10 种症状或体征、4 种身体测量指标三大类，如上表所示。

二、疾病相关风险因素

（一）脑卒中

脑卒中严重程度、病灶部位、发病次数、肌力都是脑卒中后影响吞咽障碍的重要因素[17-19]。①美国国立卫生研究院脑卒中量表（National Institutes of Health Stroke Scale，NIHSS）、格拉斯哥昏迷量表（Glasgow coma scale，GCS）可作为脑卒中严重程度的评价工具[17, 20-21]。前者评分越高，后者评分越低，表明患者神经功能受损越严重，吞咽功能受损也相对较多。相关研究得出结论，NIHSS 评分≥7～12 分（中度卒中），GCS 评分≤10 分是吞咽障碍的危险因素[17-18]。②脑干卒中致延髓损伤的患者有 80% 会发生吞咽障碍，应对该类患者进行严密监测[13]。③脑卒中上运动神经元损害导致的肌力下降同时也会影响吞咽功能，肌力下降与吞咽功能下降之间存在相关性，多数肌群肌力 >3 级的患者吞咽障碍发病率显著低于肌力≤3 级的患者[18, 22]，可通过对患者肌力变化的判断预测吞咽功能情况。

（1）美国国立卫生研究院脑卒中量表：NIHSS 是标准化的神经科检查，包含了每个主要脑动脉病变可能出现的神经系统功能缺损检查项目：①意识水平（包括意识水平、意识水平提问、意识水平指令）；②凝视；③视野；④面瘫；⑤上肢运动；⑥下肢运动；⑦肢体共济运动；⑧感觉；⑨语言；⑩构音障碍；⑪忽视。该量表要求检查者事先了解神经病学检查以及其中隐含的规则，能够被神经科与非神经科的医生很快掌握。评分标准为：0～1 分 = 正常或近乎正常；1～4 分 = 轻度卒中；5～15 分 = 中度卒中；15～20 分 = 中 - 重度卒中；21～42 分 = 重度卒中。

（2）格拉斯哥昏迷量表：GCS 是应用最为广泛的患者昏迷程度评估方法。评分标准为：15 分 = 意识清楚；12～14 分 = 轻度意识障碍；9～11 分 = 中度意识障碍；3～8 分 = 昏迷。记录方式：如测得评分为 12 分，其中 E=3 分，V=4 分，M=5 分，则记作 GCS 12（3+4+5）或 GCS 12=E3+V4+M5，该量表适合医生和护士使用（表 2-5-4）。

表 2-5-4　格拉斯哥昏迷量表（GCS）[23]

项目	刺激	患者反应	评分
睁眼（E）	自发	自己睁眼	4 分
	语言	呼叫时睁眼	3 分
	疼痛	疼痛刺激时睁眼	2 分
		任何刺激不睁眼	1 分
		如因眼肿、骨折等不能睁眼，应以 "C"（closed）表示	C 分
言语反应（V）		能正确会话	5 分
		语言错乱，定向障碍	4 分
		说话能被理解，但无意义	3 分
		能发出声音，但不能被理解	2 分
		不发声	1 分
		因气管插管或切开而无法正常发声，以 "T"（tube）表示	T 分
		平素有言语障碍史，以 "D"（dysphasic）表示	D 分

续表

项目	刺激	患者反应	评分
运动反应（M）	口令	能执行简单的命令	6分
	疼痛	疼痛时能拨开医生的手	5分
		对疼痛刺激有反应，肢体会回缩	4分
		对疼痛刺激有反应，肢体会弯曲，呈"去皮质强直"姿势	3分
		对疼痛刺激有反应，肢体会伸直，呈"去大脑强直"姿势	2分
		对疼痛无任何反应	1分
总分			

（3）肌力检查分级：按照有无肌肉收缩、抗外力的程度与关节完成全范围运动的幅度，肌力等级分为 0～5 级，共 6 级，每一级又可用"+"和"-"号进一步细分，是物理治疗师十分熟悉且经常应用的肌力评定方法，特此列出完整内容以供康复团队其他成员了解参考（表 2-5-5，表 2-5-6）。

表 2-5-5　Lovett 肌力分级标准表

级别	名称	标准	相当正常肌力的百分比（%）
0	零（zero，0）	无肌肉收缩	0
1	微缩（trace，T）	有轻微收缩，但不能引起关节运动	10
2	差（poor，P）	在去重力状态下能做关节全范围运动	25
3	可（fair，F）	在抗重力状态下能做关节全范围运动，但尚不能抗阻力	50
4	良好（good，G）	能抗重力、抗一定阻力做关节全范围运动	75
5	正常（normal，N）	抗重力和充分阻力做关节全范围运动	100

表 2-5-6　肌力细分级标准

级别	评价标准
0	无肌肉收缩
1	可触及肌肉有轻微收缩，但无关节运动
1+	可触及肌肉有强力收缩，但无关节运动
2-	去除肢体重力的影响，关节能活动到最大活动范围的 1/2 以上，但不能达最大活动范围
2	去除肢体重力的影响，关节能活动到最大活动范围
2+	去除肢体重力的影响，关节能活动到最大活动范围，如抗重力，可活动到最大活动范围的 1/2 以下
3-	抗肢体本身重力，关节能活动到最大活动范围的 1/2 以上，但不能达最大活动范围
3	抗肢体本身重力，关节能活动到最大活动范围
3+	抗肢体本身重力，关节能活动到最大活动范围，且在运动终末可抗轻度阻力

级别	评价标准
4-	能抗比轻度稍大的阻力活动到最大活动范围
4	能抗中等度阻力活动到最大活动范围
4+	能抗比中等度稍大的阻力活动到最大活动范围
5-	能抗较充分阻力稍小的阻力活动到最大活动范围
5	能抗充分阻力活动到最大活动范围

（二）帕金森病

帕金森病的病理机制主要是 α- 突触核蛋白聚集在脑的各个部位，以中脑黑质为主，导致黑质多巴胺能神经元的丢失。除此之外，α- 突触核蛋白也可能出现在涉及控制吞咽的脑干中枢，继而影响吞咽功能。Hoehn-Yahr 分期（H-Y 分期）和统一帕金森病评分量表（unified Parkinson's disease rating scale，UPDRS）可以帮助临床医生判断疾病严重程度与患者运动功能，可作为帕金森病吞咽障碍的风险预测依据[24-25]。分期越严重的患者发生吞咽障碍概率越高，中、重度阶段应作为帕金森病吞咽障碍的独立危险因素[25]。在首次神经科检查时，即可建议医生常规寻找吞咽困难的可疑症状或体征，以及在每次随访中重新评估[26]。

（1）H-Y 分期：这是比较公认的帕金森病分期方法，根据患者出现单侧还是双侧症状，以及是否患有平衡功能障碍进行分级。2.5 级以下是帕金森病早期，3~4 级为中晚期，5 级为晚期（表 2-5-7）。其中提到的后拉测验在 UPDRS 中有具体、规范的细节描述。

表 2-5-7　H-Y 修订分级[27]

级别	分级标准
0 级	无症状
1 级	单侧肢体疾病，轻度功能障碍
1.5 级	单侧肢体合并躯干（轴）症状
2 级	双侧肢体症状但无平衡障碍
2.5 级	轻度双侧肢体症状，能从后拉测验中恢复
3 级	轻至中度双侧症状，不能从后拉测验中恢复，姿势不稳，转弯变慢，许多功能受到限制，但能自理
4 级	重度病残，不需要帮助仍能站立和行走
5 级	坐轮椅或卧床，完全依赖别人帮助

（2）统一帕金森病评分量表：UPDRS 是国际上普遍采用的能够较全面评估帕金森病具体表现的一份量表，包括：①精神、行为和情绪；②日常生活活动（确定"开或关"）；③运动检查；④治疗并发症；⑤修订 H-Y 分期；⑥Schwab 和英格兰日常生活活动量表。

这6方面的评估指标，适合老年医学科与神经科医生对患者进行详细了解时使用[28]。

（三）阿尔茨海默病

阿尔茨海默病影响到认知期、准备期、口腔期、咽期等任何一个环节都可能发生摄食—吞咽障碍，中、重度阶段，并存脑血管基础疾病是痴呆后吞咽障碍的危险因素[29]。因此，中度、重度痴呆，并存脑血管基础疾病的患者需要高度注意。若有进食食物种类受限，进食时间超过30分钟，牙齿缺失6颗及以上等情况，很可能存在吞咽障碍[29-31]。研究表明，生活自理中、重度障碍患者吞咽障碍发病率显著高于生活自理轻度障碍患者[18]。因此，作业治疗师对患者的日常生活自理能力进行评估有助于从侧面帮助言语治疗师发现其吞咽功能情况，例如使用改良 Barthel 指数评分量表（表 2-5-8）。

表 2-5-8 改良 Barthel 指数评分量表

项目	评分等级	得分／日期
1. 吃饭	0=1 级，完全依赖 2=2 级，最大帮助 5=3 级，中等帮助 8=4 级，最小帮助 10=5 级，完全独立	
2. 穿衣	0=1 级，完全依赖 2=2 级，最大帮助 5=3 级，中等帮助 8=4 级，最小帮助 10=5 级，完全独立	
3. 修饰	0=1 级，完全依赖 1=2 级，最大帮助 3=3 级，中等帮助 4=4 级，最小帮助 5=5 级，完全独立	
4. 如厕	0=1 级，完全依赖 2=2 级，最大帮助 5=3 级，中等帮助 8=4 级，最小帮助 10=5 级，完全独立	
5. 洗澡	0=1 级，完全依赖 1=2 级，最大帮助 3=3 级，中等帮助 4=4 级，最小帮助 5=5 级，完全独立	
6. 小便	0=1 级，完全依赖 2=2 级，最大帮助 5=3 级，中等帮助 8=4 级，最小帮助 10=5 级，完全独立	

续表

项目	评分等级	得分 / 日期
7. 大便	0=1 级，完全依赖 2=2 级，最大帮助 5=3 级，中等帮助 8=4 级，最小帮助 10=5 级，完全独立	
8. 转移 （床 - 椅）	0=1 级，完全依赖 3=2 级，最大帮助 8=3 级，中等帮助 12=4 级，最小帮助 15=5 级，完全独立	
9. 上楼梯	0=1 级，完全依赖 2=2 级，最大帮助 5=3 级，中等帮助 8=4 级，最小帮助 10=5 级，完全独立	
10. 活动 （步行）	0=1 级，完全依赖 3=2 级，最大帮助 8=3 级，中等帮助 12=4 级，最小帮助 15=5 级，完全独立	
总得分		

基本评定标准：

1 级：完全依赖别人完成整项活动。

2 级：某种程度上能参与，但在整个活动大部分过程需要别人提供协助才能完成。

3 级：能参与大部分的活动，但在某些或小部分过程中仍需别人提供协助才能完成。

4 级：除了在准备或收拾时需要协助，患者可以独立完成整项活动，或进行活动时需要别人从旁监督或提示，以策安全。

5 级：可以独立完成整项活动而不需别人在旁监督、提示或协助。

总得分评级标准：100 分，正常；≥60 分，生活基本自理；41~59 分，中度功能障碍，生活需要帮助；21~40 分，重度功能障碍，生活依赖明显；≤20 分，生活完全依赖。

（四）其他病变

如循环及呼吸系统疾病、颈椎病变，这些疾病患者可能会出现体能下降、呼吸 - 吞咽协调紊乱、压迫吞咽器官等临床表现，也存在吞咽障碍发生的潜在可能[32-34]。Borg 呼吸困难评分为测定心肺适能的常用评估工具（表 2-5-9）。

表 2-5-9　Borg 呼吸困难评分[35]

评分	评分标准
0 分	一点也不觉得呼吸困难或疲劳
0.5 分	非常非常轻微的呼吸困难或疲劳，几乎难以察觉
1 分	非常轻微的呼吸困难或疲劳

续表

评分	评分标准
2 分	轻度的呼吸困难或疲劳
3 分	中度的呼吸困难或疲劳
4 分	略严重的呼吸困难或疲劳
5 分	严重的呼吸困难或疲劳
6~8 分	非常严重的呼吸困难或疲劳
9 分	非常非常严重的呼吸困难或疲劳
10 分	极度的呼吸困难或疲劳，达到极限

注：Borg 呼吸困难评分是测量一个人的自感劳累度的方法，在特定的体育活动中，受试者诚实反馈出其完成这项活动的努力程度与困难程度，临床上常将 Borg 呼吸困难分级与 6 分钟步行测验（6-minute walk test，6MWT）结合用来评价心肺功能状态。

共病状态：患有相关基础疾病的种类数越多，吞咽障碍的风险越大[36]。老年累积疾病评估量表（cumulative illness rating scale-geriatric，CIRS-G）可用于统计把握患者疾病数量与严重程度（表 2-5-10）。

表 2-5-10　老年累积疾病评估量表（CIRS-G）[37]

疾病	损害程度				
	0（无）	1（轻度）	2（中度）	3（重度）	4（极重）
1. 心脏					
2. 血管					
3. 内分泌与代谢					
4. 呼吸系统					
5. 神经系统					
6. 造血系统					
7. 上消化道					
8. 下消化道					
9. 肝、胆、胰脏					
10. 肾脏					
11. 泌尿生殖系统					
12. 肌肉、骨骼、皮肤系统					
13. 眼、耳、鼻、喉、咽、口腔					
14. 情绪与行为					
15. 其他					

注：老年累积疾病评估量表用来供临床医师评估制订诊疗方案时参考，≤6 分由收治专科处理，7~10 分根据需要联系科间会诊，>10 分启动 MDT 模式。

计分参考：0（无）- 没有问题。

　　　1（轻）- 有轻微损害，但不干扰正常活动，无须治疗，预后良好。

　　　2（中）- 中度损害，干扰正常活动，需要治疗。

　　　3（重）- 重度损害，可能致残，需要立即治疗，预后较差。

　　　4（极重）- 致命性损害，紧急需要治疗，预后严重。

三、预防路径

1. 应该重视老年吞咽障碍的预防环节。从减缓生理退变的影响、规避原发疾病进展两大方面考虑，注意相关风险因素（表 2-5-11）。从源头入手首先应预防原发疾病的发生，如高血压相对于脑卒中疾病，吸烟相对于肺功能疾病，衰弱相对于肌少症等危险因素应该得到控制与管理。

表 2-5-11   老年吞咽障碍相关风险预测因素

生理相关因素	疾病相关因素
年龄	脑卒中：①2 次以上发病；②严重程度：NIHSS 评分≥7～12 分，GCS 评分≤10 分；③病灶部位：尤其脑干卒中致延髓损伤；④肌力：多数肌群肌力≤3 级
口腔状况	帕金森病：H-Y 分期中、重度阶段
咀嚼能力	痴呆：①严重程度：中、重度痴呆，并存脑血管疾病；② ADL 能力：中、重度障碍
呛咳史	心肺系统疾病：①心肺功能低水平：Borg 评分、6 min 步行测验、呼吸肌功能等；②影像学检查
衰弱	颈椎病：①病变部位是否可能压迫到吞咽器官；②手术对吞咽器官的损伤程度
抑郁情绪	共病状态

2. 各疾病科室的医护人员对 65 岁以上人群应注意检查上述列举的风险因素。老年科对入院患者应常规进行简易问诊，有吞咽障碍发生风险时做好会诊工作，并通过及时筛查、吞咽功能性锻炼、运动疗法、认知训练、口腔护理、摄食管理等途径介入早期吞咽康复。出院时也应对尚未有吞咽障碍的老年人进行宣教，当出现任何一种常见临床表现或常规半年内应来院复诊。

3. 延缓老年人的生理退行性改变，增加日常吞咽功能锻炼，将能够有效降低吞咽障碍的发生率。建议社区中心应更多开展吞咽功能健康教育，通过手册、视频、讲座、门诊咨询等多种方式普及吞咽功能与年龄的关系、吞咽障碍识别与治疗、进食调整、营养搭配等知识，并指导患者及家属学习吞咽康复体操等预防性功能锻炼。当社区无法满足诊断与治疗需求时，指导患者往上级机构转诊。

4. 当吞咽障碍发生后，还要注意预防其他并发症。综合干预模式包括了营养支持、口腔护理、减少侵入操作、调整体位、抗感染药物应用、呼吸改善、心理疏导等。

第六节   老年吞咽功能障碍筛查

一、概述

筛查亦是初步评估，是指采取相对简单快速但敏感度较高的方法，筛选出可能存在吞咽障碍的患者并初步判断其风险程度，如果筛查为阳性则需要做进一步的临床功能评估和（或）仪器检查[38]。进行吞咽筛查时需要询问患者日常是否存在吞咽障碍的症状和体征，实地观察其吞咽器官的活动以及饮水或进食的过程，注意是否出现呛咳、哽噎、声音改变、自主咳嗽减弱等误吸提示征象，在做吞咽筛查的同时应该注意兼顾营养筛查。

二、筛查工具

根据不同情况，国内外研发了多种吞咽障碍筛查工具，能够适用于老年人的筛查应该具备快速、简便、有效、安全几大基本特点，同时可反映、把握老年人整体情况的工具更佳。下面展开介绍老年吞咽障碍常用筛查工具（表 2-6-1）。

表 2-6-1 老年吞咽障碍常用筛查工具特点

名称	描述	可靠程度[41, 45]
反复唾液吞咽试验	评估随意吞咽反射的方法，直观简便[39]	/ /
洼田饮水试验	经典筛查方法，需在确认吞咽反射存在情况下进行	灵敏度 97.5% 特异度 20.0%
标准吞咽功能评估（SSA）	从意识水平、身体结构和吞咽生理三方面有效预测吞咽障碍程度和误吸风险	灵敏度 82.9% 特异度 81.0%
进食评估问卷调查工具 -10（EAT-10）	"中国吞咽障碍康复评估与治疗共识（2013 版）"将其翻译为中文版并推荐	灵敏度 78.0% 特异度 66.0%
多伦多床旁吞咽筛查试验（TOR-BSST）	是护士特定的筛查工具，但对有鼻饲喂养、意识障碍和肺炎等症状的患者不作为首先推荐[6]	灵敏度 96.0% 特异度 68.0%
染料测验	适用于气管切开患者	/ /
吞咽障碍指数（DHI）自评表	从情感、功能和身体三个维度评价，自评量表简单方便，利于尽早发现风险	/ /
中国脑卒中患者神经功能缺损程度评分标准吞咽困难亚量表	全国第四届脑血管病学学术会议提出的评价标准，适用于可以进食的老年患者[40]	/ /
急性脑卒中吞咽障碍筛查工具	对痴呆老年人也适用[40]	灵敏度 94.0% 特异度 66.0%
吞咽障碍问卷（SDQ）	筛查 PD 吞咽障碍最合适的自述测验，基础且容易应用[26, 44]	灵敏度 80.0% 特异度 73.0%
慕尼黑吞咽障碍测验 - 帕金森病问卷（MDT-PD）	被认为是有效的 PD 吞咽障碍筛查工具，具有临床意义[26, 44]	灵敏度 90.0% 特异度 86.0%

（一）普适性工具

普适性工具用时短暂、操作简便，又兼具筛查有效性，适用于大部分老年人做常规筛查。临床常用的几种筛查测验有反复唾液吞咽试验、洼田饮水试验、标准吞咽功能评估（standardized swallowing assessment，SSA）、进食评估问卷调查工具 -10（eating assessment tool-10，EAT-10）、多伦多床旁吞咽筛查试验（the Toronto bedside swallowing screening test，TOR-BSST）、染料测验等，检查人员可根据各工具的特点合理选择。

反复唾液吞咽试验可评估患者反复吞咽的能力，与误吸的相关性高，高龄患者在30 s 内完成不低于 3 次、中老年患者完成至少 5 次要求动作即为通过筛查[39]。洼田饮水试验通过饮用 30 ml 水来筛查患者有无吞咽障碍及其程度，该方法操作简单，患者配合度高。临床上饮水试验的具体实施不尽相同，如改良饮水试验改为饮用 3 ml 水筛查来降低误吸风险，可在洼田饮水试验前实施[5]。反复唾液吞咽试验和饮水试验都是经典的吞咽功能筛查，但不够科学严谨，敏感性和特异性不能兼顾，而 SSA 弥补了两者的不足，在时间允许条件下可利用 SSA 对患者进行筛查。除了饮水筛查外，SSA 还包括意识水平、身体结构、吞咽生理的检查，能有效判断误吸及吞咽障碍程度，高龄患者也适用[20]，推荐作为老年人筛查的优先检查方式[20, 40-41]。EAT-10 有助于识别误吸征兆、隐性误吸以及吞咽异常的体征，与饮水试验合用可提高筛查敏感性和特异性[42-43]。TOR-BSST是具有一级循证医学证据的吞咽障碍筛查量表[20]。染料测验适用于气管切开的老年患者。

（二）特异性工具

特异性工具是针对患有某种特定疾病的老年人所设计的吞咽困难筛查方法。相比于普适性工具，特异性工具的验证研究还不足，一些疾病尚缺乏所对应的筛查方式。目前针对脑卒中和帕金森病的特异性筛查应用比较广泛，如中国脑卒中患者神经功能缺损程度评分标准吞咽困难亚量表、急性脑卒中吞咽障碍筛查工具、吞咽障碍问卷（swallowing disturbances questionnaire，SDQ）、慕尼黑吞咽障碍测验 - 帕金森病问卷（Munich dysphagia test-Parkinson's disease，MDT-PD）等，其他老年系统疾病所致吞咽障碍的对应筛查工具比较缺乏。目前建议可联合应用普适性吞咽障碍筛查工具与特定的疾病相关基础评估，未来对于吞咽障碍的特异性筛查工具研究是一个突破点，将有利于疾病与功能的更好衔接。

（1）反复唾液吞咽试验：可评估反复吞咽的能力，与误吸的相关性高，也是一种安全的筛查方式。被检查者一般采取坐位或长坐位。检查者将手指放在受试者的喉结及舌骨处，嘱其在 30 秒内尽量快速反复吞咽，观察期间喉结及舌骨越过手指向前上方移动再复位的次数（图 2-6-1）。测验前若受试者口腔干燥，可湿润少许水后再让其吞咽。高龄患者能够做 3 次、老年人能够做 4~5 次即为正常。

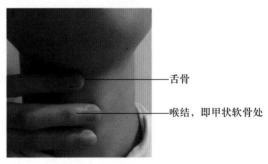

——舌骨

——喉结，即甲状软骨处

图 2-6-1　反复唾液吞咽测验操作

（2）洼田饮水试验：由日本洼田俊夫设计提出，通过饮用 30 ml 水来筛查患者有无吞咽障碍及其程度。受试者端坐位喝下 30 ml 温水，检查者主要观察所需时间和呛咳情况。如果受试者在规定时间内喝完，没有出现多次吞咽、呛咳、声音嘶哑等现象，则认为正常。如果有误吸证据或在规定时间内喝不完，则认为不正常（表 2-6-2）。

表 2-6-2 洼田饮水试验

分级	具体标准
1 级	（优）能顺利地 1 次将水咽下
2 级	（良）分 2 次以上，能不呛咳地咽下
3 级	（中）能 1 次咽下，但有呛咳
4 级	（可）分 2 次以上咽下，但有呛咳
5 级	（差）频繁呛咳，不能全部咽下

结果解读：正常为 1 级，5 秒之内；可疑为 1 级，5 秒以上或 2 级；异常为 3 ~ 5 级。

（3）改良饮水试验：临床上对饮水试验的改良有多种方法，如逐步增加摄水一口量、改变体位角度等，比较简便的方法是先饮用 3 ml 水筛查，降低因筛查带来的误吸风险，可在饮水试验前实施[46]。

（4）标准吞咽功能评估（standardized swallowing assessment，SSA）：SSA 总分为 46 分，分数越高说明吞咽功能越差。评价总共分为 3 个部分：①临床检查，包括意识、头与躯干的控制、呼吸、唇的闭合、软腭运动、喉功能、咽反射和自主咳嗽（8 ~ 23 分）；②让患者吞咽 5 ml 水 3 次，观察有无喉运动、重复吞咽、吞咽时喘鸣及吞咽后喉功能等情况（5 ~ 11 分）；③如上述无异常，让患者吞咽 60 ml 水，观察吞咽需要的时间、有无咳嗽等（5 ~ 12 分）。患者如出现饮水时呛咳或饮水后声音变化可推断存在误吸[47]（表 2-6-3）。

表 2-6-3 标准吞咽功能评估（SSA）量表

评估项目	评分标准	评估日期
1. 意识水平	清醒 =1；嗜睡，但能唤醒 =2；有反应，但无睁眼和言语 =3；对疼痛有反应 =4	
2. 头和躯干的控制	正常坐稳 =1，不能坐稳 =2，只能控制头部 =3，头部也不能控制 =4	
3. 呼吸模式	正常 =1，异常 =2	
4. 唇的闭合	正常 =1，异常 =2	
5. 软腭运动	对称 =1，不对称 =2，减弱或缺乏 =3	
6. 喉功能	正常 =1，减弱 =2，缺乏 =3	
7. 咽反射	存在 =1，缺乏 =2	
8. 自主咳嗽	正常 =1，减弱 =2，缺乏 =3	
第 1 阶段		
9. 给予一汤匙水（5 ml）3 次	水流出无或一次 =1，大于一次 =2	
10. 有 / 无有效喉运动	有 =1，无 =2	
11. 重复吞咽	无或一次 =1，一次以上 =2	
12. 吞咽时喘鸣	有 =1，无 =2	
13. 吞咽后喉的功能	正常 =1，减弱或声音嘶哑 =2，发音不能 =3	

评估项目	评分标准	评估日期
第 2 阶段		
14. 如果第 1 阶段正常（重复 3 次，2 次以上正常），那给予吞咽 60 ml 的水，能否完成？	能 =1，否 =2	
15. 饮完需要的时间（ ）s		
16. 吞咽中或后咳嗽	有 =1，无 =2	
17. 吞咽中或后的喘鸣	有 =1，无 =2	
18. 吞咽后喉的功能	正常 =1，减弱或声音嘶哑 =2，发音不能 =3	
19. 误吸是否存在？	无 =1，可能 =2，有 =3	
合计		

（5）进食评估问卷调查工具 –10（eating assessment tool–10，EAT–10）：EAT–10 有 10 项吞咽障碍相关问题。每项评分为 4 个等级，0 分为无障碍，1 分为轻度障碍，4 分为严重障碍，每项得分在 3 分及以上视为可能在吞咽的效率和安全方面存在问题。EAT–10 有助于识别误吸的征兆和隐性误吸以及异常吞咽的体征。与饮水试验合用，可提高筛查试验的敏感性和特异性[48-49]（表 2–6–4）。

表 2–6–4　EAT–10 评估问卷

A. 说明：选择每一题相应的数字选项，回答您下列问题处于什么程度？

问题	没有	轻度	中度	重度	严重
1. 我的吞咽问题已让我体重减轻	0	1	2	3	4
2. 我的吞咽问题影响到我在外就餐	0	1	2	3	4
3. 喝液体时费力	0	1	2	3	4
4. 吃固体食物费力	0	1	2	3	4
5. 吞药片（丸）费力	0	1	2	3	4
6. 吞东西时有疼痛	0	1	2	3	4
7. 我的吞咽问题影响到我享用食物时的乐趣	0	1	2	3	4
8. 我吞东西时有食物卡在喉咙里的感觉	0	1	2	3	4
9. 我吃东西时会咳嗽	0	1	2	3	4
10. 我吞咽时紧张	0	1	2	3	4

B. 得分：将各题的分数相加，将结果写在下面的空格。

　　总分：_____（最高 40 分）

C. 结果与建议：如果 EAT-10 出现评分大于等于 3 分，您可能在吞咽的效率和安全方面存在问题。我们建议您带着 EAT-10 的评分结果就诊，做进一步的吞咽检查和（或）治疗。

（6）染料测验：蓝色 / 绿色食用染料测验是筛查气管切开患者有无发生误吸的一种快速、准确的方法。首先喂食患者少量的色素食物，观察患者是否咳出染料物或者用吸痰仪器是否吸出染料物，若有从气管套咳出或吸出染料物则证明有误吸。评估后，让患者用力咳出或者用吸痰机吸出气道内残留食物，直到吸出的痰液内不再有染色物质。清理口腔、气管套管处残留染色食物，保持管口卫生。若患者氧饱和度过低可适当给予氧气吸入（图 2-6-2）。

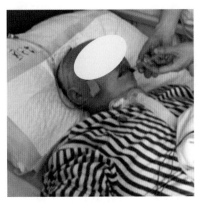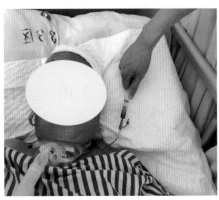

图 2-6-2　染料测验

（7）多伦多床旁吞咽筛查试验（Toronto bedside swallowing screening test，TOR-BSST）：TOR-BSST 是供护士使用的吞咽筛查工具，包括进行舌的活动、咽部敏感度、饮水试验前后的发声困难检查以及 50 ml 饮水试验。TOR-BSST 判断吞咽障碍的灵敏度为 61.8%，特异度为 87.1%，对于意识障碍患者的评估准确度有限[50]（表 2-6-5）。

表 2-6-5　多伦多床旁吞咽筛查试验（验证版）

任务一：饮水前（每项任务的结果在"正常"或"异常"处打钩）。

1. 让患者说"啊"并记录患者的嗓音：异常　正常

2. 让患者伸舌，左右摆动：异常　正常

任务二：饮水。让患者端坐饮水，每次喝完后让患者说"啊"。出现以下体征为异常：呛咳、嗓音改变、流涎。如果异常，请停止饮水并跳到"任务三"。

记录表				
1）一勺水吞咽	吞咽时/后呛咳	吞咽后声音改变	吞咽时/后流涎	正常
第 1 勺				
第 2 勺				
第 3 勺				
第 4 勺				
第 5 勺				
第 6 勺				
第 7 勺				

续表

记录表				
1）一勺水吞咽	吞咽时/后呛咳	吞咽后声音改变	吞咽时/后流涎	正常
第8勺				
第9勺				
第10勺				
2）茶杯				

任务三：饮水后。（完成任务二至少1分钟后进行）

让患者说"啊"并记录患者的嗓音：异常　正常

任务四：结果判断。

（　）通过（没有异常体征）

（　）失败（一项或更多的异常体征）→转诊言语治疗师

（8）吞咽障碍指数（dysphagia handicap index，DHI）自评表：DHI自评表是适用于老年人群的一种容易完成、结果可靠的自我报告工具，用以评价吞咽障碍对个人的身体、功能与情感方面造成的障碍和不便。原始英文版本由Silbergleit等于2012年正式发布，其信度和效度已得到多次验证[51]。DHI自评表整体分为问卷和自我评级两部分：问卷部分共由25个问题组成，涉及身体（physical，P）、功能（functional，F）、情感（emotional，E）3个维度，总分与各维度级别得分越高代表吞咽功能情况和临床结局越不理想；自我评级共7级，数字越大表明自评情况越严重[52]（表2-6-6）。

表2-6-6　中文版吞咽障碍指数自评表

请您在最能描述自己吞咽功能情况的一栏下画钩	从不	偶尔	总是
1P. 我在喝水、牛奶、汤、饮料等流质食物时会发生呛咳	0	2	4
2P. 我在吃米饭、馒头、蔬菜、肉等固体食物时会发生呛咳	0	2	4
3P. 我觉得口干	0	2	4
4P. 进食时需靠水、牛奶、汤、饮料等液体来冲服，否则难以吞咽	0	2	4
5P. 我因为吞咽问题导致体重下降	0	2	4
1F. 我因为吞咽问题拒绝吃某些食物	0	2	4
2F. 我通过改变吞咽方式来方便进食	0	2	4
1E. 我觉得跟亲朋好友在外就餐很尴尬	0	2	4
3F. 我吃一顿饭花的时间比以往长	0	2	4
4F 我因为吞咽问题而更多地采用少食多餐的方式进食	0	2	4
6P. 我需要反复多吞几次才能将食物咽下去	0	2	4
2E. 我觉得不能吃自己想吃的食物是件挺令人难过的事情	0	2	4
3E. 我不像以前那样享受吃东西了	0	2	4
5F. 我因为吞咽问题而减少了社交活动	0	2	4

续表

请您在最能描述自己吞咽功能情况的一栏下画钩	从不	偶尔	总是
6F. 我因为吞咽问题而不想吃东西	0	2	4
7F. 我因为吞咽问题吃得更少了	0	2	4
4E. 我因为吞咽问题而感到焦虑	0	2	4
5E. 我因为吞咽问题而觉得自己像个残疾人了	0	2	4
6E. 我因为吞咽问题对自己生气	0	2	4
7P. 我吃药的时候会噎住	0	2	4
7E. 我因为吞咽问题害怕有一天会哽噎甚至无法呼吸	0	2	4
8F. 我因为吞咽问题必须改变进食方式（如通过管饲）	0	2	4
9F. 我因为吞咽问题改变了自己的膳食	0	2	4
8P. 我吞咽的时候有无法呼吸的感觉	0	2	4
9P. 我吞咽后会咳出食物	0	2	4

得分：

身体方面得分（P）=＿＿＿＿＿

功能方面得分（F）=＿＿＿＿＿

情感方面得分（E）=＿＿＿＿＿

总分（T）=（P）+（F）+（E）=＿＿＿＿＿

1	2	3	4	5	6	7
没问题	很轻微	轻微	中度	中度偏重	严重	非常严重

请圈出与您吞咽困难程度最为相符的代表数字。

（9）吞咽障碍问卷（swallowing disturbances questionnaire，SDQ）：SDQ 专门用于筛查帕金森病早期吞咽障碍症状并评估误吸风险，敏感度和特异度分别为 80.5% 和 81.3%，得到了运动障碍协会（The Movement Disorders Society，MDS）的认定与推荐。该量表由 15 个问题组成，5 个关于口腔期吞咽的问题与 10 个与咽期吞咽相关的问题。其中前 14 个问题为 4 个维度的频率调查，所述症状非常严重得 3 分，没有出现过该症状得 0 分。第 15 个问题为"是 / 否"选择，选择"是"得 2.5 分，"否"得 0.5 分。SDQ 最高分为 44.5 分，评分越高代表吞咽障碍问题越严重[53]（表 2-6-7）。

表 2-6-7 中文版吞咽障碍问卷（SDQ）

问题	0分（从不）	1分（很少，1月1次或者更少）	2分（经常，每周1~7次）	3分（非常频繁，每周>7次）
1. 咀嚼固体食物（如苹果、饼干）时是否感觉困难？				
2. 吞咽之后是否有食物残留在你的嘴、颊、舌头下面或卡在你的上颚中？				
3. 当你吃东西或喝东西时，食物（固体或液体）会从鼻子中喷出来吗？				

续表

问题	0分（从不）	1分（很少，1月1次或者更少）	2分（经常，每周1~7次）	3分（非常频繁，每周>7次）
4. 嚼碎的食物是否会从你的嘴中滴落？				
5. 是否觉得口中唾液过多？是否流口水？吞咽唾液有无困难？				
6. 食物从嗓子咽下去之前你是否会多次咀嚼你已经嚼碎的食物？				
7. 是否感觉吞咽固体食物困难（如：苹果或饼干会不会卡到你的喉咙里）？				
8. 吞咽浓稠食物时是否觉得困难？				
9. 吃东西时，会不会觉得食物的一块/团卡在了你的喉咙里？				
10. 饮用液体食物时会不会咳嗽？				
11. 吃固体食物时会不会咳嗽？				
12. 吃完或喝完后的即刻，你的声音是否有所改变，如声音嘶哑或音调降低？				
13. 除了吃饭，你是否会因为唾液进入了你的气管而咳嗽或呼吸困难？				
14. 吃饭时是否会觉得呼吸困难？				
15. 在过去的一年内是否患过呼吸道感染（肺炎，支气管炎）？	否＝0.5分		是＝2.5分	

（10）慕尼黑吞咽障碍测验—帕金森病问卷（Munich dysphagia test–Parkinson's disease, MDT-PD）：MDT-PD被证实具有良好的预测及鉴别能力，能够筛查出PD吞咽障碍早期的口咽症状，并可评估喉部渗漏情况或误吸的风险。量表包含4个维度，共26项评价。前3个维度采用4级评分法（0~3分），其中10项评价与食物和液体摄入相关的吞咽障碍，4项评价与食物摄入无关的吞咽障碍，9项评价进一步的吞咽特征和伴随症状。最后1个维度是3项与吞咽相关的健康问题评价，不同意得0分，同意得3分。量表总分78分，得分越高说明吞咽障碍越严重[54]（表2-6-8）。

表2-6-8 中文版慕尼黑吞咽障碍测验—帕金森病问卷

项目	0分（从不）	1分（很少）	2分（经常）	3分（非常频繁）
与食物和液体摄入相关的吞咽障碍				
1. 我对固体、纤维、易碎食物（如苹果，肉，饼干或薯片等）有咀嚼或吞咽困难				

续表

项目	0分（从不）	1分（很少）	2分（经常）	3分（非常频繁）
2. 吃饭期间，食物或液体会从嘴巴（或鼻子）流出				
3. 当进食液体或食物的时候，我发现很难直接或快速开始吞咽				
4. 为了将食物或液体完全咽下，我需要连续多次吞咽				
5. 吞咽后，食物残渣仍然留在我的嘴巴内				
6. 在吞咽过程中，食物会卡在我的喉咙或食道（甚至有窒息的可能）				
7. 在进食期间或之后，我不得不清嗓子或咳嗽				
8. 饮用液体（或喝汤）期间（或之后），我不得不清嗓子或咳嗽				
9. 当吞咽食物或液体时，我会有呼吸困难或窒息感				
10. 在进食或饮用液体后，我的声音就会有改变（如嘶哑、变弱、"湿的声音"或"气过水声"）				
与食物摄入无关的吞咽障碍				
11. 我嘴巴内唾液量增多或我吞下的唾液量非常少，或我有吞咽唾液、流口水的问题				
12. 我非常口干或没有充足的唾液				
13. 当我被唾液噎住或唾液进入我的气管时，我会有咳嗽或呼吸困难				
14. 我吞咽药片困难				
进一步的吞咽特征和伴随症状				
15. 在左旋多巴停药或减量期间，我的吞咽变得更加困难				
16. 我避开特定的食物或材质（如坚果、面包屑、液体果仁糖、生蔬菜沙拉等），它们经常使我窒息				
17. 当我噎住需要清嗓子或咳嗽，这对我来说是困难的				
18. 现在我吃饭要比过去花更多的时间				
19. 吃饭期间，我经常感到很累（甚至睡着了），不能完成咀嚼和吞咽食物				
20. 吃饭时我必须饮用液体，为了促进食物更好的吞咽				
21. 我只能小口吞咽液体				
22. 相比之前，我的食欲减退或愉悦感降低				
23. 我有如烧心、经常打嗝、喉咙或食道有异物感、胸闷等问题				

续表

项目	0分 （从不）	1分 （很少）	2分 （经常）	3分 （非常频繁）
与吞咽相关的健康问题				
24. 在过去的 1 年里，我有肺部感染或不明原因的发热	不同意 =0 分		同意 =3 分	
25. 我的体重不自主减轻了	不同意 =0 分		同意 =3 分	
26. 在规定的一天内，我喝不到 1500 ml 的液体	不同意 =0 分		同意 =3 分	

三、筛查路径

1. 吞咽筛查是早期识别吞咽障碍的简单有效方式，应全面普及至社区一级医疗机构，专业人士可指导认知功能正常的老年人学会自查量表，或家属 / 照护者学会辅助筛查。推荐的自查工具为中文版吞咽障碍指数（Chinese dysphagia handicap index，C-DHI）自评表，从情感、功能和身体三个维度评价吞咽障碍对老年人生活造成的不便[20]。

2. 在社区被初步判定有吞咽障碍者，视情况到上一级机构就诊，入院 24 小时内常规由受过训练的专业人员（言语治疗师、护士或医生）再次进行筛查，筛查为阴性方可解除经口进食的限制。

3. 筛查一般首先观察患者的意识水平，初步确认有无认知障碍，然后询问吞咽困难病史，检查口腔卫生和唾液控制情况，接着再给予筛查测验（部分筛查量表本身已包括上述流程），检查者需重点关注安全性指征，包括呛咳、声音改变、自主咳嗽减弱、血氧饱和度降低等表现[6]。

第七节　老年吞咽功能障碍评估

一、概述

吞咽障碍筛查阳性者需要进行详细的全面评估。吞咽障碍的评估包括临床床旁评估（clinical bedside assessment，CBA）以及仪器评估。临床吞咽评估包括病史评估、口颜面功能和喉部功能评估、进食评估三个部分。考虑到老年群体的特点，建议除常用吞咽功能评估外，还应结合其他方面的综合评估。经过专业人员的临床评估之后，对于部分患者仍不能明确吞咽器官的病理生理改变，或者不能肯定是否存在误吸、咽部滞留等情况时，需要借助于仪器检查来明确诊断[5]。

二、临床吞咽评估

吞咽功能的评估应从详细的病史查阅入手，明确疾病类型与分期，从而在后续做康复治疗的同时指导患者的用药。口颜面功能评估包括对下颌、唇、舌、软腭等结构感觉敏感度与运动功能的检查，同时检查吞咽反射、咳嗽反射与呕吐反射的完整性。喉的评估包括音质、音量的变化，发音控制与范围，主动咳嗽能力，喉上抬能力等方面[5]。

容积—黏度测验（volume-viscosity swallow test，V-VST）主要用于摄食安全性和有效性的风险评估（表 2-7-1），可帮助患者选择最合适的液体容积和黏稠度，其敏感度为 94%，特异度为 88%[41]。以国际通用版为例介绍具体评估方法，包括：①首先给予患者 5 ml 低黏稠度液体进行吞咽，若能安全咽下，则依次给予 10 ml、20 ml 低黏稠度液体进行吞咽；如果出现吞咽安全性受损，就直接进入吞咽 5 ml 高黏稠度液体阶段。②如安全咽下，依次给予 5 ml、10 ml、20 ml 水，观察其在吞咽这两种不同体积液体时的状态，若出现安全性受损，则需停止水的吞咽，直接进入高黏稠度液体阶段，若能安全咽下，也同样进入下一阶段。③让患者依次吞咽 5 ml、10 ml、20 ml 高黏稠度液体，观察吞咽过程，观察患者在吞咽这两种不同体积高黏稠度液体时的状态，一旦出现吞咽安全性受损，立即停止吞咽，结束测验，如安全吞咽则测验结束。④患者在吞咽低黏稠度液体出现安全性受损时，在安全吞咽高黏稠度液体后，建议给予 5 ml、10 ml、20 ml 不同容积的中黏稠度液体进行吞咽，以更为准确地评估吞咽的安全性及有效性（注：患者在吞咽任意容积液体时，若观察到有效性受损指征，应及时记录并继续测验）。

表 2-7-1 容积 - 黏度测验（V-VST）

不同黏稠度		水			低黏稠度			中黏稠度			高黏稠度		
不同容积		5 ml/ 3 ml	10 ml/ 5 ml	20 ml/ 10 ml	5 ml/ 3 ml	10 ml/ 5 ml	20 ml/ 10 ml	5 ml/ 3 ml	10 ml/ 5 ml	20 ml/ 10 ml	5 ml/ 3 ml	10 ml/ 5 ml	20 ml/ 10 ml
安全性指标	咳嗽												
	音质改变												
	血氧饱和度下降												
有效性指标	唇部闭合												
	口腔残留												
	分次吞咽												
	咽部残留												

注：V-VST 由西班牙 Pere Clave 教授设计，用于评估吞咽障碍的安全性和有效性，同时帮助患者选择最适合他们的摄取液体的容积和黏稠度。国内改良版的 V-VST 将容积调整为 3 ml、5 ml 和 10 ml，更加适合老年人测评。

吞咽过程中若未出现安全性 / 有效性受损相关指征，说明 V-VST 测验结果为阴性。吞咽过程中未出现安全性受损相关指征，但存在有效性受损相关指征，说明患者存在吞咽障碍。吞咽过程中一旦出现任何安全性受损相关指征，伴或不伴相关有效性问题都说明患者存在吞咽障碍。

对有进食能力的患者，需要进行直接摄食评估。检查者需记录患者是否有意识进食、能够流畅地抓取食物并正常送入口中、进食食物的质地、一口量、进食时间、吞咽次数、是否出现呛咳、口腔残留、声音变化、血氧饱和度下降等情况[55]。

总的来说，通过临床评估应该获取的关键信息为：①初步确定功能异常的具体部位及性质，判断是否需要进一步的仪器评估；②患者是否存在吸入性肺炎；③患者需要选择何种营养摄入方法；④能够经口进食的患者需要进行怎样的食物调整与摄食调适。如果患者已经开始了一段时间的摄食训练或者管饲饮食，则通过定期的再评估确定误吸次数是否减少、营养摄入是否充足、是否需要调整治疗。

三、吞咽仪器评估

对于部分不能明确吞咽器官的病理生理改变，不能肯定是否存在误吸、咽部滞留等情况时需要借助于仪器检查来明确诊断。吞咽造影录像检查（video fluoroscopic swallowing study，VFSS）和吞咽纤维内镜检查（fiberoptic endoscopic evaluation of swallowing，FEES）是目前明确诊断吞咽障碍的金标准，此外还有咽腔压力测验、舌压测定、超声、肌电图评估、声学分析等。每种方法都有其优点和限制，综合应用这些设备检查才能更直观、准确地评估吞咽功能状况[6]。

（一）吞咽造影录像检查（VFSS）

VFSS 是指在 X 线透视下，通过录像来动态记录口、咽、喉、食管的吞咽运动，并加以定性和定量分析的一种检查方法。该方法可对食团的运送过程、吞咽的不同阶段情况进行评估，也能对舌、软腭、喉、会厌等解剖结构进行观察（图 2-7-1）。①定性分析：临床应用最广泛，简便易行，分析效率高。②半定量分析：量表分级反映吞咽功能异常的程度，全面细致反映吞咽功能，可以进行治疗前后、患者间对比的客观比较。③定量分析：通过造影检查视频的逐帧浏览，对吞咽过程中所涉及的时间学参数和运动学参数进行测量，给予量化。VFSS 目前已成为吞咽障碍精准评估的金标准，有硬件设备条件的医疗机构都可以开展，

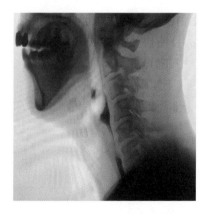

图 2-7-1　吞咽造影下可见咽缩肌无力、喉上抬不足

同时需要培训具有仪器操作能力与熟练阅片能力的医师或治疗师。另外，VFSS 也有不足之处，如：转移费时、费力，有 X 线辐射，需要患者的密切配合，不能定量分析咽肌收缩力量和内压力，也不能反映咽的感觉功能[5, 56-57]。

（二）吞咽纤维内镜检查（FEES）

FEES 能够直接观察患者平静呼吸、深呼吸、咳嗽、言语和吞咽过程中鼻、咽部、喉部各结构与功能状况（如会厌、杓状软骨和声带），通过判断带有色素的食团残留的位置及量，判断是否存在渗漏或误吸[58]（图 2-7-2）。FEES 较 VFSS 能更好地反映咽喉部解剖结构及分泌物积聚情况，且 FEES 能反映口咽对食团的感觉程度[5]。FEES 可床

边检查，无 X 线辐射，因此患者耐受程度更高。但是 FEES 并不能直接观察食团运送的全过程和环咽肌开放的情况。此外，当吞咽的量达到最大或食团盖住喉镜镜头时，内窥镜将不能成像[59]。

（三）高分辨率咽腔测压（high-resolution manometry，HRM）

HRM 是目前国内初步应用的新评估技术，由于受现实条件限制尚未普遍推广，它可以动态连续地反映吞咽过程中的咽腔压力变化，反映出咽部肌肉、食管上括约肌、食管下括约肌与食管体部的功能及协调性[60-61]，专门用于由上运动神经元损伤导致的周围肌群肌张力过高或由其他原因导致的吞咽肌群无力、收缩压力不足等情况下的动力学量化评估（图 2-7-3）。专家们推荐若有条件者可将其作为临床决策的补充[5]。

（四）其他吞咽评估技术

其他吞咽评估的新技术包括：舌压测量、吞咽声学评估、表面肌电图、超声检查、呼吸磁共振实时成像（real-time MRI）、功能性近红外光谱技术等，这些技术有着越来越多的临床关注度，分别凭借不同优势为吞咽功能详细评估填补着空缺。

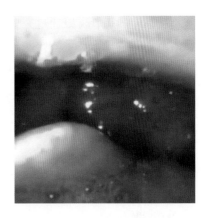

图 2-7-2 喉镜下可见误吸

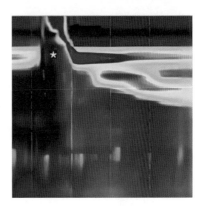

图 2-7-3 咽腔测压界面

四、老年综合评估

针对老年人的特殊评估，建议还应根据其具体情况选择考察营养评估、呼吸功能评估、与吞咽相关的运动功能评估、认知评估、精神心理评估、共病评估、多重用药评估及社会支持评估[62]。

（一）营养评估

营养水平与吞咽障碍息息相关，有必要对吞咽功能下降的老年人同时进行营养水平的评估。对于能够经口进食但摄入效果不佳的老年人建议进行专门的营养健康膳食调整或补充口服营养剂，若经口摄食存在风险同时营养状况不良者需要在专业人员指导下进行肠内营养补充，短期经鼻胃管、鼻肠管输入营养，长期可进行造瘘手术等。营养评定内容包括人体测量指标（BMI、上臂围和腓肠肌围等）和实验室生化指标（血红蛋白、总蛋白、白蛋白等），可以通过膳食调查、体格检查、营养缺乏病检查和生物化学检查等方法获得相关指标参数[20]。目前临床上也有营养评估类量表工具在广泛应用，主要有简易营养评价法（mini nutritional assessment，MNA）、微型营养评定法（short form mini nutritional assessment，MNA-SF）、营养风险筛查（nutrition risk screen 2002，NRS 2002）等（表 2-7-2，表 2-7-3，表 2-7-4）。MNA 是一种专门评价老年人营养状况的方法，MNA-SF 是在 MNA 基础上加以简化的版本，经验证与 MNA 有较好相关性，灵敏度与特异度较高，指标容易测量，可作为老年人营养不良的初评工具，经 MNA-SF 评估存在营养不良风险的患者可以通过完成 MNA 做进一步的详细评估[62-63]。NRS 2002 是欧洲肠外肠内营养学会（European Society for Parenteral and Enteral Nutrition，ESPEN）推荐使用的针对住院患者进行的营养风险筛查方法[64]，适合由专业护士操作。

表 2-7-2　简易营养评价法（MNA）[65]

指标	评分标准				
	0 分	0.5 分	1 分	2 分	3 分
一、人体指标					
1. BMI（kg/m^2）	<19	—	19 ~ 21	21 ~ 23	≥23
2. 上臂肌围（cm）	<21	21 ~ 22	>22	—	—
3. 腓肠肌围（cm）	<31	—	≥31	—	—
4. 近 3 个月体重丢失	>3 kg	—	不知道	1 ~ 3 kg	无
二、整体评价					
5. 住院或疗养院	是	—	否	—	—
6. 每天药物大于 3 种	是	—	否	—	—
7. 近 3 个月有应激或急性疾病	是	—	—	否	—
8. 活动能力	卧床	—	能活动但不愿活动	外出活动	—
9. 神经精神疾病	严重痴呆或抑郁	—	轻度痴呆	没有	—
10. 褥疮或皮肤溃烂	是	—	否	—	—
三、饮食评价					
11. 1 天餐次	1 餐	—	2 餐	3 餐	—
12. 选择代表蛋白质摄入	无或每天至少食用 1 次奶制品	每周食用 2 次或以上鸡蛋	每天食用肉、鱼、家禽	—	—
13. 每天食用≥2 次水果或蔬菜	否	—	是	—	—
14. 近 3 个月有无因食欲减退、消化不良、咀嚼吞咽困难等引起的进食减少	严重进食减少	—	中度进食减少	无	—
15. 每天饮水量（开水、茶……）	少于 3 杯	3 ~ 5 杯	>5 杯	—	—
16. 进食能力	依赖别人帮助	—	能自行进食但有困难	可自行进食	—
四、自我评价					
17. 自觉有无营养	严重营养不良	—	不知道或中度营养不良	无	—
18. 你所认识的同龄人怎样评价你的健康状况	不太好	不知道	不错	很好	—

注：该问卷调查表包含 18 个问题，实施需耗时 10 分钟左右，可由护士在老年人入院初期进行一次评估，隔一段时间再定期评估以确保营养水平的稳定，欧洲肠外肠内营养学会（ESPEN）也曾推荐其使用。

评分标准为：MNA≥24.0 为营养良好；23.5 ~ 17.0 为潜在营养不良；<17.0 为营养不良。

表 2-7-3　微型营养评定法（MNA-SF）[65]

指标	评分标准			
	0分	1分	2分	3分
1. 近3个月体重丢失	>3 kg	不知道	1～3 kg	无
2. BMI（kg/m²）	<19	19～21	21～23	>23
3. 近3个月有应激或急性疾病	是	—	否	
4. 活动能力	卧床	能活动但不愿活动	外出活动	—
5. 神经精神疾病	严重痴呆或抑郁	轻度痴呆	没有	
6. 近3个月有无食欲减退、消化不良、咀嚼吞咽困难等原因引起	食欲严重减退	食欲轻度减退	无	—

注：2001 年 Rubenstein 等在 MNA 基础上提出 MNA-SF，包括 6 个问题，共有 4 个计分等级（0，1，2，3），总分 14 分。因快速简便和有效，适用于服务对象为社区、居家老年人群的工作者使用作为营养筛查工具。

评分标准为：12～14 分为正常营养状态；8～11 分为存在营养不良风险；0～7 分为营养不良。

表 2-7-4　营养风险筛查（NRS 2002）

疾病状态	分数	若"是"请打钩
• 骨盆骨折或者慢性病患者合并有疾病：肝硬化、慢性阻塞性肺疾病、长期血液透析、糖尿病、肿瘤	1	
• 腹部重大手术、脑卒中、重症肺炎、血液系统肿瘤	2	
• 颅脑损伤、骨髓抑制、加护病患（APACHE>10 分）	3	
合计		
营养状况指标（单选）	**分数**	**若"是"请打钩**
• 正常营养状态	0	
• 3个月内体重减轻 >5%，或最近 1 周进食量（与需要量相比）减少 20%～50%	1	
• 2个月内体重减轻 >5%，BMI 18.5～20.5 或最近 1 周进食量（与需要量相比）减少 50%～75%	2	
• 1个月内体重减轻 >5%（或 3 个月内减轻 >15%），BMI<18.5（或人血白蛋白 <35 g/L）或最近 1 周进食量（与需要量相比）减少 70%～100%	3	
合计		
年龄≥70 岁加 1 分	1	
营养风险筛查总分		
处理		
□ 总分≥3.0：患者有营养不良的风险，需营养支持治疗		
□ 总分 <3.0：若患者将接受重大手术，则每周重新评估其营养状况		

注：NRS 2002 是国内外认可的具有循证医学证据的营养风险筛查工具，适用于成年人的营养筛查。国内外指南对营养筛查态度一致，指出营养筛查是营养治疗的第一步。

以上三种工具都可以为基层医疗机构开展临床营养筛查提供科学证据[66]。

急性生理学与慢性健康状况评分（acute physiology and chronic health evaluation，APACHE）的评分标准如下。

（1）总评分 ≥3 分（或胸水、腹水、水肿且血清蛋白 <35 g/L 者）表明患者有营养不良或有营养风险，即应该使用营养支持。

（2）总评分 <3 分，每周复查营养评定。以后复查的结果如果 ≥3 分，即进入营养支持程序。

（3）如患者计划进行腹部大手术，就在首次评定时按照新的分值（2 分）评分，并最终按新总评分决定是否需要营养支持（≥3 分）。

（二）呼吸功能评估

评估呼吸功能时，一般关注患者的呼吸节律、呼吸方式、有无异常呼吸音、呼吸费力、最长发声时间、自主咳嗽排痰等情况，另外通过仪器检查获取肺通气换气功能、血气分析、呼吸肌力等数据（表 2-7-5）。呼吸功能的更详细评估方法可参照"老年肺功能障碍康复专家共识"章节。

表 2-7-5　老年肺功能障碍康复评估部分项目

项目	评估指标与内容	临床意义
肺功能测验	包括 VC，FVC，FEV_1，FEV_1/FVC 等肺功能指标	肺功能评估的金指标
动脉血气分析	通气血流比（V/Q），肺一氧化碳弥散量（D_LCO），血液酸碱度（pH），氧饱和度（SaO_2，SpO_2，PaO_2）	判断呼吸衰竭的类型，以及机体供氧情况
呼吸困难评估	改良英国医学研究委员会（mMRC）呼吸困难问卷，改良 Borg 呼吸困难评估	判断受试者主观的呼吸困难程度
呼吸肌评估	最大吸气与呼气压力，最大发声时间，膈肌诱发电位，膈肌超声，跨膈压等	判断受试者呼吸肌力，为临床呼吸肌力训练提供参考
咳嗽咳痰能力	咳嗽的性质、强度、效力；痰液的性质、量、颜色与气味	判断受试者气道廓清能力，以及是否有肺部感染等并发症

注：VC（vital capacity，肺活量）；FVC（forced vital capacity，用力肺活量）；FEV_1（forced expiratory volume in one second，第 1 秒用力呼气容积）；D_LCO（diffusing capacity of the lung for carbon monoxide，肺一氧化碳弥散量）；mMRC（modified British Medical Research Council，改良英国医学研究委员会）。

（三）一般运动功能评估

与吞咽相关的一般运动功能侧重于评估患者的头颈部活动度、相关上肢功能与姿势保持、坐位平衡能力与心肺体适能。常用的简易评估方法包括头颈肩部的活动度测量、起立—行走计时测验法（timed up and go test，TUGT）、Berg 平衡量表、Borg 疲劳量表等。

（四）认知功能评估

目前国际通用的、应用最为广泛的认知评估量表包括：常用简易精神状态检查（mini-mental state examination，MMSE）量表、蒙特利尔认知评估（Montreal cognitive assessment，MoCA）量表和简易智力状态评分（mini coginitive testing，mini-Cog）量表。进行认知评估的环境应安静舒适、光线良好、保持一定通风。测验过程尽量让受试者自主作答，避免家属过多帮助。检查者应严格执行具体量表的操作步骤，使用标准统一的引导语，避免进行暗示，同时给出的指令应能让受试者充分理解，注意测验时间的限制。

（五）精神心理评估

前文已经提到精神心理障碍是老年吞咽障碍的常见并发症之一，因不能经口进食、佩戴鼻饲管、营养不良导致的衰弱、合并其他疾病与功能障碍、住院时间长、年龄孤独感、缺乏家庭与社会支持等原因，老年患者更加容易继发焦虑、抑郁、社交隔离等精神心理障碍。因此关注心理状态，减少其对生理退变带来的困惑、懊恼、无措等不良情绪，增强信心，对提高治疗依从性及治疗效果十分关键。老年人精神心理的自评量表可采用老年抑郁量表（geriatric depression scale，GDS）[67]（表2-7-6）、老年焦虑量表（geriatric anxiety inventory，GAI）[68]；他评量表则有汉密尔顿焦虑量表（Hamilton anxiety scale，HAMA）和汉密尔顿抑郁量表（Hamilton depression scale，HAMD）[69-70]。综合医院焦虑抑郁量表（hospital anxiety and depression scale，HADS）条目少但针对性好，用时5分钟左右，"中国社区吞咽功能障碍康复护理与照护专家共识"中推荐用于患者心理筛查及干预效果评价[20]（表2-7-7）。

表2-7-6　老年抑郁量表（GDS）

序号	选择最切合你最近一周来感受的答案	是	否
1	你对生活基本上满意吗？	0	1
2	你是否已经放弃了许多活动和兴趣？	1	0
3	你是否觉得生活空虚？	1	0
4	你是否常感到厌倦？	1	0
5	你觉得未来有希望吗？	0	1
6	你是否因为脑子里有一些想法摆脱不掉而烦恼？	1	0
7	你是否大部分时间精力充沛？	0	1
8	你是否害怕会有不幸的事落到你头上？	1	0
9	你是否大部分时间感到幸福？	0	1
10	你是否常感到孤立无援？	1	0
11	你是否经常坐立不安，心烦意乱？	1	0
12	你是否希望待在家里而不愿意去做些新鲜事？	1	0
13	你是否常常担心将来？	1	0
14	你是否觉得记忆力比以前差？	1	0
15	你是否觉得现在生活很惬意？	0	1
16	你是否常感到心情沉重、郁闷？	1	0
17	你是否觉得像现在这样生活毫无意义？	1	0
18	你是否常为过去的事忧愁？	1	0
19	你觉得生活很令人兴奋吗？	0	1
20	你开始一件新的工作困难吗？	1	0

续表

序号	选择最切合你最近一周来感受的答案	是	否
21	你觉得生活充满活力吗？	0	1
22	你是否觉得你的处境毫无希望？	1	0
23	你是否觉得大多数人比你强得多？	1	0
24	你是否常为一些小事伤心？	1	0
25	你是否常觉得想哭？	1	0
26	你集中精力困难吗？	1	0
27	你早晨起床感到快活吗？	0	1
28	你希望避开聚会吗？	1	0
29	你做决定很容易吗？	0	1
30	你的头脑像往常一样清晰吗？	0	1

注：老年抑郁量表（GDS）为老年人专用的抑郁筛查表，能够更敏感地检查老年抑郁患者所特有的躯体症状。30个条目中的10条用反序计分（回答"否"表示抑郁存在），20条用正序计分（回答"是"表示抑郁存在），每项表示抑郁的回答得1分。

评分标准：0~10分视为正常；11~20分视为轻度抑郁；21~30分视为中重度抑郁。

表 2-7-7　综合医院焦虑抑郁量表（HADS）

问题	描述	得分
1. 我感到紧张（或痛苦）（A）	几乎所有时候	3
	大多数时候	2
	有时	1
	根本没有	0
2. 我对以往感兴趣的事情还是有兴趣（D）	肯定一样	0
	不像以前那样多	1
	只有一点儿	2
	基本上没有了	3
3. 我感到有点害怕，好像预感到有什么可怕事情要发生（A）	非常肯定和十分严重	3
	有，但并不太严重	2
	有一点，但并不使我苦恼	1
	根本没有	0
4. 我能够哈哈大笑，并看到事物好的一面（D）	我经常这样	0
	现在已经不大这样了	1
	现在肯定是不太多了	2
	根本没有	3
5. 我的心中充满烦恼（A）	大多数时间	3
	常常如此	2
	时时，但并不经常	1
	偶然如此	0

续表

问题	描述	得分
6. 我感到愉快（D）	根本没有	3
	并不经常	2
	有时	1
	大多数	0
7. 我能够安心而轻松地坐着（A）	肯定	0
	经常	1
	并不经常	2
	根本没有	3
8. 我对自己的仪容（打扮自己）失去兴趣（D）	肯定	3
	并不像我应该做到的那样关心	2
	我可能不是非常关心	1
	我仍像以往一样关心	0
9. 我有点坐立不安，好像感到非要活动不可（A）	确实非常多	3
	是不少	2
	并不很多	1
	根本没有	0
10. 我对一切都是乐观地向前看（D）	差不多是这样做的	0
	并不完全是这样做的	1
	很少这样做	2
	几乎从来不这样做	3
11. 我突然发现有恐慌感（A）	确实很经常	3
	时常	2
	并非经常	1
	根本没有	0
12. 我好像感到情绪在渐渐低落（D）	几乎所有的时间	3
	很经常	2
	有时	1
	根本没有	0
13. 我感到有点害怕，好像某个内脏器官坏了（A）	根本没有	0
	有时	1
	很经常	2
	非常经常	3
14. 我能欣赏一本好书、一项好的广播或电视节目（D）	常常	0
	有时	1
	并非经常	2
	很少	3

注：HADS 主要应用于综合医院患者中焦虑和抑郁情绪的筛查，共由 14 个条目组成，其中 7 个条目评定抑郁，7 个条目评定焦虑，共有 6 条反向提问条目。

评分标准：［A］和［D］分别指焦虑和抑郁问题，各 7 题。

焦虑和抑郁亚量表的分值区分为：0～7 分属无症状；8～10 分属可疑存在；11～21 分属肯定存在。在评分时，以 8 分为起点，即包括可疑及有症状者均为阳性。

（六）共病与多重用药情况评估

随着年龄的增长与生理功能的减退，老年人尤其是高龄老人普遍出现多病共存的现象。对老年患者的病史有全面清晰的了解有助于排除吞咽障碍发生风险或找到最主要的障碍发生的原因，从而提高康复治疗的效率与效果。共病患者需要服用更多种类的药物，多重用药的问题也相伴而生。"老年综合评估技术应用中国专家共识"[62]中为共病与多重用药评估提供了指导建议：推荐使用老年累积疾病评估量表（cumulative illness rating scale-geriatric，CIRS-G）对各系统疾病的类型和级别进行评估[71]，量表说明详见表2-5-10。多重用药评估则推荐使用2015年美国老年医学会（American Geriatrics Society，AGS）颁布的"老年人不恰当用药Beers标准"和我国学者发布的"中国老年人潜在不适当用药目录"[72-74]。美国老年医学会于2019年1月已经对Beers标准进行了第3次更新[75]，新标准的基本框架和大体内容与2015版差异不大，依据新的临床证据进行了部分删除、增加或修改[76]。

（七）支持性力量评估

对老年人的自我效能、家属照护负担和社会支持等多方支持性力量进行了解也是以人为中心的康复评估中重要的一方面。由于相当一部分吞咽障碍患者能够顺利出院回归家庭，而在院外环境下如何应对营养摄入、误吸风险预防、用餐社交等吞咽问题则成为这些患者的生活重点，需要患者、家属乃至社区的积极配合，因此越来越多吞咽临床研究开始纳入支持性力量评估指标。常见的一些支持性力量评估的量表包括如下。

（1）一般自我效能感量表（general self-efficacy scale，GSES）：已被翻译成多种语言并在国际上广泛使用，共10个项目。中文版最早由张建新和Schwarzer于1995年翻译，在对大（中）学生的研究中已被证明具有良好的信度和效度（表2-7-8）。有学者曾检验GSES是否适用于中国老年人[77]，结果指出该量表有良好区分度和信度，基本适用于中国老年人，其中建议把第2、3点项目分别改变为："如果我的决定是对的，即使有人反对，我仍能得到我想的。"与"一旦我做出决定，我一定能坚持下来并达到目标。"

表2-7-8　一般自我效能感量表（GSES）

[指导语]以下10个句子关于你平时对你自己的一般看法，请你根据你的实际情况（实际感受），在右边合适的□上打"√"。答案没有对错之分，对每一个句子无须多考虑。

项目	完全不正确	有点正确	多数正确	完全正确
1. 如果我尽力去做的话，我总是能够解决问题的	□	□	□	□
2. 即使别人反对我，我仍有办法取得我所要的	□	□	□	□
3. 对我来说，坚持理想和达成目标是轻而易举的	□	□	□	□
4. 我自信能有效地应付任何突如其来的事情	□	□	□	□
5. 以我的才智，我定能应付意料之外的情况	□	□	□	□
6. 如果我付出必要的努力，我一定能解决大多数的难题	□	□	□	□
7. 我能冷静地面对困难，因为我信赖自己处理问题的能力	□	□	□	□
8. 面对一个难题时，我通常能找到几个解决方法	□	□	□	□

续表

项目	完全不正确	有点正确	多数正确	完全正确
9. 有麻烦的时候，我通常能想到一些应付的方法	□	□	□	□
10. 无论什么事在我身上发生，我都能应付自如	□	□	□	□

注：GSES共10个项目，涉及个体遇到挫折或困难时的自信心，采用李克特4点量表形式，各项目均为1~4评分。

评分标准：把所有10个项目的得分加起来除以10即为得分，得分越高表示自我效能感越强，在生活中能够更积极、更主动地处理各种事情。

（2）Zarit照护者负担量表（Zarit caregiver burden interview，ZBI）：涵盖如身心健康、经济情况等与照护者负担有关联的诸多内容，覆盖范围广，信效度高，对罹患癌症、脑卒中等慢性病患者，创伤患者及老年患者等人群的照护者均具适用性[78-80]（表2-7-9）。

表2-7-9 Zarit照护者负担量表（ZBI）

请您在以下各问题中认为最合适答案的代码上画钩	没有	偶尔	有时	经常	总是
1. 您是否认为，您所照料的患者会向您提出过多的照顾要求？	0	1	2	3	4
2. 您是否认为，由于照料患者会使自己时间不够？	0	1	2	3	4
3. 您是否认为，在照料患者和努力做好家务及工作之间，你会感到有压力？	0	1	2	3	4
4. 您是否认为，因患者的行为而感到为难？	0	1	2	3	4
5. 您是否认为，有患者在您的身边而感到烦恼？	0	1	2	3	4
6. 您是否认为，您的患者已经影响到了您和您的家人与朋友间的关系？	0	1	2	3	4
7. 您是否认为，对未来感到担心？	0	1	2	3	4
8. 您是否认为，患者依赖于您？	0	1	2	3	4
9. 当患者在您身边时，您感到紧张吗？	0	1	2	3	4
10. 您是否认为，由于照料患者，您的健康受到影响？	0	1	2	3	4
11. 您是否认为，由于照料患者，您没有时间办自己的私事？	0	1	2	3	4
12. 您是否认为，由于照料患者，您的社交受到影响？	0	1	2	3	4
13. 您有没有由于患者在家，放弃请朋友来家的想法？	0	1	2	3	4
14. 您是否认为，患者只期盼您的照顾，您好像是他/她唯一可依赖的人？	0	1	2	3	4
15. 您是否认为，除您的花费外，您没有余钱用于照料患者？	0	1	2	3	4
16. 您是否认为，您有可能花更多的时间照料患者？	0	1	2	3	4
17. 您是否认为，开始照料以来，按照自己的意愿生活已经不可能了？	0	1	2	3	4
18. 您是否希望，能把患者留给别人来照顾？	0	1	2	3	4

续表

请您在以下各问题中认为最合适答案的代码上画钩	没有	偶尔	有时	经常	总是
19. 您对患者有不知如何是好的情形吗？	0	1	2	3	4
20. 您认为应该为患者做更多的事情是吗？	0	1	2	3	4
21. 您认为在护理患者上您能做得更好吗？	0	1	2	3	4
22. 综合看来您怎样评价自己在护理上的负担？	无	轻	中	重	极重

注释：ZBI 主要用于评价照护者主观负担。包含个人负担和责任负担 2 个维度，共 22 个条目。采用 Likert 5 级评分法，0~4 分表示"从不"到"经常"，总分 0~88 分。

评分标准：总分越高，照护者负担越重。

（3）社会支持评定量表（social support rating scale，SSRS）：在我国应用最广泛，更加适应我国人群[81]，适合用于神志清楚且认知良好的老年人的评估（表 2-7-10）。支持性力量评估建议在出院指导阶段应用，以提供更合适的后续方案，帮助患者回归日常生活。

表 2-7-10　社会支持评定量表（SSRS）

1. 您有多少关系密切，可以得到支持和帮助的朋友？（只选一项）
（1）一个也没有　　（2）1~2 个　　（3）3~5 个　　（4）6 个或 6 个以上
2. 近一年来您（只选一项）
（1）远离家人，且独居一室　　　　（2）住处经常变动，多数时间和陌生人住在一起
（3）和同学、同事或朋友住在一起　（4）和家人住在一起
3. 您和邻居（只选一项）
（1）相互之间从不关心，只是点头之交（2）遇到困难可能稍微关心
（3）有些邻居很关心您　　　　　　（4）大多数邻居都很关心您
4. 您和同事（只选一项）
（1）相互之间从不关心，只是点头之交（2）遇到困难可能稍微关心
（3）有些同事很关心您　　　　　　（4）大多数同事都很关心您
5. 从家庭成员得到的支持和照顾（在合适的框内画"√"）

家庭成员	无	极少	一般	全力支持
A. 夫妻（恋人）				
B. 父母				
C. 儿女				
D. 兄弟姐妹				
E. 其他成员				

6. 过去，在您遇到急难情况时，曾经得到的经济支持和解决实际问题的帮助的来源有：
（1）无任何来源
（2）下列来源（可选多项）
A. 配偶；B. 其他家人；C. 亲戚；D. 同事；E. 工作单位；F. 党团工会等官方或半官方组织；G. 宗教、社会团体等非官方组织；H. 其他（请列出）_____
7. 过去，在您遇到急难情况时，曾经得到的安慰和关心的来源有：
（1）无任何来源
（2）下列来源（可选多项）
A. 配偶；B. 其他家人；C. 亲戚；D. 同事；E. 工作单位；F. 党团工会等官方或半官方组织；G. 宗教、社会团体等非官方组织；H. 其他（请列出）_____

续表

8. 您遇到烦恼时的倾诉方式（只选一项）
（1）从不向任何人诉讼　　　　　　　（2）只向关系极为密切的 1 ~ 2 个人诉讼
（3）如果朋友主动询问您会说出来　　　（4）主动诉讼自己的烦恼，以获得支持和理解
9. 您遇到烦恼时的求助方式（只选一项）
（1）只靠自己，不接受别人帮助　　　　（2）很少请求别人帮助
（3）有时请求别人帮助　　　　　　　　（4）有困难时经常向家人、亲友、组织求援
10. 对于团体（如党组织、宗教组织、工会、学生会等）组织活动，您（只选一项）
（1）从不参加　　　（2）偶尔参加　　　（3）经常参加　　　（4）主动参加并积极活动

注：SSRS 从设计、修订以来，在众多国内研究中得到了广泛引用。该量表包括主观支持、客观支持和对支持的利用度 3 个维度，具有较好的信度和效度。

评分标准：即 10 个条目计分之和；客观支持分：2、6、7 条评分之和；主观支持分：1、3、4、5 条评分之和；对支持的利用度：第 8、9、10 条。总得分和各分量表得分越高，说明社会支持程度越好。

五、评估路径

1. 吞咽障碍评估一般由言语治疗师操作，在社区 / 一级医疗机构中，可能需要护士完成初步评估。建议有需要行仪器检查的患者转至三级机构就诊，由影像科医生和有经验的治疗师协助完成更加精细的评估。在医疗资源充足情况下，专业的康复治疗师应该具备全面评估的能力，能够应对摄食 – 吞咽器官运动、气道保护协调、精确仪器检查，以及其他与吞咽相关的综合功能评估工作。

2. 言语治疗师的一般评估思路为询问患者吞咽困难主诉，进行吞咽器官查体，观察患者吞咽不同液体和固体食物时的表现，考虑是否需要进一步的仪器评估明确病理变化。同时与其他部门同事协作获取老年患者的多方面评定信息。

3. 老年综合评估需要更多部门专业人员如物理治疗师、作业治疗师与营养师的配合。

4. 评估后医疗人员应反馈评估报告给患者与家属，建议在报告中呈现患者的才藤氏吞咽功能分级或功能性经口摄食量表（functional oral intake scale，FOIS）分级[20, 52, 82]，解释说明现阶段的疾病与功能状况，共同商讨制订下一步治疗方案（表 2-7-11，表 2-7-12）。

表 2-7-11　才藤氏吞咽功能分级

分级	标准
7 级	正常范围。摄食吞咽没有困难
6 级	轻度问题。摄食时有必要改变食物的形态，但口腔残留的很少，不发生误吸
5 级	口腔问题。口腔期中度或重度吞咽障碍，口腔内残留食物增多，不发生误吸
4 级	机会误吸。时有误吸发生，但经过调整姿势或一口量可充分防止误吸
3 级	水的误吸。有饮水误吸，用误吸防止法也不能控制，只能咽下食物，但摄取的能量不充分，多数情况需要静脉营养
2 级	食物误吸。改变食物形态没有效果，水和营养基本由静脉供给
1 级	唾液误吸。即使唾液都产生误吸，有必要进行持续的静脉营养

表 2-7-12　功能性经口摄食量表（FOIS）

分级	标准
1 级	不能经口进食
2 级	依赖管饲进食，最小量地尝试进食食物或液体
3 级	依赖管饲进食，经口进食单一质地的食物或液体
4 级	完全经口进食单一质地的食物
5 级	完全经口进食多种质地的食物，但需要特殊的准备或代偿
6 级	完全经口进食不需要特殊的准备，但有特殊的食物限制
7 级	完全经口进食没有限制

5. 经过一段时间治疗后，治疗师要对老年患者进行定期再评估，以便及时调整康复计划。

第八节　老年吞咽功能障碍的治疗

一、概述

老年吞咽功能障碍的治疗旨在：①通过吞咽功能物理训练与治疗技术改善吞咽过程中如吞咽肌群力量不足、难以下咽、吞咽残留等问题；②指导患者掌握代偿性进食姿势与气道保护技巧，避免误吸和窒息，尽可能达到安全吞咽；③指导患者、家庭成员、看护者在日常生活中学会如何进行食物和液体的质地、黏稠度调整，部分经口进食存在风险者应学会如何通过管道输入营养；④以老年患者能够重获用餐的尊严感和愉悦感为最高目标，在康复治疗过程中，治疗师要多与患者及家属沟通，了解并熟知其取得的进步与尚存的实际困扰，对症治疗，取得患者的积极配合，从而改善其精神心理状态，加快康复进程。

吞咽障碍的康复治疗是治疗师的主要职责。在前期充分的临床吞咽功能评估、吞咽造影等仪器评估和其他老年综合评估的结果指导之下，主要由言语治疗师制订康复计划，决定采用哪些治疗手段，给予食物改进和代偿性方法的建议等，并将方案告知主管医生与护士，获得康复团队的一致同意后开始实施。在临床其他指标发生变化时治疗师须及时调整方案。

二、治疗原则

吞咽障碍的治疗有两项决策：一为决策患者采取哪种营养摄入途径，是经口进食还是需要通过管饲饮食等替代性方法。二为决策患者需要采用哪些技术进行吞咽功能锻炼，吞咽训练技术大致可分为代偿性技术与促进性技术，这将在下文进一步说明。

患者是否能经口进食取决于安全性与有效性，即没有明显误吸和能够保证足够的营养摄入。如果患者能够安全经口进食但不能保证足够营养时，应给予口服营养补充剂或考虑通过鼻胃管以补充营养摄入。对于经口进食不安全的患者来说，可在管饲的同时在吞咽训练过程中由医务人员指导练习经口摄入少量的食物，患者与家属不应未经过医务人员同意擅自经口进食[83-85]。

但无论是经口进食或者经导管喂养，都必须对原先的吞咽器官进行运动锻炼，以避免肌肉萎缩、吞咽活动受限、吞咽失用等情况的发生。因此，相比于第一点决策，第二点强调只要存在吞咽障碍，就应该根据具体情况选择不同的方案进行训练，以维持或促进吞咽功能的提高与恢复。许多研究证据都已表明主动康复训练能够有效减少误吸，促进营养的顺利摄入。

三、以临床－康复－护理衔接为主导的多学科合作

在本章第四节"老年吞咽功能障碍全周期康复路径"中已经提到过吞咽康复团队每一种角色在不同时期都应该承担各自的职责。"中国吞咽障碍评估与治疗专家共识（2017 版）"中亦明确指出，吞咽障碍的治疗包括多个方面，需要以团队合作模式完成，医生、护士、治疗师等应各司其职，相互配合[5]。临床－康复－护理一体化理念是一种现阶段在医疗诊治过程中应该切实履行的基本模式，是对中国康复医学践行的基本要求，而对老年吞咽障碍全周期管理的要求应该有着更多期许。在配备了医生、言语治疗师和护士的基础后，提倡康复科带头人号召更多学科专业人员来组成一支管理团队，共同建立对老年人的多维度、全方位康复流程与规范。多学科团队中的人员，均需要经过相关知识的培训，如果没有接受过吞咽解剖及生理的充分培训，在进行吞咽评估时常常存在许多问题。许多医疗场所不一定有言语治疗师，可以由其他的卫生专业人员接受一定的培训后来完成吞咽障碍的评估及治疗[5, 86-87]。

四、代偿性训练技术

代偿性训练的目的在于通过吞咽姿势调整、食物调整、进食工具的调整与环境改造减少误吸和吞咽后食物残留，提高吞咽效率。代偿性技术不能直接改善吞咽肌群的力量，但仍是一种有效减少误吸、缩短食团通过时间、减少吞咽后食物残留的吞咽障碍治疗方法。临床上常用的姿势调整包括：转头吞咽、低头吞咽、交互吞咽、点头吞咽、侧卧位吞咽等（表 2-8-1，图 2-8-1）。除此之外，食物调整（食物质地、黏稠度、一口量）、进食工具的调整和环境改造也是行之有效的代偿性康复手段。

表 2-8-1　不同吞咽姿势调整方法作用一览

吞咽姿势	临床意义
转头吞咽	利用健侧咽肌对食团的推进力，适用于一侧咽肌麻痹的情况
低头吞咽	能扩大会厌谷空间，避免食物提前进入咽部引起误吸
交互吞咽	在每次吞咽之间，反复做几次空吞咽或者选择饮少量的水，既能除去咽部残留食物，又有利于刺激诱发吞咽反射，减少残留物导致的误吸
点头吞咽	患者颈部后屈将食物从会厌谷挤出后，再前屈颈部吞咽，可有效改善会厌谷滞残留的情况
健侧卧位吞咽	一侧咽肌受损的患者不能维持坐立位时可采取健侧卧位来进食，利用重力和健侧吞咽肌的活动来完成吞咽动作

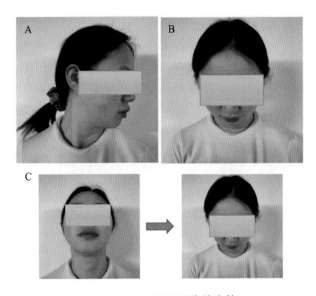

图 2-8-1　不同吞咽代偿姿势

A. 转头吞咽；B. 低头吞咽；C. 点头吞咽。

（一）吞咽姿势调整

1. 转头吞咽　该方法是将头转向一侧，例如将头转向左侧，此时左侧的咽部会被挤压至后方，食物则容易从右侧通过。该方法用于一侧咽肌麻痹，充分利用健侧咽肌对食团的推进力，使咽期吞咽效率提高，减少咽部残留与误吸。

2. 低头吞咽　尽量低头，将下颌贴近前胸部然后再吞咽。该姿势能扩大会厌谷的空间，使食物先尽量多地聚集在会厌谷内，避免吞咽延迟患者在吞咽时，食物提前进入下咽部引起误吸。对于不能坐位进食的患者，进食时抬高其床头 >30° 以上，并在患者与床之间放置枕头形成低头姿势，也能有效降低误吸、反流和肺部感染的发生率[88]。

3. 交互吞咽　该方法适用于容易发生咽部滞留的患者。在每次吞咽食团后反复做几次空吞咽或饮少量的水，再进行下一口进食，既有利于诱发吞咽反射，又能除去咽部残留食物，防止食物不断积聚而发生误吸。

4. 点头吞咽　该方法针对舌根无力或者上咽缩肌无力造成会厌谷滞留食物的情况，其原理是颈部先后屈使会厌谷变得狭小，残留食物即可被挤出，然后颈部前屈做吞咽动作，就可以除去残留食物。

5. 健侧卧位吞咽　当一侧咽肌受损，患者又不能维持坐立位时，可采取侧卧位进食。侧卧的方向根据患者损害的侧别来选择：如当左侧咽肌损害时，可嘱患者保持右侧卧位，利用重力和健侧吞咽肌的活动来完成吞咽动作。

（二）食物调整

符合进食条件的患者应主要从三方面考虑调整食物：质地、稠度与一口量，以提高吞咽安全性和有效性。

1. 质地与稠度调整　老年吞咽功能下降与其他因疾病导致的吞咽障碍不同之处，在于很大一部分老年人可能只是由于吞咽器官的生理性退化而引发的吞咽困难。这时候通过对日常进食食物的形状质地区分，就可以选择合适的食物从而让这部分老年人安全有效地进食。前文评估部分提到吞咽功能的分级，食物质地的选择与确定功能分级之间是相互的，可以参照患者饮食习惯与国际吞咽障碍食物标准（international dysphagia diet standardisation initiative，IDDSI）。IDDSI 框架是由国际吞咽障碍食物标准行动委员会于 2016 年开发的一套新的标准化术语和定义，以描述用于所有年龄、所有文化和所有吞咽康复护理环境的质地改良食品（固体）和液体。IDDSI 由 8 个水平（0～7）的连续体组成，由数字、术语和颜色编码确定（图 2-8-2，表 2-8-2），受到全世界相关行业广泛欢迎，并被翻译为多个版本，许多国家都在借鉴实施[89-92]。"吞咽障碍膳食营养管理中国专家共识（2019 版）"[93]主要参考日本饮食与吞咽障碍康复学会吞咽调节饮食分类 2013（JSDR 2013）和 IDDSI 标准，结合中国人膳食习惯将食物细分成了低稠、中稠、高稠、细泥、细馅、软食以及特殊的训练用食品。除食物本身质地外，也可以通过加入凝固粉或增稠剂将原本不是某等级的食物调整到想要的特定等级，注意对口腔期功能较差的患者应进行易成形食物调整，而对于咽部滞留严重的患者则不宜进食黏稠度过高的食物。

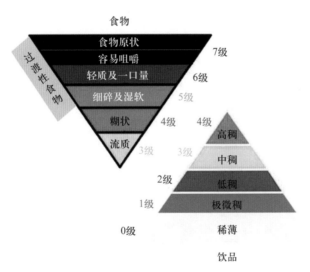

图 2-8-2　国际吞咽障碍食物标准（IDDSI）框架[92]

表 2-8-2　IDDSI 不同质地食物的特征与适用情况[92]

质地分级	特征 / 描述	该等级进食能力考虑
稀薄	如水般流动 流动迅速 根据适用年龄和能力，可使用任何种类的奶嘴、杯或饮管饮用	有能力安全饮用各类液态饮品
轻微稠	比水稍微浓稠 较稀薄液体稍微需要用力饮用 可用饮管、喂食针筒或奶嘴饮用 浓稠度接近市面售卖的防吐配方初生婴儿奶粉	由于流动速度比稀薄液体慢，适用于欠缺足够口部协调去处理稀薄液体的成年人

质地分级	特征 / 描述	该等级进食能力考虑
低稠	可从倾侧的汤匙向下流出 可啜饮，并可从汤匙迅速倒出，但速度比稀薄液体慢 需要稍用力才能从标准口径的饮管吸啜饮用（标准口径饮管 =0.209 英寸或 5.3 毫米）	如果无法安全饮用流速太快的稀薄液体，调整为低稠可减慢流动速度 适用于舌头控制稍弱的人士
中稠 / 流质	可用杯饮用 需要用力吸啜才能通过用标准或大口径的饮管饮用（大口径饮管 =0.275 英寸或 6.9 毫米） 无法在餐碟上独立成形 无法用餐叉食用，因为食物会从叉的缝隙缓慢滑落 可用汤匙食用 无需经过口腔处理或咀嚼（即食物与唾液混合形成食团等过程），可直接吞咽 质地顺滑，没有颗粒（如团块、纤维、硬壳、种子或果实的外壳 / 皮、软骨或碎骨）	若舌头控制能力不佳，未能以前面等级安全进食，中稠的流质状或更为适合 此稠度的流动速度能给予口腔较多时间来处理食物 需要某程度的舌头推进力量 适合吞咽时有疼痛感的人士
高稠 / 糊状	通常用汤匙食用（亦可以用餐叉） 无法用杯饮用 无法用饮管吸啜 不需要咀嚼 可以堆成一块，叠起一层层，或将食物塑型，但不需要咀嚼	若舌头控制能力明显减弱，此稠度或许最为适合 较中稠 / 流质需要更多舌头推动力 不需咬合或咀嚼 若食物太黏稠，会有较多食物残留，构成风险
高稠 / 糊状	会慢慢向下流，但不会如液体般被倒出 汤匙倾斜时，会一整羹滑落，落在碟上仍能保持形状 不含团块 不黏口 没有液体从固体中分离的现象	任何需要咀嚼、口腔控制或形成食团的食物都不属于此等级 适用于咀嚼及吞咽时有疼痛感的人士 适用于缺少牙齿或佩戴不合适假牙的人士
细碎及湿软	可以用餐叉或汤匙食用 若手部控制良好，可用筷子食用 可在碟上摞起或变化形状（例如：弄作球形） 质地软绵湿润，没有液体分离 食物中可见小型团块（成人标准：不超过 4 毫米宽，不长于 15 毫米） 团块能轻易被舌头压碎	不需要咬合 只需极少量咀嚼 仅靠舌头力量就能分散此质地食物中的细软颗粒 需要舌头力量移动食团 适用于咀嚼时会感到疼痛或疲累的人士 适用于缺少牙齿或佩戴不合适假牙的人

续表

质地分级	特征/描述	该等级进食能力考虑
软质	可以用餐叉、汤匙或筷子食用 可被餐叉、汤匙或筷子施压碾碎 此类食物不需用餐刀切开，但进食时可以用餐刀协助把食物盛载到餐叉或汤匙上 吞咽前需要咀嚼 质地柔软细嫩，没有液体分离现象 一口量随个人口腔大小及咀嚼技巧而定（成人一般不大于15毫米）	不需要咬合 需要咀嚼 咀嚼时，须依靠舌头的力量及控制能力去移动食团咀嚼，以及将食团保持在口腔内 吞咽时，须依靠舌头力量移动食团 适用于咀嚼时会感到疼痛或疲倦的人士 适用于缺少牙齿或佩戴不合适假牙的人士
容易咀嚼	容易咀嚼，质地柔软的日常食物。日常饮食应配合年龄及发展阶段 能以任何方式食用 没有限制食物的大小，可出现不同的尺寸范围 不包括：坚硬、难嚼/耐嚼的、老肉质、拉丝、脆口、果籽、木糠/糯米粉/辣椒粉类、骨头类等食品	需要兼备咬合、咀嚼软类食物的能力，并且有足够的口肌耐力给予时间去形成食物团。牙齿或假牙不是必需的 不适合容易从咀嚼中感到疲倦的人士 可以用此等级作教育用途/来衔接较高阶的等级（需要较多咀嚼技巧）
容易咀嚼	可包括混合质地的食物或液体	对于食用时需要接受安全监督的人士，请在转用此等级食品前先咨询相关的专业人士再作调整
食物原状	日常食物的各种质地，均属于这个等级。日常饮食应配合年龄及发展阶段 能以任何方式食用 食物质地可以是硬、脆或柔软 食物大小不受限制，可出现不同的尺寸范围 包括坚硬的、难咬的、韧的、多纤维的、有筋的、干的、酥脆的或易碎的食物 包括有核、种子、果皮、谷糠或骨头的食物 包括混合质地的食物或液体	能咀嚼任何坚硬或柔软的食物，并使其成为柔软可吞咽的食团 能够咀嚼所有质地的食物而不轻易感到疲劳 能够安全地吐出不能吞咽的骨头或软骨

2. 一口量的调整　合适的一口量在进行容积—黏度测验（volume-viscosity swallow test，V-VST）或吞咽造影录像检查（VFSS）后确定，推荐以5~20 ml为宜，量过多，则食物易从口中漏出或引起咽部滞留，量过少又难以触发吞咽反射[20]。进食训练后30分钟内不宜进行大幅度翻身、叩背等，同时做好口腔及咽部的清洁工作，以减少吞咽后误吸风险和口腔细菌问题。

（三）进食工具调整与环境改造

1. 进食工具调整　合理的进餐用具可以提高老年人吞咽的安全性和效率。可以根据患者情况选择合适的杯子、勺子、吸管、缺口杯或运动水杯等[5]，建议作业治疗师介入进食工具与进食环境调整环节。老年人的餐具应选用防滑的材料或加配防滑配件，对不同疾病类型的患者也应进行相应的餐具适应性改造，比如脑卒中后单侧忽略患者可在餐具患侧加入提醒元素，帕金森病患者选择改造防抖设计餐具，颈椎病患者选择缺口杯，痴呆患者选择颜色鲜艳的餐具等。

2. 环境改造　建立良好的进食环境和进食习惯。尽可能在降低噪音、减少干扰、明亮舒适的环境中进食，患者进食时注意力要集中，切勿进食速度过快。适当促进社交互动，如与家属、喂食者沟通食物搭配、给出进食反馈可以提高摄食乐趣与质量。在摄食训练中治疗师要做好进食日记，记录包括进食量、种类、质地、一口量、进食时间、口腔是否有残留、呛咳情况、疲劳程度、呼吸音、血氧饱和度等内容。治疗师、护士等能够监测摄食过程的角色，应灵活运用行为干预，如发现某种策略有积极作用要及时告知康复团队其他人员，便于更好地激发患者的吞咽愿望。

五、促进性训练技术

促进性训练技术是指直接锻炼吞咽相关组织器官，如刺激口腔部感觉，增加唾液分泌，促进食物成团与后送；提高吞咽肌群收缩力量与肌肉协调性；改善气道保护能力、自主咳嗽排痰能力等，以达到安全有效的吞咽。本部分基于"中国吞咽障碍评估与治疗专家共识（2017 年版）"总结的常规手段[5]和专家组意见整理推荐。目前临床上常用的有效训练与治疗手段包括：口腔感觉训练、口腔运动训练、气道保护方法、球囊扩张术、低频电刺激、表面肌电生物反馈训练、神经调控技术、说话瓣膜的应用、呼吸训练、针刺治疗等。

（一）口腔感觉训练技术

当外周感受器或加工感知觉的传导通路受损时，大脑无法接收到正确的信息，也就难以发出精准的运动控制指令，因此吞咽障碍的感觉训练与运动训练也是并重的。该类训练技术可帮助改善患者口腔浅、深感觉及反射减退障碍，主要包括冷刺激、嗅觉刺激、K 点刺激、振动训练和气脉冲感觉刺激训练等方法（图 2-8-3）。

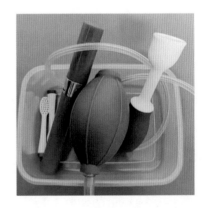

1. 冷刺激　温度觉刺激是感觉刺激的一种类型，临床证据表明冷刺激比温热刺激对吞咽感觉障碍患者效果更佳。冷刺激训练一般使用冰棉棒在患者的舌部、口腔黏膜、腭弓周围、软腭等处逐一刷擦或用冰水漱口，可以提高口咽对食团知觉的敏感度。

图 2-8-3　口腔感觉训练常用工具

2. 嗅觉刺激　该方法多用带香味的刺激物，故又称芳香疗法。在对有认知障碍、牙关紧闭不愿配合训练的患者进行吞咽训练时，可以选用一些带有气味的、患者平日喜爱的食物来吸引患者注意力，诱使其张口[94]。

3. 味觉刺激　舌不同部位对不同的味道感知能力不尽相同，通常舌尖对甜味敏感，舌根部对苦味敏感，舌两侧对酸味敏感，舌体则对咸味敏感。将不同味道的食物放置于舌部相应的味蕾敏感区域，可以增强外周感觉的传入，从而兴奋吞咽皮质，改善吞咽功能[95-96]。食物天然的味觉刺激对无法经口进食、长期接受重复乏味的训练的吞咽障碍患者来说是一项重要的疗法，选择患者喜爱的食物，让其感受食物的味道有助于改善心情，增强训练依从性与积极性。

4. 振动刺激　该方法是用改良的振动棒刷擦口腔内颊部、舌部或面部，通过振动刺激深感觉的传入与强化反射性运动传出，从而改善口腔颜面运动协调功能[5]。此种训练在临床实践中安全度高，老年患者容易配合，工具易于购买，居家亦能自行锻炼。

5. 气脉冲刺激　该方法指通过简易的气泵装置打出气流来冲击刺激口腔内的黏膜、舌根部、软腭等处，诱发吞咽反射。与电刺激相比气脉冲刺激更加温和，患者无不适感，安全性高，尤其适用于因认知障碍不能配合其他治疗的老年人[5]。

6. K 点刺激　该方法由日本语言治疗师小岛千枝子发明，目前已经得到推广并广泛使用[97]。可使用小勺、棉棒或手指等方法刺激患者后磨牙三角高度，腭舌弓和翼突下颌帆的中央位置来诱发张颌反射和吞咽反射（图 2-8-4）。该方法操作简单，效果明显，安全无创，适用于上运动神经元损伤后张口困难、认知障碍张口不配合、吞咽反射减弱的吞咽功能障碍患者[5]。

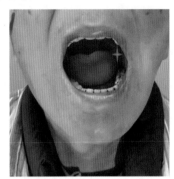

图 2-8-4　K 点刺激

（二）口腔运动训练技术

指对吞咽器官的运动功能进行训练，包括吞咽运动体操、舌压抗阻反馈训练、舌肌的康复训练、Masako 训练法、Shaker 锻炼。口腔运动技术可改善老年人唇、舌、上下颌的力量、运动控制与协调性，增加咽部压力，提高食管上括约肌开放时间和宽度，推荐使用[5]。

1. 吞咽运动体操　该方法指对吞咽相关肌群、器官做运动锻炼，增加肌肉收缩力量和同步协调度，调节躯体正常紧张度，达到促进血液循环、营养神经的效果。可以通过手法或专业工具做唇、舌、口、面、颌、颈等不同部位的活动练习，如做鼓腮、微笑、嘟嘴、转舌动作，借以加强其运动控制、稳定及协调性、力量等，提高进食咀嚼的功能。

2. 舌压抗阻反馈训练　这是一种在阻力施加器上添加感应装置，当舌抗阻上抬时便可通过感应反馈出相应压力值，从而测验舌压强弱的训练技术。患者通过舌抗阻反馈训练装置显示的数值结果能够更加直观地知道如何调整发力，以及在训练中取得的进步（图 2-8-5）。临床上会采用专业的口腔行为仪或注水的球囊导管进行训练来改善舌流体静压，提高舌搅拌食物、运送食物、控制协调的能力，增加吞咽时舌骨上抬前移幅度。

3. 吸舌器应用训练　治疗师使用舌肌康复训练器被动牵拉患者舌头，进行伸、缩、左、右活动范围运动，或在患者自主活动舌头时施加助力或阻力，可以提高舌肌力量与改善运动灵活性。也可在唇、面颊部等肌肉运动感觉训练中使用。吸舌器利用负压可以较牢靠地吸取带动舌头运动，相比徒手操作更加安全，避免力度过大造成舌肌的意外损伤。

4. Masako 训练法　该方法又称舌制动训练法，适用于咽腔压力不足的患者。患者吞咽时用牙齿轻轻咬住舌头，或治疗师戴手套帮助患者固定舌头，嘱患者吞咽。该方法通过对舌的制动，相应地使咽后壁向前运动与舌根部相贴近，增加咽的压力，加快食团推进[98-99]。

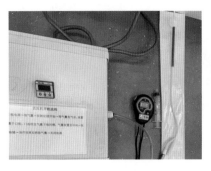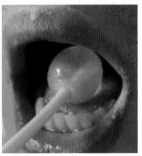

图 2-8-5　舌压抗阻反馈训练

5. Shaker 锻炼　该方法又称抬头训练，其要求受试者（去枕）仰卧位，肩部接触床面，在不将肩膀抬离床面的情况下头上抬至能够看到自己的脚趾（图 2-8-6）。可以抬头保持 1 分钟，休息 1 分钟，做 3 个循环；之后再以连续的动作抬起头部 30 次，不需要保持。该方法可增加 UES 的开放时间与幅度，减少下咽腔压力，使食物顺利进入胃内，减少咽部残留和误吸[100]。

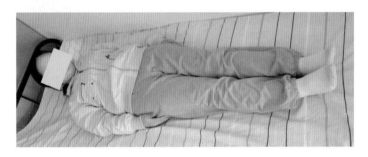

图 2-8-6　Shaker 训练

（三）气道保护方法

发生误吸的原因是食团在到达气管与食管分岔口时，本应关闭入口的气管由于组织运动范围不足而关闭不全，导致食团可能随机进入两条管道；又或者是运动失协调，动作发生延迟而导致不能及时在食团达到喉前庭时充分做好气道保护。因此，气道保护方法旨在增加患者舌喉复合体的运动范围与运动协调性，避免误吸。气道保护方法主要包括延长吞咽时间的 Mendelsohn 吞咽法、保护气管的声门上吞咽法及超声门上吞咽法、增加吞咽通道压力的用力吞咽法等[5]。

1. Mendelsohn 吞咽法　该方法又称门德尔松手法，原理是在吞咽时通过主动或被动增加喉部上抬的力度和时间，让食团安全顺利地进入食管，同时间接增加环咽肌开放时间和横截面积，有利于改善整体吞咽的协调性。具体操作方法是嘱患者吞咽时将舌部顶住上腭、屏住呼吸，有意地把喉部往上抬，并保持该位置数十秒。对于无法主动上抬的患者，治疗师可用置于环状软骨上方的手指上推喉部并固定。

2. 声门上吞咽法　该方法适用于气管关闭延迟的患者，患者在平静状态下先深吸一口气，而后屏住呼吸以关闭气道，在闭气状态下做 1~2 次吞咽动作，并在吞咽后做咳嗽动作来清除残留物。

3. 超声门上吞咽法 该方法与声门上吞咽法相似，患者吸气后紧紧闭气且用力向下压，用力向下压可以协助杓状软骨向前倾，关闭假声带及呼吸道入口，特别适合于做过声门上喉切除术的患者[101]。

4. 用力吞咽法 吞咽时用力挤压所有肌肉，这样可以使舌头在口中沿着硬腭向后的每一点以及舌根部都产生压力。多次用力吞咽，可使少量残留在咽喉的食物被清除掉，适用于会厌谷残留的患者[102]。

（四）改良导管球囊扩张术

由窦祖林教授首创的改良导管球囊扩张术已经是一项标准的吞咽治疗技术，成本低廉，疗效肯定，获得业界专家的一致认可[103-105]。具体操作方法为用适当大小的球囊导管经鼻或经口插入到球囊位置达到环咽肌下方，用分级注水方式充盈球囊，直到需要阻力否则不能轻易拉出的程度，通过患者主动吞咽将球囊挤压出环咽肌上方，或治疗师辅助间歇性往外牵拉来扩大环咽肌开放程度，调节环咽肌的紧张松弛度，从而激活脑干与大脑的吞咽神经网络调控，主要应用于神经系统疾病导致的环咽肌功能障碍患者（图2-8-7）。具有扩大环咽肌开放、训练吞咽动作协调性、强化吞咽肌群力量、感觉刺激输入、诱发吞咽反射等作用[106-109]。但应避免泛用、误用及滥用，对老年人造成二次伤害。禁忌证包括：严重认知障碍，以及患有严重心脏病、高血压、呼吸功能衰竭、放疗水肿期、鼻咽部黏膜破损或结构不完整的患者[110]。

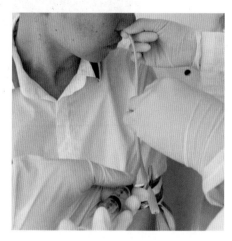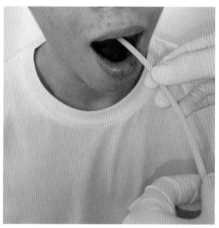

图 2-8-7 经鼻与经口进行球囊扩张

（五）低频电刺激疗法

常用的低频电刺激疗法包括神经肌肉电刺激（neuromuscular electrical stimulation，NMES）、经皮神经电刺激（transcutaneous electrical nerve stimulation，TENS）、感应电刺激等（图2-8-10）。主要通过刺激外周肌肉激活吞咽相关的肌纤维，能够强化肌力、增加感觉刺激输入、帮助喉上抬、延缓肌肉萎缩、改善血液循环[111-112]。临床上一般将表面电极置于需要刺激的外周肌群上，因此电极在肌肉的体表位置很大程度上影响着治疗效果。但相关指南指出体表的低频电刺激目前仍然只是作为吞咽障碍治疗的辅助手法，需

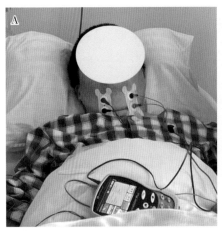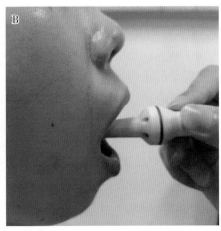

图 2-8-8　不同类型的低频电刺激

A. 神经肌肉电刺激；B. 手持感应电刺激。

要更多循证支持[5]。

（六）表面肌电生物反馈训练

操作者在患者目标肌群上（如下颌舌骨肌）贴上感应器，装置便能把肌肉运动产生的电信号转化为视、听觉信号等方式反馈给患者。根据直观的信号和治疗师的语言提示，患者能够更好地控制肌肉活动，有利于进一步提高吞咽肌群的力量和协调性（图 2-8-9）。"中国吞咽障碍评估与治疗专家共识（2017 年版）"认为配合用力吞咽或 Mendelsohn 吞咽法，肌电触发电刺激方法的效果更好[5]。

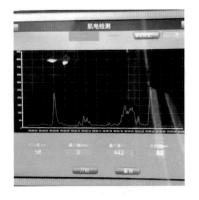

图 2-8-9　肌电生物反馈系统

（七）神经调控技术

吞咽过程是一系列复杂的神经肌肉反射活动，涉及了 26 对肌肉、5 对脑神经及各种中枢神经系统的参与。根据参与吞咽的肌肉、神经或是中枢结构损伤的不同，吞咽障碍的治疗根本点亦有所不同。重复经颅磁刺激（repetitive transcranial magnetic stimulation，rTMS）、经颅直流电刺激（transcranial direct current stimulation，tDCS）等无创性中枢神经调控技术为不同脑区或神经连接部位损伤而引发的吞咽障碍提供了新的有效治疗手段。其通过改变调控大脑半球兴奋性，实现脑功能网络重组优化，结合其他吞咽功能外周训练，形成吞咽功能康复闭环[113]（图 2-8-10）。近年来关于最佳刺激部位与参数等问题一直不断受到行业热切关注与论证[114-117]。头颅内置金属物者、有耳蜗置入物者、戴心脏起搏器者、有心脏支架置入者、颅内压明显增高者、有癫痫病史及家族史的患者不建议使用或谨慎使用。

（八）通气吞咽说话瓣膜

因创伤、异物、炎症等造成喉部或喉上部呼吸道急性梗阻或无法自主呼吸的患者，需要行气管切开术以提供人工气道。而由于气管原来的生理结构被破坏，吞咽功能相应地

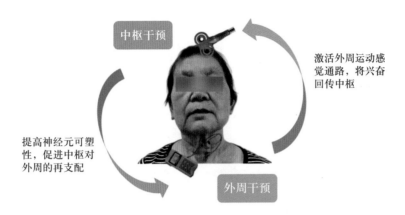

图 2-8-10　"中枢 + 外周"吞咽通路闭环干预模式

也出现了障碍。因此，在达到适合拔管指征之前，经过安全评估可尝试在气管套管口安放说话瓣膜并逐步延长佩戴时间，以尽早恢复上呼吸道自主呼吸的能力。说话瓣膜可以改善患者的咳嗽反射、帮助发声与喉上抬、提高味觉功能和呼吸功能。另外，患者使用说话瓣膜可进行沟通，有助于减少其焦虑、抑郁等不良心理。对于误吸风险高、气道严重梗阻、分泌物过多、肺顺应性下降程度严重、意识障碍的危重症患者要禁用或慎用[110]。双侧声带麻痹的患者佩戴说话瓣膜会造成其血氧供应不足，此时可以通过外接吸氧管来缓解该问题，从而使上呼吸道压力有机会重新建立，打开患者功能康复的局面（图 2-8-11）。

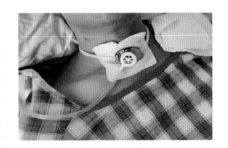

图 2-8-11　说话瓣膜外接通氧

（九）呼吸训练

吞咽与呼吸功能共用咽部，均受延髓调控。吞咽反射启动时咽喉之间连接中断，会厌软骨封闭喉口，呼吸暂停，食物进入食管。吞咽障碍患者往往完成吞咽动作所需时间延长，换言之呼吸中断时间也需延长。而老年人由于生理或病理原因导致肺功能减退，氧储备能力下降，如此便造成老年人吞咽食物时食团尚未完全通过环咽肌时气道已经开放，导致误吸与肺炎的发生[118]。研究显示，呼吸功能训练其一能增强呼吸肌群肌力，改善膈肌活动度，加强呼吸控制能力和与吞咽相关肌群的协调；其二能够增强咳嗽排痰能力，清除气道异物，从而降低肺炎感染率；其三可同时促进舌骨上抬，增加咽腔压力，减少食物残留[119-121]。虽然呼吸训练作为一种相对较新的治疗技术，目前循证证据的水平仍不够高，但这项具有重要治疗意义的技术已经被越来越多的吞咽研究重视并探究与应用。一项 Meta 分析显示，与空白对照组比较，脑卒中患者经呼吸肌训练后最大吸气压和最大呼气压都分别增加，呼吸系统并发症（如肺炎或肺部感染）发生情况明显减少[122]。下面列举一些实用的训练方法。

1. 胸廓活动度改善训练　患者取端坐位或仰卧屈髋屈膝位，让呼吸肌群放松，治疗师双手放置于患者双侧胸廓处，可放在下肋缘处（腹式呼吸）、胸锁关节处（胸式呼吸）或在该范围内移动，手指与肋骨方向平行，嘱患者深吸气时感受胸廓推动治疗师双手向前外侧移动的感觉，待该阶段适应后治疗师可亲自或指导患者在呼气末施以轻微压力以增加吸气时阻力，待吸气末撤去阻力。居家时患者也可以将弹力带缠绕在胸腹处来进行抗阻呼吸训练[123]。

2. 呼吸控制训练　治疗师嘱患者经鼻深吸气，在吸气末屏气约1～2秒，再缩唇如吹口哨状般将气流缓慢呼出，呼气与吸气时间比约为2：1[124]。这样能够让气流更长时间地在肺内循环交换，避免气管塌陷，纠正浅快呼吸。同时，通过缓慢用力深吸气增加了胸腔压力和呼吸肌收缩力量。

3. 声门加压训练　嘱患者缓慢经鼻深吸气，吸气末屏气1～2秒后声门发力，用力咳嗽或发出"哈"的声音，治疗师可根据具体情况安排患者连续发"哈"声的次数与节奏快慢，主要作用是增强咳嗽排痰、清除气道异物的能力，从而降低肺炎感染率。

4. 主动循环呼吸训练（active cycle and breathing training，ACBT）　ACBT是呼吸训练气道廓清技术中的一项组合呼吸方法，由呼吸控制、胸廓扩张运动以及用力呼气3部分组成。治疗师可嘱患者先进行3～4次平静腹式呼吸，然后深呼吸2～3次，屏气1～2秒后做用力呵气咳嗽动作[123]。

5. 复合呼吸操训练　将以上一些单项训练如腹式呼吸、缩唇呼吸等配合肢体运动，组成一套复合呼吸体操训练，如吸气时双手外展，呼气时回缩环抱，或学习我国传统养生功法"六字诀"等。

6. 呼吸ADL训练　掌握上述基本呼吸模式后，治疗师可安排一些实际活动让老年患者将训练转移到日常生活中去，避免治疗室效应，即在治疗师指导下可以正确执行指令，但脱离了指导环境在日常生活中无法独立重复该行为。可以进行的训练包括吹纸巾、吹蜡烛、吹气球、吹口哨或使用特定的呼吸训练装置等。

7. 呼吸肌群放松　训练结束后，治疗师徒手轻揉或牵伸患者胸腹部紧张的肌肉使其放松[124]。

（十）针刺治疗

中医学认为诸多腧穴具有治疗咽喉不利的功能。作为中国传统治疗方法，学者与临床人员都对针刺疗法对脑卒中后吞咽障碍等后遗症的治疗进行了大量的研究分析，通过头针、项针、舌针、眼针、火针、"通关利窍"等多种毫针刺法，针刺局部腧穴，使针感传向咽部，具有利咽开窍通络、调整咽部气机之功，可改善吞咽功能[125-126]。国内大量的文献报道有效，专家共识基于经验推荐使用，应强调辨证施治[127-128]。

六、治疗路径

1. 老年吞咽治疗的重要目的是确保老年人安全获得营养，无论能否经口进食，只要存在吞咽功能下降，都应该进行恰当的功能训练以降低误吸等不良事件的发生，尽可能恢复吞咽功能，提高摄食愉悦感。

2. 全面、高水准的治疗方案实施过程一定是基于以临床－康复－护理衔接为基本模式在团队协作下完成的。医生需要始终把握对原发疾病的治疗，同时通过与治疗师对接评估结果，与护士对接营养指标数据等选择当前最适合患者的营养摄入方式。治疗师则承担了结合不同作用的治疗技术来综合改善患者摄食－吞咽过程的重任。在条件较基础的医疗机构，治疗师优先选择适用对象范围广、操作性强、绿色无创的吞咽功能康复训练，在患者疲劳度可承受范围内每天可进行30分钟以上的综合训练，视个人情况增加时长，但要注意避免技术滥用，如过度行球囊扩张术反而造成喉部水肿。强调护理作为全周期康复治疗过程的重要部分，护理人员可以代替治疗师执行部分康复评估与治疗，帮助患者延续治疗室的锻炼效果，第九节将具体讲述护理与照护部分。

3. 医、技、护在整个康复治疗期间都应贯彻对患者及其家属的健康宣教，包括对本身疾病与功能障碍水平的认识、防误吸知识、食物质地选择、基本康复锻炼与护理技能指导、心理疏导与支持等。获得患者和家属的充分理解与配合无疑对治疗效果起到更为积极的作用。

第九节　老年吞咽功能障碍护理与照护

一、概述

吞咽障碍康复是最能体现临床医生、康复治疗师与护理人员之间各司其职、团结协作的功能障碍康复过程之一。医生需要明确导致吞咽障碍的原发疾病，识别分析患者影像学、病理学报告，进行针对性的药物或手术治疗；康复治疗师需要在患者临床体征稳定后致力于如何改善在治疗病灶完成回归以往生活时遇到的阻碍，为此制订重复再学习的特定康复训练方案；而护理是实现老年吞咽障碍全周期康复必不可少的一环，因吞咽障碍涉及护理工作中口腔护理、营养监护、误吸、气管切开等并发症管理的部分，当医生、治疗师不在病房的时间里，护士承担了大部分时间的患者监测与管理工作，即"延续性护理"。护理人员可以说是能够最快掌握患者情况变化的角色，通过科学、全面、细致的康复护理，医生、治疗师等合作团队其他成员能够及时得到更详细的反馈沟通，从而实时调整康复方案。

二、院内护理

我国权威发布的吞咽方向指南或专家共识里都提到了吞咽康复护理的内容，中国康复医学会康复护理专业委员会组织康复护理专家于2021年制订撰写了"吞咽障碍康复护理专家共识"，旨在推广吞咽障碍康复评定、护理和治疗理念，规范吞咽障碍康复护理技术，同时为临床护理人员提供关于吞咽障碍康复护理实践的新观念[110]。

在患者初入院时，护士需检查或收集患者相关病史、特异性症状、体格状况、实验室检查结果等信息，并且可以行使吞咽筛查权，询问吞咽困难表现，进行上述提到的筛查方法，评估口腔健康与营养水平。应实施有效的护理安全管理措施，如为了防止导管滑脱，对带管入院或新置入管道的患者，护士均需进行管道滑脱高危因素评定，以后根据病情定期评定，直至导管拔除[110]。在评定后的院内康复阶段，护士还需要做大量工作，包括口腔护理、摄食/服药管理、并发症预防与处理、合并气管切开管理、呼吸训练、日常监测、心理支持等（图2-9-1）。

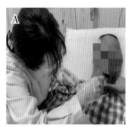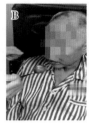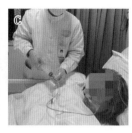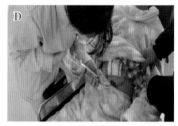

图 2-9-1　吞咽康复护理

A. 口腔护理；B. 服药管理；C. 胃残余量监测；D. 胃造瘘护理。

（一）营养管理

营养是吞咽障碍患者需首先解决的问题，对于不能经口摄食、存在营养问题的患者一般推荐使用肠内营养。仍不能满足营养需求或有禁忌证者可选择部分或全肠道外营养。除考虑营养供给方式，还需要考虑营养的量、性状与均衡搭配[129-131]。对于营养所需量，病情平稳者为：25 ~ 35 kcal/（kg·d）；重症、病情不稳者为：标准热量的80%，蛋白质 1 ~ 2 g/（kg·d），水 30 ml/（kg·d）[5]。另外，护理人员还应该注意定期监测患者营养状态和脱水的指标（如液体平衡表、血清电解质）[5]。

（二）管饲护理

营养摄入可刺激肠道激素和消化液分泌，增加肠黏膜血流代谢，维持肠道菌群平衡[93]。因此，对因吞咽结构或功能受损、认知障碍等原因不能经口进食的患者，或经口进食不能保证足够营养摄入量时，相比肠外营养，肠内营养是首选的供给途径。临床上常见的管饲技术包括长时间留置鼻饲管、间歇性置管注食、胃造瘘等。医生综合考虑患者的吞咽功能水平、预计营养支持时间、原发疾病的严重程度、认知功能、治疗依从性等，并合理选择具体的营养供给方式后，护理人员要做好后续的管饲管理。

对于长期留置鼻胃管的患者，护理重点包括置管位置的正确、管道日常维护（如保持有效固定和通畅）、注食时膳食的均衡搭配、供给量、食物温度、注食速度等，观察和记录是否发生不良并发症如反流、黏膜损伤、消化道出血和肉芽生成，以及患者的心理适应等情况。对于比较严重的吞咽障碍，需要长期（如超过4周）依靠鼻胃管者，存在较大因摩擦损伤管道导致黏膜溃疡、消化道出血、反流导致肺部感染、加重吞咽障碍甚至影响呼吸的风险，护士通过将管饲护理记录反馈给医生以帮助其判断是否建议患者转换为胃造瘘的方式。而对于胃造瘘的护理，护士除本身需要小心注意保持造口附近清洁避免发生皮肤感染、造口袋的有效固定、导管通畅外，更重要的是指导家属掌握并顺利完成造口袋的更换，对患者本身重视心理疏导。

相比于长期留置鼻胃管和有创的胃造瘘，间歇置管减少了异物占位吞咽通道的时间，降低了摩擦损伤发炎的概率，且在胃管插入过程中可增加刺激舌根部的次数，诱发吞咽反射，有利于患者吞咽功能的恢复。除需要反复操作耗费多一些时间外，间歇置管的优点是显而易见的，目前已逐步成为一种主流的管饲技术。该方法护理重点包括置管操作的标准化、护士可培训家属和有条件的患者学会插管和注射食物、注意管饲流质食物的种类合理搭配、注食频率4 ~ 6次/天为宜、每次注食的量为200 ~ 400 ml[5]。

开始注食时量宜少，待患者适应后逐渐加量。注食完成后用温开水冲净鼻饲管并安置好即可。

（三）口腔护理

对于没有能力自行清洁口腔的患者，口腔护理可以使其口腔保持干净、湿润、舒适，降低感染率，为吞咽功能恢复营造基础条件。刷牙后要注意及时清除口腔内多余的水分，避免发生呛咳甚至误吸。临床常使用冷热口腔刷洗法、含漱法、传统口腔冲洗法、机械擦洗法、负压冲洗刷牙法、电动牙刷刷牙法与咀嚼法等方式对患者进行口腔护理。①含漱法：选择适宜的漱口液进行漱口，适用于洼田饮水试验3级以下的吞咽障碍患者。②传统特殊口腔护理：由双人操作，一人固定插管与患者前额，另一人清洁口腔，适用于气管插管患者。③负压冲洗式刷牙法：先用口腔护理吸痰管的进水腔冲洗口腔，再通过吸水腔将水吸走，同时用硅胶刷毛不断刷洗口腔，是目前临床应用较广、效果较好的口腔护理方法，适用于昏迷、气管插管、气管切开或洼田饮水试验2级以上的吞咽障碍患者。④冷热口腔刷洗：通过对患者口腔肌群的冷、热刺激，有效促进舌肌、颊肌、咀嚼肌的感觉—运动整合，亦建议推广使用[5]。常用的口腔护理用具包括牙刷、泡沫棉签、牙膏、牙线、漱口水、唾液替代品[110]。

（四）摄食/服药管理

摄食管理工作参照代偿性技术部分。对无法经口进食的患者，选择肠道营养供给。护士需熟悉鼻胃管管饲、胃造瘘等不同肠道营养方式的选择时机与适应证。推荐成立营养管理小组，有条件的医院由专业营养师参与。"吞咽障碍康复护理专家共识"也介绍了饮食护理相关策略：①肠道内管饲营养制剂的浓度不宜过高，能量密度以4.186 kJ/ml为宜，最好用等渗液。②经口进食患者的营养分配：根据患者实际体质量确定能量供给量；适量碳水化合物、脂肪、胆固醇、蛋白质、足量的矿物质与维生素；控制钠的摄入；液体供给量根据患者病情、营养需求及吸收代谢情况酌情调整。③肠内营养患者的营养分配：可用匀浆膳、整蛋白膳配方或其他营养制剂；按标准体质量供给能量，按低盐、低脂、高维生素、高纤维合理膳食搭配[110]。在服药管理上，要考虑经口吞咽的安全性、药效与副作用，需要改变药物形态时建议先咨询药师有关药物的药代动力学与药物间相互作用[5]。

（五）并发症预防与处理

护士可通过指导患者选择合适的进食体位与姿势、把控进食（注食）的量与速度、清除口腔内分泌物、判断胃残余量来预防误吸。发现误吸时先检查与清除口咽可见的异物，并用吸引器清除其余残留，必要时接上氧气等待一段时间以恢复患者的平稳状态。对窒息的预防及处理，"吞咽障碍康复护理专家共识"[110]做了较为详尽的说明：①根据病情合理选择经口或胃管鼻饲的进食途径[132]。②气管插管拔管后2小时内不宜进食，拔管后根据病情留置胃管1~3天，拔胃管前需要进行洼田饮水试验以检查吞咽功能恢复情况。③食物选择从全流食逐渐向半流食、普食过渡。指导患者进食时行端坐位或半坐卧位的正确进食体位。④指导患者日常的咳嗽排痰及呼吸锻炼，保持呼吸道通畅。⑤窒息的应急处理推荐首选海姆立克急救，通过冲击患者腹部及膈肌下软组织，使堵在气管中的异物向外吐出。

（六）合并气管切开管理

对合并气管切开的患者，在吞咽训练前应抽尽气管套管气囊中的空气，进行排痰与口腔清洁，嘱患者练习呼吸。日常护理要注意人工气道的通畅和固定，及时清理分泌物，定时更换切口周围敷料。当排痰量减少，患者能用力咳痰时，在充分评估后应尽早拔管[5]。

（七）呼吸训练

对于吞咽功能障碍伴呼吸肌功能减退、呼吸动作不协调、气道廓清能力下降的患者，护士可指导其学会用腹式呼吸、缩唇呼吸，对其进行主动循环呼吸训练以达到排出分泌物、预防误吸的目的。

（八）日常监测

包括：①通过收集实验室数据、计算 BMI、测量臂围与小腿围来跟进营养状况；②记录患者进食状态与食欲，选择恰当的营养搭配与摄入量；③判断胃残余量以防误吸，监测 24 小时液体出入量以防脱水；④关注患者夜间呼吸、心率、血氧变化，避免发生睡眠中误吸导致窒息的情况等[5, 20, 45]。

（九）心理支持

包括支持性心理治疗、认知行为治疗、放松疗法等，护理人员应兼顾好专业人士与晚辈身份两种角色、耐心倾听与积极鼓励患者、了解老年人心理、端正其对自身疾病与功能障碍的认识、给予恰当的奖励、以温和松弛的态度对待患者。

三、院外照护

当老年患者出院回归社区与家庭后，仍然需要长期专业的照护来确保其吞咽障碍后生活的顺利进行。研究表明，吞咽障碍患者与家属往往存在轻视吞咽障碍风险、缺乏医学基础知识、康复训练技能生疏、经济与陪护负担沉重等问题，有着希望能够及时联系专业人士、参与康复方案决策、被有序监督管理、获得社区家庭指导、心理压力疏泄等需求[133]。目前我国社区提供的吞咽障碍服务主要受制于：专业人员数量不足；转诊率低下；机构间信息共享不全；缺乏仪器类设备；少数患者能获得正式的报告结果；社会福祉在制订康复方案的过程中鲜被考虑提及[134]。

社区照护工作者可从以下几点思考如何提高服务质量：①将时间精力集中在以患者家庭为核心的评估与指导。建议上门对家庭环境中的厨房（家属备餐的负担）、餐桌（患者社交用餐时的具体情况）、药箱（相关药品的管理）等进行详细评估。根据患者意愿、家庭成员的应对方式以及吞咽障碍的严重程度灵活提出建议。调查附近食材市场，了解合适的采购方案。②与家庭建立稳定联系，担任指导者、倾听者、合作伙伴多层面角色，熟悉相关社会福利政策，与患者、家庭成员形成团队协作，一同面对调整被改变的生活，并确保这种调整可以持之以恒[135]。③建立共享便利的社区医疗保健系统，社区机构还应该贯彻"培训培训者"的原则，寻求争取与上级机构的交流培训机会，尽可能多地开展对患者的基层培训活动。④借助政府扶持与社会资助等政策推动解决社区工作者流动性大、设备紧缺等现状。

第十节　老年吞咽功能障碍随访

一、概述

在综合医院的治疗终归只是一个阶段，医院环境也并非十分适宜提高患者的生活质量。因此，除疾病异常严重需要重复入院者外，大多数老年人在接受一段时期医院治疗后都会回归到家庭、社区、养老机构等地。而且随着国家医疗政策的改变，为减轻医疗资源压力，住院时间较过往缩短，但康复过程往往是持续的，这就决定了院外康复存在的合理性与必要性。如何适应并满足患者出院后的后续康复需求已成为现代康复医学的必考题，其中，对患者进行出院后随访是一项基本要求。随访可为老年人与家属提供延续康复指导，降低不良事件的发生率，更有利于患者保持康复积极性与依从性，从而提高其生存质量。然而随访与预防一样，在当前并不完善，相比于评估、治疗还达不到标准化和规范化的要求，这也是广大同道未来一大努力方向。

二、随访人员

全周期康复模式下提倡建立经过系统培训的专门随访小组，成员组成应含多名有临床医学背景、康复医学背景、护理背景等，兼具理论知识与临床经验且沟通能力较好的专业人员，培训内容应包括以功能为核心的随访内容、与患者互动沟通的技巧、如何保证获取到所需完整资料等，从而确保随访健康教育目的的达成。由于随访方式的多样，条件不同的医疗机构选择的具体方式也不同。理论上建立三级医疗机构之间的联合体有利于随访工作更顺利开展，可以由三级医院人员轮转担任随访小组组长，再从基层机构抽调部分人员作为成员，真正建立起老年人从院内到院外的监测联动，健全上下衔接互补的医疗服务体系，增加患者就医体验感和满意度，减少反复就诊所带来的经济负担。

三、随访时机与内容

随访工作实际上从患者入院起就开始了，搜集患者个人基本信息与既往病史，将体格检查、吞咽功能评估表、疾病相关实验室检查、影像学检查、吞咽康复训练记录、进展总结等一起建立成为患者全周期档案，其目的也是为帮助患者制订出院计划及后续转介到其他医疗场所。随访时机与频率无统一标准，应按照患者实际情况与制订的随访方案进行。首次随访多为出院后2周内进行，最早可选择出院后当天进行[136]。对于亚急性期患者（3~6个月）建议每月随访一次，亚急性期者（6~12个月）每2个月随访一次[137]。

随访内容应包括患者的进食情况、营养水平、技能应用、自我管理、家庭监督、专业人员支持体现、精神心理状况等。摄食安全性与有效性的提高是吞咽康复的核心目标，随访时建议按照FOIS、才藤分级的条目对患者进行提问。尚不能经口进食者则需要围绕其具体的营养供给方式调查，如每餐进食量、每日打餐次数、注食速度、管道是否有效固定、任何不良感受的发生等，具体可参照前文提炼。同时，在"老年吞咽障碍患者家庭营养管理中国专家共识（2018版）"中，专家认为需要定期综合评价老年人的营养状况：已有营养不良或不良反应的患者每隔 1 个月进行再评价，未出现营养不良和不良反应者每隔 3~6 个月也应该进行再评价[52]。通过营养评价，在一定程度上可以反应吞咽功能的改善情况，另一方面可以及时介入管理，减少其他并发症，降低再入院率和死亡率。前文提到，老年患者与家属往往存在轻视吞咽障碍风险、缺乏医学基础知识、康复训练技能生疏、经济与陪护负担沉重、自主锻炼依从性低等问题，因此，随访时专业人员应关注提问技能应用、自我管理、家庭监督、专业人员支持体现方面的细节。抑郁、焦虑等精神心理障碍会严重影响老年人出院后的生活质量，老年人心理是复杂的，可能涉及生活方式改变、对疾病和死亡的恐惧、对家属的愧疚感等多方面因素，出院后患者的精神心理状况有所改善抑或加重都有可能发生，因此精神心理评价亦是随访的必需内容。另外，认知功能下降是老龄化的特点之一，也建议每半年定期随访评价患者的认知水平是否发生变化。

虽然对随访内容没有统一标准，实际上也应该根据患者个性化安排，高水平的随访小组仍应该通过深入发掘、合理科学规划后设计专门的随访手册，并认真培训相关人员，思考如何在高失访率、低时效性的现实情况下更切实地扣好随访这一环节。

四、随访方式

（一）电话随访

电话通讯因普及性和实时性，是一种交流沟通成功率较高、可及性较高、简单易操作的健康教育方式，可以节约医患双方的时间成本和经济成本。因此电话随访是随访最常选用的方式之一，为患者提供了一个与临床、康复、护理专家讨论社会心理问题的机会[136, 138-139]。电话随访的缺陷是不能对患者当前健康状况有直观的了解，并且通话时间的长短会对随访效果造成影响，同时部分患者对电话随访的真实性抱怀疑态度[139-140]。

（二）家庭随访

家庭随访虽是最早使用的随访方式之一，依然不失为一种理想的"金标准"方案。家庭随访的优点是显而易见的，它更便于医患之间的交流及信息获取，有效控制各项指标，能够实地对患者在居家康复方面的需求给予指导，巩固和提高患者的依从性，提高其心理适应能力，改善家庭生活质量[141-142]。过去曾有一段时间由于医疗资源分配严重失衡，综合三级医院承担了过多患者，使得开展家庭随访成为一种不现实的方式。而今国家政策改革，三级医院下放人力资源带动下级基层机构联合运转，社区服务中心内的医务人员便可以承接入户、上门随访的工作，也将促进、提高人们对于社区基层医疗资源的信赖度与满意度。另外，随着科技发展，不断涌出新的随访方式也将更好地补充家庭随访。

（三）基于网络随访

互联网大数据及人工智能技术的发展为医患的随访工作提供了便捷与高效的新技术与新设备。目前，微信群组、官方公众号、电子调查问卷等基于网络的方式得到了广泛的应用。微信通讯已经成为与电话通讯一般的日常沟通工具，通过微信群聊，一位患者可以同时与医生、治疗师、护士等专业人员进行沟通，获得不同方面疑惑与困难的解答。而且微信交流可以随时开始，若经历中断后能够根据已有记录继续进行，这是电话随访所不能及的优势。另外，设立微信公众号可以定期向患者推送其感兴趣的、有用的信息，如疾病相关知识，常见问题处理方法等，许多公众号内设有"菜单""导航"功能，患者可以在不同的板块下留言，消息则会被智能分组反馈给相对应的医务人员，由他们来解答，并通过后台与患者保持联系。电子问卷能够自动分析答题的数据，得出更多随访人群的共性问题，以利于随访工作的改进。但是对于老年群体来说，网络随访存在着天然的局限性，因为这一代高龄老年人很难掌握智能手机、电脑的使用，这时候年轻家属的辅助是必要的。

人工智能的蓬勃发展能够更好地服务于老年人，只需老年人佩戴时下各种新型智能设备，便能随时收集老年人各种身体数据和监测环境变化。云平台能够对收集到的数据进行智能分析、得到结论并配对产生解决方案，为医、康、护的诊治和患者的自我管理提供支持。这种管理模式可以帮助老年人更好地了解自己的健康状态，减轻就医负担。通过远程医疗随访服务，在节约患者和医疗服务人员的时间与经济成本前提下也可达到同样的服务和监测效果。但是在吞咽功能领域的智能监测设备研究仍比较少，处于新兴开发阶段，未来对这一方面的新技术研发与转化应用将是必要与具有深刻意义的。

本章前十节从预防、筛查、评估、治疗、康复护理、随访几个环节总体阐述了老年吞咽功能障碍全周期康复流程（图 2-10-1），接下来列举老年常见疾病的吞咽障碍康复管理。

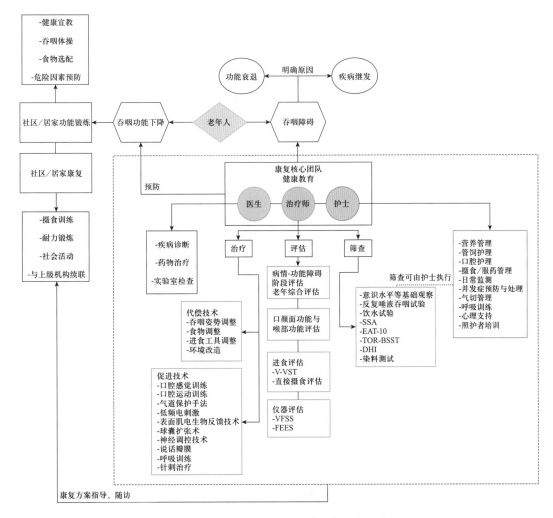

图 2-10-1　老年吞咽功能障碍全周期康复流程框架

第十一节 老年脑卒中吞咽障碍康复管理方案

一、概述

（一）流行病学

随着人口老龄化的发展，老年慢性疾病发生率也在不断增加。脑卒中是当今世界危害人类健康的主要疾病之一，也是老年人常见病及多发病，其发病率高、致残率高、死亡率高、复发率高。脑卒中患者常伴发多种并发症，其中吞咽障碍是较常见且严重的症状之一[143]。脑卒中后吞咽障碍的发病率报道不尽相同，研究数据表明脑卒中患者吞咽障碍发生率为30%～73%，单侧半球卒中发生吞咽障碍占35%，脑干卒中患者有40%～70%概率可能存在吞咽障碍[144-150]。

（二）脑卒中后吞咽障碍的发生特点

脑卒中后吞咽障碍主要以进食速度延长、进食困难、饮水呛咳等为主要临床表现。自主咳嗽的减弱或消失可能与呼吸肌和喉部肌肉运动控制能力下降、不能协调声门关闭与呼吸肌运动有关[151]。不同部位脑卒中后吞咽障碍的特点有不同侧重。

1. 左侧大脑皮质脑卒中　该部位脑卒中可导致患者吞咽失用和口腔期吞咽障碍。吞咽失用指食物放入口中后患者没有咀嚼、用舌头搅拌食团等意识，导致口腔期时间明显延长和咽期吞咽启动延迟，通常咽期过程基本正常[152]。

2. 右侧大脑皮质脑卒中　该部位脑卒中较之左侧引起的吞咽障碍更常见。此类患者主要表现为咽期吞咽障碍，如吞咽启动延迟，喉部上抬延迟、不充分，咽期运送时间延长，容易发生误吸[152]。

3. 皮质下脑卒中　该部位脑卒中常导致口腔期控制能力下降及口腔期时间轻微延长，咽期吞咽启动轻微延迟。皮质下脑卒中导致的吞咽障碍一般是短期的，如无并发症，患者在3～6周内可恢复经口进食；如合并糖尿病和肺炎等其他疾病，则需要更长时间恢复功能[152]。

4. 脑干脑卒中　该部位脑卒中损害了吞咽中枢、皮质脑干束及脑神经，可导致明显且较严重的吞咽障碍，引起感觉减退、运动减弱与不协调。临床特征表现为：①吞咽启动缺少或延迟，咽部肌群收缩减弱；②喉上抬不充分，喉头关闭不全，出现呛咳；③食管上括约肌开放不全或完全不开放，导致呕吐和反流。④呼吸与吞咽的不协调导致误吸[153]。

二、老年人脑卒中后吞咽功能障碍的管理

当患者发生脑卒中后，首诊机构可能是就近的、有处理急性脑卒中能力的二级医疗机构以及三级综合医院。随着疾病的转归以及吞咽功能的恢复，逐步从三级医疗机构转移至二级以及一级医疗机构、社区等进行进一步的疾病与功能的治疗。并随着康复的有效进行，老年患者可回归家庭进行居家康复。

各个机构的诊疗能力及患者的治疗需求不同，各机构之间存在转诊服务。不同机构的诊疗能力及工作内容的不同，导致针对患者的治疗内容、处理流程及康复介入的时

机、具体康复措施存在着区别。现将老年人脑卒中后吞咽障碍不同时期的康复管理分别叙述，不同机构可结合自身情况作为参考。

（一）急性期管理

首先是对临床疾病及并发症的处理，包括：溶栓手术、开颅手术、气管切开、早期护理等，以及对疾病的二级预防与宣教。待病情稳定在可控范围内时，功能障碍的管理重点是：尽早申请康复科室会诊与选择部分康复治疗措施的实施。若吞咽功能障碍筛查阳性、意识水平不高、无法确保经口进食安全的患者要实施管饲。做好口腔清洁护理，预防误吸等并发症。早期可以给患者进行被动训练，如冰酸刺激刷擦口腔、舌肌被动活动、咽部肌群的神经肌肉电刺激给予感觉输入，待患者能够进一步配合时开展更多主动性训练。

（二）亚急性期管理

患者入住康复科病房、康复中心、二级医疗机构时病情基本稳定，管理重点是继续疾病治疗，监测相关指标，同时开展全面的功能康复治疗，该时期功能恢复进展最快。首先要详细、精准评估患者吞咽功能水平：①临床吞咽评估，包括全面的病史、口颜面功能和喉部功能评估、进食评估与需要的老年综合评估。②仪器评估，VFSS、FEES、HRM、肌电图评估等检查。③直接摄食评估。并根据评估结果实施针对性的康复治疗方案。具体内容在前文已有详细说明。

（三）慢性期管理

慢性期更多是将前期习得的管理方案保持可持续实行，并定期再评估以做出合适的调整。原则为：①原发病的管理，危险因素的管控，用药及健康指导。②选用适宜的测验与量表进行再评估。③对患者开展进食体位、饮食结构、营养状况的指导。

三、康复团队的分工协作

（一）医生与康复医生

1. 临床医生根据患者发病具体情况，给予溶栓、取栓，甚至开颅手术治疗，同时给予脑卒中二级预防药物，疾病危险因素及急性期并发症的管理。

2. 待患者生命体征平稳48小时后，康复医生应对所有急性期患者进行全面检查、评估，重点进行吞咽障碍筛查、吞咽风险的管理等。具体评估内容为5个方面：①临床疾病；②功能障碍；③危险因素及并发症（包括疾病及功能障碍引起的）；④社会参与及生活自理能力；⑤影响康复的有利因素和不利因素。

3. 筛查出患者存在吞咽障碍可能后，可与言语治疗师一起为患者进行进一步检查、评估。

4. 组织召开康复团队评估会，确定患者治疗目标，制订康复计划。

5. 监督康复方案的实施情况，了解患者的治疗反馈，定期评价疗效（2周~1个月）。

（二）言语治疗师

见表2-11-1。

表 2-11-1 针对不同状态脑卒中患者可开展的吞咽康复工作

意识	呼吸	吞咽评估	治疗
昏迷	呼吸机	试脱机，简易吞咽诱发试验，吞咽器官结构形态评估，营养评估	营养方案制订，呼吸功能训练（帮助脱机），各种感知觉训练（促醒），被动的吞咽器官感觉运动功能训练
	气管切开	说话瓣膜适配检查，简易吞咽诱发试验，吞咽器官结构形态评估，营养评估	营养方案制订，呼吸功能训练，说话瓣膜佩戴，各种感知觉训练（促醒），被动的吞咽器官感觉运动功能训练
	自主呼吸	简易吞咽诱发试验，吞咽器官结构形态评估，营养评估	营养方案制订，各种感知觉训练（促醒），被动的吞咽器官运动功能训练（预防失用性萎缩）
清醒	呼吸机	试脱机，认知、交流能力评估，吞咽筛查，吞咽器官结构形态及功能的主观评估，营养评估	营养方案制订，呼吸功能训练，吞咽器官运动感知觉功能训练，深部感觉刺激训练，神经肌肉电刺激，mendelsohn、shaker 训练
	气管切开	说话瓣膜适配，认知、交流能力评估，染料试验，反复唾液试验，吞咽器官结构形态及功能的主观评估，营养评估，FEES，VFSS	营养方案制订，呼吸功能训练、说话瓣膜佩戴，吞咽器官运动感知觉功能训练，深部感觉刺激训练，神经肌肉电刺激，mendelsohn、shaker 训练
	自主呼吸	洼田饮水试验等吞咽筛查，吞咽器官结构形态及功能的主观评估，营养评估，VVST-CV、直接摄食评估，FEES，VFSS，老年综合评估	营养方案制订，吞咽器官运动感知觉功能训练，深部感觉刺激训练，神经肌肉电刺激，mendelsohn、shaker 训练，治疗性进食训练，气道保护训练，摄食训练

（三）作业治疗师

进食辅助器具的选择，坐位平衡训练。

（四）物理治疗师

重点是上肢及手功能训练、呼吸及心肺功能训练：①通过改善患者头颈部及躯干稳定性缓解吞咽障碍的症状；②通过牵伸吞咽肌群缓解肌肉僵硬与挛缩，提高软组织顺应性，同时增强局部感觉输入；③呼吸及心肺功能训练。改善呼吸与吞咽之间的协调性，通过适度的体能训练预防衰弱状态的发展。

（五）康复护士

吞咽障碍筛查、进食指导、二便管理、病房康复延伸项目执行指导、疾病的日常康复护理工作。具体内容详见本章第九节。

（六）营养师

对每一位老年脑卒中吞咽障碍患者进行营养风险筛查，并指导患者饮食结构的调整。

（七）中医医师

①中药汤剂：根据患者实际病症表现，选用合适的汤剂。②吞咽障碍相关的穴位针

刺：急性期患者多存在舌后坠，可给予针刺舌体、舌根部；对于吞咽困难的患者，可针刺廉泉、夹廉泉穴。

（八）心理治疗师

老年患者往往存在焦虑、抑郁的问题，应给予患者的心理状况评估及疏导，必要时可选用抗焦虑、抑郁药物。

（九）照料者

协助医务人员对患者进行康复训练的督促、心理安慰，并反馈患者的治疗与心理情况。

（十）社会工作者

联络患者与康复团队、社区、家庭的环境改造、政策的推动。

第十二节　老年帕金森病吞咽障碍康复管理方案

一、概述

（一）流行病学

帕金森病（Parkinson's disease，PD）是一种中枢神经系统退行性病变。该疾病的主要特点为运动障碍，如运动迟缓、震颤以及步态不稳等[154]。吞咽障碍作为 PD 的非运动症状之一，近年来逐渐成为新的研究热点。荟萃分析指出，PD 患者客观测量的口咽部吞咽困难发生率高达 82%，而基于主观感受的发生率只有 35%[155]。吞咽障碍与吸入性肺炎的发生呈正相关，而肺部疾病是 PD 患者的重要死因之一[156, 157]。存在吞咽困难的患者服用抗 PD 药物时也会受到影响导致治疗效果下降，可能进一步加重吞咽困难与其他症状，形成恶性循环。因此，对吞咽障碍的早期评估和管理与 PD 治疗密切相关，需要引起重视。

（二）帕金森病吞咽障碍的发生特点

PD 患者的吞咽障碍起病隐匿，早期虽多数患者都存在客观的吞咽障碍，却不易自主发现，进入中晚期并进行性加重时才有较明显的症状。PD 可引起各种类型的吞咽困难，如：口腔期可出现唇闭合不全，舌肌运动异常，下颌移动缓慢，整体协调性降低，导致食团的抬举、形成和推进困难[158-160]；咽期主要表现为舌根和咽缩肌回缩减弱，舌骨前移不充分，软腭及喉上抬不足，喉前庭关闭不全，会厌翻转不充分，导致咽部残留增多、咽期时间延长，增加误吸风险[160-162]；食管期的异常包括食管上括约肌松弛不足、食管下括约肌开放延迟、食管蠕动减弱和食管反流等。

二、帕金森病吞咽障碍的疾病管理与功能评估

（一）疾病的管理

包括疾病诊断、药物治疗、手术治疗的时机选择、药物或手术疗效的评价、健康教育等，详见下文。

（二）功能评估

由于 PD 吞咽障碍的主观觉察率低，因此吞咽障碍的普适化筛查是重点。建议使用专用筛查工具：吞咽障碍问卷（SDQ）和慕尼黑帕金森病吞咽障碍测验（MDT-PD）可进行帕金森病吞咽障碍的初筛[161-162]，反复唾液试验与洼田饮水试验亦可以纳入初步筛查测验，其他功能评估同前文。其中特别提到的是，FEES 可在床边进行，与 VFSS 相比对晚期卧床和处于"关"期的 PD 患者吞咽评估具有独特优势[163]。高分辨率测压可检测 PD 患者并发的食管吞咽障碍[164]。肌电图检测可进行客观、定量的诊断，区分自发吞咽和诱导吞咽，这在不能合作者如昏迷、痴呆和 PD 晚期患者吞咽障碍的评估中起到了重要作用[165]。

三、康复团队的分工协作

（一）医生 / 康复医生

承担疾病的诊断、手术、药物治疗及吞咽障碍筛查与吞咽风险的管理等。帕金森病一旦发生将随着时间推移渐进性加重，而当前的治疗不能阻止病情发展，更无法治愈。因此需兼顾短期和长期获益，坚持长期管理。

1. 诊断　有明确的运动迟缓，且至少存在静止性震颤或肌强直这两项主征中的其中一项。核心症状必须是显而易见的，且与其他干扰因素无关[166]。

2. 药物治疗　左旋多巴在治疗帕金森病、改善运动症状、提高患者生存率上的效果已被普遍接受与证实。

（1）帕金森病早期治疗：缓解症状、减少功能残疾、减少或延迟药物治疗的并发症、延缓疾病进展和提高生活质量。小剂量滴定、不求全效、个体化治疗、规范治疗。

（2）帕金森病中晚期治疗：进展的帕金森病临床表现十分复杂，其中包括疾病本身的进展，也有药物副作用或其他并发症相互影响的因素。晚期出现的明显运动和非运动症状极大地影响着患者的生活质量，此时治疗一方面要继续改善运动症状，另一方面也要妥善处理一些非运动症状，给予对症的药物支持治疗。

3. 手术治疗　PD 患者存在肌肉僵硬、括约肌失迟缓、环咽肌功能失调等现象，针对局部肌肉的松解术可以在一定程度上缓解吞咽困难的症状。脑深部电刺激（deep brain stimulation，DBS）近年来逐渐成为 PD 治疗的主流手术方式，可以显著减少由于丘脑底核或苍白球过度兴奋引起的运动症状，又不造成相应脑功能的永久性破坏。

4. 健康教育　休息与活动指导、饮食指导、用药指导、疾病相关知识指导、运动功能训练指导、日常生活功能训练、语言训练、心理指导、复诊指导。

（二）言语治疗师

改变进食方式和进行呼吸道保护手法等训练尤为重要[167]。选择适合患者的食物黏度与一口量，必要时配合代偿的姿势。若需要口服药物、易危及吞咽安全的食物，或受病情影响等，则可以进行间歇插管鼻饲。另外是吞咽功能训练，每日可进行 2 次训练，每次约 15 min，而且按照循序渐进原则进行，严禁长时间训练，因过量运动极易对患者休息造成影响，进而降低了功能。若患者训练期间具有较高的肌肉张力，同时伴有口唇肌肉活动困难、面部肌肉活动受限等症状，训练前应先按摩唇舌肌肉及面部肌肉，全身肌肉放松后再展开训练，避免拉伤肌肉[168]。其他见表2-12-1。

表2-12-1 针对帕金森病患者可开展的吞咽康复工作

吞咽评估	吞咽治疗
构音功能评估（中文改良版Frenchay评定法）、洼田饮水试验、反复唾液试验、流涎严重程度和频率量表（DSFS）等，吞咽器官结构形态及功能的主观评估，VVST-CV、直接摄食评估，FEES，VFSS，老年综合评估	呼吸功能训练，吞咽器官的运动感知觉训练，深部感觉刺激训练，神经肌肉电刺激，mendelsohn、shaker训练，气道保护手法训练，牵伸训练，摄食训练

（三）物理治疗师

1. 牵伸训练及放松训练，缓解颈部肌群紧张僵硬。

2. 呼吸训练增加胸廓活动度和呼吸肌力，改善肺活量。

3. 与言语治疗师一起配合，使用神经调控技术如TMS、tDCS，通过磁场诱导皮质电流，可增强神经可塑性，改善吞咽的运动控制。

（四）作业治疗师

选择进食辅助器具，指导坐位平衡训练。

（五）康复护士

吞咽障碍筛查、进食体位指导、病房安全宣教、日常康复护理工作。

（六）营养师

筛查营养状况，调整饮食结构。

（七）中医医师

PD在中医属"颤证""痉证"，与五脏中的"肝"、六淫中的"风"密切关。大定风珠、羚羊钩藤汤、镇肝熄风汤等镇肝熄风的药方得到广泛应用，且起到一定治疗效果[169]。对于口腔期的舌肌运动异常，可给予舌根、舌体点刺。舌根、咽缩肌的刺激可选穴：廉泉、夹廉泉、舌底的金津穴与玉液穴、天突穴等。

（八）心理治疗师

帕金森病患者一定要进行焦虑、抑郁量表的筛查，根据情况选用汉密尔顿焦虑、抑郁量表及上述提及的其他量表，对患者的心理状况做评估，并给予适当的心理疏导或药物干预。

（九）照料者

协助医务人员进行康复训练的督促和心理安慰，反馈患者的治疗与心理情况。

（十）社会工作者

联络患者与康复团队、社区、家庭进行环境改造、政策的推动。

第十三节 阿尔茨海默病吞咽障碍康复管理方案

一、概述

老年痴呆多指临床上的阿尔茨海默病（Alzheimer's disease，AD），以记忆功能降低、语言功能下降、活动功能障碍为主要表现，常伴有执行功能及性格等变化。随着我国老龄化程度的加重，AD 患病率逐年升高。而在中重度 AD 人群中，吞咽障碍是较为常见的并发症，发生率约超过 40%，大大降低患者的生活质量。系统化的吞咽功能康复训练可以有效避免相关肌群出现失用性萎缩，提高吞咽灵活性与协调性，更好地避免误吸、吸入性肺炎等不良并发症的发生[170]。

AD 患者的进食行为异常主要表现为进食主动性下降、进食时间延长、食物选择障碍、观念性失用。根据疾病具体类型的不同，吞咽障碍的侧重表现也不尽相同：患有空间知觉障碍者可能存在吞咽失用；而额颞叶受损患者则更倾向于出现社会行为症状，如进食期间表现出冲动、躁动或冷漠的情绪，容易发生呛咳和噎食；血管性 AD 患者比一般 AD 患者吞咽障碍的发生率要更高[171-173]。

二、阿尔茨海默病吞咽障碍的疾病管理与功能评估

（一）疾病管理

1. 疾病预防　预防 AD 发生的主要措施包括：①防止脑供血不足意外发生；②勤于动脑，多接触益智活动；③加强体育锻炼；④规律起居饮食；⑤注重对精神的调养与平和心态的保持。

2. 疾病的治疗　①以应用乙酰胆碱酯酶抑制剂（acetylcholin-esterase inhibitor, AChEI）和美金刚等一线抗痴呆药物治疗为主；②关注 AD 相关的精神行为症状，如抑郁、淡漠、焦虑、烦躁、退缩等，对应地应用选择性 5- 羟色胺再摄取抑制剂（selective serotonin reuptake inhibitor, SSRI）类药物；③控制危险因素：包括（高 / 低）血压、血脂、血糖、脑缺血及营养状态低下等。

3. 健康宣教　①饮食均衡：要注意营养均衡，每日的盐、糖及动物脂肪摄入量要较少，蛋白质、维生素及瓜果蔬菜要适量摄入。②适当运动：每天都要做适当的运动，活动筋骨，加强身体素质。③经常用脑：让大脑经常处在活跃运转状态，做一些精细的活动，如读书、写字、画画、下棋、弹奏乐器等，不仅可以丰富自己的生活，还可以预防疾病的发生。④避免过度吸烟、饮酒。

4. 防走失　走失行为是指在日常生活中患者不能确认自己的位置，不能找到目的地或起始地而发生迷途不返或下落不明的不安全事件[174]。近年来走失不良事件的发生率呈上升趋势[175]。据美国老年痴呆协会报道，60% AD 患者出现过走失事件[176]。走失风险管理可以从建立走失质量监控小组、制订走失预案、对护士进行安全意识教育、配备安全设施、做好患者身份识别细节化及陪同外出登记等方面加强[177]。

（二）功能评估

首先应评估患者的认知功能，根据认知功能情况以及患者的配合程度，进一步选用合适的评估方式。除上述常用的方法外，AD 吞咽功能评定特殊量表包括：爱丁堡痴呆进食评估量表（Edinburgh feeding evaluation in dementia scale, EdFED）、进食行为量表（feeding behaviour inventory, FBI）、进食能力评估量表（feeding abilities assessment, FAA）、厌腻性进食行为评估量表（aversive feeding behavior inventory, AFBI）。

三、康复团队的分工协作

（一）医生与康复医生

疾病的诊断、药物治疗、预防，吞咽障碍筛查、吞咽风险的管理等。

（二）言语治疗师

对 AD 患者的吞咽障碍治疗有其特殊性，由于该类患者多无明显的神经肌肉失调控或器质性损伤，主要为口腔前期与口腔期的吞咽障碍，因此训练重点为增强患者的进食吞咽意识、调整进食环境与进行反复的直接摄食训练。

1. 餐具精细化　进餐时提前拿出进餐用具可刺激感官，促进食欲。选用色彩鲜艳、患者常用的或有个人感情的餐具，可增加患者对食物的兴趣[178]。

2. 良好的进餐环境　保持安静的进餐环境，减少环境因素的干扰，如避免边吃饭边看电视、大声谈笑，以免分散患者注意力，影响进食甚至引发误吸[179]。

3. 合理的进餐方法　控制一口量与喂食速度，选择小的匙羹，尽量将少量食物送至患者舌根部，有利于吞咽反射的诱发。等患者充分咀嚼和吞咽后再喂食下一口。进食体位一般取坐位，头稍向前倾，因长期卧床或无法保持坐位者，可抬高床头 30° 以上。注意食物温度、味道的变换，选择密度均匀、适当黏稠性、营养丰富的食物有助于改善营养状况，降低误吸的发生率。进食后清洁口腔可减少感染的发生[179]。

4. 引导式教育　与轻度 AD 患者可多进行沟通交流，采用开放式问题提问，鼓励他们多表达，定期使患者知道自己的进步及与目标的差距。对于重度患者需要留意观察其情绪变化，用眼神与肢体接触传递安全感，减少患者的焦虑与恐惧感。

（三）物理治疗师

1. 颈部活动度训练　增强颈部肌肉力量和灵活性，部分患者由于颈部活动度受限而引起误吸，低头、转头吞咽等动作可有效代偿吞咽通道关闭不全、咽缩肌收缩力度不足导致食团下行困难的情况。

2. 咳嗽与呼吸训练　嘱患者反复进行深吸气—憋气—咳嗽的训练，可促进喉口关闭，提高咳出气道异物的能力。

（四）作业治疗师

配合言语治疗师共同考虑进食辅助器具的选择及使用，以及坐位平衡训练。

（五）康复护士

吞咽筛查、进食指导、病房康复延伸项目执行指导、日常康复护理工作。

（六）营养师

定期筛查营养状况，调整饮食结构。

（七）中医医师

针对咀嚼肌、舌咽下肌异常，可取穴：地仓穴、颊车穴、大迎穴、巨髎穴等进行电针刺激。针对大脑皮质功能下降、认知障碍导致吞咽问题，可取穴：百会穴、四神聪穴、智三针。

（八）心理治疗师

对患者的心理状况进行评估及疏导。

（九）照料者

协助医务人员进行康复训练的督促、心理安慰，反馈患者的治疗、心理情况。

（十）社会工作者

联络患者与康复团队、社区、家庭进行环境改造、政策的推动。

第十四节　慢性阻塞性肺疾病吞咽障碍康复管理方案

一、概述

（一）流行病学

吞咽与呼吸是两个同步的复杂生物力学过程。在老年人和慢性阻塞性肺疾病（chronic obstructive pulmonary disease，COPD）等疾病中，人体这种局部精细的调整功能可能失去了作用。COPD 的患者因上呼吸道保护机制功能失调，吞咽与呼吸的协调减少以及 COPD 本身引起的呼吸习惯改变都可能会出现误吸的情况[180-181]。研究表明，喉部渗漏、误吸的个体发生肺炎的可能性高达普通人的 4 倍，吸入性肺炎的可能性是普通肺炎的 10 倍[182]。长期以来，人们已经认识到 COPD 患者可能出现吞咽伴随着误吸的问题[183]，但目前为止的研究还很有限。研究显示稳定期 COPD 患者的误吸率高达 25%，住院率和死亡率增加的趋势超过 36 个月[184-185]。

（二）COPD 吞咽障碍的发生特点

COPD 老年患者中约有 20% 存在吞咽障碍[186]，吞咽障碍导致误吸从而引起吸入性肺炎，或肺部感染加重。COPD 患者吞咽障碍的原因包括：吞咽紊乱、环咽肌损害、喉部渗漏、吞咽反射受损及呼吸与吞咽协调性受损[187-192]。发生机制为：COPD 患者常有营养不良，导致吞咽肌萎缩和结缔组织营养不良；长期吸烟、慢性咳嗽、吸入糖皮质激素和抗胆碱能类支气管扩张剂等的使用导致其咽部敏感性减退；呼吸频率过高导致呼吸与吞咽协调性失衡，呼吸困难，胃食管反流[193]。

二、COPD 吞咽障碍的疾病管理与功能评估

吞咽困难、误吸和 COPD 恶化之间的关系仍有待阐明，可能需要进一步的研究来评估隐匿性误吸是 COPD 恶化的原因［和（或）促成因素］，以及急性重症患者是否有更大的误吸风险[194]。呼吸吞咽不协调与 COPD 的频繁恶化密切相关，因此，呼吸吞咽失调是导致 COPD 患者症状加重的一个独立而强有力的证据支持，越来越多的研究去验证评估和改善呼吸吞咽协调可能是一种有效的治疗新方法。

（一）疾病管理

1. 病情控制　选用吸入短效 β_2 受体激动剂（short-acting β_2 agonist，SABA），可联合使用短效抗胆碱能药物（short-acting muscarinic antagonists，SAMA）。全身激素治疗可改善肺功能（如 FEV_1）、氧合，缩短康复时间和住院时间，全身激素使用时间不应长于 5～7 天[195]。急性呼吸衰竭时应使用无创机械通气治疗，待到控制病情相对平稳后方可进行评估。稳定期进行长期氧疗可提高慢性呼吸衰竭患者的生存率。

2. 药物治疗指导 对于慢性气流受限的患者，药物治疗是疾病管理的关键组成部分之一，用于预防和控制症状，减少恶化，改善运动耐力和健康状况。适当的药物使用，包括正确的吸入器技术等，已经被证明可以缓解 COPD 患者的病情恶化和降低住院率。

（二）功能评估

1. 筛查 反复唾液吞咽试验、洼田饮水试验、改良饮水试验、染料测验、进食评估问卷调查、呼吸困难严重程度分级评分标准（简称 MRC 呼吸困难评分）。

2. 临床吞咽评估或床旁检查。

3. 口颜面功能和喉部功能评估。

4. 吞咽相关反射功能。

5. 喉功能评估。

6. 床旁进食评估（容积 – 黏度测验）。

7. 直接摄食评估。

8. 口服药物评估。

9. 仪器评估。

COPD 患者吞咽障碍多发生在疾病中后期，因此当发生吞咽障碍时往往提示疾病加重，应尽快转至上级医院进一步检查治疗。当患者原发病得到控制，病情平稳后可转至二级医疗机构进一步进行吞咽障碍的康复治疗。COPD 处于缓解期的患者可在一级医疗机构医生指导下进行家庭吞咽康复治疗。

三、康复团队的分工协作

（一）医生 / 康复医生

1. 疾病的管理 抗感染、氧疗、气道管理、药物治疗，并发症的处理。

2. 吞咽障碍筛查及风险管理。

（二）言语治疗师

见表 2-14-1。

表 2-14-1 针对 COPD 患者可开展的吞咽康复工作

吞咽评估	吞咽治疗
呼吸功能评估，吞咽器官结构、形态及功能的主观评估，VVST-CV、直接摄食评估，仪器评估，老年综合评估	呼吸功能训练，发声功能训练，吞咽协调性训练，直接摄食训练，神经肌肉电刺激训练

（三）作业治疗师

选择进食辅助器具，指导坐位平衡训练。

（四）物理治疗师

重点是进行呼吸及心肺功能训练，如上下肢力量增强训练、胸廓活动度训练、呼吸肌训练、有氧训练等。

（五）康复护士

吞咽筛查、进食指导、气道管理、日常康复护理工作、患者自我管理教育。其中自我管理教育包括营养、运动和药物治疗知识指导等。

（六）营养师

选择适当的能量和蛋白质丰富的饮食。抗氧化物质对 COPD 有一定的保护作用，可以减少发病率和病死率，尤其是维生素 C、维生素 E、β- 胡萝卜素、Ω-3 脂肪酸等，富含抗氧化剂的饮食包括水果、蔬菜和鱼类等。鼓励患者从食物来源（如牛奶、奶酪、酸奶）或其他非乳制品来源（如大豆、燕麦和坚果等）中摄取足量的钙以预防骨质疏松。

（七）中医医师

针对呼吸不协调、环咽肌问题，可给予咽部按摩、廉泉穴、夹廉泉穴取穴针刺治疗。

（八）心理治疗师

对于焦虑和抑郁的患者，可以采用专业心理治疗，例如放松疗法和认知行为治疗。

（九）照料者

协助医务人员对患者进行康复训练的督促、心理安慰，反馈患者的治疗、心理情况。

（十）社会工作者

联络患者与康复团队、社区、家庭进行环境改造、政策的推动。

第十五节　老年肺癌吞咽障碍康复管理方案

一、概述

（一）流行病学

肺癌是起源于肺部支气管黏膜或腺体的恶性肿瘤，是发病率和死亡率增长最快、对人群健康和生命威胁最大的恶性肿瘤之一。最常见的表现为咳嗽、气促、胸痛及咯血，消瘦、乏力等非特异性症状也较为常见，少部分患者出现转移病灶引起的首发症状如骨痛等[196]。约 2.2% 的肺癌患者会出现吞咽困难的症状，且多于疾病后期出现，是病情进展的表现[197]。肺癌患者病程中出现吞咽困难的原因最常见的是纵隔肿瘤外压食管，其次是颈部淋巴结转移压迫上段食道，较少见的是前纵隔放射治疗后引起[198-199]。另外还有一些较罕见原因也可引起肺癌患者吞咽障碍，包括：脑转移，消化道转移，系统性病变如皮肌炎累及食道、口咽部，食道真菌感染和二重癌[199-200]。

（二）肺癌吞咽障碍的发生特点

老年人肺癌引起吞咽障碍的主要原因包括：①肿瘤压迫食管，使得吞咽通道发生机械性狭窄和梗阻。②若患者头部 MRI 等检查未见异常，排除中枢性损伤后，结合存在声音嘶哑的临床表现有可能考虑为肿瘤直接侵蚀舌咽、迷走神经，或淋巴结转移后压迫舌咽、迷走神经。③肺癌术后心肺功能下降继发性导致吞咽功能障碍。

因肺癌而致的吞咽困难的临床表现，根据病因的不同而不同。由于压迫导致的吞咽通道机械性狭窄和梗阻，患者大多主诉吞咽过程中感到异物感、梗阻感、甚至疼痛，吞咽时感觉费力，性状稠厚的食物较性状稀薄的食物表现更加的明显。神经性因素导致的吞咽障碍临床表现为：吞咽困难，饮水呛咳，声音嘶哑，反复的发热，软腭无力，心肺功能下降，呼吸功能下降，咳嗽力量减弱。术后心肺功能下降继发的吞咽功能障碍在临床上表现为：患者进食过程中易感到疲劳，气短，进食欲望的降低，吞咽呼吸的协调性差，咳嗽反射、咳嗽力量的减弱，导致营养不良，吸入性肺炎等。

二、老年肺癌吞咽障碍的疾病管理与评估

肺癌患者应先对其原发病进行治疗，包括化疗、抗感染等。针对吞咽障碍的评估应该分为两部分：一是通过肺癌疾病本身的相关检查确定是否造成压迫；二是进行洼田饮水试验、反复唾液吞咽试验、标准吞咽功能评估量表、V-VST、VFSS 检查、FEES 检查等吞咽功能评估。由于肺癌吞咽障碍的康复评估并无特殊方法，可以采用常用评估标准，注意对症治疗。

三、康复团队的分工协作

（一）医生 / 康复医生

1. 疾病的管理　根据患者病情，选择放疗、化疗或手术治疗。

2. 吞咽障碍筛查及风险管理。

3. 康复治疗　①术前指导：肺癌放化疗对于患者身体有较大损害。在术前应做好健康教育，使患者正确看待疾病，尽可能保持乐观心态，减轻精神压力。同时应进行术前呼吸训练控制的预防性指导。②术后康复：联合治疗师、护士等一同按照吞咽功能系统性康复流程进行具体干预。

（二）言语治疗师

1. 吞咽功能筛查。

2. 口颜面功能和喉部功能评估。

3. 直接摄食评估。

4. 呼吸功能评估　①呼吸困难评分：采用日本国家癌症中心 Tanaka 等于 2000 年所研制的癌症呼吸困难量表（cancer dyspnea scale，CDS），该量表主要针对癌症患者，加强癌性疼痛患者呼吸困难的干预，纠正其对呼吸困难（气短 / 喘累）症状不正确的认识；重视早期对呼吸困难（气短 / 喘累）症状的干预，避免患者经历此症状，从而避免他们因经历症状产生灾害性认识而减少日常生活活动[201]。②呼吸功能量表 Borg 评分和 6 min 步行试验（6MWT）。

5. 仪器评估　吞咽造影录像检查、电子喉镜、食管测压检查、电生理检查、放射性核素检查等。

6. 吞咽治疗　包括冷刺激、空吞咽训练、呼吸功能训练、直接摄食训练等，且可以实施术前呼吸功能锻炼联合术后强化式呼吸道护理。术前呼吸功能锻炼：咳嗽训练、腹部用力呼气训练、缩唇呼吸。术后强化式呼吸道护理：指导患者在可控范围内进行适当的身体运动，对患者进行气道湿化、机械震动排痰和口腔护理[202-203]。

（三）作业治疗师

进食辅助器具的选择，指导坐位平衡训练。

（四）物理治疗师

呼吸及心肺功能训练。

（五）康复护士

吞咽筛查、进食指导、病房康复延伸项目执行指导、日常康复护理工作。

（六）营养师

筛查营养状况，调整饮食结构。建立良好生活习惯。

（七）中医医师

1. 中药治疗　根据患者具体情况，辨证论治，给予适宜的方剂。

2. 因手术后舌咽神经受损导致吞咽障碍，可予以廉泉穴、夹廉泉穴电针刺激。

（八）心理治疗师

肺癌术后吞咽障碍患者经常产生厌食甚至拒食心理。容易发怒或抑郁，失去对生存的信心，治疗师要时常耐心开导和启发患者，帮助其树立战胜疾病的信心，缓解过大的精神心理压力。

（九）照料者

协助医务人员对患者进行康复训练的督促、心理安慰，反馈患者的治疗、心理情况。

（十）社会工作者

联络患者与康复团队、社区、家庭进行环境改造、政策的推动。

第十六节　老年颈椎病吞咽障碍康复管理方案

一、概述

（一）流行病学

颈椎病是指颈椎间盘组织发生退行性改变，以及其激发病理改变累及到包括神经根、脊髓、椎动脉交感神经、脊髓前中央动脉等周围组织结构，并出现与影像学改变相符合的临床表现[204]。我国颈椎病患者约占 7%~10%，且发病率呈逐年增长趋势[205]。颈椎退行性病变常见于老年人群，文献报道 65 岁以上老年人颈椎退化病变率高达 75%，其中出现颈椎前缘骨赘者占 20%~30%[206-207]。因颈椎与喉腔、食管、气管的解剖相关关系，临床上颈椎前缘骨赘的形成可出现一定程度的吞咽困难，这类颈椎病称为食管型颈椎病。随着人们对食管型颈椎病的认识，食管型颈椎病后吞咽困难也成为人们关注和研究的焦点。

（二）颈椎病吞咽障碍的发生特点

食管型颈椎病后吞咽困难，也称骨赘性吞咽困难，主要是由于颈椎间盘前突、椎体前缘骨赘、韧带钙化等颈椎退行性病变直接压迫或刺激食管，导致吞咽时出现异物感或不畅快等症状[208]。文献报道中老年颈椎骨赘发生率为 50%，其中有 1.7% 的患者伴吞咽困难，食管型颈椎病的患病率为 0.1% ~ 6%[209-210]。由于食管型颈椎病的发病率较低，临床上极易被误诊、漏诊，有文献报道其误诊率高达 80% ~ 90%[211]。

据临床研究显示，食管型颈椎病引起的吞咽困难主要有两种情况：一是颈椎骨赘的形成，压迫食管、气道或相应的咽部区域。二是颈椎前路手术后因内置物、手术切口、手术相关后遗症等引起的吞咽困难。研究显示颈椎前路手术后吞咽困难的相关因素众多，包括患者基础情况、术中气管插管的粗细、颈椎前凸角度大小、手术节段及手术位置、手术时间[212-215]。另外，术中牵拉导致的咽部水肿也是影响吞咽困难的重要因素之一[216]。

食管型颈椎病患者吞咽困难情况时好时坏、时轻时重，尤其在喝水或咽唾沫时有吞咽不畅感，早期可表现为咽部不适或吞咽质地较硬的食物感到困难，逐渐可影响到流质饮食，但屈颈进食症状可以有所缓解。当中老年患者出现无明显诱因的吞咽不适，伴颈肩酸痛、麻木、头晕、胸闷不适等，应高度重视本病的可能[217]。

二、老年颈椎病后吞咽障碍的疾病管理与功能评估

（一）疾病管理

食管型颈椎病多见于老年患者，症状较轻者应首选保守治疗，避免手术带来不必要的创伤，主要包括饮食习惯的调整以及药物治疗，如非甾体抗炎药、肌肉松弛剂、皮质类固醇。当保守治疗失败，患者出现严重影响饮食、呼吸困难、睡眠呼吸暂停等症状时应紧急予手术干预。术式包括：①单纯骨赘切除；②若椎间盘突出、椎体不稳，除行骨赘切除外，还应予植骨融合 + 接骨板固定[217]。

（二）功能评估

1. 食管型颈椎病评估　临床吞咽评估、仪器吞咽评估、各类功能性吞咽量表评估。其中 VFSS 和 FEES 是确诊食管型颈椎病的金标准。

2. 颈椎病术后评估　包括改良 Bazaz 吞咽困难评分、世界卫生组织（World Health Organization，WHO）吞咽困难评分、吞咽困难残疾指数（dysphagia disability index，DDI）评分。颈椎病术后吞咽困难自我问卷调查、椎前软组织肿胀指数、改良日本骨科学会（Japanese Orthopedic Association，JOA）评分等[218]。

三、康复团队的分工协作

（一）医生 / 康复医生

1. 疾病的管理　颈椎病发生影响到吞咽功能时，急性期要尽早到有条件的医疗机构（综合医院 / 三级医疗机构）完善相关检查进行确诊。尽早介入手术治疗，明确手术入径的选择，以及术后并发症的处理。

2. 手术管理　手术前后分别进行吞咽障碍筛查及风险管理，进一步评估手术治疗效果。

3. 术后康复时机的选择　待病情平稳后尽早介入康复，联合康复团队进行早期术后康复训练，并制订个性化康复治疗方案。

4. 疗效评估　经过一个疗程的药物及康复治疗后疾病进入缓解期，再次进行疗效评

估，包括颈椎病评估及吞咽障碍评估，为出院进入下一级医院继续功能恢复做准备。根据患者的病情与评定结果个性化制订、优化、调整治疗处方，并由患者带入下一级医院，同时对患者进行全程跟踪及随访。

（二）言语治疗师

见表2-16-1。

表2-16-1 针对食管型颈椎病患者可开展的吞咽康复工作

吞咽评估	吞咽治疗
洼田饮水试验、反复唾液试验等，吞咽器官结构、形态及功能的主观评估，仪器评估、VVST-CV、直接摄食评估、老年综合评估	颈部活动，吞咽姿势调整，直接摄食训练

（三）作业治疗师

选择进食体位，训练坐位平衡。

（四）物理治疗师

颈部活动度、颈部肌群肌力训练、牵引、呼吸功能训练。

（五）康复护士

吞咽筛查、进食指导、气道管理、手术切口的护理、病房康复延伸项目执行指导、日常康复护理工作。

（六）营养师

筛查营养状况，调整饮食习惯、结构。

（七）中医医师

中医辨证治疗。

（八）心理治疗师

耐心开导和启发患者，树立其战胜疾病的信心，努力消除不良心理。

（九）照料者

协助医务人员对患者进行康复训练的督促、心理安慰，反馈患者的治疗、心理情况。

（十）社会工作者

联络患者与康复团队、社区、家庭进行环境改造、政策的推动。

（乡靖楠　王鹤玮　肖建华　马春霞　李莉莉　陈龙伟）

参考文献

［1］Baijens LWJ，Clave P，Cras P，et al. European Society for Swallowing Disorders European Union Geriatric Medicine Society white paper：oropharyngeal dysphagia as a geriatric syndrome［J］. Clinical Interventions in Aging，2016，11：1403-1428.

［2］阮顺莉，郭菊红，陈茜，等. 1025名居家60岁以上老年人吞咽障碍现状及其影响因素分析［J］.

护理学报，2017，24（20）：41-44.

［3］李超，张梦清，窦祖林，等 . 中国特定人群吞咽功能障碍的流行病学调查报告［J］. 中华物理医学与康复杂志，2017，39（12）：937-943.

［4］韩维嘉，孙建琴，易青，等 . 上海地区养护机构老年人吞咽障碍及营养风险调查研究［J］. 老年医学与保健，2012，18（3）：170-172.

［5］中国吞咽障碍康复评估与治疗专家共识组 . 中国吞咽障碍评估与治疗专家共识（2017 年版）［J］. 中华物理医学与康复杂志，2017，39（12）：881-892.

［6］中国吞咽障碍康复评估与治疗专家共识组 . 中国吞咽障碍康复评估与治疗专家共识（2013 年版）［J］. 中华物理医学与康复杂志，2013，35（12）：916-929.

［7］石汉平，许红霞，李苏宜，等 . 营养不良的五阶梯治疗［J］. 肿瘤代谢与营养电子杂志，2015（1）：29-33.

［8］Bozzetti F，Arends J，Lundholm K，et al. ESPEN Guidelines on Parenteral Nutrition：non-surgical oncology［J］. Clin Nutr. 2009，28（4）：445-454.

［9］Arends J，Bodoky G，Bozzetti F，et al. ESPEN Guidelines on Enteral Nutrition：Non-surgical oncology［J］. Clin Nutr. 2006，25（2）：245-259.

［10］支梦佳，王田田，洪晓露，等 . 北京市社区老年人吞咽障碍发生现状及其危险因素研究［J］. 护理管理杂志，2019，19（11）：834-838.

［11］张欣，田家利，公冶慧娟，等 . 社区老人吞咽障碍发生现状及影响因素分析［J］. 中华现代护理杂志，2018，24（26）：3117-3123.

［12］中华医学会老年医学分会 . 老年患者衰弱评估与干预中国专家共识［J］. 中华老年医学杂志，2017，36（3）：251-256.

［13］Holland G，Jayasekeran V，Pendleton N，et al. Prevalence and symptom profiling of oropharyngeal dysphagia in a community dwelling of an elderly population：a self-reporting questionnaire survey［J］. Diseases of the Esophagus，2011，24（7）：476-480.

［14］Fried LP，Tangen CM，Walston J，et al. Frailty in Older Adults：Evidence for a Phenotype［J］. Journals of Gerontology，2001，56（3）：146-156.

［15］Morley JE，Malmstrom TK，Miller DK. A simple frailty questionnaire（FRAIL）predicts outcomes in middle aged African Americans［J］. Journal of Nutrition Health & Aging，2012，16（7）：601-608.

［16］Fan J，Yu C，Guo Y，et al. Frailty index and all-cause and cause-specific mortality in Chinese adults：a prospective cohort study［J］. The Lancet Public Health，2020，5（12）：e650-e660.

［17］王林玉 . 老年患者脑卒中后吞咽障碍危险因素及临床特点分析［J］. 中国实用神经疾病杂志，2013，16（8）：22-23.

［18］曹猛，宋学梅，梁丽，等 . 急性缺血性脑卒中后吞咽障碍发病率及影响因素分析［J］. 护理学杂志，2021，36（2）：24-27.

［19］Xu Z，Gu Y，Li J，et al. Dysphagia and aspiration pneumonia in elderly hospitalization stroke patients：Risk factors，cerebral infarction area comparison［J］. Journal of Back and Musculoskeletal Rehabilitation，2019，32（1）：85-91.

［20］中国老年保健医学研究会老龄健康服务与标准化分会，《中国老年保健医学》杂志编辑委员会，北京小汤山康复医院 . 中国社区吞咽功能障碍康复护理与照护专家共识［J］. 中国老年保健医学，2019，17（4）：7-15.

［21］中国老年保健医学研究会老龄健康服务与标准化分会，《中国老年保健医学》杂志编辑委员会，北京小汤山康复医院 . 中国高龄脑卒中患者康复治疗技术专家共识［J］. 中国老年保健医学，2019，17（01）：3-16.

［22］Zhang H，Guo F，Tang M，et al. Association between Skeletal Muscle Strength and Dysphagia among Chinese Community-Dwelling Elderly Adults［J］. Journal of Nutrition Health & Aging，2020，24（6）：642-649.

［23］Teasdale G，Jennett B. Assessment of coma and impaired consciousness. A practical scale［J］. Lancet，1974，2（7872）：81-84.

［24］王伟，马宇敏，孙丽，等. 帕金森病患者吞咽障碍的临床分析［J］. 中国康复，2019，34（12）：646-648.

［25］Ding X，Gao J，Xie C，et al. Prevalence and clinical correlation of dysphagia in Parkinson disease：a study on Chinese patients［J］. European Journal of Clinical Nutrition，2018，72（1）：82-86.

［26］Cosentino G，Avenali M，Schindler A，et al. A multinational consensus on dysphagia in Parkinson's disease：screening，diagnosis and prognostic value［J］. Journal of Neurology，2022，269（3）：1335-1352.

［27］佚名. 帕金森病 Hoehn-Yahr（修正）分级量表［J］. 中国微侵袭神经外科杂志，2008，13（2）：51.

［28］陈海波，王新德. 统一帕金森病评定量表［J］. 中华老年医学杂志，1999，18（1）：61-62.

［29］陈丽丽，李红，林榕，等. 老年痴呆患者吞咽困难状况及危险因素分析［J］. 护理学杂志，2014，29（21）：24-26.

［30］Pu D，Murry T，Wong MCM，et al. Indicators of Dysphagia in Aged Care Facilities［J］. Journal of Speech Language and Hearing Research，2017，60（9）：2416-2426.

［31］Madhavan A，Lagorio LA，Crary MA，et al. Prevalence of and risk factors for dysphagia in the community dwelling elderly：A systematic review［J］. Journal of Nutrition Health & Aging，2016，20（8）：806-815.

［32］蓝春海. 椎间桥形融合对颈前路术后吞咽功能影响的临床研究［D］. 广东：暨南大学，2016.

［33］Werle RW，Steidl EMDS，Mancopes R. Oropharyngeal dysphagia and related factors in post-cardiac surgery：a systematic review［J］. CoDAS，2016，28（5）：646-652.

［34］Roy N，Stemple J，Merrill RM，et al. Dysphagia in the elderly：Preliminary evidence of prevalence，risk factors，and socioemotional effects［J］. Annals of Otology Rhinology and Laryngology，2007，116（11）：858-865.

［35］Robertson RJ，Goss FL，Metz KF. Perception of physical exertion during dynamic exercise：A tribute to Professor Gunnar A. V. Borg［J］. Perceptual and Motor Skills，1998，86（1）：183-191.

［36］王田田. 住院老年患者吞咽障碍的现况调查与影响因素分析［D］. 北京：北京协和医学院，2018.

［37］Gnjidic D，Hilmer SN，Blyth FM，et al. Polypharmacy cutoff and outcomes：five or more medicines were used to identify community-dwelling older men at risk of different adverse outcomes［J］. Journal of clinical epidemiology，2012，65（9）：989-995.

［38］Logemann JA，Veis S，Colangelo L. A Screening Procedure for Oropharyngeal Dysphagia［J］. Dysphagia，1999，14（1）：44-51.

［39］张杰，李进让. 成人反复唾液吞咽试验观察［J］. 中国耳鼻咽喉头颈外科，2013，20（7）：373-375.

［40］贾春玲，张乔，孟春英，等. 老年人吞咽障碍筛查与评估工具研究进展［J］. 当代护士（下旬刊），2019，26（08）：14-16.

［41］李慧，冯辉，陈荟菁，等. 吞咽障碍筛查工具在养老服务中的应用进展［J］. 中国康复医学杂志，2020，35（03）：356-360.

［42］Demir N，Serel Arslan S，İnal Ö，et al.. Reliability and Validity of the Turkish Eating Assessment Tool（T-EAT-10）［J］. Dysphagia，2016，31（5）：644-649.

［43］Belafsky PC，Mouadeb DA，Rees CJ，et al. Validity and reliability of the Eating Assessment Tool（EAT-10）［J］. Ann Otol Rhinol Laryngol，2008，117（12）：919-924.

［44］张丽，徐良额，张圣，等. 帕金森病吞咽障碍的病理生理机制及治疗进展［J］. 中华神经医学杂

志，2018，17（10）：1068–1073.

[45] Jiang J，Fu S，Wang W，et al. Validity and reliability of swallowing screening tools used by nurses for dysphagia：A systematic review［J］. Tzu Chi Medical Journal，2016，28（2）：41–48.

[46] 张惠利，朱立春，薛秀娟，等. 改良洼田饮水试验评价中风后吞咽困难的临床研究［J］. 医药前沿，2014（23）：108.

[47] 伍少玲. 标准吞咽功能评估量表的信度和效度研究［C］//广东省康复医学会、广东社会学会健康研究专业委员会 2007 年学术年会论文集，广州，2007：180.

[48] Demir N，Serel Arslan S，İnal Ö，et al. Reliability and Validity of the Turkish Eating Assessment Tool（T–EAT–10）.［J］. Dysphagia，2016，31（5）：644–649.

[49] Belafsky PC，Mouadeb DA，Rees CJ，et al. Validity and reliability of the Eating Assessment Tool（EAT–10）［J］. Ann Otol Rhinol Laryngol，2008，117（12）：919–924.

[50] 王如蜜，李月裳，张长杰，等. 多伦多床旁吞咽筛查试验在急性期脑卒中后吞咽障碍筛查中的筛检效果评价［J］. 中国康复医学杂志，2017，32（11）：1250–1256.

[51] Silbergleit AK，Schultz L，Jacobson BH，et al. The dysphagia handicap index：development and validation［J］. Dysphagia，2012，27（1）：46–52.

[52] 中国老年医学学会营养与食品安全分会，中国循证医学中心，《中国循证医学杂志》编辑委员会，《Journal of Evidence–Based Medicine》编辑委员会. 老年吞咽障碍患者家庭营养管理中国专家共识（2018 版）［J］. 中国循证医学杂志，2018，18（06）：547–559.

[53] 杨柳. 中文版吞咽障碍问卷用于 PD 患者的评价［D］. 山西：山西医科大学，2016.

[54] 胡美娇，李芳琴，陈悦霞，等. 慕尼黑吞咽障碍测验–帕金森病问卷调查的汉化及信效度评价［J］. 现代实用医学，2021，33（11）：1450–1452+1479.

[55] 刘玉海，张淑珍，孙亚琴，等. 脑卒中后摄食–吞咽障碍评定和治疗探讨［J］. 转化医学电子杂志，2014，1（3）：76–77.

[56] Edwards A，Froude E，Sharpe G. Developing competent videofluoroscopic swallowing study analysts［J］. Curr Opin Otolaryngol Head Neck Surg，2018，26（3）：162–166.

[57] Giraldo–Cadavid LF，Leal–Leaño LR，Leon–Basantes GA，et al. Accuracy of endoscopic and videofluoroscopic evaluations of swallowing for oropharyngeal dysphagia［J］. Laryngoscope，2017，127（9）：2002–2010.

[58] Langmore，Susan E. History of Fiberoptic Endoscopic Evaluation of Swallowing for Evaluation and Management of Pharyngeal Dysphagia：Changes over the Years［J］. Dysphagia，2017，32（1）：1–12.

[59] 强笔，田兴德，汪华，等. 纤维内镜检查在吞咽障碍评估中的应用研究［J］. 中华耳鼻咽喉头颈外科杂志，2009，44（5）：385–388.

[60] Lan Y，Xu G，Dou Z，et al. The correlation between manometric and videofluoroscopic measurements of the swallowing function in brainstem stroke patients with Dysphagia［J］. Journal of Clinical Gastroenterology，2015，49（1）：24–30.

[61] Park CH，Lee YT，Yi Y，et al. Ability of High–Resolution Manometry to Determine Feeding Method and to Predict Aspiration Pneumonia in Patients With Dysphagia［J］. American Journal of Gastroenterology，2017，112（7）：1074–1083.

[62] 陈旭娇，严静，王建业，等. 老年综合评估技术应用中国专家共识［J］. 中华老年医学杂志，2017，36（05）：471–477.

[63] 中华医学会肠外肠内营养学分会老年营养支持学组. 老年患者肠外肠内营养支持中国专家共识［J］. 中华老年医学杂志，2013，32（09）：913–929.

[64] Olivares J，Ayala L，Salas–Salvadó J，et al. Assessment of risk factors and test performance on malnutrition prevalence at admission using four different screening tools［J］. Nutricion Hospitalaria，

2014，29（3）：674-680.

［65］何扬利，塞在金.简易营养评价法及简易营养评价精法对老年人营养不良的评价［J］.中华老年医学杂志，2005，24（4）：278-281.

［66］周艳艳，马伟.NRS2002、MNA和MNA-SF评价老年患者营养状况［J］.中国老年保健医学，2021，19（01）：30-34.

［67］Yesavage JA，Brink TL，Rose TL，et al. Development and validation of a geriatric depression screening scale：A preliminary report［J］. Journal of Psychiatric Research，1982，17（1）：37-49.

［68］Matheson SF，Byrne GJ，Dissanayaka NNW，et al. Validity and reliability of the Geriatric Anxiety Inventory in Parkinson's disease［J］. Australasian journal on ageing，2012，31（1）：13-16.

［69］Hamilton M. The assessment of anxiety states by rating［J］. British Journal of Medical Psychology，1959，32（1）：50-55.

［70］Hamilton M. A rating scale for depression［J］J Neurol Neurosurg Psychiatry，1960，23（1）：56-62.

［71］Gnjidic D，Hilmer SN，Blyth FM，et al. Polypharmacy cutoff and outcomes：five or more medicines were used to identify community-dwelling older men at risk of different adverse outcomes［J］. Journal of clinical epidemiology，2012，65（9）：989-995.

［72］By the American Geriatrics Society 2015 Beers Criteria Update Expert Panel. American Geriatrics Society 2015 Updated Beers Criteria for Potentially Inappropriate Medication Use in Older Adults［J］. Journal of the American Geriatrics Society，2015，63（11）：2227-2246.

［73］闫妍，王育琴，沈芊，等.中国老年人潜在不适当用药目录的研制［J］.药物不良反应杂志，2015，17（01）：19-26.

［74］中国老年保健医学研究会老年合理用药分会，中华医学会老年医学分会，中国药学会老年药学专业委员会，等.中国老年人潜在不适当用药判断标准（2017年版）［J］.药物不良反应杂志，2018，20（1）：2-8.

［75］By the American Geriatrics Society Beers Criteria Update Expert Panel. American Geriatrics Society 2019 Updated AGS Beers Criteria® for Potentially Inappropriate Medication Use in Older Adults［J］. Journal of the American Geriatrics Society，2019，67（4）：674-694.

［76］边原，于楠，郝梦琳，等.老年人潜在不适当用药2019版Beers标准解读［J］.中国新药与临床杂志，2019，38（03）：180-184.

［77］申继亮，唐丹.一般自我效能感量表（GSES）在老年人中的使用［J］.中国临床心理学杂志，2004，12（4）：342-344.

［78］Pinyopornpanish K，Pinyopornpanish M，Wongpakaran N，et al. Investigating psychometric properties of the Thai version of the Zarit Burden Interview using rasch model and confirmatory factor analysis［J］. BMC Res Notes，2020，13（1）：120-127.

［79］Naoki Y，Matsuda Y，Maeda I，et al. Association between family satisfaction and caregiver burden in cancer patients receiving outreach palliative care at home［J］. Palliat Support Care，2018，16（3）：260-268.

［80］王瑞博，董诗奇，崔盼盼，等.癌症患者家庭照护者负担评估工具的研究进展［J］.中华护理杂志，2021，56（10）：1584-1589.

［81］Leung KK，Chen CY，Lue BH，et al. Social support and family functioning on psychological symptoms in elderly Chinese［J］. Archives of Gerontology & Geriatrics，2007，44（2）：203-213.

［82］张婧，王拥军，崔韬.脑卒中后吞咽困难9个评价量表的信度及效度研究.中国组织工程研究，2004，8（7）：1201-1203.

［83］Di Pede C，Mantovani ME，Del FA，et al. Dysphagia in the elderly：focus on rehabilitation strategies［J］. Aging Clin Exp Res，2016，28（4）：607-617.

［84］Khan A，Carmona R，Traube M. Dysphagia in the elderly［J］. Clin Geriatr Med，2014，30（1）：43-53.

［85］Nawaz S，Tulunay-Ugur OE. Dysphagia in the Older Patient［J］. Otolaryngol Clin North Am，2018，51（4）：769-777.

［86］丁里，王拥军，王少石，等. 卒中患者吞咽障碍和营养管理的中国专家共识（2013 版）［J］. 中国卒中杂志，2013，8（12）：973-983.

［87］何玉琴，梁亮标，杨艺，等. 脑卒中吞咽障碍患者功能训练与心理护理［J］. 中国康复，2004，19（4）：249-250.

［88］杨晨晨，纪小凤，马海丽，等. 进食体位对脑卒中后吞咽障碍患者相关并发症影响的 Meta 分析［J］. 护士进修杂志，2016，31（24）：2223 - 2227.

［89］Cichero JAY. Adjustment of Food Textural Properties for Elderly Patients［J］. Journal of Texture Studies，2016，47（4）：277-283.

［90］Cichero J，Lam P，Steele CM，et al. Development of International Terminology and Definitions for Texture-Modified Foods and Thickened Fluids Used in Dysphagia Management：The IDDSI Framework［J］. Dysphagia，2017，32（2）：1-22.

［91］Su M，Zheng G，Chen Y，et al. Clinical Applications of IDDSI Framework for Texture Recommendation for Dysphagia Patients［J］. Journal of Texture Studies，2017，49（1）：2-10.

［92］完整 IDDSI 框架及详细定义 2.0丨2019［EB/OL］.［2019-07］https：//iddsi.org/IDDSI/media/images/Translations/IDDSI_Framework_Final_Simplified_Chinese_Feb_2021.pdf.

［93］中国吞咽障碍膳食营养管理专家共识组. 吞咽障碍膳食营养管理中国专家共识（2019 版）［J］. 中华物理医学与康复杂志，2019，41（12）：881-888.

［94］Ebihara T，Ebihara S，Yamazaki M，et al. Intensive stepwise method for oral intake using a combination of transient receptor potential stimulation and olfactory stimulation inhibits the incidence of pneumonia in dysphagic older adults［J］. Journal of the American Geriatrics Society，2010，58（1）：196-198.

［95］Humbert IA，Joel S. Tactile，gustatory，and visual biofeedback stimuli modulate neural substrates of deglutition［J］. Neuroimage，2012，59（2）：1485-1490.

［96］Sdravou K，Walshe M，Dagdilelis L. Effects of Carbonated Liquids on Oropharyngeal Swallowing Measures in People with Neurogenic Dysphagia［J］. Dysphagia，2012，27（2）：240-250.

［97］Kojima C，Fujishima I，Ohkuma R，et al. Jaw opening and swallow triggering method for bilateral-brain-damaged patients：K-point stimulation［J］. Dysphagia，2002，17（4）：273-277.

［98］Jiang L，Wang Y，Li N，et al. Comprehensive swallowing exercises to treat complicated dysphagia caused by esophageal replacement with colon：A case report［J］. Medicine，2017，96（6）：e5707.

［99］Alicia，Vose，Jodi，et al. Dysphagia Management in Acute and Sub-acute Stroke［J］. Current Physical Medicine & Rehabilitation Reports，2014，2（4）：197-206.

［100］Fujiki RB，Oliver AJ，Malandraki JB，et al. The Recline and Head Lift Exercises：A Randomized Clinical Trial Comparing Biomechanical Swallowing Outcomes and Perceived Effort in Healthy Older Adults［J］. J Speech Lang Hear Res，2019，62（3）：631-643.

［101］Logemann JA，Pauloski BR，Rademaker AW，et al. Super-supraglottic swallow in irradiated head and neck cancer patients［J］. Head Neck，1997，19（6）：535-540.

［102］Jang HJ，Leigh JH，Seo HG，et al. Effortful swallow enhances vertical hyolaryngeal movement and prolongs duration after maximal excursion［J］. Journal of Oral Rehabilitation，2015，42（10）：765-773.

［103］于洋，郭玉娟，张琳瑛. 球囊扩张术治疗老年脑卒中后环咽肌失弛缓症的疗效观察［J］. 中华老年心脑血管病杂志，2013，15（6）：620-622.

［104］胡佑红，卫小梅，窦祖林. 导管球囊扩张治疗环咽肌功能障碍的机制［J］. 中华脑科疾病与康复杂志（电子版），2011，1（1）：82-87.

［105］兰月，窦祖林，万桂芳，等. 球囊扩张术治疗脑干病变后环咽肌失弛缓症的疗效研究［J］. 中华物理医学与康复杂志，2009，31（12）：835-838.

［106］窦祖林，万桂芳，王小红，等. 导尿管球囊扩张治疗环咽肌失弛缓症2例报告［J］. 中华物理医学与康复杂志，2006，28（3）：166-170.

［107］万桂芳，窦祖林，兰月，等. 球囊扩张术中球囊容积与吞咽功能恢复的相关性分析［J］. 中华物理医学与康复杂志，2009，31（12）：820-822.

［108］杨涓，邵银进，许志雄，等. 实时电刺激并球囊扩张治疗脑干卒中致环咽肌失弛缓的疗效观察［J］. 中华物理医学与康复杂志，2015，37（12）：926-929.

［109］卫小梅，戴萌，王玉珏，等. 改良球囊扩张治疗对脑干卒中后吞咽障碍患者皮质脑干束兴奋性的影响［J］. 中华物理医学与康复杂志，2017，39（12）：893-898.

［110］李秀云，孟玲. 吞咽障碍康复护理专家共识［J］. 护理学杂志，2021，36（15）：1-4.

［111］Simonelli M，Ruoppolo G，Iosa M，et al. A stimulus for eating. The use of neuromuscular transcutaneous electrical stimulation in patients affected by severe dysphagia after subacute stroke：A pilot randomized controlled trial［J］. NeuroRehabilitation，2019，44（1）：103-110.

［112］Terré R，Mearin F. A randomized controlled study of neuromuscular electrical stimulation in oropharyngeal dysphagia secondary to acquired brain injury［J］. Eur J Neurol，2015，22（4）：644-687.

［113］贾杰. "中枢-外周-中枢"闭环康复——脑卒中后手功能康复新理念［J］. 中国康复医学杂志，2016，31（11）：1180-1182.

［114］汪敏，姚滔涛，李嘉茵，等. 重复经颅磁刺激治疗卒中后吞咽障碍的研究进展［J］. 中国康复理论与实践，2020，26（5）：555-558.

［115］王京利，张志强，张立新，等. 重复经颅磁刺激治疗卒中后吞咽障碍的研究进展［J］. 中国康复医学杂志，2019，34（12）：1493-1496.

［116］李安，夏艳秋，傅建玲，等. 经颅直流电刺激在卒中后吞咽障碍康复治疗中的应用研究进展［J］. 中国卒中杂志，2021，16（08）：855-860.

［117］张廷碧，温璐璐，陈秀明，等. 经颅直流电刺激治疗脑卒中后吞咽障碍的研究进展［J］. 中华物理医学与康复杂志，2017，39（12）：950-953.

［118］詹燕，江力，叶习红，等. 强化呼吸训练在老年卒中后吞咽障碍康复中的应用效果分析［J］. 中华全科医学，2017，15（05）：735-737.

［119］张婷，葛宣宣，贾慧敏，等. 徒手呼吸功能训练治疗脑桥梗死后吞咽障碍的效果［J］. 广东医学，2017，38（07）：1056-1058.

［120］Reyes A，Cruickshank T，Nosaka K，et al. Respiratory muscle training on pulmonary and swallowing function in patients with Huntington's disease：a pilot randomised controlled trial［J］. Clinical rehabilitation，2015，29（10）：961-973.

［121］朱伟新，丘卫红，武惠香，等. 早期呼吸功能训练对脑卒中后吞咽障碍患者吞咽功能的影响［J］. 中华物理医学与康复杂志，2015，37（03）：187-189.

［122］Menezes，Kênia KP，Nascimento LR，et al. Respiratory muscle training increases respiratory muscle strength and reduces respiratory complications after stroke：a systematic review［J］. Journal of Physiotherapy，2016，62（3）：138-144.

［123］章志超，周芳，乔娜，等. 呼吸训练治疗脑卒中后吞咽功能障碍患者的疗效观察［J］. 中华物理医学与康复杂志，2017，39（10）：742-746.

［124］王赛华，熊键，高李侠，等. 徒手呼吸训练干预脑卒中后吞咽功能障碍患者的疗效观察［J］. 中

华物理医学与康复杂志，2019，41（10）：735-739.

［125］陈祖璋，阮传亮.脑卒中后吞咽障碍的针刺治疗研究进展［J］.按摩与康复医学，2021，12（06）：18-20.

［126］尹正录，孟兆祥，薛永骥，等.吞咽训练联合针刺和电刺激治疗脑卒中恢复期中重度吞咽障碍的疗效观察［J］.中华物理医学与康复杂志，2011，33（12）：916-919.

［127］毛玉强，郭铁，韩永升，等.针刺联合电刺激及吞咽功能训练治疗肝豆状核变性患者咽期吞咽障碍的疗效观察［J］.中华物理医学与康复杂志，2014，36（7）：541-543.

［128］李宝栋，白晶，潘亮，等."皮层咽部舌根"序贯针刺法治疗急性脑梗死后吞咽障碍的临床观察［J］.中西医结合心脑血管病杂志，2015，13（16）：1890-1892.

［129］Barkoukis H. Nutrition Recommendations in Elderly and Aging［J］. Med Clin North Am, 2016, 100（6）：1237-1250.

［130］Namasivayam-MacDonald AM, Barbon C, Steele CM. A review of swallow timing in the elderly［J］. Physiol Behav, 2018, 184: 12-26.

［131］Zhao WT, Yang M, Wu HM, et al. Systematic Review and Meta-Analysis of the Association between Sarcopenia and Dysphagia［J］. J Nutr Health Aging, 2018, 22（8）：1003-1009.

［132］万桂芳，温红梅，谢纯青，等.回顾性分析吞咽障碍患者发生窒息的相关因素及防范措施［J］.中华物理医学与康复杂志，2016，38（3）：205-208.

［133］任洁琼，刘玉娟，胡萍.老年吞咽障碍患者家属康复护理问题及需求的质性研究［J］全科护理，2019，17（05）：566-568.

［134］Howells SR, Cornwell PL, Ward EC, et al. Understanding Dysphagia Care in the Community Setting［J］.Dysphagia, 2019, 34（5）：681-691.

［135］Howells SR, Cornwell PL, Ward EC, et al. Dysphagia care for adults in the community setting commands a different approach: perspectives of speech-language therapists［J］. Int J Lang Commun Disord, 2019, 54（6）：971-981.

［136］赵上萍，陈红.电话随访健康教育在出院患者中的研究进展［J］.齐鲁护理杂志，2017，23（19）：72-74.

［137］Umay E, Eyigor S, Ertekin C, et al. Best Practice Recommendations for Stroke Patients with Dysphagia: A Delphi-Based Consensus Study of Experts in Turkey-Part I: Management, Diagnosis, and Follow-up［J］. Dysphagia, 2021, 37（2）：217-236..

［138］Ndosi M, Lewis M, Hale C, et al. The outcome and cost-effectiveness of nurse-led care in people with rheumatoid arthritis: a multicentre randomised controlled trial［J］. Annals of the Rheumatic Diseases, 2013, 73（11）：1975-1982.

［139］冯翔，田俊，展阳妮，等.护士主导的随访护理研究现状［J］.中国临床护理，2018，10（6）：546-549.

［140］Sooby P, Kirkland P. Use of nurse-led telephone follow-up as a sole method of assessing patients after nasal surgery［J］. BMJ quality improvement reports, 2015, 4（1）：u208386.w3311.

［141］Haastregt V, Cm J. Effects of preventive home visits to elderly people living in the community: systematic review［J］. Bmj, 2000, 320（7237）：754-758.

［142］李莉，陈善佳，姜财，等.随访在出院脑卒中患者后续康复中的研究进展［J］.中国康复，2017，32（3）：235-237.

［143］Alicia, Vose, Jodi, et al. Dysphagia Management in Acute and Sub-acute Stroke［J］. Current Physical Medicine&Rehabilitation Reports, 2014, 2（4）：197-206.

［144］Black-Schaffer RM, Kirstems AE, Harvey RL. Stroke rehabilitation. 2. Co-morbidities and complications［J］. Archives of Physical Medicine and Rehabilitation, 1999, 80（Supplement 1）：S8-S16.

［145］Han TR，Paik NJ，Park JW．Quantifying swallowing function after stroke：A functional dysphagia scale based on videofluoroscopic studies［J］．Archives of Physical Medicine & Rehabilitation，2001，82（5）：677-682.

［146］Wojner AW，Alexandrov AV．Predictors of tube feeding in acute stroke patients with dysphagia.［J］．Aacn Clinical Issues，2000，11（4）：531.

［147］Wirth R，Smoliner C，M Jäger，et al. Guideline clinical nutrition in patients with stroke［J］．Experimental & Translational Stroke Medicine，2013，5（1）：14.

［148］Flowers HL，Silver FL，Fang J，et al. The incidence，co-occurrence，and predictors of dysphagia，dysarthria，and aphasia after first-ever acute ischemic stroke［J］．Journal of Communication Disorders，2013，46（3）：238-248.

［149］Meng NH，Wang TG，Lien IN．Dysphagia in Patients with Brainstem Stroke：Incidence and Outcome［J］．American Journal of Physical Medicine & Rehabilitation，2000，79（2）：170-175.

［150］Norton B，Homer-Ward M，Donnelly MT，et al. A randomised prospective comparison of percutaneous endoscopic gastrostomy and nasogastric tube feeding after acute dysphagic stroke.［J］．Bmj，1996，312（7022）：13-16.

［151］张婧，周筠，王拥军．脑卒中后吞咽障碍临床表现及评估［J］．中华内科杂志，2006，45（5）：379-381.

［152］大西幸子，孙启良，赵峻．摄食，吞咽障碍康复实用技术［M］．北京：中国医药科技出版社，2000.

［153］窦祖林．吞咽障碍评估与治疗［M］．北京：人民卫生出版社，2017.

［154］Funayama M，Ohe K，Amo T，et al. CHCHD2 mutations in autosomal dominant late-onset Parkinson's disease：a genome-wide linkage and sequencing study.［J］．Lancet Neurology，2015，14（3）：274-282.

［155］Kalf JG，Swart BJMD，Bloem BR，et al. Prevalence of oropharyngeal dysphagia in Parkinson's disease：a meta-analysis.［J］．Parkinsonism & Related Disorders，2012，18（4）：311-315.

［156］Van D，Vanobbergen J，Bronkhorst EM，et al. Meta-analysis of Dysphagia and Aspiration Pneumonia in Frail Elders［J］．Journal of Dental Research，2011，90（12）：1398.

［157］Poewe WH，Wenning GK，et al. The natural history of parkinson's disease［J］．Annals of Neurology，1998，44（1）：1-9.

［158］Coriolano MDGW，Belo LR，Danielle Carneiro，et al. Swallowing in Patients with Parkinson's Disease：A Surface Electromyography Study［J］．Dysphagia，2012，27（4）：550-555.

［159］Umemoto G，Furuya H．Management of Dysphagia in Patients with Parkinson's Disease and Related Disorders［J］．Internal Medicine，2020，59（1）：7-14.

［160］Kim YH，Oh BM，Jung IY，et al. Spatiotemporal characteristics of swallowing in Parkinson's disease［J］．Laryngoscope，2015，125（2）：389-395.

［161］Simons JA，Fietzek UM，Waldmann A，et al. Development and validation of a new screening questionnaire for dysphagia in early stages of Parkinson's disease［J］．Parkinsonism & Related Disorders，2014，20（9）：992-998.

［162］Manor Y，Giladi N，Cohen A，et al. Validation of a swallowing disturbance questionnaire for detecting dysphagia in patients with Parkinson's disease［J］．Movement Disorders，2010，22（13）：1917-1921.

［163］Warnecke T，Hamacher C，Oelenberg S，et al. Off and on state assessment of swallowing function in Parkinson's disease［J］．Parkinsonism & Related Disorders，2014，20（9）：1033-1034.

［164］Sung HY，Kim JS，Lee KS，et al. The Prevalence and Patterns of Pharyngoesophageal Dysmotility in

Patients with Early Stage Parkinson's Disease ［J］. Movement Disorders，2010，25（14）：2361-2368.

［165］Cumhur，Ertekin. Electrophysiological evaluation of oropharyngeal Dysphagia in Parkinson's disease ［J］. Journal of movement disorders，2014，7（2）：31-56.

［166］刘军. 中国帕金森病的诊断标准（2016 版）［J］. 中华神经科杂志，2016，49（04）：268-271.

［167］Miyasaki JM. Treatment of Advanced Parkinson Disease and Related Disorders ［J］. Continuum：lifelong learning in neurology，2016，22（4）：1104-1116.

［168］黄银珍. 探讨早期床旁吞咽功能评估及康复护理对帕金森病患者吞咽功能障碍的影响 ［J］. 中国医药指南，2021，19（22）：50-52.

［169］陈忻，郭春彦，熊珮，等. 中药治疗帕金森病的用药概况及其药理作用分析 ［J］. 中药新药与临床药理，2012，23（6）：690-695.

［170］陈淑玲，金建烽，阎同军，等. 阿尔茨海默病患者吞咽功能障碍的临床调查分析 ［J］. 中华精神科杂志，2015，48（2）：109-114.

［171］徐晓燕，陈悦霞，徐精彩. 综合吞咽功能训练改善阿尔茨海默症患者吞咽障碍的效果观察 ［J］. 护理与康复，2014，13（6）：594-595.

［172］王洪涛，陈凡. 老年阿尔茨海默症并发吞咽障碍患者康复效果评价 ［J］. 中国康复，2014（3）：228.

［173］张小红. 护理干预对阿尔茨海默症患者吞咽障碍的影响 ［J］. 深圳中西医结合杂志，2016，26（3）：152-153.

［174］陈妮，张彩华. 老年痴呆患者走失行为的研究进展 ［J］. 护理学杂志，2013，28（1）：88-91.

［175］陈黛琪 张樱. 神经内科痴呆患者走失的预警性干预 ［J］. 护理学杂志，2015，30（9）：33-34.

［176］Ferri CP，Prince M，Brayne C，et al. Global prevalence of dementia：a Delphi consensus study ［J］. Lancet，2005，366（9503）：2112-2117.

［177］张锐芝，王静梅，刘丽红，等. 认知功能障碍患者走失风险管理研究进展 ［J］. 当代护士（综合版），2020，27（5）：21-23.

［178］顾红，曹新妹，俞蓓红. 护理干预对老年期痴呆患者吞咽障碍的影响 ［J］. 中华护理杂志，2011，46（9）：873-874.

［179］赫晓慈，宁文杰，田素斋，等. 阿尔茨海默病患者吞咽障碍护理干预的研究进展 ［J］. 中国护理管理，2015，15（4）：429-432.

［180］Martin BJ，Logemann JA，Shaker R，et al. Coordination between respiration and swallowing：respiratory phase relationships and temporal integration ［J］. Journal of Applied Physiology，1994，76（2）：714-723.

［181］Shaker R，Li Q，Ren JL，et al. Coordination of deglutition and phases of respiration：effect of aging，tachypnea，bolus volume，and chronic obstructive pulmonary disease ［J］. Am J Physiol，1992，263（5 Pt 1）：750-755.

［182］Pikus L，Levine MS，Yang YX，et al.，Videofluoroscopic studies of swallowing dysfunction and the relative risk of pneumonia ［J］. AJR. American Journal of Roentgenology，2003，180（6）：1613-1616.

［183］Cvejic L，Bardin PG. Swallow and Aspiration in Chronic Obstructive Pulmonary Disease ［J］. Am J Respir Crit Care Med，2018，198（9）：1122-1129.

［184］Clayton NA，Carnaby GD，Peters MJ，et al. Impaired laryngopharyngeal sensitivity in patients with COPD：The association with swallow function ［J］. International journal of speech-language pathology，2014，16（6）：615-23.

［185］Cvejic L，Harding R，Churchward T，et al. Laryngeal penetration and aspiration in individuals with stable COPD ［J］. Respirology，2011，16（2）：269-275.

［186］张瑞，芦鸿雁，吴珍珍，等．老年慢性阻塞性肺疾病患者营养状况对吞咽功能的影响［J］．宁夏医科大学学报，2021，43（6）：649-654.

［187］Babak，Mokhlesi，Jeri，et al. Oropharyngeal Deglutition in Stable COPD – ScienceDirect［J］. Chest，2002，121（2）：361-369.

［188］Ohta K，Murata K，Takahashi T，et al. Evaluation of swallowing function by two screening tests in primary COPD［J］. European Respiratory Journal，2009，34（1）：280-281.

［189］Stein M，Williams AJ，Grossman F，et al. Cricopharyngeal dysfunction in chronic obstructive pulmonary disease［J］. Chest，1990，97（2）：347-352.

［190］Kobayashi S，Kubo H，Yanai M. Impairment of the swallowing reflex in exacerbations of COPD［J］. Thorax，2007，62（11）：1017.

［191］Terada K，Muro S，Ohara T，et al. Abnormal Swallowing Reflex and COPD Exacerbations［J］. Chest，2010，137（2）：326-332.

［192］Gross RD，Atwood CW，Ross SB，et al. The coordination of breathing and swallowing in chronic obstructive pulmonary disease［J］. Am J Respir Crit Care Med，2009，179（7）：559-565.

［193］刘妮，郑则广．COPD患者口咽部吞咽障碍研究进展［J］．国际呼吸杂志，2016，36（21）：1652-1656.

［194］Teramoto S，Matsuse T，Fukuchi Y，et al. Simple two-step swallowing provocation test for elderly patients with aspiration pneumonia［J］. Lancet，1999，353（9160）：1243.

［195］朱齐琦，李军，王琴．吸入噻托溴铵联合信必可治疗稳定期中重度COPD的有效性与安全性［J］．中国现代医生，2017，55（32）：100-102.

［196］Spiro SG，Gould MK，Colice GL. Initial Evaluation of the Patient With Lung Cancer：Symptoms，Signs，Laboratory Tests，and Paraneoplastic Syndromes：ACCP Evidenced-Based Clinical Practice Guidelines（2nd Edition）［J］. Chest，2007，132（3 Suppl）：149S-160S.

［197］王核兰，周继陶，魏黎，等．吞咽困难为主诉的原发性支气管肺癌1例报道［J］．中国肺癌杂志，2011，14（6）：554-556.

［198］Kim SY，Ha HK，Park SW，et al. Gastrointestinal metastasis from primary lung cancer：CT findings and clinicopathologic features［J］. Ajr American Journal of Roentgenology，2009，193（3）：197-201.

［199］Camidge DR. The causes of dysphagia in carcinoma of the lung［J］. Journal of the Royal Society of Medicine，2001，94（11）：567.

［200］Vara-Castrodeza A，JC Torrego-Garcí a，JL Puertas-Álvarez，et al. Pontine metastases as a cause of dysphagia in lung carcinoma［J］. Clin Transl Oncol，2005，7（11）：512-514.

［201］Tanaka K，Akechi T，Okuyama T，et al. Development and validation of the Cancer Dyspnoea Scale：a multidimensional，brief，self-rating scale［J］. British Journal of Cancer，2000，82（4）：800-805.

［202］张阳，常丽蓉，韩莹，等．基于加速康复外科理念的呼吸功能训练对降低围术期肝泡型包虫病患者肺部并发症中的应用［J］．新疆医学，2019，49（12）：1241-1244.

［203］Murakawa，Tomohiro，Sato，et al. Thoracoscopic surgery versus open surgery for lung metastases of colorectal cancer：a multi-institutional retrospective analysis using propensity score adjustment［J］. European journal of cardio-thoracic surgery，2017，51（6）：1157-1163.

［204］李增春，陈德玉，吴德升，等．第三届全国颈椎病专题座谈会纪要［J］．中华外科杂志，2008，46（23）：1796-1799.

［205］杨辉，郭丽新，武媛媛．颈椎病病因的相关性研究进展［J］．中国实验诊断学，2012，16（6）：1152-1154.

［206］Chen YR，Sung K，Tharin S，et al. Symptomatic Anterior Cervical Osteophyte Causing Dysphagia：

Case Report，Imaging，and Review of the Literature［J］.Cure us，2016，8（2）：e473.

［207］Ozgursoy OB，Salassa JR，Reimer R，et al. Anterior cervical osteophyte dysphagia：Manofluorographic and functional outcomes after surgery［J］.Head & Neck，2010，32（5）：588–593.

［208］杨豪.颈椎病易误诊的临床表现及发病机制［J］.中国骨伤，2005，18（001）：57–59.

［209］Mcgarrah PD，Teller D. Posttraumatic cervical osteophytosis causing progressive dysphagia［J］. Southern Medical Journal，1997，90（8）：858–860.

［210］Saffouri MH，Ward PH . Surgical correction of dysphagia due to cervical osteophytes［J］. Annals of Otology Rhinology & Laryngology，1974，83（1）：65–70.

［211］代启彬.食管型颈椎病的诊治探讨［J］.颈腰痛杂志，2002，23（2）：172.

［212］Tian W，Yu J . The Role of C2–C7 Angle in the Development of Dysphagia After Anterior and Posterior Cervical Spine Surgery［J］. Clinical Spine Surgery，2016，30（9）：E1306–1314.

［213］Siska PA，Ponnappan RK，Hohl JB，et al. Dysphagia after anterior cervical spine surgery：a prospective study using the swallowing–quality of life questionnaire and analysis of patient comorbidities［J］.Spine，2011，36（17）：1387–1391.

［214］Riley LH，Skolasky RL，Albert TJ，et al. Dysphagia after anterior cervical decompression and fusion：prevalence and risk factors from a longitudinal cohort study［J］.Spine，2005，30（22）：2564–2569.

［215］Chen Z，Wei X，Li F，et al. Tracheal traction exercise reduces the occurrence of postoperative dysphagia after anterior cervical spine surgery［J］.Spine，2012，37（15）：1292–1296.

［216］Mendoza–Lattes S，Clifford K，Bartelt R，et al. Dysphagia Following Anterior Cervical Arthrodesis Is Associated with Continuous，Strong Retraction of the Esophagus［J］. Journal of Bone & Joint Surgery– american Volume，2008，90（2）：256–263.

［217］谭浩林，罗程，张润，等.食管型颈椎病诊断与治疗的进展［J］.中国骨伤，2017，30（12）：1165–1170.

［218］宋奇，郭卫春，黄文俊，等.颈椎前路术后吞咽困难的研究进展［J］.中国医药导报，2017，14（10）：60–63.

第三章
老年二便功能障碍全周期康复

第一节 小便功能障碍概述

老年人小便功能障碍主要指老年期出现的尿失禁和尿潴留，及伴发的其他下尿路异常症状和体征。无论是常见于老年男性的前列腺增生或类似问题导致的排尿不畅或潴留，甚至失禁，还是常见于老年女性的压力性失禁或混合型失禁，都是困扰老年人生活品质的重要社会问题。同时，在发生神经系统疾病（如急性脑血管病、痴呆并发急性系统性问题、脊柱脊髓损伤）或糖尿病周围神经病时，或因下肢骨关节问题导致移动受限，或心肺慢性病导致体适能不足，均可在短期内诱发急性尿潴留或尿失禁，影响相关器质性疾病的功能恢复。

研究显示[1]，15%~30%的社区老年人、30%的住院老年人以及50%生活在养老机构中的老年人会发生尿失禁。国际多个流行病学调查发现老年人尿失禁患病率为2.5%~60%，75岁以上老年女性高达75%。我国部分地区有关流行病学调查显示60岁以上尿失禁患病率为5%~41.06%[2]。另有报道，所有70岁以上男性中，5年内发生急性尿潴留的比例为10%，而80岁以上男性中，经历尿潴留者高达30%[3]。

引发老年女性尿失禁的主要危险因素依次为：年龄、阴道分娩、便秘、盆腔器官膨出、慢性盆腔疼痛、呼吸系统疾病、泌尿系统疾病、饮酒、盆腔手术、肥胖和文化程度高（保护因素）。引发男性下尿路症状的原因有：前列腺增大、膀胱过度活动症、尿路感染、慢性盆腔疼痛综合征、夜尿多、逼尿肌收缩无力、神经源性膀胱功能异常、膀胱或尿道内异物、尿道狭窄、肿瘤等[4]。

老年女性尿失禁一般分为四类：压力性尿失禁、急迫性尿失禁、混合型尿失禁与充溢性尿失禁，急迫性尿失禁和充溢性尿失禁往往分别为中枢神经和周围神经病变所致。

老年男性出现下尿路症状，先排除是否有神经病变，然后根据患者症状分为排尿困难和尿失禁两大类。前者应注意区分是机械梗阻型或逼尿肌收缩无力型，后者应进一步区分压力性、急迫性、充溢性和混合性尿失禁。

对于尿失禁患者，应根据病因进行个性化干预。如果判断患者有盆底肌肉异常或尿道闭合压力不足，则应该在生活方式干预、盆底肌功能训练、治疗慢性便秘等导致腹压增高的方案基础上，结合电刺激或生物反馈等康复干预手段。当然，适当的药物干预是非常必要的。如果以上干预方式达不到预期效果，应转介相关专科进行进一步治疗。

由于老年人小便功能障碍本身带来的病耻感，老年人自我报告功能障碍的意愿不强，就医率也极低。以尿失禁为例，我国老年尿失禁患病率较高，据统计，60岁以上尿失禁患病率为 15.0%～41.1%，老年女性为 21.0%～73.9%，患病程度以轻中度为主。但一项针对尿失禁认知的调查显示，90% 以上的老年患者不知道尿失禁，86.74% 的患者认为尿失禁是人老后不可避免的正常现象，普遍存在对尿失禁错误的认知。因此，社区医务人员应通过健康宣教增强老年小便功能障碍人群的就医意识，降低小便功能障碍老年患者病耻感，从而提高他们早期识别并报告小便功能障碍的能力，增强治疗信心，做到"早发现、早治疗"，提升老年人群生活质量。

第二节　小便功能障碍介绍及原因

小便功能障碍泛指各种导致尿失禁和排尿困难，甚至尿潴留现象等下尿路（膀胱、尿道）功能异常。主要包括尿失禁、尿潴留、神经源性膀胱、夜尿症、膀胱过度活动症等。

尿失禁（urinary incontinence，UI）是一种已被客观证实尿液通过尿道不受意识控制地漏出或滴落的现象，往往会给患者的个人健康、正常娱乐和参与社会活动带来干扰，并容易导致患病者自尊心降低，不愿社交。尿潴留是指大量尿液积蓄在膀胱中而不能排出或排出不畅的病症。常表现为下腹胀满、疼痛、排尿困难，可见耻骨上膨隆、扪及有囊状包块。老年男性主要以良性前列腺增生症、尿路感染等机械性因素多见；而老年女性主要以原发性膀胱感觉神经病变，或者膀胱颈纤维挛缩和肌肉增生肥厚等动力性因素多见，可分为急性尿潴留与慢性尿潴留。神经源性膀胱主要由神经系统疾病（如脑卒中）引起，常见的病因包括中枢神经系统因素、外周神经系统因素、感染性因素、医源性因素等。在我国，膀胱过度活动症的患病率约为 6%，其发病率随年龄增长逐渐增高。夜尿症的病因较为复杂，主要涉及总尿量增加、夜间尿量增多、功能膀胱容量减少、睡眠障碍或紊乱等多个方面。前列腺病史、高龄、高体重指数、吸烟、高血压病、糖尿病等是夜尿症的危险因素。

从症状和病因而言，尿失禁包括四类：压力性尿失禁（stress urinary incontinence，SUI）、急迫性尿失禁（urge urinary incontinence，UUI）、混合型尿失禁（mixed urinary incontinence，MUI）与充溢性尿失禁（overflow incontinence）。

SUI 是由于患者腹部压力增加并下传到膀胱，导致膀胱内压升高，超过膀胱颈和尿道括约肌产生的阻力并向下传输至膀胱而导致的尿漏，此类型尿失禁的患者膀胱本身没有不自主收缩，主要表现为尿道闭合功能不足。压力性尿失禁是成年女性最常见的尿失禁类型，尿流动力学不是这种尿失禁类型的必要检查手段。

UUI 主要为膀胱感觉异常和逼尿肌不自主收缩同时发生异常，病因可以是特发性或中枢神经系统的退化、尿道炎症或肿瘤及特殊服药史，表现为尿频、尿急、日间排尿次数增多和夜尿、尿急性失禁等。压力应激试验咳嗽后延迟或持续出现漏尿，常提示逼尿肌过度活跃。尿流动力学检查可发现膀胱储尿期过度敏感、充盈期逼尿肌异常收缩。

MUI 同时具有 SUI 和 UUI 症状，症状具有相互影响、相互加重的倾向。

充溢性尿失禁指膀胱过度膨胀时发生非随意性排尿，患者无排尿感、排尿后仍有大量残余尿，也称假性尿失禁。常继发于糖尿病、骶神经和阴部神经等周围神经损伤。尿流动力学检查提示膀胱储尿期过度充盈，且缺乏尿意，无逼尿肌收缩，大量残余尿。另有真性尿失禁，指膀胱颈括约肌和尿道内括约肌功能失调，尿液持续不断从尿道口滴出，膀胱始终处于空虚状态，患者无排尿感。

男性下尿路症状（lower urinary tract symptoms，LUTS）一词涵盖：储尿期症状（尿频、尿急、夜尿急迫性尿失禁）；排尿期症状（排尿等待、排尿间断、流速缓慢、排尿费劲、尿滴沥）；排尿后症状（排尿后滴沥、尿不尽感）。当然，发生中枢和周围神经病变时，可在此基础上诱发急性尿潴留（表3-2-1）。

表 3-2-1　男性 LUTS 的发病原因

序号	发病原因
1	前列腺增大（由于前列腺增生）
2	膀胱过度活动症（由于逼尿肌兴奋性过高）
3	尿路感染
4	慢性前列腺炎（或慢性盆腔疼痛综合征）
5	夜间多尿
6	逼尿肌无力
7	神经源性膀胱功能异常
8	膀胱或尿道内异物
9	尿道狭窄、尿道口狭窄或包茎
10	远端输尿管、膀胱或尿道结石
11	膀胱肿瘤
12	晚期前列腺癌
13	药物
（1）	处方药：利尿剂、钙离子通道阻滞剂
（2）	饮食或非处方药：咖啡因、乙醇、缓解充血的药或抗组胺药
（3）	违法药物：如克他命（ketamine）
14	过多液体摄入

第三节　生理性小便功能障碍介绍（衰老引起）

与年龄增长（正常衰老）有关的生理性小便功能障碍主要是老年女性的 SUI（50～59 年龄段发病率最高）。其主要病理生理机制包括[5]：膀胱颈及近端尿道下移；尿道黏膜的封闭功能减退；尿道固有括约肌功能下降；支配控尿组织结构的神经系统功能障碍。可见，除最后一种机制外，都属于生理性因素。

就小便功能障碍而言，男性与女性之间的性别差异比年龄大小之间的差异对功能影响的不同更为明显。女性小便功能障碍唯一较为与年龄有关的是，压力性尿失禁的高发年龄段为 50～59 岁，而不是更高的年龄段，但是这并不包括神经源性因素导致的压力性尿失禁在内，因为后者无疑高发于高年龄段。男性小便功能障碍或下尿路症状，因年龄差异可能导致的原因不同，最有可能由不当的性活动方式导致，但是这方面的数据较缺乏可靠的资料证实。

诊断 SUI 主要依据病史和体格检查。病史包括全身情况、SUI 症状、漏尿次数及严重程度、泌尿系统的其他症状及其他病史（如月经生育史、生活习惯、盆腔手术和放疗史等），及患者预期的治疗效果。查体包括一般状态、全身检查、专科检查和神经系统检查。专科检查应了解外生殖器有无盆腔器官脱垂及程度，外阴部有无长期感染引起的异味、皮疹；双合诊检查了解子宫位置、大小和盆底肌收缩力等；直肠指诊检查肛门括约肌肌力及有无直肠膨出；神经系统检查包括会阴感觉、球海绵体肌反射及肛门括约肌肌力的检查。

SUI 的一项重要评估方法是包含工作和休息状态的为期 3 天的排尿日记，可准确记录患者的排尿情况、尿失禁状况和次数，并可作为治疗效果的评价手段，其内容应包括：每次排尿的时间、排尿量、漏尿的时间和类型。

如上述评估不足以诊断 SUI 病因，则应考虑器质性因素，进一步行下尿路功能的特殊检查，包括尿流动力学检查、膀胱镜、尿路造影等。

非手术治疗是 SUI 的首选治疗，尤其是轻中度 SUI 患者和老年患者。具体方法如下[6]。

1. 生活方式干预　该方法又称行为治疗，包括减轻体重，尤其是体重指数（BMI）>30 kg/m^2 者；戒烟，减少饮用含咖啡因的饮料，避免和减少增加腹压的活动，治疗便秘等慢性腹压增高疾病。

2. 盆底肌训练（pelvic floor muscle training，PFMT）　PFMT 又称 Kegel 运动。为 SUI 的一线治疗，最短为期 3 个月（A 级证据）。PFMT 应达到相当训练量才可能有效。具体方法是：持续收缩盆底肌（即缩肛运动）不少于 3 秒，松弛休息 2～6 秒，连续做 15～30 分钟，每日 3 次；或每天做 150～200 次，持续 3 个月以上。以生物反馈法进行 PFMT 的效果要优于单纯医生口头指导患者的 PFMT，文献报道该方法的短期有效率达50%～70%，但依从性差、训练技巧不易掌握是其缺点。孕妇进行 PFMT 预防产后尿失禁的证据充分（A 级证据）。

3. 盆底电刺激治疗　该方法可通过增强盆底肌肉的力量，提高尿道闭合压来改善控尿能力，但不建议作为治疗 SUI 的常规方法。对于不能主动收缩盆底肌的患者可采用生物反馈与盆底电刺激联合的方法，治疗效果与 PFMT 相当。

4. 药物治疗　药物治疗可减少患者的漏尿次数，提高生活质量评分。

（1）选择性 α1 肾上腺素受体激动药：常用的药物是盐酸米多君等，该类药物通过激活尿道平滑肌 α1 肾上腺素受体及躯体运动神经元，增加尿道阻力，有效率为 30%。用法：2.5～5 mg/ 次，每日 2～3 次。该药副作用较大，不建议长期服用。

（2）丙米嗪：通过抑制肾上腺素能神经末梢的去甲肾上腺素和 5- 羟色胺再吸收，增加尿道平滑肌的收缩力，并可从脊髓水平影响尿道横纹肌的收缩能力，抑制膀胱平滑肌收缩，缓解急迫性尿失禁。用法：50～150 mg/ 天。该药适合不能进行手术或手术治疗失败的患者。

（3）阴道局部雌激素治疗：对绝经后妇女，该药可缓解部分绝经后 SUI 症状及下尿路症状。

（4）对于初步非手术治疗效果不理想，或症状和体征不一致的患者，可考虑手术治疗。

第四节　老年人病理性小便功能障碍及原因

无论是成人女性尿失禁，还是成人男性下尿路症状（LUTS），更多的是提示病理性改变，尤其是进入老年期后。关于小便功能障碍提及的病理性内容不再赘述，这里将讨论导致老年女性尿失禁和老年男性下尿路症状的其他病理性因素。

一、老年女性尿失禁的其他病理性因素 [7]

1. 膀胱脱垂　一般而言，膀胱脱垂的女性陈述症状的范围可从尿潴留到严重压力性尿失禁。在这两个极端症状之间还有其他症状：尿急、急迫性尿失禁、尿频、腹压排尿、尿滴沥等。

2. 神经源性尿失禁　由神经系统疾病所致的膀胱尿道功能障碍，属于尿路功能异常。常见于脑血管病、糖尿病、盆腔脏器术后和脊髓损伤等。根据逼尿肌反射亢进或无力及括约肌收缩亢进或无力，可分为 4 种类型（详见分论部分）。此型尿失禁往往需尿流动力学检查以明确膀胱尿道功能状态（膀胱内压、尿道内压、腹压、肛周表面肌电），其中反映膀胱顺应性和膀胱内压的数据最为重要。

3. 膀胱挛缩　结合所致的严重膀胱炎或高度膀胱挛缩及盆腔放疗术后膀胱变性，也会出现尿液从尿道不断流出的现象，一般结合病史及影像学检查易于鉴别。

4. 输尿管异位开口　这指输尿管开口于正常位置以外的部位，女性往往开口于前尿道、阴道、前庭及宫颈等处。此类患者除有正常排尿外，还在阴道、前庭、尿道口等部位见到持续性点滴漏尿或尿液喷溅而出，这种漏尿与增加腹压无关。体检可在女性前庭、阴道和尿道处找到针尖样细小的开口，尿液呈水珠样持续滴出。静脉尿路造影可了解异位输尿管开口的类型及开口的位置、异位输尿管开口相应的重复肾上肾部的发育及积水情况，还可了解并发重肾双输尿管情况。

5. 尿道憩室　这指尿道周围与尿道相通的囊性腔隙，位置在近、中、远段尿道分别占 19%、52% 和 27%。好发于 40 岁左右的妇女。因下尿路症状而诊断的约占 40%，其中 1.4% 合并尿失禁。经阴道超声、MRI 能够明确诊断。手术处理憩室是解决此类患者下尿路症状的第一步。

6. 尿瘘　这指泌尿系统与其他系统和器官之间存在异常通道，主要包括膀胱阴道瘘、尿道阴道瘘、输尿管阴道瘘等。如临床符合压力性尿失禁症状，且于行走、站立、卧位时也有尿液溢出情况下，需与尿瘘鉴别，亚甲蓝试验可帮助明确诊断，对于既往有妇科手术，特别是经阴道手术史的尿失禁患者，需谨记尿瘘可能。

二、老年男性下尿路症状的其他病理性因素 [8]

老年男性 LUTS 的病理性因素除总论中提及的病因外，还可以根据储尿期、排尿期、排尿后三个阶段症状进行分述。

1. 排尿期　排尿期症状是最为常见的症状，但较储尿期症状容易耐受。该期症状出现提示膀胱出口梗阻，最常见的病因是众所周知的良性前列腺增生（benign prostatic hyperplasia，BPH），其次是尿道或尿道口狭窄、包茎等因素，也可继发逼尿肌收缩功能障碍，通常见于保守治疗失败或疑有神经源性病变的患者。同时出现排尿期和储尿期症状者，多见于 BPH 所致的膀胱出口梗阻，因为梗阻会同时导致逼尿肌功能及形态学改变，从而继发储尿期症状。

2. 储尿期　单独的储尿期症状多由于膀胱过度活动症（overactive bladder，OAB）导致，发病率占总人口 11.8%，其中女性略高于男性，年龄越大，发病率越高，特别是 60 岁以上人群。主要症状为尿急，或是一种突发、强烈且难以憋忍的尿意，同时还可伴有急迫性尿失禁、尿频和夜尿次数增多。储尿期症状是就诊的主要原因。继发性 OAB 除了上述由膀胱出口梗阻或膀胱内新生物所致外，还多见于神经源性病变，如帕金森病、多发性硬化或脊髓损伤等。

3. 排尿后　排尿后症状包括尿后滴沥，原因是排尿后仍有尿液残留于球部尿道；或尿不尽感，提示有一定程度的慢性尿潴留。但无排尿后症状并不能完全排除尿潴留。

近年来学界建议将夜尿症单独作为一类尿路症状，多见于老年男性。大于 70 岁男性中有 30%~60% 夜间排尿次数在 2 次或 2 次以上。夜间多尿症则指夜尿（包括晨尿）排尿量占全天排尿量的比例超过正常值，60 岁以下夜间尿量超过每日总尿量的 20% 或 60 岁以上夜间尿量超过每日总尿量的 33%，即可诊断为夜间多尿症[9]（表 3-4-1）。

表 3-4-1　男性夜尿症的病因

序号	病因
1	膀胱储尿功能受损：良性前列腺增生（BPH）、膀胱过度活动症（OAB）、膀胱癌、前列腺癌、膀胱容量功能性减退（如外部压迫或膀胱壁疾病）
2	夜间多尿：晚上摄入过多液体、夜间抗利尿激素分泌障碍、水肿或心力衰竭、阻塞性睡眠呼吸暂停
3	全天多尿：糖尿病、尿崩症、原发性烦渴
4	药物：如利尿剂、钙离子通道阻滞剂、选择性 5- 羟色胺抑制剂、抗高血压药物、精神类药物、锂、减轻充血的药物
5	睡眠障碍
6	帕金森病
7	焦虑症
8	痴呆

第五节　小便功能障碍评估总论

小便功能障碍的评估，无论是尿失禁、尿潴留、排尿障碍，或者是下尿路症状的其他症状，应遵循以病史体征入手为基本评估方法，需进一步鉴别或行各种实验室检查的基本临床方法。

一、病史询问（一、二、三级机构）

应包括全身情况、主要下尿路症状及严重程度、漏尿次数、泌尿系统的其他症状及其他病史（如月经史、妊娠史、饮食与生活习惯、性生活史、盆腔手术史）、患者预期的治疗效果、用药史等。

二、量表评估（一、二、三级机构）

1. 尿失禁　量表被认为是记录患者尿失禁症状的标准化方式。目前，国内外发展了多种工具，用于评估患者尿失禁症状及其发生频率、严重程度、对日常生活活动的影响程度以及应对方式等。目前的量表多侧重于对女性患者的评估，缺乏针对老年人的特异性量表或适应性强的综合量表。

（1）症状评估：症状评估相关量表通常被用来评价患者尿失禁严重程度及发生频率，适用于尿失禁的流行病学调查、尿失禁人群筛查等，包括尿失禁严重程度索引（incontinence severity index，ISI）、国际尿失禁咨询委员会尿失禁问卷简表（International Consultation on Incontinence-Questionnaire：short form，ICIQ-SF）、泌尿生殖量表（urogenital distress inventory，UDI）、布里斯特女性下尿路症状问卷（Bristol female lower urinary tract symptoms questionnaire，BFLUTS）、女性排尿行为量表（women toileting behavior scale，WTBS）等多种量表，其中最常使用的是国际尿失禁咨询委员会尿失禁问卷简表（表3-5-1）。

表3-5-1　国际尿失禁咨询委员会尿失禁问卷简表（ICIQ-SF）

许多患者时常漏尿，该表将用于调查尿失禁的发生率和尿失禁对患者的影响程度。仔细回想您近四周的症状，尽可能回答以下问题	
1. 您的出生日期	
2. 性别	
您漏尿的次数？（在空格内打✓）	
□　从来不漏尿	0
□　一星期大约漏尿1次或经常不到1次	1
□　一星期漏尿2次或3次	2
□　每天大约漏尿1次	3
□　一天漏尿数次	4
□　一直漏尿	5
我们想知道您认为自己漏尿的量是多少？　在通常情况下，您的漏尿量是多少（不管您是否使用了防护用品）。（在空格内打✓）	
□　不漏尿	0
□　少量漏尿	2
□　中等量漏尿	4

续表

☐ 大量漏尿	6

3. 总体上看，漏尿对您日常生活影响程度如何

请在0（表示没有影响）~10（表示有很大影响）之间的某个数字上画圈

0 1 2 3 4 5 6 7 8 9 10

没有影响　　　　　　　　　　　　　有很大影响

ICIQ-SF评分（把第1、2、3个问题的分数相加）：

什么时候发生漏尿

（请在与您情况相符的那些☐打✓）

☐ 从不漏尿

☐ 未能到达厕所就会有尿液漏出

☐ 在咳嗽或打喷嚏时漏尿

☐ 在睡着时漏尿

☐ 在活动或体育运动时漏尿

☐ 在小便完和穿好衣服时漏尿

☐ 在没有明显理由的情况下漏尿

☐ 在所有时间内漏尿

（2）应对方式评估：相关量表用来评估患者面对尿失禁时的认知与行为策略，普适性应对方式量表包括医学应对问卷、应对方式问卷等；应对方式心理评估量表包括老年尿失禁自我效能量表、盆底肌肉运动自我效能量表（主要用于产后女性）（表3-5-2）。

表3-5-2 老年尿失禁自我效能量表

	完全没信心	基本没信心	不确定	基本有信心	完全有信心
1. 在家不得不上厕所时，我能抑制住漏尿	1	2	3	4	5
2. 出门在外时，我能抑制住漏尿	1	2	3	4	5
3. 在晚上及时到达厕所前，我能抑制住漏尿	1	2	3	4	5
4. 在咳嗽时我能抑制住漏尿	1	2	3	4	5
5. 在打喷嚏时我能抑制住漏尿	1	2	3	4	5
6. 在大笑时我能抑制住漏尿	1	2	3	4	5
7. 在紧张时我能抑制住漏尿	1	2	3	4	5
8. 我不会因为很难找到厕所而不去某些地方	1	2	3	4	5
9. 我能参加社交活动而不担心漏尿	1	2	3	4	5
10. 在家时，我能不用尿垫或其他的防护措施去预防漏尿	1	2	3	4	5
11. 在户外时，我能不用尿垫或其他的防护措施去预防漏尿	1	2	3	4	5
12. 我能尽最大力量收缩我的盆底肌肉	1	2	3	4	5

续表

	完全没信心	基本没信心	不确定	基本有信心	完全有信心
13. 我能持续 5 秒钟的收缩盆底肌肉	1	2	3	4	5
14. 我能持续 10 秒钟的收缩盆底肌肉	1	2	3	4	5
15. 进行盆底肌锻炼时，我能感受到肌肉的收缩	1	2	3	4	5
16. 我能每天坚持进行盆底肌锻炼	1	2	3	4	5
17. 我能坚持有规律地盆底肌锻炼 3 个月	1	2	3	4	5
18. 即使我很忙碌我也能进行盆底肌锻炼	1	2	3	4	5
19. 即使我很累我也能进行盆底肌锻炼	1	2	3	4	5
20. 做家务时，我能进行盆底肌锻炼	1	2	3	4	5
21. 看电视时，我能进行盆底肌锻炼	1	2	3	4	5
22. 只要我想进行盆底肌锻炼，我都能去做。例如：骑自行车时或等红绿灯时	1	2	3	4	5
23. 我相信：在腹肌用力之前，如大笑、咳嗽时，我能提前收缩盆底肌肉	1	2	3	4	5
24. 我相信：进行盆底肌锻炼能减少我的漏尿量	1	2	3	4	5
25. 我相信：盆底肌锻炼能避免（或延迟）妇产科及泌尿外科手术	1	2	3	4	5
合计					

（3）生活质量评估：包括普适性量表和疾病特异性量表，普适性量表常使用 36 条简明健康状况调查问卷（36-item short form health survey，SF-36）、尿失禁生活质量（incontinence quality of life，I-QOL）问卷（表 3-5-3），疾病特异性生活质量的特异性更强，较常使用的有泌尿生殖器官窘迫问卷（urogenital distress inventory，UDI-6）、尿失禁影响问卷（incontinence impact questionnaire，IIQ）和国王健康问卷（king's health questionnaire，KHQ）。

表 3-5-3　尿失禁生活质量（I-QOL）问卷

尿失禁使您有以下困扰吗?	完全如此	常常如此	有时这样	很少这样	从未如此
	1	2	3	4	5
1. 我害怕不能及时赶到厕所	☐	☐	☐	☐	☐
2. 我担心咳嗽或打喷嚏时会尿失禁	☐	☐	☐	☐	☐
3. 担心会有尿失禁，我从座位上起立时会分外小心	☐	☐	☐	☐	☐
4. 在新环境中，我特别注意厕所的位置	☐	☐	☐	☐	☐
5. 尿失禁等问题使我觉得很沮丧	☐	☐	☐	☐	☐
6. 尿失禁等问题使我不能外出过久	☐	☐	☐	☐	☐
7. 尿失禁等问题使我放弃了很多想做的事情，感觉沮丧	☐	☐	☐	☐	☐

续表

尿失禁使您有以下困扰吗?	完全如此	常常如此	有时这样	很少这样	从未如此
	1	2	3	4	5
8. 我担心旁边的人会闻到我身上的尿味	□	□	□	□	□
9. 我总担心会发生尿失禁等问题	□	□	□	□	□
10. 我经常去厕所小便	□	□	□	□	□
11. 每次做事前我都考虑周到，避免尿失禁带来麻烦	□	□	□	□	□
12. 我担心随着年龄增长尿失禁等问题会严重	□	□	□	□	□
13. 因为尿失禁等问题，夜间我几乎没有正常睡眠	□	□	□	□	□
14. 我担心因尿失禁等问题出现尴尬场面或受到羞辱	□	□	□	□	□
15. 尿失禁等问题使我觉得自己不是一个正常人	□	□	□	□	□
16. 尿失禁等问题让我觉得很无助	□	□	□	□	□
17. 尿失禁等问题使我觉得生活乐趣变少了	□	□	□	□	□
18. 我担心尿失禁时弄湿衣物	□	□	□	□	□
19. 我觉得我没法控制膀胱了	□	□	□	□	□
20. 我很注意喝什么、喝多少，避免发生尿失禁等问题	□	□	□	□	□
21. 尿失禁等问题限制了我挑选衣物	□	□	□	□	□
22. 尿失禁等问题使我对性生活有顾虑	□	□	□	□	□

合计分值：　最后评分　（合计分 −22）/88 × 100（范围 0 ~ 100）。

2. 膀胱过度综合征　临床常用的量表有国际尿失禁咨询问卷—膀胱过度活动症分问卷（International Consultation on Incontinence Questionnaire—overactive bladder，ICIQ–OAB）（表 3–5–4）、尿失禁模块化问卷国际版、失禁生活质量问卷、King's 健康问卷、女性性功能指数、盆底功能影响问卷、盆腔器官脱垂 / 尿失禁性问卷、36 条简易健康状况调查问卷、尿液影响问卷、流行病学研究中心抑郁量表、医学结果研究睡眠量表以及尿失禁影响问卷等。

表 3–5–4　国际尿失禁咨询问卷—膀胱过度活动症分问卷

总分计算（0 ~ 16）：1a+2a+3a+4a=		
1a 您日间解小便的频率是怎样的?	每小时 2 次	□ 3 分
	每两小时 1 次	□ 2 分
	每三小时 1 次	□ 1 分
	每四小时 1 次或更长时间	□ 0 分

1b 该情况对您产生的困扰达到什么程度? 请在下列分值中勾（0 为完全没有影响，程度随数值增加而增大，10 分为最难以承受的影响）

0	1	2	3	4	5	6	7	8	9	10

2a 每晚您平均起夜排尿几次：

□0 次 /0 分；□1 次 /1 分；□2 次 /2 分；□3 次 /3 分；□4 次及以上 /4 分

2b 该情况对您产生的困扰达到什么程度？请在下列分值中勾（0 为完全没有影响，程度随数值增加而增大，10 分为最难以承受的影响）

| 0 | 1 | 2 | 3 | 4 | 5 | 6 | 7 | 8 | 9 | 10 |

3a 当您有便意时，会觉得难以忍受必须马上去厕所吗？

□ 从来没有 /0 分；□ 很少有 /1 分；□ 有时有 /2 分；□ 大部分时间是 /3 分；

□ 总是 /4 分

3b 该情况对您产生的困扰达到什么程度？请在下列分值中勾（0 为完全没有影响，程度随数值增加而增大，10 分为最难以承受的影响）

| 0 | 1 | 2 | 3 | 4 | 5 | 6 | 7 | 8 | 9 | 10 |

4a 当您到厕所排尿前有漏尿发生吗？

□ 从来没有 /0 分；□ 每周少于或等于 1 次 /1 分；□ 每周 2~3 次 /2 分；

□ 大概每天一次 /3 分；□ 每天发生几次 /4 分；□ 总是这样 /5 分

4b 该情况对您产生的困扰达到什么程度？请在下列分值中勾（0 为完全没有影响，程度随数值增加而增大，10 分为最难以承受的影响）

| 0 | 1 | 2 | 3 | 4 | 5 | 6 | 7 | 8 | 9 | 10 |

3. 夜尿症 国际前列腺症状评分（international prostate symptom score，IPSS）中的夜尿评分模块是临床使用最多的量表（表 3-5-5）。

表 3-5-5 国际前列腺症状评分

在最近 1 个月内，您是否有以下症状？	无	在五次中					症状评分
		少于一次	少于半数	大于半数	多于半数	几乎每次	
1. 是否经常有尿不尽感？（梗阻、排尿期）	0	1	2	3	4	5	
2. 两次排尿间隔是否经常小于 2 小时？（刺激、储尿期）	0	1	2	3	4	5	
3. 是否曾经有间断性排尿？（梗阻、排尿期）	0	1	2	3	4	5	
4. 是否有排尿不能等现象？（刺激、储尿期）	0	1	2	3	4	5	
5. 是否有尿线变细现象？（梗阻、排尿期）	0	1	2	3	4	5	
6. 是否需要用力及使劲才能开始排尿？（梗阻、排尿期）	0	1	2	3	4	5	
7. 从入睡到早起一般需要起来排尿几次？（刺激、储尿期）	没有	1次	2次	3次	4次	5次	
	0	1	2	3	4	5	
症状总评分 =							

续表

生活质量指数（QOL）评分表							
	高兴	满意	大致满意	还可以	不太满意	苦恼	很糟
8. 如果在您今后的生活中始终伴有现在的排尿症状，您认为如何？ 生活质量评分 =	0	1	2	3	4	5	6

三、体格检查（一、二、三级机构）

应包括一般状态、全身检查、专科检查和神经系统专科检查，以了解外生殖器有无盆腔器官脱垂及程度；外阴部有无长期感染引起的异味、皮疹；女性需行双合诊检查了解子宫位置、大小，男性行直肠指诊检查肛门括约肌肌力及有无直肠膨出。

神经系统检查包括会阴感觉、球海绵体肌反射及肛门括约肌肌力的检查。

1. 下尿路出口梗阻的间接评估—肛检　肛门括约肌因为阴部神经支配，与尿道括约肌一样，可反映骶 2-4 的脊髓功能，而肛检施行方便，适合在无条件行肌电图检查的机构开展，以作为是否存在尿路流出道梗阻或松弛的间接依据。

具体步骤是：①首先检查肛门的张力是否正常，如太强或者太弱。②其次可以用手指在肛门内滑动或屈指轻抠，可以感觉肛门反射是正常、增强还是减弱。③然后检测患者的肛门自主收缩能力，让患者做解便动作后，做臀部及肛门加紧忍住大便的动作。④用棉棒的两端刺激肛门附近的皮肤来检查感觉神经是否受损。

2. 逼尿肌活动异常的间接评估—冰水试验　冰水试验可间接评估盆神经支配的逼尿肌反射是否异常。具体方法：准备 300 ml 4～8℃的水，置入导尿管，先将 90 ml 的冰水通过导尿管灌入膀胱，将尿管夹起来。若尿管被推出，表示 +++；若冰水由尿管四周流出，表示 ++；若没有上述反应，再灌入 210 ml 的冰水，若尿管被推出或冰水由尿管四周流出，表示 +。研究显示，反应越强者，逼尿肌的收缩压力越高。正常人可以抑制逼尿肌反射，因此检查结果通常为阴性。

3. 排尿日记　对于尿失禁症状，推荐使用包含工作和休息状态为期 3 天的排尿日记，可准确记录患者的排尿情况及尿失禁状况和次数，并可作为治疗效果的评价手段，其内容应包括：每次排尿的时间、排尿量、漏尿时间和类型。

4. 尿垫试验　可用于量化尿失禁的尿量，也可用于评估治疗效果。

5. 残余尿量的超声评估　对于同时存在尿失禁和排尿障碍的患者更为合适（图 3-5-1）。

6. 尿常规　可作为尿失禁患者初诊的常规检查，用以排除是否合并感染。但无症状性细

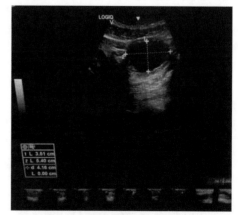

图 3-5-1　膀胱残余尿量超声评估

菌尿是否予以治疗，不是改善尿失禁病情的依据。

上述初步评估可总结为下表（表3-5-6）（依据为女性非神经源性尿失禁专科诊疗项目及推荐等级）。

表3-5-6　小便功能障碍的初步评定及推荐等级

项目	推荐内容	等级
病史体格检查	详细询问病史	A
	仔细体格检查	A
	若出现下列情况，转介相关专科会诊：	A
	尿失禁伴尿痛症状	
	血尿	
	反复尿路感染病史	
	既往行盆腔手术或者放疗	
	持续尿失禁怀疑瘘管形成	
	伴有任何排尿困难症状时	
	怀疑神经源性疾病	
排尿日记	为评估是否伴有膀胱排尿或储尿功能障碍，应将排尿日记应用于尿失禁的诊疗过程	A
	排尿日记记录时间建议为3~7天	B
尿常规与尿路感染	尿常规应列为初诊患者的常规检查	A
	如伴有症状的尿路感染，按照"2020EAU指南：泌尿系统感染"给予恰当的治疗	A
	不应将治疗老年无症状性细菌尿作为改善尿失禁病情的治疗方案	C
残余尿量	采用超声检测	A
	对于同时存在尿失禁和排尿障碍的患者，应进行残余尿量检查	B
	评估复杂性尿失禁时，应进行残余尿量检查	C
	接受治疗可能导致或加重排尿功能障碍的，应进行残余尿量监控	B
尿垫试验	需测定尿失禁的量，可采用尿垫试验	C
	客观评估治疗效果，可重复进行尿垫试验	C

注：设计良好的尿垫试验应包含规定时间段内的所有漏尿，这样才能准确评价尿失禁的量。

四、特殊检查

如上述评估不足以诊断病因，则应考虑器质性因素，进一步行下尿路功能的特殊检查，包括尿流动力学检查、膀胱镜、尿路造影等。

（一）尿流动力学检查（二、三级机构）[10]

尿流动力学检查是直观、量化反映下尿路功能较为理想的方法。由于有无尿流动力学检查对临床正确决策、预测疗效起到至关重要的作用，因此，正确解读尿流动力学主要参数变化显得尤为重要。

在了解各参数之前，首先需了解尿失禁的尿流动力学本质。排尿运动分为储尿及排尿两个阶段，储尿期尿道关闭，尿道阻力增加，膀胱松弛，膀胱内压低，即便储尿增加，压力也不会升高（即膀胱顺应性良好），但随尿液量增加，会在适当容量时感觉到尿意（平均 225 ml），之后随尿容量增加尿意益发明显（即膀胱感觉），即便如此，在中枢及周围神经正常支配下，逼尿肌仍能保持良好的松弛状态，以确保整个储尿期的膀胱内压低于尿道阻力；当储尿达到最大容量时（检测时才能测得的值，正常情况下一般达到急迫尿意容量），由皮层发出指令，经脑桥中枢（储尿和排尿切换）中继，进入排尿期；排尿期起始，逼尿肌反射性进入收缩状态，且为正反馈活动，以加速排尿，同时尿道同步松弛，形成膀胱内压迅速大于尿道阻力的压差，直至排空所有尿液，然后再次切换到储尿期。

储尿期和排尿期的参数意义详述如下。

1. 储尿期尿流动力学参数　其用于观察充盈期膀胱的容量、感觉、顺应性、稳定性等。主要观察指标有：膀胱压（intravesical pressure，Pves）、腹压（abdominal pressure，Pabd）、逼尿肌压（detrusor pressure，Pdet）、初尿意容量（first desire to void，FD）、正常尿意容量（normal desire to void；ND）、急迫尿意容量（urgency desire to void，UD）、膀胱最大容量（maximum cystometric capacity，MCC）、膀胱顺应性（单位为 ml/cmH$_2$O）。

（1）膀胱感觉参数：随着膀胱容量增加，患者主观感觉膀胱有尿意逐次出现 FD、ND 和 UD，FD 正常值 225 ml ± 75 ml，MCC 正常值 500 ml ± 100 ml。根据膀胱感觉出现的过早或过晚定义为感觉过敏（容量达 150 ml 即出现强烈尿意或不适甚至胀痛感者）和感觉减退（至 150 ml 以上人为出现 FD 者），前者见于膀胱炎及特发性感觉过敏，后者见于糖尿病性或神经源性膀胱功能障碍及膀胱出口梗阻所致的尿潴留。

（2）膀胱顺应性参数：顺应性也可称为膀胱壁的弹性，正常值应大于 20 ml/cmH$_2$O（膀胱容量 / 逼尿肌压力值）。低于该值为顺应性降低，即表现为逼尿肌压力随膀胱容量增加而不成比例的显著上升，见于神经源性膀胱或膀胱出口梗阻、间质性膀胱炎、放射性膀胱炎等（图 3-5-2）。顺应性升高指膀胱压力持续处于低压状态，虽逼尿肌有收缩，

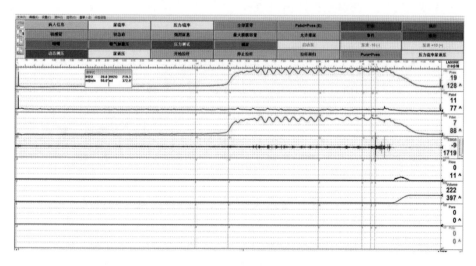

图 3-5-2　低顺应性膀胱的尿流动力学表现

自左向右，随着膀胱内容量增加，膀胱内压（Pves）呈进行上升趋势，而腹压（Pabd）稳定，故作为两者差值的逼尿肌压力（Pdet）亦进行升高。

但不能转换为膀胱内压变化。此类患者已发生无症状性慢性尿潴留，后期导致上尿路扩张和肾功能损害。

（3）逼尿肌活动度参数：膀胱充盈过程中逼尿肌的活动性即为活动度。逼尿肌于储尿期内出现不应出现的收缩，即为逼尿肌过度活动（detrusor overactivity，DO），按程度不同，分为逼尿肌不稳定（detrusor instability，DI）和逼尿肌反射亢进（detrusor hyperreflexia，DHR）。DO 伴尿液漏出，即为临床表现的急迫性尿失禁（图 3-5-3）。

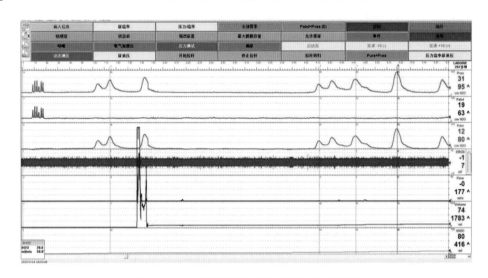

图 3-5-3　逼尿肌不稳定的尿流动力学表现

自左向右，逼尿肌压力（Pdet）先后出现三次不能抑制性收缩（高尖波），最后一次为膀胱灌注至131 ml 时出现，随后患者即开始排尿，若临床表现患者自然储尿到该尿量时，出现漏尿，即可诊断急迫性尿失禁。

（4）控尿功能完整性参数：评估尿道控制尿液能力的指标。尿道压描记分为静态尿道压力测定（rest urethral pressure profile，RUPP）和应力性尿道压力测定（stress urethral pressure profile，SUPP）。RUPP 主要反映储尿期近端尿道控尿能力，可作为各种近端尿道和膀胱颈梗阻诊断及梗阻定位的参考。

1）定量反映尿道固有括约肌的完整性指标：腹压漏尿点压力测定（abdominal leak point pressures，ALPP），该压力为增加腹压动作中观察到漏尿时的膀胱内压，实质是测量造成漏尿所需的腹压最小值，是诊断和分类压力性尿失禁的重要参考标准；ALPP 越低，SUI 的症状越严重；ALPP 越高，说明是由于尿道移动度而不是尿道固有括约肌功能缺陷而导致漏尿。

2）反映因膀胱顺应性下降导致上尿路损害的指标：逼尿肌漏尿点压力（detrusor leak point pressures，DLPP），随着膀胱充盈，顺应性下降的膀胱内压迅速上升超过尿道阻力时产生漏尿症状，此时膀胱内压减去腹压获得的逼尿肌压力间接值即为 DLPP。

2. 排尿期尿流动力学参数　这里主要介绍尿流率和压力—流率测定。

（1）尿流率图：尿流率图为尿流动力学检测仪的检测模块之一，用尿流率计描记排尿过程连续的即刻尿流率数值曲线。

检测注意事项：①尿流率测定环境应隐蔽和安静，避免外界干扰；②尽可能达到自然排尿状态；③检测应采取患者平时习惯的排尿体位，男性尽可能用站立位，女性用坐位，并嘱患者排尿时尽可能使尿流冲击集尿器内的一点；④启动尿流率检测程序后，医护人员应离开患者，使其独自完成排尿过程；⑤尿流率测定重复三次为宜。

尿流率图中主要看最大尿流率和平均尿流率值。一般尿量为 150~400 ml 时，最大尿流率较稳定。在尿量达 200 ml 以上时，正常男性的最大尿流率为 >20~25 ml/s，若 <15 ml/s 为排尿异常；成年女性为 20 ml/s，50 岁以上女性则应 >25 ml/s，50 岁以下若 <18 ml/s 为排尿异常。最大尿流率大体正常，平均尿流率明显减少，尿流曲线呈齿形波，可能由间歇性阻力引起，提示前列腺尿道痉挛。

1）尿流率降低的临床意义：前列腺增生、尿道狭窄时其最大尿流率常 ≤10 ml/s，尿流率越低则可能梗阻越严重。间歇曲线、尿流曲线断断续续，提示逼尿肌收缩无力，见于神经源性膀胱功能障碍。不规则或锯齿形尿流曲线，可见于膀胱逼尿肌、尿道外括约肌功能失调、尿道综合征。

2）尿流率升高的临床意义：高流率曲线，最大尿流率高于正常，排尿时间短，见于压力性尿失禁或膀胱颈切开后患者。

（2）压力—流率图：同步测定排尿期逼尿肌压力和尿流率，并分析两者的相关性，是确定尿道阻力的方法之一，用于鉴别膀胱出口梗阻、逼尿肌收缩力和逼尿肌—括约肌协调性。

总之，尿流动力学检查结果只是反映下尿路的功能状况，需在结合病史、体检及其他辅助检查的基础上才可做出正确判断。且适应证范围应主要限于有复杂下尿路症状、既往疗效不佳或准备接受有创治疗前的患者。

（二）影像尿流动力学检查（二、三级机构）

在尿流动力学基础上结合 X 射线机的检查方法，但注入膀胱的不是生理盐水，而是显影剂。主要目的是在尿流动力学检查的同时利用 X 射线机看到膀胱影像，监测是否有输尿管逆流，并可以得知逆流时的膀胱压力。患者排尿时可以看到内、外括约肌与逼尿肌是否协调及尿道造影。由于有放射性损伤，临床上如无上尿路异常或输尿管逆流动可疑证据，一般不建议行该检查。

（三）简易膀胱容量—压力测定技术（一体式装置）（一、二、三级机构）

简易膀胱容量—压力测定技术是 2005 年励建安教授在国内率先开展的。经过十余年的应用与实践证明，该技术操作简便易行，适合在无尿流动力学检查的医院或科室进行，对神经源性膀胱功能的监测和膀胱管理的指导具有重要意义。沙彬秀等将测压管改为一次性产品—运用三通阀将两副输液器连接充当冲洗器和测压管。彭姣姣在沙彬秀改良装置的基础上制作了一种一体式膀胱容量—压力测定装置，运用两副膀胱冲洗器直接连接，省去三通阀的使用，并将测压尺改良成黑底白字，便于读数；同时运用可调节高度、可移动的托架和带刻度的网套悬挂生理盐水，使装置移动更方便、管道密闭性更强、调零更简单、读数更精确，该装置已获得国家实用型发明专利。在简易膀胱容量—压力测定过程中可试行膀胱再训练，判定是否安全。若安全，则可根据膀胱安全容量、顺应性、逼尿肌和括约肌的运动功能制订相应的措施。

（四）尿道膀胱镜（二、三级机构）

尿道膀胱镜在整体的下尿路检查中通过排除膀胱内或者尿道内异常解剖结构，可以提供关于患者诊断和治疗的重要信息。主要的尿道损伤可以通过膀胱镜观察到，比如尿道狭窄和假通道的形成，这对于患者是否需要进行间歇性导尿是十分重要的。如果能看到扩大的膀胱颈，暗示患者的交感神经高度兴奋。而且，由于男性良性前列腺增生和膀胱颈挛缩所导致的膀胱颈梗阻程度也可通过膀胱镜观察到。随着时间的推移，一些并发症，如小梁形成、憩室都可以清晰地看到。另外，也可以通过利用膀胱尿道图进行非侵入性的测量尿道的压力，这对于膀胱出口梗阻情况以及下尿路功能障碍的判断也是有帮助的。

（五）计算机断层扫描（computer tomo-graphy，CT）检查（二、三级机构）

CT 可直接观察膀胱与尿道在解剖学上的细节，弥补动力学检查解剖学信息的不足。在不适合行尿流动力学检查的病例，尤其是尿液性状已出现明显异常，如血尿、絮状物尿等，更能起到辅助诊断病理生理机制的作用。有报道表示神经源性膀胱在 CT 影像上的特征是：膀胱体积缩小，呈"宝塔状改变"。多层螺旋 CT 尿路成像（multislice spiral computed tomography urography，MSCTU）在对比剂聚集于泌尿系统形成对比的情况下，可以直观显示泌尿系统的形态。

（六）磁共振成像（magnetic resonance imaging，MRI）检查（二、三级机构）

由于 MRI 具有较高的软组织分辨力，因此从 MRI 能够清晰地观察到尿道及其支持结构，尤其是在多通道 MRI 检查中。可测量的指标有：a. 尿道角；b. 膀胱颈下降程度；c. 尿道周围韧带的情况；d. 尿道中段的尿道括约肌完整性、长度及厚度；e. 耻骨直肠肌的状况；f. 耻骨—阴道的距离。

动态 MRI 可以观察骨盆底的形态和功能的异常，可以明显地观察到耻骨直肠肌肉撕脱。耻骨直肠肌肉撕脱为盆腔脏器脱垂的危险因素。同时，也有利用磁共振尿路造影技术（magnetic resonance urography，MRU）对在神经源性膀胱中上尿路扩张（upper urinary tract dilation，UUTD）进行分级，称之为 MRU-UUTD 分级系统。

第六节　小便功能障碍康复治疗

本节讨论的小便功能障碍康复干预技术，仅适合轻中度或早期老年男性、女性下尿路异常，以门诊指导或门诊干预方式为主（与老年生理性小便功能障碍介绍中讨论的女性 SUI 内容部分有重复），如因老年急性期疾病导致的器质性下尿路症状往往短期内因继发性损害更为严重，分别在分论相关章节中阐述。

一、以尿失禁为主要就诊目的的康复干预技术[11]

主要包括行为疗法、物理治疗、药物治疗和失禁产品使用。

（一）行为疗法（一级、二级、三级机构）

通过控制肥胖和腹压增高的行为，可改善尿失禁症状，对于合并有肥胖、慢性咳嗽、便秘的 SUI 患者，应首先通过饮食等行为习惯的调整来积极治疗。规律适度的体育锻炼能加强盆底肌肌力而降低尿失禁风险，但体育活动会增加活动期间失禁风险，建议运动时注意强度，避免重体力劳动和增加腹压的体力活动。其他如戒烟、减少液体或含咖啡因饮料的摄入，对减少失禁的发生以及减轻尿失禁症状可能有帮助。

（二）康复治疗

上世纪末（1998年），第一届国际尿失禁咨询委员会会议就已建议将行为疗法和物理治疗作为尿失禁的首选基本疗法。近年来随着运动医学和工业电子化的发展，物理疗法发展迅猛，成为老年女性尿失禁的主要治疗方法。根据盆底肌锻炼模式，物理疗法可分为主动训练法和被动训练法。

1. 主动训练法　以盆底肌训练（pelvic floor muscle training，PFMT）、阴道重锤训练、生物反馈为代表。（一级、二级、三级机构）

（1）PFMT 即 Kegel 锻炼，以训练耻尾肌为主，是 SUI 的一线治疗方案，在锻炼盆底肌时，应避免腹肌和臀大肌的收缩。盆底肌纤维分为一类纤维（慢缩型肌纤维）和二类纤维（快缩型肌纤维）两种，慢缩型肌纤维（slow-twitch muscle fibers，SF）占盆底肌70%，是盆底肌一般状态和活动时的支持纤维，与维持静息条件下支持功能有关，训练时要针对力度、持续时间和重复性这几个方面进行。快缩型肌纤维（fast-twitch muscle fibers，FF）占盆底肌约30%，负责控尿及性功能，与盆底肌快速有力的收缩功能有关，主要分布在浅表肌，其训练主要针对力度、速率和疲劳这几个方面。只有快、慢肌纤维协调工作，盆底肌才能行使正常功能。

研究显示，PFMT 能显著减少老年女性的漏尿量、改善生活质量和盆底肌力，其治疗效果不受患者年龄影响。

PFMT 的基本要求是准确定位盆底肌，并进行正确的收缩放松训练以及持之以恒的训练，但老年患者的认知能力下降，PFMT 依从性欠佳，应做好培训和督促管理工作。

（2）阴道重锤又称盆底肌肉康复器，也被称为"缩阴球"，由主体和尾部构成。利用其重力作用刺激盆底肌自主收缩，可以增强使用者盆底肌的收缩力，提高盆底肌张力，加速盆底肌和生殖器官的功能恢复，对预防、改善盆底功能障碍性疾病有重要作用。由于患者锻炼时需对抗重锤重量，可以增加训练盆底肌群的感觉和长期训练的趣味。

（3）生物反馈即通过仪器将盆底肌活动转化为可视、可听等直观信号被人体感知，可指导患者进行 PFMT。目前，有关生物反馈的治疗价值尚存在争议。欧洲泌尿外科学会指南认为生物反馈的应用可以明显提高 PFMT 的效应，推荐将其作为 PFMT 治疗 SUI 的辅助方式。但美国妇产科医师学会（American College of Obstetricians and Gynecologists，ACOG）发布的"2015ACOG/AUGS 实践简报：女性尿失禁"认为生物反馈联合 PFMT 是否优于单独 PFMT 治疗有待进一步研究。PFMT 的治疗时间建议在医护监督下进行至少3个月，如有效则继续。

2. 被动训练法　以电刺激和磁刺激为代表。（一级、二级、三级机构）

（1）电刺激有侵入性和非侵入性两种，主要包括经尿道膀胱内电刺激、盆底神经电刺激、阴部神经电刺激（埋藏式、经肛门或阴道）、骶神经电刺激（内置式、体表性）、生殖器背神经电刺激、胫后神经电刺激等，是一种对肌肉或终止于肌肉的运动神经施以直接电刺激代替由大脑发出神经冲动使盆底肌肉收缩的技术，同时可改善血液循环。2017年欧洲泌尿外科学会指南认为，电刺激在短时间内可以有效增加PFMT的治疗效果并提高盆底肌力，但不推荐单独的电刺激治疗。

（2）磁刺激利用时变磁场在组织内产生的涡流电使神经轴突去极化，通过将冲动传导至运动终板，调控相应肌纤维所支配的肌肉活动，并通过反复活化终端的运动神经纤维和运动终板来强化盆底肌的强度和耐力。相较电刺激，由于不需要将电极置入患者身体，具有无创、无痛、并发症少、安全性强、不需阴道电极、能量不衰减的优点。但磁刺激对盆底康复的有效性、刺激强度、疗程长度和疗效持续性有待更多研究证实。

3. 其他非手术治疗（一级、二级、三级机构）

对于压力性尿失禁合并盆腔器官脱垂的患者，抗失禁子宫托是较好的选择。抗失禁子宫托有一个球形突起，适当放置可以支撑、收缩与抬高患者尿道，增加尿道压力，具有廉价、方便、损伤小的特点。患者使用满意度较高，并发症较少且轻，主要表现为阴道分泌物。在使用抗失禁子宫托时，要加强健康教育，提高老年患者使用抗失禁子宫托的依从性，加强随访与护理，预防子宫托脱落。

此外，中国传统医学对尿失禁也有一定疗效。尿失禁属中医"遗尿"范畴，因年老体弱和久病体虚而致肾阳不足，命门火衰，不能温阳利水，最终致膀胱气化不利，水道失司，病位在膀胱，治宜补益肾气，温阳通脉。临床上常用针灸治疗，常用穴位为足运感区、八髎穴、神阙、气海、关元、中极、曲骨、三阴交。耳穴埋豆常用选穴为膀胱、尿道、脑垂体、神经系统皮质下、枕和肝。推拿与中药热熨也是常用手段。

（三）药物治疗

急迫性尿失禁常使用β3肾上腺素受体激动药（米拉贝隆、丙哌维林）、抗胆碱能药（奥昔布宁）。压力性尿失禁常选择α1肾上腺素受体激动药（米多君）、选择性5-羟色胺再摄取抑制药和去甲肾上腺素再摄取抑制药（度洛西汀）、雌激素类（磁二醇阴道片）（一级、二级、三级机构）。在使用这类药物时，应注意观察药物的不良反应，及时询问患者用药后有无严重不适。

（四）手术治疗

手术治疗适用于非手术治疗无效或重度尿失禁患者。此外，老年SUI患者常合并UUI，进行手术前需明确是否存在UUI及其所占比例，若为混合性尿失禁，原则上应先处理UUI（二级、三级机构）。手术方式主要包括无张力尿道中段悬吊术、膀胱颈筋膜悬吊术和注射疗法（请参考相关书籍）。

注射疗法是将化学制剂注射到后尿道或膀胱内口周围黏膜下及肌肉中，使尿道腔变窄、拉长和缩小，从而相对提高尿道阻力、促进尿道闭合。对于部分无法耐受悬吊手术的患者来说，2019英国国家卫生与临床优化研究所发布的指南"女性尿失禁和盆腔器官脱垂的管理"和美国妇产科医师学会（American College of Obstetricians and Gynecologists，ACOG）联合美国妇科泌尿协会（American Urogynecologic Society，AUGS）发布的"2015ACOG/AUGS实践简报：女性尿失禁"推荐尿道周围注射填充剂应该作为一种可选择的治疗方案。目前，常用注射材料有硅胶粒（Macroplastique®）、聚四氟乙烯（TeflonTM®）和碳包裹的锆珠（Durasphere®）、自体脂肪或软骨、透明质酸/聚糖苷和肌源性干细胞等，但均缺乏足够的循证医学证据。

（五）失禁产品的使用（一级、二级、三级机构）

当积极的治疗措施效果甚微，或者治疗风险超过治疗意义时，尿失禁产品的使用就显得尤为重要。失禁产品有：可吸收尿垫、导尿管、外接集尿装置及阴道内设备等。轻度尿失禁者推荐使用尿垫，中重度者推荐使用外接集尿装置及导尿管等，这些方法不能作为治疗措施，应视为一种应对策略，是对现有治疗策略的调整。

二、以尿急、排便不畅等下尿路症状为主要就诊目的的康复干预技术[12]

与女性尿失禁给予行为干预、盆底肌训练有一定治疗效果不同，男性 LUTS 的症状（尿急、排便不畅、尿后滴沥等）很少有证据表明行为干预和盆底肌训练能得以缓解。但对于一部分患者，积极治疗慢性便秘的同时可缓解 LUTS；对于尿后滴沥者，可教导患者尿道按压的方法以挤出尿道球部残留的尿液；对于储尿期最为常见的膀胱过度活跃症状，鼓励进行膀胱容量训练，目的在于延长尿意产生到实际排尿的间隔（建议在专业人员指导下进行）。

在男性 LUTS 患者中，储尿期、排尿期与排尿末期症状所占比例分别为 51.3%、25.7% 和 16.9%，其中又以尿频尿急（20.1%）、尿失禁（21.6%）和排尿困难（18.5%）三个症状最为常见。在接诊患者时，应考虑到患者的症状以及病情轻重程度，个体化地选择治疗方案。总体而言，对于男性 LUTS 的非手术治疗，比女性更加强调以对症处理为目的的个体化用药。同时，也有研究者尝试使用电刺激改善症状，相关内容见"以尿失禁为主要就诊目的的康复干预技术"物理疗法部分。

（一）以对症处理为目的个体化用药（一级、二级、三级机构）

在男性 LUTS 患者的诊疗中应予以区分，并根据其轻重程度，个体化地选择治疗方案。

1. 尿频、尿急　对于原发或继发于逼尿肌活动亢进的尿频尿急症状，可以使用的药物有 M 受体拮抗剂、α 受体拮抗剂、β3 受体激动剂或磷酸二酯酶抑制剂等。

2. 排尿困难　对于排尿困难的患者，应首先区分其类型。机械梗阻型患者以解除梗阻为主，若梗阻加重到一定程度，可能导致急性尿潴留，应酌情使用解除梗阻的药物或进行手术。而逼尿肌收缩无力型导致的排尿困难目前尚缺乏有效的治疗方法，推荐使用 α 受体拮抗剂降低膀胱颈与前列腺平滑肌的张力，快速有效地改善排尿功能，也有学者推荐使用骶神经电调控治疗排尿困难症状。能够坚持长期（>6 个月）服药的患者可单用或加用 5α 还原酶抑制剂；对于梗阻严重、残余尿量多、排尿困难明显而用药效果差的患者，可以选择外科治疗，包括开放手术（耻骨上经膀胱或耻骨后前列腺切除术）与微创治疗（经尿道前列腺切除术）。

3. 尿失禁　对于以尿失禁为主诉的患者，应进一步区分尿失禁类型。压力性尿失禁表现为腹压突然增加后尿液不自主地漏出，原发性男性压力性尿失禁较为少见，多与手术、外伤、神经源性损伤有关，目前缺乏有效药物，一般使用物理治疗或手术（尿道填充物注射、人工尿道括约肌、尿道中段悬吊术等）。对于急迫性尿失禁患者，主要以缓解尿频、尿急，减少夜尿为目的。对于充溢性尿失禁患者，在治疗的基础上应引流尿液，推荐使用清洁导尿术或间歇导尿术。拔出尿管后，可能会引起尿潴留，应根据其尿潴留原因选取解决方法，同时注意保护患者膀胱功能，预防尿路感染。

（二）非侵入性电刺激及生物反馈联合电刺激治疗排尿功能障碍（一级、二级、三级机构）

随着生物反馈电刺激疗法在临床上的应用，在尿失禁、膀胱过度活动症的治疗及下尿路症状的缓解中取得了较好的疗效。目前已被临床证实有效的治疗方法有膀胱内、骶神经、阴部神经、生殖器背神经、胫后神经的电刺激等。

虽然膀胱内和骶神经电刺激在神经源性排尿功能障碍方面有较好的疗效，但二者需要有创操作或置入永久电极，费用昂贵且并发症较多。因此，非侵入性电刺激（阴部神经、生殖器背神经、胫后神经电刺激）因具有无创、可调、易操作、费用低廉等优点，同时可联合生物反馈治疗，在康复医学科及基层医疗机构可以尝试开展，故予以介绍。

1. 阴部神经电刺激　阴部神经电刺激主要通过电刺激阴部神经后，刺激尿道外括约肌收缩，加强其控尿能力，也可刺激盆底肌从而达到提高膀胱的顺应性、增加膀胱容量、延长尿道控尿带长度的效果，同时阴部神经传入支的刺激可以通过脊髓神经反射对逼尿肌产生抑制作用。

此法可用于治疗逼尿肌反射亢进的患者，减少或降低膀胱的痉挛，提高膀胱容量，改善尿失禁的症状。1984 年 Fall 等通过经阴部电刺激治疗尿失禁取得一定的疗效，当时由于局限于置入技术及阴部神经管外科暴露比较困难，阴部神经电刺激未获得广泛使用。近年来，阴部神经电刺激部位主要经阴道（已婚女性）/ 直肠（男性和未婚女性），也可经会阴部皮肤，主要用于急迫性尿失禁、压力性尿失禁、混合性尿失禁以及膀胱过度活动症的治疗。该方法具体治疗剂量尚未定论，需要进一步临床验证，其副作用主要为反复操作引发的阴道感染或激惹，或者电极探头造成的轻微不适。

2. 生殖器背神经电刺激　生殖器背神经指阴茎背神经、阴蒂神经，通过电刺激阴蒂或阴茎背神经将冲动传导给尿道周围横纹肌和盆底肌，从而引起尿道的关闭，同时刺激也可经阴部神经传入支到达脊髓，通过脊髓神经反射对逼尿肌产生抑制作用。20 世纪 90 年代初，阴茎背神经电刺激开始用于治疗脊髓损伤逼尿肌过度活动的研究。当前，该电刺激抑制逼尿肌反射亢进的效果已得到普遍认可，此法适用于逼尿肌反射亢进的患者，可减少膀胱痉挛，提高膀胱容量，使尿失禁的症状得以改善。

方法：男性将阴极置于阴茎的根部，阳极置于距阴极 1 cm 远处，女性将阴极置于阴蒂处，阳极置于耻骨联合处，启动电刺激治疗仪。主要模式有连续电刺激、条件电刺激、半条件电刺激，其中条件电刺激是在膀胱发生收缩将要引起尿失禁时实施电刺激，条件电刺激在改善患者膀胱最大容量，减少尿频、尿急事件发生次数明显优于其他模式电刺激。例如患者自觉将要出现尿频、尿急症状时按下电刺激控制开关接受电刺激治疗。

副作用：对阴部神经感觉保存完整的患者，电刺激会引起疼痛感而导致不能耐受。

3. 胫后神经电刺激（percutaneous tibial nerve stimulation，PTNS）　胫后神经是包括 L4-S3 神经纤维的混合神经，与膀胱和盆底神经起源于同一脊髓节段，此种刺激方法主要是通过阴部神经脊髓反射来抑制膀胱的无抑制性收缩。自 1983 年 McGurie 等报道胫后神经部位经皮肤电刺激能有效抑制膀胱无抑制收缩以来，经皮胫后神经电刺激在治疗尿频、急迫性尿失禁和慢性尿潴留方面的效果已获得认可，已于 2000 年通过美国食品药品监督管理局（Food and Drug Administration，FDA）批准，成为治疗膀胱排尿功能障碍的新方法。

适应证：主要用于尿频、急迫性尿失禁和慢性尿潴留。

方法：使用不锈钢针式电极由内踝处（胫骨边缘后部）向头部插入约 5 cm，另一电极置于跟骨内侧面，以电刺激时大脚趾或其余四趾屈曲提示针的位置正确。

4. 阴部神经生物反馈电刺激 治疗前用盆底基础测量模式和盆底肌评估模式评估盆底肌肉的收缩能力，根据患者尿失禁类型及临床症状选择相应的生物反馈治疗模块，指导患者根据图形曲线的变化学习收缩盆底肌肉群，同时在生物反馈治疗间隙配合间歇性的电刺激治疗。

三、中医传统康复技术

尿失禁属中医"遗尿"范畴，而尿潴留属中医"癃闭"范畴。老年尿潴留多存在两种情况，一是老年男性前列腺增生后尿道狭窄引起，二是心脑血管疾病后引起的功能性排尿障碍。无论是尿失禁还是尿潴留的老年患者，皆因年老体弱和久病体虚而致肾阳不足，命门火衰，不能温阳利水，最终致膀胱气化不利，水道失司。其病位在膀胱，治宜补益肾气、温阳通脉，临床上常用针灸治疗。

（一）常用穴位

（1）足运感区：其位于前后正中线中点左右旁开各 1 cm 处向后引与前后正中线平行的 3 cm 直线，该区域的解剖定位在大脑旁中央小叶皮层投影区，刺激该区域能够提高大脑高级排尿中枢的兴奋度，进一步调节膀胱的排尿功能，振奋肾中阳气，改善膀胱功能。

（2）八髎穴：该穴为膀胱经腧穴，位于腰骶部，刺激该穴可直接刺激骶 1～4 神经根，调节腰骶自主神经功能，从而被动的引起括约肌及膀胱逼尿肌发生规律性的缩舒运动，并协调逼尿肌与括约肌的功能，调节膀胱对尿液的贮存与排放功能。

（3）神阙穴、气海穴、关元穴：这三穴为任脉要穴，又为冲任循行之所，为经络之总枢，经气之海。灸神阙穴可温阳散寒、回阳固脱、扶阳培元，改善肾和膀胱功能。中极穴、曲骨穴：乃任脉要穴，位处下焦，贴近膀胱居处，而任脉起于胞中，下出会阴，经阴阜、沿腹部的胸部正中上行。刺激中极穴、曲骨穴能调节任脉经气、使之功能正常，继而调畅全身经脉气血功能，特别对三焦、膀胱的功能有调畅、调节作用，使膀胱、三焦功能恢复正常。腹部诸穴下有腹下神经、阴部神经和盆神经的分支，刺激后可能兴奋其传入支，并依次通过脊髓、丘脑、效应器等的整合作用，抑制膀胱传入神经冲动，使尿道括约肌收缩而抑制排尿，进而缓解了尿频、尿急、尿失禁等症状。灸腹部腧穴可直接刺激膀胱壁，调整膀胱壁的紧张度，促进膀胱功能恢复。

（4）三阴交：三阴交乃足太阴脾经要穴，为足三阴经交会穴。脾主运化，为气血生化之源，后天之本，全身脏器的一切功能活动都有赖于脾的运化和水谷精微的滋养。所以，针刺三阴交不仅能调畅脾经经气运行、健脾除湿、运化水湿、使水液能正常代谢，而且还能调节足厥阴肝经、足少阴肾经的经气运行，使肝气疏泄的功能正常发挥，促进水液代谢，调节肾经经气的运行，使"肾者水脏、主津液"的功能恢复正常。

（二）主要治疗方法

1. 尿潴留　尿潴留是指尿液充胀膀胱，却不能排出的疾病。临床常见神经损伤、中枢神经系统疾病、泌尿系统疾病等引起的神经性、反射性、机械性的尿潴留，也常见于外伤后合并症。尿潴留在男性与女性的病因上也有差异性。

从中医角度来看，小便功能障碍的尿潴留属"癃闭"范畴："癃"者，小便不利，点滴而下；"闭"者，小便不通，欲溲不下。当肾阳不足或湿热移注膀胱，导致膀胱气化无权或不利，易致小便不通，病位往往与肺、脾、肾、三焦关系密切。

临床上针对老年人尿潴留有以下中医护理干预方式。

（1）耳穴埋豆：选穴一般取膀胱、肾、三焦为主穴，以神经系统皮质下、肺、腹、腰骶椎、脾为配穴。

取穴依据："膀胱"为相应部位取穴，刺激膀胱收缩；"肾"为膀胱经络上通之处，膀胱与肾相表里，有司气化、利尿的作用；"三焦"有疏通水道的作用；"肺"主肃降，通调水道；"脾"主运化水湿；"腰骶椎"等同于低位排尿中枢，以加强对膀胱神经的支配作用；"腹"可增腹压而有利于膀胱收缩；"神经系统皮质下"可解除患者精神紧张，调节膀胱机能。

操作：针对各种原因导致的尿潴留，耳穴刺激应使用强刺法，单穴位可按压数秒钟。

（2）脐灸：脐灸为传统中医治疗方法，主要是通过药物在脐部渗透的刺激作用，让药物、艾灸的药敏效应从经络传导，透入人体，以温经通络、促气血运行，从而达到治疗疾病的目的（图3-6-1）。

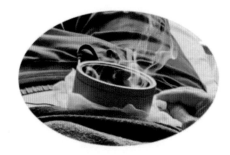

图 3-6-1　脐灸

操作方法：

1）嘱患者排空膀胱，取仰卧位，暴露肚脐，注意保暖。

2）取穴：选取神阙穴。其位于腹中央，表皮角质层最薄，脐下静脉网丰富，有利于药物渗透入体。从中医角度来说，神阙穴内连五脏六腑、外达四肢百骸而通达周身百脉。

3）将脐灸盒底部绷好薄棉纱，老姜搅打成碎末，均匀平铺于灸盒内，厚度为1.5~2 cm，正中预留一元硬币大小空位，再将艾绒均匀铺一层在姜末上。

4）用附子粉填满脐孔，放置灸盒于神阙穴上，预留的空位对准穴位，点燃艾绒，开始施灸。以患者自感温热无灼痛为度。

5）操作过程中维持温度约40℃最佳，时间为1~2小时，每日一次或隔日一次。

操作过程需要注意：患者若温度觉不佳或无法表述，应使用测温仪控制温度。操作过程中时刻注意腹部保暖，避免外感。若患者觉温度太高，可予以纱布阻隔避免灸盒持续接触皮肤，待患者可耐受再撤除。

（3）温和灸：温和灸是借用燃烧的艾条的热力和药力，通过作用在相应经络腧穴以温热刺激，达到行气活血、温通经络的作用，调节脏腑平衡。常用腧穴如下。

中极穴：位于腹部的前正中线上，脐下 4 寸。归属膀胱经的募穴，是任脉的主穴之一，刺激此穴可通利膀胱，提升气化功能，从而达到利尿目的。

关元穴：腹部的前正中线上，脐下 3 寸。位于下焦，刺激此穴有补益下焦、培元固本，利水通淋效果。

水分穴：上腹部前正中线上，脐上 1 寸。归属任脉，刺激此穴可达通调水道的目的。

通过中极穴、关元穴、水分穴进行艾灸，可培元固本，利水通淋，缓解"癃闭"之症。

操作：点燃艾条一端，靠在应施灸的部位，距离皮肤约 3 cm 距离，另一手食指与中指靠在施灸部位测量受热情况，实时根据热度调整距离，灸至皮肤出现红晕为止，每次施灸时间为 10～15 分钟，每日一次。

2. 尿失禁　尿失禁是由于膀胱括约肌失去作用，无法控制排尿或出现不随意的排尿，一般为泌尿系统或神经系统的病变导致。临床表现常见尿液淋沥，无法控制或不自主尿液排出等。

（1）耳穴埋豆：选穴膀胱、尿道、脑垂体、神经系统皮质下、枕和肝。

取穴依据："膀胱"为相应部位取穴，有贮尿作用；"尿道"为相应部位取穴，刺激该穴，通过增加尿道括约肌的兴奋性及对排尿的反射抑制力，改善尿失禁；"脑垂体"受刺激可通过调整垂体后叶，控制抗利尿激素分泌，使尿生成减少；"神经系统皮质下"受刺激时，可增加反射控制能力；"肝"主筋，可调节冲任二脉，利于控制尿道括约肌；"枕"为经验用穴，能镇静止遗。

（2）灸法：通过艾条燃烧的热力作用刺激，取气海穴（下腹部，前正中线上，当脐中下 1.5 寸）、关元穴（腹部，身体前正中线，脐中下 3 寸处），让患者取平卧位，暴露下腹部，距皮肤 1.5～3 cm 处施灸，皮肤有温热感，稍有红晕且不感灼痛为度。每日一次，每穴 10～20 分钟（图 3-6-2）。

（3）推拿治疗：参照 2012 年中华人民共和国国家标准中的"腧穴名称与定位"取穴后进行操作。

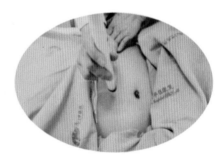

图 3-6-2　灸法

推拿手法：拿揉法、点按法、掌摩法。

推拿部位：小腹及中极穴、气海穴，大腿内侧及双侧足三里。

操作：待患者排空小便或导尿后进行，取仰卧位。先用掌摩法，顺时针方向按摩小腹 5 分钟，再点按中极穴及气海穴，每个穴位 1 分钟。用和缓的手法拿揉双侧大腿内侧 5 分钟，再点按双侧足三里穴，每个穴位 1 分钟。

操作过程应该注意：全程让患者放松身心，避免紧张情绪。操作者应选穴准确，手法正确，施力得当，避免用力过小达不到效果，也勿用力过大损伤皮肤。推拿过程中，次数从少至多，力量逐渐加重，可根据病情需要和患者耐受适当增减穴位。

（4）中药热熨法：该方法是传统中医疗法之一，现已广泛应用于临床内、外、妇、儿各个领域。主要是通过中药在热力作用下的药力散发，达到调整脏腑、疏通经络的作用。

针对老年人尿失禁，可选用葱须 60 g，胡椒 45 g，盐 250 g 混匀，装入耐热布袋，封成热熨包。可提前炒热也可封包后微波炉加热，再将药包置于关元穴、神阙穴上热熨治疗。时间一般为 15～20 分钟，每日一次。

四、老年小便功能障碍的全周期管理

基于对我国步入老龄化社会趋势的综合分析，构建新时代中国特色健康服务模式势在必行，而全生命周期管理作为一种新型的老年健康管理模式，可以从健康管理、临床医学、康复养老几个方面进行构建。在此大环境下，我们结合自己的临床经验，设计并运行了老年小便功能障碍的全周期管理流程，获得了较为满意的效果。

（一）老年小便功能障碍的院内全周期管理

1. 多学科团队建设　对于住院的老年小便功能障碍患者，以康复医学科为中心，建立多学科团队，围绕老年小便功能障碍的病因、发病规律及改善措施进行多学科团队管理。院内多学科诊疗团队通常包括康复科医生、神经内科医生、精神心理医生、泌尿外科医生、肾内科医生、妇科医生、物理治疗师和康复专科护士等，康复人员是这个团队的重要成员。以患者为中心，形成了一个"临床—康复—护理"紧密衔接的院内全周期康复模式，让患者在院期间得到最合理、最高效的治疗。

多学科团队的工作职责包括：共同的目标设定、对治疗计划的共同承担、对管理质量的共同监控、有效的沟通和对其他团队成员的建议指导。在这样的模式下，患者将在入院时就会接受多学科的共同会诊，首先由临床专科医师诊断引起小便障碍的疾病并制订临床处理方式。值得一提的是，患者的小便功能障碍病因不同，团队中参与的各科临床医生可适当调整。若是脑功能障碍引起的小便障碍，需神经内科医生和精神心理医师会诊；若是术后引起的小便障碍需请泌尿外科会诊；若是老年女性则请妇科会诊参与。

除了临床相应科室的诊断和处理外，针对患者的排尿功能障碍，相应的康复治疗需尽早介入，避免错过最佳康复时机，从而最大限度提高患者康复效果，减轻其功能障碍程度。物理治疗是康复治疗的主要方法，包括运动疗法（如盆底肌训练、生物反馈训练）、阴部电刺激治疗、暗示策略和认知运动策略等，能显著改善患者的排尿能力等。康复科应针对排尿障碍开展连续康复管理技术，指导及监督患者完成排尿障碍评估、制订并执行饮水排尿计划，进行膀胱容量训练，必要时给予间歇导尿，关注会阴部皮肤健康，同时延续病房康复治疗方案。照护者也可以从作业治疗师身上获益，将康复治疗延伸到治疗室外。

2. 康复目标的设定与计划安排　康复目标需以患者为中心进行设定，充分考虑患者主诉与最迫切的需求，除了围绕疾病的严重程度和症状外，还应该考虑患者的活动能力、认知水平家庭、社会关系等。以患者为中心的方法提高了效率和管理质量，减少对与患者关系不大问题的过多关注。

（二）老年小便功能障碍的院外全周期管理

院外的康复护理人员主要包括社区医护人员、社工、照护者、患者本人等，可以通过居民健康档案、家庭医生建设、网络健康管理、医联体等方式构建临床前的健康服务，以及时掌握患者的健康状态，给予调理干预措施；通过构建"个人—家庭—社区—医院"联动的健康服务模式，对临床急症患者实现"急症入院"的目标；通过完善康复健康服务体系，对临床后的患者进行有效健康管理，实现"缓症归家"的目标。

第七节　神经系统疾病的小便功能障碍

一、脑卒中

脑卒中后神经源性膀胱（post stroke neurogenic bladder，PSNB）以储尿期和排尿期控制障碍并存为特点，为中枢性神经源性膀胱，国外研究显示脑卒中后尿失禁发生率高达32%～79%[13]。1周内尿潴留和（或）尿失禁改善与否是脑卒中预后的重要指标之一。本节对脑卒中后神经源性膀胱病理生理、分类、影像特点和治疗展开论述。

（一）病理生理变化（表3-7-1）

表3-7-1　中枢神经系统在控制储尿和排尿功能中的主要作用

部位		神经生理机制	临床表现
大脑皮层	额叶内侧部（部分额上回、扣带回前部及胼胝体膝）	逼尿肌运动中枢，正常储尿期，该中枢抑制排尿反射	损伤时可出现逼尿肌过度活动，常表现为尿失禁
	旁中央小叶（中央前回和中央后回的上部）	控制尿道外括约肌和盆底肌等骨骼肌的随意活动	可能与自主排尿有关，常表现为尿频、尿急、尿失禁
基底节区	丘脑	上传下达排尿冲动，可能是排尿受情绪和内环境影响的解剖学及功能基础	尿失禁、尿潴留等均有可能发生
	内囊	皮质所有与排尿有关的神经纤维均经此处	下尿路症状随病灶好转而改善
	基底节	影响逼尿肌活动的控制，可能影响尿道括约肌的活动，杏仁核参与情感对排尿活动的影响和调节	急迫性尿失禁
边缘系统		联络下丘脑和脑干网状结构，控制自主神经系统，是膀胱的内脏传出冲动与体神经传出冲动的交合处	可能启动排尿性的逼尿肌收缩，出现尿失禁
小脑		①维持尿道外括约肌和盆底肌等骨骼肌的张力；②控制尿道外括约肌和盆底肌等骨骼肌的收缩节律和强度；③配合脑桥抑制逼尿肌收缩；④协调逼尿肌和尿道外括约肌的活动	尿失禁、尿潴留等均有可能发生

续表

	部位	神经生理机制	临床表现
下丘脑		上下视丘、结节、乳头体和逼尿肌活动有关，下丘脑有直接的神经轴突穿过内侧前脑束到脑桥排尿中枢，骶髓自主神经中枢和Onuf核	调节膀胱功能，决定开始排尿
脑桥	M区（排尿中枢）	排尿由脑桥–中脑灰质中的神经元或脑桥的排尿中枢进行协调、控制。中脑导水管周围灰质区接受膀胱的传入信号，传递至M区和L区，M区兴奋可使逼尿肌收缩，尿道括约肌和盆底肌松弛	损伤后不能协调排尿可能出现尿潴留
	L区（储尿中枢）	兴奋可使逼尿肌收缩，尿道括约肌和盆底肌松弛	可能出现尿失禁

（二）诊断和分类

1. 诊断　临床上符合脑卒中后起病，有尿意丧失及反射性尿失禁表现，排除泌尿系统疾病的影响，即可考虑为脑卒中后神经源性膀胱。根据临床表现及辅助检查结果，其诊断并不困难，其分类和治疗密切相关。

2. 分类　由于调控储尿和排尿的神经核团和通路非常复杂，很难将脑卒中病灶和临床表现关系量化，目前还是借鉴原有分类方法（脊髓损伤后膀胱功能失调）[14]。2011年，"神经源性膀胱护理指南"中建议按Madersbacher分类法[15]，将神经源性膀胱分为以下四型：

A型：逼尿肌过度活跃伴括约肌过度活跃。

B型：逼尿肌过度活跃伴括约肌活动不足。

C型：逼尿肌活动不足伴括约肌活动不足。

D型：逼尿肌过度活动不足伴括约肌过度活跃。

（三）检查方法

对于多数脑卒中患者，导尿管的留置时间并不是很长，如膀胱管理及时得当，多能一次性拔除导尿管，或经过数日间歇导尿后，基本恢复正常排尿。

对于留置导尿管较长时间者，或拔除后又再次留置导尿管者，建议进行相应的评定（详见小便障碍评定章节），帮助明确膀胱或尿道功能障碍的类型外，还需行尿流动力学检查以确认诊断。卒中后的尿流动力学主要表现为逼尿肌过度活动伴急迫性尿失禁，很少发生逼尿肌与括约肌协同失调[16]。至于是否行影像尿流动力学检查，尚有争议。

（四）治疗

神经源性膀胱治疗的首要目标是保护上尿路功能或肾功能，防止并发症膀胱—输尿管逆流的发生，保证膀胱内压小于 $40\ cmH_2O$ 是预防膀胱—输尿管逆流的关键。推荐的药物有放松尿道压的 α 受体阻断剂、降低膀胱内压的抗胆碱能药物等（表3-7-2）。

表 3-7-2　常用口服药一览表

药物	作用机制	禁忌证	适应证
阿托品	M 胆碱受体阻滞剂。抑制膀胱逼尿肌收缩，增加膀胱蓄尿量，减少排尿次数	青光眼及下尿路梗阻、高热者禁用	治疗膀胱刺激症状
奥昔布宁、丙哌维林	抗胆碱能、解痉及局部麻醉作用。目前有缓释剂型，每日一次口服减少了副作用。膀胱灌注适用于不能耐受口服者	青光眼、部分或完全肠胃道梗阻、麻痹性肠梗阻、重症肌无力和心脑血管急性期禁用	缓解无抑制性和反流性神经源性膀胱功能障碍者的尿路症状，如尿急、尿频、尿失禁、夜尿和遗尿等
托特罗定、索利那新	高选择性 M 受体阻断剂。同时阻断 M2 和 M3 受体，与膀胱亲和力高于唾液腺，口干副作用少	过敏者、未经控制的闭角型青光眼、重症肌无力、胃潴留、严重溃疡性结肠炎、中毒性巨结肠禁用，因可能造成尿潴留，慎用于膀胱出口梗阻	膀胱过度活动引起的尿频、尿急和（或）急迫性尿失禁症状的治疗
特拉唑嗪、阿夫唑嗪	选择性 α1 受体阻滞剂。能降低外周血管阻力，对收缩压和舒张压都有降低作用，具有松弛膀胱和前列腺平滑肌的作用	对 α 肾上腺素受体拮抗剂敏感者禁用。低灌注性脑梗死慎用	缓解良性前列腺增生而引起的排尿困难症状，降低血压
坦索罗辛	高选择性 α1 肾上腺素受体阻断剂。改善尿道、膀胱颈及前列腺的平滑肌功能	对该药物过敏者禁用	用于治疗前列腺增生所致的症状，如尿频、夜尿增多、排尿困难等
盐酸米多君	前体药物。经酶促水解代谢为有药理活性的物质—脱甘氨酸米多君，选择性刺激外周 α1- 肾上腺素受体，与 α 拟交感神经药的作用相似，可能导致膀胱排出阻力增高出现排尿延迟	禁用于严重器质性心脏病、急性肾脏疾病、嗜铬细胞瘤或甲状腺功能亢进者。慎用于高血压患者	女性压力性尿失禁

　　神经源性膀胱治疗的次要目标是恢复或部分恢复下尿路功能，同时需要积极预防尿路感染的发生。在急性期，可以采用经尿道留置尿管或者间歇清洁导尿。留置导尿可能增加尿路感染的风险，因此，脑卒中早期常使用留置导尿，而对于重症患者不推荐使用留置导尿，可以选择间隙清洁导尿。研究表明，无菌间歇导尿的膀胱残余尿率与感染率明显低于留置导尿组[17-18]。

　　神经源性膀胱治疗的总目标是改善患者生活品质，提高患者生活质量，推荐的排尿频率为 3 ~ 4 小时一次为宜，防止失禁的发生，保持膀胱有比较好的顺应性。

　　康复干预方面，建议根据患者尿流动力学特点选择药物治疗、手法辅助排尿、间歇导尿和膀胱再训练（包括行为技巧、反射性排尿训练、代偿性排尿训练和盆底肌训练）

等方法[19]，除此之外，还可以选择膀胱壁 A 型肉毒毒素（botulinum toxin-A，BTX-A）注射术。神经电刺激治疗、干细胞及组织工程等治疗方法目前在临床探讨较多，可能是治疗的新途径。

膀胱再训练方案，根据尿流动力学分型，个体化处置原则见表 3-7-3，频率为每日上、下午各一次，每次 1 个小时。

表 3-7-3　神经源性膀胱不同分型个体化处置原则

分型	表现	个体化处置原则
A 型	逼尿肌过度活跃伴括约肌过度活跃	肛门牵拉技术，缓解盆底肌和尿道括约肌痉挛，同时采取神经阻滞或电刺激疗法降低逼尿肌张力
B 型	逼尿肌过度活跃伴括约肌活动不足	间歇性导尿，定期排空膀胱；使用集尿器；生物反馈和（或）盆底肌训练等增加出口阻力
C 型	逼尿肌活动不足伴括约肌活动不足	肛门牵拉术；找到诱发“扳机点”，如牵拉阴毛、摩擦大腿内侧、挤压龟头等；指导意念性排尿
D 型	逼尿肌过度活动不足伴括约肌过度活跃	间歇导尿，定期排空膀胱；采用 Crede 手法和 Valsalva 手法挤压膀胱（前提：膀胱压正常无反流），增加腹压，间接增高膀胱压，促进排尿；生物反馈刺激盆底肌肌群

根据储尿期和排尿期功能障碍的不同，将神经源性膀胱的治疗按其特点及进阶以流程图形式予以阐明，方便各级机构临床应用（引自 2016 年“卒中后神经源性膀胱诊治专家共识”[20]）。

对于脑卒中引起的尿失禁：①观察其排尿情况，建立排尿日记，记录 3 ~ 7 天，了解尿失禁规律[21]。②制订饮水计划（图 3-7-1），规律饮水，每天饮水量为 1500 ~ 2000 ml，减少茶、咖啡等利尿饮料摄入[22]。③制订合理的膳食结构，多食富含维生素的食物；控制体重，增加运动量，防止因肥胖、便秘引起的腹腔压力增加引起失禁。④心理干预，激发患者对康复的信心，尊重患者，注意保护其隐私，并做好家属工作，取得家属的支持和帮助，以便更好地协助老年人积极应对尿失禁。通过改善排尿环境、保护隐私、加强生活护理等解除患者的自卑心理，缓解其焦虑等不良情绪[23]。⑤行为干预，包括定时排尿、如厕提醒、减轻体重、避免便秘、适当活动等。⑥根据尿流动力学确定安全膀胱容量，留置导尿或间歇导尿，重新建立储尿排尿规律[24]。⑦遵医嘱盆底肌训练、物理治疗等，包括凯格尔训练[25]。⑧保持会阴部皮肤清洁，及时更换尿湿的衣裤和被褥；用温水清洗、擦拭会阴部，防止失禁性皮炎的发生。

苏州高新区人民医院饮水计划表

姓名		床号		住院号	
时间	饮水(ml)	间歇导尿(ml)	漏尿(如尿片等)	自主排尿(ml)	签名
总计					

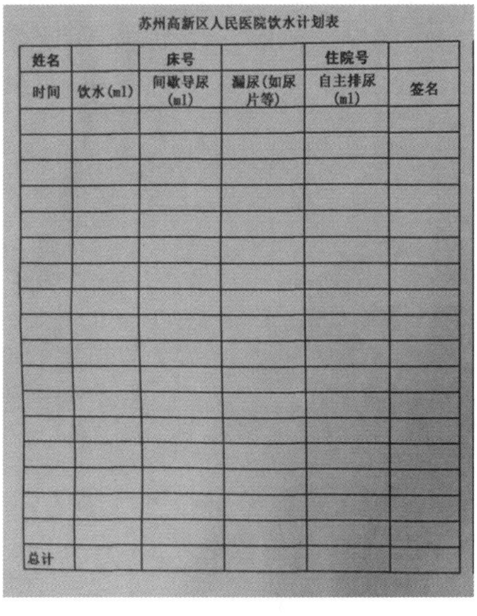

图 3-7-1　饮水计划表

对于脑卒中引起的尿潴留：①制订饮水计划、排尿日记，遵医嘱实施间歇导尿；②行为训练，在规定的时间间隔内排尿，养成定时排尿的习惯，一般情况下，日间每2小时排尿1次，夜间每4小时排尿1次，每次尿量为300～500 ml；③辅助排尿，在导尿前进行排尿训练，如意念排尿，手法辅助，扳机点排尿等促进自主排尿，持之以恒的坚持训练。

在对脑卒中后排尿障碍进行系统康复治疗的基础上，可适当增加中医传统治疗技术，在改善小便功能障碍方面有积极影响。对于脑卒中引起的排尿障碍，可针刺百会、双足运感区、八髎、关元、中极、三阴交等穴位，每日1次，每周5次；艾灸神阙穴，每日1次，每周5次。

（五）案例

1. 脑卒中后尿失禁案例

患者，男性，71岁。

主诉：脑卒中后夜尿频多10月余。

病史：患者于2019-12-05出现左侧肢体无力，于苏州某医院就诊，诊断为"脑梗死"，予脱水降颅压、抗血小板聚集、活血化瘀、营养脑神经等对症治疗。病情稳定，左侧肢体乏力好转，但遗留小便频多，几乎1小时左右一次，夜间10余次，多次因为小便问题在苏州多家医院就诊，治疗无好转，故来我科就诊，要求康复治疗。既往有高血压病、糖尿病等病史。

查体：轮椅推入病房，神清，生命体征平稳，心肺腹未见异常。言语清楚，对答切题，计算力、空间定向力、记忆力基本正常，理解力尚可。洼田饮水试验1级优。双眼外观正常，双瞳孔等大等圆约3 mm，对光反射灵敏。伸舌居中。四肢无明显水肿。外阴正常，会阴部感觉正常，球海绵体反射正常，肛门括约肌肌力无减退。

辅助检查：头颅MRI（苏州某医院，2019-12-06）示右侧额叶及左侧小脑半球新发脑梗死。入院后查尿常规正常，生化基本正常。泌尿系统彩超示右侧肾脏囊肿，膀胱壁毛，残余尿测定92 ml。

MDT评定：

神经内科医师评估：患者存在额叶脑梗死，额叶内侧部为逼尿肌运动中枢，损伤时出现逼尿肌过度活动，而表现为尿失禁。患者尿失禁与脑卒中存在直接因果关系，诊断为脑卒中后尿失禁。

精神心理医师评估：患者烦躁、焦虑不安，睡眠差，晚间要起床小便达9次，夜间小便次数较白天明显增多，饮食较好。注意力较集中，思维清晰，无幻觉、妄想，记忆力减退，情感平淡，有自制力。彩超：右侧肾脏囊肿，膀胱壁毛，前列腺轻度增生，残余尿92 ml。考虑：存在焦虑性障碍。

泌尿外科医师评估：近10个月来患者一直尿频，每日10余次，夜间明显，彩超检查示：右侧肾脏囊肿，膀胱壁毛，前列腺轻度增生，残余尿92 ml。患者目前口服非那雄胺片和盐酸坦索罗辛缓释胶囊。前列腺轻度增生，发病前无此表现，考虑脑损伤后引起尿失禁。

中医科评估：患者老年男性，脑卒中后肾气不固，膀胱失约而发为尿失禁。

康复评估：

量表评估：国际尿失禁咨询委员会尿失禁问卷表简表（ICIQ-SF）评分为 18 分；尿失禁自我效能量表评分为 58 分。

排尿日记：连续 10 个月来，每日排尿平均 12 次，白天每次间隔约 2 小时，夜间间隔 1 小时，每次排尿 50～100 ml，无尿急尿痛等不适。

超声查残余尿 92 ml。

伴随症状：失眠。

功能诊断：脑梗死后尿失禁，焦虑障碍。

康复管理目标：

近期目标：1 个月内尿频次数降至 8 次／日；2 个月内夜间排尿降至 2 次／日。

长期目标：恢复正常排尿习惯。

MDT 处理措施：

神经内科医师：改善脑功能，给予额叶经颅高频磁刺激治疗。

精神心理科医师：加用奥氮平 1.25 mg，qn，缓解睡眠及焦虑；必要时加为 2.5 mg，qn。

泌尿外科医师：坦索罗辛 0.2 mg，qn，癃闭舒颗粒 1 包，tid。

中医科医师：①电针八髎穴，断续波，每日 1 次，每周 5 次；②中极及双侧归来穴位，进行穴位注射利多卡因，每穴注射 0.2 ml，每周 2 次；③予神阙、关元、三阴交雷火灸，每周 1 次。

康复科医师：①额叶高频经颅磁刺激治疗，每日 1 次，每周 5 次；②盆底肌训练，每次 30 min，每周 5 次；③骶部肌电生物反馈训练，每次 30 min，每周 5 次。

护理：①记录排尿日记，制订饮水计划，每日饮水 1500～2000 ml；②行为干预，定时排尿，睡前排尿；③病房延续肌力训练；④会阴部保持清洁。

1 个月后评估：

夜间睡眠时间较前延长，尿频次数明显减少，平均每日 9 次，夜间排尿 2～4 次，白天间隔时间为 3～4 小时，已基本恢复发病前水平，每次排尿量约 200 ml。国际尿失禁咨询委员会尿失禁问卷表简表（ICIQ-SF）评分为 11 分，尿失禁自我效能量表评分为 84 分。

2 个月后评估：

夜间睡眠时间大于 6 小时，平均每日排尿 6 次，夜间排尿 2 次，白天间隔时间为 3～4 小时，已基本恢复发病前水平，每次排尿量约 300 ml。国际尿失禁咨询委员会尿失禁问卷表简表（ICIQ-SF）评分为 5 分，尿失禁自我效能量表评分为 106 分。

患者出院。

患者出院后返回家中自行调养，进入院外老年小便障碍全周期管理流程。

通过微信平台建交流群，与患者建立联系，每日在群内填报排尿日记，并同时告知血压、血糖等状况，根据排尿情况适时调整用药及训练情况。

目前患者夜尿 2 次，血压、血糖保持稳定。

2. 脑卒中后尿潴留案例

患者，男，67 岁。

主诉：脑卒中后排尿障碍 1 月。

病史：患者 2020 年 11 月 05 日突发脑梗死，右侧肢体乏力，吞咽及排尿障碍，经抗血小板聚集、降脂稳定斑块、改善循环、改善侧支循环及脱水降颅内压等治疗病情稳定，但仍伴有右侧肢体乏力，留置鼻饲管、导尿管，拔管困难。既往有"高血压、糖尿病"及"心脏永久起搏器（单腔）置入术"。

查体：神清，精神可，MMSE 无法测得，对答不能，定向力、记忆力、计算力检查不能配合。双瞳孔等大等圆约 2.5 mm，对光反射灵敏。洼田饮水试验不能配合。右上肢稍肿胀，右侧肢体肌力 0 级，右侧肢体肌张力 0 级；右侧肢体浅感觉、深感觉检查不能配合；双侧病理征阴性。坐位平衡 0 级，立位平衡 0 级。右侧 Brunnstrom 分期（上肢—手—下肢）：1 期—1 期—1 期。ADL 评分（改良 Barthel 指数）：0 分。

辅助检查：头颅 CT（2020-11-23，本院）：①左侧颞顶叶出血性梗死，出血较前吸收好转；②左侧小脑及右枕叶软化灶，较前相仿；③右侧基底节区、放射冠区及半卵圆中心多发腔隙性梗死。

MDT 评定

神经内科医师评估：患者存在基底节区脑梗死，神经纤维束通路受阻碍，出现排尿障碍。患者尿失禁与脑卒中存在直接因果关系，诊断为脑卒中后尿失禁。

精神心理医师评估：患者脑卒中后出现排尿困难，拔管困难，患者同时存在大便排泄异常，可能存在焦虑障碍。

泌尿外科医师评估：患者发病前即出现尿频、尿急，发病后排尿困难，查彩超示前列腺增生。患者尿潴留可能与前列腺增生有关。

中医科评估：患者老年男性，脑卒中后肾气不固，膀胱失约而发为尿潴留。

康复评估：

排尿日记：连续 1 个月来，每日排尿平均 1～2 次，每次排尿 50～100 ml，存在尿急、尿痛等不适。残余尿 650～750 ml。

功能诊断：脑梗死后尿潴留，前列腺增生。

康复管理目标：

近期目标：1 个月内拔除尿管，间歇清洁导尿每日 2 次。

长期目标：恢复正常排尿习惯。

MDT 处理措施：

神经内科医师：改善脑功能，给予额叶经颅高频磁刺激治疗。

精神心理科医师：加用奥氮平 2.5 mg，qn，缓解睡眠及焦虑；必要时加为 5 mg，qn。

泌尿外科医师：坦索罗辛 1 片，qn。

中医科医师：①电针八髎穴，断续波，每日 1 次，每周 5 次；②中极及双侧归来穴位，进行穴位注射利多卡因，每穴注射 0.2 ml，每周 2 次；③予神阙、关元、三阴交雷火灸，每周 1 次。

康复科医师：①肛门牵拉术；②盆底肌训练，每次 30 min，每周 5 次；③骶部肌电生物反馈训练，每次 30 min，每周 5 次。

护理：①记录排尿日记，制订饮水计划，每日饮水 1500～2000 ml；②行为干预，拔除尿管，间歇清洁导尿，定时排尿；③病房延续肌力训练；④会阴部保持清洁。

1 个月后评估：

白天自行排尿约 3 次，每次排尿量约 200 ml。睡前排尿困难，需清洁导尿 1 次；晨起需清洁导尿 1 次。基本达到预期目标后患者出院。

患者出院后返回家中自行调养，进入院外老年小便障碍全周期管理流程。

通过社区—家庭—医院模式，与患者建立联系，定期随访，根据排尿情况适时调整用药及训练情况。

（案例来源：苏州高新区人民医院）

（六）小结

脑卒中后神经源性膀胱的发生机制复杂，分类和研究方法也不统一，需要多学科团队探讨康复治疗方法的可行性，指导患者做好膀胱和尿道功能的恢复训练，联合药物、针灸理疗及手术等多种方法提高患者生存质量，减少泌尿系统反复感染、结石、肾积水及肾功能衰竭等并发症的发生，改善预后。

二、帕金森病

帕金森病（Parkinson disease，PD）是全球第二大神经系统退行性疾病，也是最常见的运动障碍性疾病，好发于中老年人群[26]，随着年龄增长，帕金森病的患病率也逐渐增高。PD 的临床症状主要包括运动症状和非运动症状，其中胃肠道和排尿功能障碍是 PD 最常见的非运动症状。

1. 帕金森病引起的下尿路症状及其机制　在 PD 患者中，出现排尿症状的发生率为 35%～70%，其中 50%～70% 的患者出现尿急、尿频、夜尿和急迫性尿失禁。PD 患者的排尿功能障碍主要表现为储尿期症状[27-29]，如尿频、遗尿、尿急、急迫性尿失禁和夜尿症，称为膀胱过度活动症。排尿期症状并不常见，主要表现为尿潴留，多发生在 PD 中晚期。

储尿期障碍一方面与源自骶髓的盆神经副交感纤维本身发生 α 突触核蛋白病理改变，导致其反应性增高有关外（结果是逼尿肌活动增加），另一方面可能与基底核、前额叶扣带回、岛叶皮质和骶髓背角的 α 突触核蛋白病理改变有关。正常情况下，纹状体中的多巴胺 D1 受体抑制排尿中枢，多巴胺 D2 受体则激活排尿反射；前者接受黑质致密部神经元调控，所以 PD 时黑质致密部发生 α 突触核蛋白改变后，纹状体中的 D1 受体抑制功能丧失从而引发逼尿肌的过度活动。因此 PD 储尿期问题，主要是由于多巴胺不足引起的去神经抑制和膀胱逼尿肌过度活跃的结果。少数 PD 患者出现排尿困难、排尿不全、尿潴留等尿道梗阻，症状基本上与 PD 所致的膀胱逼尿肌收缩功能障碍、膀胱颈部纤维组织增生以及可能合并前列腺增生有关。

2. 神经病理学基础　德国法兰克福大学 Braak 教授认为，PD 是一种在脑内形成 Lewy 体和 Lewy 神经突的多系统突触蛋白病（α-synucleinopathy），根据所累及部位的不同，分为 6 个神经病理阶段。

阶段Ⅰ：迷走神经背运动核和（或）嗅球和嗅束；阶段Ⅱ：延髓中缝核、网状结构的大细胞部分、蓝斑；阶段Ⅲ：向上发展至豆状核、前脑基底部的大细胞核团、黑质致密部；阶段Ⅳ：端脑皮质、颞叶中间皮质（扣带回、海马旁回）；阶段Ⅴ：高级感觉相关区域、额叶前部的大脑新皮质；阶段Ⅵ：新皮质的大部分区域。

临床发现尿路的功能障碍与多巴胺的损耗程度有关，并和总的神经残疾程度相关联。这意味着当患者出现下尿路症状时，其神经病理学分期可能为Ⅲ~Ⅳ期，当患者分期到达Ⅴ~Ⅵ期后，症状会变得更加严重，出现白天尿频、尿急、排尿启动困难、尿流减少等症状，晚期则更易出现夜间尿频。因为膀胱的主诉在疾病的进展过程中常较晚，出现泌尿系症状时，患者通常已经接受了抗PD药物治疗。

3. 尿流动力学变化 帕金森病膀胱功能障碍的尿流动力学变化是多样的，有研究报道，帕金森病膀胱功能障碍患者尿流动力学表现异常占50%~90%，而逼尿肌反射亢进的发生率为37%~80%，低顺应性膀胱、逼尿肌–括约肌协同失调较为少见[30]。在充盈期，神经源性逼尿肌过度活动更为常见，患者膀胱的感觉可以保存。在排尿期也可见到逼尿肌无收缩或活动低下，患者逼尿肌和平滑肌括约肌协同，但逼尿肌和尿道外括约肌是否协同仍存在争议。在膀胱非随意收缩时，约60%的患者可以见到尿道外括约肌散发性非随意收缩，然而这种收缩不会造成梗阻，常为假性协同失调。

4. PD患者下尿路症状的治疗 PD患者的运动神经元症状可以用多巴胺能药物来治疗，但非运动神经元症状和膀胱功能障碍的治疗却无特效药物。

在临床治疗中，应首先让患者记录排尿日记，护士应该通过详细的问诊，充分了解患者目前所使用的药物，并及时向医师、治疗师反馈。如患者存在严重的认知障碍，无法通过问诊获悉患者的排尿情况，应依靠专科检查尽可能地了解患者的排尿特点，基本的检查应包括尿流率和残余尿量的测定。如果确认逼尿肌过度活动是患者的主要病理生理学改变，同时患者没有服用抗胆碱能药物，可以谨慎使用不通过血脑屏障的药物，如曲司氯铵片（trospium），但应该告诉患者的照护者该药的副作用，督促照护者注意患者的意识情况，如果患者用药后出现意识障碍恶化，应及时告知医生并及时停药。60岁以上或意识障碍的患者应避免使用去氨加压素。

如仍存在逼尿肌过度活动，可以使用：①膀胱内灌注药物：对严重的膀胱感觉过敏者可使用辣椒辣素类似物（resiniferatoxin，RTX）；②A型肉毒毒素膀胱逼尿肌多点注射：对严重的逼尿肌不稳定具有疗效，尽管该药物进行逼尿肌注射时副作用较小，但目前仍需大规模的临床实践观察长期疗效。近年来认为，膀胱黏膜上皮下注射具有同样疗效，且副作用更少。若以上治疗不能显著改善患者症状，可以使用一些器具来帮助容纳尿液，如集尿器、留置导尿等。

老年PD患者储尿期、排尿期功能障碍口服药物可参考"脑卒中的小便功能障碍诊治"章节，总的治疗流程图可参考如下案例。

5. 帕金森病排尿障碍案例

患者，男性，69岁。

主诉：排尿困难2月。

病史：患者有"帕金森病"病史10余年，平日行走不稳，尿频，尿急，但能排泄。

2 个月前因 "胆结石" 行胆囊切除术，术后出现排尿障碍，长期留置尿管。

查体：T 36.4℃，P 83 次 / 分，R 19 次 / 分，BP 118/82 mmHg，会阴部无异常，留置尿管在位通畅，引出淡黄色尿液。四肢静止性震颤，双手轮替试验（＋）、指鼻试验（＋），双侧跟膝胫试验（－）。四肢肌张力检查不配合，坐位平衡 3 级，立位平衡 1 级，一人辅助下行走，行走时躯干摇晃不稳。

辅助检查：尿流动力学检查提示低顺应性膀胱，可疑膀胱出口梗阻可能；前列腺 MR 提示前列腺增生，膀胱残余尿 693.5 ml。

MDT 评定

神经内科医师评估：患者有帕金森病史，可导致膀胱逼尿肌收缩功能障碍、膀胱颈部纤维组织增生，前列腺增生，结合尿流动力学结果为低顺应性膀胱，可判断该患者为帕金森病引起的神经源性膀胱。

泌尿外科医师评估：患者存在前列腺增生，患者尿潴留可能与前列腺增生有关。

中医科评估：患者老年男性，肾气不固，膀胱失约而发为尿潴留。

康复评估：

留置尿管，无法自行排尿，残余尿 693.5 ml。

功能诊断：帕金森病后尿潴留，前列腺增生。

康复管理目标：

近期目标：1 个月内拔除尿管，间歇清洁导尿每日 2 次。

长期目标：恢复正常排尿习惯。

MDT 处理措施：

神经内科医师：改善运动神经元症状，口服多巴丝肼 3/4 片（规格 0.25 g），tid，溴吡斯的明 60 mg，tid。

泌尿外科医师：坦索罗辛 0.4 mg，qn。

中医科医师：①电针八髎穴，断续波，每日 1 次，每周 5 次；②中极及双侧归来穴位，进行穴位注射利多卡因，每穴注射 0.2 ml，每周 2 次；③予神阙、关元、三阴交雷火灸，每周 1 次。

康复科医师：①额叶经颅磁刺激治疗；②肛门牵拉术；③盆底肌训练，每次 30 min，每周 5 次；④骶部肌电生物反馈训练，每次 30 min，每周 5 次。

护理：①记录排尿日记，制订饮水计划，每日饮水 1500～2000 ml；②行为干预，拔除尿管，间歇清洁导尿，定时排尿；③病房延续肌力训练；④会阴部保持清洁。

1 个月后评估：

尿管拔除，自行正常排尿，残余尿 30 ml，达到预期目标后患者出院。

患者出院后返回家中自行调养，进入院外老年小便障碍全周期管理流程。

通过社区—家庭—医院模式，与患者建立联系，定期随访，患者一直排尿通畅，未出现排尿障碍情况。

（病例来源：苏州高新区人民医院）

三、阿尔茨海默病[31]

根据患者认知障碍程度，阿尔茨海默病被分为临床前阶段、轻度认知障碍和痴呆。在临床前阶段与轻度认知障碍阶段，患者并不常出现排尿功能障碍，而在痴呆阶段，患者的小便功能障碍常表现为尿失禁，严重痴呆患者甚至会出现随地大小便的情况，各种器质性疾病伴发严重认知障碍时，也存在以上共性问题。如何管理老年痴呆患者的小便功能障碍，是居家护理和长期照护的重要工作之一。

（一）老年痴呆大小便失禁患者的影响因素

老年痴呆症是尿失禁的独立危险因素之一。其他因素包括：神经系统疾病（如脑卒中、帕金森病）、妇科疾病、泌尿系统疾病及环境因素等。因此，对于痴呆患者尿失禁的处置，首先是排查可逆的其他因素。

随着痴呆病程进展，导致小便障碍的因素是不同的。在痴呆早期，逼尿肌活动异常是最常见的尿失禁原因，这点尤其适用于阿尔茨海默病患者。随着病情发展，认知障碍会影响其排便与排尿的能力，如患者无法意识到自身需要排尿或排便、无法识别和定位一个合适的排尿与排便的地点，或可能因为自理能力不足，不能自行清洁会阴皮肤、擦拭肛周排泄物、冲厕所、处理排泄物等，也无法在排便前后合理穿脱衣物，导致尿液、粪便遗留在患者贴身衣物上。后者是痴呆尿失禁有别于其他老年期尿失禁的显著特征。

（二）痴呆尿失禁的评估和管理方法

1. 评估老年痴呆症患者的尿失禁　第一，应评估可以识别尿失禁的可逆因素，医护人员针对性处理可逆因素，减少尿失禁的发生率；第二，识别患者慢性自制问题的原因和类型，从而制订个性化的管理方案；第三，评估尿失禁对患者及其家庭照护者的心理、社会影响，从而制订整体、延续的临床—康复—护理方案；第四，为健康管理专家制订有效的管理计划提供连续的基线数据。

2. 尿失禁的可逆性或贡献性因素的预防和治疗　便秘是尿失禁的一个可预防和治疗的风险因素，包括大便用力、腹胀和不适、硬颗粒或牙膏状粪便等，但常被忽视或未被检测到。粪便负荷或粪便对尿道和括约肌施加压力，从而导致压力性尿失禁和便溏性大便失禁。

尿路感染可引起中老年人尿频、尿急、尿混乱，在治疗老年尿道感染患者时，如患者无症状，则尽可能地减少治疗，因为抗生素治疗可导致不必要的副作用和微生物耐药性增加。如尿潴留及体弱者泌尿生殖系统的炎症，若解决了尿路感染的潜在原因，便可预防复发性尿路感染。药物也可引起或加重尿失禁，而对药物进行审查可以避免。活动功能受限和认知功能受损均为公认的尿失禁危险因素。因此，需积极处理导致活动能力受损的可逆病因。

此外，可以从改善外部环境与患者衣着方面预防尿失禁的发生。贴更容易被老年患者识别的厕所标志、修改患者服装、改造如厕环境等对提高认知障碍患者认识、接受如厕环境的能力十分重要。如优先使用魔术贴而不是拉链、确保厕所的门容易打开和关闭、清除如厕道路与厕所中不必要的障碍、提供可借力的扶手确保痴呆患者从床和椅子上容易坐起与站起等措施均可方便患者如厕。家庭照护者在老年尿失禁患者的家庭和社区护理中扮演着很重要的角色，应根据家庭照护者及被照护者的需求提供有针对性的支持，必要时可以提供居家如厕环境改造的措施、帮助挑选合适的衣物等。

3. 尿失禁相关的皮肤护理 尿失禁可引起的肛周、会阴部及臀部皮肤炎症性反应，多见于年老体弱、病情危重、长期卧床的患者。因局部皮肤长时间受尿液、粪便刺激或使用不透气的尿垫，使皮肤经常处于潮湿状态，便后的反复清洗擦拭及皮肤间的摩擦，使肛周、会阴及臀部皮肤损伤，引起红肿、湿疹和糜烂。尿液和粪便组合引起的皮肤损伤显著高于尿液或粪便单一因素所致的皮肤损伤。这也提示，当尿液长时间被置于排便节制产品中与皮肤接触时，会减弱皮肤的屏障功能，并提高擦伤损害、皮肤过敏及增加皮肤对其他刺激物的渗透性的可能性。节制性产品的不当使用，如粪便收集袋、无效支持性留置引流袋导管侵蚀尿道口、与衬垫使用相关的剪切力等所致的皮肤刺激和过敏均应予以重视。轻轻地拭干肌肤对预防护理失禁相关的皮炎很必要，也可在低温设置下使用吹风机吹干肌肤。

4. 排便节制产品的使用和管理 家庭照护者保护老年痴呆患者社会身份的主要应对策略就是隐藏，通过让患者待在家、厕所或在照护者容易达到的地方时才出门，限制液体和食物的摄入及采用排便节制产品等方法来隐藏和包容尿失禁，从而减少照顾负担。

排便节制产品的目的是提供社会隐藏，从而避免患者难堪，保护患者尊严，促进照护者和被照护者的社会化，提高被照护者的舒适度和减少清洗次数。正确选择排便节制产品十分重要。尿失禁的排便节制产品包括：留置导尿管法、造口袋法、避孕套式尿袋、保鲜袋、纸尿裤、医用接尿器、尿壶和自制用具等。

选择排便节制产品主要应考虑的因素包括：尿失禁的级别和类型、流动性或渠道、对照护者的依赖程度、动手能力、认知功能、生活方式、个人优先考虑的事情、身体特征。

5. 生活方式和保守治疗方法 改变生活方式可以改善尿失禁，许多专家在管理尿失禁患者时，把包括生活方式改变在内的保守治疗方法作为首选，可在行生物反馈和骨盆底肌肉治疗之前进行全面的健康教育、生活方式和饮食干预，包括规律的锻炼，减少咖啡因、啤酒和酒精的摄入，禁止吸烟和暴饮暴食，调整环境等，但并没有证据表明在痴呆症早期建立好的习惯可改善尿失禁。个性化的如厕时间和习惯教育可有效降低尿失禁发生率、减轻老年痴呆大小便失禁患者的照护负担。

四、精神疾病

诸多精神疾病如精神分裂症、焦虑症、躯体形式障碍、心境障碍等，以及精神科常用药物均可引起储尿和排尿功能障碍，可表现为尿频尿急、尿失禁、排尿困难和尿潴留。此类患者有明显的社会适应不良，包括情感淡漠、意志减退、行为退化，有的患者缺乏主诉，常因躯体不适、烦躁不安加重病情，需要医护人员认真观察，及时处理下尿路功能障碍，避免延误病情。

（一）精神疾病相关下尿路功能障碍的临床表现及原因

1. 尿频 正常成年人膀胱容量约 400 ml，白天排尿 4~5 次，夜间 0~1 次。白天排尿 >6 次，夜间排尿 >2 次，或 24 小时 >8 次，皆可界定为尿频。精神疾病患者多有紧张、焦虑、多疑心理，其尿频症状的发生或发展与精神刺激和心理状态有明显的关系，为膀胱功能性容量缩小引起的尿频，常表现为自觉和不自觉的"提醒排尿"，即平常所说的个人情绪越紧张，尿频症状越明显。

2. 尿失禁　患者排尿有急迫感且伴有尿液自动外溢，称之为急迫性尿失禁。其可能的发生机制包括：膀胱、尿道的神经末梢受到严重刺激，传导到脊髓排尿中枢，其兴奋性超过了脊髓上排尿中枢的抑制作用；或脊髓上排尿中枢对脊髓排尿中枢的抑制作用减弱，膀胱出现无抑制收缩或不稳定膀胱等。某些尿急病例并无确切病因，多伴随焦虑紧张情绪，转移其对尿急症状的注意力或舒缓情绪后，尿急症状即可消失。另有部分精神疾病患者，因情感淡漠、行为退化，导致大量尿液积聚于过度膨胀的膀胱内，膀胱内压超过了最大尿道压，尿流自过度充盈的膀胱内不断地经尿道自动溢出，即为充溢性尿失禁。

3. 排尿困难与尿潴留　排尿困难是指排尿时费力、排尿等待、尿线变细等一系列症状，最客观的标准是尿流率降低。排尿困难的原因分为排尿动力不足、尿道阻力过大或此两者的不同组合。经常使用精神类药物如利培酮、氯氮平等也可引起排尿困难、尿潴留。

（二）精神疾病下尿路症状的评估和管理方法

1. 评估精神疾病患者的下尿路功能　首先，识别下尿路功能障碍的短暂因素，便于及时处理；其次，识别慢性自制问题的原因和类型，从而制订个性化的管理方案；再次，评估下尿路功能障碍对精神疾病患者及其家庭照护者的心理、社会影响，从而制订整体护理方案；最后，为健康管理医护人员制订有效的管理计划提供连续的基线数据。

2. 生活方式管理和保守治疗方法　对于精神疾病患者，家庭照护者在老年下尿路功能障碍的家庭和社区护理中扮演着很重要的角色，应根据家庭照护者及被照护者的需求提供有针对性的支持。改变生活方式可以改善尿失禁，许多医护人员在管理下尿路功能障碍的患者时，把包括生活方式改变在内的保守治疗方法作为首选，可在行生物反馈和骨盆底肌肉治疗之前进行全面的健康教育、生活方式和饮食干预，包括规律的服用精神病药物、禁止吸烟和暴饮暴食、调整排尿环境、改善患者心境等，个性化的心理疏导和习惯教育可有效降低尿频尿急、尿失禁的发生率，减轻老年精神疾病大小便失禁患者照护者的照护负担。

五、糖尿病周围神经病变

糖尿病膀胱功能障碍（diabetic bladder dysfunction，DBD），是糖尿病长期作用下引起的以各种各样下尿路症状（LUTS）为主的并发症，包括早期的膀胱过度活动症（OAB）、后期的排尿障碍和尿潴留等。排除其他原因后，2型糖尿病中有67%女性患者存在膀胱功能障碍症状，其中36%有中度至重度的下尿路症状［美国泌尿协会症状指数（American Urological Association symptom index，AUA-SI）评分 >7］，OAB占53%。据估计，在中国DBD总患病率高达10.9%。研究发现，13.9%的2型糖尿病患者合并有OAB[32]。其发病机制涵盖广泛，包括逼尿肌、尿路上皮及外周神经病变，高血糖、氧化应激在疾病发生发展中发挥了重要作用。尿流动力学检查被视为早期诊断DBD的基石，其典型尿流动力学表现包括膀胱敏感性降低、膀胱容量增加及排空障碍、残余尿量增多[33]。治疗的主要目的在于消除下尿路症状，预防发生上尿路损伤，保护输尿管和肾功能。由于目前 DBD 患者求医意识差，且尚无统一的临床诊断标准，临床诊疗过程甚至避开使用 DBD 作为诊断，以致诊疗过程困难。因此，规范该病的临床诊断标准及提出可行的临床诊疗证据待进一步研究。

（一）发病机制及病理生理学

1. 神经病变 膀胱的传入通路是由有髓鞘和无髓鞘 C 纤维组成，神经传导物质 P 物质广泛分布于感觉 C 纤维的末梢，研究表明辣椒素可有效地减少 P 物质的产生，从而影响有髓鞘神经和无髓鞘神经的传入，糖尿病可引起类似的传入神经元病变[34]。膀胱传入神经病变使膀胱充盈时敏感性降低，表现为患者膀胱充盈时无意识或缺乏排尿感，致膀胱过度扩张，反复的膀胱过度扩张导致膀胱逼尿肌受损，导致充盈性尿失禁和排尿后残余尿量增加，从而引起尿频、尿急、尿不尽。神经生长因子（nerve growth factor，NGF）的释放与膀胱 C 纤维激活有关。NGF 是重要的神经营养因子，在糖尿病病程发展过程中，膀胱传入神经受损，导致 NGF 释放减少，因此，糖尿病的神经退行性病变可能与周围神经失去 NGF 的营养支持相关[35]。

2. 肌源性学说 在糖尿病病程发展过程中，下尿路传入神经过度兴奋，引起逼尿肌 - 括约肌协同失调，同时长期高血糖促使尿道外括约肌功能受损，使尿道外括约肌对 α1 肾上腺素受体激动药的反应性增强，引起尿道出口阻力增加，括约肌松弛受抑制，排尿后膀胱容量增大，导致膀胱组织机构重构，进而加剧膀胱损伤[36]。同时，糖尿病还可直接引发逼尿肌平滑肌收缩异常。

3. 尿路上皮功能受损 膀胱尿路上皮作为效应器控制膀胱功能，其内含有受体、离子通道和介质，如前列腺素和乙酰胆碱受体，这对调节膀胱功能是重要的。2 型糖尿病大鼠研究证实，膀胱尿路上皮中 M3 受体的生物合成水平增加，膀胱的收缩功能随之增强。病理状态下的尿路上皮通过改变介质的释放，引起前列腺素释放减少而使膀胱感觉神经和平滑肌敏感度增加，出现逼尿肌不稳定、膀胱容量改变，影响膀胱的储尿功能。

4. 慢性高血糖和氧化应激损伤 晚期血清中糖基化终产物（advanced glycation end products，AGEs）的产生增加引起逼尿肌收缩力下降，是糖尿病患者发生膀胱功能障碍的密切相关因素[37]。其次，慢性高血糖可诱导膀胱发生氧化应激，从而损伤平滑肌细胞，引起膀胱平滑肌细胞凋亡，阻断神经生长因子的营养支持，加速神经退行性病变，氧化应激机制在膀胱功能的晚期衰竭中发挥着重要的作用。

（二）诊断

DBD 尚无明确统一的诊断标准，目前诊断大多基于病史、临床表现和尿流动力学检查，同时必要的体格检查对排除诊断是重要的。直肠指检常被用于评估肛门括约肌张力和骶神经是否麻痹，完善神经系统检查可以排除脑血管或腰椎疾病引起的尿动力改变，全面的泌尿系统检查可以排除引起症状相关的盆腔器官脱垂或其他盆腔疾病。

1. 临床特点 临床早期，即代偿阶段以膀胱储存障碍为主要表现，由于膀胱敏感性增高，逼尿肌细胞代偿性肥大，收缩力增强，膀胱表现为过度活动，出现尿频、尿急、夜尿及急迫性尿失禁。晚期失代偿阶段以排尿障碍为主，由于膀胱敏感性下降，逼尿肌收缩力下降，充盈时缺乏尿意，排空障碍，导致膀胱的反复扩张，膀胱壁变薄，容量增加，膀胱重塑，排尿时压力降低，排尿后残余尿量增加，出现尿不尽、尿潴留。远期甚至可引起上尿路功能障碍，严重者引起双肾积水及肾衰竭。

2. 非侵入性评估方法　非侵入性评估方法简单易行，且易被患者接受，包括下尿路相关症状问卷调查、排尿日记、自由尿流率及残余尿测定（均详见评定部分），值得被推荐用于初次筛查诊断及病情进展程度的预测。DBD为病程依赖性疾病，糖尿病的病程及是否规范治疗与DBD的严重程度密切相关。下尿路相关症状问卷调查主要用于女性DBD患者病情评估，应涉及其详细的既往用药史，包括用药类别、方式、持续时间及治疗情况。排尿日记、自由尿流率及残余尿测定适用于以OAB为主的患者病情严重程度的评估，排尿日记记录其每天的液体入量、尿量、排尿次数及夜尿次数。

3. 尿流动力学检查　患者的病史、症状及体格检查结果是选择尿流动力学检查的主要依据，鉴于大部分尿流动力学检查为有创检查，操作不当易导致感染发生，且患者自愿接受检查意愿弱，因此应当先行无创检查。然而，对于诊断存在困难者，完善有创尿流动力学检查是必要的。研究显示，在特定膀胱容量（300 ml左右）时，糖尿病患者尿流率测定提示最大尿流率降低和出现残余尿，对诊断DCP的检出率为67.89%，且尿流率降低的程度可反映膀胱持续损害的程度。DBD尿流动力学特征性表现为膀胱感觉受损，排尿后残余尿量增加，逼尿肌收缩力降低，最大尿流率、排尿压力峰值随病程的进展而降低，而剩余尿量、最大膀胱测压容量及初始尿意容量均随病程的增加而增加。因此，尿流动力学检查可作为早期发现和诊断DBD的筛查指标。

4. 实验室检查　生化检查包括血糖、糖化血红蛋白、尿素及肌酐的测定，用于评估糖尿病的控制情况和筛查终末器官损伤。由于女性糖尿病患者细菌性膀胱炎的风险增加，对伴有下尿路症状者，尿沉渣镜检和尿液培养是需要的。

（三）治疗现状

治疗糖尿病膀胱功能障碍最主要是控制血糖，减少器官功能损害。但有研究显示，在应用口服降糖药进行治疗血糖控制良好的糖尿病患者中，有大约25%的患者仍然会并发DBD。DBD早期治疗对膀胱功能的恢复有极大帮助，因此，对于糖尿病合并有下尿路症状患者的治疗，应在控制血糖的同时行针对膀胱功能损害的相关治疗。

1. 行为疗法　行为疗法包括减肥、调整饮食及控制液体摄入量。减肥是肥胖型患者首选的治疗方式。对于夜尿增多的患者，建议其控制液体摄入量及养成睡前排尿的习惯。

2. 康复训练　严重逼尿肌损伤者，若逼尿肌无反射时：通过间歇性2~4小时定时排尿训练膀胱；排尿时按摩下腹部；凯格尔运动可加强盆底肌锻炼；必要时可通过清洁导尿来实现膀胱排空；减少引起潜在肾功能恶化的尿路感染风险。另外，电刺激和超短波或有助益。

（1）盆底肌训练：该训练方法主要加强耻骨尾骨肌的肌肉张力，保持膀胱和尿道的正常，对于压力性、急迫性和混合性尿失禁均有帮助。以凯格尔运动为例，在训练之前，治疗师需给予患者一些简单的指令，以确保训练到正确的肌肉，例如将手指插入阴道（女性）或直肠（男性），此时再嘱患者收紧围绕着手指的肌肉，找到憋尿的感觉。

患者熟练后可撤离手指，嘱其有节律地收缩尿道口、阴部肌肉，收缩由阴道入口开始，再逐渐沿阴道上升，每上升1次就坚持3 s，重复10次为1组，每日3组以上，逐渐增加到25次为1组。

（2）排尿功能训练：有意识地控制排尿（2～3 h排尿1次），可补偿缺乏排尿意识和反射的感觉障碍，重建排尿反射，刺激膀胱功能的恢复。训练方式：腹肌及会阴部肌肉行缓慢而有力的收缩和放松，20～30次/组，2组/日，以增强排尿反射弧的敏感性。

（3）理疗：尽管目前在国内物理疗法已被广泛用于临床，但经皮膀胱电刺激、超短波疗法等在治疗糖尿病膀胱功能障碍方面的循证证据仍十分缺乏。

1）经皮膀胱电刺激：该技术目前已由膀胱治疗仪为载体被广泛运用于临床，包括单电极和双电极经皮膀胱电刺激。经皮低频脉冲电刺激膀胱可有效减少或消除糖尿病患者的膀胱残余尿，改善患者逼尿肌无力，且无明显不良反应。

2）神经电刺激：神经电刺激包括阴部神经、骶神经根和下肢神经电刺激。具体方法详见治疗部分介绍。

3）超短波：神经系统尤其是自主神经及内脏末梢神经对超短波反应十分敏感，能抑制交感神经和兴奋迷走神经，当自主神经功能紊乱时，超短波能双向调节神经的兴奋性，增强尿意感及膨胀感，增强逼尿肌收缩力，改善排尿功能。

3. 药物治疗　药物治疗的主要目的是消除下尿路症状，保护输尿管和肾功能。药物选择主要依据患者的临床表现及尿流动力学表现。

储尿期膀胱逼尿肌过度活动以漏尿为主要症状。M受体阻滞剂如索利那新，可通过稳定逼尿肌、抑制逼尿肌过度活动、增加膀胱顺应性来改善尿失禁症状。5-HT4受体激动剂（莫沙必利）可通过促使神经元释放乙酰胆碱，加快神经冲动在神经肌肉接头处传递，增加膀胱平滑肌的收缩频率和振幅，从而增强逼尿肌的收缩强度，减少膀胱剩余尿及排尿次数，具体用药方案是莫沙必利10 mg口服，3次/日。辣椒素可以缓解支配膀胱的神经过度兴奋，膀胱内灌注辣椒素可以增加最大膀胱容量，减少膀胱的不随意收缩，对储尿期逼尿肌过度活动效果显著。

排尿期逼尿肌反射减弱以尿潴留为主要症状。α1肾上腺素受体阻滞剂可通过增加膀胱血流来改善膀胱的局部缺血，增加膀胱敏感性，降低膀胱出口阻力，减少残余尿，从而促进膀胱排空。此外，高血糖是感染的易感因素，合并有反复下尿路细菌性感染时，合理的抗生素应用是必要的。

4. 外科手术（三级机构）　保守治疗无效且严重影响生活质量的患者，可考虑外科手术干预改善尿失禁症状及恢复受损的肾功能，如选择性阴部神经阻滞和骶神经电刺激。

第八节　骨关节系统疾病的小便功能障碍

一、颈椎病

颈椎病是中老年常见的功能障碍疾病，近年有发病率升高且发病呈现年轻化的趋势。其中脊髓型颈椎病是由于颈椎的退化，如骨质增生或椎间盘突出症，直接压迫脊髓而产生脊髓的刺激症状和神经变性，易导致大小便功能障碍。脊髓是控制逼尿肌和尿道内、外括约肌功能活动的初级排尿中枢所在，也是将膀胱尿道的感觉冲动传导至高级排尿中枢的上行神经纤维，以及将高级排尿中枢的冲动传导至脊髓初级排尿中枢的下行神经纤维的共同通路[38]。脊髓的排尿中枢主要位于3个部分，即交感神经中枢、副交感神经中枢和阴部神经核，分别发出神经纤维支配膀胱和尿道。脊髓型颈椎病造成膀胱功能障碍的机理主要为脊髓的受损，尤其与锥体束、脊髓丘脑束以及脊髓后索相关性较大。脊髓型颈椎病的压迫严重程度不同，其临床表现和尿流动力学结果都可能有一定差异。

（一）诊断评估

对于此类患者的评估，诊断方法与其他神经源性膀胱患者并无太多区别，包括：①临床评价：如排尿病史和排尿日记；②查体：感觉、运动及反射检查，特别强调鞍区的检查。③辅助检查：包括B超及影像学检查，如排尿性膀胱尿道造影、尿路超声检查、磁共振水成像检查等；④尿流动力学检查：如尿流率、膀胱测压、影像尿流动力学、压力－流率测定；⑤神经生物学试验：球海绵体反射、冰水实验等。

（二）治疗目标和原则

首要目标为保护上尿路功能（保护肾脏功能），确保储尿期和排尿期膀胱压力处于安全范围内。次要目标为恢复或部分恢复下尿路功能，提高控尿能力，减少残余尿量，预防泌尿系统感染，提高患者生存质量。

治疗原则包括：①首先要积极治疗原发疾病，在原发的神经系统病变未稳定以前应以保守治疗为主。②选择治疗方式应遵循逐渐从无创、微创、再到有创的原则。③单纯依据病史、症状和体征、神经系统损害的程度和水平不能明确尿路功能状态，影像尿流动力学检查对于治疗方案的确定和治疗方式的选择具有重要意义。制订治疗方案时还要综合考虑患者的性别、年龄、身体状况、社会经济条件、生活环境、文化习俗、宗教习惯、认知功能、家庭关系、潜在的治疗风险与收益比，结合患者个体情况制订治疗方案。④部分神经源性膀胱患者的病情具有临床进展性，因此对神经源性膀胱患者治疗后应定期随访，随访应伴随终生，病情进展时应及时调整治疗方案。

（三）治疗方案

1. 保守治疗方法

（1）行为训练：主要包括定时排尿和提示性排尿。定时排尿是指在规定的时间间隔内排尿，主要适用于由于认知或运动障碍导致尿失禁的患者，同时也是针对大容量感觉减退膀胱的首选训练方法。提示性排尿指教育患者想排尿时能够请求他人协助，需要第三方的协助方能完成。

（2）药物治疗：对于失禁型采用增加膀胱顺应性、调节膀胱颈和尿道阻力的药物；而对于潴留型则采用增加膀胱收缩力、降低膀胱颈和尿道阻力的药物。抗胆碱能药物是常用的可提高膀胱顺应性和降低排尿阻力的药物，但由于口干、眼干、便秘等副作用，往往使患者不能耐受，影响治疗效果，因此需寻求特异性更强、耐受性更好的新药。多数药物都是M3或合并其他M受体亚型的胆碱能拮抗剂，药物治疗的目标主要是控制神经源性膀胱过度活动，但同时也会降低逼尿肌收缩力导致残余尿量增多，因此部分患者需要加用间歇导尿。托特罗定、索利那新、奥昔布宁、盐酸曲司氯铵、盐酸丙哌维林对于治疗神经源性膀胱过度活动具有长期疗效[39]。这些药物有不同的耐受曲线，因此若一种药物无效或副作用过大，仍可尝试另一种该类药物。此外，如去氨加压素、钾通道开放剂、神经激肽受体拮抗剂等药物对于神经源性膀胱均有一定的治疗作用，去氨加压素（1-desamino-8-D-arginine Vasopressin，DDAVP）开始被常规应用，其舌下糖衣片剂型正在研究中，目前给药方法也在不断改进中。对于口服药物副作用不能耐受的患者，膀胱内给药不失为一种好方法，如膀胱内灌注奥昔布宁、局麻药盐酸丁聪卡因、C 神经纤维敏感性神经毒素—辣椒辣素及其类似物等，均有一定疗效[40]。

（3）导尿治疗：神经源性膀胱的导尿管理是常规方法，间歇导尿对于许多此类患者的治疗来说仍是主流方法。进行间歇导尿前，一些基本的膀胱尿道异常如逼尿肌不稳定、低顺应性、括约肌力量减弱、感觉丧失等必须被恰当地处理。间歇导尿包括无菌间歇导尿和清洁间歇导尿。清洁间歇导尿对于神经源性膀胱患者近期和远期都是安全的，无菌间歇导尿更有助于减少泌尿系统感染和菌尿的发生。应训练患者及其家属进行间歇导尿，推荐间歇导尿时使用润滑剂以避免尿道损伤等并发症的发生。留置尿管、尤其是长期留置尿管已很少使用，但对一些特殊病例也可以应用。对于神经源性膀胱患者而言，原发神经系统疾病急性期短期留置尿管是安全的。长期留置尿管或膀胱造瘘均有较多并发症，因此长期留置尿管或膀胱造瘘的患者每年至少随访 1 次，随访内容包括尿流动力学检查、肾功能检测、全尿路影像学检查。

2. 神经调节和神经电刺激

（1）骶神经前根刺激（sacral anterior root stimulation，SARS）和骶神经调节术（sacral neuromodulation，SNM）。

1）骶神经前根刺激：用以诱导一次能够导致膀胱排空的膀胱收缩，从这种意义上说，在下运动神经元完整的脊髓损伤（spinal cord injury，SCI）患者中，SARS 是一种真正意义上的"膀胱起搏器"[41]。目前 SARS 在临床上仅用于与完全性骶神经去传入术相结合来进行：完全性骶神经去传入术即对所有能够将传入冲动输送进入 S2—S4 骶髓节段的传入背侧神经根进行外科横断。只有这种后根切断术，才能够将膀胱由低顺应性的反射亢进状态转换为高顺应性的无反射状态，允许膀胱在低压力状态下能够连续储存大量尿液，达到控尿和保护上尿路功能的目的。Brindley 研究出一种刺激系统，其将电极放置于硬膜内的双侧骶神经前根，或去传入术也在硬膜内进行，电刺激的能量通过一个体外的脉冲发生器发出，经过无线电传输后由埋植于体内皮下的天线所接收，进而传递到电极。理论上讲，SARS+ 完全性骶神经去传入术相结合的观念已成为脊髓损伤患者下尿路功能康复的一种理想方法，能够达到改善排尿、控尿和顺应性的效果，约 80% 患者可以获得足够的膀胱收缩产生有效排尿，但术后要加强对上尿路的随访，因为该治疗具有一定并发症，如：完全切断骶神经后根导致患者残存的勃起和射精功能损害、便秘症状加重、电极装置故障、电极植入部位感染和疼痛、脑脊液漏等。

2）骶神经调节术：SNM 用于治疗下尿路功能障碍已有 30 多年历史，其效果主要是由能够将传入冲动输送入 S2-S4 骶髓节段，和（或）脑桥排尿中枢的 δ 髓鞘传入神经纤维的电活动来实现的[42]。因此，SNM 主要被用于治疗那些具有能够达到中枢神经系统的完整感觉传入通路的特发性排尿功能障碍，如运动型及感觉型急迫性尿失禁、逼尿肌收缩无力等。适应证为急迫性尿失禁、严重的尿急尿频综合征和无膀胱出口梗阻的原发性尿潴留。目前美国 FDA 尚未将神经源性膀胱列入适应证，但研究提示，SNM 对于部分神经源性膀胱也有治疗作用。SNM 具有双向调节作用，它可以恢复尿路控制系统内部兴奋与抑制之间的正常平衡关系，其作用机制尚未完全阐明。SNM 的治疗作用可能通过传入和传出两条途径实现。在运动型急迫性尿失禁患者中，临床有效率达到70%~90%。在尿潴留患者中也可以获得相似的疗效。骶神经调节术分经皮穿刺骶神经调节测验和刺激装置永久置入两阶段。测验期间通过排尿日记和症状改善程度评估疗效，测验 7~10 天，如观察指标或患者主观症状改善 50% 以上，即可进行刺激装置的永久置入。主要并发症有电极置入部位感染、疼痛、电极移位、电极被包裹纤维化等。目前双导程的置入装置已经问世，因此可进行双侧或两个节段的骶髓传入神经电刺激，以增加临床效果。当前的研究主要集中于可调节的电流特征或不同的电极设计，以进一步改善疗效。

（2）阴部神经调节：由起自 S2-S4 神经根的躯体纤维组成，是支配盆底肌肉、尿道外括约肌、肛门括约肌和盆腔器官的主要神经。近 20 年来，不断有学者寻找各种方法直接刺激阴部神经，目的在于获得对盆底功能障碍有益的效应。最近，两种新的微创阴部神经调节方法被描述，为临床广泛应用带来了生机。一种方法采用骶神经刺激器，方法与骶神经电刺激大致相似。经会阴入路或后方入路，局麻下经皮穿刺置入尖端倒刺电极。不同的是，要进行神经生理学监测以指导电极进入正确位置，即阴部神经管，尽可能靠近阴部神经。如果测验有效即尿失禁次数改善超过 50%，则二期置入脉冲发生器。另一种方法是慢性阴部神经刺激方法，采用 bion（一种自带电池、远程控制、电流可调、整合电极的微型神经刺激器），大小为 28 mm×3.3 mm，重 0.7 g。亦先进行筛选，采用穿刺针和外部脉冲发生器，进行尿流动力学检查。如果膀胱反射容积或测压容积增加 50% 以上，适合置入 bion。上述两种方法均为微创，技术相对简单，初步研究效果可靠，副作用轻微，患者耐受良好，有良好的应用前景。

（3）盆神经电刺激：主要用于治疗膀胱收缩无力。经手术暴露盆神经，将环圈状电极悬挂在神经干上进行电刺激；但临床患者常同时伴尿道外括约肌收缩，因而实际使用价值有限。

（4）盆底肌肉电刺激：目的是促进盆底肌肉的反射性收缩，教育患者如何正确收缩盆底肌肉并提高患者治疗的依从性。对于盆底肌及尿道括约肌不完全去神经化的患者，使用经阴道或肛门电极进行盆底肌肉电刺激，通过增强盆底肌肉的力量可以治疗压力性尿失禁，或通过激活神经通路，抑制逼尿肌收缩，以达到治疗急迫性尿失禁的目的。盆底电刺激结合生物反馈治疗可以在增加盆底肌肉觉醒性的同时使肌肉被动收缩，多数学者认为效果满意。

（5）逼尿肌直接电刺激：既往通过手术将电极埋置于逼尿肌内进行电刺激。由于电极移位、纤维化、侵蚀等问题，使临床应用受限；但经尿道的膀胱腔内刺激（intravesical electrical stimulation，IVES）值得临床应用。IVES 是一项在皮质或外周神经不全损伤的患者中，能够诱导和改进膀胱感觉，增强排尿反射的技术[43]。IVES 主要用于治疗逼尿肌收缩无力，只有当逼尿肌与大脑皮质之间的传入神经通路完整，并且逼尿肌尚能收缩，膀胱腔内电刺激才可能有效。IVES 取决于技术细节，必须进一步研究。

3. 外科治疗　大多数神经方面的疾患能够诱导膀胱和尿道功能障碍，包括：逼尿肌过度活动或活动低下、导致梗阻的逼尿肌 – 括约肌协同失调（detrusor external sphincter dyssynergia，DSD）、导致尿失禁的括约肌张力减弱，多种病变共存可对膀胱尿道功能产生综合影响。外科处理必须以完整的尿动力学为基础，常用手术治疗方法可以分为扩大膀胱容量的术式和增加尿道控尿能力的术式两大类[44]。

（1）扩大膀胱容量的术式：包括 A 型肉毒毒素膀胱壁注射术、自体膀胱扩大术、肠道膀胱扩大术等。该类术式的目的在于扩大膀胱容量、抑制逼尿肌过度活动、改善膀胱壁顺应性，为膀胱在生理安全的压力范围内储尿和排尿创造条件，从而降低上尿路损害的风险。术式的选择要遵循循序渐进的原则。神经源性膀胱过度活动经保守治疗无效，但膀胱壁尚未纤维化的患者可首选 A 型肉毒毒素膀胱壁注射术。肉毒毒素注射无效或没有条件反复注射的患者还可选择自体膀胱扩大术。膀胱壁已经发生严重纤维化、膀胱挛缩、合并重度膀胱输尿管反流的患者则首选肠道膀胱扩大术[45]。

（2）增加尿道控尿能力的术式：任何增加尿道控尿能力的术式都会相应地增加排尿阻力，当神经源性括约肌力量减弱导致尿失禁时，增加尿道阻力可以通过人工尿道括约肌置入术、尿道周围填充剂注射术、尿道悬吊术、股薄肌尿道肌肉成形术等方法来加以提高。尿道周围胶原注射的持久性较差，已被其他填充剂、球囊置入或尿道悬吊术所取代。在实施该类手术前应通过尿流动力学检查明确膀胱的容量、稳定性、顺应性、收缩能力，以及是否存在膀胱输尿管反流、肾积水等上尿路损害。排尿障碍的处理包括增强逼尿肌收缩力及降低流出道阻力。对于骶髓上脊髓损伤患者，当逼尿肌活动低下为主要问题时，逼尿肌活动的增加可以通过骶神经前根刺激来获得，其可以电刺激排尿、电刺激诱导勃起和改善肠道功能。另一种方法是逼尿肌成形术[46]，该类术式包括腹直肌转位膀胱重建术、背阔肌转位膀胱重建术等，应用于逼尿肌无反射的神经源性膀胱患者，其主要机制为腹直肌或背阔肌转位后，利用腹直肌或背阔肌收缩及腹压增高的力量排尿。目前仅有该类手术近期效果成功的报道，在施行该手术前必须解决尿道阻力过高的问题。对于流出道阻力高的男性患者，可以通过电刀或激光进行尿道括约肌切断术、尿道括约肌支架置入术，或将 BTX–A 直接注射入尿道外括约肌等来降低尿道阻力，手术治疗后再配合阴茎套导管或阴茎夹管理尿失禁。女性患者可采用留置尿管或耻骨上膀胱造瘘的方式。未来研究应集中于电刺激技术的改进和逼尿肌成形术来增强已经减弱的逼尿肌功能；但当 DSD 成为主要问题时，括约肌支架置入术或 BTX–A 注射术以其微创性和可逆性，可能比括约肌切断术更可取。

二、腰椎间盘突出症

腰椎间盘突出症引起的脊髓损伤是导致神经源性膀胱的重要病因之一。椎间盘突出是椎间盘的退行性变性导致脊髓或神经根损伤而引起的运动和感觉症状，是骨科的常见病和多发病，也是腰腿痛最常见的原因。腰椎间盘突出症的诊断是根据病史、临床、症状、体征和影像学检查综合分析得出的。按照北美脊柱协会对该病的命名，椎间盘突出这个概念包括椎间盘膨隆、椎间盘突出、椎间盘脱出和椎间盘游离这 4 种病理类型，造成腰椎间盘突出的原因主要有：劳损、外伤、寒冷潮湿、不恰当的肌肉收缩等。腰椎间盘突出的平面多发生于活动的脊柱和固定的骶骨交接处，因此处活动度大，承受的压力最大，椎间盘容易发生退变和损伤，故以 L4–L5 和 L5–S1 椎间盘发病率最高。据国内外报道，这两个椎间盘突出占椎间盘突出总人数的 90% 以上。

排尿相关的神经及其传导通路包括：脊髓排尿相关中枢（脊髓逼尿肌中枢、脊髓阴部神经中枢、胸腰交感神经中枢）、排尿相关的高级神经中枢（大脑额叶逼尿肌中枢、大脑顶叶阴部神经感觉运动区）、神经中枢连接及传导通路，以及盆神经节等。腰椎间盘突出导致的脊髓损害通过损害脊髓初级排尿中枢或损害其神经通路，从而引起神经源性膀胱尿道功能障碍，进一步可导致膀胱输尿管反流，增加泌尿系统感染和上尿路损害的机会，甚至肾功能衰竭。

对于此类患者的评估诊断和治疗原则，与其他神经源性膀胱患者并无太多区别，详见之前相关章节。

三、髋部骨折

髋部骨折患者大多数为老年患者，常需要留置尿管，但有部分患者在拔除尿管后会出现排尿困难，发生尿潴留，若治疗不当，可导致膀胱过度膨胀，造成永久的逼尿肌损伤。留置尿管会增加患者痛苦和感染的机会，降低患者康复信心，严重影响患者功能的恢复，延长住院时间，增加患者经济负担。

（一）髋部骨折患者发生尿潴留的原因

1. 麻醉作用　骨科手术多在麻醉状态下进行，在麻醉药物的持续作用下，会阴部和排尿低级中枢、盆腔骶神经受到抑制，排尿反射被阻断，患者对膀胱充盈敏感度丧失或减弱，但术后麻醉作用完全消失时，由于膀胱持续过度膨胀引起暂时性膀胱功能障碍，膀胱壁平滑肌暂时失去有效收缩能力，且在术后短时间内不能完全恢复，导致尿潴留的发生。研究显示，麻醉时间越长、越深，排尿反射障碍越明显，尿液越不易排出。

2. 环境、排尿体位改变　老年患者髋部手术后均需卧床和患肢制动，处于被动体位，排尿体位由原来站位或蹲位改为卧位，由于患者不适应这种排尿体位而发生尿潴留，而且腹肌无力、腹压降低，逼尿肌收缩力减弱，排尿反射尚未完全建立，如术前未接受相应的卧床排尿训练则更容易导致尿潴留的出现。此外，老年患者由于对医院周围环境的陌生感等，出现便秘后也可导致尿潴留。

3. 心理因素　骨折患者多因急性创伤而入院，行急诊手术者尚未做好充分心理准备，而行择期手术患者因生活能自理而忽视相应的术前练习，加上高度紧张、焦虑、恐惧和害羞等心理以及对陌生环境的不适应，导致膀胱括约肌痉挛加重而引起尿潴留的发生。部分患者由于害怕术后伤口裂开而不愿或不敢用力排尿，也可能出现尿潴留。

4. 术后疼痛　髋部手术患者术后切口的剧烈疼痛可反射性引起尿道括约肌痉挛，疼痛也可不同程度影响腹壁肌和膈肌收缩运动，造成腹内压下降而影响正常排尿。此外术后切口的剧烈疼痛带来严重不适感，造成患者不主动排尿而引起膀胱充盈过度。上述因素均可造成患者排尿无力而导致尿潴留的出现。

5. 留置导尿管护理不当　导尿管的留置是老年患者髋部骨折手术术后常规护理措施之一，但部分患者拔管后可发生尿潴留。资料显示约 18.5% 的术后留置导尿管患者拔管后出现尿潴留。导尿管留置期间护理不当、不恰当的牵引而损伤尿道黏膜致尿道炎症或水肿，排尿时因疼痛而害怕排尿，造成膀胱过度充盈而出现尿潴留。导尿管的留置改变了患者正常排尿模式，暂时阻断排尿反射，造成拔管后的正常排尿反射在短时间内无法恢复，引起尿潴留。

（二）髋部骨折所致尿潴留的治疗

髋部骨折术后以尿潴留、排尿困难为表现的下尿路症状，强调对症状进行快速有效的控制，除药物干预外，首先应加强疾病教育和患者的心理疏导。其次，应嘱患者注重生活习惯的优化，如：改善饮水习惯（对于夜间尿量过多者可适当减少晚餐后液体摄入量），避免咖啡因、酒精的摄入等。此外，需采取必要的膀胱功能锻炼（有急迫症状者应嘱其有意识的憋尿，分散注意力，避免频繁上厕所，以提高膀胱容量）、学会二次排尿（残余尿量较多者）和排尿后尿道挤压（排尿后滴沥者）等方法。症状控制的同时，尽可能确认病因予以治疗，以期延缓疾病进展，防治并发症。

四、椎体骨折

老年椎体骨折常见于严重骨质疏松症，以及外伤、跌倒等应力性损伤，常发生于脊柱活动范围大与活动度小的变动处，其中胸腰段（胸 11– 腰 1、2）的骨折最为常见，易造成脊髓损伤，导致储尿、排尿功能障碍。脊髓是控制逼尿肌和尿道内、外括约肌功能活动的初级排尿中枢所在，也是将膀胱尿道的感觉冲动传至高级排尿中枢的上行神经纤维，和将高级排尿中枢的冲动传导至脊髓初级排尿中枢的下行神经纤维的共同通路。脊髓的排尿中枢主要位于 3 个部分，即交感神经中枢、副交感神经中枢和阴部神经核，分别发出神经纤维支配膀胱和尿道。脊髓型颈椎病造成膀胱功能障碍的机理主要为脊髓的受损，尤其与锥体束、脊髓丘脑束以及脊髓后索相关性较大。脊髓型颈椎病的压迫严重程度不同，其临床表现和尿流动力学结果都可能有一定差异。

（一）诊断评估

对于此类患者的评估诊断方法与其他神经源性膀胱患者并无太多区别，包括：①临床评价：如排尿病史和排尿日记；②查体：感觉、运动及反射检查，特别强调鞍区的检查；③辅助检查：包括 B 超及影像学检查，如排尿性膀胱尿道造影、尿路超声检查、磁共振水成像检查等；④尿流动力学检查：如尿流率、膀胱测压、影像尿流动力学、压力 – 流率测定；⑤神经学试验：球海绵体反射、冰水实验等。

（二）治疗目标和原则

详情参考第八节内容。

（三）治疗方案

详情参考第八节内容。

五、髋膝骨关节炎

老年人常因髋膝骨关节炎导致移动受限，均可在短期内诱发急性尿潴留或尿失禁，产生下尿路储尿、排尿功能障碍，影响相关器质性疾病的功能恢复。

（一）诊断评估

对于此类患者的评估诊断方法与神经源性膀胱患者并无太多区别，包括：①临床评价：如排尿病史和排尿日记；②查体：感觉、运动及反射检查，特别强调鞍区的检查，③辅助检查：包括 B 超及影像学检查，如排尿性膀胱尿道造影、尿路超声检查、磁共振水成像检查等；④尿流动力学检查：如尿流率、膀胱测压、影像尿流动力学、压力 – 流率测定；⑤神经学试验：球海绵体反射、冰水实验等。

（二）治疗目标和原则

详情参考颈腰疾病章节。

（三）治疗方案

详情参考颈腰疾病章节。

第九节 心肺系统疾病的小便功能障碍

流行病学研究表明，下尿路功能障碍不同的临床症状与 COPD 相关。Hirayama 等报道年龄 >40 岁的男性 COPD 患者尿失禁发病率为 10%。其中 63% 的男性发展为急迫性尿失禁[47]。女性 COPD 患者可能会出现 5.6 倍压力性尿失禁的风险，在另一项以社区为基础的研究发现，21% 的女性 COPD 患者每周经历过至少一次尿失禁[48]。COPD 通过引起支气管黏膜的病理变化以及慢性咳嗽时腹内压增加导致下尿路功能障碍。慢性咳嗽直接引起盆腔肌肉乏力而加重尿失禁。常见的 COPD 治疗药物，如 β 受体激动剂、抗胆碱药、糖皮质激素等也可能影响下尿路功能。

老年人肺癌发病率逐年升高，与肺癌相关的围手术期制动、放化疗以及肿瘤晚期的神经系统转移等[49]，均可导致下尿路储尿、排尿功能障碍，影响患者生存质量。

老年冠心病患者无论是急性心梗制动、避免用力，还是慢性稳定型冠心病心肺体适能下降，均可出现下尿路功能障碍[50]。经皮冠状动脉介入治疗是治疗冠心病的有效措施，包括桡动脉入路（transradial approach，TRA）及股动脉入路（transfemoral approach，TFA）两种方式。若采取 TFA 介入，为防止穿刺局部出血形成血肿，术后通常需要制动术侧下肢 12 ~ 24 h。下肢制动与腹带压迫可能导致患者出现尿潴留、排尿不畅，而排尿习惯改变、心理紧张、术后焦虑、男性前列腺增生等也是导致术后出现排尿困难的主要原因。由于需要大量饮水排泄造影剂，排尿困难的情况也越发突出，给患者带来生理与心理不适。若排尿不畅，刺激血管迷走反射，可导致心动过缓、心动过速等各种类型的心律失常。

针对围手术期可能存在的排尿困难，应在术前指导患者进行排尿训练，教会患者在床上排尿，术后及时督促、协助诱导患者排尿，鼓励患者多饮水。对于尿潴留患者，可以使用温水冲洗患者会阴部、热毛巾热敷腹部、让患者听流水声、按摩膀胱等诱导排尿的方法，必要时可行导尿术。

老年慢性心律失常 - 心力衰竭患者因体力活动受限，心肺体适能下降，也可出现下尿路功能障碍[51]。下尿路功能障碍的评估，无论是尿失禁、尿潴留还是排尿障碍，或者是下尿路症状的其他症状，应遵循从病史体征入手为基本评估方法，需进一步鉴别或无法确认再行各种实验室检查的基本临床方法[52-53]。

第十节　老年肠道和大便功能障碍概述

老年人肠道和大便功能障碍主要包括便秘和大便失禁两大常见现象。

目前较为公认的便秘定义为：排便次数减少，粪便干硬和（或）排便困难。一般人群便秘患病率为 20%～30%，患病率随患者年龄增长而增加，据报道，社区和养老院老年人群患病率分别高达 50% 和 70%[54]。因此，慢性便秘作为老年人常见病、多发病，严重影响老年患者生活质量。与中青年人相比，老年人便秘有其独特的表现，如何从老年人患病率随患者年龄增长而增加的特点出发，更科学、更全面地评估和处理老年便秘是每个从事老年医学的医生都会面临的问题。

除老年人生理机能衰老导致结肠收缩力降低和传输时间延长引起慢传输型便秘为代表的各型慢性功能性便秘，及全身器质性疾病或异常继发便秘外，不当用药、液体摄入过少、膳食纤维摄入过少、活动量不足、不适宜的排便环境、自身对社会支持利用情况等因素也是诱发老年人便秘的重要因素，但这些因素通过适当管理，多数是可以改变的。

老年人发生脑血管病、帕金森病、阿尔茨海默病、糖尿病周围神经病等神经系统疾病时，常会伴发便秘，以帕金森病尤为显著，其专有名称为"神经源性肠道"，处置上有其特殊性。

如果以每月至少出现两次大便失控或污及内衣作为大便失禁的诊断标准，有报道表示 65 岁以上正常老年人群中发生率可达 11%（男性）与 13%（女性），而老年患者中高达 32% 存在大便失禁，是正常人的 12 倍[55]；另有数据显示，45 岁以上的女性大便失禁的发生率是同年龄男性的 8 倍。直肠肛管括约肌压力和顺应性的改变是老年人大便失禁的重要病理生理基础[56]。

老年人大便失禁病因中，居于前列的分别为[57]：肠易激惹综合征、直肠容量和顺应性下降（如直肠内肿物或免疫性疾病）、直肠感觉功能不全（多见于中枢神经病变者或糖尿病周围神经病）、肛管括约肌或盆底肌功能失常（老年女性主要失禁的原因之一）。大便潴留和粪便嵌塞也是导致大便失禁的常见原因，主要是内括约肌松弛引起液体粪便的泄漏[58]。

在中老年妇女中，最常见的自发性大便失禁具体原因不明，可能是分娩产程延长或长期排便费力导致支配盆底肌的会阴神经和骶神经损伤引起，阴道分娩同时也可损伤骨盆底和括约肌，从而引起肛门失禁。大便失禁也与肛门括约肌、耻骨直肠肌功能障碍和直肠储粪、感觉功能障碍有关。

老年人轻度大便失禁大部分通过保守治疗即可获得满意的疗效。虽然有多种治疗方法应用于大便失禁治疗，但是目前尚未证明出哪一种是低并发症且长期有效的治疗措施，这一现状使得大便失禁更加难以管理。而重度大便失禁通常是由于括约肌解剖结构或神经功能破坏所致，多需更为积极的外科治疗。

第十一节　肠道和大便功能障碍介绍及原因

一、便秘、慢性便秘的基本概念及病因

便秘是以排便不满意或（和）便次减少、粪便干硬和（或）排出障碍为主要症状的一组功能性症状。一般人群的便秘患病率为 20%～30%，便秘在人群各年龄段均可出现，但患病率随年龄增大而呈进行性增加趋势。

作为一种常见的老年综合征，慢性便秘目前主要根据罗马Ⅳ（Rome Ⅳ）标准和患者主诉（chief complaint）进行诊断，即诊断前症状出现至少 6 个月，其中至少近 3 个月有症状，且至少四分之一的排便情况符合下列 2 项或 2 项以上：排便费力感、干球粪或硬粪、排便不尽感、肛门直肠梗阻感和（或）堵塞感、甚至需手法辅助排便，且每周排便少于 3 次。老年人慢性便秘不仅常见，且患病率随增龄进行性增加，多项以社区为基础的大规模流行病学调查研究结果显示，慢性便秘的患病率在 60 岁及以上老年人群中为 15%～20%，84 岁及以上可达 20.0%～37.3%，在接受长期照护的老年人中甚至高达 80%[60]。

总体而言，引发便秘的病因分为三大类。第一类，为结直肠和肛门本身的功能性或器质性疾病；第二类，为全身器质性疾病导致的继发性便秘；第三类，各种影响排便功能的药物。另外，液体摄入过少、膳食纤维摄入过少、活动量不足、不适宜的排便环境、自身对社会支持利用情况等因素也是诱发便秘及老年人便秘的重要危险因素。

二、大便失禁基本概念及病因

大便失禁指不能自主控制液体和固体粪便，而肛门失禁则还包括了不能控制气体粪便。肛门括约肌、肛管直肠角、顺应性的直肠、直肠肛管感觉以及由痔静脉丛形成的肛管垫（cushion）都参与排便的控制，这些机制的任一异常均可导致大便失禁。基于失禁的机理，大便失禁分为急迫性大便失禁（有排便感，但不能保留粪便）与被动性大便失禁（在失禁发生前没有排便意识）[61]。

大便失禁的发生率由于定义和研究人群不同差异较大，大便失禁的中位发生率为 7.7%（2%～21%）。随着年龄的增长发病率呈上升趋势，且男女发病率相似，分别为 8.1% 和 8.9%，但就生理性失禁而言，女性发病率要高于男性，早年有报道显示，45 岁以上女性大便失禁的发生率约为同年龄男性的 8 倍。大便失禁的危险因素包括高龄、腹泻、急便感、尿失禁、糖尿病和激素疗法，其中激素疗法会增加绝经后妇女大便失禁的风险。

肛门括约肌功能障碍、直肠顺应性异常、感觉减退、粪便性状改变或出现多种异常都会导致大便失禁，大便失禁通常是多因素引起的，因为这些异常通常同时存在，任何轻微的损伤均不会导致肛门失禁，还有其他代偿机制维护控便功能。

急迫性大便失禁通常有外括约肌薄弱、直肠储粪功能减退和直肠高敏感性，而被动性大便失禁通常有内括约肌薄弱。

肛门括约肌薄弱是由于创伤性或非创伤性因素引起。非创伤性原因包括神经源性，如糖尿病、脊柱损伤或侵袭性疾病（如系统性硬化症），创伤性多由于产伤或肛门手术（如痔、瘘和肛裂手术）引起。如阴道分娩引起的肛门括约肌撕裂或阴部神经损伤也会引起大便失禁，可以在分娩后立即发生，也可以在分娩很多年以后发生；引起产伤性大便失禁的危险因素包括使用产钳、高体重婴儿、产程长和胚胎枕后位。但也不是所有的肛门括约肌撕裂会引起大便失禁，只有29%伴有括约肌缺损的初产妇是有症状的[62]。

引起直肠感觉减退的很多疾病也会发生大便失禁，包括糖尿病、痴呆症、脊膜脊髓膨出、多发性硬化症和脊柱损伤。直肠顺应性降低会导致便次增多和急便感，主要是直肠储粪功能减退，即使肛门括约肌功能正常，也会发生肛门失禁。引起直肠顺应性减退的相关疾病包括溃疡性直肠炎、放射性直肠炎和直肠切除术后。大便潴留和粪便嵌塞也是导致成人大便失禁的常见原因，主要是内括约肌松弛引起液体粪便的泄漏，导致成人大便嵌塞的因素包括精神障碍、行动障碍、直肠的低敏感性、液体和膳食纤维摄入不足[63]。

自发性大便失禁也是中老年妇女最常见的，原因不明，可能是分娩产程延长或长期排便费力引起支配盆底肌的会阴神经和骶神经损伤引起的，也与肛门括约肌、耻骨直肠肌功能障碍和直肠储粪、感觉功能障碍有关。

第十二节　生理性肠道和大便功能障碍介绍（衰老引起）

一、老年慢性便秘[64]

因年龄增加、机体衰老导致的生理性便秘，主要指慢性功能性便秘，此类便秘也是老年人最常见的便秘类型，根据患者的肠道动力和直肠肛门功能改变的特点分为4个亚型。

（1）慢传输型便秘（slow transit constipation，STC）：老年人结肠动力减退，易发生慢传输型便秘，其特点是结肠传输时间延长，进食后结肠高振幅推进性收缩活动减少，主要表现为排便次数减少、粪便干硬、排便费力。这可能与STC患者神经元和神经递质异常、卡哈尔间质细胞和神经胶质细胞减少有关，也可能与结肠黏膜氯离子通道功能障碍、氯离子通道与跨上皮细胞膜的氯离子和液体转运有关。此型盆底肌功能正常。

（2）排便障碍型便秘（defecatory disorder）：即功能性排便障碍，既往称为出口梗阻型便秘，是指那些只在排粪过程中才表现出来的一系列功能异常的便秘。包括：耻骨直肠肌痉挛、肥厚、粘连；肛管内括约肌痉挛、肥厚；直肠黏膜内脱垂；直肠前突；盆底及会阴异常下降；小肠或乙状结肠内疝；盆底痉挛综合征。主要表现为排便费力、排便不尽感、排便时肛门直肠堵塞感、肛门部疼痛、排便费时、甚至需要手法辅助排便等，此型便秘在老年人中亦多见。患者在排便过程中腹肌、直肠、肛门括约肌和盆底肌肉不能有效地协调运动，直肠推进力不足，感觉功能下降，从而导致直肠排空障碍，此型盆底肌功能异常。

（3）混合型便秘：患者同时存在结肠传输延缓和肛门直肠排便障碍的双重表现。

（4）正常传输型便秘（normal transit constipation，NTC）：多见于便秘型肠易激综合征（constipated irritable bowel syndrome，IBS-C），腹痛、腹部不适与便秘相关，排便后症状可缓解，老年人较少见。发病往往与精神心理异常等有关。此型结肠运行和盆底肌功能均正常。

慢性功能性便秘的评估参见第十四节。

由于慢性功能性便秘多为轻中度便秘，且无器质性病因，因此治疗上多主张保守治疗与非药物治疗。其中改进生活行为方式是基础，包括摄入足够的水分和膳食纤维、多运动、建立规律的排便习惯；配合中医中药治疗、精神心理治疗、健全社会支持、认知治疗（合并轻度认知功能减退者）和生物反馈治疗（无认知减退者）。如选择药物，慢性传输型便秘首选容积性或渗透性泻药，无效时加用促动力药物，避免长期应用刺激性泻药；排便障碍型便秘患者可短期口服润滑性药物，如甘油、液体石蜡等，或进行灌肠导泻治疗；混合型便秘者，常需联合用药，可先用灌肠剂（必要时手法辅助排便）清除宿便，然后在改进生活方式前提下，选用容积性或渗透性泻药加促动力药；正常传输型便秘者，尤其有认知或心理评估异常者，建议予以认知功能训练、心理干预或药物治疗，同时增加社会支持。

二、老年单纯大便失禁[65]

大便失禁是一种盆底功能障碍性疾病，多呈现进行性加重，常令患者具有羞辱感，伴随着老年人身体功能的退化，肛门括约肌在肌纤维数目和收缩力量方面呈现加速退化的过程。临床报道显示大便失禁具有老年人群发病率较高、女性高于男性的特点，患病率为0.4%～20.7%。葛静等对北京地区3058名成年女性问卷调查，报道显示大便失禁的患病率为1.28%，且随年龄的增加而呈逐渐升高的趋势。Chassagne等对疗养院中1186名老年人问卷调查，发现大便失禁的患病率为20%。因此，可以说中老年妇女自发性大便失禁是老年人群中较为突出的、与衰老有关的生理性大便失禁，其原因不明，可能是分娩产程延长或长期排便费力引起支配盆底肌的会阴神经和骶神经损伤引起的，也与肛门括约肌、耻骨直肠肌功能障碍和直肠储粪、感觉功能障碍有关。

单纯的大便失禁发病机制较为单一，根据病因可分为损伤型和肌肉退化萎缩型，诊断及治疗相对容易，但临床常见的大便失禁更多的是盆底多器官与肌群的结构与功能紊乱，如康复干预等保守治疗效果不佳，往往需手术改善功能，但疗效持续性也不甚理想，复发率较高。

无论是慢性便秘还是大便失禁，都呈现为随年龄增长而患病率增加的趋势，因此，文献中较少讨论老年人与非老年人大便功能障碍方面的差异。

有研究报道[66]，就慢性便秘而言，功能性便秘的病因中，中年组（41～64岁）、老年组（65岁以上）的低纤维素饮食、进食量减少、滥用泻剂比例较青年组（18～40岁）显著增加，而饮食不规律、长时间抑制便意、排便不专注、工作或生活压力大的比例较青年组显著减少。器质性便秘病因中，中年组、老年组结直肠息肉或肿瘤、伴随疾病、长期服用药物的比例较青年组显著增加。中年组、老年组女性发生焦虑和抑郁的比例较青年组显著增加，而男性患者各年龄段发生焦虑和抑郁的比例无差异。

大便失禁在年龄上的差异表现为：青少年期主要因先天性疾病引发，如脊柱裂；中青年期女性多与阴道产伤有关，男性则与不当性生活方式更为相关，如肛交；中老年期则与器质性疾病的增加相关，特别是直肠肛门本身疾病术后导致括约肌受损和神经系统退行性疾病增多有关。

第十三节　老年人病理性肠道和大便功能障碍及原因

一、老年期器质性疾病导致的慢性便秘[67]

器质性疾病导致老年慢性便秘的原因分为两类，一类为肠道本身疾病所致；另一类为全身系统疾病所致，如帕金森病为代表的中枢神经系统疾病、糖尿病周围神经病变和（或）自主神经病变、肌肉病变、心脏疾病、电解质紊乱等。

器质性疾病相关性便秘的治疗原则是：积极治疗原发疾病，尽量减少或解除可引起便秘的诱发因素，缓解老年人便秘症状（表3-13-1）。

表3-13-1　导致老年人慢性便秘的常见器质性疾病

分类	相关疾病
肠道疾病	肿瘤、憩室病、痔疮、肛裂、炎症性肠病、腹壁疝、肠扭转、肠结核、直肠脱垂、直肠膨出、腹腔肿瘤或其他外压性疾病所致肠梗阻、既往有炎症性/外伤性/放射性或手术所致的肠道狭窄、盆腔或肛周手术史等
神经系统疾病	脑血管疾病、多发性硬化、帕金森病、外伤或肿瘤所致脊髓损伤、自主神经病变、认知障碍、痴呆等
肌肉病变	淀粉样变性、硬皮病、系统性硬化症等
电解质紊乱	高钙血症、低钾血症、高镁血症等
内分泌和代谢疾病	糖尿病、甲状腺功能减退症、甲状旁腺功能亢进症等
心脏疾病	充血性心力衰竭等

本表引用自：中华医学会老年医学分会.老年人慢性便秘的评估与处理专家共识[J].中华老年病研究电子杂志，2017，4（2）：7-15.

二、老年期器质性疾病导致的大便失禁[68]

大便失禁最常见的表现是被动性大便失禁、急迫性大便失禁或混合性大便失禁。74岁以上、患有COPD和癌症史（皮肤癌除外）的女性患大便失禁的风险更大。与男性大便失禁显著相关的因素有慢性腹泻、抑郁症、独居、前列腺疾病等[69]。导致老年大便失禁的器质性疾病原因，按其病理生理机制可大致分为四大类：第一，以粪便成分异常为特点的一类疾病，如老年人感染性肠病、因便秘滥用泄剂等；第二，以直肠容量和顺应性下降为特征的一类疾病，如因各种原因手术切除部分肠管（结肠、直肠、肛管）；

第三，直肠感觉功能不全，此类以累及各种中枢神经系统，或感觉性神经病变致肛门失禁为主要特点；第四，肛管括约肌或盆底肌功能失常，包括括约肌解剖缺陷和支配盆底肌群的各种神经性病变，如糖尿病性神经病，其中经阴道产伤和痔疮切除或肛瘘术后所致括约肌受损是最常见的原因。肛门括约肌功能障碍在男性中并不常见，但直肠感觉受损在男性中比女性更常见[70]。

第十四节 肠道和大便功能障碍评估

一、慢性便秘的评估[71]

老年人慢性便秘的综合评估，从干预角度考虑可分为两类，即危险因素评估和临床评估。

（一）危险因素评估

1. 液体摄入 液体摄入不足是便秘的危险因素。当每天摄入的液体总量（包括食物内水分）少于 1.5 L 时，肠道内水分不足，粪便干结，容易导致便秘。已便秘者症状无法缓解，粪便长时间滞留于直肠，便秘症状加重。老年人口渴感觉功能下降，即便体内缺水也不一定会感到口渴，可以根据老年人尿量、尿液颜色、皮肤弹性与口唇黏膜的干燥程度判断是否缺水，督促老年人及时补充水分。

2. 饮食情况 与年轻人相比，老年人的饥饿感较小，食欲下降，这可能与多肽 YY 激素产生有关。由于疾病限制，或由于牙齿缺如、松动，咀嚼与吞咽功能减退，老年人所摄入的食物往往过于精细，膳食纤维摄入不足（<25 g/d）。膳食纤维起增加粪便容积与软化粪便的作用，且可以刺激肠壁，促进肠道蠕动，缺乏膳食纤维容易导致粪便量减少，肠蠕动频率下降，结肠传输时间延长，造成便秘。

3. 活动量 部分老年人心肺功能下降，或因下肢骨折、髋膝骨关节炎等原因，活动受到限制，便秘风险增加。坐轮椅、长期卧病在床或存在躯体移动障碍也会限制老年人的运动时间与运动方式。如果长期缺乏运动、活动量过低，个体的肠道蠕动功能减退，结直肠推动能力下降，粪便滞留于肠管无法排出，若滞留时间过长，粪便内的水分被肠道重新吸收，导致粪便更干结，诱发、加重便秘。运动量过低也会造成膈肌无力、腹肌萎缩，气短乏力也不利于排便。活动量过低相关的便秘在衰弱以及久病卧床、久坐不动的老年住院患者中最为常见。

4. 环境因素 不适宜的排便环境可能诱发或加重便秘。因此，如厕环境需要安静隐蔽、设施便利，排除如厕路径上的障碍物，保持地面干燥防滑，厕所门容易开启和关闭，厕纸和垃圾桶放置于患者可触及的位置。如果在床上排便，则需要拉好床帘，保护患者隐私。

5. 精神心理因素 老年人常同时面临多病、丧偶、独居等问题，也可能存在较强的病耻感，出现焦虑、抑郁、紧张等不良情绪，对老年人群的生活质量造成巨大的负面影响。精神心理因素会影响胃肠道的感觉、运动和分泌功能，通过对副交感神经的抑制，钝化排便反射，诱发或加重便秘。部分老年患者由于疾病或躯体功能障碍，需要在床上使用便盆排便，不熟悉的排便方式可能使患者不适应，甚至产生抗拒心理，虽有便意却不愿排便。也有患者同时患有肛裂等肛门疾病，因为疼痛而不敢排便。有老年人因为行动不良，需要照护者陪同如厕或他人协助排便，不熟悉的陪同者可能使患者产生羞耻心理，诱发便秘。临床上可采用焦虑自评量表、抑郁自评量表等工具对患者的精神心理因素进行评估，并尽量选择患者熟悉的、容易获取患者信任的人员陪同患者如厕。长期使用抗抑郁药可能干扰机体乙酰胆碱的正常代谢，抑制肠道的自主神经活动，导致胃肠蠕动减缓。

6. 社会支持　其包括客观支持和主观支持。客观支持泛指物质上、经济上、政策上的直接援助以及配偶的关爱、子女的关怀、病友的陪伴等；主观支持指患者在情感上主观感受到受尊重、被支持、被理解。社会支持还包括患者对社会资源的利用情况与程度。与老年人其他慢性疾病一样，老年人慢性便秘与社会支持关系密切，增加社会支持可以降低老年人便秘的发病率；慢性便秘患者生活质量和社会支持及对支持的利用度呈正相关，可以通过社会支持评定量表初步判断患者是否缺失社会支持。

针对老年慢性便秘的危险因素，在社区层面进行初级预防是极其重要的。社区护士的主要职责是对社区居民进行老年便秘相关危险因素的宣传，基于社区建立社区老年人便秘管理库，针对高危老年人提供早期预防性康复训练与每周一次的定时评估，针对中低危老年人提供每月一次的电话随访。

（二）临床评估

1. 便秘症状与严重程度　包括排便习惯、排便次数、排便困难程度、排便伴随症状（如腹胀腹泻、腹痛、胸闷气短、头晕头痛等）。根据便秘的严重程度及对患者生活的影响程度，便秘可被分为轻度、中度与重度。①轻度：便秘症状较轻，不影响日常生活与社会参与，可通过调整饮食与排便习惯、增加活动量、短时间用药、增强腹肌与肛门括约肌训练等方式恢复正常排便；②重度：便秘症状重、持续时间长，严重限制患者的生活与工作，需要使用药物或通过手术进行治疗，药物或手术治疗可能难以奏效，临床上有"难治性便秘"一称，专指药物与非手术治疗无效，需要通过手术治疗的便秘；③中度：介于轻度与重度之间。

2. 粪便性状　主要包括排出粪便的颜色、形状、质地、重量、气味、是否有黏液及脓血组织等。

患者便秘评估量表（patient assessment of constipation，PAC）由两个互补的部分组成：评估症状与严重程度的便秘患者症状自评量表（patient assessment of constipation-symptoms，PAC-SYM）和评估生活质量的便秘患者生存质量自评量表（patient assessment of constipation quality of life questionnaire，PAC-QOL）。PAC-SYM 共有 12 个项目，评估 3 个领域：大便症状、直肠症状和腹部症状以及整体评分，采用 5 分 Likert 量表进行评分（表 3-14-1）；PAC-QOL 则可以全面测评便秘患者的生存质量（表 3-14-2）。粪便性状可采用"Bristol 粪便形态分型"进行评估（1 型：分散的硬块，似坚果；2 型：腊肠状，但成块；3 型：腊肠状，但表面有裂缝；4 型：似腊肠或蛇，光滑柔软；5 型：软团，边缘清楚；6 型：绒状物，边缘不清，糊状便；7 型：水样，无固状物）。

表 3-14-1　便秘患者症状自评量表（PAC-SYM）

以下列出了可能存在的问题，请仔细地阅读每一条，然后根据最近 1 个月内下述情况，在每个问题后标明该题的程度得分。

症状		严重程度				
		无	轻微	中等程度	严重	非常严重
粪便性状	粪质坚硬	0	1	2	3	4
	粪量少	0	1	2	3	4
直肠症状	排便次数减少	0	1	2	3	4
	排便费力	0	1	2	3	4
	排便疼痛	0	1	2	3	4
	排便不尽感	0	1	2	3	4
	有便意而难以排出	0	1	2	3	4
	直肠出血或撕裂	0	1	2	3	4
	直肠烧灼感	0	1	2	3	4
腹部症状	胃痛	0	1	2	3	4
	腹部痉挛疼痛	0	1	2	3	4
	腹部胀满	0	1	2	3	4

表 3-14-2　便秘患者生活质量量表（PAC-QOL）

本量表反映过去两周内便秘对您日常生活的影响。请按每个问题，选择回答。

下列问题与便秘的症状有关。在过去的两周中，下列症状的严重程度或强度……	一点也不	有一点	一般	比较严重	非常严重
	1	2	3	4	5
1. 感到腹胀？	□	□	□	□	□
2. 感到身重？	□	□	□	□	□

下列问题关于便秘与日常生活，过去的两周里有多少时间……	没有时间	偶尔	有时	多数时间	总是
	1	2	3	4	5
3. 感到身体不舒服？	□	□	□	□	□
4. 有便意但排便困难？	□	□	□	□	□
5. 与他人在一起感到不自在？	□	□	□	□	□
6. 因为便秘吃的越来越少吗？	□	□	□	□	□

下列问题关于便秘与日常生活，过去的两周里，下列问题的严重程度和强度……	一点也不	有一点	一般	比较严重	非常严重
	1	2	3	4	5
7. 必须关心吃什么	□	□	□	□	□
8. 食欲下降	□	□	□	□	□

续表

下列问题关于便秘与日常生活，过去的两周里，下列问题的严重程度和强度……	一点也不	有一点	一般	比较严重	非常严重
	1	2	3	4	5
9. 担心不能随意选择食物（如在朋友家）	☐	☐	☐	☐	☐
10. 出门在外，因如厕时间太长而感到不自在	☐	☐	☐	☐	☐
11. 出门在外，因频繁去卫生间感到不自在	☐	☐	☐	☐	☐
12. 总是担心改变生活习惯（如旅行、外出门等）	☐	☐	☐	☐	☐

下列问题与便秘的感觉有关。过去两周内，下列症状出现的时间频率……	没有时间	偶尔	有时	多数时间	总是
	1	2	3	4	5
13. 感到烦躁易怒	☐	☐	☐	☐	☐
14. 感到不安	☐	☐	☐	☐	☐
15. 总是困扰	☐	☐	☐	☐	☐
16. 感到紧张	☐	☐	☐	☐	☐
17. 感到缺乏自信	☐	☐	☐	☐	☐
18. 感到生活失去控制	☐	☐	☐	☐	☐

下列问题与便秘的感觉有关。过去两周内下列问题的严重程度和强度……	一点也不	有一点	一般	比较严重	非常严重
	1	2	3	4	5
19. 为不知何时排便而担心	☐	☐	☐	☐	☐
20. 担心不能够排便	☐	☐	☐	☐	☐
21. 因不排便而影响生活	☐	☐	☐	☐	☐

下列问题关于便秘与日常生活。过去两周中，下面症状出现的时间频率……	没有时间	偶尔	有时	多数时间	总是
	1	2	3	4	5
22. 担心情况越来越糟	☐	☐	☐	☐	☐
23. 感到身体不能工作	☐	☐	☐	☐	☐
24. 大便次数比想象的要少	☐	☐	☐	☐	☐

使用说明：

患者便秘评估量表（PAC），由两个互补的部分组成：评估症状与严重程度的便秘患者症状自评量表（PAC-SYM）和评估生活质量的便秘患者生存质量自评量表（PAC-QOL）。

PAC-SYM 共有 12 个项目，评估三个领域：大便症状、直肠症状和腹部症状以及整体评分，采用 Likert 5 级评分法进行评分，是评估成人患者便秘症状的高度可靠和有效的工具。

PAC-SYM 不涉及排便频率，在没有 PAC-QOL 的情况下使用 PAC-SYM 时，还应询问排便频率。

3. 便秘相关器质性疾病 甄别可能引起便秘的器质性疾病，包括大肠癌、大肠息肉、大肠粘连、代谢性疾病，也有可能是肝癌、胰腺癌压迫肠道引起便秘。应该仔细询问患者病史与家族史，特别是结直肠息肉与癌症、炎症性肠病等，配合体检和必要的辅助检查，对于疑似肛门、直肠病变的患者，可通过结肠镜与影像学检查寻找病因。便血、贫血、食欲下降、体重减轻、腹痛、腹部包块、便秘腹泻交替等是器质性疾病的报警征象，应着重观察。

4. 共病与全身状况 由于老年人寿命较长，多具有"高龄""失能""慢病化"的特点。老年人器官衰退、功能减退，常处于多种慢性疾病共存的状态。虚弱（grail）是一种常见的老年综合征，是指随着年龄增长，个体多个系统、器官与组织的生理储备功能（特别是免疫系统、代谢、神经肌肉）退行性下降到接近阈值时的一种状态或一组症状。虚弱患者应激能力差，外界较小的刺激即可引起临床事件的发生，甚至导致一系列连锁反应。共病状态是老年人虚弱的潜在危险因素，据统计，80岁以上老年人衰弱的患病率高达20%~40%，患者情绪低落、易感到乏力疲倦，对事物缺乏兴趣，生活质量下降、跌倒、失眠、骨折、心血管意外、谵妄、感染的发生率明显升高，自理能力下降，更需要依赖他人照顾护理。健康老年人肠内粪便转至直肠的时间一般小于5天，但虚弱老年人消化功能减弱，肠道蠕动能力降低，运动相对不足，转运时间可长达8天乃至更久。此外，老年人的膈肌、腹肌、肛提肌、结肠平滑肌等与排便相关的肌肉收缩能力普遍下降，排便动力不足；盆底结构的老化、直肠前突、直肠黏膜脱垂以及老年女性会阴下降等局部结构的改变，也是导致老年人尤其是老年女性慢性便秘高发的原因之一。

5. 用药情况 仔细询问患者的用药情况，包括可能导致药物性便秘的药物（如抗胆碱药、抗精神病与抗抑郁药、铁剂钙剂、钙通道阻滞剂、抗肿瘤药物、利尿剂、非甾体抗炎药等），这些药物可以引起胃肠功能失常，导致药源性便秘。滥用泻药也是老年人群发生便秘的一大重要原因，应该仔细询问患者使用泻药的类别、剂量、剂型与频次。长期服用泻药，尤其是刺激性泻药，可能损伤肠肌间神经丛，导致结肠对肠内容物刺激的反应性降低，结肠运动功能孱弱，甚至失去自行排便的功能，即所谓"泻药结肠"。开塞露是一种有效成分为甘油的缓泻剂，但长期使用会产生药物依赖，导致直肠敏感性下降，不能产生便意。部分老年人过度依赖番泻叶等刺激性泻药，由于番泻叶导泻能力过强，老年人年老体虚，会"越泄越虚"，增加跌倒风险，并不适合使用，且长期使用番泻叶甚至会引起"结肠黑变病"。

6. 认知功能状况 老年便秘患者认知障碍的发生率高，且便秘会随着患者认知障碍的发展而加重。因此，了解患者的认知功能状况，有利于制订个体化的便秘干预措施。可以使用简易智力状态评分量表评估患者的认知功能状况，具体量表及内容请参考相关书籍。

7. 体格检查 包括全身检查、腹部检查和肛门直肠检查，注意有无腹部压痛、腹部包块等。直肠指检尤为重要，不仅可了解有无粪便嵌塞、肛门狭窄、直肠脱垂、直肠肿块等病变，还可了解有无矛盾性或不松弛性的耻骨直肠肌运动。

8. 筛选检查 血常规、粪常规和隐血试验应作为老年便秘患者的常规检查和定期随访的指标之一。对严重慢性便秘或有报警症状的老年患者应进一步行大肠镜、血生化、甲状腺功能等检测以及相关影像学检查，明确便秘是否为器质性疾病所致。疑为功能性便秘患者可行肠道动力和肛门直肠功能检测，包括结肠传输试验、肛门直肠测压、球囊逼出试验等，还可行肛门直肠（或盆底肌）表面肌电测量等。对老年患者尤其是对高龄患者，或者有重要脏器疾病、活动不便的老年患者，应充分考虑和评估患者对筛选检查的接受程度和可行性，避免过度检查。

神经源性肠道的特定检查方法详见相关章节。

二、大便失禁的评估

大便失禁的诊断相对较为简单，大部分患者可以通过询问病史、直肠指检、肛门直肠压力测定、腔内超声及排粪造影等检查进行确诊，必要时可行神经电生理和 MRI 等检查辅助佐证。

1. 病史　结合患者的性别、年龄，详细询问患者有无中枢神经障碍与损伤、肛门疾病与手术史、外伤损伤肛管直肠环史、多次孕产史、认知障碍等。研究表明，女性，特别是有多次孕产史的女性[69]，更易发生大便失禁，绝经也是大便失禁的独立危险因素[70]。大便失禁患者如清洁、护理不当，常出现会阴部、骶尾部肛周皮肤受损，粪便长期浸润皮肤，刺激黏膜，甚至表现为压力性损伤，也有可能造成上行性尿路感染与阴道炎。该类并发症不仅给患者生理上带来疼痛与不适，同时使患者畏惧出门与社交，生活质量严重下降。目前，有关大便失禁的报道较少，但随着老龄化程度的加深，其发病率逐渐升高。大便失禁常伴随严重的病耻感，很多患者不会主动向医生报告存在失禁情况，问诊时也会模糊其词，所以要注意尊重患者，若患者出现回避，可以咨询其他相关症状，如腹泻、焦虑、盆腔器官脱垂、尿失禁等。

通常，临床医生可根据以下标准来判断肛门功能。

（1）根据患者的大便失禁程度结合美国克利夫兰诊所设定的大便失禁评分标准（Wexner scale），将其分为对气体、液体和固体的控制功能减退，以及是否伴有生活方式改变，是否需要衬垫等评分，分值越高提示大便失禁情况越严重（表3-14-3）。

表3-14-3　Wexner大便失禁评分标准

失禁情况	频率				
	从不	很少	有时	常常	总是
干便	0	1	2	3	4
稀便	0	1	2	3	4
气体	0	1	2	3	4
需要衬垫	0	1	2	3	4
生活方式改变	0	1	2	3	4

注：从不：0；很少：每月少于1次；有时：每月超过1次且每周少于1次；常常：每周超过1次，但每天少于1次；总是：每天超过1次。0分为正常，20分为完全性大便失禁。分值高低代表大便失禁的严重程度。

（2）根据 Williams[71] 标准来主观判断肛门功能。

A 级：固体、液体、气体均控制良好；B 级：仅气体失禁；C 级：气体失禁，偶尔少量污染衣裤，偶尔液体失禁；D 级：气体失禁，经常液体失禁，污染衣裤；E 级：固体失禁、经常液体失禁。

2. 直肠指检　直肠指检是美国结直肠外科学会强烈推荐的检查方法，分为肛外指检和肛内指检两部分，需要戴指套进行。肛外指检主要用于检查肛门外皮肤与皮下情况，用示指触摸肛周有无硬结与压痛，皮下有无瘘管及其走向。肛内指检需要在示指和肛门部位涂润滑油后，将示指深入患者直肠，嘱患者全身放松，张口呼吸，触摸肛门、肛管及直肠的各部分，感受肛门紧张度，正常肛门仅能伸进一根手指，而大便失禁患者肛门静息压、收缩压降低，肛门松弛，可进入 2 ~ 3 指。严重失禁患者在放松状态时肛门口自然开放，甚至出现"洞状"肛门，肠内容物无意识溢出。检查结束后，注意查看指套上有无血迹与黏液。直肠指检较为直接，但受检查者主观感受影响，难以量化。

3. 肛门直肠压力测定　肛门直肠压力测定是检测肛门直肠压力和直肠感觉功能首选手段，对大便失禁患者诊断具有决定性意义，大便失禁患者测压表现出肛门直肠的静息压、收缩压降低，直肠肛门抑制反射消失或直肠顺应性明显减弱等。

肛门直肠压力测定作为一种研究肛门生理病理、诊断疾病及判断直肠肛门功能的方法越来越多地得到应用。肛门直肠测压可以评估肛门内外括约肌的功能、直肠壁的感觉功能和顺应性，监测用力排便时盆底肌有无不协调性，是否存在直肠压力上升不足，直肠感觉阈值有无变化等。肛门直肠测压已经在临床上普遍用于便秘和排便障碍的诊断[72]，尤其对于功能性排便障碍的诊断具有重要价值。具体标准可参考如下[73]：受试者测压前无需服用泻药或灌肠治疗，有便意患者自然排便后即可受检，测定前 3 d 避免使用泻药或胃肠动力药。测定指标：①直肠肛门抑制反射：正常情况下直肠充盈 50 ml 时，肛门内括约肌松弛（压力下降 >10 ~ 15 mmHg），提示反射为阳性。如压力下降 <10 mmHg 则为直肠肛门抑制反射阴性，多为病理性。②肛管最大收缩压：受检者用力收缩肛门时持续约 60 s 肛管压力变化，儿童和成人为 30 ~ 190 mmHg。③肛管最长收缩时间：正常为 36 ~ 51 s。④肛管静息压：静息状态下距肛缘 2 ~ 3 cm 的肛管内测得的压力，一般为 13 ~ 54 mmHg。⑤直肠静息压：正常为 1.8 ~ 5.3 mmHg。⑥肛管长度：即肛管高压区的长度，将测压仪以 0.5 cm/s 的速度由内向外牵拉，压力曲线向上部分与基线的交点和向下部分与基线的交点之间的距离，正常成人为 32 ~ 41 mm。⑦直肠最小感觉阈值：受检者感知直肠被扩张的最小充气量。⑧直肠最大感觉阈值：引起受检者产生最大便意或疼痛的最大充气量，正常一般不高于 200 ml。⑨是否存在盆底肌痉挛综合征：模拟排便动作，排便动作时直肠压力上升，肛管压力不降反而上升为盆底肌痉挛综合征。

4. 腔内超声　腔内超声是一种可以直观判断肛门括约肌的完整程度的无创性检查手段，是检查大便失禁患者肛门括约肌结构缺损时是否需要外科干预的有效方法。腔内超声可以近距离观察瘘管的走行，评估狭窄层次，客观测量括约肌的厚度、缺损位置以及缺损比例，较为简便快捷。检查前患者要排空大便，以免大便产生回声，对超声造成干扰。腔内超声一般采用左侧卧位，屈髋屈膝，头部尽量向前倾，臀部靠近检查者，探头在润滑剂辅助下轻柔地探入肛门内 6 cm 左右（图 3-14-1）。

5. 动态排粪造影　借助放射技术动态观察盆底结构在不同状态下的变化，用以记录用劲排便时直肠和肛管的解剖，也可立即显示排便困难、隐性直肠脱垂和有生理学意义的直肠突出。通过肛直角和直肠黏膜像的变化判断是否因直肠脱垂、耻骨直肠肌功能紊乱或盆底结构变化引起的大便失禁（图 3-14-2）。

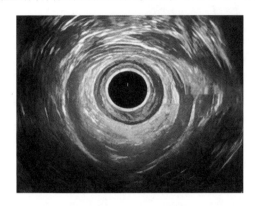

图 3-14-1　腔内超声

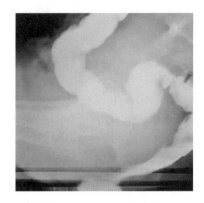

图 3-14-2　动态排粪造影

6. 神经电生理　阴部神经终末运动潜伏期测定及耻骨直肠肌和外肛管括约肌肌电图可以与肛管直肠压力测定一起作为大便失禁的标准过筛实验。通过观察阴部运动神经的反应速度来判定有无阴部神经损伤，如存在神经损伤，可发现潜伏期延长。肌电图检查可反映盆底肌肉和括约肌的生理活动，通过量化运动单位来评价外括约肌情况。用劲排便的正常反应是电活动静止及其肌肉松弛。某些排便紊乱患者反见用劲排便时上述肌肉运动活力增加或无变化，肌肉也不松弛。另外，单纤维肌电图黏膜电感觉实验有助于严重大便失禁的识别诊断。

7. 内镜检查　观察直肠黏膜的颜色，有无溃疡、出血、炎症、肿瘤、狭窄和窦道等情况。如克罗恩病长期伴随腹泻症状、直肠炎症、直肠狭窄、透壁性溃疡以及肠道切除史、长期的营养不良、抑郁状态等都使得患者较普通人群有着更高的肛门手术风险及致残率，肛门括约肌功能受损概率大大增加，更易发生肛门失禁。内镜检查可直接观察到肠的病变部位，可见节段性、非对称性的黏膜炎症、纵行或鹅卵石样改变，也可见肠腔狭窄和肠壁僵硬等。内镜检查有助于发现微小的和各期病变。

第十五节　肠道和大便功能障碍康复治疗

一、老年人慢性便秘的处理[71~74]

（一）生活方式调整

1. 足够的膳食纤维摄入　老年人群应定时用餐、少食多餐、细嚼慢咽，多食用富含膳食纤维与维生素的食物。膳食纤维分为可溶性膳食纤维和不可溶性膳食纤维，可溶性膳食纤维有助于增加粪便体积，增加结肠动力，预防与改善便秘，含可溶性纤维比例高的食物（如鲜嫩的瓜果蔬菜）口感好，适合老年人食用，但需注意不应该将冰箱中拿出的瓜果直接给老年人食用，以免造成腹泻。不可溶性膳食纤维则能直接刺激肠壁，推动粪便排出，但食物口感通常较差，而老年人牙齿缺如、咀嚼与吞咽能力下降，食欲降低，难以下咽，可通过加工与烹饪，使食物更细软、色香味俱全，吸引老年人食用。瓜果蔬菜、菌类、大豆、坚果与粗粮含有丰富的纤维素，中国居民膳食指南建议每日进食的食物中纤维的摄入量应在 2 ~ 30 g，但过量食用膳食纤维可能导致腹胀腹痛，加重便秘。因此，摄入膳食纤维应以"适量"为原则，可根据患者肠道对膳食纤维的适应程度，循序渐进地增加。

2. 合理的饮食结构　平素饮食组成、饮食成分比例结构与患者便秘的发生有极大的相关性。进食高蛋白饮食通常涉及高脂肪摄入，为了保持总热量水平合理，在蛋白质和脂肪增加时，必然相应减少其他食物，一般是降低碳水化合物和纤维的摄入，故而增加便秘的概率。Wong[75] 等发现米饭的摄入越少，便秘的发生率越高。Robson[76] 等发现液体摄入量少，也是引起便秘的独立因素。阐志超[77] 等通过调查发现每日饮水量少于500 ml 的人群便秘患病率高。除此之外，林征[78] 的研究中提出，老年人尤易患功能性便秘，究其根本原因在于老年人进食量减少，食物摄入不足，则对肠黏膜形成机械或化学性刺激不足，不能引发大脑皮层和神经中枢的调节反射，没有足够的粪便量，不能激起直肠兴奋，不产生便意而引起便秘。运动过少，久坐不动会导致腹部脂肪大量堆积，腹肌力量不强，也使得直肠下部及肛门部的肌肉功能减弱，从而影响肠道蠕动，诱发便秘。

3. 足够的水分摄入　摄入足够的水分有助于缓解便秘。由于老年人感觉功能下降，即使体内极度缺水，患者也不会感到口渴，因此，老年人应该养成定时、主动饮水的习惯，每日饮水量以 1500 ~ 1700 ml 为宜，推荐饮用 30° 以下的温开水，少喝或不喝饮料，每次 50 ~ 100 ml，但不推荐在夜间与睡前饮水，以免夜尿过多，干扰睡眠。

4. 合理运动　老年人运动过少、久坐不动的生活习惯会导致腹部脂肪大量堆积，腹肌力量不足，也使得直肠下部及肛门部的肌肉功能减弱，从而影响肠道蠕动，诱发便秘，应根据患者爱好，选择适合其活动能力的运动。由于老年人体适能下降，不适合剧烈运动，可以选择慢跑、散步等运动，以安全、不过度劳累为原则。运动时最好有照护者陪伴，避免跌倒损伤，若出现胸闷、气短、头晕、血压过高等情况，及时停止运动。太极拳、五禽戏、瑜伽等也是适合老年人的运动方式，可酌情推荐。对于活动障碍、长期卧床的患者，可以进行床上运动、床边活动，坐起、站立等简单动作对排便也有益。

5. 建立正确的排便习惯　大部分人排便都习惯在相对固定的时间，这提示排便可能也属于某种条件反射，因此规律作息、建立良好的排便习惯有助于便秘的改善。培养良好的排便习惯，与患者共同制订按时排便表，利用生理规律建立排便条件反射，每天定时排便。结肠活动在晨醒、餐后最为活跃，建议患者在晨起或餐后 2 h 内尝试排便，排便时集中注意力，减少外界因素的干扰。梁垫[79] 认为除了饮食、运动等因素外，不良的排便习惯亦是造成功能性便秘的原因之一。不良排便习惯包括：不良的排便姿势、不定时排便、忍便以及边排便边看报纸或玩手机等，如果因为排便习惯的不良经常拖延排便时间，可使排便反射减弱，引起习惯性便秘。

（二）药物治疗（表3-15-1）

1. 容积性泻药　其原理为通过增加粪便中的水分含量以及固态物，使粪便体积膨胀，刺激肠蠕动而增加排便次数。这是老年人慢性便秘的常用药物，代表药物有欧车前、麦麸、车前草、甲基纤维素以及聚卡波非钙。容积性泻药在肠道内不被吸收，尤其适用于日常饮食中膳食纤维摄入不足的患者。通过滞留粪便中的水分，增加粪便含水量和粪便体积，使粪便变得松软，从而易于排出，主要用于轻度便秘患者的治疗。用药过程中应注意补充适量水分，以防肠道机械性梗阻。粪便嵌塞、疑有肠梗阻的患者应慎用。该类泻药与华法林、地高辛、抗生素等同时服用时可能会影响后者的吸收。欧车前是国外使用最为广泛的容积性泻药，麦麸对中老年人功能性便秘的疗效与渗透性泻剂聚乙二醇相当，其在有效改善粪便性状的同时较少引起稀粪，安全性好[80]。此类药物在肠道细菌的作用下，分解后产生气体，产生剂量依赖性的腹胀和胃肠胀气，故应小剂量开始，缓慢增加。其药物副作用小，可以作为基础治疗长期服用[81]。聚卡波非钙片能在老年患者中安全使用，其活性成分是二乙烯基乙二醇交联丙烯酸共聚物的钙盐，为亲水性树脂，是一种吸水性的聚合物，具有极为独特的生物化学性质，在酸性环境下可以迅速脱钙，形成聚卡波非，而聚卡波非在酸性环境中可吸收10倍于自身重量的水分，在pH>4时膨胀率显著增加，在中性或弱碱性环境中可达自身重量的60～100倍。因此，它同时具有轻泻和止泻的作用。当便秘时，它吸收水分而膨胀，发挥容积性轻泻剂的作用；而腹泻时，它能够通过吸收肠腔内的水分而在肠腔内形成凝胶，改善粪便性状，从而减轻腹泻症状[82]。

2. 渗透性泻药　渗透性泻药进入肠道后，可以增加肠道渗透压，增加肠道水分与电解质，促使粪便软化，增加粪便体积，利于排出，适用于轻中度便秘患者，常用的药物有乳果糖、聚乙二醇以及盐类泻药（如硫酸镁等）。乳果糖还是一种益生元，有助于促进肠道有益菌群的生长，除少数患者因腹泻、胃肠胀气等不良反应需调整药物剂量外，一般可长期服用，特别适用于合并有慢性心功能不全和肾功能不全的老年便秘患者。聚乙二醇是一种不能被肠道消化吸收的长链高分子聚合物，不影响肠道pH值，且能通过氢键固定水分子，与乳果糖相比，其改善便秘症状的效果更为显著，且腹胀的副作用更小。同时，乳果糖含钠量极低，不会造成水电解质紊乱，可适用于合并有心脑血管病、糖尿病、肾功能不全等全身基础疾病的老年便秘患者。盐类泻药过量应用会导致电解质紊乱，老年患者（尤其是肾功能减退患者）慎用。

3. 刺激性泻药　包括比沙可啶、蓖麻油、蒽醌类药物（如大黄、番泻叶及麻仁丸、木香理气片、苁蓉润肠口服液、当归龙荟片、通便宁片等中成药）、酚酞等，比沙可啶可阻断由乙酰胆碱和组胺诱发的结肠收缩反应，外源性3',5'-环磷酰胺可阻断比沙可啶所诱发的收缩，表明比沙可啶的致泻作用可能是由于循环中3',5'-磷酸腺苷水平下调所致，且比沙可啶可降低收缩组织对其他致收缩物（如乙酰胆碱和组胺）的敏感性。比沙可啶可用于慢性便秘、慢性疾病需长期卧床或老年人便秘的治疗，亦可联合其他药物治疗便秘，如与促胃肠动力剂（如莫沙比利）联用治疗慢性功能性便秘效果显著，联合聚乙二醇4000可改善帕金森病患者的便秘相关症状、提高其生活质量[83]。刺激性泻药临床应用广泛，通便起效快，主要通过对肠肌间神经丛的作用，刺激结肠收缩和蠕动，缩短结肠转运时间，同时可刺激肠液分泌，增加水、电解质的交换，从而起到促进排便的作用。这类泻药虽起效快、效果好，但长期应用会影响肠道水电解质平衡和维生素吸收，可引起不可逆的肠肌间神经丛损害，甚至导致大肠肌无力、药物依赖和大便失禁。长期服用蒽醌类药物还可导致结肠黑变病。刺激性泻药作用强而迅速，但老年人相对来说体虚体弱，易发生跌倒等不良事件，且因存在前述不良反应，不主张长期服用，仅建议短期或间断性服用。酚酞因在动物实验中发现可能有致癌作用，已被撤出市场。

4. 润滑性药物　此类药物具有软化大便和润滑肠壁的作用，使粪便易于排出，包括甘油、液体石蜡、多库酯钠等，可以口服或制成灌肠剂使用。若采用润滑性药物制成的灌肠剂，可以 10 ~ 50 ml/ 次的剂量灌肠，润滑并刺激肠壁，软化粪便，特别适用于排便障碍型便秘（出口梗阻型便秘）以及粪便干结、粪便嵌塞的老年患者，安全有效。多库酯钠作为一种不易被吸收的阴离子表面活化剂，可促进粪便中水分与脂肪的紧密结合，进而起到改善粪便性状的作用，可用于无法用力排便患者的短期治疗。此类药物适用于年老体弱避免用力排便的患者，如老年人或合并高血压、心力衰竭、动脉瘤、痔疮等基础疾病的便秘患者，其副作用为长期服用可致脂溶性维生素 A、D、E、K 吸收障碍，还会引起肛口瘙痒、骨软化症。液体石蜡对于吞咽困难的老年患者还有因误吸导致吸入性肺炎的危险，应尽量避免口服。

5. 促动力药　目前常用的促动力药物有多巴胺受体拮抗剂和胆碱酯酶抑制剂伊托必利、5- 羟色胺（5-HT4）受体激动剂莫沙必利和普芦卡必利。体内及体外研究显示，伊托必利可促进结肠运动；临床研究显示，伊托必利单用或与乳果糖口服溶液合用，对慢性便秘，甚至脑卒中后长期卧床的老年慢性便秘患者有一定疗效。5-HT4 受体激动剂莫沙必利作用于肠神经末梢，释放运动性神经递质、拮抗抑制性神经递质或直接作用于平滑肌，增加肠道动力，促进排便，主要用于排便次数少、粪便干硬的慢传输型便秘患者。普芦卡必利是一种高选择性 5-HT4 受体激动剂，促进结肠蠕动，缩短结肠传输时间，而对胃排空和小肠传输无明显影响，可用于治疗老年人慢传输型便秘。国外研究认为，普芦卡必利与老年患者心血管不良事件无明显相关，安全性和耐受性良好，但缺乏在中国老年人群中的安全性研究资料。促动力药物常见的不良反应有腹泻、腹痛、恶心和头痛等。

6. 促分泌药　代表药物有鲁比前列酮、利那洛肽，通过刺激肠液分泌，促进排便。美国食品药品监督管理局（FDA）批准鲁比前列酮（lubiprostone）用于治疗成人慢性特发性便秘和女性成人肠易激综合征伴便秘，同时于 2013 年 4 月 23 日批准用于成人慢性非癌性疼痛患者因使用阿片类药物引起的便秘（opioid-induced constipation，OIC），使之成为第一个获准治疗该适应证的口服药物。鲁比前列酮是一种两环脂肪酸类前列腺素 E1 衍生物，可选择性激活位于胃肠道管腔侧表皮细胞膜上的 2 型氯离子通道（chloride channel-2，CIC-2），增加肠液的分泌和肠道的运动性，从而软化粪便、促进排便，减轻慢性便秘的症状，且不改变血浆中钠和钾的浓度。由于该药可绕过阿片类药物的抗分泌作用，所以对 OIC 有效[84]，目前中国尚未上市。利那洛肽是一种新型、口服肠上皮细胞鸟苷酸环化酶 C（guanylate cyclase-C，GC-C）激动剂。2005 年首个人工合成的 GC-C 激动剂利那洛肽在 I 期临床试验中证明了其可提升粪便硬度和质量[85]，于 2012 年被美国

FDA 和欧洲药品管理局批准用于治疗成人 IBS-C，于 2019 年在中国上市。已有多项随机、双盲临床试验结果[86~89]表明，利那洛肽治疗可明显改善 IBS-C 患者的腹痛、腹部不适和便秘等症状，提高了患者生活质量。利那洛肽的长期疗效在真实世界研究中得到了进一步证实，其长期的安全性也得到了肯定。目前利那洛肽可用于 IBS-C 患者的长期维持治疗[90, 91]。

7. 微生态制剂　研究表明，肠道菌群紊乱可参与慢性便秘的发生与进展。"脑—肠—菌"轴（brain-gut-bacteria axis，BGBA）作为胃肠病学的新概念亦可帮助阐释便秘的发病机制与临床表现。以脑卒中为例，若患者为急性脑卒中，其肠道微生物发生生态失调，肠道运动性降低，通透性增加，机会致病菌可以从肠腔内转移，从而导致远端器官的感染。肠道微生物群落的变化也会导致肠道内抗炎 T 细胞的扩张，这些细胞迁移到大脑，调节脑卒中后梗死的发展。BGBA 包括中枢神经系统、神经内分泌—神经免疫系统、自主神经系统、肠神经系统和肠道菌群[92]。中枢神经系统是胃肠道功能调控的高级神经中枢，能够接收内外环境变化时传入的各种刺激，整合后通过自主神经系统和神经内分泌系统的下丘脑—垂体—肾上腺轴将其调控信息传递给肠神经系统，或直接作用于胃肠道效应细胞，从而对胃肠平滑肌、腺体、血管起调节作用。胃肠道腺体、免疫细胞在以上神经调控作用下分泌胃肠激素、细胞因子，改变肠道环境，致使肠道菌群组成及功能变化。肠道菌群的变化又可以反过来引起神经系统和肠功能的改变[93]。

微生态制剂可改善肠道内微生态，促进肠蠕动，有助于缓解便秘症状，可作为老年人慢性便秘的辅助治疗。最近有荟萃分析报道，双歧杆菌三联活菌制剂与常规泻药联用可提高功能性便秘的疗效、降低复发率。

表 3-15-1　便秘治疗药物的循证医学评价

分类	药物	证据水平	推荐级别
容积性泻药	欧车前	Ⅱ级	B 级
	麦麸	Ⅲ级	C 级
	甲基纤维素	Ⅲ级	C 级
	聚卡波非钙	Ⅲ级	C 级
渗透性泻药	乳果糖	Ⅰ级	A 级
	聚乙二醇	Ⅰ级	A 级
刺激性泻药	比沙可啶	Ⅱ级	B 级
	番泻叶	Ⅲ级	C 级
软化剂	磺基丁二酸钠二辛酯	Ⅲ级	C 级
促动力药	普芦卡必利	Ⅰ级	A 级
促分泌药	鲁比前列酮	Ⅰ级	A 级
	利钠洛肽	Ⅱ级	B 级

8. 药物治疗时应注意的问题　①以生活方式调整（足够的水分及纤维素摄入、合理运动、建立良好的排便习惯等）为基础；②梯度用药，依次为容积性泻药或渗透性泻

药、促分泌药、刺激性泻药，在此基础上，可视病情需要联合用药：慢传输型便秘患者可加用促动力药物，出口梗阻型便秘以及粪便干结、粪便嵌塞者加用或首用灌肠剂等；③对轻度和中度慢性便秘患者，尤其是合并有高血压、心肾功能不全及虚弱的老年患者，应慎用含镁、磷酸、钠、钾等的渗透性泻盐，宜选用温和、安全的乳果糖等泻药，一种药物疗效不佳时，可联合应用通便药；④注意识别粪便嵌塞所致的假性腹泻，常发生于粪便嵌塞的老年虚弱患者，粪块长久嵌塞在直肠壶腹部，导致直肠壶腹部扩张、直肠括约肌松弛，粪块上部稀便自粪块周围间断或持续下泻。

（三）中医治疗

按照证候，中医将老年人慢性便秘分为肠道实热证、肠道气滞证、肺脾气虚证、脾肾阳虚证及津亏血少证等证型。中药（包括中成药制剂和汤剂）、针灸和推拿是我国人民千百年来治疗便秘的有效方法。与西医治疗相比，中医治疗有明显优势，可作为辅助治疗手段，不良反应及耐药性少，患者耐受程度高，但须谨防长期服用中药可能发生的药物性肝损伤以及其他不良反应。

临床中老年人便秘受很多因素影响。在中医病情辩证中，老年人因其素体虚弱，或由于饮食劳倦、过食生冷、情志失调、感受寒湿日久，导致肺、脾、肾等虚弱，脏腑渐衰，阴阳失调，阳（气）虚肠道传送无力，阴（血）虚肠道失于濡润，无力行舟。形成老年人便秘的特点是以虚为主，虚实夹杂。研究表明，老年人便秘的发病与人体气机升降失调密切相关，故中医以恢复气机升降平衡为治则。

1. 在中医理论之中，正常五脏六腑的气机升降是人体气机有序升降的重要因素，脾升胃降、肝升肺降起主导作用。而老年人随年龄增长，脏腑功能减退，气血津液亏虚，可致全身气机运动失调，血、津液输布失常，而引起大肠失传导，出现临床上大便困难、秘结等症状。

基于气机升降理论，治疗老年人便秘有以下方法。

（1）升脾清阳，降胃浊阴：脾胃功能的强弱在老年人便秘的治疗中起重要作用，临证用药可选四君子汤、补中益气汤之类加减，资脾胃衰退，复枢纽之功气机升降得复，气血津液化生，而大肠得润，传导得力则便秘方治。

（2）提壶揭盖，宣畅肺气：肺气清肃、宣发相互为用，宣发不畅可致清肃下降不利，大肠传导受阻。故宣肺降气之品如桔梗、苦杏仁、紫苏子等加减，益于老年人便秘治疗。

（3）调节情志，舒畅气机：肝喜条达而恶抑郁，七情治病伤肝化火，致肝损而疏泄无度，气机升降失调，津液耗伤，而致大肠传导障碍。因此，畅情志，疏肝气，则气机畅通，津液疏布利于肝气肃降。据《古今医鉴》所载，三和汤治七情之气结于五脏；也可选用四逆散、柴胡疏肝散、逍遥散等方加减，辅以疏肝理气通便之品。以中药疏调气机的同时，还应注重心理疏导，家人的关心爱护，医护人员的开导安慰，使之心和气顺，防情志致病。

2. 近年来，我国中医护理发展迅速，中医护理操作也广泛应用于临床。在老年人的便秘护理领域，中医护理以中医整体辨证观为指导，包含丰富的护理方法和技巧，现已逐步应用于临床康复治疗中。

临床上针对老年人便秘有以下中医护理干预方式。

（1）穴位按摩：参照 2012 年中华人民共和国国家标准中的"腧穴名称与定位"取穴后进行操作。

① 取中脘（人体上腹部，前正中线上，当脐中上 4 寸）、三阴交（小腿内侧，当足内踝尖上 3 寸，胫骨内侧缘后方）、足三里（髌骨下缘 3 寸，胫骨前嵴外一横指处）、支沟（前臂背侧，当阳池穴与肘尖的连线上，腕背横纹上 3 寸）等穴位。②或取归来（人体下腹部，脐中下 4 寸，前正中线旁开 2 寸）、天枢（于腹部，横平脐中，前正中线旁开 2 寸）以及支沟等穴位[59]。③针对不同便秘证者，可予对应穴位加减：热秘者，加内庭（于第二和第三根脚趾中间的缝隙尽处凹陷中）及合谷（手背第一、二掌骨间，当第二掌骨桡侧的中点处）；冷秘者，加关元（人体下腹部，脐中下 3 寸）及神阙（当脐中）；虚秘者，加气海（人体下腹部，脐中下 1.5 寸）；气秘者，加太冲（足背处，第一、二趾骨联合缘凹陷处）。

在整个穴位按摩过程中，需要注意的是：操作前请患者排空膀胱，取仰卧位，放松腹部，双腿呈半屈曲状态。护理人员用一手或双手手指进行穴位按压，若天气寒冷，应搓热双手后进行，避免寒冷刺激。操作过程中示指或拇指同步内旋或外旋按摩穴位，用掌部或指腹接触穴位相应部位。选穴应准确，按摩时轻微震动，从浅入深，由轻到重进行，以感到酸麻或有沉胀感为宜。每穴位按摩 3 ~ 5 分钟，每次按摩 20 ~ 30 分钟，宜选晨起空腹及晚餐后 2 小时进行，每日两次。

（2）葱白敷脐：便秘在中医理论中具有多种分型，如按虚实分型，其中虚证又有阴虚与阳虚，气虚与血虚的不同。此处提及的葱白敷脐，主要针对阳虚型便秘进行护理干预。

阳虚型便秘的主要症状为排便困难，大便干或不干，面色㿠白，腹中冷痛或腰膝酸冷，四肢不温，舌淡苔白，脉沉迟。葱白贴敷神阙穴具有调理便秘患者气机的作用，可温经通络、健脾补肾，促进胃肠蠕动恢复，促进大便的排出，达到治疗目的。

在距离脐周 3 cm 的腹部按顺时针的方向进行按摩，由中心往外加压按摩，按摩时用力要适度，且腹内有热感为宜，饭后 1 小时进行，早晚各一次，每次 3 分钟，平均以每分钟 15 ~ 20 次为宜。按摩毕，将 150 g 葱白捣碎（呈微糊状最佳），加 5 g 盐混匀后平铺于 8 cm×10 cm 纱布上制作葱白贴。将葱白贴敷于神阙穴位上，贴敷前需将局部的皮肤洗净擦干，穴位贴敷时用手按压片刻，使之完全贴于皮肤，放置 30 分钟后取下，将局部皮肤擦净（图 3-15-1，图 3-15-2，图 3-15-3）。

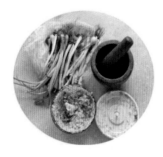 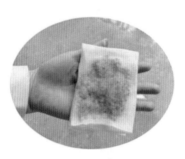 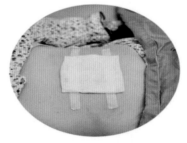

图 3-15-1　葱白敷脐　　　　图 3-15-2　葱白敷脐贴　　　　图 3-15-3　贴敷

（3）耳穴埋豆：我国历代医家对耳经络与耳穴的观察与实践由来已久，在中医发展的长河中可以找到大量的经验总结，包括：耳与脏腑经络结构的联系、生理病理的影响对耳穴的定位和功效等。

耳穴埋豆是根据耳穴与人体脏腑器官的关系而施用的一种治疗手段，通过王不留行籽作用在相应耳穴上持续不断地刺激，调理脏腑功能，畅达经络气血，达到扶正祛邪、祛除疾病的目的（备物见图 3-15-4）。

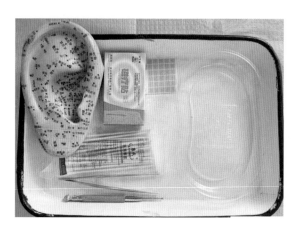

图 3-15-4　耳穴埋豆备物

此处以脑卒中后便秘的耳穴埋豆为例：①选穴：一般以大肠、三焦、腹、消化系统皮质下为主穴，根据证型加减，辅以脾、交感、肺、乙状结肠等配穴（图 3-15-5）。②操作：准确取穴，以探针刺激穴位，询问患者感受，以感到微微酸胀为宜。以 75% 酒精消毒后，将王不留行籽贴敷在相应耳穴，用指腹按压，感受热、胀、痛为宜。③健康指导：指导患者或家属，定时按压，每个穴位 30 秒，每日 4 次，按揉过程的感受以患者能耐受为度。④注意事项：贴敷过程中时刻关注贴敷部位情况，如有疼痛不能忍受、皮肤过敏或皮肤受损，应及时取下，并对症处理，安抚患者情绪。若无特殊不适，则告知患者隔日换取另一侧耳穴贴敷。耳穴埋豆隔日贴敷，两耳交替，连续治疗 2 周。

（四）精神心理治疗

加强心理疏导，提高患者对便秘的认知水平，使患者充分认识到便秘是可防可治的。良好的心理状态、睡眠及饮食习惯有助于缓解便秘，对有明显心理障碍的患者给予抗抑郁、焦虑药物治疗。精神心理因素引起的便秘尤以 IBS-C 为典型，IBS-C 通常被认为是一种慢性心身性疾病，不少患者存在心理障碍或者精神异常表现，症状发作受到精神因素影响，长期心理、精神异常可影响自主神经功能，导致胃肠运动和分泌功能失常，结肠运动功能紊乱。如果存在严重精神心理异常的患者应转至精神心理科接受专科治疗。

（五）健全社会支持

根据社会支持评估结果，动员家庭、社区、医院力量，依靠国家政策，适当增加社会资源，健全社会支持。老年患者由于自身能力不足（如无法使用智能手机获取信息、受交通限制无法到达指定医疗机构、无法理解社会提供的政策等），可能无法获取客观

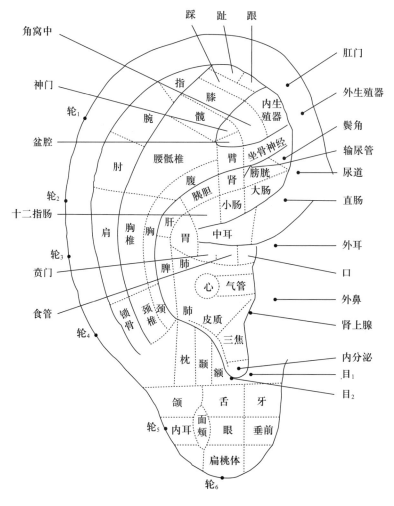

图 3-15-5　耳穴

存在的社会资源，应鼓励患者家属及其照护者开导、陪伴患者，社区及医院支持、指导患者，从而使患者能够充分使用社会支持系统。

（六）认知功能训练

对存在认知障碍的慢性便秘患者，应进行认知功能训练，包括时间及空间定向力训练、记忆力训练、注意力训练、语言沟通能力训练，不仅可改善认知功能，还间接增加了活动量、提高了日常生活能力，有利于便秘治疗，提高患者的生活质量。尤其是在护理模式方面，精神疾病患者病因复杂，存在认知障碍，对于治疗往往无法配合甚至具有抵触心理，因此针对性护理模式及认知功能训练得到了临床推广。精神疾病患者出现便秘症状与其日常服用抗精神病类药物有关，由于此类药物对肠液分泌有抑制作用，使肠道平滑肌、内脏过于松动，导致肠道蠕动速度过慢，影响正常排便。常规护理模式仅安排精神疾病患者集体进餐，过度关注躁动、拒食患者，未能从根本上分析精神疾病患者便秘的原因，给予针对性治疗，以至于护理效果不佳，难以缓解住院精神疾病患者的便秘症状。依据精神疾病患者便秘症状，从用药指导、健康宣教、排便训练、饮食指导、心理护理多个方面开展护理工作，使其更具针对性，帮助住院精神疾病患者了解便秘的原因，从运动、饮食、服药等方面进行干预，不仅使便秘症状得到了有效缓解，还能够避免患者因排便不畅滋生不良心理问题。

（七）生物反馈治疗

生物反馈治疗是指在仪器的协助下，将人体内部通常不能察觉的与心理生理过程有关的某些生物信息，如肌电活动、皮肤温度、心率、血压、脑电等生理信号加以放大，使其以视觉、听觉方式在仪器上显现出来，个体借助反应信息理解自身变化，并依据变化逐步学会在一定水平上随意控制和纠正这些活动的过程。该疗法的原理是声音和影像的反馈，通过对患者盆底肌肉的正确控制，训练其舒张和收缩功能，避免脑卒中后便秘的反复发生。生物反馈治疗主要包括压力介导的生物反馈和肌电图介导的生物反馈。受试者通过反复学习和实践，从而形成身体特定部位的自我控制能力，达到调整机体功能、防治疾病的目的。盆底生物反馈是生物反馈领域中的一个特殊分支，所采用的生物反馈技术包括水灌注间接测压法、同态测压法及表面肌电法等[94]。Birk 于1973 年首次报道生物反馈疗法，1974 年 Bleijenberg 首先将生物反馈用于临床。其机理是能有效降低外括约肌静息电位及纠正病理性外括约肌矛盾运动，改善肌肉力量和协调性。

生物反馈治疗具有非侵入性、易耐受等优点，两项随机对照研究显示，生物反馈治疗效果在传输型便秘中的治疗效果优于聚乙二醇，也优于安慰剂，但其作用机制和疗效还有待进一步研究。

通过反复训练患者排便时腹肌、盆底肌和肛门括约肌的适时舒张和收缩，可消除两者在排便过程中的矛盾运动，促进排便，尤其适用于排便障碍型便秘（功能性出口梗阻型便秘）。Wexner 认为[95]生物反馈治疗是出口梗阻型便秘的首选疗法，可持续改善患者的便秘症状、心理状况和生活质量，是该型便秘的一线治疗措施，生物反馈治疗成功与否的关键在于患者对治疗要领的掌握，因此不适用于有认知障碍的老年人群。

（八）结肠水疗

结肠水疗，又称大肠水疗、结肠途径治疗，是通过结肠水疗仪在结肠腔内建立起有效的透析治疗系统，同时也是经结肠给药和排毒的一种治疗方法。它的原理是将过滤、消毒过的灭菌水 8～10 L 通过肛门缓和重复地注入至结肠深处，配合专业的水疗师按摩将累积在结肠壁上的宿便进行软化、稀释，并刺激肠蠕动而促使粪便排出，同时利用结肠自身潜在的吸收和排泄功能清除滞留在肠腔内和肠黏膜上的有害代谢产物和毒素。另外通过反复灌注、排出，能使肠道机械性的扩张和收缩，训练肠道肌张力，改善结、直肠平滑肌的蠕动状况，促进肠道恢复自身运动能力（图 3-15-6）。

陈英[96]认为结肠水疗促进排便不是简单的机械刺激，而是影响了一系列复杂的神经反射所致，结肠壁内有黏膜下神经丛、肌间神经丛，肌间神经丛有结肠"小型脑"样作用。机械刺激引起肠腔黏膜神经冲动，通过黏膜下神经丛、肌间神经丛引起近端肠管收缩、远端肠管扩张，驱使肠内容物向外移动，并且水压对肠壁的充胀刺激可上传至大脑产生排便反射。配合具有针对性治疗疾病的药物，从而达到治疗多种疾病的目的，它是有别于口服、注射的一种全新无创伤的治疗途径。

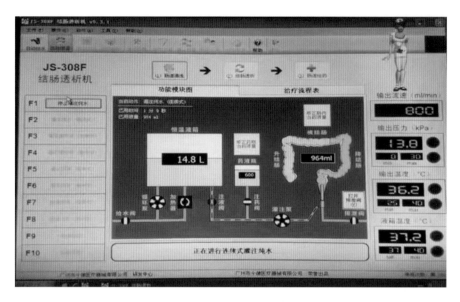

图 3-15-6　结肠水疗

结肠水疗应用于临床的优势包括：①结肠黏膜面积大，对药物的吸收迅速，吸收量大，从而使药物的作用能最大限度地发挥。②通过结肠给药避免了肝的首过效应。避免通过口服、注射的药物经肝肾代谢，减轻已出现肝功能、肾功能损伤的患者肝及肾的负担，从而起到保护肝肾功能作用。③利用先进技术设备，治疗过程可达高位结肠，能充分清洁肠道，使药物更充分地与肠壁接触、吸收，增加药物的治疗效果，且优于传统的直肠人工给药。④使用结肠途径治疗进行保留灌肠时，可达到高位结肠，能使药物流入乙状结肠的时间延长，延缓引起排便反射的时间，避免出现患者频繁排便现象，实现长时间保留灌肠，使药物更长时间的发挥治疗作用。⑤结肠途径治疗采用电脑自动控制程序与自动监测系统，充分保证了临床治疗的安全有效。近几年来随着技术的进步，越来越多专业医生认识到肠道水疗治病、排毒的重要性。有专家考虑在结肠水疗的过程中可加入甲硝唑、庆大霉素等，可杀灭有害菌，改善肠道环境，使之有利于有益菌群生长[97]。

（九）手术治疗

手术治疗主要用于经规范的非手术治疗无效的顽固性重度便秘患者。

1. 慢传输型便秘　手术治疗术式包括结肠部分或全部切除术，手术适应证包括（同时具备）如下。

①症状严重、病程长且对非手术治疗无效的慢性顽固性便秘患者；②结肠慢传输型便秘；③经放射学检查及测压研究证实无假性肠梗阻的便秘；④进一步排除可能引起便秘的腹部器质性疾病。

2. 排便障碍型便秘　主要针对直肠脱垂和直肠前突进行手术治疗。

①直肠脱垂目前多采用经肛门手术，如直肠黏膜纵行折叠术加硬化剂注射、吻合器痔上黏膜环切钉合术（procedure for prolapse and hemorrhoids，PPH）、直肠黏膜切除肌层折叠缝合术（Delorme 手术），近年开展的经肛门吻合器直肠部分切除术（stapled transanal rectal resection，STARR）操作简单，可切除直肠前突和直肠内脱垂部分直肠，

疗效较好。②直肠前突的手术治疗主要包括经直肠和阴道修补、PPH、STARR 等。

3. 存在耻骨直肠肌综合征 可选择经肛门或经骶尾入路的耻骨直肠肌部分肌束切断术，和闭孔内肌筋膜、耻骨直肠肌融合术，从根本上缓解由耻骨直肠肌痉挛引起的便秘症状。其实，在临床上真正需要手术治疗的顽固性便秘并不多见，如在美国，每年因慢传输型便秘需行手术治疗的患者仅 104 例。由于老年人手术风险大、术后并发症多，老年人慢性便秘患者采取手术治疗应持谨慎态度，术前必须充分权衡利弊。

（十）老年人慢性便秘的分型治疗

1. 慢性功能性便秘的治疗 改进生活方式是基础，包括摄入足够的水分和膳食纤维、多运动、建立规律的排便习惯。慢传输型便秘应首选容积性或渗透性泻药治疗，无效时可加用促动力药物，避免长期应用或滥用刺激性泻药；排便障碍型患者可短期口服润滑性药物如甘油、液状石蜡等或进行灌肠导泻治疗，无认知障碍者，可选择生物反馈治疗；混合型便秘者，常需联合用药，可先用灌肠剂（必要时手法辅助排便）清除宿便后，改进生活方式、选用容积性或渗透性泻药加促动力药。正常传输型便秘者尤其是有认知或心理评估异常的患者，建议给予认知功能训练及心理疏导或药物治疗，同时增加社会支持。

2. 器质性疾病相关性便秘 积极治疗原发疾病，尽量减少或解除可引起便秘的诱发因素，缓解老年人便秘症状。

3. 药物相关性便秘的治疗 首先尽量停用前述可引起或加重便秘的药物，如不能停用，则需同时服用合适的通便药。

（十一）老年人慢性便秘的分级处理

对于老年直肠运动功能障碍患者，需要根据患者功能障碍原因、类型、严重程度、认知情况、全身状况进行分级处理，同时不能忽略认知、心理情况、经济条件、社会支持的全方面评估（图 3-15-7）。

（1）一级治疗：适用于轻度到中度直肠运动功能障碍的患者。在详细询问患者病史的基础上，评估患者的生活与饮食习惯，增加必要的体格检查、肛门直肠指检、粪常规，若患者排便性状发生改变，则有必要增加大便隐血试验；若患者存在报警征象，则应该排除与治疗器质性疾病。对于轻、中度便秘患者，首先应进行生活方式干预，改变患者饮食习惯，增加水分与膳食纤维的摄入，指导患者增加运动，停止容易引起便秘药物的摄入，帮助患者养成排便习惯。若无法改善，可短期使用容积型泻药或渗透性泻药治疗，必要时辅以促动力药。对于大便失禁患者，也应该首先对患者的生活方式进行干预，增加盆底肌训练，停止易引起失禁药物的摄入，必要时可短期使用抗腹泻剂。

（2）二级治疗：对于一级治疗无效患者，应进一步评估，排除药源性与器质性的便秘与大便失禁，通过结肠传输试验、肛管直肠测压、球囊逼出试验、腔内超声等检查，判断患者功能障碍类型与严重程度，加强对患者肛周皮肤的护理，关注患者的心理与认知功能状态，减少焦虑情绪。在改进患者饮食运动习惯与排便习惯的基础上，可以联用通便药，短期使用刺激性泻药，帮助患者制订康复目标与计划，辅以生物反馈治疗。

（3）三级治疗：对于二级治疗无效患者，应再次进行全面的评估，必要时可会诊，引入多学科团队进行综合干预与治疗。此外，与膀胱运动功能障碍一致，可以对院内外

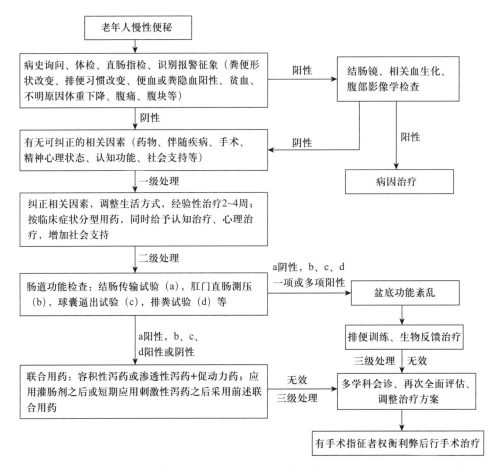

图 3-15-7 老年慢性便秘分级处理流程

患者进行全周期管理，最大限度恢复患者功能。

（十二）排便过程管理

1. 排便的准备工作

（1）环境准备：排便前，应提供隐蔽、安静的排便环境与充裕的排便时间，对于骨折、长期卧床患者，应训练患者在床上排便，拉好床帘，避免运动带来疼痛与损伤。对于在厕所排便的患者，应关注患者安全，嘱咐患者不要反锁厕所，定时确认患者清醒，避免在排便时发生跌倒、猝死等不良事件。

（2）患者准备：排便的最佳时间是早上起床后或早餐后20分钟，此时结肠运动顺畅，更容易排出大便。因此，应帮助患者养成良好排便习惯，每天固定时间排便，避开查房、治疗与进餐时间，无便意也可稍等，形成排便反射。由于便秘，部分患者可能存在惧怕排便的心理，即使有便意，也不进行排便，导致粪便堆积于肠内，肠道反复吸收水分与毒素，粪便干结，加重患者便秘。排便前，应做好心理护理，减少焦虑、恐惧等不良情绪，也可以通过顺时针按摩腹部、按压天枢等穴位帮助患者排便。

2. 排便过程

（1）排便姿势：排便有蹲便、坐便与床上排便等姿势，选择合适的排便姿势，可以使患者排便更顺畅。对于年轻人来说，蹲姿是最合适的排便姿势。采用蹲姿排便时，直肠与肛管之间存在一个排便角度，有利于增加腹压，推动大便排出。但蹲姿可能造成短暂的头晕、腿麻、关节不适等，对于老年患者，易出现体位性低血压、黑矇等，导致患者跌倒。因此，老年人应使用坐便器排便，可以在患者脚底垫一个小凳子，双脚打开，保持上身前倾，使大腿与肚子呈现 35° 的夹角，肛管垂直。对于床上排便的患者，除非有特别禁忌，则应抬高患者床头，利用重力作用增加腹压促进排便。

（2）排便过程：对于心脑系统疾病的患者，排便过于用力会导致心源性猝死，因此，应教育患者不要努责排便。排便时间延长可能导致脱肛、痔疮等，应将排便时间控制在 5~10 分钟。但过度关注排便时间可能导致交感神经兴奋，加重便秘。

3. 排便后工作　对于存在大便功能障碍的患者，排便后应使用柔软的纸巾清理擦拭肛周皮肤，及时通风。对于失禁的患者可使用敷料，避免压力性损伤。应观察患者便后排泄物颜色质量，若有异常（如出现血丝、脓、形状不规则等），应及时通知医护人员。

患者出院后，将患者转入社区管理，若无条件，则由医院护士追踪指导，为患者制订合适的肠道管理目标与康复方案。建立随访记录本，由 1~2 名护士专门负责电话随访或上门指导。随访时，根据患者肠道状态给予建议，并提醒患者复诊时间，仍存在功能障碍者，与医生沟通交流后，遵循患者意愿修改康复方案，力求最大化恢复患者功能；给予健康教育，预防功能障碍再次发生。

二、老年人大便失禁的治疗[98]

大便失禁的治疗包括内科治疗和外科治疗，大多数患者可经内科治疗或括约肌的单纯外科修复而缓解，但部分患者治疗无效，需寻求其他治疗方法。经多年多学科的研究，难治性大便失禁的控制成为可能，但长期疗效难以获得。

（一）内科治疗

内科治疗可使大多数大便失禁缓解或控制，也可作为其他疗法的辅助措施。

1. 饮食　这方面研究不多，理论上减少饮食中的纤维素可降低大便量，减少咖啡等刺激结肠运动的食物对部分患者有利。

2. 抗腹泻剂　洛哌丁胺（易蒙停）和可待因可减少大便量，降低小肠和结肠的运动。①洛哌丁胺通过胆碱能和非胆碱能神经元局部的相互作用而直接作用于胃肠道壁，抑制其蠕动。其止泻作用与肠道的运动作用和胃肠道的分泌过程有关。洛哌丁胺的用量和次数应个体化，成人首次口服剂量为 4 mg，以后每次腹泻后服 2 mg，直至腹泻停止或用量达 16~20 mg/d，连续 5 d 无效则停服。慢性腹泻在止泻后，每日服 2~8 mg，长期维持，饭前 0.5 h 服药效果较好。②可待因又称甲基吗啡，属于阿片制剂，作用与吗啡相似，但是其呼吸抑制、便秘、耐受性及成瘾性等作用均较吗啡弱，与多种酸形成的结晶盐口服吸收良好，用药安全性高，但长期使用副作用多限制了其作为首选剂。对于难治性病例二药可合用。

3. 灌肠和栓剂　适用于肛门直肠的感觉降低所致的溢漏性大便失禁，多见老年人。感觉降低致大便不能排空而嵌塞在直肠，扩张的直肠反射性使内括约肌持续松弛，这使得粪水溢漏出。通便可促进直肠和肛管功能的恢复，灌肠之后可再使用抗腹泻剂。

4. 局部括约肌刺激剂　肛门内括约肌受交感神经兴奋支配而维持张力和增加收缩。去氧肾上腺素（phenylephrine）（10 mg/100 ml）局部应用到肛管以作用到括约肌上的肾上腺素受体，而增加括约肌静止压。局部用去氧肾上腺素可使 1/2 的回肠肛管小袋成形术后大便失禁者的症状缓解，1/3 完全恢复正常，但对各种原因所致的内括约肌无力者可能需要较高的局部药物浓度才能有效。

5. 局部注射增容剂　内括约肌无力性的大便失禁较难治疗，局部注射增容剂的方式为其提供了新的希望。把增容剂（自体脂肪，聚四氟乙烯，戊二醛交联的胶原，硅酮）注射到黏膜下的内括约肌内和周围（四个象限位，各点 1～2 ml）产生对称的肛管垫，以增加括约肌关闭功能。有报道表示注射后 2/3 患者大便失禁显著改善。

6. 生物反馈　多数报道其可缓解失禁。有报道 100 例各种病因的大便失禁患者经生物反馈治疗后，2/3 患者治愈或好转，括约肌结构完整的患者效果较好，如内外括约肌均正常者 80% 有效，外括约肌异常者 79% 有效，远好于内括约肌异常（64%）和内外括约肌均异常者（44%）。经治疗后静息压和收缩压均增加。2004 年 Rao 总结 25 个研究报告，涉及 846 例患者，总的症状改善率为 69%，认为生物反馈治疗简单安全，可适用于患者。由于缺乏随机对照研究，且在治疗过程中往往包含有饮食管理、抗腹泻剂和括约肌训练等，故生物反馈的地位尚需进一步明确。

7. 直接电刺激肛管括约肌　把专用的电极插入肛管，经发生器产生的电流直接刺激括约肌。此方法早在 20 世纪 60 年代就已用于临床治疗大便失禁。其具有简单、无严重的副作用和并发症等优点。通常患者可在家里治疗，一般每日 2 次，每次 30 分钟。经治疗后，括约肌收缩压可增加 23%，反映有功能肌肉的复合性动作电位增加 50%。

Palmer 等报道 55 例脊髓脊膜突出合并大便失禁者，经治疗后 90.8% 有效（完全有效 36.3%）。然而，Scheuer 等对 10 例神经源性大便失禁观察后，认为肛管电刺激不能改善内外括约肌功能。但是，Riedy 等发现为脊髓损伤者施以肛周电刺激可使 5 例中的 4 例括约肌压显著增加，结果不一致原因尚不清楚。直接电刺激主要作用于外括约肌，其疲劳发生与频率有关，高频刺激易于发生疲劳。与后面讨论的骶神经电刺激需连续的进行才能获得较佳效果相比，肛管电刺激每日 2 次，每次 30 分钟显得太短而可能不足以使外括约肌和盆底肌转为耐疲劳的慢反应性肌肉，这方面尚需进一步研究。

（二）外科治疗

经阴道分娩的产科损伤是女性括约肌受损的最常见原因，其他原因包括痔切除和肛瘘手术后，对此类括约肌受损的大便失禁可进行各种外科修复术。括约肌结构完整但无功能（多因神经病变而致）的失禁可进行括约肌折叠术。但是术后追踪观察显示，随着时间推移，括约肌功能又恶化而大便失禁复发。如 Halverson 等随访中位数为 6～9 个月，在 49 例患者中 24 例有不同程度失禁复发。如何治疗这些术后复发者以及选择什么方法去治疗那些由于其他原因而不能手术者，目前尚无共识。下列外科治疗的新进展可能适用某些病例。

1. 动力性股薄肌成形术（dynamic graciloplasty）　1952 年 Pickrell 开创了股薄肌成形术治疗大便失禁，但随后其他学者发现，单纯带血管神经的股薄肌围绕肛管的成形术效果不佳。与属于 I 型横纹肌的正常外括约肌不同，移位来的外来肌肉不能维持持续张力。1990 年 Cavina 报道电刺激股薄肌可提高治疗效果。低频率电刺激可在功能和结构上使易于疲劳的 II 型横纹肌转为 I 型。虽然也研究了用其他横纹肌来构造括约肌，但从解剖、功能和手术的方便等考虑，股薄肌是较佳的选择。

外科手术主要由 2 部分组成：第一，经过皮下通道使分离了远端但保留了近端肌肉附着和血管神经的股薄肌移位围绕肌管，且固定到对侧坐骨结节或耻骨支。第二，电极置入股薄肌，将导线经皮下连接到腹壁皮下小袋中的电刺激仪。此外，需暂时结肠造瘘，直到成形的括约肌有功能后再关闭瘘口。在术后 1 周伤口愈合后就开始电刺激，经体外的控制器可开关电刺激仪，且逐步增加刺激时间到连续性刺激，排便时关闭刺激仪。动力性股薄肌成形术适用于外括约肌受损而不能修复者，或修复失败者。禁忌证有：有心脏起搏器者、炎症性肠病、局部感染、自身活动困难者。文献中报道的病例超过 400 例，但无随机对照研究，其中平均 60% 者排便获得了控制，肛管压显著增加，生活质量得到改善。手术死亡率为 2%，类似造瘘术。但其并发症多，最常见的是感染，可达 28%；其次为括约肌失功能，25% 患者有排便困难而致严重便秘。因此，为确保手术成功和良好的括约肌失功能，该术式仅少数肛肠外科中心可进行。

2. 骶神经电刺激（sacral nerve stimulation） 1995 年 Matzel 报道此技术治疗大便失禁，之前此技术用于治疗小便失禁。外括约肌和盆底肌受来源于脊髓骶段（S2～S4）的骶神经支配，电刺激骶神经可能通过下列机制控制排便：刺激运动神经增强括约肌收缩和促进外括约肌转为耐疲劳型肌肉；刺激感觉神经提高对大便的感受，调节局部排便反射。骶神经电刺激的手术相对简单，刺激电极一端经骶孔穿刺与骶神经相连，另一端经皮下连接到腹壁皮下小袋中的电刺激仪。适用这一方法的是各种原因所致的大便失禁但括约肌结构完整的患者。内镜超声可确定括约肌结构是否完整，肛管测压能确定括约肌的功能状况，以帮助筛选适合的病例。但最好的方法是在持久的置入电刺激仪前，用电极及皮穿刺刺激 S2～S4 骶神经，同时观测肛管括约肌压力，如刺激 1 周压力提高 50% 以上者较佳的适应证者，可更换为持久的刺激仪。

应用这一方法的禁忌证：骶骨病变如脊柱裂，外伤后并发排尿障碍，妊娠以及局部皮肤疾病。目前尚无随机对照研究报道，但初步结果显示有良好的疗效。如 Kenefick 等报道，随访 24 个月的 15 例患者均显著改善症状，提高生活质量，肛管括约肌静息压和收缩压均增加。

3. 人工肛管括约肌（artificial anal sphincter） 最近美国 FDA 批准了置入式人工肛管括约肌用于大便失禁的治疗，其由 1 个袖套，1 个压力调节球囊和调节泵相互连接而成。放置在膀胱前窝的压力调节球囊可使袖套内压达 80～120 mmHg，这样围绕肛管的袖套被充胀后可关闭肛管。按压 4～5 次放置在阴囊或大阴唇的调节泵可使袖套内液体排入球囊，这使肛管张开而排便，随后液体再逐渐充入袖套。该方法适用于外括约肌受损而不能修复或修复失败者，也适用于神经病变如重症肌无力和糖尿病神经变性引起的大便失禁的治疗。人工肛管括约肌置入后可恢复对大便的控制，提高肛管静息压，改善生活质量。如多中心研究的 112 例患者中 85% 的装置可发挥功能，其中 75%～100% 患者可控制固体大便的排泄，50%～66% 患者也能控制气体和液体便的排出。但其并发症相当高，多中心研究的病例中 99 例经历了 443 次不良事件，感染（38%）和糜烂（24%）最常见，多达51%患者需一到多次手术修正人工括约肌，37%需取出人工括约肌。

三、小结

老年人慢性便秘的治疗需强调个体化和整体治疗，分析引起便秘的局部和整体因素，注意有无基础疾病及药物因素，警惕粪便嵌塞。非药物治疗时，应鼓励患者清晨起床后排便，此时结肠动力活动最强，或在餐后排便，可借助于胃结肠反射促使排便。告知患者逐渐增加可溶性膳食纤维的摄取，增加饮水量和运动均有利于便秘的治疗。对需要药物治疗且需维持治疗的老年慢性便秘患者，应注意药物的安全性。

大便失禁药物治疗的进展主要是发现去氧肾上腺素可增加内括约肌压力，而肛管直肠电生理等基础研究的进展促进了骶神经电刺激和动力性股薄肌成形术的应用。与动力性股薄肌成形术和人工括约肌相比，骶神经电刺激手术简单，并发症少，更有发展前景。直接电刺激肛管括约肌需要再评估，治疗的适应证和治疗技术参数需要明确。目前关于大便失禁的治疗中缺乏随机对照研究，对生活质量的影响研究不够，大便失禁症状严重性的分级未普遍推广。因此，尚需进一步的研究才能获得肯定性结论，才能广泛应用于患者。

第十六节　神经系统疾病的肠道和大便功能障碍

一、脑卒中

脑卒中后便秘指脑卒中后新发或在原来基础上加重的便秘，脑卒中后约55%~90%患者可发生便秘[99]。而急性脑卒中，特别是严重脑卒中重症，出现大便失禁也十分常见。两者的发生又往往与脑卒中累及边缘系统和下丘脑有关，因此，临床上有神经源性肠道/直肠功能障碍（neurogenic bowel dysfunction，NBD）一词，专指控制直肠功能的中枢神经系统或周围神经受到损害而引起的直肠功能障碍。神经重症患者发生神经源性胃瘫（甚至逆蠕动）合并神经源性肠道功能障碍是康复医学临床实践中最为常见的神经系统疾病所致肠道功能障碍之一。

（一）脑卒中后胃肠系统变换及排便障碍发生机制

1. 消化吸收功能　此功能主要由第十对颅神经（迷走神经）及肠壁内的神经丛负责。脑卒中发生时，这些神经功能本身通常并未直接受损，因此，胃肠的消化吸收功能大致正常。不过，脑卒中如累及大脑边缘系统或下丘脑等中线结构时，可出现短暂麻痹性肠梗阻，临床表现为腹部胀大、肠鸣音减弱或消失、叩诊全腹鼓音等，2~3天后可出现自行排气，严重者需减压处理，排气恢复后可正常进食。研究表明脑卒中患者的食物经口至排出体外的总时间平均要长于正常人，同时对药物的吸收也比正常人慢，这些因素可能导致慢性腹胀和便秘。

2. 排便功能　正常排便过程分三个阶段，前两个阶段为非自主排便，第三阶段为自主排便。第一阶段，食物进入胃或十二指肠引发结肠反射性蠕动（gastrocolic and duodenocolic reflexes），该蠕动的作用是将食物残渣向大肠远端推挤，如有残渣进入直肠，直肠壁被牵张，刺激肠壁感受器，冲动经盆神经、腹下神经传入至骶髓（S2-S4）

的低级排便中枢，引发短暂的直肠收缩，同时肛门内括约肌反射性松弛，产生里急后重感觉，即引发第二阶段的排便反射（defecation reflex）。这两个阶段的反射在饭后站立时起到叠加作用，产生强烈的直肠收缩。但要完成真正的排便，需要大脑发出指令，将外括约肌放松，配合深呼吸、憋气、腹部用力，直肠肛门角变直，肛管阻力减小，才能最终将粪便排出体外。

3. 脑卒中后排便障碍的机制　脑卒中后排便障碍的发生机制目前尚不十分明确，可能有以下几种。

（1）神经学机制：脑卒中后如大脑半球大面积受累，或累及脑干，大脑皮层与S2-S4 的副交感神经的联系中断，神经传导功能受损，大脑对骶髓排便中枢的控制机能丧失，排便活动失去大脑皮层的控制，排便行为只有通过脊髓反射来进行。如果排便反射弧的某个环节被破坏，如腰骶段脊髓或阴部神经受损伤，肛管直肠环断裂等，就会导致排便反射障碍，产生大便失禁。

（2）直肠 – 肛管压力差机制：正常人自主排便过程中，直肠压力增加，肛管压力下降（平均下降 20.2 mmHg ± 12.2 mmHg），二者之间形成较大的压力梯度差（直肠 – 肛管压力差为 32.4 mmHg ± 16.3 mmHg），大便容易通过。而脑卒中患者用力排便时，直肠平滑肌的收缩与盆底横纹肌的松弛之间的协调性出现问题，肛管压力下降幅度极小（平均下降 5.1 mmHg ± 1.2 mmHg），形成的直肠 – 肛管压力差为（10.2 ± 1.7）mmHg，表明此时肛管压力大于直肠压力，这种反向压力梯度会阻碍大便排出。

（3）脑肠轴机制：脑肠轴是指中枢神经系统与肠神经系统之间形成的双向通路，通过中枢神经、肠神经、自主神经三个层次对胃肠道进行双向调节。脑卒中后上行感觉传导纤维中断导致脑肠轴链中断，从而使直肠感觉中枢传导不能，交感神经、副交感神经的紊乱最终也会导致排便障碍[100, 101]。

（二）神经源性肠道的临床分类

临床根据骶髓排便反射是否存在，分为上运动神经源性肠道和下运动神经源性肠道[102]。

1. 上运动神经源性肠道　主要表现为便秘。脑卒中时脊髓上传至大脑皮质的通路中断，不产生便意，但第一和第二阶段反射保留完整，故低级中枢良好，脊髓的排便反射存在，但不足以完全排空，加上食物残渣在肠道内滞留时间较长，水分吸收多而导致粪便太硬，造成乙状结肠处积粪。上运动神经源性肠道表现为痉挛性肛门张力，局部的刺激能促进排便。

2. 下运动神经源性肠道　主要表现为便秘和大便失禁。此类情况脑卒中时出现较少，反射弧被破坏，排便反射的第一和第二阶段反射均明显降低或消失，局部的刺激也不能排便。下运动神经源性肠道肛门张力乏力，内外括约肌均松弛，常见粪便堆积于直肠，甚至可以从松弛的肛门口看到粪便，需要定期使用手指将直肠远端的粪便挖出，再配合未受累的腹肌主动收缩增加腹压清除粪便。若患者大便稀软，则表现为大便失禁。

（三）脑卒中后神经源性肠道的评估

凡患者原发疾病中有神经系统疾病（脑卒中、帕金森病、阿尔茨海默病、糖尿病周围神经病等）的相关病史或诊断的，临床工作中均应将是否合并神经源性肠道功能障碍列为常规评估内容。

1. 病史评估　根据美国残疾退伍军人组织（Paralyzed Veterans of America）关于神经源性肠道管理的建议，对于神经源性肠道患者的病史评估包括：①发病前的胃肠道功能和医疗状况；②当前的肠道治疗方案，包括患者的满意度；③现有症状，包括腹胀、呼吸窘迫、早饱感、恶心、排便困难、非计划排便、直肠出血、腹泻、便秘和疼痛；④排便或肠道护理频率、持续时间和大便特点；⑤使用的药物和对肠道治疗方案的潜在作用。

排便管理的系统评估有助于识别问题和确定可能的解决方案，这些因素包括：①每天液体摄入量；②饮食（卡路里、纤维的摄入量，进餐的频率和总消耗量）；③活动情况；④每天活动的时间；⑤肠道刺激的频率及类型（化学、机械）；⑥使用的技术；⑦肠道管理的因素（频率、所需的帮助、持续的时间）；⑧粪便的特征（量、形状、颜色、黏液、血液）；⑨用药情况。排便困难包括：①延迟或排便时疼痛；②便秘；③坚硬的、圆形大便导致排便困难；④腹泻；⑤肠道护理期间发生非计划性排便。

也可以尝试用 Wexner 便秘评分量表作为筛查便秘的临床工具（表 3-16-1）。

表 3-16-1　Wexner 便秘评分表

请仔细地阅读每一条，然后根据最近 4 周内的下述情况，在每个问题后标明该题的程度得分。其中，从不：从未发生；偶尔：有时发生，既往 4 周内发生 >1 次但少于每周 1 次；经常：既往每周 1 次或以上但不到每日 1 次；总是：每次都是。

便秘类型	评分				
	0	1	2	3	4
大便次数	1~2 次 /1~2 天	2 次 / 周	1 次 / 周	<1 次 / 周	≤1 次 / 月
困难：排便时很痛苦	从不	偶尔	有时	经常	总是
排空：不完全排空感	从不	偶尔	有时	经常	总是
疼痛：腹痛	从不	偶尔	有时	经常	总是
时间：每次排便时间（分钟）	<5	5~10	10~20	20~30	>30
协助排便：协助类型	没有协助	刺激性泻药	手指排便或灌肠		
排便失败：每 24 小时排便不能成功的次数	没有	1~3	3~6	6~9	>9
病史：便秘病程（年）	0	1~5	5~10	10~20	>20

使用说明：Wexner 便秘评分表共有 8 个变量，包括排便频率、排便疼痛、不完全排便、腹痛、每次尝试的时间长度、排便辅助、每 24 小时不成功的排便尝试以及便秘持续时间。评分范围为 0~4（除"协助排便"为 0~2 外）。整体得分是每个条目记分之和，总分 30 分，评估得分≥15 分可以判定为便秘。

2. 体格检查

（1）腹部检查：通过听诊确定肠鸣音有无异常，触诊腹部有无压痛、强直，有无触及降结肠、乙状结肠部位坚硬的粪块。

（2）肛门直肠检查：①观察肛门外括约肌形态：在下运动神经元损害时外括约肌呈

平整或扇形。做 Valsalva 动作，如大笑、打喷嚏、咳嗽时，评估能否节制大便排出、是否有便意、是否有排便的紧急感等。②触摸肛门皮肤：可引起肛门外括约肌收缩，如果 S2-S4 反射弧未受损，则该反射存在。此反射与肛门内括约肌的功能无关。③感觉评估：检查肛门周围的皮肤触觉及针刺觉。④直肠指诊：评估感觉、随意收缩、耻骨直肠肌张力、直肠穹窿和粪便硬度。

（3）球海绵体反射快速弹击或挤压阴茎龟头、阴蒂可触及直肠收缩。随着挤压阴茎龟头或压迫阴蒂识别出肛门括约肌肌张力增加，引出球海绵体反射。该反射在上运动神经元病变中表现活跃，而在下运动神经元病变中和脊髓休克期则消失。

（4）常规行大便潜血检查。

（5）评定患者（意识可配合者）的知识、认知功能，判断患者可否自行完成肠道护理或需要他人协助。

3. 胃肠动力及肛门直肠功能检测[103]　对于临床表现提示较为严重的神经源性肠道功能障碍者，特别是常规的饮食管理、肠道管理和常规药物使用 2~4 周，仍效果不佳的，推荐行胃肠动力及肛门直肠功能检测。

（1）胃肠道传输实验

方法一：常用不透 X 线的标志物（如直径 1 mm，长 10 mm 的钡条 20 根），随同标准餐顿服，于 48 小时拍腹部平片一次，如此时显示大部分标志物在乙状结肠以上，可于 72 小时再次拍摄平片。根据标志物的分布和排出率，判断是否存在结肠慢传输、出口梗阻。如大于 20% 的标志物潴留在结肠，提示传输延缓。标志物聚集在结肠远端提示排便障碍。该方法简易、价廉、安全，但评价方法不一致，建议建立自己的正常值标准。（适宜一级机构）

方法二：对于临床怀疑有结肠积粪的病例，包括腹部胀气较为明显的病例，为确定是否有结肠扩张及肠蠕动情况，可以考虑碘佛醇（一种血管造影剂，口服不吸收，有促进肠蠕动作用）100 ml 口服或鼻饲，8 小时后行腹部 CT 检查，观察造影剂在肠管内的最低平面，如进入直肠或肛管，则排除肠麻痹或积粪，反之诊断成立。（适宜二级、三级机构）

（2）直肠动力学检查：直肠动力学检查尚处于研究阶段，其实际价值和对康复治疗的相关性还有待进一步探讨。该项检查用来测量肛管直肠内排出和阻止排出的力量作用，与研究膀胱排空的尿流动力学很相似。在静息和肛门直肠刺激时测量，通过手指刺激、Valsalva 动作、直肠快速扩张（即空气快速注入球囊和从球囊中排出从而引出直肠肛门抑制反射）、缓慢持续向直肠球囊灌注盐水刺激肛门直肠，同时记录直肠、肛门压力和外括约肌的肌电图。（三级机构）

（3）其他检查：会阴神经潜伏期或肛门括约肌肌电图检查，可鉴别肌源性或神经源性肠道与功能性便秘；肛门测压结合内超声检查可显示肛门括约肌有无局部张力缺陷和解剖异常，可以帮助长期神经源性肠道功能障碍的继发性损害；传统的排粪造影也可帮助观察有无并发直肠的结构性改变。（适宜三级机构）

（四）脑卒中后神经源性肠道功能障碍康复治疗

在治疗方面，中西医均可以达到一定的疗效。同时，对于神经源性肠道功能障碍，预防很重要，常规预防方法包括：饮食控制、肠道训练、腹部按摩、保持良好生活习惯、有氧运动、心理疏导等。神经源性肠道功能障碍的康复治疗包括：饮食管理、排便管理、药物应用、电刺激、磁刺激、针灸治疗、穴位贴敷和按摩治疗等（相似内容请参照相关章节）。

1. 饮食管理（适宜一级、二级、三级机构）

（1）推荐的膳食纤维摄入量是每天 25~30 g。

（2）推荐液体（不含酒精、咖啡、利尿剂）的摄入量，以每日 2000~2300 ml 为宜，有助于防止粪便干燥，另外某些水果汁（特别是含籽粒的果实，如猕猴桃等）可刺激肠蠕动，促进排便。应避免刺激性和难以消化的食物，在患者胃肠功能未完全恢复时，不能进食过多纤维素丰富的饮食。

2. 排便管理（适宜一级、二级、三级机构） 使患者养成排便的规律性是科学管理神经源性直肠的一项主要内容。对于肛门括约肌处于松弛状态的患者，多表现为大便失禁，此时除注意局部清洁卫生外，一般不需要做特殊处理。对于恢复期的患者，关键是要养成定时排便的习惯。

并非要求患者每日大便 1 次，一般保持 2 天或 3 天 1 次即可，至于是早上还是晚上排便要取决于患者的习惯或需要，但是必须保持每天同一时间进行。建议早餐后协助患者排便，因为早餐后由于肠蠕动刺激能产生多次的胃结肠反射，此时训练排便容易建立条件反射，日久便养成定时排便的习惯，即使无便意也应坚持定时排便。

排便的姿势以蹲位或坐位为佳，此时肛门直肠角能达到有效的排便角度，借助重力作用大便易于通过，同时方便腹部加压，要注意腹肌和骨盆肌肉的力量在排便动作中起着非常重要的作用，应进行仰卧起坐、腹式深呼吸、提肛运动等腹肌训练与吸气训练。如果不能取蹲位、坐位，则以左侧卧位较好。

对于肛门括约肌痉挛的患者，主张采用肛门牵张技术进行缓解。具体方法为：将中指戴上指套，表面涂石蜡油，缓慢插入肛门，将直肠壁向肛门一侧缓慢持续地牵拉扩张，或者采用环形牵拉的方式，以缓解肛门内外括约肌的痉挛；同时扩大直肠腔，诱发直肠肛门抑制性反射。每日定时做 1~2 次，这样可刺激肛门括约肌，反射性引起肠蠕动，训练功能性排便。

3. 药物应用（适宜一级、二级机构） 除口服药物外（参照第十五节），直肠栓剂［如甘油栓剂（即开塞露）、比沙可啶栓剂、二氧化碳栓剂等］可以刺激肠壁引起排便反应并起到局部润肠的作用，有利于降低排便阻力，治疗便秘。其放置要点是：放置栓剂或小型灌肠剂时应尽可能高的将其插入直肠穹窿，贴着黏膜线放置。通常使用含有比沙可啶的栓剂，可刺激感觉神经末梢，使局部和肠管调节反射增加蠕动，常常以排气为信号。通常第一次排气需要 15~60 分钟，之后不久粪便排出。通常使用以聚乙二醇［poly（ethylene glycol），PEG］为基础的比沙可啶栓剂，而不是以植物性硬化油为基础的比沙可啶，可以明显减少肠道护理时间。

在长时间等待栓剂起效时，可使用手指刺激。手指刺激可诱发出圆锥调节的反射性直肠蠕动波，完好的直肠肛门抑制性反射可诱发肛门内括约肌舒张和排便。但因直肠感觉减弱，故需定期进行排便。手指直肠刺激后自发性结肠蠕动性收缩在治疗期间及结束后 5 分钟内与治疗前比较，每分钟平均蠕动次数明显提高，蠕动频率在手指直肠刺激治疗期间和治疗结束后 5 分钟内没有变化，5 分钟后刺激性蠕动消失。但需注意，手指直肠刺激易引发自主神经过反射，要注意监测患者的血压。

有研究报道采用肉毒毒素对肛门括约肌痉挛者予以局部注射，有较好的效果。当使用栓剂或手指刺激无效时可采用灌肠法（参见本节经肛门灌洗技术），一般用于其他排便手段失败后。但长期使用可产生灌肠依赖、肠穿孔、结肠炎、电解质紊乱等，并有直肠损伤和自主神经反射异常等副作用。（适宜三级机构）

4. 电刺激[104]

（1）电刺激直接刺激肛管括约肌（适宜二级、三级机构）：把专用的电极插入肛管，经发生器产生的电流直接刺激括约肌。此方法早在 20 世纪 60 年代就已开始用于临床治疗大便失禁。其具有简单、无严重的副作用和并发症等优点。通常患者可在家里治疗，一般每日 2 次，每次 30 分钟。经治疗后，括约肌收缩压可增加 23%，反映有功能肌肉的复合性动作电位增加 50%。

（2）骶神经电刺激（适宜三级机构）：1995 年 Matzel 报道此技术用于治疗大便失禁，此前该技术用于治疗小便失禁。外括约肌和盆底肌受来源于脊髓骶段（S2 ~ S4）的骶神经支配，电刺激骶神经可能通过下列机制控制排便：刺激运动神经增强括约肌收缩和促进外括约肌转为耐疲劳型肌肉；刺激感觉神经提高对大便的感受，调节局部排便反射。骶神经电刺激的手术相对简单，刺激电极一端经骶孔穿刺与骶神经相连，另一端经皮下连接到腹壁皮下小袋中的电刺激仪。适应于这一方法的是各种原因所致的大便失禁但括约肌结构完整的患者。内镜超声可确定括约肌结构是否完整，肛管测压能确定括约肌的功能状况，以帮助筛选适合的病例。但最好的方法是在持久的置入电刺激仪前，电极及皮穿刺刺激 S2 ~ S4 骶神经，同时观测肛管括约肌压力，如刺激一周压力提高 50% 以上者较佳的适应证者，可更换为持久的刺激仪。

5. 针灸治疗（适宜一级、二级、三级机构） 我国的传统医学在恢复肠道功能方面有着自己的特色，比如针灸。腹部是联络肛门直肠经络的敏感反射区，局部针刺可使胃肠道功能恢复，利于排便排气。

单纯体针、头体针结合、温针、耳穴贴压等传统方法，在各级机构均有不同程度应用，有广泛的临床工作基础。有研究表明[105]，耳穴贴压可降低脑卒中患者的便秘发生率，选用质硬而光滑的小粒种子、磁珠或药丸等贴压、刺激耳穴，以疏通经络、调和气血、调理脏腑，从而改善便秘。针刺主穴可选择大肠俞、支沟、天枢、上巨虚，热秘选主穴加合谷、腹结，虚秘选主穴加照海、足三里，对脑卒中便秘效果较好。

6. 按摩治疗（适宜一级、二级、三级机构） 下腹部按摩有促进排便的功效。具体方法为：患者取仰卧位，操作者将手掌放在患者脐的上方，用除拇指以外的 4 指从右向左，沿升结肠→横结肠→降结肠按摩。当按摩到左下腹时，向骶部加压，力度以患者不感到疼痛为宜。亦可用双手重叠，以摇桨的方式实行按压，按压时嘱患者呼气。需要注意的是动作过度就会损害膀胱和肠道功能，应该避免。有人主张采用前屈或侧屈体位诱导腹肌痉挛来增加腹内压。

7. 盆底肌肉训练（适宜一级、二级、三级机构） 腹肌和骨盆肌肉的力量在排便动作中发挥着重要作用。一方面，操作者应协助患者进行腹肌训练和吸气训练，如仰卧起坐、腹式深呼吸和提肛运动等；另一方面，对于有部分盆底肌肉控制能力的患者，操作者可指导行盆底肌肉训练。

盆底肌肉训练的具体方法是：患者平卧，双下肢并拢，双膝屈曲稍分开，轻抬臀部，缩肛、提肛 10 ~ 20 次，促进盆底肌肉功能恢复。每天练习 4 ~ 6 次。

医务人员可提供指导：指诊法，将示指插入患者肛门 3 ~ 5 cm，叮嘱其收缩盆底肌肉，手指有被挤压的感觉就表示训练方法正确。

8. 生物反馈治疗[106]（适宜一级、二级、三级机构）　生物反馈治疗是指在仪器的协助下将人体内部通常不能察觉的生理活动，以及生物电活动的信息加以放大，使其以视觉、听觉方式在仪器上显现出来，个体借助反应信息理解自身变化，并依据变化逐步学会在一定水平上随意控制和纠正这些活动的过程。该疗法的原理是声音和影像的反馈，通过对患者盆底肌肉的正确控制，训练其舒张和收缩功能，避免脑卒中后便秘的反复发生。生物反馈治疗主要包括压力介导的生物反馈和肌电图介导的生物反馈。

生物反馈治疗具有非侵入性、易耐受等优点。两项随机对照研究显示，生物反馈在传输型便秘中的治疗效果优于聚乙二醇，也优于安慰剂，但其作用机制和疗效还有待进一步研究。

通过反复训练患者排便时腹肌、盆底肌和肛门括约肌的适时舒张和收缩，消除两者在排便过程中的矛盾运动，促进排便，尤其适用于排便障碍型便秘（功能性出口梗阻型便秘），可持续改善患者的便秘症状、心理状况和生活质量，是该型便秘的一线治疗措施。生物反馈治疗成功与否的关键在于患者对治疗要领的掌握，因此不适用于有认知障碍的老年人群。

9. 灌洗技术[102]　肛门灌洗（transanal irrigation，TAI）设备经肛门将灌洗液灌入直肠和结肠以辅助粪便从肠道排出。通过规律地排空肠道，TAI 能帮助重建肠道控制功能，使用者能选择排泄的时间和场所。对于大便失禁的患者，有效地排空直肠和结肠的粪便，使新产生的粪便在两天的时间内不能到达直肠，因此在二次灌洗前不会出现漏粪的现象。对于便秘的患者，规律地排出直肠、乙状结肠的粪便可促进粪便在结肠内顺利的运输，预防梗塞的发生。一项多中心的研究结果显示，TAI 对于失禁的有效率是 68%，对于便秘的有效率是 63%。Emmanuel 在综述中表示，TAI 是比保守的肠道管理更为有效的方法，可减轻患者的症状和改善其生活质量。由于长期的灌洗，患者发生肠穿孔的风险也将大于短期的临床试验观察，但是发生的情况较少，大约每 50 000 次灌洗发生 1 次。总体评价看来，TAI 是值得被推荐用于大多数严重的神经源性肠道的患者。

10. 并发症的治疗

（1）直肠出血：创伤性表面黏膜侵蚀是直肠出鲜红色血最常见的原因，通常表现为手套或大便带血，这需要与痔疮引起的出血（即出血来源于痔疮内高压）鉴别，它通常表现为血滴在便桶里或管道血块。频繁发生直肠出血的患者通过潜血检查筛查结肠直肠癌价值不高，可以通过乙状结肠软镜检查筛查年龄大于 45 岁的患者，如果看见息肉或肿瘤，需行完整的结肠镜检查。

（2）肛管直肠过度扩张：括约肌过度松弛张开、直肠脱垂常是非常大且硬的粪便慢性压迫所致。软化大便且进行人工排便时，操作手法应轻柔以防过度牵拉括约肌，可避免肛管直肠过度扩张。

（3）自主神经反射障碍：粪便的嵌塞是引起自主神经过反射最常见的原因，其次是大面积腹胀和常规手指直肠刺激。人工排便时在润滑剂中加入利多卡因可减少额外的伤害性感觉冲动传入。

11. 护理衔接　对于便秘患者，护理人员应做好评估，评估内容包括：①排便次数、排便习惯、排便困难的程度以及粪便性状等，排便时是否伴随腹胀、腹痛、腹部不适，以及胸闷、胸痛、气急、头晕等症状[107]；②可能引起便秘的既往史、用药史；③肛周皮肤情况；④腹部触诊有无粪块、肿块等；⑤肛门指检情况，有无粪便嵌塞、肛门狭窄、直肠脱垂、直肠肿块、括约肌紧张等病变；⑥饮水、饮食习惯；⑦自理能力、认知配合能力、活动情况等。

此外，可以辨证便秘予以：①腹部推拿、八髎穴刮痧[108]；②肛门定时牵张刺激；③遵医嘱用药处理，观察用药效果；④遵医嘱序贯清肠排便，使用大量不保留灌肠解除便秘时，应注意灌肠溶液的选择、溶液温度、浓度、速度、压力、溶液的量，灌肠后观察排便情况及有无不良反应；⑤慢性便秘导致粪便嵌塞，清洁灌肠无效后遵医嘱人工取便；⑥遵医嘱物理治疗，如生物反馈电刺激治疗。

对于大便失禁者的评估内容包括：①排便次数、失禁的程度以及粪便性状等，排便时是否伴随腹胀、腹痛、腹部不适，以及胸闷、胸痛、气急、头晕等症状；②可能引起失禁的既往史、用药史、疾病状态；③肛周皮肤情况；④肛门指检情况，有无直肠脱垂、直肠肿块、括约肌松弛等病变；⑤饮水、饮食习惯；⑥自理能力、认知配合能力、活动情况等。

对于大便失禁患者，应与营养师沟通，指导患者食用蛋白、膳食纤维丰富的食物，刺激肠蠕动促进排便，并形成排便规律，同时可增强患者抵抗力，减少感染风险；补充失禁丢失的水分，视患者脱水情况补充，一般患者每日摄入 1500～2000 ml；注意肠道菌群情况，必要时遵医嘱补充调节肠道菌群的益生菌；及时清理粪便，使用温水或清洗液对患者的皮肤进行清洁和擦干，保证皮肤的干燥和整洁，对肛门周围皮肤使用皮肤保护膜，有效地保护患者的皮肤，预防失禁性皮炎；对患者使用一次性吸收型护理用品，预防粪便对皮肤的刺激（如粪便一次性的收集口袋或者是冲洗装置、负压吸引装置等）；遵医嘱用药处理；遵医嘱灌肠，重建排便规律；遵医嘱物理治疗，如生物反馈电刺激治疗[109]。

二、帕金森病

帕金森病（Parkinson's disease，PD）是一种中老年人常见的神经系统变性疾病，随着年龄的增长其发病率逐渐增加。PD 典型的运动症状为静止性震颤、行动迟缓、肌强直、姿势步态异常等。但 PD 患者除了具有上述运动症状外，还伴有便秘、嗅觉减退、抑郁、焦虑、睡眠障碍等非运动症状，而且便秘和嗅觉减退可以在 PD 出现典型运动症状前 10 年即可发生。当出现运动症状时，大约 50%～70% 的 PD 患者伴有便秘的症状[110, 111]。因此，帕金森病患者的大便功能障碍（主要是便秘，大便失禁在因运动障碍影响移动能力时可发生）管理十分重要。

研究表明便秘是发生 PD 的危险因素，与胃肠道神经系统（enteric nervous systems，ENS）退行性改变相关。这种病理改变可以在 PD 运动症状出现多年前就已经出现，因此便秘可能是 PD 运动症状出现前的早期生物标志物。有学者推测 ENS 在 PD 的发病中至关重要，可能是外界环境因素通过 ENS 启动了 PD 的病理生理过程。

（一）PD 便秘的机制

PD 便秘的病理生理学机制主要包括结肠传输时间的延长及肛门出口梗阻。有报道称 80% 的 PD 患者结肠传输时间延长，不仅如此，研究发现在未经治疗的早期 PD 患者中也存在结肠传输时间的延长。Wakabayashi 等发现由于路易小体在胃肠道血管活性肠肽（vasoactive intestinal peptide，VIP）神经元中的异常聚集，导致抑制性神经元的缺失，出现胃肠道末梢平滑肌舒张反射的受损，其可能是胃肠道传输时间延长的原因。越来越多的证据表明 PD 患者肠道传输时间的延长是由于 α- 突触核蛋白（α-synuclein，ANS）的异常聚集导致 ENS 及自主神经系统变性的结果。已有学者通过肠道黏膜活检的方法在早期 PD 甚至在 PD 运动症状出现前于患者的肠道黏膜中检测到 ANS 及路易小体的存在。这可能是 PD 发生便秘的病理生理学基础。

PD 便秘的另一种机制是排便过程中耻骨直肠肌及肛门内外括约肌的反常收缩导致直肠排出功能的障碍。排便功能异常是多块肌肉的不协调活动的结果。耻骨直肠肌的舒张打开了耻骨直肠角并且使会阴部下降，促进了排便的过程。当耻骨直肠肌及肛门内外括约肌不完全舒张时就会出现肛门出口的梗阻。此种机制假说得到了许多研究团队的支持，证实 PD 患者确实存在排便反射的异常。排便功能障碍即肛门出口梗阻也可能是 ENS 神经变性的结果，导致直肠壁敏感性的显著下降，从而减弱了直肠充盈感。

（二）PD 便秘的评估诊断

PD 便秘在临床上多参照老年人慢性便秘的罗马Ⅲ诊断标准，此外，可通过排粪造影、肛门直肠测压、肛门肌电图等检测方法来评估 PD 患者结肠传输的时间延长及肛门排便功能障碍，但这些检测措施还未成为常规的检查手段。

（三）PD 便秘的治疗

1. 饮食改变　治疗 PD 便秘最简单的方法是食用含有大量纤维的食物并且进行适当的体育锻炼，包括多饮水、多食蔬菜水果、多运动以促进胃肠道蠕动。在早期，治疗仅仅包括增加液体的摄入及灌肠剂的使用，但这些治疗仅在轻度便秘的 PD 患者中有效（适宜一、二、三级机构）。当结肠传输时间超过 5 天时，这些治疗无效。因此大部分伴便秘的 PD 患者需使用促胃动力药或缓泻剂。

2. 药物治疗　目前渗透性缓泻剂是治疗 PD 便秘唯一疗效肯定并且得到广泛运用的药物。在这些缓泻剂中，聚乙二醇的疗效得到肯定。所以聚乙二醇是慢传输型便秘的 PD 患者很好的治疗选择，而其他药物如西沙必利和替加色罗仍有争议。

3. 肉毒毒素　如果是肛门出口梗阻型便秘，其机制是由肛门内外括约肌的矛盾反常收缩。此时，对耻骨直肠肌注射肉毒毒素可能是治疗此种类型 PD 便秘的首选[112]（适宜三级机构），通过注射治疗可以促进肛门直肠的排空。尽管肉毒毒素的注射偶尔可能会引起排便失禁，但是此副作用只是一个短暂的过程。

4. 功能磁刺激治疗 相关研究[113]表明在胸椎 T9 放置电磁线圈会激活 T6 ~ T12 胸椎之间的所有脊神经及受支配的腹肌，导致腹部按摩般的收缩，进而引起直肠蠕动。另外，必要时可进行中医治疗及盆底生物反馈治疗等。

（四）神经源性大便失禁的治疗

对于神经源性导致的大便失禁，骶神经刺激（SNS）是大便失禁的一项合适的治疗方案[114]。患者行俯卧位，SNS 电极通常被放置在 S3 骶神经孔内进行预刺激，直到出现肛门和骨盆底的收缩。第一电极被暂时放置检测 3 周，从而评估患者的失禁症状是否改善。如果有改善，则置入永久性的刺激电极。如果没有并发症，置入的刺激电极则平均保持 8 年。SNS 的一些研究表明，该方案是一项有效的治疗手段，患者的失禁症状显著改善，且具备急迫的可控制的排便，甚至有报道表明一些患者实现了完全的排便控制。SNS 的具体机制目前并不清楚，但电极可能影响直肠的内括约肌平滑肌肉并促进外括约肌横纹肌的功能。报道表明，通过随访统计显示，约 80% 的患者的失禁症状和生活质量得到了显著改善，然而肛门的生理变化测验则没有相关性[115]。有报道称 SNS 对肛门失禁治疗具有高成功率和低发病率，在大样本人群实验中，SNS 对大便失禁是一项安全且有效的治疗方案。

三、阿尔茨海默病与精神疾病

便秘症状在痴呆患者中发病率高且病情严重。当年龄 ≥70 岁时，不仅便秘的发生率急剧上升，而且老年痴呆的病情也显著加剧[116]。

精神疾病及精神科用药常因自主神经功能调节异常，呈现出多种大便功能障碍，便秘是其中的主要表现。尽管现代医学模式已经转化为"生物-心理-社会医学模式"，但在临床工作中，尤其是在综合医院的非心理专业科室，仍然重视的是患者的躯体疾病而忽略了患者的心理问题。国外研究发现综合性医疗机构所治疗的抑郁症患者较精神专科医院更为普遍，但内科医生对抑郁症的识别率大约为 55.6%，而国内这个比例仅为 21.0%。因此在临床工作中，对慢性便秘经药物治疗效果欠佳同时存在结肠传输试验正常的老年患者，应及时进行心理测验，使有心理问题的患者能得到及时的治疗[117]。

（一）痴呆导致便秘的机制[116]

老年人牙齿多不健全，常低渣精细饮食，因而缺少纤维素对肠壁的刺激，使结肠运转粪便的时间延长，加之老年人运动少，肠肌收缩力普遍下降，均易促成结肠便秘。老年人肛提肌和肛门括约肌松弛无力，导致粪便嵌塞在直肠窝内而造成直肠便秘。

随着年龄增长，便秘对神经系统的影响逐渐表现出来。肠道细菌能将未消化或消化后未吸收的蛋白质进一步分解为氨、胺类、硫化氢、组织胺和吲哚等有毒物质。正常情况下，这些有毒物质可随大便及时排出体外。但长期便秘的患者不仅无法及时清除这些有毒物质，而且会不同程度地吸收。当这些有毒物质超过肝脏的解毒能力时，便随血液循环进入大脑，可逐步损害脑细胞和神经中枢。例如，酪氨酸和由苯乙胺酸脱羧基生成的苯乙胺，若不能在肝内分解而进入脑组织，则可分别经 β- 羟化作用形成 β- 羟酪氨和苯乙醇胺，其化学结构与儿茶酚胺类似，称为假神经递质。假神经递质增多，可取代正常神经递质儿茶酚胺，但不能传递神经冲动，影响大脑的正常生理功能。研究发现，β_2

肾上腺素受体被激活后会增强 γ_2 分泌酶的活性，进而能够增加导致老年痴呆症或阿尔茨海默病（AD）的 β 淀粉样蛋白的产生。神经细胞异常产生的大量 β 淀粉样蛋白，会引起大脑神经纤维缠结和神经细胞死亡等病理变化，从而导致 AD 发生。

另外，便秘导致有害物质过量地被吸收，其中可能还包括一些氧化性物质，使得体内的还原型谷胱甘肽（glutathione，GSH）消耗过多。在 GSH 大量减少的情况下，AD 患者的超氧化物歧化酶及脑葡萄糖 –6– 磷酸脱氢酶等酶活性增强，导致氧化应激增加，自由基累积，造成膜损伤导致细胞内环境紊乱，细胞老化、死亡；产生过氧化，使核糖核酸失活，造成 DNA 和 RNA 交联，触发 DNA 突变。过氧化脂质分解时可产生丙烯醛等醛类，醛类与磷酸及蛋白结合形成脂褐素，沉积于脑组织导致智力障碍。

（二）痴呆便秘的评估诊断[118]

可参考"大便功能障碍评估"部分。

（三）痴呆便秘的处理[118, 119]

西医疗法可参考"大便功能障碍康复治疗"部分。

中医传统疗法具有特殊功效。耳穴压贴是中国传统医学的经典外治法之一，属于针灸疗法中独具特色的一种方法。耳穴贴敷的接受度好，对于有精神疾病的患者依从性高。中医理论认为，耳穴贴压通过调节循行耳部的经络从而调节全身机能，达到治疗疾病的效果，便秘是其治疗疾病的其中一种。刺激耳穴，能调整经脉，传导感应，调整虚实，使人体各部的功能活动得到调整，以保持相对平衡而达到治疗疾病的目的。

耳穴压贴治疗精神科患者便秘可能与耳的全息理论有关。现代医学生物全息理论研究发现，耳穴是机体信息的反应点和控制点，有丰富的神经支配耳郭，因此，耳郭的穴位对各种刺激的反应有高度敏感性。疾病状态下，病理性刺激的传入冲动与接受这些冲动的相应神经元之间的兴奋性联系增强，并提高相关耳穴的感觉阈与敏感性。而外在治疗方法所产生的良性刺激传入冲动，或者产生强烈的兴奋性，并按优势原则使邻近原有的病理兴奋性被抑制，从而阻断了病理冲动的恶性循环，代之以正常的生理调节，致使病患减轻或消失。可根据患者个体情况进行辨证取穴，每侧取 3 ~ 5 个穴位，双侧都取穴位，5 天 1 个疗程，5 天换贴 1 次，休息 2 天之后继续贴敷，共计 30 天。选穴有：肺、大肠、小肠、胃、乙状结肠、三焦、脾、肾、内分泌、神门等穴位[120]。

四、糖尿病周围神经病变

糖尿病患者常因自主神经病变等导致胃肠道功能紊乱，临床上呈现出多种症状，便秘便是其中之一，约有 25% 的糖尿病患者会出现这类症状。

（一）糖尿病便秘的发病机制

目前，关于糖尿病便秘的确切发病机制仍未完全阐述清楚，普遍认为与自主神经病变、胃肠紊乱、饮食习惯以及肠道形态学与动力学等因素相关[121]。

1. 高血糖的渗透作用　相比于健康人，糖尿病患者的血糖一直处于较高的水平，致使其机体内常处于缺水状态，而大肠中水分的减少导致大便干结于大肠内，从而造成了排便困难。蛋白质代谢紊乱等也是由于持续存在的高血糖水平导致，使得糖尿病患者腹肌张力不足，造成排便无力，加剧了排便困难。

2. 胃肠动力不足　由于自主神经功能在糖尿病发生过程中容易出现障碍，从而抑制了患者的胃肠蠕动。当大肠相关神经发生病变时，会造成大肠的排空速度减慢，从而引发便秘。研究显示，氧化应激反应造成了肠道细胞的凋亡率升高，使得结肠神经元减少，引发胃肠运动发生功能障碍。

3. 胃肠相关激素的紊乱　根据胃肠相关激素生理作用的不同，可将其分为兴奋性与抑制性两类激素。胃泌素、胃动素、P 物质以及胆囊收缩素等均属于前者；血管活性肠肽、胰高血糖以及生长抑素均属于后者。而在糖尿病患者体内，常存在胃肠相关激素水平紊乱的问题。当患者肠道内抑制性激素的作用强于兴奋性激素的作用时，其肠胃的收缩则受到影响，引发便秘。

4. 直肠与肛门的功能紊乱　糖尿病患者体内发生自主神经病变，支配肛门括约肌的迷走神经与交感神经相应的张力失去平衡，增强了肛门括约肌的张力，提高了直肠对其容积扩张的适应能力，引发直肠肛门括约肌的功能障碍，造成直肠肛门的蠕动能力减弱；粪便在直肠内的停留时间延迟，加之重吸收作用，使得大便质地变硬，难以排出；患者感知直肠的能力减弱，提高了患者产生便意的阈值，延长粪便的停留时间，造成便秘。即直肠高顺应性、高耐受以及低敏感是糖尿病便秘发病的重要原因。

5. 肠道菌群的失调　肠道菌群的失调也是糖尿病患者普遍存在的问题之一[122]。

6. 锻炼的缺乏　患糖尿病后，肢体麻木、视力下降、感觉迟钝以及脑梗死等症状随之而来，特别对于卧床或活动量较少的老年体弱患者，由于肠道蠕动的减弱，往往容易出现便秘。

7. 药物、饮食以及心理因素　由于糖尿病患者长年需要服用药物，如铁剂、阿片类药、利尿剂、抗抑郁药、抗帕金森病药等，这些药物会导致发生便秘。糖尿病患者的食物构成中往往缺乏纤维素或水分，减少了结肠蠕动的刺激，这也是出现便秘的原因。焦虑及忧郁等不良心理情绪，可增加盆底肌群的紧张度，造成了支配排便行为的相关肌肉出现不协调，同时，这些不良情绪经大脑皮层对自主神经系统造成影响，特别是副交感神经，抑制了胃肠道的蠕动与其内消化液的分泌，由此引发便秘。当然，排便时不专注等不良排便习惯也会加剧便秘的发生。

（二）糖尿病便秘的评估诊断

可参考"大便功能障碍评估"部分。

（三）糖尿病便秘的治疗

总原则：一般多采用综合措施治疗糖尿病便秘，而单一的治疗措施往往效果欠佳，即在控制血糖的前提下，观察其症状并分析其背后的具体原因，标本兼治，从而避免乱服泻药的现象，长久造成药物依赖，以此有效解决糖尿病患者便秘的问题。

1. 控制血糖　血糖水平控制好，可以减少或延缓自主神经发生病变的进程，从根本上防治糖尿病便秘。作为最能直接反映糖尿病病情的指标，血糖水平的检测尤为重要。对于症状较轻的患者，可以口服二甲双胍及格列齐特等；对于症状较重的患者，可皮下注射胰岛素，辅之以降糖药，从而实现对血糖水平的控制。

2. 增加运动量　体育锻炼以及活动量的增加能够促进肠道的蠕动，辅之以顺时针方向轻揉腹部，勤做收腹提肛运动，加强机体的排便能力，形成良好的排便习惯。同时应尽量避免长时间的平卧与坐立，养成多走多立的生活习惯。

3. 合理饮食　对于糖尿病便秘患者，一般推荐高纤维低脂低糖的食物，即"三宜三不宜"，多食豆类、五谷杂粮以及降血糖的食物即为"三宜"；不食高糖分、高胆固醇以及不摄入高脂即为"三不宜"。少量多餐，并积极控制自身体重，对于辛辣食物应少吃或禁食，禁止吸烟。常吃蔬菜水果，多饮水能够软化粪便，有利于排便。研究发现，燕麦粥能够缓解糖尿病便秘，辅之以莫沙比利后效果更好，这主要是由于燕麦麸作为燕麦的主要成分，属于一类可溶性纤维，有利于水分的吸附、肠胃的蠕动，及软化大便，价格低廉且安全性高。

4. 药物疗法　维生素 B1、甲钴胺等 B 族维生素能够辅助治疗糖尿病神经病变。莫沙必利等肠胃促动力药能够加强肠道的蠕动速度与动力，进一步提高患者的排便频率。开塞露、乳果糖及甘油等可以润肠通便，以帮助有便意但大便硬结难排的糖尿病便秘患者排便。但仍需提醒的是，长期使用灌肠剂与栓剂会降低肠壁的敏感性，因此在用药时应注意适量。中药如四磨汤、六味安消散、复方芦荟片以及麻仁润肠丸等，也能够在一定程度上治疗糖尿病便秘。

5. 补充微生物制剂　包括有益生元、益生菌以及两者的混合制剂合生元，益生元属于一类膳食补充剂，不能为宿主所吸收，可刺激有益菌群在肠道内的活性与生长；益生菌则对于宿主的活性微生物具有良好的作用；合生元既有益生元的功效，又兼具益生菌的优势。尽管三者的作用机制不尽相同，但均具有调节肠道菌群，维持肠道微生物稳态的作用，从而有效地治疗糖尿病便秘。

6. 心理疗法　参照相关章节。

7. 外科手术治疗　对于长期治疗仍无明显疗效的严重顽固性便秘患者，若属于结肠传输功能障碍型便秘，则可以考虑利用外科手术进行治疗，结肠无力、部分结肠冗长、继发性巨结肠、直肠内套叠、直肠黏膜内脱垂以及重度直肠前膨出症均可考虑外科手术。

第十七节　骨关节系统疾病的肠道和大便功能障碍

一、颈椎病

颈椎病是中老年常见的功能障碍疾病，近年有发病率升高且发病年轻化的趋势。其中脊髓型颈椎病是由于颈椎的退化，如骨质增生或椎间盘突出，直接压迫脊髓而产生的脊髓刺激症状和神经变性，导致神经源性肠道功能障碍（neurogenic bowel dysfunction，NBD），从而引起便秘、大便失禁等症状。

上运动神经源性 NBD，又称为反射性肠道功能障碍，损伤节段为第 12 胸椎及以上，排便反射弧及中枢未受损伤。交感神经失去上位中枢的控制，对于肠道的抑制性作用增强，因此患者的直肠、肛管顺应性增加。其排便反射存在，可通过反射自动排便，但缺乏高级中枢主动控制能力，易出现大便失禁现象[123]。

（一）大便失禁的评估

大便失禁的诊断较为简单，大部分患者可以通过询问病史、直肠指检、肛门直肠压力测定、腔内超声及排粪造影等检查进行确诊，必要时可行神经电生理和 MRI 等检查佐证。

1. 病史（一、二、三级机构）　结合患者的性别、年龄，详细询问是否有中枢神经的损伤、肛门括约肌手术、多次孕产、老年认知障碍等病史，不同病因引起的大便失禁采取的治疗手段各异。目前，临床医生根据患者的大便失禁程度结合美国克利夫兰诊所设定的大便失禁评分标准，将其分为对气体、液体和固体的控制功能减退，此外，还包括是否伴有生活方式改变、是否需要衬垫等，评分越高提示大便失禁情况越严重。

2. 直肠指检（一、二、三级机构）　直肠指检是美国结直肠外科学会强烈推荐的检查方法。大便失禁患者会出现肛门松弛、静息压降低，嘱患者做收缩动作时，肛门括约肌压力下降，持续时间变短。严重时患者在放松情况下肛门口处于自然开放状态，甚至"洞状"肛门，肠内容物无意识溢出。

3. 肛门直肠压力测定（二、三级机构）　肛门直肠压力测定是检测肛门直肠压力和直肠感觉功能首选手段，对大便失禁患者的诊断具有决定性意义。患者测压可表现出肛门直肠的静息压、收缩压降低，直肠肛门抑制反射消失或直肠顺应性明显减弱等[123]。

4. 腔内超声（三级机构）　这是一种可以直观判断肛门括约肌的完整程度的无创性检查手段，是检查大便失禁患者肛门括约肌结构缺损时是否需要外科干预的有效方法。能客观地测量括约肌的厚度、括约肌的缺损位置及缺损部分所占整个括约肌的比例或角度，从而指导医生进行术前评估、术式选择以及括约肌修补的范围计算。

5. 动态排粪造影（三级机构）　借助放射技术动态观察盆底结构在不同状态下的变化，用以记录用劲排便时盆底肌与直肠肛管等邻近器官的解剖关系，也可立即显示排便困难、隐性直肠脱垂和有生理学意义的直肠突出。通过肛直角和直肠黏膜的变化判断是否因直肠脱垂、耻骨直肠肌功能紊乱或盆底结构变化引起的大便失禁[124]。

6. 神经电生理（三级机构）　阴部神经潜伏期测定及耻骨直肠肌和外肛管括约肌肌电图可以与肛管直肠压力测定一起作为大便失禁的标准过筛实验。用劲排便的正常反应是电活动静止及其肌肉松弛。某些排便紊乱患者反见用劲排便时上述肌肉运动活力增加或无变化，肌肉也不松弛。另外，单纤维肌电图黏膜电感觉实验有助于严重大便失禁的识别诊断。

（二）大便失禁的治疗

大便失禁的治疗包括内科治疗和外科治疗，大多数患者可经内科治疗或括约肌的单纯外科修复而缓解，但部分患者治疗无效，需寻求其他治疗方法。经多年多学科的研究，难治性大便失禁的控制成为可能，但长期疗效难以获得。

1. 内科治疗　内科治疗可使大多数失禁缓解或控制，也可作为其他疗法的辅助措施。

（1）饮食（一、二、三级机构）：这方面研究不多，理论上减少饮食中的纤维素可降低大便量，减少咖啡等刺激结肠运动的食物对部分患者有利。

（2）抗腹泻剂（一、二、三级机构）：洛哌丁胺（易蒙停）和可待因可减少大便量，降低小肠和结肠的运动，洛哌丁胺的用量和次数应个体化；可待因的副作用多和易成瘾限制了其作为首选剂。对于难治性病例二药可合用。

（3）灌肠和栓剂（一、二、三级机构）：适用于肛门直肠的感觉降低所致的溢漏性大便失禁，多见于老年人。感觉降低致大便不能排空而嵌塞在直肠，扩张的直肠反射性使内括约肌持续松弛，这使得粪水溢漏出。通便可促进直肠和肛管功能的恢复，灌肠之后可再使用抗腹泻剂。

（4）局部括约肌刺激剂（二、三级机构）：肛门内括约肌受交感神经兴奋支配而维持张力和增加收缩。去氧肾上腺素（phenylephrine）（10 mg/100 ml）局部应用到肛管以作用到括约肌上的肾上腺素受体，而增加括约肌静息压。局部用去氧肾上腺素可使 1/2 的回肠肛管小袋成形术后大便失禁患者的症状缓解，1/3 完全恢复正常，但对各种原因所致的内括约肌无力者可能需要较高的局部药物浓度才能有效。

（5）局部注射增容剂（二、三级机构）：内括约肌无力性的大便失禁较难治疗，局部注射增容剂的方式为其提供了新的希望。把增容剂（自体脂肪，聚四氟乙烯，戊二醛交联的胶原，硅酮）注射到黏膜下的内括约肌内和周围（四个象限位，各点 1～2 ml）产生对称的肛管垫，以增加括约肌关闭功能。有报道表示注射后 2/3 患者大便失禁显著改善。

（6）生物反馈（二、三级机构）：多数报道其可缓解失禁。有报道 100 例各种病因的大便失禁患者经生物反馈治疗后，有 2/3 患者治愈或好转，括约肌结构完整的患者效果较好，如内外括约肌均正常者 80% 有效，外括约肌异常者 79% 有效，远好于内括约肌异常（64%）和内外括约肌均异常者（44%）。经治疗后静息压和收缩压均增加。2004年 Rao 总结 25 个研究报告，涉及 846 例患者，总的症状改善率为 69%，认为生物反馈治疗简单安全，可适用于患者。由于缺乏随机对照研究，且在治疗过程中往往包含有饮食管理、抗腹泻剂和括约肌训练等，故生物反馈的地位尚需进一步明确[125]。

（7）直接电刺激肛管括约肌（二、三级机构）：把专用的电极插入肛管，经发生器产生的电流直接刺激括约肌。此方法早在 20 世纪 60 年代就已用于临床治疗大便失禁。其具有简单、无严重的副作用与并发症等优点。通常患者可在家里治疗，一般每日 2 次，每次 30 分钟。经治疗后，括约肌收缩压可增加 23%，反映有功能肌肉的复合性动作电位增加 50%。Palmer 等报道 55 例脊髓脊膜突出合并大便失禁者，经治疗后 90.8% 有效（完全有效 36.3%）。然而，Scheuer 等对 10 例神经源性大便失禁观察后，认为肛管电刺激不能改善内外括约肌功能。但是，Riedy 等发现为脊髓损伤者施以肛周电刺激可使 5 例中的 4 例括约肌压显著的增加。结果不一致原因尚不清楚。直接电刺激主要作用于外括约肌，其疲劳的发生与频率有关，高频刺激易于发生疲劳。与后面讨论的骶神经电刺激需连续的进行才能获得较佳效果相比，肛管电刺激每日 2 次，每次 30 分钟显得太短而可能不足于使外括约肌和盆底肌转为耐疲劳的慢反应性肌肉，这方面尚需进一步研究[126]。

2. 外科治疗　经阴道分娩的产科损伤是女性括约肌受损的最常见原因，其他原因包括痔切除和肛瘘手术后，对此类括约肌受损的大便失禁可进行各种外科修复术[127]。括约肌结构完整但无功能（多因神经病变而致）的失禁可进行括约肌折叠术。但是术后追踪观察显示，随着时间推移，括约肌功能又恶化而大便失禁复发[128]。如 Halverson 等随访中位数为 6~9 个月，在 49 例患者中 24 例有不同程度失禁复发。如何治疗这些术后复发者？选择什么方法去治疗那些由于其他原因而不能手术者？目前尚无共识。下列外科治疗的新进展可能适用某些病例。

（1）动力性股薄肌成形术（dynamic graciloplasty）（三级机构）：1952 年 Pickrell 开创了股薄肌成形术治疗大便失禁，但随后其他学者发现，单纯带血管神经的股薄肌围绕肛管的成形术效果不佳[129]。与属于 I 型横纹肌的正常外括约肌不同，移位来的外来肌肉不能维持持续张力。1990 年 Cavina 报道电刺激股薄肌可提高治疗效果。低频率电刺激可在功能和结构上使易于疲劳的 II 型横纹肌转为 I 型。虽然也研究了用其他横纹肌来构造括约肌，但从解剖、功能和手术的方便等考虑，股薄肌是较佳的选择。

外科手术主要有两部分组成：第一，经过皮下通道使分离了远端但保留了近端肌肉附着和血管神经的股薄肌移位围绕肌管，且固定到对侧坐骨结节或耻骨支。第二，电极置入股薄肌，将导线经皮下连接到腹壁皮下小袋中的电刺激仪。此外，需暂时结肠造瘘，直到成形的括约肌有功能后再关闭瘘口。在术后 1 周伤口愈合后就开始电刺激，经体外的控制器可开关电刺激仪，且逐步增加刺激时间到连续性刺激，排便时关闭刺激仪。动力性股薄肌成形术适用于外括约肌受损而不能修复者，或修复失败者。禁忌证：有心脏起搏器、炎症性肠病、局部感染、自身活动困难者。文献中报道的病例超过 400 例，但无随机对照研究，其中平均 60% 者排便获得了控制，肛管压显著增加，生活质量得到改善。手术死亡率为 2%，类似造瘘术。但并发症多，最常见的是感染，达 28%，其次为括约肌失功能，25% 患者有排大便困难而致严重便秘，因此，这一手术限制到少数肛肠外科中心进行，以确保手术成功和良好的括约肌失功能。

（2）骶神经电刺激（sacral nerve stimulation）（三级机构）：1995 年 Matzel 报道此技术治疗大便失禁，之前此技术用于治疗小便失禁[130]。外括约肌和盆底肌受来源于脊髓骶段（S2~S4）的骶神经支配，电刺激骶神经可能通过下列机制控制排便：刺激运动神经增强括约肌收缩和促进外括约肌转为耐疲劳型肌肉；刺激感觉神经提高对大便的感受，调节局部排便反射。骶神经电刺激的手术相对简单，刺激电极一端经骶孔穿刺与骶神经相连，另一端经皮下连接到腹壁皮下小袋中的电刺激仪。适用这一方法的是各种原因所致的大便失禁但括约肌结构完整的患者。内镜超声可确定括约肌结构是否完整，肛管测压能确定括约肌的功能状况，以帮助筛选适合的病例。但最好的方法是在持久的置入电刺激仪前，用电极及皮穿刺刺激 S2~S4 骶神经，同时观测肛管括约肌压力，如刺激一周压力提高 50% 以上的适应证者，可更换为持久的刺激仪。应用这一方法的禁忌证：骶骨病变如脊柱裂、外伤后并发排尿障碍、妊娠以及局部皮肤疾病。目前尚无随机对照研究报道，但初步结果显示了良好的疗效。如 Kenefick 等报道，随访 24 个月的 15 例患者均显著改善症状，提高了生活质量，肛管括约肌静息压和收缩压均增加。

（3）人工肛管括约肌（artificial anal sphincter）（一、二、三级机构）：最近美国 FDA 批准了置入式人工肛管括约肌用于大便失禁的治疗，其由 1 个袖套，1 个压力调节球囊和调节泵相互连接而成。放置在膀胱前窝的压力调节球囊可使袖套内压达 80~120 mmHg，这样围绕肛管的袖套被充胀后可关闭肛管。按压 4~5 次放置在阴囊或大阴唇的调节泵可使袖套内液体排入球囊，这使肛管张开而排便，随后液体再逐渐充入袖套。该方法适用于外括约肌受损而不能修复或修复失败者，也适用于神经病变如重症肌无力和糖尿病神经变性引起的大便失禁的治疗。人工肛管括约肌置入后可恢复对大便的控制，提高肛管静息压，改善生活质量。如多中心研究的 112 例患者中 85% 的装置可发挥功能，其中 75%～100% 患者可控制固体大便的排泄，50%～66% 患者也能控制气体和液体便的排出。但其并发症相当高，多中心研究的病例中 99 例经历了 443 次不良事件，感染（38%）和糜烂（24%）最常见，多达 51% 患者需一到多次手术修正人工括约肌，37% 患者需取出人工括约肌[131]。

二、腰椎间盘突出症

腰椎间盘突出症引起的脊髓损伤是导致神经源性肠道功能障碍的重要病因之一。椎间盘突出是椎间盘的退行性变性导致脊髓或神经根损伤而引起的运动和感觉症状，是骨科的常见病和多发病，也是腰腿痛最常见的原因。腰椎间盘突出症的诊断是根据病史、临床、症状、体征和影像学检查综合分析得出的，按照北美脊柱协会对该病的命名，椎间盘突出这个概念包括椎间盘膨隆、椎间盘突出、椎间盘脱出和椎间盘游离这 4 种病理类型，造成腰椎间盘突出的原因主要有：劳损、外伤、寒冷潮湿、不恰当的肌肉收缩等。腰椎间盘突出的平面多发生于活动的脊柱和固定的骶骨交接处，因此处活动度大，承受的压力最大，椎间盘容易发生退变和损伤，故以 L4–L5 和 L5–S1 间盘发病率最高。据国内外报道，L4–L5 和 L5–S1 间盘突出占椎间盘突出总人数的 90% 以上。

正常排便反射在脊髓的介导下以及大脑的协调下完成。当粪便充满直肠，牵张感受器被激活，向脊髓发放冲动，兴奋支配结直肠的副交感神经节后纤维，引起平滑肌收缩，将粪便推挤向肛门。同时，感觉冲动还上传至大脑皮层，引起便意。若条件许可，结直肠收缩，肛门内、外括约肌舒张，完成排便。如条件不许可，大脑皮层发出冲动，下行抑制脊髓腰骶部初级中枢，肛门括约肌紧张、乙状结肠舒张，排便反射被抑制。根据脊髓受损的水平，NBD 可分为上、下运动神经源性 NBD 两类。下运动神经源性 NBD，又称为弛缓性肠道功能障碍，损伤部位为脊髓圆锥及马尾（第 1 腰椎以下），排便反射弧被破坏；副交感神经对于肠道起兴奋性作用，其损伤导致直肠顺应性下降，因此排便反射消失，易发生便秘。

（一）便秘的评估诊断

参考上一章节。

（二）便秘的处理

参考上一章节。

（三）腰椎间盘突出症后便秘案例

患者，女性，65 岁，退休。

主诉：排便困难伴肛门坠胀 1 年。

病史：患者曾因腰椎间盘外伤引发椎间盘突出，近 1 年来排便困难，便意减弱，伴臀部至肛门坠胀不适，每 3～5 日排大便 1 次，便干，呈羊粪状，肛门无脱出物，无便血，无黏液便及脓血便，便时无肛门疼痛，平素自行"通便药物"，具体药物不详，服药后大便为每 1～2 日 1 次。1 周前至我院门诊就诊，予以肛泰栓治疗后肛门坠胀稍减轻，但排便依旧困难，为进一步治疗，由门诊收治入院。发病来无大便习惯改变，无里急后重，无腹痛腹胀，食纳可，夜寐安，小便畅。既往体健，否认高血压，糖尿病等慢性病史，否认肝炎、结核等传染病史，曾因摔倒致腰椎间盘损伤，行保守治疗。

查体：神清，生命体征平稳，心肺腹未及异常。肛门居中，肛缘尚平整。直肠指诊：直肠黏膜松弛，指诊范围内未及异常肿块，指套退出无染血。

辅助检查：全结肠血管紊乱模糊、部分消失，黏膜呈轻度灰褐色，内镜下视野稍暗淡，左半结肠为著，乙状结肠及直肠见数枚 0.1～0.3 cm 息肉。（2017-7-8 苏州同济医院）。

MDT 评定：

骨科医师评估：患者右臀疼痛为右坐骨畸形所致，为陈旧性损伤、骨折后遗症。

中医科评估：患者，女，65 岁，肛门坠胀，纳可，眠可，梦多，畏热汗出，以面部及背部为甚，舌红，苔剥脱，脉平。考虑患者长期服用苦寒泻药后，脾胃受损，阳虚不运，发生便秘，舌、脉象亦符合阳虚之象，故证属：脾肾阳虚。

康复评估：

布里斯托大便分型（Bristol stool form）：患者排便干硬，呈羊粪状。分型：1 型。

内镜检查：全结肠血管紊乱模糊、部分消失，黏膜呈轻度灰褐色，内镜下视野稍暗淡，左半结肠为著，乙状结肠及直肠见数枚 0.1～0.3 cm 息肉。

排便日记：1 年来，每 3～5 日排便 1 次，口服泻剂后 1～2 日 1 次，粪质干硬。无便血、无漏气漏液症状。

伴随症状：肛门坠胀、直肠黏膜松弛、结肠息肉。

诊断：1. 便秘；2. 结肠黑变病。

康复管理目标：

近期目标：1 个月内排便恢复至每 2～3 日 1 次（无口服通便药物）。

长期目标：恢复正常排便习惯至每日 1 次。

MDT 处理措施：

骨科医师：抗骨质疏松药物仙灵骨葆及阿法骨化醇治疗。

中医科医师：济川煎加减，方药为：枳壳 6 g，泽泻 6 g，当归 10 g，升麻 6 g，牛膝 10 g，苁蓉 10 g，麦冬 6 g，五味子 6 g，黄芪 10 g，炒白术 10 g，茯神 6 g。7 剂，每日 1 剂，袋煎，早晚一袋温服。

康复科医师：予以结肠水疗，第一周每日 1 次，第二周每 2 日 1 次，恢复自主排便便意后停止水疗。

护理：①记录排便日记；②嘱多食用蔬菜、粗纤维食物，避免久坐久站；③行为干预，定时排便；④保持适当运动，排便前温水坐浴，按摩腹部，促进排便。

1 个月后评估：排便 1 日 1 次，布里斯托大便分型为 1 型或 2 型。

患者出院。

患者出院后返回家中自行调养，以饮食方式调整为主，并保持适当运动。

（病例来源：苏州高新区人民医院）

三、髋部骨折、锥体骨折、髋膝骨关节炎

老年人髋部骨折、椎体骨折、髋膝骨关节炎手术或保守治疗后的大便管理主要是便秘问题。骨折患者长期卧床，便秘发生率可达 80% 以上。骨科卧床患者的便秘大多属于功能性便秘，为骨折疼痛制动、手术麻醉、心理因素、饮食因素、药物作用等多种因素所致。其中，疼痛、麻醉最为重要。

由于疼痛、关节畸形、局部制动等相关因素致使其活动受限，加之排便时需变换体位使骨折部位疼痛加剧，这些均使患者抑制排便，拒绝排便，从而引发便秘。同时，因创伤和治疗的需要，肢体需要长时间制动或持续牵引，卧床时间长、活动受限，运动量不足，胃肠蠕动减慢，食物在肠道中停留时间延长，从而引发便秘。

术中使用麻醉剂阻滞交感神经节前纤维，胃肠道功能受到抑制，肛门内外括约肌、肛提肌等松弛，易出现肛门排气、排便障碍。而术后镇痛泵中芬太尼等阿片类药物，可刺激胃肠道的收缩，增加胃肠张力，增强肠腔内压，使胃肠推进性蠕动减弱，胃内容物不易通过大肠而导致便秘[132]。当然，老年人慢性便秘也往往同时存在。

因此，便秘的管理重点，首先是管理疼痛。在无痛或疼痛可控情况下，早期开始康复介入，增加患者下肢相关运动能力，减少制动和麻醉剂的继发影响，是管理骨折后便秘的关键。此类患者便秘的处理包括生活方式调整、保守治疗及手术治疗，参考之前章节。

第十八节　心肺系统疾病的肠道和大便功能障碍

无论在急性发作期还是稳定期，老年人因心肺系统疾病（如慢性阻塞性肺疾病、肺癌、冠心病、心力衰竭）发生便秘的情况并不少见。甚至，便秘往往是诱发慢性阻塞性肺疾病气道症状、慢性心力衰竭、心绞痛的重要因素。

慢性阻塞性肺疾病（chronic obstructive pulmonary disease，COPD）是中老年人常见疾病，绝大多数患者常合并有慢性支气管炎和肺气肿，逐渐发展为气流受阻，其气流受阻可进行性发展，当发展至呼吸功能衰竭时，常需要进行机械通气治疗。对于机械通气的患者，由于需要使用质子泵抑制剂、抗生素等，且患者免疫功能一般较差，因此容易发生胃肠道菌群功能紊乱而导致腹泻。有研究报道，机械通气患者腹泻发生率可高达 34%[133]。另外，COPD 患者常伴有多种合并症，相比其他合并症，便秘呈现高发生率[134]，影响患者的运动功能，对患者生活质量影响极大[135, 136]。便秘也是肺癌根治术后的常见并发症，有 20%~30% 肺癌择期根治术后的患者合并有便秘[137]。原因主要与手术对生理结构破坏、麻醉药物残留、术后镇痛药物、术后久卧及精神焦虑与抑郁引起的排便神经反射抑制有关[138]。另外有 69% 的癌症患者会出现癌痛[139]，阿片类药物能够为 90% 的严重癌痛患者提供良好的缓解效果[140]，但阿片类药物引起的便秘（opioid-induced constipation，OIC）则是最常见的副作用[141, 142]，对生活质量影响显著。除非存在禁忌证，否则所有服用阿片类药物的患者都应常规服用泻药以预防 OIC[143]。目前，治疗 OIC 最常用的药物是阿片受体拮抗剂，如纳洛酮，可逆转阿片诱导的外周胃肠道效应。纳

洛酮缓释制剂可与羟考酮联合使用[144]。

冠心病是临床常见的一类心脏病，主要是因冠状动脉病变使冠状动脉供血不足和狭窄而诱发的心脏问题[145]。冠心病患者尤其是老年患者人群的饮食习惯和生活习惯会发生变化，如其运动量减少使胃肠道蠕动减缓、胃肠道功能减弱，导致粪便难以排出，同时，冠心病患者需要摄入更为精细的食物，可能减少食物纤维的摄入量，进而引起便秘。

慢性心力衰竭是许多心血管疾病和有关其他疾病终末阶段出现的临床综合征，慢性心力衰竭有多种症状，因心脏收缩和舒张功能下降，患者可见不同程度的体循环、肺循环淤血，活动耐力下降，活动能力严重受限，严重者被迫卧床休息。长期的卧床、不合理膳食、使用利尿剂以及肠道淤血等情况，容易造成肠蠕动减少、粪便干结，引起便秘等并发症。老年慢性心力衰竭患者中 30%～40% 伴有慢性功能性便秘，患者发生便秘时用力排便导致心脏负荷加重，易诱发心力衰竭急性加重、心绞痛、心律失常、心肌梗死等各种心脏病事件，甚至危及生命。

便秘可直接引起或加重肛门直肠疾病，如直肠炎、肛裂、痔疮等。还可导致胃肠神经功能紊乱，引起食欲减退、腹部胀满、嗳气、口苦、肛门排气等临床表现。严重的便秘可导致用力排便引起的血压上升，引起脑卒中甚至猝死。

在急性发作期，首要处理的是原发病[146]，但此期因疾病管理需要，患者移动能力往往受限，预防便秘极为重要。进入疾病缓解期或稳定后，虽然心理因素[147, 148]、饮食因素、药物作用等也是导致便秘的原因[149]，但影响胃肠功能进一步改善或保持良好状态的主要原因是心肺体适能的下降[150, 151, 152]。因此，稳定期的便秘管理，除了和老年人慢性便秘管理原则类似外[153]，更应强调有氧训练[154]、肺功能训练等，以提高患者的体能与耐力[155, 156]，随之增加患者移动范围[157]，从而提高患者的直肠、肛门与盆底肌群功能[158, 159]。

（陈作兵　王大明　赵金荣　晏锦胜　姚齐贤　蔡碧绸　赵依帆

毛　琳　朱雪琼　陈思苗　邹礼梁　王传凯　钱佳煜）

参 考 文 献

［1］Irwin GM. Urinary Incontinence［J］. Prim Care，2019，46（2）：233-242.

［2］马正君，孙小红. 养老机构老年尿失禁患者的现状分析［J］. 世界最新医学信息文摘，2018，18（67）：174-177.

［3］Speakman MJ，Cheng X. Management of the complications of BPH/BOO［J］. Indian J Urol. 2014，30（2）：208-213.

［4］Suskind AM，Cawthon PM，Nakagawa S，et al. Urinary Incontinence in Older Women：The Role of Body Composition and Muscle Strength：From the Health，Aging，and Body Composition Study［J］. Journal of the American Geriatrics Society，2017，65（1）：42-50.

［5］Hersh L，Salzman B. Clinical management of urinary incontinence in women［J］. Am Fam Physician，

2013，87（9）：634-640.

［6］ Latthe PM，Foon R，Khan K. Nonsurgical treatment of stress urinary incontinence（SUI）：grading of evidence in systematic reviews［J］.BJOG，2008，115（4）：435-444.

［7］ Lugo T，Riggs J. Stress Incontinence［EB/OL］.（2021-7-30）［2022-7-15］.http://www.ncbi.nlm.nih. gov/books/NBK539769/.

［8］ Das AK，Kucherov V，Glick L，et al. Male urinary incontinence after prostate disease treatment［J］.Can J Urol，2020，27（S3）：36-43.

［9］ 马棣元，周冰莹，俞舒丹，等.中西医结合治疗夜尿症的思路探讨［J］.世界中西医结合杂志，2020，15（09）：1751-1755.

［10］ 廖利民.尿动力学技术规范（GUP）［J］.中华腔镜泌尿外科杂志（电子版），2008，2（04）：373.

［11］ Pearlman A，Kreder K. Evaluation and treatment of urinary incontinence in the aging male［J］.Postgrad Med，2020，132（4）：9-17.

［12］ Selius BA，Subedi R. Urinary retention in adults：diagnosis and initial management［J］.Am Fam Physician，2008，77（5）：643-650.

［13］ Chou YC，Jiang YH，Harnod T，et al. Characteristics of neurogenic voiding dysfunction in cerebellar stroke：a cross-sectional，retrospective video urodynamic study［J］.Cerebellum，2013，12（5）：601-606.

［14］ 王毅.诊治卒中后神经源性膀胱的再思考［J］.中国卒中杂志，2016，11（12）：1007-1009.

［15］ 中国康复医学会康复护理专业委员会.神经源性膀胱护理指南（2011年版）（一）［J］.中华护理杂志，2011，46（1）：104-108.

［16］ 李佳怡，吕坚伟，冷静，等.脑卒中后下尿路功能障碍患者的尿动力学改变及临床干预［J］.第二军医大学学报，2013，34（3）：318-321.

［17］ 庞灵，李桂杰，宗敏茹，等.神经源性膀胱患者康复期尿路感染危险因素分析［J］.中华医院感染学杂志，2013，23（18）：4404-4405，4408.

［18］ 鲍秀容.急性脊髓炎神经源性膀胱患者中不同导尿方式的应用比较［J］.包头医学院学报，2015，31（2）：124-125.

［19］ 苏善英，宋仕芬，梁权，等.神经源性膀胱再训练的研究进展［J］.护理实践与研究，2012，9（5）：103-104.

［20］ 中国老年医学学会神经医学分会，天津市卒中学会，王毅，等.卒中后神经源性膀胱诊治专家共识［J］.中国卒中杂志，2016，11（12）：1057-1066.

［21］ Uren AD，Cotterill N，Pardoe M，et al. The International Consultation on Incontinence Questionnaires（ICIQ）：an update on status and direction［J］.Neurourology and Urodynamics，2020，39（6）：1889-1896.

［22］ 燕铁斌，尹安春.康复护理学［M］.北京：人民卫生出版社，2017.

［23］ 贾静，徐晶晶，仇晓溪.医院—社区—家庭失禁护理平台在压力性尿失禁患者管理中的应用研究［J］.中华护理杂志，2018，53（5）：533-536.

［24］ 郑彩娥，李秀云.实用康复护理学［M］.北京：人民卫生出版社，2012.

［25］ 许萍，高诚，陈芳，等.凯格尔运动联合盆底神经肌肉电刺激治疗女性压力性尿失禁的效果［J］.临床医学，2019，39（3）：68-69.

［26］ Reich SG，Savitt JM. Parkinson's Disease［J］. The Medical clinics of North America，2019，103（2）：337-350.

［27］ Sakakibara R，Tateno F，Yamamoto T，et al.Urological dysfunction in synucleinopathies：epidemiology，pathophysiology and management［J］.Clin Auton Res，2018，28（1）：83-101.

［28］ 梁文立，廖利民.帕金森病性神经源性膀胱功能障碍［J］.中国康复理论与实践，2008，14（11）：1009-1010.

［29］ McDonald C，Winge K，Bum DJ. Lower urinary tract symptoms in ParkinsonS disease：Prevalence， aetiology and management［J］. Parkinsonism Relat Disord, 2017, 35: 8-16.

［30］胡钢, 黄贵书, 伍宇. 尿动力学测定在帕金森病膀胱尿道功能障碍的应用价值［J］. 中国医药导刊, 2013, (z1): 33-34.

［31］罗艳, 王瑶, Ja nPaterson, 等. 老年痴呆患者大小便失禁的初级卫生保健研究进展［J］. 中国老年学杂志, 2015, (19): 5650-5652.

［32］Lw A, Kvc C, Jma B, et al. Diabetic Bladder Dysfunction: A Review［J］. Urology, 2019, 123: 1-6.

［33］Xin G, Jing LW, Wang AD, et al. Significance of urodynamic study in diagnosing diabetic neurogenic bladder patients［J］.World Latest Medicine Information, 2016, 16 (80): 17.

［34］Dahlstrand C, Ahlman H, Dahlström A, et al.Changes in distribution of substance P-like immunoreactivity in rat bladder and urethra in streptozotocin-induced diabetes［J］. Scand J Urol Nephrol, 1988, 22 (117).

［35］Szasz T, Wenceslau CF, Burgess B, et al. Toll-Like Receptor 4 Activation Contributes to Diabetic Bladder Dysfunction in a Murine Model of Type 1 Diabetes［J］. Diabetes A Journal of the American Diabetes Association, 2016, 65 (12): 3754-3764.

［36］Yonekubo S, Tatemichi S, Maruyama K, et al. Alpha1A-adrenoceptor antagonist improves underactive bladder associated with diabetic cystopathy via bladder blood flow in rats［J］. Bmc Urology, 2017, 17 (1): 64.

［37］Nitti V, Dmochowski R, Chen W, et al. Content validity of the actionable bladder symptom screening tool (ABSST) in non-diabetic females with overactive bladder (OAB) and urgency urinary incontinence (UUI)［J］. Value in Health, 2013, 16 (3): 183.

［38］Yang W, Zhao C, Liu L . Curative Effect Analysis of Anterior Multilevel Cervical Spondylopathy Treatment［J］. Journal of Medical Research, 2015, 44 (10): 128-130.

［39］Martin, C, Michel. Pharmacologic Approaches to Urinary Bladder Dysfunction［J］. Annual Review of Pharmacology and Toxicology, 2015, 55: 269-287.

［40］Saks EK, Arya LA . Pharmacologic Management of Urinary Incontinence, Voiding Dysfunction, and Overactive Bladder［J］. Obstetrics & Gynecology Clinics of North America, 2009, 36 (3): 493-507.

［41］Morlière C, Verpillot E, Donon L, et al. A cost-utility analysis of sacral anterior root stimulation (SARS) compared with medical treatment in patients with complete spinal cord injury with a neurogenic bladder［J］. Spine Journal Official Journal of the North American Spine Society, 2015, 15 (12): 2472.

［42］Troy S, Michael K, Raj K . Sacral neuromodulation in overactive bladder: a review and current perspectives［J］. Research & Reports in Urology, 2016, 8: 193-199.

［43］Fan LC, Huang YR, Zhou LX, et al. Advances in applying intravesical electrical stimulation therapy to the treatment of low urinary tract dysfunction［J］. Journal of Shanghai Jiaotong University (Medical Science), 2016, 36 (07): 1102-1104.

［44］Stoffel JT . Detrusor sphincter dyssynergia: a review of physiology, diagnosis, and treatment strategies［J］. Transl Androl Urol, 2016, 5 (1): 127-135.

［45］Lee YK, Kuo HC . Therapeutic Effects of Botulinum Toxin A, via Urethral Sphincter Injection on Voiding Dysfunction Due to Different Bladder and Urethral Sphincter Dysfunctions［J］. Toxins, 2019, 11 (9): 487.

［46］Lin YJ, Lee SY . A microstimulator with parameter adjustment for bladder dysfunction［C］// 2017 IEEE International Symposium on Circuits and Systems (ISCAS). IEEE, 2017.

［47］张磊, 熊晓玲. 熊晓玲对慢性阻塞性肺疾病合并便秘的认识及治疗思路［J］. 四川中医, 2016, 34 (03): 18-21.

［48］徐卫方, 刘莹莹, 高振 等. 慢性阻塞性肺疾病患者二便功能状态分析［J］. 中国实验方剂学杂志, 2011, 17 (12): 227-228.

［49］韦学昌，刘晓锋，叶青，等.肺癌伴脊柱转移癌的外科治疗疗效分析［J］.中华骨与关节外科杂志，2018，11（10）：772-775.

［50］吴萍华，曾华萍，陈丽娜.多学科康复护理团队管理模式对冠心病合并心力衰竭患者的护理效果［J］.国际护理学杂志，2022，41（02）：324-327.

［51］祖东亮，张双，王楠.协同康复护理干预对慢性心力衰竭患者自护能力和生活质量的影响［J］.中华全科医学，2022，20（01）：169-171+174.

［52］梁钊明.慢性心力衰竭中西医结合疾病管理体系的构建［D］.广东：广州中医药大学，2012.

［53］罗庆，张林，赖荣美，等.心脏康复对慢性心力衰竭患者心功能的影响［J］.实用预防医学，2022，29（02）：238-241.

［54］卜佳，阮慧杰，吉辉，等.不同年龄段慢性便秘患者的慢病管理干预［J］.世界华人消化杂志，2017，25（7）：649-654.

［55］聂玉强，李瑜元.大便失禁的治疗［J］.广州医药，2006，37（2）：6-9.

［56］杨向东，蓝海波，龚文敬.直肠顺应性研究进展［J］.中国肛肠病杂志，2014，34（4）：72-74.

［57］黄焕健，吕渊，覃少东，等.老年人失禁现状与特点分析［J］.中国老年保健医学，2021，19（04）：9-13.

［58］肖问，王磊.不同年龄出口梗阻性便秘患者直肠肛管测压的特点［J］.中国老年学杂志，2012，32（2）：718-719.

［59］姚健凤，郑松柏.老年人慢性便秘的评估与处理专家共识解读［J］.中华老年病研究电子杂志，2017，4（2）：28-31.

［60］孙园园，许翠萍，张娜，等.不同年龄段慢性便秘患者病因特点分析［J］.胃肠病学，2014，19（6）：360-362.

［61］郑芳，陈长香，崔兆一.不同年龄阶段高龄老年人排便异常状况分析［J］.华北理工大学学报（医学版），2021，23（02）：143-147.

［62］范小华，姜亚君，林圳滨.大便失禁的患病现状及其发病因素［J］.结直肠肛门外科，2021，27（05）：419-422.

［63］周佳佳，封秀琴，孙红玲.大便失禁患者粪便管理的研究进展［J］.护士进修杂志，2020，35（22）：2073-2076.

［64］刘敏，刘丽.老年便秘患者的健康宣教分析［J］.世界最新医学信息文摘，2019，19（91）：230-231.

［65］佚名.老年便秘与大便失禁［J］.中国社区医师，2011，27（45）：16.

［66］王大红，黑启明.老年慢性功能性便秘中西医结合治疗临床效果［J］.中国老年学杂志，2021，41（22）：4940-4943.

［67］蔡露璐，李媛媛，程凯，等.老年便秘的原因分析、护理和药物治疗［J］.中外医学研究，2015，13（35）：100-101.

［68］苗为民，曹冬兴，叶光耀，等.大便失禁的外科治疗技术研究进展［J］.结直肠肛门外科，2021，27（05）：428-431.

［69］刘亚梅，余苏萍.女性易于发生肛门失禁的机制研究［J］.新医学，2009，40（1）：59-61.

［70］Lacima G，Pera M，Valls-Sol J，et al. Electrophysiolog Studies and Clinical Findings Infemales with combined fecal and urinary incontinence：a prospective study［J］.Dis Colon Rectum，2006，49（3）：353-359.

［71］Williams NS，Patel J，George RD，et al. Development of an electrically Stimulated neoanal sphincter［J］. Lancet，1991，338（8776）：1166-1169.

［72］中华医学会消化病学会分会胃肠动力组，中华医学会外科分会结直肠肛门外科学组.中国慢性便秘诊治指南（2013年，武汉）［J］.胃肠病学，2013，18（10）：605-612.

［73］徐丽坤 . 功能性便秘 30 例肛门直肠压力测定［J］. 基层医学论坛，2017，21（7）：874-896.

［74］中华医学会外科学分会结直肠外科学组 . 中国成人慢性便秘评估与外科处理临床实践指南（2022版）［J］. 中华胃肠外科杂志，2022，25（01）：1-9.

［75］Wong ML，Wee S，Pinch，et al. The Wheatley stress profile［J］. Gastroenterol，1999（94）：1283-1291.

［76］Robson KM，Kiely DK，Lembo T.Biofeedbaek is superior to laxatives for normal transit Constipation due to pelvie floor dyssnergia［J］. Dis Colon Rectum，2000，（43）：940-943.

［77］阐志超，姚宏昌，龙治平等 . 成年人慢性便秘调查及相关因素分析［J］. 中华消化杂志，2004，24（10）：614.

［78］林征，林琳，张红杰 . 功能性便秘患者社会、心理、行为状况调查及生物反馈治疗效果随访［J］. 中国临床康复，2005，9（28）：69.

［79］梁堃 . 老年便秘的研究进展［J］. 中国老年学杂志，2006，26（12）：1761.

［80］方秀才，张军，刘诗，等 . 小麦纤维素治疗中老年人功能性便秘疗效和安全性的多中心随机对照临床试验［J］. 中华内科杂志，2017，56（8）：577-582.

［81］余跃，吴德卫 . 老年人慢性便秘治疗药物的选择［J］. 中国临床保健杂志，2019，22（1）：10-14.

［82］杨俊，李希诗，冯玉良 . 聚卡波菲钙治疗便秘型肠易激综合征临床疗效及安全性评价［J］. 中国新药杂志，2012，21（3）：293-297.

［83］黄敏，陈继红，谭诗云 . 比沙可啶的研究概况及临床应用［J］. 胃肠病学和肝病学杂志，2017，26（2）：270-230.

［84］张翼 .FDA 批准鲁比前列酮用于治疗阿片类药物引起的便秘［J］. 药品评价，2013，10（10）：32.

［85］Currie MG，Kurtz C，Mahajan-Miklos S，et al. Effects of Single Dose Administration of MD-1100 on Safety，Tolerability，Exposure，and Stool Consistency in Healthy Subjects：894［J］. The American Journal of Gastroenterology，2005，100：S328.

［86］Rao S，Lembo AJ，Shiff SJ，et al. A 12-week，randomized，controlled trial with a 4-week randomized withdrawal period to evaluate the efficacy and safety of linaclotide in irritable bowel syndrome with constipation［J］. Am J Gastroenterol，2012，107（11）：1714.

［87］Lembo AJ，Schneie RHA，Shiff SJ，et al. Two randomized trials of linaclotide for chronic constipation［J］. N Engl J Med 2011，365（6）：527.

［88］Chey WD，Lembo AJ，Lavins BJ，et al. Linaclotide for irritable bowel syndrome with constipation：a 26-week，randomized，double-blind，placebo-controlled trial to evaluate efficacy and safety［J］. Am J Gastroenterol，2012，107（11）：1702.

［89］Johnston JM，Kurtz CB，Macdougall JE，et al. Linaclotide improves abdominal pain and bowel habits in a phase IIb study of patients with irritable bowel syndrome with constipation［J］. Gastroenterology，2010，139（6）：1877.

［90］Yiannakou Y，Agrawal A，Allen PB，et al. UK clinical experience up to 52 weeks with linaclotide for irritable bowel syndrome with constipation［J］. Therap Adv Gastroenterol，2018，11：1756284818798791.

［91］Andresen V，Miehlke S，Beck E，et al. Efficacy and tolerability of linaclotide in the treatment of irritable bowel syndrome with constipation in a realworld setting –results from a German noninterventional study［J］. Z Gastroenterol，2018，56（7）：738.

［92］Rhee SH，Pothoulakis C，Mayer EA. Principles and clinical implications ofthe brain-gut-enteric microbiota axis［J］. Nat Rev Gastroenterol Hepatol，2009，6（5）：306-314.

［93］安荣，丁维俊，韩佩玉 . "脑—肠—菌"轴在肠易激综合征发病中的作用［J］. 海南医学，2014，25（17）：2569—2572.

［94］丁曙晴，丁义江．盆底表面肌电生物反馈在功能性排便障碍诊治中的应用［J］．中华物理医学与康复杂志，2009，31（5）：349-350．

［95］McGrady A.Biofeedback［J］.Self Regul，1996，21（4）：335-346．

［96］陈英．洗肠机治疗结肠动力性便秘疗效观察［J］．中国肛肠病杂志，2004，24（1）：31．

［97］杜平，梁仲惠．结肠水疗的临床应用［J］．现代中西医结合杂志，2009，18（3）：339-341．

［98］姚一博，肖长芳，王琛．大便失禁的非手术治疗研究进展［J］．结直肠肛门外科，2021，27（05）：423-427．

［99］孙巨，闵瑜．脑卒中后便秘的治疗进展［J］．按摩与康复医学，2021，12（18）：43-45．

［100］郭椿，贺平．脑肠轴及其研究进展［J］．世界最新医学信息文摘，2017，17（95）：89-91．

［101］Cheng J，Li L，Xu F，et al．Poststroke Constipation Is Associated With Impaired Rectal Sensation［J］The American journal of gastroenterology，2020，115（1）：105．

［102］庄维崧，彭娟娟，白子荣，等．脊髓损伤神经源性肠道功能障碍康复干预进展［J］．中国康复医学杂志，2021，36（6）：743-747．

［103］黄智慧，戴宁．排便障碍检测方法的评价［J］．中华胃肠外科杂志，2016，19（12）：1345-1347．

［104］王晓锋，刘素琴．神经电刺激疗法治疗粪失禁现状与展望［J］．结直肠肛门外科，2015，21（2）：76-80．

［105］王亚茹，李茜，徐冬英，等．中医技术耳穴贴压对脑卒中患者便秘疗效的Meta分析［J］．全科护理，2017，15（30）：3716-3719．

［106］袁景，林桦，沈宏华，等．脑卒中后便秘治疗进展［J］．中国实用神经疾病杂志，2016，19（11）：96-98．

［107］张宇，张晓雪，等．危重症患者失禁性皮炎的发生现况及其影响因素［J］．解放军护理杂志，2018，35（16）：16-17．

［108］姜玥，宁文帅，李刚．脑卒中患者便秘的中医护理研究进展［J］．解放军护理杂志，2010，27（11）：839-840．

［109］金绍兰，贺满月．盆底磁刺激联合生物反馈治疗盆底失弛缓型便秘30例疗效观察［J］．中国肛肠病杂志，2021，41（9）：51-53．

［110］Stirpe P，Hoffman M，Badiali D，et al．Constipation：an emerging risk factor for Parkinson's disease？［J］．Eur J Neurol，2016，23（11）：1606-1613．

［111］Mishima T，Fukae J，Fujioka S，et al．The prevalence of constipation and irritable bowel syndrome in Parkinson's disease patients according to Rome Ⅲ diagnostic criteria［J］．J Parkinsons Dis，2017，72）：353-357．

［112］Cadeddu F，Bentivoglio AR，Brandara F，et al．Outlet type constipation in Parkinson's disease：results of botulinum toxin treatment［J］．Aliment Pharmacol Ther，2005，22（10）：997-1003．

［113］Liu Z，Sakakibara R，Odaka T，et al．Mechanism of abdominal massage for difficult defecation in a patient with myelopathy（HAM/ TSP）［J］．J Neurol，2005，252（10）：1280-1282．

［114］Lacross A，Groff M，Smaldone A．Obstetric anal sphincter injury and anal incontinence following vaginal birth：a systematic review and meta-analysis．［J］．Journal of Midwifery & Women's Health，2015，60（1）：37-47．

［115］Bleier JI，Kann BR．Surgical management of fecal incontinence［J］．Gastroenterol Clinics of North America，2013，42（4）：815-836．

［116］张宝莹，韦爱玲，陈兴洲，等．便秘与老年痴呆关系的调查［J］．中国老年学杂志，2009，29（11）：2935-2937．

［117］张瑛华，徐丽姝，叶瑞繁．老年慢性便秘与精神心理因素关系的研究［J］．实用医学杂志，2007，23（13）：2030-2031．

［118］姚健凤，郑松柏. 老年人慢性便秘的评估与处理专家共识解读［J］. 中华老年病研究电子杂志，2017，4（2）：28-31.

［119］孙美花，陈祖香. 老年痴呆卧床患者便秘的护理［J］. 实用中西医结合临床，2014，14（10）：83-95.

［120］新昕，都弘，李春日. 耳穴贴压治疗精神疾病患者便秘疗效分析［J］. 时珍国医国药，2017，28（11）：2677-2679.

［121］Emmanuel A. Managing neurogenic bowel dysfunction.［J］. Clinical Rehabilitation，2010，24（6）：483.

［122］Collins SM，Denou E，Verdu EF，et al. The putative role of the intestinal microbiota in the irritable bowel syndrome［J］. Digestive & Liver Disease，2009，41（12）：850-853.

［123］Vasant DH，Limdi JK，Solanki K，et al. PTU-121Anorectal Dysfunction in Quiescent Inflammatory Bowel Disease：Is There A Role for Biofeedback Therapy？［J］. Gut，2016，65（Suppl 1）：A116.1-A116.

［124］Hohl C. Dynamic anal endosonography may challenge defecography for assessing dynamic anorectal disorders：results of a prospective pilot study.［J］. Endoscopy，2000，32（04）：300-305.

［125］Mazor Y，Jones M，Andrews A，et al. Anorectal biofeedback for neurogenic bowel dysfunction in incomplete spinal cord injury［J］. Spinal Cord，2016，54（12）：1132-1138.

［126］Kajbafzadeh AM，Sharifi-Rad L，Nejat F，et al. Transcutaneous interferential electrical stimulation for management of neurogenic bowel dysfunction in children with myelomeningocele［J］. International Journal of Colorectal Disease，2012，27（4）：453-458.

［127］Petros P，Abendstein B. Pathways to causation and surgical cure of chronic pelvic pain of unknown origin，bladder and bowel dysfunction-an anatomical analysis［J］. Central European Journal of Urology，2018，71（4）：448-452.

［128］Darwish B，Roman H. Surgical treatment of deep infiltrating rectal endometriosis：in favor of less aggressive surgery［J］. American Journal of Obstetrics & Gynecology，2016，215（2）：195-200.

［129］Wang T，Min P，Xiujun MA，et al. The application of the transanal irrigation in neurogenic bowel dysfunction patients with spinal cord injury：a systematic review［J］. Journal of Contemporary Clinical Medicine，2019，32（02），163-166.

［130］Chapman AE，Geerdes B，Hewett P，et al. Systematic review of dynamic graciloplasty in the treatment of faecal incontinence［J］. British Journal of Surgery，2002，89（2）：138-53.

［131］Nordenstam J，Boller AM，Mellgren A. Sacral nerve stimulation in the treatment of bowel disorders［J］. Progress in Neurological Surgery，2016，29：200-212.

［132］Zan P，Yan G，Liu H，et al. Biomechanical modeling of the rectum for the design of a novel artificial anal sphincter.［J］. Biomedical Instrumentation & Technology，2010，44（3）：257.

［133］刘音，杨小东. 机械通气慢性阻塞性肺病患者腹泻危险因素及致病菌分析［J］. 临床军医杂志，2018，46（08）：928-931.

［134］Gau JT，Acharya UH，Khan MS，et al. Risk factors associated with lower defecation frequency in hospitalized older adults：a case control study［J］. BMC Geriatrics，2015，15：44.

［135］Sun Y，Zheng F，Li Y，et al. Correlation between lower gastrointestinal tract symptoms and quality of life in patients with stable chronic obstructive pulmonary disease［J］. Journal of Traditional Chinese Medicine，2013，33（5）：608-614.

［136］Mi E，Mi E，Mendonca S，et al. M2 Do patients and informal carers agree on symptom burden in advanced copd？［J］. Thorax，2016，71（Suppl 3）：A258.251-A258.

［137］郑中龙，李涛，卿松. 全程管理体系在肺癌患者术后便秘的预防及治疗中的应用［J］. 黑龙江医学，2020，44（8）：3.

［138］王豫鲜，孔红武，杜晶晶，等．腹部推拿联合穴位贴敷治疗老年患者肺癌术后便秘的效果观察［J］.中国现代医生，2020 58（28）：166-169.

［139］Zheng C，Chen X，Weng L，et al. Benefits of Mobile Apps for Cancer Pain Management：Systematic Review［J］. JMIR mHealth and uHealth，2020，8（1）：e17055.

［140］Wiffen PJ，Wee B，Derry S，et al. Opioids for cancer pain – an overview of Cochrane reviews［J］. The Cochrane database of systematic reviews，2017，7（7）：CD012592.

［141］Morlion B，Clemens K，Dunlop W. Quality of life and healthcare resource in patients receiving opioids for chronic pain：a review of the place of oxycodone/naloxone［J］. Clinical drug investigation，2015，35（1）：1-11.

［142］Atayee R，Bruner H，Edmonds K，et al. Clinical utility of naloxegol in the treatment of opioid-induced constipation［J］. Journal of Pain Research，2015，8：289-94.

［143］Brown TJ，Keshvani N，Gupta A，et al. Rates of appropriate laxative prophylaxis for opioid-induced constipation in veterans with lung cancer：a retrospective cohort study［J］. Supportive care in cancer，2020，28（11）：5315-5321.

［144］Bart M，Elina CK，Will D. Quality of life and healthcare resource in patients receiving opioids for chronic pain：a review of the place of oxycodone/naloxone［J］. Clinical drug investigation，2015，35（1）：1-11.

［145］Richards SH，Anderson L，Jenkinson CE，et al. Psychological interventions for coronary heart disease［J］. Cochrane Database of Systematic Reviews，2017，4（4）：CD002902.

［146］吴萍华，曾华萍，陈丽娜．多学科康复护理团队管理模式对冠心病合并心力衰竭患者的护理效果［J］.国际护理学杂志，2022，41（2）：324-327.

［147］吴金琼，刘发琼．康复运动训练联合心理治疗对冠心病 PCI 术后患者的效果观察［J］.健康之友，2019，（023）：77.

［148］祖东亮，张双，王楠．协同康复护理干预对慢性心力衰竭患者自护能力和生活质量的影响［J］.中华全科医学，2022，20（01）：169-171+174.

［149］徐卫方，刘莹莹，高振，等．慢性阻塞性肺疾病患者二便功能状态分析［J］.中国实验方剂学杂志，2011，17（12）：227-228.

［150］金津，敬岳，李得民，等．肠道菌群与慢性阻塞性肺疾病关系的中西医研究进展［J］.中华中医药杂志，2019，34（11）：5316-5320.

［151］苏敬泽，李乐文，林谦．林谦中医结合治疗慢性心力衰竭经验总结［J］.中国中医基础医学杂志，2016，22（01）：128-130.

［152］孙翠凤，赵成欣，周正礼．康复运动训练联合心理治疗对冠心病 PCI 术后患者的效果观察［J］.心理月刊，2022，17（01）：166-168.

［153］梁钊明．慢性心力衰竭中西医结合疾病管理体系的构建［D］.广东：广州中医药大学，2012.

［154］王惠，姜麟波，江玥，等．有氧运动联合抗阻运动康复训练对冠心病患者的影响［J］.心血管康复医学杂志，2021，30（6）：676-682.

［155］叶威，王新华．从肺肠微生物群变化探讨"肺与大肠相表里"治疗呼吸系统疾病［J］.浙江中西医结合杂志，2019，29（7）：592-596.

［156］丁亚楠．综合康复护理对冠心病患者运动耐力及心肺储备功能的改善效果［J］.中国民康医学，2022，34（1）：61-63.

［157］罗庆，张林，赖荣美，等．心脏康复对慢性心力衰竭患者心功能的影响［J］.实用预防医学，2022，29（2）：238-241.

［158］张磊，熊晓玲．熊晓玲对慢性阻塞性肺疾病合并便秘的认识及治疗思路［J］.四川中医，2016，34（3）：18-21.

［159］沈静，钮黎剑，于费，等．运动康复训练对冠心病患者的影响研究［J］.现代医药卫生，2022，38（2）：283-285.

第四章
老年认知障碍全周期康复

第一节　概述

据国家统计局统计显示，截至 2019 年末，我国 60 岁以上人口约为 2.5388 亿，占到了总人口的 18.1%，其中 65 岁及以上的人口 1.7603 亿，占总人口的 12.6%，我国人口老龄化形势比较严峻[1]。伴随着老龄化，大部分老年人会随着年龄的增加而产生认知障碍，而同时由于老年人因为阿尔茨海默病、脑卒中、帕金森病等疾病，导致认知障碍变得尤为突出，给老年患者带来了日常生活的不便，大大降低了生活质量。同时由于老年患者的认知下降，又使得患者的治疗变得困难，因此及时了解并治疗认知障碍显得尤为重要[2]。

本章在撰写期间经过十几轮的对接与讨论，逐步完善十四种疾病认知障碍的康复评估、治疗以及家庭护理干预手段，旨在通过系统检索国内外相关指南、专家共识、综述、meta 分析及临床研究，发现并总结脑卒中、冠心病、COPD、颈椎病、肺癌、腰椎间盘突出症、髋膝骨关节炎、髋部骨折、椎体骨质疏松性骨折、精神疾病、帕金森综合征、阿尔茨海默病、糖尿病、稳定性心率失常相关的认知障碍。主要针对老年人认知障碍制订全周期康复治疗方案，从认知障碍的定义、分类、常用评估量表、疾病相关的认知障碍特点、评估、诊断和康复治疗方案寻找循证证据，为康复医生、康复治疗师、护理人员提供参考。

第二节　老年认知障碍

一、老年认知障碍的定义

老年认知功能障碍主要是指 65 岁以上的老年人因为年龄以及阿尔茨海默病、脑卒中、帕金森病等疾病导致的认知功能下降，严重者可发展成痴呆。其具体指人们心理活动过程的一个基本阶段，认知功能一般包括：感觉、知觉、注意、记忆、思维、想象等一些基本的心理过程，而认知障碍就是所说的这些基本生理过程发生了一些障碍。患者的认知功能损害涉及记忆、学习、定向、判断、理解、计算、语言、视空间功能、执行能力、分析及解决问题等能力，在病程某一阶段常伴有精神、行为和人格的异常，并导致患者的日常生活能力、工作和学习能力、社会交往能力明显减退[3]。

二、老年认知障碍的特点

（一）老年认知的主要表现

认知功能是指人脑加工、储存、提取信息的能力，是保证人们成功完成活动的重要心理条件，由记忆力、注意力、视空间能力、执行功能等多个领域组成。

老年人常见的认知障碍主诉包括：记忆力下降（包括忘事、忘名）、自发言语找词困难、迷路、解决问题能力下降等。日常生活中可表现为忘记既定计划、忘记刚发生不久的事情、在较不熟悉或熟悉的环境中迷路、不能像以往一样处理财务问题等。同时需要注意的是，认知障碍患者可能对自身的问题缺乏认知，许多问题是由熟悉患者情况的照料者汇报和提供的[4]。随着年龄的增长，老年人会出现不同认知领域的认知功能下降，尤以延迟回忆功能衰退最为明显。老年人认知功能的衰退会直接影响到他们的日常生活能力，如做饭、吃药、外出等。执行衰退理论认为，相比于其他认知功能，执行能力随年龄的增长衰退的更快，且其是引起人们日常生活能力障碍的主要原因[5]。另外，记忆力受损会影响老年人学习新知识的能力，进而导致他们的学习、工作和社会交往能力下降。以记忆力下降为主的遗忘型轻度认知障碍老年人的复杂生活能力下降，导致活动受限和生活质量下降。有研究表明，与同龄老年人相比，文化程度越高，认知功能越好。基于老年人自身对于记忆力的主观感受不能有效反映他们的认知功能状态，测评者还需要使用客观的认知功能测评量表进行整体和全面的认知功能评估[6]。

（二）老年与非老年的比较

1. 认知功能的稳定水平　非老年成年人的认知功能一般处于较为稳定的水平，而老年人的认知功能则随年龄增长有逐渐衰退的趋势，主要体现在记忆功能、信息处理速度等认知能力的衰退。

2. 引起认知水平下降的原因　引起非老年人和老年人认知障碍的疾病谱也不同。对老年人而言，引起认知障碍的最常见疾病是阿尔茨海默病、脑血管病，其次是其他神经系统变性病、颅脑外伤等。而对于非老年成年人而言，引起认知障碍的常见疾病主要是颅脑外伤、各类脑炎、癫痫、自身免疫性疾病等[7]。

3. 老年人多病共存，多种功能障碍明显　老年人常存在多病共存、多功能障碍共存的情况，比如阿尔茨海默病合并血管性疾病（即所谓"混合性痴呆"）、脑血管疾病合并器官功能不全等，多种因素共同导致认知功能受损，需要分别处理综合干预。而老年人除认知障碍外，常合并运动、语言等其他功能障碍，在选择认知功能评定及干预的方法时就需要个性化设计。这都是与非老年人认知障碍有所差异的地方[8]。

（三）认知老化的发生机制

1. 认知老化的神经生物学机制　在认知老化的进程中，大脑的结构和功能均会发生不同程度的变化，从而影响认知能力。脑成像技术如正电子发射计算机断层显像和功能磁共振成像，是研究认知老化神经生物学机制的重要手段之一[9]。

Madden等利用弥散张量成像技术研究发现，随着年龄的增长，老年人大脑白质完整性下降，从而影响个体的信息处理速度及执行能力。还有研究发现，利用弥散张量成像、磁化传递成像等技术发现脑白质老化可能导致大脑失连接状态，主要表现为执行能力、信息处理速度和情景记忆能力等多项认知领域的下降[10]。这些发现均验证了脑白质完整性对于保持与信息处理速度、执行功能、记忆相关脑区的网络联系具有重要意义。

在老化过程中，大脑的结构逐渐发生变化，但大脑会适应这种变化所带来的功能降低，这说明大脑具有可塑性，如认知能力的下降，其可通过募集其他脑区功能来代偿这种下降或丧失所导致的认知障碍，并且这种可塑性有望改变认知老化的过程。有研究认为阿尔茨海默病患者静息态脑功能连接网络中部分脑区的连接下降会导致其情景记忆编码能力、提取成绩能力呈显著进行性下降[11]。

2. 认知老化的分子生物学机制　随着分子生物学的发展，有研究探讨有关 COX5A 基因及其作用相关的过表达 SCN2B 基因在小鼠脑老化进程中的作用及其相关机制，发现 COX5A 上调至正常时的 58% 以及 SCN2B 过表达下调至正常时的 60.58% 均可显著提高转基因小鼠的学习记忆能力，前者的机制可能是由于 COX5A 表达的增加，从而促进了海马神经元的突触兴奋性，而后者的机制可能是由于抑制 SCN2B 的表达，产生了同 COX5A 的表达增加相同或相似的作用，上述结果表明 COX5A 与 SCN2B 的表达在脑老化引发的认知功能减退中发挥着重要的作用[12]。脑源性神经营养因子主要在中枢神经系统内表达，其中具有神经营养作用的蛋白质，如海马和皮质的含量最高[13]。研究表明，脑源性神经营养因子可以改善因海马 N- 甲基 –D– 天门冬氨酸受体功能低下而引起的老年阿尔茨海默病及老年性记忆功能的衰退。从基因学角度来说，载脂蛋白 Eε4（ApoEε4）等位基因是痴呆的高风险基因型，有学者发现 ApoEε4 等位基因会损害大脑结构中的关键认知脑区，从而影响携带 ApoEε4 等位基因的认知功能[14]。

3. 认知老化的心理机制　大量研究发现，个体随着年龄的增长，认知功能的高低呈现出一条抛物线，这种现象的发生不仅与神经生物学机制或分子生物学机制有关，还与心理机制关系密切[15]。研究表明，工作记忆在认知老化过程中起着桥梁的作用，其通常在步入老年期后开始衰退，被认为是导致认知功能降低的一大重要的原因[16]。

（四）认知老化影响因素

影响认知老化的因素有很多，除了年龄之外，还包括性别、职业、人格、教育程度、生活环境、生活方式、遗传、疾病等[17]（图 4-2-1）。

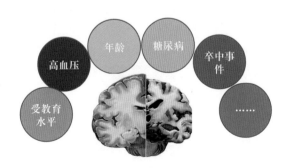

图 4-2-1　认知老化的影响因素

有研究表明，年龄与老年人注意力、记忆力、视空间能力、执行功能等认知能力的关系十分密切，且年龄越大，认知功能会逐渐衰退，但年龄与语言的理解和运用以及计算力等认知功能的关系并不大。近几年有相关研究表明,高教育水平的老年人的整体认知能力要显著优于低教育水平的老年人,尤以执行功能为甚[18]。有研究指出,体能锻炼差及经常看电视的老年人群更易获得认知损害,但若对他们进行早期宣教预防和干预则能显著降低患认知障碍的概率[19]。此外,老年人中肥胖者在工作记忆、信息处理速度和执行功能等方面的表现较正常体重者更差[20]。由此可知,受教育水平、体重、生活习惯、运动等方面对提高老年人的认知能力具有重要的调节作用,同时在脑老化的过程中也起保护作用[21]。但是,在认知老化的过程中,各项因素并不是独立发挥作用的。对于受教育程度高、有广泛社会活动的男性个体工作记忆力更好,而女性个体则是情景记忆能力较好;受教育程度低、不经常参加社会活动的男性个体加工速度的能力较差。

此外,疾病的发生通常也会显著影响患者的认知能力。在发生脑卒中后3个月,约有30%的患者发生痴呆,而约70%的患者会出现认知障碍,且注意力、执行功能、视空间能力、逻辑能力等认知领域受损是脑卒中后常见的认知障碍表现。通常认为脑卒中急性期患者会出现明显的认知功能下降,但持续时间较短,随着病情的改善,认知能力也会提高。有研究对23 572人进行5~7年的随访研究发现,与无脑卒中病史的人群相比,脑卒中患者整体认知功能下降的速度更快,说明脑卒中的发生与急性认知功能衰退密切相关,且加快脑卒中后认知能力下降的速度[22]。还有研究发现颈动脉不同狭窄部位及程度也会影响患者的认知功能,其中,右侧颈动脉狭窄主要引起视空间结构和记忆力的认知领域损害,而左侧或双侧颈动脉狭窄也会影响整体认知功能。在常见疾病中,如高血压、糖尿病等是认知功能减退的危险因素,且认知能力会随着患病年限的延长而逐渐降低[23]。

认知老化的发展是个长期的过程,既受个体因素、生活习惯、环境等因素的影响,又受社会因素影响,因此,研究认知老化的发生机制及影响因素需从神经生物学、分子生物学、心理学、医学等多学科、多角度、全方位进行分析。

三、老年认知障碍的分类

(一)按认知表现分类

老年认知障碍的筛查、精准识别和严重程度的分析需要神经心理评估。良好的神经心理检查量表可以给患者的认知功能提供一个全方位的分析以及相关认知特点的识别,防止老年患者由轻度认知功能损害向严重痴呆发展。老年认知功能需要从几大认知领域细致地评估:总体认知能力、记忆力、执行功能、语言流畅性、注意力、视空间能力以及日常生活能力[24](表4-2-1)。

表4-2-1　老年认知障碍的内容及康复评估

认知领域	认知特点	评估项目	评估时间
记忆力	提取信息能力下降 短期/延迟回忆困难	华山版听觉词语学习测验 加利福尼亚语言学习测验量表	10~12 min
注意力	注意力较分散 处理工作速度下降	数字/字母划消测验 数字符号转换	3~5 min

续表

认知领域	认知特点	评估项目	评估时间
执行功能	逻辑推理、加工速度以及判断能力均下降	连线测验 A-B Stroop 测验	7~10 min
语言功能	出现语言障碍 患者表达、命名和理解能力减退	动物词语流畅性测验 波士顿命名测验	5~10 min
视空间能力	感知物体的三维形状和空间位置困难	画钟测验	2~5 min

注：在进行详细认知评估前，需利用 MMSE、MoCA、Mattis 痴呆量表以及第二版韦氏成人智力量表等进行总体认知评估以了解评估者认知缺陷。

1. 总体认知功能筛查　总体认知功能的评估主要是对患者进行认知能力的筛查，大致了解患者哪种或哪些认知领域受到损害。简易精神状态检查（mini-mental state examination，MMSE）量表和蒙特利尔认知评估（montreal cognitive assessment，MoCA）量表是常用的总体认知功能筛查工具[25]。有研究指出，MMSE 在痴呆症筛查中提供适度的准确性，但其对轻度认知障碍（MCI）的特异性和敏感性较低，其荟萃分析在进行痴呆和 MCI 的鉴别诊断研究发现，社区环境中的 MMSE 鉴别的敏感性和特异性分别为 85.1% 和 85.5%。MMSE 可能不适用于识别 MCI，而 MoCA 可能更适合。MoCA 的评估较 MMSE 更为细致，评估的范围和类型较多，在国内外的 MCI 研究中使用较为广泛，主要涉及视空间与执行功能、命名、记忆功能、注意力、语言功能、抽象能力、延迟回忆以及定向能力。研究表明，MoCA 对轻度认知障碍患者具有良好的敏感性和特异性。贾建平等对社区老年人进行了常模的研究，对 MoCA 量表制订了划界分：文盲组≤13 分、小学组≤19 分、初中及以上组≤24 分。因此，对于 MCI 的筛查，MoCA 比 MMSE 更适合[26]。

2. 记忆力评估　记忆力主要是指个体接受外界环境的信息后，对信息进行储存，并在需要时提取信息的能力，包括接受、编码、存储与检索。记忆力评估是老年认知障碍评估的核心内容之一。记忆力评估常用的量表主要有各种词语学习测验，如 California 词语学习测验（California verbal learning test，CVLT）、Hopkins 词语学习测验（Hopkins verbal learning test，HVLT）以及华山版听觉词语学习测验（auditory verb learn test-Huashan version，AVLT-H）[20-22]。在使用 CVLT 和 HVLT 时老年患者可能无法理解某些词汇的含义，因此华山版听觉词语学习测验有着更好的普适性，适合中国大陆居民使用。郭起浩等根据汉语发音特点以及中国大陆居民用语习惯制成普适性更好的华山版听觉词语学习测验。杨玉萍等的研究发现 AVLT-H 对轻度认知障碍的早期诊断优于 MMSE 和 MoCA，其中 AVLT-H 短延迟回忆敏感度和特异度分别为 93.3% 和 93.5%，AVLT-H 长延迟回忆敏感度和特异度分别为 94.2% 和 100%[27]。除此之外，常用的记忆评估还有 Wechsler 成人记忆量表、Rey 听觉词语学习测验以及 Rivermead 行为记忆测验（Rivermead behavioral memory test，RBMT）。

3. 执行功能评估　执行功能是指个体在实施以目的性的任务中以灵活、优化的方式将所需的各个认知元技巧进行协调的过程，它包括一系列认知过程（如：精神抑制、计划、精神灵活性、更新、控制能力等），是 MCI 患者常受累的认知领域。连线测验 A-B

和 Stroop 色词测验是最常用的执行功能评估测验方法[28]。其他常用的执行功能测验包括数字 – 符号转换测验、伦敦塔测验以及威斯康星卡片分类测验等。

4. 语言能力评估　老年患者可能会在患病过程中造成大脑皮层中的额颞叶变性（包括额颞叶痴呆、进行性非流利性失语、语义性痴呆），这种变性在早期即出现语言障碍、患者表达、命名和理解能力减退，及早的语言评估有助于该类功能障碍的发现，有利于早期 MCI 的诊断。常用的语言功能评估量表有词语流畅性测验和 Boston 命名测验等[29]。

5. 注意力评估　注意力是指为达到专注的目的，将有限的心智资源加以分配的能力。不同的作业活动有不同的注意需求，包括持续性注意力、选择性注意力、分散性注意力和交替注意力。常用的注意力评估包括日常注意测验（test of everyday attention，TEA）、Stroop 色词测验、数字广度测验以及路径描绘测验等[30]。

（二）按程度分类

1. 主观认知下降　随着人口老龄化的加速，因神经退行性变性所致认知障碍患者的数量也随之增加。因此，对认知障碍的研究也越来越受到重视。目前国际上对于认知障碍的认识已发展到了主观认知下降阶段（subjective cognitive decline，SCD）[31]。SCD 概念的提出，让我们认识到从认知正常到痴呆这一连续病程中，除了要经历轻度认知障碍（mild cognitive impairment，MCI）阶段，之前可能有 SCD 阶段。如果能在早期正确识别出 SCD，对于痴呆的早期预防和治疗将会有重大意义。

1982 年，Reisberg 等通过对阿尔茨海默病（AD）患者进行观察后，提出认知障碍可分为 7 个临床阶段。其中，第 2 阶段是指患者有记忆障碍的主诉而不存在客观的临床表现，而此阶段就是早期文献中提出的主观认知障碍（subjective cognitive impairment，SCI）阶段[32]。此后，SCD 这一概念经历了许多定义，包括主观记忆力障碍（subjective memory impairment，SMI）、主诉认知障碍（subjective cognitive complain，SCC）以及主诉记忆障碍（subjective memory complain，SMC）等。2010 年，有关 AD 的国际工作组织［International Working Group（IWG）on AD］提出 AD 可细分为 3 个阶段，其中第 1 阶段为无症状的 AD 高危阶段，此阶段有 AD 生物标志物的病理证据，但没有认知功能下降的症状[33]。2011 年，美国国立老化研究院阿尔茨海默病协会［US National Institute on Aging - Alzheimer's Association（NIA - AA）group］也提出了类似的观点，其表明 AD 有 3 个临床阶段，第 1 阶段为 AD 临床前期阶段，该阶段患者的标准认知测验正常，但有 AD 生物标志物的病理证据。尽管 AD 的研究者们对 AD 的临床阶段进行了细分，但对 SCD 仍没有进行明确且统一的定义，直至 2014 年，Jesse 等提出了 SCD 的诊断框架，SCD 才被正式命名[34]。SCD 是患者的主观感受，即患者与自己以前正常状态相比，自我感觉出现持续性的认知能力下降，但是客观检查却没有达到轻度认知障碍或痴呆的程度，且与急性事件无关，并除外精神疾病或严重的内科、神经科疾病、物质滥用及特殊药物应用所导致的认知功能下降（注：除外的疾病不包括没有达到标准的抑郁或焦虑症状）。同时，叠加以下条件的 SCD 为 AD 临床前期 SCD 的可能性大：①以记忆下降为主要表现，而不是其他认知领域损害；②疾病时间不超过 5 年；③起病年龄≥60 岁；④总是担心认知下降；⑤感觉自己的认知比同年龄组的其他人差；⑥认知减退得到知情者证实；⑦有载脂蛋白 Eε4（Apo Eε4）基因型；⑧有 AD 生物标志物依据。现有关 SCD 的研究标准是开放性的，随着以后研究的不断深入，可能会增加或减少某些研究标准[35]。

2. 轻度认知障碍（mild cognitive impairment，MCI）　MCI 是指记忆力或其他认知功能进行性减退，但不影响日常生活能力。2003 年国际工作组对 MCI 诊断标准进行了修订，这也是目前广泛应用的 MCI 诊断标准。该标准将 MCI 分为 4 个亚型，即单认知域遗忘型 MCI、多认知域遗忘型 MCI、单认知域非遗忘型 MCI 和多认知域非遗忘型 MCI。MCI 是正常认知和痴呆症之间的过渡阶段，其具体表现为：总体认知能力变差、记忆功能减退以及执行能力下降，同时学习能力、语言和注意力集中均受到不同程度的影响[7]。尽管 MCI 可能是阿尔茨海默病的第一个认知表现，但它也可以继发于其他疾病过程（如其他神经系统疾病、神经退行性疾病、系统性疾病或精神疾病等）[36]。美国神经学会（American Academy of Neurology，AAN）最新的实践指南指出，老年人是患 MCI 的主要人群，60~64 岁的 MCI 患病率为 6.7%，65~69 岁的 MCI 患病率为 8.4%，70~74 岁的 MCI 患病率为 10.1%，75~79 岁的 MCI 患病率为 14.8%，80~84 岁的 MCI 患病率为 25.2%，MCI 老年患者的累积痴呆症发生率为 14.9%。同时，老年人由于年龄偏大以及合并多种疾病的影响，会造成 MCI 向痴呆发展。因此，本章将从 MCI 的角度出发，探讨老年 MCI 的发生发展过程、老年 MCI 的分类、评估方法以及康复治疗手段。

2003 年国际工作组对 MCI 诊断标准进行了修订，这也是目前广泛应用的 MCI 诊断标准。该标准将 MCI 分为 4 个亚型，即单认知域遗忘型 MCI、多认知域遗忘型 MCI、单认知域非遗忘型 MCI 和多认知域非遗忘型 MCI[11]。以上分类主要根据神经心理学评估来进行，单认知域遗忘型 MCI 主要以记忆功能下降为主要表现的认知损害；多认知域遗忘型 MCI 在多个认知领域评估中都有所下降，但仍以记忆功能下降为主要表现；单认知域非遗忘型 MCI 主要表现为除记忆下降外的其他单个认知领域的损害；多认知域非遗忘型 MCI 主要表现为除记忆下降外的其他多个认知领域的损害。不同疾病造成认知损害不同，老年人群往往会涉及多个认知领域的损害[37]（表 4-2-2）。

表 4-2-2　老年轻度认知障碍分类

老年轻度认知障碍分类	相关表现
单认知域遗忘型 MCI	以记忆功能下降为主要表现的认知损害
多认知域遗忘型 MCI	以记忆功能下降为主要表现的，多认知领域都下降的认知损害
单认知域非遗忘型 MCI	记忆障碍表现不突出，以其他单一认知领域下降的认知损害
多认知域非遗忘型 MCI	记忆障碍表现不突出，以其他多认知领域都下降的认知损害

由于患者自身年龄、教育水平和各种疾病等危险因素共同造成老年人认知能力下降，其主要诊断标准为：①患者或知情者报告，或有经验的临床医师发现认知的损害；②存在一个或多个认知功能领域损害的客观证据（来自认知测验）；③复杂的工具性日常生活能力可以有轻微损害，但保持独立的日常生活能力；④尚未达到痴呆的诊断[38]。

3. 痴呆（dementia）　痴呆是一种以获得性认知功能损害为核心，并导致患者日常生活能力、学习能力、工作能力和社会交往能力明显减退的综合征。患者的认知功能损害涉及记忆、学习、理解、判断、定向、视空间功能、计算、语言、分析及解决问题等能力，在病程某一阶段常伴有精神、行为和人格异常。痴呆严重影响患者的生活质量，导致患者生活难以自理[39]。

四、老年认知障碍的评估

目前针对老年患者认知障碍的评估主要以量表、物件辅助评估、计算机辅助评估为主，主要涉及总体认知功能评估、记忆力评估、注意力评估、执行功能评估、语言能力评估、术后认知评估等内容。

（一）常用的认知障碍评估方法

1. 总体认知功能评估

（1）简易精神状态检查（MMSE）量表：是国内外应用最广泛的认知筛查量表，内容覆盖定向力、记忆力、注意力、计算力、语言能力和视空间能力。缺点是对识别正常老年人和轻度认知障碍（MCI）以及区别 MCI 和痴呆的作用有限[40]。

（2）蒙特利尔认知评估（MoCA）量表：覆盖注意力、执行功能、记忆、语言、视空间结构技能、抽象思维、计算力和定向力等认知域，旨在筛查 MCI 患者。敏感性和特异性都明显优于简易精神状态检查。

（3）计算机管理的 MCI 筛查系统（computer-administered neuropsychological screen for MCI，CANS-MCI）：计算机认知评估是在传统神经心理学评估基础上发展起来的，与传统神经心理学测量相比，计算机认知评估减少了人为的误差，一定程度上克服了传统神经心理检测的不足[41]。CogState MCUAD 成套计算机量表包含了工作记忆、视觉记忆、执行功能等多个领域的检测，适用于多种语言、多个年龄段、多种文化传统受试者的认知功能检测，耗时 20～25 min，在鉴别 MCI 及正常受试者方面也具有较高的敏感度及特异度（94% 和 100%）。

（4）Mattis 痴呆量表第二版（Mattis-dementia rating scale，MDRS-2）：提供注意力、开始/持续、建构、概念化和记忆的评估。MDRS 具有良好的鉴别诊断 PD 痴呆的能力，为非痴呆帕金森病（parkinson disease without dementia，PD-ND）与帕金森痴呆（parkinson disease with dementia，PDD）的鉴别提供了客观的手段。评估时间为 20～30 分钟，视认知障碍的严重程度而定[42]。

（5）洛文斯顿认知评定量表（Loewenstein occupational therapy cognitive assessment，LOTCA）：基本涵盖了检测认知功能的各个方面，包括视运动组织、注意力、定向、思维、视知觉、空间知觉以及动作运用，具有良好的信度和效度。

（6）认知功能缺陷自评问卷（perceived deficit questionnaire for depression，PDQ-D）：包含 20 个题目，总分范围为 0～80 分，分数越高表明患者自我察觉到的认知症状越严重。该问卷具有良好的信度、效度，可从注意或专注度、前瞻性记忆、回溯性记忆、规划及组织能力 4 个方面反映患者的认知功能[43]。

（7）韦氏成人智力量表：包括 11 项知识、领悟、算术、相似、数字广度、词汇、数字符号、填图、木块图、图片排列、图形拼凑。前 6 项组成语言分，后 5 项组成作业分。医生按要求根据测验结果分别计算出总智商（full intelligence quotient，FIQ）、言语智商（verbal intelligence quotient，VIQ）和操作智商（performance intelligence quotient，PIQ）。

（8）神经心理状态重复测量量表（the repeatable battery for the assessment of neuropsychological status，RBANS）：包含 12 个测验，这些测验合计为 5 个不同的域。第一个域评估即时记忆，它由两个子测验组成，即列表学习和故事记忆。第二个域测量视觉空间和构造能力，由两个子测验组成，即图形复制和线条方向。第三个域测量语言能力，包括图片命名和语义流利度。第四个域评估注意力，包括数字向前扩展以及编码。第五个域评估延迟记忆，包括四个小节：列表回忆，列表识别，故事回忆和人物回忆[44]。

2. 记忆力评估

（1）华山版听觉词语学习测验（auditory verb learn test-Huashan version，AVLT-H）：是在加利福尼亚听觉词语学习测验（California verbal learning test，CVLT）的基础上修订编制的，用于检测情景记忆。分界值：长延迟回忆得分≤5（50～59 岁），≤4（60～69 岁），≤3（70～79 岁）；再认得分≤20（50～59 岁），≤19（60～69 岁），≤18（70～79 岁）。作为情景记忆的代表性测验，AVLT-H 能有效鉴别正常老化、MCI 和轻度 AD[45]。

（2）加利福尼亚语言学习测验量表（CVLT）：CVLT 量表常用于工作记忆能力的评估，而工作记忆能力是认知功能的一个非常重要的组成部分，包括即时信息的储存与控制，是逻辑、语言与判断等高级认知功能的基础。其他的还有各种版本的听觉词语学习测验、韦氏记忆量表逻辑记忆分测验以及非语言材料记忆测验。

3. 注意力评估　定向记忆集中测验（the short blessed test，SBT）是对方向、注意力等的简短评估。其分数介于 0～28，较高的 SBT 分数表示更严重的损伤。对于健康的门诊患者，10 分或更高分数通常表示显著认知障碍，即痴呆。其他的评估方法还有韦氏记忆测验的注意分测验（心智、数字广度测验、视觉记忆广度测验）、简易注意力测验、同步听觉连续加法测验、持续操作测验、数字划消测验、字母划消测验、符号数字模式测验、日常注意测验、注意力变化测验和连线测验[46]。

4. 执行功能评估

（1）抽象概括能力：包括韦氏成人智力量表相似性分测验以及图片完成分测验。

（2）精神灵活性：主要涵盖语音词语流畅性测验、语义词语流畅性测验、口语词语联想测验以及 Mattis 痴呆量表的启动 - 保持分测验。

（3）信息处理速度：连线测验（shape trails test，STT）是基于文化水平，对传统的连线测验进行修订，用来评估注意、视空间能力及执行功能等。STT 分为 A、B 两个部分，每部分又包括练习题和测验题。A 部分要求被试者按顺序以最快的速度连接随机排列的数字，B 部分则要求被试者按顺序连接数字时两种图形要交替进行。其他测验还有数字符号测验、Stroop 测验 A 部分、数字排序测验以及字母或图形删除测验[47]。

（4）判断力：韦氏成人智力量表领悟分测验。

（5）推理和转换能力：威斯康星卡片分类测验（Wisconsin card sorting test，WCST）测查执行功能，通过总应答数、完成分类数、正确应答数、正确应答百分比、概念化水平百分数几个方面进行评定，得分越高提示认知功能越好。通过错误应答数、完成第一个分类所需应答数、持续性应答数、持续性错误数、持续性错误的百分数、非持续性错误、不能维持完整分类数进行评定，则是得分越低提示认知功能越好。其他测验还有连线测验 B 以及加利福尼亚卡片分类测验[48]。

（6）对干扰的抑制能力：Stroop 色词测验不一致部分。

（7）解决问题的能力：包括汉诺塔测验、伦敦塔测验以及迷宫测验。

5. 语言功能评估　动物词语流畅性（verbal fluency test，VFT）要求受试者就动物这一范畴在 1 min 内列举尽可能多的例子。分界值：动物流畅性得分≤12（初中组）、≤13（高中组）、≤14（大学组）。其他的测验还有语言筛查测验（language screening test，LAST）、失语症快速筛查测验（aphasia rapid test，ART）以及波士顿命名测验（Boston naming test，BNT）。

BNT 是最为常用的检查命名能力的工具，有各种不同版本。30 项的分界值：自发命名得分≤19（初中组）、≤21（高中组）、≤22（大学组）。其他的还有词语流畅性测验、代币检测、北京大学第一医院汉语失语成套测验以及北京医院汉语失语症检查法[49]。

6. 轻度认知障碍（MCI）　常用的包括老年认知减退知情者问卷（informant questionnaire on cognitive decline in the elderly，IQCODE）以及计算机认知功能评估。

7. SCD 评估　主要包括了华山版听觉词语学习测验（AVLT-H）、形状连线测验 A 和 B（STT-A&B）、动物词语流畅性（VFT）、波士顿命名测验（Boston naming test，BNT）以及主观认知下降自测表（subjective cognitive decline questionnaire，SCD-Q）等，SCD-Q 是早期筛查 SCD 人群的有效辅助工具[50]。

五、老年认知障碍的治疗

（一）药物治疗

1. 对因治疗　顾名思义，就是对引起认知障碍的原因进行针对性的药物治疗，如叶酸、维生素 B12 缺乏导致的轻度认知障碍需补充叶酸和维生素 B12；甲状腺功能低下导致的认知障碍应当进行激素替代治疗；脑卒中导致的认知障碍应当积极治疗脑卒中，尽量减轻认知障碍后遗症；对酒精中毒导致的认知障碍应补充维生素 B1。

2. 对症治疗　目前为止，改善认知障碍的药物非常多，包括促智药、麦角生物碱类制剂、钙离子拮抗剂、银杏叶提取物、胆碱酯酶抑制剂、离子型谷氨酸受体拮抗剂等。

（二）非药物治疗

主要包括适度的身体锻炼、生活行为的干预、认知的训练、进行社交及做一些益智的活动，其中康复训练是较为重要的治疗方法，康复治疗的措施也是非常多的。

1. 注意障碍的康复干预　注意障碍的康复训练是认知康复的核心之一，进行记忆、学习、交流、解决问题等认知障碍的康复前提是纠正注意障碍，针对不同注意障碍的康复治疗，通常用于日常生活活动的训练，使用注意代偿策略，方法因人而异。临床常用的注意训练方法主要如下。

（1）信息处理训练：包括兴趣法、示范法、奖赏法和电话交流。①兴趣法：使用电脑游戏、虚拟应用等患者感兴趣的或者熟悉的活动刺激注意。②示范法：治疗师为患者示范一个活动，在示范的过程中，治疗师给予语言提示、视觉提示等多方面展示，有助于患者熟知该活动的重点。③奖赏法：用词语或者其他强化刺激称赞增加所希望的注意行为出现的频率和持续的时间，希望的注意反应出现之后，立即给予奖励。④电话交谈：由于电话交谈相比面对面交谈提供给患者的刺激更集中，因此对其注意力的改善更明显。应鼓励患者常与亲朋好友电话聊天，特别是谈论患者所感兴趣的话题。

（2）技术为基础的训练：该训练要求患者集中注意力，并要有一定的理解和判断能力。具体的方法有：时间感、数目顺序、猜测游戏、删除作业等。

（3）分类训练：其目的是提高患者不同难度的注意力。多以纸笔练习的形式进行，内容按照注意力的分类可以分为持续性、选择性、交替性及分别性注意力训练。

（4）电脑辅助法：如电脑游戏等富有趣味性的软件，通过多彩的画面和特别的声音提示，可以显著提高患者的主动参与度。根据认知障碍的不同类型，可以采用不同的程序和训练手段，让患者主动完成，并达到训练的目的。

（5）综合性训练：使用日常生活活动的训练处理或代偿的策略取决于脑损伤患者在日常生活中所面对的特殊挑战。

2. 记忆障碍的康复干预 这是指借助外部辅助记忆工具的康复方法，常用的工具有笔记本、记事贴、备忘录及地图等。临床常用的记忆训练方法主要如下。

（1）基于外显记忆的训练方法：有重复训练法和联想记忆法。重复训练法是指通过对信息的不断重复，而使信息由短暂记忆进入长时记忆的方法。联想记忆法是将目标任务与患者平时熟知的人或事物联系在一起，形成易于患者记忆的生动信息，其中包括人名联想记忆和趣味故事联想法等。

（2）基于内隐记忆的训练方法：包括取消提示法和间隔提取法。取消提示法主要用于词汇启动任务，在初级阶段即呈现目标单词，从而减少患者因猜测导致的错误。该方法基于内隐记忆的启动效应理论，常常结合其他康复训练方法使用。间隔提取法要求患者间断回忆新学的信息，初始时的间隔时间较短，在保证患者确实记住该信息后，根据实际情况逐渐延长时间间隔。

（3）无错性学习法：是指在获取信息的学习过程中预防错误发生的方法。其主要侧重于信息的编码与存储，通过给予线索提示、不断重复、正确强化等方式输入大脑，对大脑产生刺激，再经过边缘系统、海马等部位经过有效地加工与处理后转化为长时记忆，从而提高患者的记忆力与学习能力。

3. 执行功能障碍的康复干预 通常采用外部提示和内部提示，临床常用的执行功能训练方法如下。

（1）有氧运动：可促进神经元活性，提高认知功能。这类运动可以改善患者信息处理速度和记忆力，提高患者的感觉运动控制。

（2）执行及解决问题的能力训练：安排患者参与日常生活相关的活动，如日程安排等，或指导患者做一些简单的数学题，或数字排列训练、物品分类等从一般到特殊的推理训练。贴近日常生活的训练可提高患者训练的积极性和主动性，能最大限度地挖掘患者残存的执行功能，改善现有的执行功能。

（3）目标管理训练：是一种关注目标过程和持久注意力理论的执行功能干预方法，可有效改善老年人及额叶损伤患者的执行能力。

4. 视空间功能障碍的康复干预 方法如提供本体感受、运动觉和口头语言提示等。

针对视空间功能障碍的康复训练方法，通常指导患者练习简单的复制或构建任务（如拼图等），从极其简单的设计开始，然后转向更复杂的设计。

六、常用的认知功能治疗方案

（一）有氧运动

有氧运动是指人体组织和器官在得到充足氧气供应下进行的运动，要求运动时心率达到 150 次 / 分左右，保持节律性，且建议时间长于 15 min。规律的进行适当的有氧运动可有效增强和改善心肺功能，提高机体代谢能力。常见的有氧运动方式有慢跑、快步走、太极拳、八段锦、瑜伽、打乒乓球等。

观察有氧运动对中老年人整体认知功能的影响通常采用量表评估，包括简易精神状态检查（mini-mental state examination，MMSE）量表、蒙特利尔认知评估（Montreal cognitive assessment，MoCA）量表、阿尔茨海默病评估量表认知分量表（Alzheimer's disease assessment scale-cognitive subscale，ADAS-Cog）、Mattis 痴呆评定量表（Mattis dementia rating scale，Mattis DRS）和临床痴呆量表（clinical dementia rating，CDR）等。Chan 等[51] 通过研究 100 多名 56 岁以上的成年人运动习惯（进行心身运动、促进心血管功能运动，或两种运动结合以及无规律运动）与认知功能的相关性，研究发现单独进行心身运动和促进心血管功能运动的整体认知功能相当，其 Mattis DRS 分数显著优于无规律运动者。张楠楠等[52] 通过研究进行太极拳锻炼半年以上者和无体育锻炼的中老年人，采用电脑多功能心理和注意力集中能力测定仪发现，参加太极拳锻炼的中老年人的协调技能、记忆力、平均反应时间、注意力等方面均优于对照组，且长时间锻炼者优于锻炼时间较短者。Cancela 等[53] 也发现运动锻炼可提高老年女性的认知能力。

美国心理学家威廉·詹姆斯（William James）指出："注意是心理以清晰而又生动的形式对同时存在的若干对象中的某些或连续的思维的一种占有，它的本质是意识的聚焦和集中，意指离开某些事物以便有效地处理其他事物"。常见的注意力评估方法有 Stroop 测验和注意力集中测验。有研究显示，长期进行健身、气功锻炼的中老年女性可显著提高注意力，尤其在注意广度方面[54]。Kattenstroth 等[55] 对实验组老年人进行持续 6 个月、每周 1 次的舞蹈课程训练，发现实验组的注意力明显改善。

此外，老年认知障碍患者会出现徘徊行为，徘徊行为是痴呆患者的一种常见行为障碍，也是增加患者护理难度的因素。徘徊是基于行走和运动属性的一种行为，虽然临床很难对"徘徊行为"有标准的定义，且徘徊常被心理学认为是焦虑心理状态下衍生的行为，但大多数研究人员和医务人员仍认为该词在老年痴呆患者中是指无目标或迷失方向的行走[56]。

（二）个体化认知功能训练

认知功能训练包括单一模式、多模式和计算机辅助模式训练等，其中单一模式和多模式认知训练交替进行可增加患者的新鲜感、注意力和主动参与性，对认知功能改善更有益。单一模式训练的目的是强化 AD 患者的注意力、记忆力、执行功能等认知功能，受治疗条件、人力资源配备、患者自身等因素影响，目前国内各医疗机构仍以单一训练模式为主。

（三）手指操训练

手指运动可以使大脑皮层受到刺激，改善脑循环，使大脑形成新的兴奋点，有助于提高注意力、记忆力、思考能力，从而提高老年患者的认知水平，延缓认知功能损害进程[57]。陈连洲等[58]研究发现对 AD 患者进行手指操训练可有效提高患者生活自理能力、认知能力，延缓认知功能的发展。手指操分为 2 组，第 1 组：吐气、双手握拳→用力吸气，放开双手手指→用一手拇指和示指从另一手的拇指开始逐一揉捏各指，每个手指 10 s→深吸气，用力握拳→用力吐气→极速依次伸开小指、环指、中指、示指，左右手交替共 10 次→示指、中指、环指、小指依次点按拇指指端，刺激指端穴位→拇指依次按压另 1 手各指指端，刺激各指端经络穴位→伸直手腕，五指并拢，张开，重复 10 次；第 2 组：双手各握紧核桃或与核桃同等大小的圆球→随呼吸开合，重复 10 次→反复转动紧握在双手里的核桃→双手夹球用力往手心按压，边按压边翻转手腕→用拇指、示指夹球，左右交换。对 AD 患者采用手指操进行认知功能训练，方法简单易掌握，训练方便，治疗成本低、经济实惠，因此可广泛用于临床康复治疗。

（四）玩偶疗法

玩偶疗法是针对 AD 患者的非药物治疗方法，其成本低廉，对干预者的技术要求较低，目前被多国的 AD 照护机构采用。最初应用的是大猩猩、狗等动物外形玩偶，后来逐渐被泰迪熊、塑料娃娃等替代，目前已发展到与婴儿等重的娃娃玩偶[59]。有研究发现，为 AD 患者连续 1 个月进行玩偶疗法干预，结果显示患者的记忆力、行动速度、表达能力、地点判断和 MMSE 总分均优于常规护理组，整体健康和行为顺应性、精神心理状态、生活环境和社会关系、生活满意度及 QOL-AD 总分均优于常规护理组[60]。此外，也有研究证实玩偶疗法能改善 AD 患者的认知和记忆功能，提高生活质量[60]。玩偶疗法成本低廉，对干预者的技术要求不高，家庭照护者、志愿者、社区工作者、养老院工作人员或一般临床护理人员经培训均可施行，可行性较高，但干预流程、实施时间、患者评估等目前尚无统一规范的指南。

（五）园艺疗法

园艺疗法是指利用园艺植物、园林绿地环境和园艺操作活动等调整精神和部分身体功能的一种辅助性非药物治疗方法。该方法对促进人的认知、心理、生理和社交有一定的正面效果，且具有实施方便、成本低廉、灵活有趣等优点，在国外的 AD 照护机构得到广泛应用，但在我国尚处于起步阶段。研究显示，对轻中度 AD 患者实施园艺疗法，在治疗 3 个月、6 个月后患者生活质量明显提高，认知功能尤其是记忆力和语言功能有显著改善[61]。国内有学者组织并鼓励 AD 患者进行种植蔬果、种植花卉、制作花坛等园艺活动，包括栽植、培土、浇水、插杆、施肥、播种等系列内容，并定期开展讨论会总结、分析、奖惩和调整治疗方案，最终发现患者的认知功能得到改善[61]。

（六）游戏疗法

游戏疗法属于心理治疗的范畴，起源于精神分析学，是由经过培训的治疗师运用游戏的方法和手段去协助个人预防或解决心理层面的困境，从而改善患者的认知功能。游戏疗法包括传统游戏和电子游戏两种类型。传统游戏主要有象棋、围棋、跳棋、七巧板、卡片游戏等，在游戏过程中不仅能刺激患者的瞬时记忆、回忆、注意力等多方面认知功能，还能提升患者的愉悦感[62]。电子游戏是指所有依托于电子设备平台而运行的交互类游戏，旨在训练患者注意力、记忆力、加工速度等认知能力。

（七）多模式训练

多模式训练是通过某项真实具体日常生活活动，重建患者的生活情境，达到促进人际沟通交流、社会交际能力的目的。研究发现，对 AD 患者进行模拟购物、售货训练一段时间后，患者的执行功能、计算能力、记忆力和注意力等认知能力得到显著提高[63]。此外，对轻度 AD 患者实施有氧运动、灵敏性训练、力量训练、协调能力训练和平衡训练等多模式运动训练，每周 5 次，持续 3 个月，患者的认知得分高于训练前，亦高于常规康复训练的患者[64]。多模式训练方法简单易掌握、运动方式多样、老年人接受程度高，可在老年痴呆患者中推广应用。

（八）计算机辅助认知训练

计算机辅助认知康复（computer-assisted cognitive rehabilitation，CACR）是由电脑程序根据患者的要求和实际病情状况，利用互联网平台以视频、动画、声音和图片的形式对患者进行认知康复训练，通过训练模式可以设计从易到难、由简到繁、循序渐进的训练内容，训练内容通常包括注意力训练、记忆力训练、视空间训练、语言和计算力训练等。在训练的同时还可利用大数据将训练结果实时记录、分析、储存，治疗师可远程监控，并及时对患者的治疗方案作出调整，具有可控制、趣味性强、减轻家属照顾负担等优点[64]。有研究显示，对 AD 患者给予"六六脑科学健脑"计算机脑康复系统中的脑功能评测模块和训练模块进行评估及训练，患者的认知功能明显提高[65]。也有对 CACR 改善 AD 患者认知障碍效果的 Meta 分析，结果表明 CACR 对不同程度 AD 患者的总体认知功能均有提升作用[66]。但由于使用计算机训练要求患者有一定的学习能力，尤其对于教育程度低的老年患者，计算机辅助认知训练可能存在理解和操作困难等弊端，这需要医护人员或家属对患者进行培训指导。

（九）高压氧治疗

高压氧治疗主要是指在高于大气压的状态下，为患者提供吸高浓度氧气的治疗形式，是临床治疗脑外伤患者的首选方式。高压氧治疗通过提高氧分压使患者的血氧含量上升，降低颅内压，扩大氧气的弥散半径，减轻患者的脑水肿现象，同时缓解因脑组织压迫而引发的缺血缺氧程度，加快侧支微循环的血液流动速度与循环建立速度，对其脑部微循环进行改善。此外，高压氧治疗还可通过加快葡萄糖代谢过程，从而恢复患者脑部神经以及被损伤神经元[67]。应用高压氧治疗脑外伤患者，可以增强其吞噬细胞的活性，对病灶予以清除，发挥较为显著的吸收血肿作用[68]。高压氧治疗能够有效促进脑外伤患者的脑组织再生能力，对受损脑组织进行修复，通过修复受损脑组织，恢复患者正常脑功能，从而使患者的认知功能得到恢复[69]。

（十）经颅磁刺激

重复经颅磁刺激（repetitive transcranial magnetic stimulation，rTMS）是一种用于调节和干预大脑功能的物理方法，其主要作用原理为利用脉冲磁场作用于中枢神经系统，改变皮质神经细胞的膜电位，使之产生感应电流，影响脑内代谢和神经电活动，从而引起一系列相应的生理生化反应[70]。目前 rTMS 已经成为一种选择性改变神经元电活动的方法，并广泛应用于精神类和神经类疾病的临床辅助治疗。rTMS 对认知功能损害的治疗有一定的效果，但其具体作用机制尚不清楚，可能的机制为调节大脑皮质兴奋性、改变脑血流与糖代谢、调节神经元细胞的突触可塑性和连接性，以及调节神经营养物质和神经递质[71]。

国内外已有大量文献报道 rTMS 对认知的改善作用。国内杨慧慧等[72]将 80 例 2 型糖尿病合并认知障碍的患者分成观察组及对照组，两组都予以药物治疗及认知功能训练，观察组在此基础上辅以 rTMS 治疗，连续治疗 4 周，每周治疗 5 天，每天治疗 1 次（30 min），磁刺激频率和刺激强度分别设置为 10 Hz 和 80% 运动阈值水平，使用 MoCA 以及肌电诱发电位仪对患者的认知水平进行评估，结果显示两组认知水平均有提高，P300 潜伏期显著缩短，波幅明显增加，观察组各项指标均显著优于对照组。这种对糖尿病认知功能改善作用的机制可能是 rTMS 通过产生磁场刺激皮层神经元，激活中枢神经系统神经元回路的突触活动，同时介导神经可塑性并减少激发和抑制信号之间的不平衡以改善患者的认知水平[73]。由于目前相关研究匮乏，以及 rTMS 刺激的最佳频率、强度和治疗周期不明确，还需要后期更加深入地探讨。

典型的认知障碍患者会出现记忆减退的症状。前期研究发现通过高频 rTMS 刺激楔前叶进行治疗，患者的情景记忆能力改善，同时可改善与患者大脑连通性[74]。多项研究发现经颅磁刺激不仅能改善患者的记忆力，还能提高患者的注意力、执行力以及语言能力。

（十一）其他

音乐疗法、绘画、粘豆豆以及画布填充等方法也有文献报道，但具体临床效果还需验证。

第三节　老年常见疾病认知障碍

一、老年阿尔茨海默病的认知障碍

（一）阿尔茨海默病的认知障碍特点

1. 发病特点　认知障碍是 AD 患者最早出现的临床表现之一，也是阿尔茨海默病患者核心的功能障碍。阿尔茨海默病患者认知障碍的发病特点是隐匿起病，这与其他神经系统变性疾病的特征是一致的。患者或照护者可以明确回忆患者的认知障碍较发病前显著下降，但对这一下降时间的估计多为每一个时间阶段（某年或某半年），而不是一个明确的时间点（如某天、或精确到分钟）[75]。

2. 病程特点　阿尔茨海默病患者的认知障碍是逐渐加重的，虽然药物和非药物治疗可能短期改善患者的认知功能，但总体而言并不能阻止或逆转认知障碍的恶化，这与脑卒中导致的认知障碍有明显差异。阿尔茨海默病患者的认知障碍并无明显的波动性特征，如患者主诉认知障碍有显著的波动性，应注意与路易体痴呆鉴别。

根据阿尔茨海默病认知障碍的严重程度不同，可分为临床前阶段 AD、轻度认知受损（MCI），以及痴呆。临床前阶段 AD 虽然有神经病理改变，但尚无显著临床症状；

MCI 阶段已有客观检查证实的认知障碍，但其严重程度尚未影响患者日常生活能力；痴呆阶段患者的认知障碍已导致日常生活能力障碍，痴呆阶段又根据患者功能障碍程度（不仅是认知障碍）分为轻、中、重度或早、中、晚期[76]。

3. 认知障碍表现　阿尔茨海默病根据认知、行为障碍特征，可分为典型和不典型AD。阿尔茨海默病患者一般存在两个或以上认知领域受损，但以某一认知领域受损发生最早或最为突出。典型 AD 的主要认知障碍为记忆障碍（情景记忆障碍），患者主要表现为难以记住近期发生的事件，而对远期发生的事件、已习得的知识和技能的记忆仍保留。同时可伴有解决问题能力受损、迷路等表现。不典型 AD 根据认知和行为障碍表现可分为四个类型：少词变异型（即 logopenic 失语）、后部变异型（posterior cortical atrophy，PCA）、额部变异型和 Down 综合征变异型。

Logopenic 失语也属于原发性进行性失语（primary progressive aphasia，PPA）的一个亚型，研究表明 97% 以上由阿尔茨海默病导致。其主要临床表现为在发病后的 2 年时间内，主要以语言障碍为核心功能障碍，语言障碍以语音错乱、复述障碍、语音记忆受损为主要特征，疾病进展后可出现其他功能障碍[77]。

PCA 患者认知障碍以视空间功能障碍为主，表现为物品识别障碍、辨距障碍等，但眼科检查无明显的可解释症状的视野缺损、视力下降等表现。此类患者主诉"视力下降"至眼科就诊，经较长时间检查和反复就诊后转诊至神经内科得以确诊。PCA 又可进一步分为枕颞叶变异型和双侧顶叶变异型。

行为变异型患者以怪异行为、脱抑制和冲动性行为等为主，需与行为变异型额颞叶痴呆（behavioral variant frontotemporal dementia，bvFTD）相鉴别。Down 综合征变异型以早期行为改变和执行功能障碍为特征。

作为最常见的神经系统变性疾病，阿尔茨海默病患者的认知障碍表现具有典型的神经系统变性疾病的共同特征，即疾病早期以某一认知领域受损最为突出，随着疾病进展至中、晚期，逐渐出现其他认知领域受损和其他功能障碍，如运动障碍、感觉障碍、吞咽障碍、排便障碍等，而疾病终末期患者长期卧床生活无法自理，多死于各种并发症[78]。

（二）阿尔茨海默病的认知障碍分型

2011 年美国国立老化研究所和阿尔茨海默病协会（National Institute On Aging-Alzheimer's Association，NIA-AA）发布了 AD 诊断标准指南，即 NIA-AA 诊断标准。NIA-AA 诊断标准进一步强调了 AD 疾病过程的连续性并将 AD 分为 3 个阶段，即 AD 临床前阶段、AD 源性轻度认知障碍和 AD 痴呆阶段。因病理生理进程在 AD 出现临床症状前 15～20 年就已经开始，故将 AD 的临床前无症状阶段也纳入了 AD，这就将 AD 的诊断时机大大地前移了[79]。

（三）阿尔茨海默病的各阶段认知特点及康复方案

1. AD 临床前阶段（AD-Preclinical）　在 AD 临床前阶段患者还没表现出相关认知障碍的特点，后期会逐渐向轻度认知障碍过渡，严重的话后期会发展成痴呆。

（1）AD 临床前阶段诊断和主要认知功能表现：主观认知下降（subjective cognitive decline，SCD）是指患者主观感受自身较正常状态有认知下降，但常规神经心理客观测验在正常范围的状态。目前认为具有临床前阿尔茨海默病（Alzheimer's disease，AD）特点的 SCD 是 AD 发展的最初阶段，随病程进展逐渐发展为轻度认知障碍（mild cognitive impairment，MCI），甚至 AD。AD 临床前期 SCD 作为 AD 防治的重要关口，应得到充分的重视[80]（图 4-3-1）。

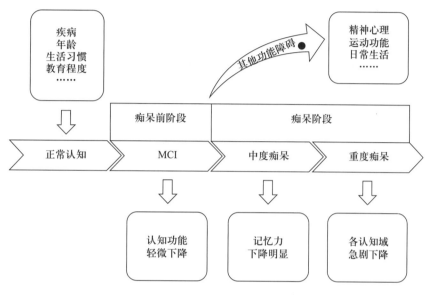

图 4-3-1　认知下降模式图

SCD 的概念最早于 1982 年由 Reisberg 等提出，直到 2014 年 Jesse 等确定了这一术语。有下列症状时，被认为是临床前 AD 的 SCD 可能性大：①记忆下降是最突出的主诉；②发病时间 <5 年；③发病年龄≥60 岁；④担忧认知减退相关问题；⑤自我感受记忆力比同年龄组其他人差；⑥知情者证实患者有记忆力下降；⑦基因检测含有 ApoEε4 等位基因；⑧有 AD 生物标志物的证据[81]。

SCD 在中老年人群中常见，发病率与年龄成正相关。流行病学资料显示，年龄≥65 岁发病率为 25%～50%。

（2）SCD 的评估

1）总体认知评价：基础版 MoCA-B 对于低教育老年人可采用。

2）认知领域评估：华山版听觉词语学习测验（AVLT-H）是在加利福尼亚听觉词语学习测验（California verbal learning test，CVLT）的基础上修订编制的，用于检测情景记忆。分界值：长延迟回忆得分≤5（50～59 岁），≤4（60～69 岁），≤3（70～79 岁）；再认得分≤20（50～59 岁），≤19（60～69 岁），≤18（70～79 岁）。作为情景记忆的代表性测验，AVLT-H 能有效鉴别正常老化、MCI 和轻度 AD[82]。

形状连线测验 A 和 B（STT-A&B）是基于文化公平对传统的连线测验进行修订的一个新版本，用于评估注意、视空间能力及执行功能等。STT 分为 A 和 B 两个部分，每部分又包括练习题和测验题。A 部分要求被试者按顺序以最快的速度连接随机排列的数字，B 部分则要求被试者按顺序连接数字时两种图形要交替进行。

动物词语流畅性（VFT）（语言功能）要求受试者就动物这一范畴在 1 min 内列举尽可能多的例子。分界值：动物流畅性得分≤12（初中组）、≤13（高中组）、≤14（大学组）。

波士顿命名测验（BNT）（语言功能）是最为常用的检查命名能力的工具，有各种不同版本。30 项的分界值：自发命名得分≤19（初中组）、≤21（高中组）、≤22（大学组）。

主观认知下降自测表（SCD-Q）由美国范德堡大学 Gifford KA 等于 2015 年从大量关于 SCD 的问题库中提炼而成的精简版，是早期筛查 SCD 人群的有效辅助工具[83]。

（3）SCD 的康复治疗：目前 SCD 的防治主要是生活方式的干预。对 65 岁以上人群进行定期筛查，争取做到早发现、早诊断、早治疗。

1）音乐疗法：有研究将 60 名参与者随机分为一个初学者冥想计划或一个音乐聆听计划。要求参与者在最初的 12 周中每天练习 12 分钟，然后在接下来的 3 个月中按照自己的意愿进行练习。参与者在基线，12 周和 6 个月进行评估。这项随机对照试验的结果表明，冥想或音乐练习可以显著增强 SCD 成人的主观记忆功能和客观认知能力，并可能为改善这一人群的预后提供希望。

2）有氧运动：澳大利亚的一篇专家共识认为应向老年人推荐参加中等强度的有氧运动，每周至少 150 分钟，或每周至少 90 分钟的剧烈运动。

3）抗阻运动：每周至少 2 天进行渐进式阻力训练，有氧运动和持续的辅助活动有助于增强力量。

2. MCI 阶段　轻度认知障碍（MCI）是指记忆力或其他认知功能进行性减退，但不影响日常生活能力，且未达到痴呆的诊断标准。2003 年国际工作组对 MCI 诊断标准进行了修订，这也是目前广泛应用的 MCI 诊断标准。该标准将 MCI 分为 4 个亚型，即单认知域遗忘型 MCI、多认知域遗忘型 MCI、单认知域非遗忘型 MCI 和多认知域非遗忘型 MCI[84]。

（1）MCI 诊断和主要认知功能表现：MCI 诊断主要包括 5 点：①患者或知情者报告，或有经验的临床医师发现认知的损害；②存在一个或多个认知功能域损害的客观证据（来自认知测验）；③复杂的工具性日常能力可以有轻微损害，但保持独立的日常生活能力；④尚未达到痴呆的诊断；⑤生物标志物的内容，包括 AB 沉积的生物标志物和神经元损伤的生物标志物（非临床，仅是实验室诊断）。

MCI 有 4 个不同亚型：①遗忘型 MCI：表现为单纯的记忆功能受损；②多认知域受损遗忘型 MCI：除记忆功能受损外，还涉及语言、执行功能等其他多个认知功能受损；③单一认知域受损非遗忘型 MCI：记忆功能完好，单纯语言功能或其他认知功能受损；④多认知域受损非遗忘型 MCI：多个认知领域轻度损害，但记忆功能保持完好。其中遗忘型 MCI 发展为阿尔茨海默病的风险较高。

（2）MCI 评估

1）总体认知功能筛查：蒙特利尔认知评估（Montreal cognitive assessment，MoCA）涵盖的认知领域较 MMSE 广，包括注意与集中、执行功能、记忆、语言、视空间结构技能、抽象思维、计算和定向力，是专门为筛查 MCI 而设计的，其在识别 MCI 时有较高的敏感度（80%～100%）和特异度（50%～6%）。MoCA 在区别正常老年人与 MCI 时较 MMSE 更具准确性[85]。

2）记忆力评估：词语学习测验、Wechsler 成人记忆量表、中国医学科学院心理所成人记忆量表。词语学习测验包括 Rey 听觉词语学习测验、California 词语学习测验等。California 词语学习测验在鉴别向痴呆转化的 MCI 优于其他词语学习测验。

3）执行功能评估：连线测验 A–B、数字符号转换测验、威斯康星卡片分类测验、伦敦塔测验、数字符号转换测验、符号数字模式测验、Stroop 测验、语义流畅性测验。执行功能损害与否可以作为 MCI 转化为痴呆的危险因素。

4）语言能力评估：Boston 命名测验、词语流畅性测验（verbal fluency test）、Wechsler 成人智力量表词汇亚测验，国内常采用汉语失语成套测验。

5）视空间结构能力评估：图形临摹（交叉五边形、立方体、Rey–Osterrieth 复杂图形）、画钟测验、韦氏成人智力量表（wechsler adult intelligence scale，WAIS）积木测验等。

6）计算机认知功能评估：计算机认知评估是在传统神经心理学评估基础上发展起来的，与传统神经心理学测量相比，计算机认知评估减少了人为的误差，一定程度上克服了传统神经心理检测的不足。常用的是计算机管理的 MCI 筛查系统（computer-administered neuropsychological screen for MCI，CANS–MCI）。CogState MCI/AD 成套计算机量表包含了工作记忆、视觉记忆、执行功能等多个领域的检测，适用于多种语言、多个年龄段、多种文化传统受试者的认知功能检测，耗时 20～25 min，在鉴别 MCI 及正常受试者方面也具有较高的敏感度及特异度（94% 和 100%）[86]。

（3）MCI 康复治疗：主要包括适度的身体锻炼、生活行为的干预、认知的训练、进行社交及做一些益智的活动。

1）有氧运动：根据一些 RCT 报道和 Meta 分析总结，主要以太极、快走、功率自行车为主要干预方式，最短干预时间为 12 个星期，每个星期至少需要运动 90 min。

2）认知训练：单一模式训练主要的干预措施是大声朗读、算数、拼图、图片识别、猜谜、捡豆子等方式。这种方式适合老年人群，简单易学，执行难度低。有 RCT 文章报道采用的是模拟购物、厨房烹饪，国内对这种模式训练报道较少，因为这是一种综合性的多模式训练方法，难度较单一模式训练大。单一模式和多模式训练两种形式交替，可以维持参与者的积极性和新鲜感、好奇心和注意力，从而减轻消极情绪[87]。计算机辅助认知训练主要通过图片、声音、动画以及视频形式对患者实施干预，并对患者表现进行评分，但是部分受教育程度较低的老年人难以理解某些内容。

3）认知游戏：针对轻度认知损害患者，国外有大量 RCT 报道基于 ipad、电脑开发的游戏训练，这些游戏主要训练了患者的记忆力和注意力，并通过游戏得分对患者游戏表现进行评价，趣味性较高，适合于老年人，但是教育程度低的老年人难以理解某些内容。

4）VR 训练：VR 训练不单单是游戏的模式，同时也有基于 VR 的太极拳锻炼、VR训练结合认知训练、有氧运动和 VR 结合训练等。目前这类研究报道比较多，研究人群基本上也是老年人。

3. AD 痴呆阶段　痴呆（dementia）是一种以获得性认知功能损害为核心，并导致患者日常生活能力、学习能力、工作能力和社会交往能力明显减退的综合征。患者的认知功能损害涉及记忆、学习、定向、理解、判断、计算、语言、视空间功能、分析及解决问题等能力，在病程某一阶段常伴有精神、行为和人格异常。AD 占所有类型痴呆的50%~70%[88]。

（1）痴呆诊断和主要认知功能表现：对于既往智力正常，之后出现获得性认知功能下降（记忆、执行、语言或视空间能力损害）或精神行为异常，影响工作能力或日常生活，且无法用谵妄或其他精神疾病来解释的患者，可拟诊为痴呆。认知功能或精神行为损害可通过病史采集或神经心理评估客观证实，且至少具备以下5项中的2项：①记忆及学习能力受损；②推理、判断及处理复杂任务等执行功能受损；③视空间能力受损；④语言功能受损（听、说、读、写）；⑤人格、行为或举止改变。AD 型痴呆的诊断标准包括：①首先符合痴呆的标准；②痴呆的发生和发展符合 AD 的特征：隐匿起病、缓慢进行性恶化；③需排除其他原因导致的痴呆。同时痴呆又可分为：①轻度：主要影响近记忆力，但患者仍能独立生活；②中度：较严重的记忆障碍，影响到患者的独立生活能力，可伴有括约肌障碍；③重度：严重的智能损害，不能自理，完全依赖他人照顾，有明显的括约肌障碍[89]。

痴呆的认知功能表现主要有记忆、学习能力、推理、判断、视空间、语言功能均受损，严重者独立生活能力丧失，生活无法自理。

（2）AD 痴呆评估

1）总体认知功能评估：简易精神状态检查（mini-mental state examination，MMSE）量表，蒙特利尔认知评估（Montreal cognitive assessment，MoCA）量表，阿尔茨海默病评估量表认知部分（Alzheimer's disease assessment scale-cog，ADAS-cog），临床痴呆评定量表（clinical dementia rating scale，CDR）。ADAS-cog 由 12 个条目组成，覆盖记忆力、定向力、语言、运用、注意力等，可评定 AD 认知症状的严重程度及治疗变化，常用于轻、中度 AD 的疗效评估。CDR 包括记忆、定向、判断和解决问题、工作及社交能力、家庭生活和爱好、独立生活能力 6 个认知及功能域。通过询问知情者和患者本人，对每个项目进行评分，最后综合 6 项评分，作出"正常 CDR=0、可疑痴呆 CDR=0.5、轻度痴呆 CDR=1、中度痴呆 CDR=2、重度痴呆 CDR=3"五级判断。

2）记忆力评估：各种版本的听觉词语学习测验、韦氏记忆量表逻辑记忆分测验、非语言材料记忆测验。

3）注意力评估：韦氏记忆测验的注意分测验（心智、数字广度测验、视觉记忆广度测验）、简易注意测验、同步听觉连续加法测验、持续操作测验、数字划消测验、字母划消测验、符号数字模式测验、日常注意测验、注意力变化测验和连线测验。

4）执行功能评估：韦氏成人智力量表相似性分测验、韦氏成人智力量表领悟分测验、图片完成分测验、语音词语流畅性测验、语义词语流畅性测验、口语词语联想测验、Mattis 痴呆量表的启动 - 保持分测验、连线测验 A、连线测验 B、数字符号测验、Stroop 测验 A 部分、数字排序测验、字母或图形删除测验、威斯康星卡片分类测验、加利福尼亚卡片分类测验、Stroop 测验词色不一致部分、汉诺塔测验、伦敦塔测验、迷宫测验。

5）语言功能评估：语言筛查测验（LAST）、失语症快速筛查测验（ART）、波士顿命名测验、词语流畅性测验、代币检测、北京大学第一医院汉语失语成套测验、北京医院汉语失语症检查法。

（3）AD痴呆治疗：对于AD痴呆阶段的患者，重度患者非药物治疗比较困难，患者理解能力下降，轻度和中度患者除了药物治疗外主要与多项训练结合。

1）认知功能训练：涉及记忆力训练、智力训练、语言能力、日常生活能力训练等，主要有专门的作业治疗师进行训练。

2）日常生活训练：对于老年人来讲，在痴呆阶段自理能力大大下降，不少RCT都联合日常生活训练进行治疗，主要有洗脸、刷牙、自己整理起身等。

3）运动干预：现阶段针对AD轻度痴呆，有氧运动仍是一项重要的治疗措施，RCT推荐每周运动150 min。

针对AD痴呆的非药物疗法，目前都是以预防为主，在这个阶段进行认知障碍的非药物治疗不是很多。

二、老年脑卒中认知障碍

（一）脑卒中后认知障碍特点

认知障碍是脑卒中后的常见临床症状，给患者、家庭、社会均带来沉重负担。脑卒中后认知障碍（post-stroke cognitive impairment，PSCI）是指在脑卒中这一临床事件后6个月内出现达到认知障碍诊断标准的一系列综合征，强调了脑卒中与认知障碍之间潜在的因果关系以及两者之间临床管理的相关性，包括脑出血、多发性梗死、关键部位梗死、皮质下缺血性梗死等脑卒中事件而引起的认知障碍，同时也包括脑退行性病变（如阿尔茨海默病）在脑卒中后6个月内进展引起认知障碍。它包括了从卒中后认知障碍非痴呆（post-stroke cognitive impairment no dementia，PSCIND）至卒中后痴呆（poststroke dementia，PSD）的不同程度的认知障碍[90]（图4-3-2）。

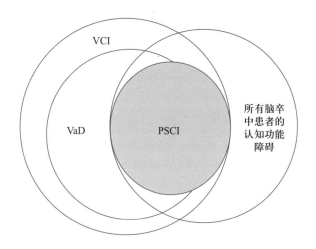

图4-3-2　VCI和PSCI以及常见定义的关系图

血管性认知障碍（vascular cognitive impairment，VCI）；脑卒中后认知障碍（post-stroke cognitive impairment，PSCI）；血管性痴呆（Vascular dementia，VD）。

脑卒中后出现的认知损害或痴呆称为脑卒中后认知障碍或脑卒中后痴呆。主要表现为记忆力、注意力、执行功能、结构和视空间功能、定向力等障碍。脑卒中患者3个月时认知损害的发生率可达30%。糖尿病、高血压、运动障碍、老龄化、受教育水平、皮质下多发梗死、个人因素等被认为是脑卒中后认知损害的危险因素。脑卒中的类型、反复发作的次数、损伤的部位和体积、内侧颞叶是否萎缩以及并存的退行性病变等多项因素影响着认知功能的预后。认知障碍与脑卒中后不良预后相关，如住院时间延长和独立性降低[91]。对大多数人来说，认知能力的丧失可能出现在脑卒中后的早期，即使是那些没有出现四肢无力的人。每一个认知领域（如感知、注意、记忆）都不应该被孤立地考虑，因为大多数日常活动都依赖于一系列的能力。注意力是几乎所有认知功能和日常活动的先决条件。在脑卒中后，尤其是在头几天或几周，注意力下降是很常见的，在非优势半球脑卒中更是如此。注意力障碍可能会持续较长时间，而且可能是具体的（例如，集中、分散或持续注意力）或更笼统的，影响警觉性和处理速度，并表现为注意力不集中或整体迟钝。注意力问题可能会导致疲劳、情绪低落和独立生活困难。

（二）脑卒中后认知评估

1. 总体认知评估　简易精神状况检查（mini-mental state examination，MMSE）量表、蒙特利尔认知评估（Montreal cognitive assessment，MoCA）量表、牛津认知筛查（Oxford cognitive screen，OCS）量表、简易智力状态评分（mini cognitive testing，mini-Cog）量表、长谷川痴呆量表（Hasegawa dementia scale，HDS）[92]。

2. 记忆评估　Rivermead行为记忆测验（Rivermead behavioural memory test，RBMT）、记忆障碍自评量表（Alzheimer's disease-8，AD8）、韦氏成人智力量表（Wechsler adult intelligence scale，WAIS）。

3. 注意评估　行为注意障碍测验（behavioural inattention test）。

4. 语言能力评估　动物词语流畅性测验、受控口语词语联想测验（音韵流畅性）、数字符号转化测验、简单与复杂反应时测验、连线测验、Hopkins听觉词语学习测验修订版（Hopkins verbal learning test-revised，HVLT-R）、Rey Osterrieth复杂图形测验、波士顿命名测验（Boston naming test，BNT）。

5. 其他　格拉斯哥昏迷量表（Glasgow coma scale，GCS）、Hachinski缺血指数量表（Hachinski inchemic score，HIS）。

（三）卒中后认知障碍康复治疗

1. 物理治疗

（1）重复经颅磁治疗：高频刺激部位为左侧前额叶背外侧皮质（dorsolateral prefrontal cortex，DLPFC），按10-20国际脑电记录系统将线圈置于F3点，线圈中心点与患者头皮表面相切，刺激频率为10 Hz，刺激强度为80%静息运动阈值，刺激时间5 s，间隔时间25 s，每日刺激20 min，共2000脉冲，1次/天，5天/周，4周为1个疗程。低频刺激在右额叶前部背外侧皮质区，频率为1 Hz，95%MT，20 min/次，10个序列，10天为1个疗程[93]。

（2）高压氧治疗：高压氧是指机体在高于1个大气压的环境中吸入的纯氧或高浓度氧，高压氧疗法属于特殊的物理因子治疗方法，主要通过高气压增加获得氧气供应的组织细胞，在改善记忆力、计算力、语言能力和抑郁方面有显著疗效。

2. 认知康复训练　认知康复治疗包括：①注意力训练；②定向力训练；③记忆力训练；④计算力训练；⑤问题解决能力训练，主要借助卡片、计算机进行训练。

3. 游戏训练　通过为患者提供个性化的康复游戏体验来满足其实际需求，如增加患者的动力，同时降低与之相关的开发成本并允许治疗师追踪患者的病情。一项 RCT 对39 名患有执行功能缺陷的脑卒中患者进行了互动视频游戏小组干预（N=20）或传统小组干预（N=19）。干预包括每周两组为期 1 个小时的小组课程，为期 3 个月，采用玩视频游戏或进行传统的锻炼与活动，最后进行评估，发现交互式视频游戏提供了联合的认知运动刺激，其具有改善慢性脑卒中患者执行功能的潜力[94]。

三、老年帕金森病认知障碍

（一）老年帕金森病认知障碍特点

国内外帕金森病指南对帕金森病伴认知障碍患者有大量的描述。认知障碍是帕金森病的非运动症状，帕金森病认知障碍主要被分为帕金森病轻度认知障碍（PD-MCI）和帕金森病痴呆（Parkinson disease with dementia，PDD）。临床主要表现为记忆力减退、回忆功能受损、执行功能下降和视空间功能障碍。目前关于帕金森病认知障碍的发病机制尚不明确，与发病年龄、运动症状、基因、血清及脑脊液生化指标都有很大的关系，主要以多巴胺能和胆碱能神经元损伤说法居多，也有部分学者认为边缘系统和皮层路易体病理性改变会导致认知障碍发生。在老年患者中，管理 PD 的首要考虑因素之一是诊断本身，即漏诊和误诊。帕金森病可能被误认为是骨关节炎或其他肌肉骨骼疾病或心肺疾病，因此在诊断时需要注意。

帕金森病是老年期最常见的神经退行性疾病之一，在 65 岁及以上人群中患病率约为2%～3%，在 80 岁及以上人群中患病率高达 10%。年龄是 PD 患者发生认知障碍和痴呆最重要的危险因素，其他危险因素包括疾病的持续时间、运动问题的严重程度（姿势不稳定和步态障碍）、幻觉和之前的认知障碍、语言流畅性问题、视觉空间缺陷和注意力缺陷。自主神经功能障碍也是认知障碍的一个预测因子。在横断面研究中，30% 的 PD 患者患有痴呆，每年发生痴呆的风险为 10%，是普通人群的 5 倍。然而，痴呆的累积患病率高达80%，在帕金森病患病 20 年后痴呆几乎不可避免。另一项研究也证实，75 岁后诊断为帕金森病的患者比 75 岁前诊断为帕金森病的患者进展为 PDD 的风险增加 4.8 倍[95]。

（二）老年帕金森病认知障碍的评估

1. 认知功能综合评估　蒙特利尔认知评估（MoCA）量表（预测）、简易精神状态检查（MMSE）量表、Mattis 痴呆量表第二版（MDRS-2）。MDRS-2 提供注意力、开始或持续、建构、概念化和记忆的评估。MDRS 具有良好的鉴别诊断 PD 痴呆的能力，为PD-ND 与 PDD 的鉴别提供了客观的手段。评估时间约 20～30 分钟，视认知障碍的严重程度而定。

2. 帕金森病特有评估量表

1）PD 简易精神状态（mini-mental parkinson，MMP）量表：MMP 衍生于 MMSE，它被设计用于筛选特定的 PDD 中的认知缺陷。适合用于 PD 的筛查和流行病学研究。

2）帕金森病认知评定量表（parkinson disease cognitive rating scale，PD-CRS）：PD-CRS 旨在为 PD 患者提供全面的认知筛查工具，包括皮层功能（包括时钟的命名和复制图）和皮层下功能（包括言语记忆、注意力、工作记忆、视觉构建、交替和动作流畅性）的评估。评估时间大约 20 分钟。

3）帕金森病认知结局量表（scales for outcomes in parkinson disease-cognition，SCOPA-COG）：SCOPA-COG 已被开发用于评估特定于 PD 的认知障碍。该量表涵盖了记忆、注意力、视觉空间功能和执行能力等。该表的语言和注意力范围有限。评估时间大约 15 分钟。

4）蒙特利尔帕金森痴呆风险量表（Montreal parkinson risk of dementia scale）：包含 8 个项目，所有 8 个项目独立预测痴呆的发展在 5% 的显著性水平。该量表很简单，但其预测效度与使用生物标志物评估的方法相似，更方便使用。

（三）老年帕金森病认知功能的康复治疗

1. 物理治疗 重复经颅磁刺激（rTMS）和经颅直流电刺激可改善工作记忆和执行功能等认知障碍。

2. 认知功能训练 可通过采取传统刺激—反应方法训练患者注意力；利用语音记忆法、物品记忆法训练患者记忆力；通过数字按序排列、物品分类等方式训练患者的执行能力；采用写字板或日历等训练患者定向力；利用通过划消字母或画画训练患者视空间能力；与患者进行谈话、打电话等训练语言功能。

3. 虚拟现实（virtual reality，VR） VR 技术通过多种不同沉浸程度的情境交互，并基于传统的认知功能训练来改善患者的认知功能。

4. 渐进抗阻运动、有氧运动。

（四）老年帕金森病康复治疗方案

1. 低频重复经颅磁刺激 刺激部位：选择头部侧面和头顶相距 6 cm、前方和耳根连线相距 1 cm 位置为刺激点。磁场强度：设置成静息状态下阈值的 80%。时间频率：频率设置为 1 Hz，每日实施 80 个序列（单个序列的脉冲为 20 次，两个序列间隔时间为 10 s），每日治疗 1 次，连续治疗 1 个月。注意事项：选取能够促使左侧手部肌肉收缩的单次刺激强度作为运动阈值，让患者和操作人员均戴好耳塞，离刺激点 5 cm 位置放置线圈，保持线圈中心和标记点上方垂直。

2. 认知功能训练 训练内容：数字按序排列、物品分类、语音记忆法、划消字母或数字训练患者和与患者谈话。训练时间与强度：20～30 min/d，每个星期训练 5 次。

四、老年糖尿病认知障碍

（一）老年糖尿病认知功能特点

1. 对于糖尿病认知的研究 国内外的指南都对糖尿病认知进行了描述，其目前是一种普遍承认的功能障碍。由中华医学会糖尿病学分会撰写的"中国 2 型糖尿病防治指南（2017 版）"对老年糖尿病进行了描述：老年糖尿病是指年龄≥60 岁（WHO 界定≥65 岁）包括了 60 岁之前诊断和 60 岁之后诊断的老年糖尿病患者，具有患病率高、异质性大、起病隐匿、危害大等特点。同时老年糖尿病患者痴呆的发生率明显增加，较健康老年人认知功能下降更快。美国内分泌协会"糖尿病医学诊疗标准–2020"表示：对老年糖尿病患者筛查老年综合征（即多药、认知障碍、抑郁、尿失禁、跌倒和持续性疼痛），因为这些可能会影响老年糖尿病患者的自我管理并降低生活质量。对65岁以上的老年糖尿病患者每年筛查一次认知障碍，当患者出现明显症状时也应考虑进行评估。"中国2型糖尿病防治指南"建议：对65岁以上的老年糖尿病患者每年进行一次抑郁状态和认知功能的筛查，并建议对有认知障碍的糖尿病患者适当放宽降糖目标。

2. 糖尿病与认知能力的改变有关　在2型糖尿病中，认知障碍主要影响学习和记忆，及心理柔韧性和心理速度。几项大型的基于人口统计学的纵向研究表明，2型糖尿病老年人的认知能力下降加快。然而，这种认知能力加速下降的决定因素尚不清楚。糖尿病患者的认知能力下降风险较非糖尿病患者更高，其认知障碍表现为从轻微的执行功能障碍到明显的记忆力减退和痴呆，且糖尿病患者的全因痴呆、阿尔茨海默病和血管性痴呆的发病率高于糖耐量正常者。目前高血糖和高胰岛素血症对大脑影响的相关研究较深入，血糖控制不良与认知功能下降有关。老年糖尿病患者比其他老年患者更容易出现老年综合征，即多尿、尿失禁、认知障碍、抑郁、跌倒和持续性疼痛。美国内分泌协会建议对老年糖尿病患者筛查老年综合征，因为它们可能会影响老年糖尿病患者的自我管理并降低生活质量。糖尿病并发认知障碍的机制尚未阐明，可能与多元醇途径及AGEs、氧化应激、一氧化氮与自噬、炎症、低血糖、血管、胰岛素及雌激素等因素有关[96]。

（二）糖尿病认知功能评估

1. 简易精神状态检查（MMSE）量表是国内外应用最广泛的认知筛查量表，内容覆盖定向力、记忆力、注意力、计算力、语言能力和视空间能力。缺点是对识别正常老年人和轻度认知障碍（mild cognitive impairment，MCI）以及区别MCI和痴呆作用有限。

2. 蒙特利尔认知评估（MoCA）量表覆盖注意力、执行功能、记忆、语言、视空间结构技能、抽象思维、计算力和定向力等认知域，旨在筛查MCI患者。敏感性和特异性都明显优于简易精神状态检查（MMSE）。适合于老年糖尿病轻度认知障碍。

3. 洛文斯顿认知评定（LOTCA）量表基本涵盖了检测认知功能的各个方面，包括视运动组织、注意力、定向、思维、视知觉、空间知觉、动作运用，具有良好的信度、效度。

4. 威斯康星卡片分类测验（WCST）用于检查患者的执行能力。总应答数、完成分类数、正确应答数、正确应答百分比、概念化水平百分数：得分越高提示认知功能越好；错误应答数、完成第一个分类所需应答数、持续性应答数、持续性错误数、持续性错误的百分数、非持续性错误、不能维持完整分类数：得分越低提示认知功能越好。

（三）糖尿病认知障碍康复治疗

1. 有氧运动　运动对于糖尿病患者是一种有效的治疗手段，对于糖尿病认知障碍也存在效果。一篇基础研究报道有氧运动可以通过减少2型糖尿病动物大脑中的氧化应激和炎症环境来部分逆转与糖尿病相关的认知能力下降。

2. 个体化认知功能训练　针对一些老年糖尿病伴轻度认知功能障碍患者，主要通过一些小活动、工具、测验（如日历、划消字母）等训练患者的认知功能。

3. 重复经颅磁刺激　这是近年来被普遍应用于诊疗神经系统疾病、心理及精神系疾病的一项神经电生理技术，其操作简单、安全无创、效果显著，在认知功能治疗方面有显著效果。

（四）糖尿病认知障碍康复治疗

1. 有氧运动　运动组成：热身运动（5～10 min）、有氧运动（30 min）、恢复性运动（5 min）。运动类型：热身运动包括徒手操和慢走两种形式；有氧运动针对老年人主要推荐骑功率自行车；恢复性运动为一些整理运动。运动强度：主要达到靶心率，即 50%～70%（220– 年龄）。运动频率及时间：30 min/ 次，每周运动 5 次，总体运动 2 个月。

2. 个体化认知功能训练　训练内容：数字按序排列、物品分类、语音记忆法、划消字母或数字和与患者谈话。训练时间与强度：20～30 min/d，每个星期训练 5 次，训练时间为 1 个月[97]。

3. 重复经颅磁刺激　治疗时患者取半卧位或卧位，全身放松，将环形线圈（直径 125 mm）与患者颅骨表面相切，且线圈中心对准前额叶背外侧皮质体表投影区，两侧交替刺激，磁刺激频率为 10 Hz，刺激强度设定为 80% 运动阈值水平（运动阈值通过肌电诱发电位仪进行测量，由表面电极记录手部靶肌信号，通过磁刺激仪对相应初级运动皮质区进行刺激，如连续刺激 10 次至少引出 5 次，运动诱发电位波幅 >50μV 的最小刺激强度即为运动阈值），每刺激 2 s 则间歇 20 s，持续治疗 30 min，每日治疗 1 次，每周治疗 5 天，连续治疗 4 周。注意观察并记录患者 rTMS 治疗期间有无头晕、疼痛、耳鸣或皮肤过敏等情况发生。

五、老年精神心理疾病

（一）精神疾病的认知特点

认知功能损害在精神疾病就诊人群中日益常见，且越来越得到精神科医生的关注，在精神病学中，对认知障碍进行筛查、评估、预防和治疗不仅仅是出于治疗目的，更是协助早期发现、诊断某种精神障碍的重要依据[98]。以下主要从抑郁症、焦虑这两种精神疾病导致的认知障碍进行概述。

1. 抑郁症　慢性疾病患者的认知功能损害贯穿于疾病的各个时期，大多数抑郁症患者都存在认知功能损害。有研究发现，在抑郁症患者整个疾病进程中可查及执行功能、社会认知及心智化损害，这些方面损害可能与病程和发作次数有关。大量的神经心理学研究证实，老年晚发性抑郁存在广泛的认知功能损害，短期记忆、长期记忆、信息处理及感觉运动的精确性等都可能受到破坏，其中尤以执行—注意功能障碍和情景记忆障碍为著[99]。在老年抑郁症患者中，信息加工速度减慢和执行功能受损被认为是两项核心的认知功能损害，两者损伤均引起了其他认知功能（如记忆、语言表达能力等方面）的受损，是抑郁症早期的表现[100]。此外，重度抑郁症的患者，其认知障碍的发生可能早于"情绪症状"的发生，并随着病程进展，认知障碍的总体程度可能会有所进展[98]。

越来越多的研究发现，老年双相障碍患者在抑郁或躁狂发作的急性期存在认知功能损害，即使在缓解期也依然存在，涉及注意力、语言学习和记忆能力、执行功能以及社会认知等多个领域，双相障碍患者的认知功能损害与起病年龄、缓解期长短、总病程等多种因素有关。双相障碍被分为 0 期至 Ⅳ 期 5 个阶段,认知功能损害从 Ⅱ 期开始出现,随着临床分期的进展而逐步加重。

2. 焦虑症 关于焦虑症的认知障碍,目前存在着一些相关性研究,其中一篇 RCT 报道焦虑症患者的焦虑及抑郁情绪的严重程度与认知功能损害有关,且抑郁情绪可能是其主要因素。

(二)精神疾病的认知评估

认知功能的评估对于精神疾病的临床意义是必要且重要的,这可能对许多精神疾病"发病前"的功能具有指导意义。例如,许多"认知储备"良好的患者,可能表现出明显的主观认知下降,但常见的规范化认知筛查、评估量表无法识别。此外,患者的基础性日常生活活动能力(basic activities of daily living,BADL)、工具性日常生活活动能力(instrumental activities of daily living,IADL)也是认知功能评估的重要组成部分。对于精神疾病的认知功能评估,可使用如下量表。

1. 精神病学认知障碍筛查(screen for cognitive impairment in psychiatry,SCIP)是一种可用于评估精神疾病和抑郁症患者的简短认知筛查工具,分为 5 项简短的认知客观测验,对言语工作记忆、言语学习、言语记忆、言语流畅性和精神运动速度的困难程度进行量化,可在 10~15 分钟内进行,对精神疾病患者的认知障碍具有较高的敏感性和特异性[101]。

2. THINC 集成工具(THINC-it)是一种计算机化的认知评估工具,包含了 1 项患者自评问卷和 4 个简短的神经心理测验。THINC-it 针对抑郁症患者的信效度已得到充分验证,且具有易用、免费等优点,尤其适用于持续存在功能损害的患者。

3. 简易精神状况检查(MMSE)量表和蒙特利尔认知评估(MoCA)量表是最常用的痴呆筛查工具,当怀疑患者可能存在重大认知障碍时,结合 ADL 的评估是有意义的,但 MMSE 和 MOCA 可能不足以识别认知储备较高的老年人群。

4. 认知功能缺陷自评问卷(PDQ-D)包含 20 个题目,总分范围为 0~80 分,分数越高表明患者自我察觉到的认知症状越严重。该问卷具有良好的信效度,可从注意或专注度、前瞻性记忆、回溯性记忆、规划及组织能力 4 个方面反映患者的认知功能。

5. 其他认知评估量表:①Stroop 色词图片测验;②威斯康星卡片分类测验(WCST);③麻省总医院认知及躯体功能问卷(Massachusetts General Hospital cognitive and physical functioning questionnaire,MGH-CPFQ);④不列颠哥伦比亚认知主诉问卷(British Columbia cognitive complaints inventory,BC-CCI);⑤注意力评估:数字广度和数字符号分测验、连线测验 A(trail making test-A,TMT-A)、Stroop 色词测验(Stroop color word test)。

(三)精神心理康复治疗

1. 填充绘画是患者在半成品画布上,选择喜欢的图案与颜色进行填充,或者对照成品直接涂色,取材方便,操作简单,患者容易接受,可在治疗师或护理人员引导下完成,可个体或团体进行[102]。

2. 认知训练 目前常用的认知训练方法包括注意训练(attention training,AT)、工作记忆训练(working memory training,WMT)、元认知训练(metacognitive training,

MCT）和正念训练（mindfulness training，MT）等。认知训练主要通过近迁移和远迁移两种机制发挥作用。在抑郁症患者中，近迁移是指与训练方法相似的认知能力的改善或提升，如 AT 可以改善患者的负性注意偏向；远迁移是指随着认知功能的改善，患者的情绪、兴趣、社会功能等也得到恢复。

3. 音乐疗法　通过音乐训练调节失匹配负波（mismatch negativity，MMN），从而来影响和调节精神分裂症、抑郁症等精神类疾病。

4. 运动训练　可通过多种作用机制改善认知功能，如跳广场舞。

六、肺癌认知障碍

（一）肺癌认知障碍特点

随着癌症发病率的提升，脑转移瘤的患病率越来越高[103]。脑转移瘤作为癌症晚期阶段，往往提示患者的预后不良，但也有部分患者在脑转移瘤早期发现时，通过积极手术或放化疗得以长期生存[104]。颅脑是恶性肿瘤中最常见的远处转移器官之一，20%～40% 会发生脑转移，其中 40%～50% 脑转移来自肺癌。10%～15% 的非小细胞肺癌（non-small cell lung carcinoma，NSCLC）患者在初诊时已发生脑转移，在整个疾病病程中约 50% 的患者会发生脑转移[105, 106]。肺癌是脑转移瘤最常见的原发灶，其发病率最高。认知障碍通常是脑转移瘤最早的表现。肺癌脑膜转移后脑实质受累及脑膜刺激表现为：头痛、呕吐、颈项强直、脑膜刺激征、精神状态改变、意识模糊、认知障碍、癫痫发作和肢体活动障碍等[107]。脑转移瘤患者会有不同程度的认知障碍，用 MMSE 量表评测其得分显著低于正常人和其他良性脑肿瘤患者，这是由肿瘤的破坏和侵蚀效应引起的。脑转移瘤患者在时空定向、连续计算、延迟记忆、句子书写等认知方面更容易出现缺陷[108]。肺癌脑转移瘤患者在头部放疗前大多已出现程度不同的神经认知功能损害。有试验证明年龄大于 60 岁是神经认知功能损害的独立危险因素[109, 110]。

放射治疗是肺癌脑转移患者的最常用治疗手段之一，但患者在接受脑部放疗后，绝大部分在 6 个月以后会发生性情改变以及认知障碍等症状，24 个月后发生认知障碍的比率达到 50%～90%。随着肺癌脑转移患者的生存时间逐渐延长，必须注意到全脑放疗导致的神经认知功能损伤，主要表现为短期及晚期记忆力下降，降低患者的生活质量，这可能与照射诱导海马结构损伤有关[107, 111]。

开胸手术后，患者容易出现精神障碍、人格改变、记忆改变、时空定向障碍等多种变化，好发于老年患者，尤其是既往存在神经功能减退或伴有脑血管疾病者发病率更高。术后认知功能障碍与患者的年龄呈正相关，作为一种独立危险因素而被临床重视。全身麻醉尤其是静脉麻醉术后出现认知障碍，其可能与静脉麻醉药导致老年患者大脑中海马扣带回附近神经元细胞凋亡有关，另外，可能与体内胰岛素样生长因子 – 1 表达水平降低有一定相关性[112]。

（二）肺癌认知功能评估

1. 简易精神状态检查（mini-mental state examination，MMSE）量表[113, 114] 这是国内外应用最广泛的认知筛查量表，内容覆盖定向力、记忆力、注意力、计算力、语言能力和视空间能力。缺点是对识别正常老年人和轻度认知障碍（mild cognitive impairment，

MCI），以及区别 MCI 和痴呆作用有限。

2. 蒙特利尔认知功能量表　其覆盖注意力、执行功能、记忆、语言、视空间结构技能、抽象思维、计算力和定向力等认知域，旨在筛查 MCI 患者[115]。敏感性和特异性都明显优于 MMSE。

3. Mattis 痴呆评分量表　其包括注意、起始与保持、概念形成、结构和记忆 5 个因子。注意 37 分，包括数字广度、执行比较复杂的口头指令、数出随机排列的 7 的个数、读一组词语和图片匹配；起始与保持 37 分，包括言语流畅性、语言重复、两手交替运动和书写运动；概念形成 39 分，包括词语归类、图片相似性和自发语言；结构 6 分；记忆 25 分，包括定向、句子延迟回忆、词语即刻再认、无意义图案即刻再认等。总分 144 分[116]。

4. 韦氏成人智力量表　量表包括 11 项：知识、领悟、算术、相似、数字广度、词汇、数字符号、填图、木块图、图片排列、图形拼凑。前 6 项组成语言分，后 5 项组成作业分。医生按要求根据测验结果分别计算出总智商（FIQ）、言语智商（VIQ）和操作智商（PIQ）。

5. 波士顿命名测验　其主要包括听理解、复述、命名、说、朗读、阅读理解、写 7 个组成部分，针对语言的听、说、读、写 4 个方面进行全面考察[117]。

（三）肺癌认知康复治疗

1. 高压氧治疗　有文献报道高压氧治疗联合放射疗法可以降低脑细胞损伤。由于恶性肿瘤组织中存在乏氧细胞，其对放射线的敏感性仅为有氧状况下的 1/3，从而影响放射治疗的疗效，仍有相当一部分患者病情不能得到缓解，且部分患者容易发生放射性脑损伤，产生严重的神经症状和体征，影响患者的生活质量[118]。

一般加压时间为 15～20 min，减压时间为 20～25 min，治疗时高压氧舱内空气压力为 0.20～0.25 Mpa（2.0～2.5 标准大气压）。患者戴口鼻面罩吸纯氧，吸氧 60 min，休息 10 min 后改吸空气 10 min，1 次 / 天，10 天 1 个疗程，共计 2～3 个疗程[118]。

2. 个体化认知功能训练　术后认知功能障碍患者主要通过数字排序排列、物品分类等方式训练执行能力；采用写字板或日历等训练记忆力；采取传统刺激 – 反应方法训练注意力；训练数字计算能力；利用语音记忆法训练记忆力；通过划消字母或数字训练视空间能力；与患者进行谈话训练语言功能[119]。训练内容：数字按序排列、物品分类、语音记忆法、划消字母或数字训练患者和与患者谈话。训练时间与强度：20～30 min/d，每个星期训练 5 次；训练时间为 1 个月。

七、稳定期慢性阻塞性肺疾病认知障碍

（一）慢性阻塞性肺疾病认知特点（语序训练）

慢性阻塞性肺疾病（简称：慢阻肺）是一组气流受限的肺部疾病，患者不仅表现肺部阻塞性气流不可逆的病理改变，同时也影响全身其他系统的功能，其中慢阻肺合并的脑损害即认知损害在临床中十分常见，主要包括记忆、学习、注意力、概括思维和解决问题能力等方面。慢阻肺认知受损形式具有其特殊性，不伴有低氧血症的慢阻肺患者往往认知功能损伤较轻，而存在低氧血症的患者则具有较高的认知受损概率，即使在氧饱

和度无明显下降的群体中，其认知功能也较正常对照组显著下降，认知功能损害同重症慢阻肺患者的疲劳程度及相应增加的睡眠时间也有一定关系[120]。认知功能的损害会造成患者复杂推理能力及记忆能力受损，从而导致日常活动受到影响，影响慢阻肺患者自我效能，导致慢阻肺患者的自我管理能力及执行治疗方案能力下降，从而影响患者的长期疗效。但由于目前缺乏统一的评估与诊断标准，且患者的认知功能损害程度轻重不一，使其在临床治疗上未得到足够的重视。

（二）慢阻肺认知功能评估

1. MMSE、MoCA 均可用于可能存在认知障碍的患者筛查。

2. 韦氏智力测验量表包括 11 项：知识、领悟、算术、相似、数字广度、词汇、数字符号、填图、木块图、图片排列、图形拼凑。前 6 项组成语言分，后 5 项组成作业分。医生按要求根据测验结果分别计算出总智商（FIQ）、言语智商（VIQ）和操作智商（PIQ）。

3. 雷伊复形测验主要用于图形的回忆测验。

（三）慢阻肺认知康复治疗

1. 认知康复训练　这是慢阻肺认知功能最基本的训练方式，包括定向力、语言功能、思维、记忆力、注意力的康复训练[121]。

（1）定向障碍的康复训练（时间、地点）：反复训练患者识记时钟，并经常提醒患者时间观念，定时起床、进食、训练、睡觉；识记从走廊到病房、从病房到运动治疗室、从运动治疗室到作业治疗室的路线，模拟地铁示意图，进行路线规划。

（2）语言障碍的康复训练：通过 Schuell 法进行刺激。如利用强的听觉刺激、适当的及多途径的语言刺激、反复刺激，根据引出的反应对刺激进行强化矫正[122]。通过反复电脑播放识记人物，使患者尽量记住重要人物，如家人、床位医师、床位护士、治疗师及明星等；通过反复训练，辨别物品、形状、颜色等。

（3）思维障碍的康复训练：包括解决问题能力的训练、数字排序、物品分类等。

（4）记忆力障碍的康复训练：通过反复电脑播放来帮助患者进行记忆训练。

（5）注意力障碍的康复训练：通过反复电脑播放，选择患者感兴趣的节目、图片，引导患者讲述看到的人物、情景，并复述主要内容。

2. 运动训练　运动可以通过多种途径改善认知。如促进脑血流量增加，脑源性神经营养因子、胰岛素样生长因子 –1 等脑生长因子水平升高。这些生长因子涉及许多对认知很重要的功能。它们影响大脑细胞的分化和凋亡的速度，调节海马神经发生的长期增强。

（四）治疗方案

1. 认知功能训练　针对定向障碍、语言障碍、思维障碍、记忆力障碍、注意力障碍训练，每天治疗 1 次，每次持续 45 分钟，每周治疗 5 天，总计训练 1 个月。

2. 运动训练　老年慢阻肺患者主要为有氧运动，形式为功率自行车。运动组成：热身运动（5 ~ 10 分钟）、有氧运动（30 分钟）、恢复性运动（5 分钟）。运动类型：热身运动包括徒手操和慢走两种形式；有氧运动针对老年人推荐为骑功率自行车；恢复性运动为一些拉伸运动。运动强度：运动强度主要达到靶心率，即为 50% ~ 70%（220– 年龄）。

运动频率及时间：30 min/ 次，每周运动 5 次，总计运动 2 个月。

八、冠心病认知障碍

（一）冠心病的认知障碍特点

冠心病（coronary heart disease，CHD）和认知障碍均是危害人类健康的重大疾病。近年研究发现，冠心病患者认知障碍风险增加，合并冠心病的认知障碍患者认知功能下降更快，死亡风险也明显增加[123]。冠心病患者的认知障碍涉及许多方面，主要表现为整体的认知功能下降，其中语言流畅性差是最明显的症状，尤其是以词汇学习的能力最差[124]。来自德国的一篇老年报道指出，冠心病患者认知障碍的表现具有性别差异，他们汇总了冠心病患者的认知障碍表现后，发现男性冠心病患者主要表现为推理能力以及词语流畅性下降，而女性冠心病患者主要表现以推理能力、语音以及语义流畅性下降最为明显。此外，根据研究结果显示，冠心病患者的即刻及延迟回忆能力下降，又称即刻词语回忆障碍[124, 125]。通过多模态 MRI 研究发现，冠心病患者记忆和注意能力均不同程度的受损，冠心病患者存在高级认知障碍[124]。此外，在执行功能方面，冠状动脉疾病患者有 25% 存在不同程度的执行功能障碍。冠心病合并认知障碍患者自我疾病管理能力明显下降，死亡风险增加，家庭及社会负担增大。并且，冠心病明显加速了认知障碍的自然进程。积极控制危险因素和治疗冠心病及认知障碍，预后可能会明显改善[123]。

冠心病患者认知障碍患病率较普通人群增高，可达 35% ~ 46%，非遗忘型 MCI 患病率为 23.4% ~ 36.7%，遗忘型 MCI 患病率为 11.1%。冠心病患者非遗忘型 MCI 的患病率几乎为无冠心病患者的 2 倍，特别是女性患者[123]。在临床冠状动脉疾病中，MCI 和痴呆的风险增加了 50%。一项对 1101 名年龄在 65 岁以上的 CHD 患者的研究显示出明显的认知障碍水平：24% 为轻度，22% 为中度，16% 为重度。实际上，在年龄 ≥65 岁，无脑卒中病史的 CHD 患者中，认知障碍的患病率为 62%。

（二）冠心病认知障碍的评估

1. 总体认知功能筛查　蒙特利尔认知评估（MoCA）涵盖的认知领域较 MMSE 广，包括注意与集中、记忆、计算和定向力、语言、视空间结构技能、执行功能、抽象思维，是专门为筛查 MCI 而设计的，其在识别 MCI 时有较高的敏感度（80% ~ 100%）和特异度（50% ~ 6%）。MoCA 在区别正常老年人与 MCI 时较 MMSE 更具准确性。

2. 语言能力评估　Boston 命名测验、词语流畅性测验（verbal fluency test）。

3. 执行评估　连线测验 A–B、数字符号转换测验、威斯康星卡片分类测验。

（三）冠心病认知障碍康复治疗

主要是生活方式的干预和认知训练。

1. 认知训练

（1）单一模式训练：主要的干预措施是大声朗读、算数、拼图、图片识别、猜谜、捡豆子等方式，这种方式适合老年人群，简单易学，执行难度不大。

（2）多模式训练：这是一种综合性的训练方法，难度较单一模式训练大。有 RCT 文章报道采用的是模拟购物、厨房烹饪，国内对这种模式训练报道较少。

单一模式的训练意在强化某项具体的认知功能，比如记忆、注意力、听力、执行功能等。多模式的训练主要是重建患者更加真实的生活情境，完成某项具体的日常活动，促进人际交流和社会能力。两种形式的交替，可以维持参与者的积极性和新鲜感、好奇心和注意力，从而减轻消极情绪[126]。

2. 认知游戏　针对于轻度认知损害，国外有大量 RCT 报道基于 ipad、电脑开发的游戏，这些游戏主要训练了患者的记忆力和注意力，并通过游戏得分对患者游戏表现进行评价，适合于老年人，趣味性较高，但是教育程度低的老年人难以理解。

3. VR 训练　VR 训练不单单是游戏的模式，同时也有基于 VR 的太极拳锻炼、VR 训练结合认知训练、有氧运动和 VR 结合训练等。目前这类研究报道比较多，研究人群基本上也是老年人。

九、颈椎病认知障碍

（一）颈椎病认知障碍特点

根据相关文献报道，椎动脉型颈椎病与脊髓型颈椎病会导致认知障碍。椎动脉型颈椎病认知功能减退的检出率和严重程度均显著高于健康人，常伴有明确的短、瞬时记忆损害特征，原因可能与椎—基底动脉供血不足有关。椎动脉型颈椎病患者病情轻重常决定记忆功能的损害程度。

（二）颈椎病认知评估

1. 蒙特利尔认知评估（MoCA）量表。
2. 简易精神状态检查（MMSE）量表。

（三）颈椎病认知治疗方案

采用针对性认知功能训练。训练内容：数字按序排列、物品分类、语音记忆法、划消字母或数字训练和与患者谈话。训练时间与强度：20~30 min/d，每个星期训练 5 次。

十、椎体骨质疏松认知障碍

（一）椎体骨质疏松认知障碍特点

随着年龄的增长和缺乏运动，人体肌肉质量、肌肉强度和骨密度（bone mineral density，BMD）会下降。全世界有超过 2 亿人患有骨质疏松症。骨密度低与阿尔茨海默病（AD）及其严重程度相关。多项研究表明，骨密度低与老年妇女的认知能力有关系，这些老年妇女有常见的危险因素，如年龄、性别、维生素 D3 缺乏和雌激素水平低。骨密度低与认知障碍常同时发生，骨质疏松与认知障碍的进展相关。

在一项基线研究中心，研究人员认为骨质疏松症中异常的电解质可能导致钙离子的流入和神经元细胞的死亡，从而促进 AD 中老年斑和神经原纤维的形成，骨质流失可能增加炎症标志物，如白介素 -6，这是一个增加 AD 的风险因素。同时绝经后的妇女由于雌激素的减少，增加了骨质疏松的风险，所以跟男性相比，其认知功能更容易下降。

此外，有证据表明，在亚洲人群中，被诊断为骨质疏松或骨质疏松性骨折的受试者患痴呆症的风险增加；然而，在骨量方面存在相关的种族差异，亚洲女性的骨量比欧洲白人女性低。意大利的一项基线研究表明骨密度，特别是皮质水平的骨密度，与老年痴呆和社区居住的老年妇女的认知障碍是独立和负相关的。骨密度降低的老年妇女认知能力下降的风险更高。因此，老年妇女骨质疏松症的诊断检查应包括认知功能的评估和监测。

一个多中心的研究调查了277名绝经后老年女性骨质疏松患者认知功能的情况，骨质疏松症患者容易出现认知障碍，尤其是陈述性记忆缺陷。其认知功能损害机制可能如下。

1. 钙迁徙 老年患者消化功能减弱，食欲下降，摄食不足，膳食中长期缺钙，首先表现为血钙降低，负钙平衡，甲状旁腺受低钙的刺激分泌甲状旁腺素增加，促进骨钙溶解释放，释放的骨钙进入血液和血管、脑等组织，发生钙迁徙。钙稳态失调直接导致了神经细胞坏死，中枢神经系统内胆碱系统明显紊乱，引起记忆功能障碍。AD患者更易频繁受到骨质疏松的影响，这两种疾病往往在临床实践中比较常见，两种疾病具有相同的影响因素。常见的危险因素包括疾病导致低体重、营养不足、更少的阳光暴露和更少的体力活动。

2. 下丘脑 – 垂体 – 肾上腺轴（hypothalamic–pituitary–adrenal aris，HPA）失调 骨质疏松症患者容易出现认知障碍，尤其是陈述性记忆缺陷。认知障碍可能是HPA失调的结果。

3. 皮质醇 皮质醇水平的增高可导致边缘系统海马区细胞减少、海马CA1、CA3区的脑源性神经营养因子表达下降、抑制齿状回神经元生长，从而导致学习、记忆的损害。皮质醇在抑制下丘脑去甲肾上腺素受体、5–羟色胺受体同时使得多巴胺受体功能亢进，进一步损害认知功能。提示骨质疏松患者认知障碍的机制可能与皮质醇水平密切相关。

4. 骨钙素（osteocalcin，OC） OC是一种由成骨细胞合成的结构蛋白，既往OC被视为调节骨代谢的标记物，近年来研究证实OC为一种内分泌激素，并参与糖脂代谢、瘦素及脂联素的合成，进而间接影响认知功能。最新研究表明OC对大脑发育、神经结构和行为功能具有决定性作用，有动物实验发现羧化不全骨钙素（undercarboxylated osteocalcin，ucOC）可以穿过血脑屏障作用于脑干、中脑、海马中神经元从而改善认知功能。研究OC与认知障碍的关系可能有助于探索认知干预的新方法。

（二）椎体骨质疏松认知障碍评估

1. 简易精神状态检查（MMSE）量表。

2. 连线测验（trail making test，TMT）被用来测量视觉空间扫描、顺序处理、运动速度、注意力和执行功能。

3. 威斯康星州卡片分类测验（WCST），言语流畅性测验（FAS–1和FAS–2）。

4. 语义记忆 波士顿命名测验（BNT），语义记忆测验。

5. 情景记忆 认知测验和听觉语言学习测验。

6. 注意和处理速度 连线测验A（TMT–A），Stroop色词测验。

7. 视觉空间构建。

十一、髋部骨折/腰椎间盘突出术后认知功能障碍

（一）髋部骨折术后认知功能障碍

术后认知功能障碍（postoperative cognitive dysfunction，POCD）是老年髋部骨折

术后患者常见的认知障碍，并且由于患者大多为高龄，内科合并症较多，且在骨折前部分患者已经存在认知功能受损，在经历谵妄、疼痛、睡眠不足、抑郁、焦虑、药物治疗，以及围手术期和术后血流动力学变化对大脑的影响等多因素刺激后，这种受损现象会更加明显。目前对于POCD尚无统一诊断标准，一般认为其是术后神经系统的并发症，表现为患者记忆力、注意力、抽象思维及定向能力的改变，并伴有活动能力减退，常持续数周及数月。有篇文献报道了围手术期神经认知紊乱（perioperative neurocognitive disorders，PND），这是对POCD的一种取代的说法，认为术前就存在认知障碍，不过较术后轻一些。但是大部分报道髋部骨折术后认知功能障碍仍是用POCD来表达。一篇文献报道了西班牙的老年医学科对于髋部骨折患者并发症的基线分析，其中招募了557名75岁以上的骨质疏松性髋部骨折的患者，并且按照75~84岁，85~90岁和>90岁的年龄分组，其认知障碍及痴呆占比分别是18%、31.1%和25.5%。

（二）腰椎间盘突出术后认知功能障碍

根据文献检索内容，腰椎间盘突出症的认知障碍并不常见。但是对于老年腰椎间盘突出患者选择接受全麻手术治疗，术后认知功能障碍（POCD）作为老年全麻手术后常见的并发症。

POCD是患者在经历手术之后出现的一种常见的神经系统认知功能失调，以记忆力、注意力、定向力等改变为主要特征，可表现为焦虑、精神错乱甚至人格改变，以老年患者较为常见。多采取手术治疗，但其创伤大、刺激强度高、死亡率高。

（三）髋部骨折术后认知功能障碍评估

1. 术后简易精神状态检查（MMSE） 其对轻度POCD患者检查不灵敏，且易受被试者教育水平和语言表达能力等影响，并不能准确作为POCD患者的诊断标准。

2. 蒙特利尔认知评估量表 该量表是具有较高敏感性的认知筛查工具，与MMSE量表比较，其更强调执行功能和注意力的评估，对POCD诊断的特异度较低，但灵敏度较高。

3. 韦氏智力量表 其结构复杂，因操作与检测时间较长，量表难度大，不适用于高龄患者认知障碍的评估。

4. 认知功能电话问卷 其方便易行，受时间空间限制小，适用人群广，且精确度与灵敏度较好。

5. 神经心理状态重复测量量表（repeatable battery for the assessment of neuropsychological status，RBANS） 其包含12个测验，这些测验合计为5个不同的域。第一个域评估即时记忆，它由2个子测验组成，即列表学习和故事记忆。第二个域测量视觉空间和构造能力，由2个子测验组成，即图形复制和线条方向。第三个域测量语言能力，包括图片命名和语义流利度。第四个域评估注意力，包括两部分，数字向前扩展以及编码。第五个域评估延迟记忆，包括4个小节：列表回忆，列表识别，故事回忆和人物回忆。

6. 定向记忆集中测验（short blessed test，SBT） SBT可对方向、注意力等的简短评估。分数介于0~28之间，较高的SBT分数表示更严重的损伤。在健康的门诊患者，10分或更高分通常表示显著认知障碍即痴呆。

7. 痴呆行为精神症状（behavioral psychological symptoms of dementia，BPSD）。

十二、肿瘤相关认知障碍

根据美国癌症协会统计数据显示，在 2018 年过去的五年间，世界癌症增长率高达 1810 万，死亡率高达 960 万，流行率高达 4380 万，预计到 2040 年世界癌症增长率高达 2940 万，其中肺癌、乳腺癌以及直肠癌是占比较高的癌症，老年人占据很大比例。"癌症相关认知损害"（cancer-related cognitive impairment，CRCI）指非中枢神经系统（central nervous system，CNS）癌症患者报告的认知症状，主要研究治疗后的短期记忆和工作记忆、注意力、执行功能和（或）处理速度的变化。其最早多见于乳腺癌的研究，随后其他肿瘤认知研究陆续被报道。美国癌症协会将其描述为想东西有困难、注意力难以集中、记不住细节、同时处理多件事情有困难、想不起常用词语以及做事效率低。估计有 30% 的癌症患者在治疗前有可检测的认知障碍，高达 75% 的患者在治疗期间有认知障碍，35% 的患者在治疗结束后几年内有认知障碍。肿瘤患者认知损害下降的主要原因是与治疗手段密切相关，如常见的化疗、激素疗法、靶向治疗以及免疫疗法（表 4-3-1）。

表 4-3-1　肿瘤相关认知障碍表现

治疗手段	认知损害表现
化疗 （chemotherapy）	临床研究：记忆、处理速度、注意力、执行功能 动物研究：工作记忆、注意力、学习
激素疗法 （hormone therapies）	临床研究：执行功能、工作记忆、视空间能力
靶向治疗 （targeted therapies）	临床研究：虚弱、工作记忆
免疫疗法 （immunotherapy）	临床研究：虚弱、易疲劳 动物研究：执行功能

第四节　老年认知障碍康复护理衔接

一、认知障碍护理的重要性

认知能力是指人脑加工、储存、提取信息的能力，是保证人们成功完成活动的重要心理条件。大量研究表明，认知能力随着年龄增长逐渐呈现衰退趋势，并伴随反应迟钝、记忆减退等，认知能力的下降直接影响日常生活和心理状态。部分老年人的认知能力下降还可能会发展为痴呆。多种因素导致的认知障碍，更是影响临床患者生活质量的主要因素。与正常老年人对比，老年认知障碍人群的护理有其特殊性，具体危险因素如下。

1. 不可干预危险因素　包括年龄、性别、教育及基因遗传改变等因素。多项研究证明男性发病率显著高于女性，且 65 岁以上老年人脑卒中后认知障碍患病指数随年龄增加而逐渐增长，最高学历的高低也直接影响患者对认知情况的表达，携带 ApoEε4 等位基因也是脑卒中后认知障碍的危险因素。

2. 可干预危险因素　研究表明，老年人的基础疾病如高血压、糖尿病、高脂血症、高同型半胱氨酸血症等，与认知功能减退密切相关，尤以高血压为最重要的危险因素。不良的生活方式如饮酒、吸烟等，也是导致老年患者出现认知障碍的重要危险因素。因此，认知障碍人群的护理应着重从危险因素入手。

3. 针对不可干预危险因素的处理　注重对高危人群进行筛查和护理评估，如 65 岁以上的老年人应关注其认知状况的变化，提高受教育水平，因教育程度限制而描述不清者，可从照料者处完善资料进一步评估。

4. 针对可干预危险因素的处理　合理定期用药治疗基础疾病，定时监控各项指标，是避免因高危因素导致认知减退的重要方法。改善不良生活方式如戒烟戒酒，合理安排饮食结构，可减少认知障碍的发生。

综上所述，如何早期识别认知障碍、如何正确就诊和随访、如何纠正不良生活习惯和控制危险因素、如何提高自我护理及照料能力等，对预防老年人认知减退尤为重要。认知障碍护理的重要性体现在延缓疾病发展进程，提高生活质量，增强日常生活能力和社交能力，并且能更大程度的让老年认知障碍人群回归家庭和社会。

二、老年认知障碍护理原则

老年认知障碍患者通常需要家人的悉心照料，有研究表明，大部分患者每日需要 8 h 以上的护理，而且随着病情进行性发展，给患者、家属以及照料者带来精神、心理以及经济的三重压力。如何护理这类人群，需要遵循以下原则，避免给患者造成压力。

（一）三不要与三要原则

1. 三不要原则

（1）不要否定：认知障碍的人群经常伴随出现妄想等症状，不否定患者的妄想，避免因其生气或过激情绪导致言语或行为攻击。

（2）不要据理力争：照料者可能会试图拿出证据或事实证明认知障碍者的错误，这样的方式会让患者感到挫败、自卑或是突然发怒。

（3）不要责备：尽量少用责备的语气与患者沟通，不用"不要""不可以""不允许"之类的否定词汇，避免加重患者的自卑情绪，或加强患者的固有思维和观念。

2. 三要原则

（1）要同理：发自内心的同理患者，理解患者情绪，在时间允许的情况下，也可以顺着他的话继续说，以温和的态度协助，委婉的转移注意力。

（2）要转移：尝试用感兴趣的事物转移患者的注意力，让其分心，避免一直反复地陷在负面和过激的情绪中。

（3）要陪伴：对于老年认知障碍人群，最好的缓解方法是耐心的陪伴，耐心的陪伴给患者营造安心信任的氛围，减少不良情绪的产生。

（二）认知障碍的康复护理原则（表 4-4-1）

1. 前瞻性　临床上康复护理的前瞻性基于预见性护理，讲究预防在先，早期进行，从而贯穿临床护理始终。这意味着康复护理介入应在出现功能障碍之前，而不仅仅是在之后，与临床护理同步进行，形成预防性康复，比如在临床护理脑卒中患者时，应预见性地评判患者可能出现认知障碍，早期进行准确评估，针对性的进行认知康复护理。

表 4-4-1　老年认知障碍的康复评估及护理衔接

疾病类型	引起原因及认知表现	康复治疗	护理衔接
慢性神经退行性疾病（阿尔茨海默病、帕金森病）	由于中枢神经系统退化引起的记忆力、注意力、执行功能、语言功能以及视空间能力下降	认知训练 有氧运动 认知游戏 VR 训练 无创性神经调控技术（重复经颅磁刺激、经颅直流电刺激）	认知筛查 跌倒预防 家庭随访 家属和患者的认知宣教 药物、饮食、营养管理
血管性认知障碍疾病（脑卒中、糖尿病、慢性心衰）	由血管性因素引起的记忆力、注意力、执行功能、语言功能以及视空间能力下降	认知训练 有氧运动 认知游戏 高压氧 重复经颅磁刺激	认知筛查 跌倒预防 家庭随访 家属和患者的认知宣教 药物、饮食、营养管理 血糖管理 小组活动：组织患者小组训练和游戏，如粘豆豆、拼图、画画等
老年精神疾病（抑郁症、焦虑症）	由精神疾病引起的以执行功能和注意力为明显的认知障碍	认知训练 音乐疗法	认知筛查 家属和患者的认知宣教 药物、饮食、营养管理 填充绘画：安排患者填充半成品画布
肿瘤相关认知损害（肺癌）	常见的化疗、激素疗法、靶向治疗以及免疫疗法引起的肿瘤患者认知下降		
术后认知功能障碍（老年髋部骨折术后、腰椎间盘突出症术后）	由于术前焦虑、长期卧床、手术麻醉引起的认知障碍		

2. 综合性　认知障碍的康复护理及其综合性体现在以全面性护理为指导，在实施康复护理时应身心并举、教练结合，除临床医护人员、康复治疗师，家属及照料者也应积极参与。把患者作为整体，从身心、职业、家庭以至社会层面实施全方位的康复护理技术，实现全面、全周期的康复。比如在脑卒中患者的认知障碍康复护理全过程，鼓励照护者全程参与，关注患者的身心健康、职业归属感和认同感、家庭角色的参与感、社会

层面的个人角色适应情况等（图 4-4-1）。

3. 主动性　临床康复护理应注重循序渐进和主动参与，逐步从替代护理过渡到促进护理，最终达到自我护理阶段，激发患者独立完成活动，帮助建立其康复的信心。如认知康复护理干预中，可从健侧肢体参与过渡到健侧带动患侧辅助参与，再过渡到患侧辅助参与，逐步过渡到患侧全参与。

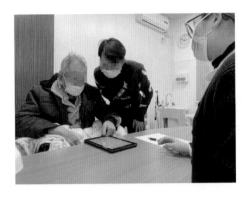

图 4-4-1　患者家属参与认知康复训练

4. 实用性　认知障碍人群的临床康复护理，最终是辅助患者回归日常生活活动、家庭生活自理、社会工作活动的过程，是基于社会实用性，让患者尽早恢复自理能力，重返社会的过程。如 ADL 康复护理训练，从进食、体位转移、二便、穿衣、行走活动等方面进行逐步提升，达到生活自理。

（三）提高生活质量，延缓病情发展

1. 护理人员要做好对患者、照料者或家属的健康宣教，着重疾病相关知识和发展规律的指导，提高照料者的照顾意愿和对患者的照料能力（图 4-4-2）。

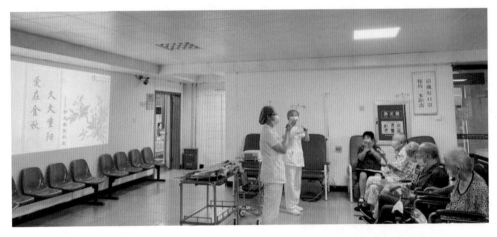

图 4-4-2　厦门市中医院康复科护士在重阳节开展老年认知康复宣教活动

2. 鼓励家属积极参与相关支持性团体，建立足够的心理准备共同参与护理。

3. 协助为患者构建适宜的环境，包括需要家属及照料者参与的生活环境，也包括社区及医疗单位参与的治疗环境。保持生活环境中的物质长期稳定，有助于增强患者的安全感和依从性。

4. 协助建立辅助支持系统，包括家庭及医疗单位，如辅助器具和无障碍设施，以及醒目的提示语或提示物，增加对患者的感官刺激，帮助患者最大化保留生活能力。

5. 充分尊重患者尊严和隐私，杜绝一切可能剥夺、污蔑患者人格的情况。

6. 护理和照料过程中，鼓励和赞赏可以帮助亲和地接触认知障碍人群，也能提高患者的自信心和成就感，顺利完成护理计划。

7. 提倡针对认知障碍人群实行整体护理，采用言语语言和肢体语言结合的方式进行交流，增进亲和力，同时最好使用非药物方法处理患者的异常行为。

8. 提倡维持家属与患者之间的亲密关系。

9. 预见性护理思维，防范潜在性的危险和意外，不要让患者独立外出，以免发生迷路或丢失。

（张　淇　涂舒婷　林奕芳　蒋泽武　陈蒙晔　曲庆明　邹　飞
　杨　青　刘智岚　林赢男　付江红　王鹤玮　魏栋帅　贾　杰）

参 考 文 献

［1］ Petersen RC. Mild Cognitive Impairment［J］. Continuum（Minneap Minn），2016，22（2 Dementia）：404-418.

［2］ Petersen RC. Clinical practice. Mild cognitive impairment［J］. N Engl J Med，2011，364（23）：2227-2234.

［3］ W Li，Sun L，Li G，et al. Prevalence，Influence Factors and Cognitive Characteristics of Mild Cognitive Impairment in Type 2 Diabetes Mellitus［J］. Front Aging Neurosci，2019，11：180.

［4］ Gao Y，Xiao Y，Miao R，et al. The prevalence of mild cognitive impairment with type 2 diabetes mellitus among elderly people in China：A cross-sectional study［J］. Arch Gerontol Geriatr，2016，62：138-142.

［5］ Auroprajna P，Naik BM，Sahoo JP，et al. Association of Sympathovagal Imbalance With Cognitive Impairment in Type 2 Diabetes in Adults［J］. Can J Diabetes，2018，42（1）：44-50.

［6］ Westhuizen N，Jager L，Rheeder P. P300 Event-Related Potentials in Normal-Hearing Adults With Type 2 Diabetes Mellitus［J］. Am J Audiol，2020，29（2）：120-128.

［7］ Petersen RC. Mild cognitive impairment［J］. New England Journal of Medicine，2011，364（23）：2227-2234.

［8］ Huey ED，Manly JJ，Tang MX，et al. Course and etiology of dysexecutive MCI in a community sample［J］. Alzheimer's & Dementia，2013，9（6）：632-639.

［9］ 纪进阳，张勤，杨云梅. 老年慢性心力衰竭合并肌少症的研究进展［J］. 中华危重症医学杂志（电子版），2020，13（05）：390-393.

［10］ Petersen RC，Lopez O，Armstrong MJ，et al. Practice guideline update summary：Mild cognitive impairment：Report of the Guideline Development，Dissemination，and Implementation Subcommittee of the American Academy of Neurology［J］. Neurology，2018，90（3）：126-135.

［11］ Winblad B，Palmer K，Kivipelto M，et al. Mild cognitive impairment-beyond controversies，towards a consensus：report of the International Working Group on Mild Cognitive Impairment［J］. Journal of internal medicine，2004，256（3）：240-246.

［12］ 中国痴呆与认知障碍诊治指南写作组，中国医师协会神经内科医师分会认知障碍疾病专业委员会. 2018 中国痴呆与认知障碍诊治指南（五）：轻度认知障碍的诊断与治疗［J］. 中华医学杂志，2018，98（17）：1294-1301.

［13］ Foroughan M，Jafari Z，Bayan PS，et al. Validation of mini-mental state examination（MMSE）in the elderly population of Tehran［J］. Advances in Cognitive Science，2008，10（2）：29-37.

［14］ Lifshitz M，Dwolatzky T，Press Y. Validation of the Hebrew version of the MoCA test as a screening instrument for the early detection of mild cognitive impairment in elderly individuals［J］. Journal of geriatric psychiatry and neurology，2012，25（3）：155–161.

［15］Mitchell AJ. A meta–analysis of the accuracy of the mini–mental state examination in the detection of dementia and mild cognitive impairment［J］. Journal of psychiatric research，2009，43（4）：411–431.

［16］Yoshiaki T，Yoshiyuki K，Takuya Y，et al. White matter hyperintensity in elderly patients with diabetes mellitus is associated with cognitive impairment，functional disability，and a high glycoalbumin/glycohemoglobin ratio［J］. Frontiers in aging neuroscience，2017，9：220.

［17］洪汉林，苏亚玲，苏嵘，等. MoCA 和 MMSE 量表串联用于轻度认知障碍患者的筛查［J］. 中国老年学杂志，2018，38（19）：4815–4817.

［18］Lu JH，Li D，Li F，et al. Montreal cognitive assessment in detecting cognitive impairment in Chinese elderly individuals：a population–based study［J］. Journal of geriatric psychiatry and neurology，2011，24（4）：184–190.

［19］Mary–Vining Radomski，Latham Catherine–A–Trombly. Occupational therapy for physical dysfunction［M］. Philadelphia：Lippincott Williams & Wilkins，2008.

［20］Elwood RW. The California Verbal Learning Test：psychometric characteristics and clinical application［J］. Neuropsychology review，1995，5（3）：173–201.

［21］Shapiro AM，Benedict RH，Schretlen D，et al. Construct and concurrent validity of the Hopkins Verbal Learning Test–revised［J］. The Clinical Neuropsychologist，1999，13（3）：348–358.

［22］李阳，李小凤. 4 种神经心理学量表在阿尔茨海默病早期诊断中的应用比较研究［J］. 重庆医科大学学报，2014，39（4）：488–492.

［23］郭起浩，孙一态，虞培敏，等. 听觉词语学习测验的社区老人常模［J］. 中国临床心理学杂志，2007，15（2）：132–134，141.

［24］Shin MS，Park SY，Park SR，et al. Clinical and empirical applications of the Rey–Osterrieth complex figure test［J］. Nature protocols，2006，1（2）：892.

［25］刘晶京，恽晓平. 汉化版 Rivermead 行为记忆测验第 3 版的信度和效度［J］. 中国康复理论与实践，2016，22（5）：511–513.

［26］Gaudino EA，Geisler MW，Squires NK.Construct validity in the Trail Making Test：what makes Part B harder?［J］. Journal of clinical and experimental neuropsychology，1995，17（4）：529–535.

［27］Scarpina F，Tagini S. The stroop color and word test［J］. Frontiers in psychology，2017，8：557.

［28］王科英，恽晓平. 汉语版日常注意测验在中国大陆正常人群的信度、效度研究［J］. 中国康复理论与实践，2011，17（6）：515–518.

［29］张淇，贾杰. 阿尔茨海默病功能障碍康复现状［J］. 中国医刊，2021，56（1）：16–18.

［30］Vidoni ED，Van Sciver A，Johnson DK，et al. A community–based approach to trials of aerobic exercise in aging and Alzheimer's disease［J］. Contemporary clinical trials，2012，33（6）：1105–1116.

［31］Vital TM，Hernández SSS，Pedroso RV，et al. Effects of weight training on cognitive functions in elderly with Alzheimer's disease［J］. Dementia & neuropsychologia，2012，6（4）：253–259.

［32］中华医学会物理医学与康复学分会康复治疗学组，中国医师协会水疗康复专业委员会. 脑卒中水中运动治疗中国循证临床实践指南（2019 版）［J］. 中国康复理论与实践，2020，26（3）：249–262.

［33］中国卒中学会，卒中后认知障碍管理专家委员会. 卒中后认知障碍管理专家共识［J］. 中国卒中杂志，2017，12（6）：519–531.

［34］中国中医药信息学会抗衰老分会. 物理技术辅助脑卒中康复的临床指南［J］. 国际生物医学工程杂志，2019，42（2）：100–108.

［35］Pasi M，Poggesi A，Salvadori E，et al. Post–stroke dementia and cognitive impairment［J］. Front Neurol Neurosci，2012，30：65–69.

［36］Rozental-Iluz C, Zeilig G, Weingarden H, et al. Improving executive function deficits by playing interactive video-games: secondary analysis of a randomized controlled trial for individuals with chronic stroke［J］. European journal of physical and rehabilitation medicine, 2016, 52（4）: 508-515.

［37］Shapi'i A, Mat Zin NA, Elaklouk AM. A game system for cognitive rehabilitation［J］. BioMed research international, 2015, 2015: 493562.

［38］Alagiakrishnan K, Mah D, Gyenes G. Cardiac rehabilitation and its effects on cognition in patients with coronary artery disease and heart failure［J］. Expert review of cardiovascular therapy, 2018, 16（9）: 645-652.

［39］Hajduk AM, Kiefe CI, Person SD, et al. Cognitive change in heart failure: a systematic review［J］. Circulation: Cardiovascular Quality and Outcomes, 2013, 6（4）: 451-460.

［40］Myserlis PG, Malli A, Kalaitzoglou DK, et al. Atrial fibrillation and cognitive function in patients with heart failure: a systematic review and meta-analysis［J］. Heart failure reviews, 2017, 22（1）: 1-11.

［41］常红, 乔雨晨, 赵洁, 等. 认知训练护理门诊护理质量指标的构建研究［J］. 中华护理杂志, 2021, 5697-102.

［42］陈昕, 关东升, 杨莉霞, 等. 延续护理对阿尔茨海默病患者认知功能及生命质量的影响［J］. 中国实用护理杂志, 2021, 37: 1090-1094.

［43］Olson B, Marks DL. Pretreatment Cancer-Related Cognitive Impairment-Mechanisms and Outlook［J］. Cancers（Basel）, 2019, 11（5）: 687.

［44］Craig CD, Monk BJ, Farley JH, et al. Cognitive impairment in gynecologic cancers: a systematic review of current approaches to diagnosis and treatment［J］. Support Care Cancer, 2014, 22（1）: 279-287.

［45］Lange M, Joly F, Vardy J, et al. Cancer-related cognitive impairment: an update on state of the art, detection, and management strategies in cancer survivors［J］. Ann Oncol, 2019, 30（12）: 1925-1940.

［46］Pereira S, Fontes F, Sonin T, et al. Neurological complications of breast cancer: A prospective cohort study［J］. Breast, 2015, 24（5）: 582-587.

［47］Dyk KV, Crespi CM, Bower JE, et al. The cognitive effects of endocrine therapy in survivors of breast cancer: A prospective longitudinal study up to 6 years after treatment［J］. Cancer, 2019, 125（5）: 681-689.

［48］Ganz PA, Petersen L, Castellon SA, et al. Cognitive function after the initiation of adjuvant endocrine therapy in early-stage breast cancer: an observational cohort study［J］. J Clin Oncol, 2014, 32（31）: 3559-3567.

［49］Collins B, Mackenzie J, Tasca GA, et al. Persistent cognitive changes in breast cancer patients 1 year following completion of chemotherapy［J］. J Int Neuropsychol Soc, 2014, 20（4）: 370-379.

［50］Sezgin Z, Dincer Y. Alzheimer's disease and epigenetic diet［J］. Neurochem Int, 2014, 78: 105-116.

［51］Chan AS, Ho YC, Cheung MC, et al. Association between mind-body and cardiovascular exercises and memory in older adults［J］. J Am Geriatr Soc, 2005, 53（10）: 1754-1760.

［52］张楠楠, 吕晓标, 倪伟, 等. 长期太极拳锻炼改善中老年人认知能力的作用［J］. 中国临床康复, 2006, 10（26）: 7-9.

［53］Coelho-Júnior HJ, Gonçalves IO, Sampaio RAC, et al. Effects of Combined Resistance and Power Training on Cognitive Function in Older Women: A Randomized Controlled Trial［J］. Int J Environ Res Public Health, 2020, 17（10）: 3435.

［54］刘楠. 健身气功对中老年女性注意力广度和分配的影响［J］. 运动, 2014,（2）: 142-143.

［55］Kattenstroth JC, Kalisch T, Holt S, et al. Six months of dance intervention enhances postural, sensorimotor, and cognitive performance in elderly without affecting cardio-respiratory functions［J］.

Front Aging Neurosci，2013，5：5.

［56］蒋莉君，况伟宏．痴呆患者精神病性症状和激越行为的药物治疗［J］.中华老年医学杂志，2019，38（11）：1210–1212.

［57］陈悦，刘化侠，姜文静，等．社区轻度认知障碍老年人手指操锻炼效果研究［J］.护理学杂志，2016，31（17）：90–92，96.

［58］陈连洲，徐莉．手指操对阿尔茨海默病的康复效果观察［J］.中国乡村医药，2018，25（14）：37–38.

［59］李文英．玩偶疗法对阿尔茨海默病患者认知功能及生活品质的影响［J］.护理实践与研究，2020，17（23）：147–150.

［60］蔡晓艳，邓小岚，张智．玩偶疗法对阿尔茨海默病患者认知功能和生活质量的影响［J］.护理学报，2019，26（10）：73–76.

［61］武海燕，马丽，张力，等．园艺疗法对轻 – 中度阿尔茨海默病患者认知功能和生活质量的影响［J］.中华老年多器官疾病杂志，2018，17（3）：197–201.

［62］陈圆圆，戴敏，朱慧，等．游戏疗法对阿尔茨海默病患者认知功能、情绪状态及生活质量影响的Meta 分析［J］.浙江医学，2019，41（13）：1383–1386.

［63］刘莹，张宗凤，叶惠玲，等．强迫症团体认知行为治疗与药物治疗的随机对照研究［J］.中华精神科杂志，2020，53（2）：129–133.

［64］刘梦姣，曾慧，王晓松，等．多模式运动训练对改善轻度认知障碍老年人躯体、认知功能的效果［J］.解放军护理杂志，2017，34（9）：23–27.

［65］张费．基于计算机辅助训练联合康复训练治疗对老年血管性痴呆的疗效分析［J］.中西医结合心血管病电子杂志，2019，7（10）：187–188.

［66］Chan AS, Ho YC, Cheung MC, et al. Association between mind–body and cardiovascular exercises and memory in older adults［J］.J Am Geriatr Soc，2005，53（10）：1754–1760.

［67］刘婷，李川，谷令，等．有氧运动联合高压氧治疗对脑卒中后认知障碍的疗效及氧化应激的影响［J］.中华物理医学与康复杂志，2021，43（7）：623–627.

［68］潘强，朱琳，高勇，等．高压氧联合水通道蛋白 –4 基因沉默对脑外伤大鼠认知障碍改善作用及其机制［J］.中华行为医学与脑科学杂志，2021，30（8）：686–693.

［69］蔡晓婧，武俊英．高压氧联合“智三针”治疗脑卒中后血管性认知障碍临床疗效观察［J］.中华航海医学与高气压医学杂志，2022，29（1）：78–82.

［70］尚莹春，张涛．重复经颅磁刺激对认知功能的作用及其分子机理的研究进展［J］.电工技术学报，2021，36（4）：685–692.

［71］任玲，谢春明．重复经颅磁刺激调控阿尔茨海默病患者认知功能的研究进展［J］.东南大学学报（医学版），2022，41（2）：278–282.

［72］杨慧慧，阚全娥，于璐，等．重复经颅磁刺激联合认知功能训练治疗糖尿病合并早期认知障碍的疗效观察［J］.中华物理医学与康复杂志，2018，40（9）：666–670.

［73］Zhao J, Li Z, Cong Y, et al. Repetitive transcranial magnetic stimulation improves cognitive function of Alzheimer's disease patients［J］.Oncotarget，2017，8（20）：33864–33871.

［74］Koch G, Bonnì S, Pellicciari MC, et al. Transcranial magnetic stimulation of the precuneus enhances memory and neural activity in prodromal Alzheimer's disease［J］.Neuroimage，2018，169：302–311.

［75］Lane CA, Hardy J, Schott JM. Alzheimer's disease［J］.Eur J Neurol，2018，25（1）：59–70.

［76］Zhao X, Li X. The prevalence of Alzheimer's disease in the Chinese Han population：a meta–analysis［J］.Neurol Res，2020，42（4）：291–298.

［77］Sperling RA, Aisen PS, Beckett LA, et al. Toward defining the preclinical stages of Alzheimer's disease：recommendations from the National Institute on Aging–Alzheimer's Association workgroups on diagnostic guidelines for Alzheimer's disease [J]. Alzheimers Dement, 2011, 7 (3): 280-292.

[78] 刘梦婵, 袁波, 周竹青, 等. 临床前阿尔茨海默病患者主观认知下降研究进展 [J]. 中国神经精神疾病杂志, 2019, 45 (7): 445-448.

[79] Bernard C, Helmer C, Dilharreguy B, et al. Time course of brain volume changes in the preclinical phase of Alzheimer's disease [J]. Alzheimers Dement, 2014, 10 (2): 143-151.

[80] McEwen SC, Siddarth P, Rahi B, et al. Simultaneous Aerobic Exercise and Memory Training Program in Older Adults with Subjective Memory Impairments [J]. J Alzheimers Dis, 2018, 62 (2): 795-806.

[81] Innes KE, Selfe TK, Khalsa DS, et al. Meditation and Music Improve Memory and Cognitive Function in Adults with Subjective Cognitive Decline: A Pilot Randomized Controlled Trial [J]. J Alzheimers Dis, 2017, 56 (3): 899-916.

[82] Cohen-Mansfield J, Cohen R, Buettner L, et al. Interventions for older persons reporting memory difficulties: a randomized controlled pilot study [J]. Int J Geriatr Psychiatry, 2015, 30 (5): 478-486.

[83] 王月菊, 董凌燕, 候宝元, 等. 不同病因轻度认知障碍患者早期特征鉴别 [J]. 临床神经病学杂志, 2017, 30 (4): 256-260, 289.

[84] Tarnanas I, Tsolakis A, Tsolaki M. Assessing virtual reality environments as cognitive stimulation method for patients with MCI [M]. New York: Springer, 2014: 39-74.

[85] Kathryn W, Jessica S, Alexa S, et al. The enhanced interactive physical and cognitive exercise system (iPACESTM v2.0): Pilot clinical trial of an in-home iPad-based neuro-exergame for mild cognitive impairment (MCI) [J]. Journal of clinical medicine, 2018, 7 (9): 249.

[86] Lee GJ, Bang HJ, Lee KM, et al. A comparison of the effects between 2 computerized cognitive training programs, Bettercog and COMCOG, on elderly patients with MCI and mild dementia: a single-blind randomized controlled study [J]. Medicine, 2018, 97 (45): e13007.

[87] 中国痴呆与认知障碍指南写作组, 中国医师协会神经内科医师分会认知障碍疾病专业委员会. 2018 中国痴呆与认知障碍诊治指南 (一): 痴呆及其分类诊断标准 [J]. 中华医学杂志, 2018, 98 (13): 965-970.

[88] Hugo J, Ganguli M. Dementia and cognitive impairment: epidemiology, diagnosis, and treatment [J]. Clinics in geriatric medicine, 2014, 30 (3): 421-442.

[89] 中国微循环学会神经变性病专委会, 中华医学会神经病学分会神经心理与行为神经病学学组, 中华医学会神经病学分会神经康复学组. 阿尔茨海默病康复管理中国专家共识 (2019) [J]. 中华老年医学杂志, 2020, 39 (1): 9-19.

[90] Rucco R, Agosti V, Jacini F, et al. Spatio-temporal and kinematic gait analysis in patients with Frontotemporal dementia and Alzheimer's disease through 3D motion capture [J]. Gait & posture, 2017, 52: 312-317.

[91] Velayutham S, Chandra S, Bharath S, et al. Quantitative balance and gait measurement in patients with frontotemporal dementia and Alzheimer's diseases: a pilot study [J]. Indian journal of psychological medicine, 2017, 39 (2): 176.

[92] Toots A, Littbrand H, Lindelöf N, et al. Effects of a high - intensity functional exercise program on dependence in activities of daily living and balance in older adults with dementia [J]. Journal of the American Geriatrics Society, 2016, 64 (1): 55-64.

[93] Taylor ME, Lord SR, Brodaty H, et al. A home-based, carer-enhanced exercise program improves balance and falls efficacy in community-dwelling older people with dementia [J]. International psychogeriatrics, 2017, 29 (1): 81.

[94] 侯永梅, 胡佩诚, 麦思敏. 门诊阿尔兹海默症患者精神行为症状的现状 [J]. 国际神经精神科学杂志, 2019, 8 (04): 31-40.

［95］Okabe K，Nagata T，Shinagawa S，et al. Effects of neuropsychiatric symptoms of dementia on reductions in activities of daily living in patients with Alzheimer's disease［J］. Geriatrics & Gerontology International，2020，20（6）：584-588.

［96］Kupeli N，Vickerstaff V，White N，et al. Psychometric evaluation of the Cohen - Mansfield Agitation Inventory in an acute general hospital setting［J］. International journal of geriatric psychiatry，2018，33（1）：e158-e165.

［97］Musa G，Henríquez F，Muñoz-Neira C，et al. Utility of the neuropsychiatric inventory questionnaire（NPI-Q）in the assessment of a sample of patients with Alzheimer's disease in Chile［J］. Dementia & neuropsychologia，2017，11（2）：129-136.

［98］McIntyre RS，Anderson N，Baune BT，et al. Expert Consensus on Screening and Assessment of Cognition in Psychiatry［J］. CNS spectrums，2019，24（1）：154-162.

［99］杨宏伟，张蕴. 晚发性抑郁认知功能的研究进展［J］. 医学综述，2012，18（14）：2219-2222.

［100］Kales HC，Lyketsos CG，Miller EM，et al. Management of behavioral and psychological symptoms in people with Alzheimer's disease：an international Delphi consensus［J］. International Psychogeriatrics，2019，31（1）：83-90.

［101］Ott CV，Bjertrup AJ，Jensen JH，et al. Screening for cognitive dysfunction in unipolar depression：Validation and evaluation of objective and subjective tools［J］. J Affect Disord，2016，190：607-615.

［102］Tsoi KKF，Chan JYC，Ng YM，et al. Receptive Music Therapy Is More Effective than Interactive Music Therapy to Relieve Behavioral and Psychological Symptoms of Dementia：A Systematic Review and Meta-Analysis［J］. J Am Med Dir Assoc，2018，19（7）：568-576.

［103］Sung H，Ferlay J，Siegel RL，et al. Global Cancer Statistics 2020：GLOBOCAN Estimates of Incidence and Mortality Worldwide for 36 Cancers in 185 Countries［J］. CA：a cancer journal for clinicians，2021，71（3）：209-249.

［104］胡珂，万经海. 脑转移瘤的外科治疗策略［J］. 中国临床医生，2014，42（4）：17-19.

［105］林珊，孟玲楠，珊丹，等. 不同靶向药物对 EGFR 表达异常的非小细胞肺癌细胞系放疗敏感性的影响［J］. 临床误诊误治，2019，32（9）：87-94.

［106］翟中武，杨艳，任中海. 贝伐单抗联合 TC 化疗方案对老年晚期 NSCLC 患者血清 VEGF、bFGF 水平及生存质量的影响［J］. 现代肿瘤医学，2019，27（9）：1541-1545.

［107］中国医师协会肿瘤医师分会，中国医疗保健国际交流促进会肿瘤内科分会. 肺癌脑转移中国治疗指南（2021年版）［J］. 中华肿瘤杂志，2021，43（3）：269-281.

［108］钱海鹏，李学记，万经海，等. 脑转移瘤患者认知障碍的特点分析［J］. 中国医刊，2016，51（11）：50-52.

［109］Shen MJ，Hamann HA，Thomas AJ，et al. Association between patient-provider communication and lung cancer stigma［J］. Supportive care in cancer：official journal of the Multinational Association of Supportive Care in Cancer，2016，24（5）：2093-2099.

［110］Whitney KA，Lysaker PH，Steiner AR，et al. Is "chemobrain" a transient state? A prospective pilot study among persons with non-small cell lung cancer［J］. J Support Oncol，2008，6（7）：313-321.

［111］ABAYOMI OK. Pathogenesis of irradiation-induced cognitive dysfunction［J］. Acta Oncol，1996，35（6）：659-663.

［112］廖卫宁. 七氟烷麻醉对老年肺癌患者术后认知功能的影响［J］. 中国药业，2018，27（10）：70-72.

［113］Folstein MF，Folstein SE，McHugh PR. "Mini-mental state". A practical method for grading the cognitive state of patients for the clinician［J］. J Psychiatr Res，1975，12（3）：189-198.

［114］Tangalos EG，Smith GE，Ivnik RJ，et al. The Mini-Mental State Examination in general medical practice：clinical utility and acceptance［J］. Mayo Clin Proc，1996，71（9）：829-837.

［115］Nasreddine ZS，Phillips NA，Bédirian V，et al. The Montreal Cognitive Assessment，MoCA：a brief screening tool for mild cognitive impairment［J］. J Am Geriatr Soc，2005，53（4）：695-699.

［116］郭起浩，洪震，吕传真，等.Mattis 痴呆评定量表（中文版）的效度分析［J］.中国临床心理学杂志，2004，12（3）：237-238，243.

［117］Maruta C，Guerreiro M，de Mendonça A，et al. The use of neuropsychological tests across Europe：the need for a consensus in the use of assessment tools for dementia［J］. Eur J Neurol，2011，18（2）：279-285.

［118］何少忠，熊士忠，肖震宇，等.高压氧联合放疗治疗脑转移瘤的近期疗效研究［J］.中国全科医学，2010，13（33）：3801-3803.

［119］杨秀艳，李爱伟，郝正玮.虚拟现实技术支持下分级运动康复与认知功能训练对慢性心力衰竭并认知障碍患者的影响研究［J］.实用心脑肺血管病杂志，2019，27（1）：14-18.

［120］Lefaucheur JP，André-Obadia N，Antal A，et al. Evidence-based guidelines on the therapeutic use of repetitive transcranial magnetic stimulation（rTMS）［J］. Clinical Neurophysiology，2014，125（11）：2150-2206.

［121］杜井波，沈宏华，王年，等.无创机械通气结合认知康复训练对稳定期重度慢性阻塞性肺疾病合并认知障碍患者的疗效评价［J］.内科理论与实践，2018，13（1）：46-52.

［122］Sebkhi N，Desai D，Islam M，et al. Multimodal speech capture system for speech rehabilitation and learning［J］. IEEE Transactions on Biomedical Engineering，2017，64（11）：2639-2649.

［123］刘丽，张铁梅，张巍.冠心病与认知障碍的关系［J］.中华心血管病杂志，2018，46（01）：74-77.

［124］赵慧，刘丽，张铁梅.冠心病与认知障碍［J］.中华老年医学杂志，2017，36（01）：14-16.

［125］Alagiakrishnan K，Bhanji RA，Kurian M. Evaluation and management of oropharyngeal dysphagia in different types of dementia：a systematic review［J］. Archives of gerontology and geriatrics，2013，56（1）：1-9.

［126］杨圣楠，陈鹏，王兆霞，等.轻度认知功能障碍患者认知训练的研究进展［J］.解放军护理杂志，2019，36（2）：74-76.

第五章
老年肺功能障碍全周期康复

第一节　概述

人口老龄化是我国目前面临的一个重大挑战。关注老年群体的健康，除了常见疾病外，目前也倡导功能上的健全。肺功能衰退或障碍是老年人普遍存在的一种自然生理或疾病病理状态下的失能问题之一。老年肺功能障碍常表现为通气和换气功能异常，继而引发呼吸困难、咳嗽、咳痰与心肺运动耐力下降等，严重肺功能障碍以及相关并发症是老年人死亡常见的原因之一。

研究表明，人体的肺在 20~25 岁时达到功能完全和成熟，在这之后，即使在没有疾病的情况下，肺功能也会逐渐下降，表现为 25 岁以后每年下降 1%[1-4]。老年人肺功能包括用力肺活量（forced vital capacity，FVC）和第 1 秒用力呼气容积（forced expiratory volume in one second，FEV_1）等，伴随年龄的增长，会出现明显减退的迹象[5]。肺功能的减退或丧失可能导致健康老年人运动时通气受限，从而限制了老年人通过体力活动来促进健康的益处。此外，研究表明，肺功能即使在生理年龄的正常范围内，也可能是许多老年人峰值摄氧量（peak oxygen uptake，VO_2peak）的限制因素[6]。这是由于伴随年龄的增长，人体呼吸肌力、胸廓活动度均会降低，人体的组织结构和生理功能亦逐渐出现退行性的改变，包括机体的再生能力、防御能力、储备能力的降低，以及组织的萎缩、实质细胞的总数减少等。这些都会导致老年肺功能生理性的退行性改变，并因此与非老年人形成明显的差异[7]。老年人除了正常生理机能退化导致的肺功能衰退外，绝大多数的肺功能障碍由老年基础疾病产生，包括心肺系统疾病、神经系统疾病以及骨科系统疾病等，涉及 COPD、肺癌、脑卒中等老年常见疾病。

然而，当前针对老年肺功能障碍仍缺少基于循证的康复方案和全周期的康复路径。因此，本章旨在建立基于循证的老年肺功能障碍全周期康复管理方案，以向临床医生、康复治疗师和照护者（包括护理以及家属等）提供有意义的参考。本章主要基于国内外相关指南、共识、系统评价、RCT、队列研究等高质量研究和临床经验而编写，并主要围绕评估与治疗技术进行展开，用以指导老年肺功能障碍康复在临床中的应用，因此不涉及手术治疗、药物治疗以及其他非康复技术的替代疗法，从而提升医院、社区、家庭对老年肺功能障碍康复的认识，为临床医生、康复治疗师、护理工作者、照护者提供参考。

第二节　老年肺功能障碍

一、肺功能障碍

肺功能障碍指的是由肺部疾病或肺外疾病导致的肺通气、肺换气、小气道功能以及体内血气和酸碱平衡功能异常，并可引发外周骨骼肌肉功能下降，影响躯体活动等表现。基于肺功能障碍及其引起的全身效应，一般推荐采用综合康复评估与治疗方法，促进肺功能障碍最大程度的改善。肺康复是一种基于评定与个体化治疗的综合干预。个体化治疗包括但不限于运动训练、教育、行为改变，用于改善慢性呼吸疾病患者的生理和心理状态，促成可长时间获益的健康行为方式[8, 9]。目前，肺康复也用于肺外疾病如脑卒中等继发肺功能障碍的治疗。

二、老年肺功能障碍概述

人的生命轨迹包括人体的发生、发育、成熟及衰退的全过程，此过程中，环境暴露、发育过程、病理生理等与疾病的发生及衰退存在联系，更多的证据证明肺部疾病的风险因素在生命的早期已经发生联系[10]。随着年龄的增长，机体的各组织、器官、系统的生理功能开始走向衰退，究其原因，除了与人的年龄、体重、体育锻炼、健康状况等密切相关外，肺功能与衰老存在相关性，其中肺功能也是死亡率的预测因子。研究表明，肺功能低下是儿童期生长不良、成年人的生活方式及生活质量过度下降的结果[11]。

人体肺功能随着年龄的增长发育成熟，在 20 岁左右达到峰值并维持一段时间，之后肺组织弹性降低，反应肺功能的指标均下降。在肺的生理功能衰退方面，肺组织随着老年人生理年龄的增长变得脆弱，表现为胸廓的形状改变、肺泡扩张膨胀、肺组织顺应性降低等[12]；在病理方面，高血糖引起的微血管的变化、肺表面活性物质异常、胶原降解降低等导致结缔组织增生，肺泡塌陷和血管腔狭窄，肺弹性回缩力下降，肺毛细血管紊乱，最终损害肺通气和肺换气。国外研究证明[13]，高血糖患者比健康人有更低的第一秒用力呼气容积（FEV_1）和用力肺活量（FVC）（老年与年轻肺部结构差异见图 5-2-1）。

三、老年肺功能障碍定义与分类

（一）定义

老年肺功能障碍指的是年龄 65 岁及以上的老年人，由于肺部和与肺部相关的结构异常，以及随着增龄所致的通气功能、换气功能、小气道功能异常等表征，临床常表现为呼吸费力、低氧血症、呼吸衰竭等，影响机体的正常生理功能、躯体活动表现以及社会参与能力。

（二）分类

老年肺功能障碍分类包括肺通气功能、肺换气功能、小气道功能等功能障碍。

1. 肺通气功能　其又称为动态肺容积，是指单位时间内随呼吸运动进出肺的气量和流速。肺通气功能检查是呼吸功能检查中最基本的检查项目。肺通气功能障碍包括阻塞

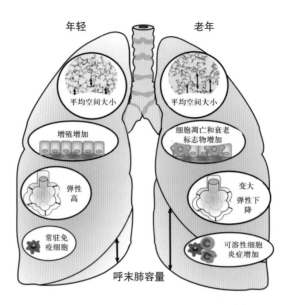

图 5-2-1 老年与年轻肺部结构差异[7]

性肺通气障碍、限制性肺通气障碍、混合性肺通气障碍等。

（1）阻塞性肺通气障碍：气道开放不足和（或）提前关闭引起通气功能减退，主要表现为气流流速降低（FEV_1/FVC 下降），残气量（residual volume，RV）、功能余气量（functional residual capacity，FRC）、RV/TLC 升高；肺总量（total lung capacity，TLC）正常或升高；肺活量（vital capacity，VC）正常（轻中度）或下降（中重度），常见于气管及其分支阻塞，肺弹性减退。

（2）限制性肺通气障碍：肺扩张和（或）回缩受限引起的通气功能减退，主要表现以肺容量减少为主，包括 VC（或 FVC）和 TLC 降低，常见于肺实质、胸腔、胸廓疾病。

（3）混合性肺通气障碍：同时存在阻塞性和限制性通气功能障碍的病理生理状态。

2. 肺换气功能　外呼吸进入肺泡的氧通过肺泡毛细血管进入血液循环，而血中的二氧化碳通过弥散排到肺泡，这个过程称为"换气"，也称为"内呼吸"。肺有效的气体交换与通气量、血流量、吸入气体的分布和通气/血流（V/Q）比值以及气体的弥散有密切关系。肺换气功能障碍指的是肺通气血流失调、弥散障碍或静动脉血分流增加的病理生理状态，通常用 D_LCO 下降表示。

3. 小气道功能　小气道功能障碍为独立于通气功能障碍以外的一种特殊类型，是一种区域性肺功能。小气道是指吸气状态下内径≤2 mm 的细支气管（相当于第 6 级支气管分支以下），包括全部细支气管和终末细支气管，是许多慢性阻塞性肺疾病早期容易受累的部位。

四、增龄导致的肺功能障碍

人体肺功能随着年龄的增长，会存在明显的生理性下降。肺通气量包括每分静息通气量、最大随意通气量和肺泡通气量。每分静息通气量与增龄的关系不显著，而老年人随着胸廓和肺组织的顺应性降低、呼吸肌力下降、肺舒缩的转换率降低及气道的口径变窄等使其最大随意通气量随增龄显著降低。由于老年人的无效腔增大，肺泡通气量随增龄而减少，这也是老年人换气功能减退的主要原因之一。

老年人肺的弹性回缩力明显低于年轻人。虽然老化对肺的顺应性的影响还存在争议，一般认为，随着年龄变化，肺的顺应性改变不会产生明显的生理学意义。弹性回缩力是由表面张力构成，其次是肺纤维的弹性回缩力，年龄的变化所致肺弹性回缩力减低与增龄所致的肺表面积减少有关。但是弹性回缩力的降低会导致肺泡气体交换和呼气流速的变化还需进一步研究。

肺循环的血管重构会随着年龄的增加而发生，这些变化通常与肺泡的通气、肺灌注不均一性增加、毛细血管表面积的减少所致毛细血管血流量和膜的弥散量的减少相伴行。随着年龄的增加，肺动脉的伸展性降低，肺血管僵硬度增加，这种增加与肺血管的重构有关。增龄引起的肺血管重构的变化和肺血管僵硬度增加在老年会影响静息肺血管压和血流动力学，在理论上，老年人运动时更容易出现气体交换的异常，但尽管随着年龄增加肺通气的储备下降，健康的老年人仍保持足够的肺泡通气量，保证动脉血气在正常范围。

老年人安静时二氧化碳分压、肺泡氧分压基本上不随增龄而改变，但是动脉氧分压随增龄而降低。肺泡氧分压不变，而动脉氧分压随增龄的降低，导致二氧化碳在肺内的弥散不受增龄影响，氧气在肺内的弥散受增龄的影响而降低。由于老年人肺泡管和肺泡均扩大，使肺泡气均匀混合的时间延长，呼吸膜的厚度也相对增加。肺血流的不均分布，在老年人心输出量减少的情况下进一步加大；老年人的最大通气量减少，在各肺区的分布不均，这种分布也会随着年龄增加逐渐加大；还有老年人的肺血流速度也减缓等，都会不同程度影响气体交换，肺通气量与肺血流量的比值在不同肺区的变化使的肺的换气效能降低。

潮气量并不随增龄而改变，个体化的潮气量有赖于胸廓运动、起到通畅及肺组织弹性回缩力等，但这并不影响个体在平静状态下的潮气量。补吸气量是在平静吸气末所增加的最大气量，这主要依赖于呼吸肌力量、胸廓的活动、肺的顺应性，是吸气的储备部分，也会随增龄而减少，但减少的程度并不明显。补呼气量要比补吸气量减少的更显著，主要是胸廓和肺组织的弹性回缩在老化过程中退化的更明显。老年人肺活量的减少是呼吸系统结构全面退化的结果。残气量和功能残气量呈现同方向变化，都随年龄增加而增加，残气量的敏感性更高，年轻人为 20%~25%，老年人可以增加到 40% 以上[1, 3, 5, 6, 14]。

老年人由于心血管功能的退行性变化导致整体血供的不足，致使体内气体分压差降低。此外，呼吸膜厚度随年龄的增长而增厚，呼吸膜面积相对减少，加上老年肺纤维化、肺水肿、老年肺不张等因素均造成了老年肺换气功能障碍。

老年人呼吸道黏膜纤毛系统的清除能力降低。肺泡巨噬细胞功能以及细胞介导的免疫反应随增龄而降低。肺泡巨噬细胞作为肺防御系统的第一道防线，在肺的防御中发挥重要作用。老年人存在的多种疾病会损伤肺泡巨噬细胞的功能，随着年龄的增长，老年人产生细胞免疫反应的能力下降。天然免疫中，中性粒细胞的功能在老年人防御和限制细菌性肺炎中起着重要作用。尽管老年人中性粒细胞的趋化性保持完整无缺，和趋化肽 N-甲酰甲硫氨酰-亮氨酰-苯丙氨酸（N-formylmethionyl-leucyl-phenylalanine，fMLP）

导致的超氧阴离子产物的产生无明显变化，但是其外周血中性粒细胞对细菌和酵母菌的调理作用减弱，部分原因可能是由于细胞表面 CD16 表达随年龄增长而降低[4]。

老年人呼吸功能障碍的原因较多，究其原因主要是胸廓活动的改变和肺顺应性降低，肺弹性回缩力和呼吸肌力的下降，导致通气与换气障碍，功能残气量增加和呼气流量减少，呼气时间的延长和呼气功的增加[7]。因此，随着年龄的增长，老年人的肺功能也会逐渐下降（表5-2-1）。这些因素导致的肺功能障碍在 COPD、肺癌等患者的群体中尤其显著，故肺康复计划对 COPD、肺癌等呼吸功能障碍患者具有重要的意义。

表 5-2-1　增龄导致的肺功能生理性变化

生理性肺功能测量指标	增龄带来的变化
总肺容量	不变
肺泡的数量	不变
肺泡的大小	↑
肺泡的弹性	↓
功能残气量	由于肺泡弹性的变化和气道扩大而↑
呼气末肺容积	由于肺泡弹性的变化和气道扩大而↑
表观弥散系数	由于气道扩大而↑
FEV_1/FVC	由于肺泡弹性的变化和气道扩大，以及由于增龄导致的其他生理因素的改变而↓
肺部单位体积内、气道壁的表面积	由于气道扩大而↓

五、老年常见疾病所致的肺功能障碍特点

除了自然衰老导致肺功能变化外，老年人的肺功能也会由于疾病而受到影响，不同疾病所导致的肺功能障碍特点各有不同。因此老年肺功能障碍具有相似性、特异性和复杂性等特点。不同疾病所致的肺功能障碍具有临床差异性，因此康复关注的要点也不同（表5-2-2）。

表 5-2-2　老年常见疾病所致肺功能障碍特点表现

疾病类型	功能特点及常见临床表现
COPD	①伴有呼吸困难，咳嗽和咳痰的产生；② AECOPD 表现为严重呼吸困难，气体滞留导致动态过度通气，呼气流减少，过多的痰液产生或颜色改变，通气/灌注失衡以及疲劳；③由于呼吸困难和疲劳而导致躯体受限和不活动，更易合并衰弱[7, 14, 15]
肺癌	① COPD 是老年肺癌伴发的首要疾病之一；②老年人本身存在的肺功能下降，包括对于低氧血症或高碳酸血症的反应能力减低、肺组织弹性下降、肺通气与血流灌注失匹配的增加，以及用力呼气量的减少，肺癌会加重上述症状；③老年肺癌常见临床表现包括呼吸困难，咳嗽咳痰，呼吸肌力下降等[16]
冠心病	①冠心病患者 FVC、VC、FEV_1% 和 D_LCO 均低于健康人；②肺功能下降是冠心病的独立危险因素，可使冠心病的发生风险和心血管病死亡率增加，且 FEV_1 下降幅度不仅与心血管病死亡率呈正比，还与冠状动脉狭窄严重的程度明显相关[17-20]

疾病类型	功能特点及常见临床表现
脑卒中	①中枢呼吸驱动力及储备降低，造成呼吸频率和节律改变及气道廓清障碍；②可能伴发有阻塞性或中枢性睡眠呼吸暂停；③呼吸肌力下降；④脑卒中相关肺炎包括误吸引起的肺炎以及长期卧床导致的坠积性肺炎[21, 22]
帕金森病	①早期的 PD 也可伴有肺功能障碍，包括呼吸障碍和呼吸肌力减弱；② PD 引起的气道阻塞主要为上呼吸道阻塞；③ PD 患者姿势或体位异常等导致的胸壁肌肉运动迟缓和共同收缩，可导致胸壁顺应性的增加，进而引起限制性通气功能障碍；④ PD 的药物如左旋多巴引起的膈肌运动功能障碍可导致快速且迅速的呼吸困难[23]
糖尿病	①糖尿病会导致限制性肺功能减退，FEV_1、FVC、弥散功能下降，FEV_1/FVC 无明显下降；②肺部病变特征主要为肺容积下降、弥散功能下降、动脉血氧分压下降；③可能存在呼吸肌功能异常；④免疫功能低下，呼吸道机械清除和防御能力下降[24-26]
骨质疏松椎体压缩性骨折	①老年性骨质疏松疼痛患者肺功能包括 FVC、FEV_1 等指标下降，且与日常生活相关；②呼吸肌耐力表现下降；③由骨质疏松症导致的脊柱后凸畸形会降低胸腔容积，影响肋骨横突关节的活动及胸廓的活动度，导致限制性呼吸功能障碍；④临床常表现胸闷、气短和呼吸困难，且长期卧床可导致肺功能的进一步下降、呼吸道分泌物不易排出，以及肺部感染而形成坠积性肺炎[27, 28]
髋部骨折	①由于长期卧床等原因可导致深呼吸和咳嗽的不足，以及呼吸肌的薄弱等；②导致肺通气的下降和呼吸道分泌异常，使得肺炎和肺不张等肺部并发症发生率显著提高[29, 30]

注：AECOPD（acute exacerbation of chronic obstructive pulmonary disease，慢性阻塞性肺疾病急性加重期）。

第三节　老年肺功能障碍诊断与康复护理评估

肺功能障碍康复应关注肺功能障碍的临床诊断指标。临床肺功能诊断主要包括肺功能参数正常值的判断和肺通气、换气功能的临床评价。通过肺功能的检查，可以促使临床医护人员了解肺脏是否正常以及病变损伤的类型与程度，并通过进一步的康复护理评估，了解肺部受损引起的相关功能问题，以采取有效措施阻止病变进一步发展。

一、肺功能障碍诊断方法

肺功能障碍的诊断方法包括肺功能测验，以及胸部影像学检查等。其中肺功能测验仍然是肺功能障碍临床检查与诊断的金标准。临床肺功能测量主要包括肺量计检查、支气管扩张剂使用前后肺量计检查、肺容积测定和肺一氧化碳弥散量（diffusion capacity for carbon monoxide of lung，D_LCO）的定量检测。

（一）肺量计检查

当前肺量计检查（spirometry）是最普遍且最有用的肺功能测验方法，其检测患者在最大程度吸气后用力完全呼气期间某些特定时间点的呼出气体量。用力肺活量（FVC）、第 1 秒用力呼气容积（FEV_1），以及两者的比值（FEV_1/FVC）等是检查报告中最重要的指标。这一检查过程需要 10～15 分钟，有极低的风险（比如偶有患者发生晕厥）。肺功能检查是判断气流受限的重复性较好的客观指标，对诸如 COPD 等呼吸系统疾病的诊断、严重程度评价、疾病进展、预后及治疗反应等均有重要意义。研究建议老年人如果存在呼吸困难、慢性咳嗽、痰液或喘息的产生时，或有长期吸烟史和暴露在二手烟的环境均应进行肺功能测量，以进行 COPD 的精确诊断[7, 15]。"慢性阻塞性肺疾病全球倡议"（global initiative for chronic obstructive lung disease，GOLD）指南建议使用固定比例（FEV_1/FVC）建立梗阻的诊断。吸入支气管扩张剂后 FEV_1/FVC<70% 并排除气流受限的其他疾病可诊断 COPD。根据 FEV_1 占预计值百分比评估气流受限程度。该标准应用于老年人可能会有漏诊现象，因为 FEV_1/FVC 比值随着年龄的增长而下降，对于使用 0.7 的固定 FEV_1/FVC 比值作为确定老年人气道阻塞的阈值存在争议。同时老年患者因为存在身体缺陷和（或）认知能力较差可能无法配合肺功能检查，因此临床老年肺功能障碍存在漏诊[15, 31]（图 5-3-1）。

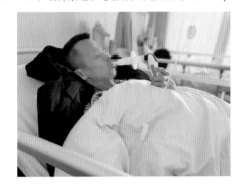

图 5-3-1　简易肺功能测验仪

（二）吸入支气管扩张剂后检查

在使用支气管扩张剂之前和之后均行肺量计检查是为了确定气流受限的可逆程度。若基线肺量计检查显示气道阻塞或者怀疑患者为哮喘、COPD，需通过定量吸入器（metered-dose inhaler，MDI）给予沙丁胺醇。用带有储雾器或储雾罐的 MDI 给予沙丁胺醇（吸 4 次，每次 90～100 μg）或等效短效 β 受体激动剂；MDI 使用方法得当对于防止假阴性结果非常重要。应在给予支气管扩张剂后 10～15 分钟重复肺量计检查。

（三）肺弥散量测量

肺一氧化碳弥散量（D_LCO）又称肺一氧化碳转运因子（transfer factor for carbon monoxide，T_LCO），D_LCO 检测是最具临床价值的肺功能检测之一。一口气法测定 D_LCO，是评估限制性和阻塞性肺疾病以及肺血管疾病的快速、安全且有效的方法。对于限制性疾病，弥散量有助于鉴别肺本身疾病（D_LCO 通常下降）与其他限制性病因（D_LCO 通常正常）。对于阻塞性肺疾病，D_LCO 有助于区分肺气肿与慢性气道阻塞的其他原因。D_LCO 还可用于评估肺血管疾病（例如血栓栓塞性疾病和肺高压），这种情况下通常 D_LCO 下降，但无显著的限制性表现或阻塞。

（四）影像学检查

肺功能障碍的诊断除了肺功能测验这一临床金标准外，建议可以结合影像学检查，包括胸部 CT 和 X 线检查，胸部 X 线片以及肺部 CT 是临床医生用以诊断肺部疾病的常用手段，判断肺部结构是否有病理性改变，并辅助判断临床常见肺部并发症的诊断（图 5-3-2）。但是需要注意的是，在对肺功能进行诊断的时候，影像学的诊断仍无法取代肺功能测定。对于某些气道疾病患者，如哮喘，即使胸部影像学检查正常，仍需要

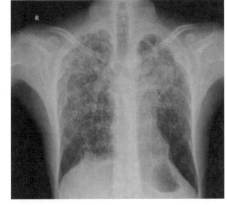

图 5-3-2　胸部 X 线片检查

根据肺功能检查以判断疾病的严重程度。

二、肺功能及其障碍的临床表现

（一）肺功能正常

肺容积、通气功能参数和一氧化碳弥散量实测值占预测值百分比均在正常值范围内的生理状态。若部分指标略超出正常值范围称为肺功能基本正常。

（二）肺通气功能正常

肺容积和通气功能实测值与预测值的百分比皆在正常值范围内的生理状态，若部分指标略超出正常值范围称为肺通气功能基本正常。

（三）通气功能障碍

呼吸系统及相关系统疾病导致的肺通气功能减退。分限制性、阻塞性和混合性 3 种基本类型与轻、中、重度 3 种程度，其中正常值低限（lower limit of normal，LLN）或 80%>FEV_1 占预计值 %≥60% 为轻度，低于 40% 为重度，两者之间为中度。

（四）换气功能障碍

任何原因引起的肺通气 / 血流失调、弥散障碍或静动脉血分流增加的病理生理状态，常规用 D_LCO 下降表示。

（五）小气道功能障碍

单纯小气道功能参数异常而常规通气功能参数正常的病理生理状态，是独立于阻塞性通气功能障碍的一种类型，常用于反映小气道病变。

（六）气流受限

气流受限又称气流阻塞（airflow obstruction）。气道管径在呼吸运动中同肺实质失去协调，出现开放不足和（或）提前关闭，导致气流流动受限的病理生理状态。气道受压、管壁破坏或管内异常导致气道管径缩小称为气道阻塞；若一定吸、呼气时相内出现气道闭合，气流减慢或停止，称为气道陷闭（collapse of airway），不一定有气道病变。两者是发生气流受限和阻塞性通气功能障碍的主要原因。

气流阻塞自发性或在药物作用下出现的阻力降低称为可逆性气流阻塞。目前选择 FEV_1 改善率≥12%，其绝对值增加≥200 ml 为判断标准。经积极治疗后，气流阻塞不能改善或明显改善的病理生理状态称为不完全可逆性气流阻塞，用 FEV_1 改善达不到上述标准判断。

大气道横截面积非常小，轻微阻塞即可导致呼气和（或）吸气峰流量的显著下降。大气道阻塞分固定性、胸腔外非固定性、胸腔内非固定性 3 种基本类型，其最大吸气和呼气流量—容积曲线有一定特征性，诊断时应尽可能给出明确报告。

（七）肺过度充气

这是潮气呼气末肺容积异常增加的一种状态，包括生理性代偿或病理性破坏两种基本情况。若潮气呼气末肺容积超过了由肺和胸廓的弹性回缩力所决定的功能残气量，称为动态肺过度充气，其特点是充分放松呼气肌、延长呼气时间后，气体仍能呼出，常见于支气管哮喘和慢性阻塞性肺疾病（简称：慢阻肺）的急性发作期；若肺和胸廓的弹性回缩力平衡，则为静态肺过度充气，主要见于慢阻肺的缓解期。

（八）肺过度通气

静息状态下，肺泡通气量（alveolar ventilation，V_A）显著增大，出现呼吸性碱中毒的病理生理状态。

（九）通气代偿

通气功能障碍患者，通过代偿性 V_A 增大，使 $PaCO_2$ 不超过正常值范围高限的病理生理状态。

（十）通气失代偿

严重通气功能障碍患者，V_A 增大不足以克服通气阻力增加，出现呼吸性酸中毒的病理生理状态[32]（表5-3-1）。

表 5-3-1　肺功能相关临床分类及表现

临床分类	具体指征与临床表现
肺功能正常	肺容积、通气功能参数和一氧化碳弥散量实测值占预测值百分比正常
肺通气功能正常	肺容积和通气功能实测值与预测值的百分比正常
通气功能障碍	正常值低限（LLN）或 80%>FEV_1 占预计值 %≥60% 为轻度，低于 40% 为重度，两者之间为中度
换气功能障碍	一般用 D_LCO 下降表示
小气道功能障碍	单纯小气道功能参数异常而常规通气功能参数正常的病理生理状态
气流受限	气道管径在呼吸运动中同肺实质失去协调，出现开放不足和（或）提前关闭，导致气流流动受限的病理生理状态
肺过度充气	潮气呼气末肺容积异常增加的一种状态，包括生理性代偿或病理性破坏两种基本情况
肺过度通气	静息状态下，肺泡通气量（V_A）显著增大，出现呼吸性碱中毒的病理生理状态
通气代偿	通气功能障碍患者，通过代偿性 V_A 增大，使 $PaCO_2$ 不超过正常值范围高限的病理生理状态
通气失代偿	严重通气功能障碍患者，V_A 增大不足以克服通气阻力增加，出现呼吸性酸中毒的病理生理状态

三、康复护理评估

由于肺内或肺外因素等影响，老年肺功能障碍除了对肺部本身会造成影响外，如限制性通气功能障碍、阻塞性通气功能障碍或混合性通气功能障碍，也会对机体产生局部或全身的影响，如晚期 COPD 患者常伴有全身炎症反应。因此，老年肺功能障碍的康复评估包括但不限于如下项目：体格检查，肺功能测验，动脉血气分析，呼吸困难评估，呼吸肌评估，咳嗽咳痰能力的评估，运动耐量评估和生活质量评估等方面。肺功能障碍的康复 - 护理衔接评估方案，不仅包括常规肺功能障碍的康复评估，也涉及了基于肺功能障碍的临床护理评估，如睡眠监测，呼吸生命体征监测，烟草依赖评估，与误吸相关的吞咽功能评估[33]（部分评估项目与相应内容详见表5-3-2）。

表 5-3-2　老年肺功能障碍康复及护理衔接的综合评估

项目	评估指标与内容	临床意义
体格检查	视触叩听，其中听诊检查是临床康复肺功能障碍评估最为广泛的检查方法	协助鉴别与临床肺功能诊断及进展
影像学评估	CT 检查，胸部 X 线检查	协助肺功能障碍的鉴别诊断
肺功能测验	包括 VC，FVC，FEV_1，FEV_1/FVC 等肺功能指标	肺功能评估的金指标
动脉血气分析	通气血流比，肺一氧化碳弥散量，血液酸碱度（pH），氧饱和度（SaO_2，SPO_2，PaO_2）	判断呼吸衰竭的类型，以及机体供氧情况
呼吸困难评估	改良版英国医学研究委员会呼吸困难问卷，改良 Borg 呼吸困难评估	判断受试者主管的呼吸困难程度
呼吸肌评估	最大吸气与呼气压力，最大发声时间，膈肌诱发电位，膈肌超声，跨膈压等	判断受试者呼吸肌力，为临床呼吸肌力训练提供参考
咳嗽咳痰能力	咳嗽的性质、强度、效力；痰液的性质、量与颜色气味	判断受试者气道廓清能力，以及是否有肺部感染等并发症
运动耐量评估	6 分钟步行测验，往返步行测验，心肺运动负荷测验，国际体力活动短问卷等	判断受试者心肺体适能的基本情况
生活质量评估	36 条简明健康状况调查问卷（SF-36），圣乔治呼吸问卷（SGRQ），慢性呼吸系统疾病问卷（CRQ），慢性阻塞性肺疾病测量工具（CAT），欧洲癌症研究与治疗组织核心生活质量问卷（EORTCQLQ-C30）	评估受试者生活质量情况，为肺康复干预提供相应的结局指标
吞咽功能评估	洼田饮水试验，电视 X 线透视吞咽功能检查，进食评估问卷调查工具 -10，标准吞咽功能评估，"Any Two"试验，纤维鼻咽喉镜吞咽功能检查	临床主要用于判断老年人是否存在吞咽障碍，如误吸，以预防由此引发的继发肺功能障碍
烟草依赖评估	Fagerstrom 尼古丁依赖检测量表，烟草依赖量表，烟碱成瘾清单，香烟依赖量表，烟碱依赖综合征量表，威斯康星吸烟依赖动机清单，烟草自制力量表	吸烟与肺功能障碍的下降较为相关，通过该评估，判断吸烟者戒烟的困难程度
睡眠质量评估	匹茨堡睡眠量表，失眠严重程度量表，Epworth 嗜睡量表	监测阻塞性睡眠呼吸暂停（OSA）等影响睡眠情况
预测风险评估	BODE 指数评估，ADO 指数死亡风险预测，急性加重风险评估 /GOLD 肺功能分级等	基于肺功能相关的评测指标，预测死亡风险与急性加重风险

注：36 条简明健康状况调查问卷（36-item short form health survey，SF-36）；圣乔治呼吸问卷（St George's respiratory questionnaire，SGRQ）；慢性呼吸系统疾病问卷（chronic respiratory questionnaire，CRQ）；慢性阻塞性肺疾病测量工具（COPD assessment test，CAT）；欧洲癌症研究与治疗组织核心生活质量问卷（European organisation for research and treatment of cancer quality of life core questionaire，EORTCQLQ-C30）；阻塞性睡眠呼吸暂停（obstructive sleep apnea，OSA）；年龄、呼吸困难程度、气流受限程度指数（age，dyspnea，obstruction，ADO 指数）；体重指数、气流阻塞程度、呼吸困难及运动能力指数（body mass index，obstruction，dyspnea，exercise，BODE 指数）。

（一）老年肺功能障碍的病史采集

在老年肺功能障碍的首次门诊评估中，对于老年人的既往病史或现病史的全面了解是很有必要的。老年肺功能障碍的病史采集可以从医院首次就诊记录或病历中获取信息，以及通过对于患者以及家属的问诊中获取信息。病史采集重点在于了解老年患者是否存在影响其参与康复的疾病，如脑卒中、心脏病、高血压、糖尿病、骨关节炎或骨质疏松等与老年肺功能障碍相关的病史信息包括：当前所患疾病的类型与严重程度，如慢性阻塞性肺疾病急性加重期；吸烟史（最好精确到既往每天吸烟情况，以及当前吸烟状况）；与肺功能相关的药物使用，如全身性类固醇和氧气治疗等。同时应记录患者接受医疗的情况，依从性情况，以及住院史。进一步了解患者当前的健康需求，包括营养、言语、心理等。除了常规临床病史采集外，建议可以了解老年人与肺功能相关的活动情况，关注患者的运动情况，如爬楼梯，骑自行车等，以及当前哪些运动或活动会影响呼吸困难。

（二）体格检查

临床体格检查一般包括视、触、叩、听的检查。肺功能相关的体格检查除了肺部本身的检查外，应评估会直接影响肺功能的相关功能检查。包括了解辅助呼吸肌参与情况，是否有杵状指、肺心病、左心衰竭等临床迹象，以及血氧饱和度、脉搏等生命体征等，进行综合全面检查。

1. 视诊　呼吸频率（成人高于 24 次 / 分，低于 11 次 / 分为异常）、节律、深度；吸气呼气时间之比约为 1∶2，吸气与呼气之间有休止期；上气道有阻塞时吸气延长，吸气时出现剑突下、肋间隙、锁骨上窝凹陷（三凹征）；呼气延长是 COPD 的特点，提示小气道阻塞，此时吸气与呼气时间之比约为 1∶4，并伴有呼吸节律不齐。注意呼吸模式（上胸部式、下胸部式、横膈膜式）；是否使用辅助呼吸肌；是否有呼吸方式异常（反常呼吸、周期性呼吸、鼻煽、缩唇呼吸、下颌呼吸、交替性呼吸等）。如果使用呼吸机，要观察左右胸腹部扩张是否一致，自主呼吸与机器是否协调，术后胸腔引流的情况，腹带对呼吸的影响，病变部位的胸廓运动是否受限，有无膈神经麻痹，气管套管的位置，胸廓、脊柱有无畸形；咳嗽的频率、强度、状态；痰的量、颜色、性状、气味。其他：发绀、杵状指、颈静脉怒张、腹部胀满、外周水肿、精神心理状态姿势和步态（视诊示意详见图 5-3-3）。

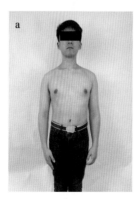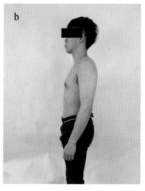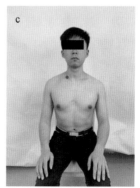

图 5-3-3　不同体位下的视诊

a 为站位冠状面；b 为站位矢状面；c 为坐位冠状面。

2. 触诊 肺功能触诊方面需要了解气管、胸部扩张、语音震颤等。胸腹部的活动度包括横膈、胸廓的扩张性、呼吸肌的肌力和耐力、气管的位置、语音震颤、胸部软组织有无肿瘤和压痛、肋骨扩张度、肋间隙有无缩小和扩大、有无皮下气肿、心脏搏动最强点的位置（触诊示意详见图 5-3-4）。

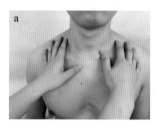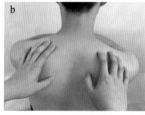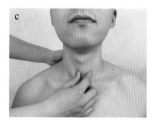

图 5-3-4 触诊

a 为锁骨及颈部肌肉；b 为肩胛骨及背部肌肉；c 为气管位置。

3. 叩诊 这是指用手叩击身体某表部位，使之振动而产生声音，根据振动和声音音调的特点来判断被检查部位的脏器状态有无异常的诊断方法（叩诊示意详见图 5-3-5）。根据叩诊的目的和叩诊手法的不同可以分为直叩诊法和间接叩诊法两种。

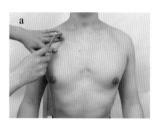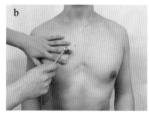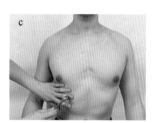

图 5-3-5 不同肺段水平的叩诊

4. 听诊 胸部听诊是一种通过听取并解释来自胸部声音的一种诊断技术，肺功能听诊需要重点了解湿啰音、胸膜摩擦音等。听诊注意事项：注意是正常呼吸音还是啰音，是在吸气相还是呼气相，从上至下，左右对称，在同一部位叩诊呼气相和吸气相，啰音与体位和咳嗽的关系。使用呼吸机时听诊音与气管插管漏气、胸腔引流管、胃管吸引的声音容易混淆。使用呼吸机时上肺呼吸音较下肺低，间歇指令通气（synchronized intermittent mandatory ventilation，SIMV）模式下，当患者自主呼吸不足时，机器强制性通气，此时听诊较容易。

（三）影像学检查

针对肺功能的影像学检查主要采用胸部 X 线和胸部 CT，如采用前后位胸部 X 线检查。例如慢性阻塞性肺疾病的 X 线检查可表现为：胸廓呈桶状，前后径增加，肋间隙增宽，侧位胸部 X 线可见胸骨后间隙增宽。两膈位置低下，膈顶变平，呼吸运动显著减弱，附着于肋骨的肌肉带表现为弧形阴影。肺叶的透过度增加，容积增大，表现为肺气肿，可以出现肺大疱。肺纹理稀疏可以有较长的一段变细、变直，失去正常时逐渐变细的形态，肺野中外带纹理可消失，而近肺门处的纹理反而增强。

（四）肺功能评估

临床上普遍采用简易肺功能测量仪进行肺功能测量，并且该测量指标被认为是当前进行肺功能评估的金指标，可帮助呼吸障碍诊断，评定疾病和残疾程度，监测相关疾病进展，监测临床治疗效果 – 急性或慢性。监测肺功能的重要指标包括：① FEV_1：第 1 秒用力呼气容积，最大吸气后最大呼气第 1 秒呼出的空气体积，用于测验空气呼出的速度；② FVC：用力肺活量，最大吸气后能呼出空气的最大体积；③ FEV_1/FVC 比值：第 1 秒用力呼气容积与用力肺活量的比值。

（五）动脉血气分析

动脉血气分析是对血液中的 PCO_2、PO_2 和 pH 等相关指标进行测定，常用于判断机体是否存在酸碱平衡失调以及缺氧和缺氧程度等的检验手段。在特定患者中，动脉血气分析可用作肺功能测量的辅助。对于病情稳定的门诊患者，动脉血气分析的主要作用是在根据以下情况而怀疑高碳酸血症时用于确认：临床病史（如呼吸肌无力和晚期 COPD）、血清碳酸氢盐水平升高和（或）慢性缺氧。对于脉搏血氧饱和度处于正常低值（如 <92%）的患者，动脉血气分析也能更准确地评估气体交换障碍的严重程度。指标正常范围为 pH 7.35 ~ 7.5，PCO_2 4.65 ~ 5.98 kPa，PO_2 10.64 ~ 13.3 kpa。临床意义为 ① pH：>7.45 为代谢性碱中毒、呼吸性碱中毒，<7.35 为呼吸性酸中毒、代谢性酸中毒；② PCO_2：>45 mmHg 高碳酸血症，<35 mmHg 低碳酸血症；③ PO_2：<60 mmHg 即有呼吸衰竭，<30 mmHg 可能有生命危险。

（六）脉搏血氧饱和度

血氧饱和度测定可用于识别气体转运障碍，以及调整维持充分氧合所需的氧气量（图 5-3-6）。能够区分正常与异常的静息时血氧测定值，尚未明确达成共识。一般认为脉搏血氧饱和度（SO_2）≤95% 是异常，不过若患者之前的值为 99%，降至 96% 也可认为是异常。运动时 SO_2 的下降 ≥5 个百分点，也视为异常。SO_2≤88% 一般是辅助供氧的一个指征，但对于静息时血氧饱和度正常但劳力时下降至≤88% 的患者，辅助供氧的益处尚不明确。出现异常值时可能需要通过动脉血气分析来确认。

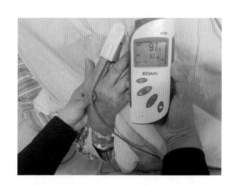

图 5-3-6　血氧饱和度测量

（七）呼吸困难评估

呼吸困难是慢性疾病老年群体中比较常见的一种临床症状，该症状与肺功能息息相关。临床针对呼吸困难一般采用量表进行评估，研究和临床普遍采用：视觉模拟评分（visual analogue scale，VAS）、改良 Borg 指数评估（表 5-3-3）、改良英国医学研究委员会（mMRC）呼吸困难问卷（表 5-3-4）。其中改良 Borg 量表可以用来评估患者运动测验或者训练过程中的呼吸困难程度，相比于 VAS，更容易被老年患者理解。mMRC 问卷可以评估患者日常生活休息或行走时的呼吸功能。mMRC 问卷是区别"功能性呼吸困难"较为简单的量表，可以根据呼吸困难的严重程度对患者进行分类，并且能预测健康相关的生活质量。

表 5-3-3 改良 Borg 呼吸困难量表评估

指数	表现
0	完全没有气短
0.5	非常、非常轻微（刚发觉）
1	非常轻微
2	轻微
3	中度
4	有点严重
5	严重
6	
7	非常严重
8	
9	非常、非常严重（几乎最大极限）
10	最大极限

表 5-3-4 mMRC 呼吸困难问卷

mMRC 分级	mMRC 评估呼吸困难程度
0	我仅在费力运动时出现呼吸困难
1	我平地快步行走或步行爬小坡时出现气短
2	我由于气短，平地行走时同龄人慢或者需要停下来休息
3	我在平地行走 100 米左右或数分钟后需要停下来喘气
4	我因严重呼吸困难以至于不能离开家，或在穿衣服、脱衣服时出现呼吸困难

（八）呼吸肌评估

临床常用其反映呼吸肌的功能障碍情况，也可间接反映肺功能的指标，如当患者存在无法解释的肺容量下降时，则有可能是因为呼吸肌无力引起。

呼吸肌评估一般采用最大呼吸压、经鼻吸气压力、膈肌运动诱发电位、膈肌超声评估进行测量，临床也常采用肺功能测量进行呼吸肌功能监测。

1. 最大吸气压 / 最大呼气压 最大呼气压（maximal expiratory pressure，MEP）是肺总量位，气道阻断情况下最大呼气口腔压，可评估呼气肌肌力。最大吸气压（maximal inspiratory pressure，MIP）是功能残气位，气道阻断情况下的最大吸气口腔压，可评估吸气肌肌力[34]。

2. 最大经鼻吸气压力（sniff nasal inspiratory pressure，SNIP） SNIP 是吸气肌肉力量的指标。测量 SNIP 的方法为将鼻塞插入一个鼻孔，塞子上的导管连接到可读出数据的合适的压力传感器。该测验对于面部肌肉无力的患者尤为适用，这部分患者在进行常规最大吸气压测验时，无法保持咬嘴密封而影响测验。

3. 膈肌超声　该方法可评估膈肌的厚度、移动度以及收缩速度（图 5-3-7），具有无辐射、无创、实时成像和非侵入性等优点[35, 36]。

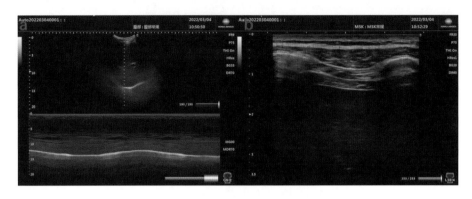

图 5-3-7　膈肌超声评估报告测验

4. 表面肌电图　该方法可记录呼吸肌的活动情况，对肌电活动较敏感，可提供持续的检测[37, 38]。

（九）咳嗽咳痰评估

咳嗽是呼吸系统疾病常见的临床症状，同时对于年老体弱者或者由于神经系统疾病所导致的吞咽功能障碍者也可能导致反复误吸和慢性咳嗽。咳嗽评估重点应关注咳嗽的强度和效力，以及是干咳还是湿咳；咳痰重点应关注痰液的性状，痰液的量和颜色等，痰液有气味可能意味着存在感染。

（十）运动耐量评估

运动耐量试验一般包括亚极量运动试验和极量运动试验。其中临床对于肺功能障碍患者，如常见慢性呼吸疾病（如 COPD），一般采用的亚极量运动试验包括：6 分钟步行测验、递增往返步行测验、耐力往返步行测验等。

1. 亚极量运动试验　针对肺康复评估，亚极量试验临床常使用 6 分钟步行测验、递增往返步行测验，以及耐力往返步行测验。

（1）6 分钟步行测验（6-minute walk test，6MWT）：6MWT 记录了脉搏血氧饱和度和心率，6MWT 是检测慢性肺疾病（如 COPD、肺纤维化或肺动脉高压）患者身体机能和治疗反应的良好指标，也是目前临床应用最为广泛的亚极量试验。

（2）递增往返步行测验（incremental shuttle walk test，ISWT）：ISWT 是一种 12 级测验，试验时患者在 2 个相距 10 米的锥体间逐渐加速往返步行，每一个来回即为一个"往返（shuttle）"，共行走 12 分钟。心率可通过脉搏血氧测定或遥测术测定。步行速度每分钟提高 1 次，从最初的 0.5 m/s 提高到 12 级速度 2.37 m/s。患者出现呼吸困难或心率＞预计最大值的 85%、不能维持要求速度或不能完成 12 级测验时，试验停止。主要结果是行走距离，由完成的往返次数算出（图 5-3-8）。

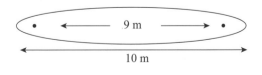

9 m

10 m

图 5-3-8　递增往返步行测验示意

（3）耐力往返步行测验（endurance shuttle walk test，ESWT）：在 ESWT 中，患者在相距 10 米的两个锥体之间匀速步行。该试验选择 ISWT 测得的最大运动能力的约 85% 作为步行速度，因此需要在首次 ESWT 之前进行 ISWT。在 ESWT 期间，采用预先录制的音频来告诉患者目标速度。患者一直步行到呼吸太过急促、太累或不再能够保持要求速度。一般而言，即使患者可以坚持，该试验也最多持续 20 分钟即停止。

2. 心肺运动试验（cardiopulmonary exercise test，CPET）　CPET 是一种无创性的动态检测方法，可检测机体在不同的运动负荷下，耗氧量和二氧化碳排出量的实时动态变化[39]，评估机体的心肺储备能力和运动耐受力。目前 CPET 被认为是评价心肺功能最先进的技术。CPET 为鉴别呼吸困难原因、评估慢性阻塞性肺疾病（COPD）患者病情严重程度及预后、辅助制订治疗方案、评价疗效等各方面提供了重要的信息和有价值的数据[40]（图 5-3-9）。

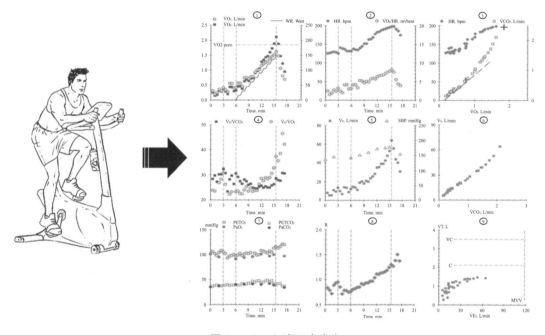

图 5-3-9　心肺运动试验

（十一）吞咽功能评估

老年吞咽功能障碍容易造成误吸，并进一步导致吸入性肺炎的发生。因此针对此类患者，评估其肺部功能的同时，也应进行吞咽功能的监测，以采取积极的措施，预防肺功能的进一步加重。老年人常见的如脑卒中、帕金森病、阿尔茨海默病等导致的吞咽困难容易造成误吸，同时咽部功能障碍和多涎可能进一步加重限制型肺功能障碍。常用的吞咽功能评估包括洼田饮水试验、反复唾液吞咽实验等。其中吞咽造影录像检查（VFSS）为评价吞咽障碍的"金标准"，详见"老年吞咽功能障碍全周期康复"章节。

（十二）预测风险评估

临床针对肺功能障碍相关的综合评估，目前研究较多的疾病是慢性阻塞性肺疾病，主要用于预测患者的死亡风险等预后分析。

1. BODE 指数评估　0～10 分，分数越高，预示死亡风险越高（表 5-3-5）。其中，B：body mass index（BMI），体重指数；O：obstructive index（$FEV_1\%$），阻塞指数 – 第 1 秒用力呼气容积占预计值百分比；D：dyspnea scale，呼吸困难指数 – mMRC；E：exercise capacity，运动能力 – 6 分钟步行测验（6MWT）。

表 5-3-5　BODE 指数评估

指标	0 分	1 分	2 分	3 分
B BMI（kg · m^{-2}）	>21	<21		
O $FEV_1\%$ 预计值	≥ 65	50～64	36～49	≤ 35
D mMRC	0～1	2	3	4
E 6MWT（m）	≥ 350	250～349	150～249	≤ 149

2. ADO 指数死亡风险预测　研究表明，推荐在社区使用年龄、呼吸困难、气流受限指数（包括年龄，mMRC 呼吸困难问卷，FEV_1 测量的综合指标，ADO 指数）[41]。

3. 急性加重风险评估　应用气流受限分级的肺功能评估法，气流受限分级Ⅲ级或Ⅳ级表明具有高风险；根据患者急性加重的病史进行判断，在过去 1 年中急性加重次数 ≥2 次或上一年因急性加重住院 ≥1 次，表明具有高风险。

（十三）生活质量评估

生活质量的评估主要是通过量表进行，常采用方法包括：①观察法：由检查者在一定时间内对被检查者的一般状况、症状、体征、功能情况、活动能力、参与能力等情况做出判断，得到需要的结果；②访谈法：通过与被检查者广泛的交谈了解其健康状况、心理特点、行为方式、生活水平等；③自我评价法：被检查者根据自己的健康状况、对生活质量的理解进行生活质量评定。与肺康复相关的生活质量评估一般采用的问卷评估方式为：36 条简明健康状况调查问卷（SF-36），圣乔治呼吸问卷（SGRQ），慢性呼吸疾病问卷（CRQ），慢性阻塞性肺疾病测量工具（CAT，详见图 5-3-10），欧洲癌症研究和治疗组织的肺癌生存质量核心量表。

（十四）康复护理筛查评估

1. 康复护理基础评估　在全面收集患者的主、客观资料的基础上，对肺功能障碍患者进行护理评估应着重注意以下内容。

（1）了解病史：①患病及治疗经过：患病经过需要了解患者患病的起始时间、主要症状及伴随症状；询问有无诱因、症状加剧和缓解的相关因素等；诊治经过需要询问患者曾做过何种检查，结果如何；曾用药物的名称或种类、用法、末次用药的时间，是否为医生处方后用药及用药后症状改善情况；患病期间有无采取特殊治疗方法，如慢性阻塞性肺疾病患者的长期氧疗。②目前状况：患病对患者日常生活及自理能力造成的影响。③相关病史：与呼吸系统疾病有关的疾病史。

（2）心理 – 社会资料：询问患者对疾病的认识、心理状况以及社会支持系统，特别询问患者有无进行肺康复训练。

（3）生活史与家族史：询问个人史、生活方式以及吸烟史。

CAT™
COPD Assessment Test

您的姓名：________　今天的日期：________

您的慢性阻塞性肺疾病（COPD）情况如何？

请参加本慢性阻塞性肺疾病评估测试（CAT）

本调查问卷有助于您和您的医疗保健专家评估慢阻肺（Chronic Obstructive Pulmonary Disease, COPD）对您的健康和日常生活的影响。您和您的医疗保健专家可利用您的答案、测试分数来更好地管理您的慢阻肺，并帮助您从治疗中获得最大的益处。

请在下列问题的方格中，点击鼠标选出最适合您目前状况的描述。

例如：我极开心　① ②✓ ③ ④ ⑤　我极不开心

							分数
我从不咳嗽	①	②	③	④	⑤	我一直咳嗽	
我一点痰也没有	①	②	③	④	⑤	我有很多痰	
我一点也没有胸闷的感觉	①	②	③	④	⑤	我有很重的胸闷的感觉	
当我在爬坡或爬一层楼梯时，我并不感觉喘不过气来	①	②	③	④	⑤	当我在爬坡或爬一层楼梯时，我非常感觉喘不过气来	
我在家里的任何活动都不受慢阻肺的影响	①	②	③	④	⑤	我在家里的任何活动都很受慢阻肺的影响	
每当我想外出时，我就能外出	①	②	③	④	⑤	因为我有慢阻肺，我从来没有外出过	
我的睡眠非常好	①	②	③	④	⑤	因为我有慢阻肺，我的睡眠非常不好	
我精力旺盛	①	②	③	④	⑤	我一点精力都没有	
						计算总分：	

图 5-3-10　CAT 评估

2. 身体评估

（1）全身状态、皮肤、淋巴结评估：呼吸系统疾病多与感染有关，患者常有体温升高、脉率增快；肺性脑病患者可出现意识障碍；慢性呼吸衰竭、肺结核患者可有消瘦或体重下降；缺氧时会呈现出皮肤及黏膜的发绀；存在二氧化碳潴留时患者皮肤潮红；肺癌淋巴结转移时可触及肿大的淋巴结。

（2）头、颈部评估：有无鼻煽、鼻窦压痛；牙龈、扁桃体、咽部有无充血、红肿；

颈静脉充盈状况；气管位置是否居中等。

（3）胸部评估：应注意胸廓外形、两肺呼吸运动是否一致；肺部触诊有无语音震颤改变和胸膜摩擦感；肺部叩诊音变化；听诊呼吸音变化，有无干、湿啰音及其分布，有无胸膜摩擦音。

（4）腹部及四肢评估：注意有无肝大、肝颈静脉回流征等。四肢评估注意有无杵状指（趾）。如慢性肺心病引起右心衰竭可有肝大及肝颈静脉回流征阳性，支气管肺癌、肺脓肿可见杵状指（趾）。

3. 实验室及其他检查

（1）血常规：患者存在细菌感染时血常规结果多表现为白细胞计数增加，中性粒细胞核左移，有时可有中毒颗粒。与过敏、寄生虫有关的疾病，如支气管哮喘患者可以有嗜酸性粒细胞增多。大咯血时可导致血红蛋白降低。动脉血气分析有助于判定缺氧和二氧化碳潴留的程度。肺功能测定可了解肺功能的基本状态，明确肺功能障碍的程度和类型。

（2）痰液检查：这是诊断呼吸系统疾病病因、进行疗效观察及判断预后的重要项目。护士应密切观察患者的痰标本报告并及时向医生汇报。

痰标本的采集方法：自然咳痰法最常用，留取方法简便，护士应教会患者正确留取痰标本的方法，其要点是患者需在晨起后首先以清水漱口数次，以减少口腔细菌污染；之后用力咳出深部第一口痰液，并留于加盖的无菌容器中；标本留好后尽快送检，一般不超过2小时；若患者无痰，可用高渗盐水（3%~10%）超声雾化吸入导痰。

4. 呼吸功能护理评估　临床与肺功能障碍相关的呼吸功能护理评估，除了上述常见的康复评估外，应着重关注老年患者的吞咽功能评估、营养状况评估、静脉栓塞风险评估、心理及睡眠评估，及烟草依赖评估等与患者日常生活质量息息相关的功能评估[33]。

（1）吞咽功能评估：在基于常规吞咽功能评估的基础上，临床护理应着重关注与吞咽障碍相关的误吸风险，并由此引发的肺部并发症的管理。

（2）营养状况评估：体重指数是评价营养状况的比较常用的指标，对于患有慢性疾病，特别是慢性呼吸系统疾病的老年人，关注日常营养护理，对于老年人自身心肺体能的改善也有促进作用。除了体重指数，日常护理评估可以采用上臂肌围和肱三头肌皮褶厚度、血清检查蛋白含量等客观指标，也可以采用营养风险筛查2002、营养不良通用筛查工具等常见筛查量表进行评估。

（3）静脉栓塞评估：老年人由于多病共存，以及长期卧床，容易导致静脉栓塞的发生，并伴有肺部栓塞的风险，严重影响其肺部功能。因此针对长期卧床以及疾病急性加重期，如AECOPD，床旁康复护理应关注静脉栓塞的风险，可以采用静脉栓塞风险评估以及放射性核素检查，进行静脉栓塞风险筛查。

（4）心理及睡眠评估：老年人存在多病共存现象，容易伴发阻塞性睡眠呼吸暂停（OSA），严重影响老年人的呼吸功能以及睡眠质量，因此临床护理应关注老年肺功能障碍患者的睡眠质量。护士可以采用匹兹堡睡眠量表、失眠严重程度量表、Epworth嗜睡量表等常见量表进行老年患者睡眠质量的监测。此外，肺功能障碍常导致老年人生活能力严重受限，进而导致老年心理功能障碍。因此，在日常老年肺功能康复护理中，临床护理应关注老年人的心理健康，可以采用焦虑、抑郁自评量表，汉密尔顿焦虑/抑郁量表等对老年人进行心理评估，详见"老年精神心理障碍全周期康复"相关章节。

（5）烟草依赖评估：吸烟与肺功能障碍有着紧密的联系，临床护理关注患者的烟草依赖方面的评估，可分别采用 Fagerstrom 尼古丁依赖检测量表、烟草依赖量表、烟碱成瘾清单、香烟依赖量表、烟碱依赖综合征量表、威斯康星吸烟依赖动机清单、烟草自制力量表。

第四节　老年肺功能障碍康复及护理治疗

老年肺功能障碍的康复及护理治疗应该是以循证医学为基础，综合、全面的干预手段。通过全面康复计划的制订和实施，减少症状，优化老年肺功能状态，增加老年人的社会参与度。

一、老年肺功能障碍常见康复治疗技术

基于国际肺康复的定义，老年肺功能障碍常见的康复治疗技术不仅限于针对肺部的物理治疗方法，也包括有利于肺部功能的外周物理治疗技术，如运动疗法、吞咽障碍干预技术等（表 5-4-1）。

表 5-4-1　老年肺功能障碍常见康复治疗技术

康复技术	技术分类	临床意义
健康教育	疾病知识教育、能量保存技术、药物服用、饮食与营养、家庭氧疗、心理支持	支持生活风格和行为改变，并协助自我管理促进决策和自我效能
呼吸训练	缩唇呼吸、腹式呼吸、节律性呼吸等	减少运动诱发的动态性肺过度通气，减少呼吸困难，改善肺活量
气道廓清技术	有效咳嗽、体位引流、胸部物理治疗、用力呼气技术、自主引流、主动循环呼吸技术、呼气正压疗法、振荡装置的使用	减少痰液潴留，避免肺部感染发生
肺膨胀治疗	流量导向诱导式肺量计、流速导向诱导式肺量计、持续气道正压、间歇正压呼吸	帮助患者加强咳嗽、松动痰液，预防以及治疗肺不张的发生
运动疗法	有氧训练、力量训练、柔韧性训练	提高运动耐量，减少呼吸困难，提高生活质量
呼吸肌训练	吸气肌训练、呼气肌训练	改善呼吸肌力，减少呼吸困难的发生，促进有效脱机等
正压通气技术	无创通气技术、有创通气技术	急危重症救治，促进呼吸困难的急性减轻，气体交换功能的改善，分钟通气量和运动时间
氧疗	夜间氧气疗法、动态氧气疗法、短暂的氧气疗法、长期家庭氧疗技术等	氧气疗法可改善晚期患者的生存率，休息时有低氧血症和严重低氧血症患者的生存率

续表

康复技术	技术分类	临床意义
传统康复技术	太极拳、针灸、八段锦等	提高氧饱和度，缓解呼吸困难，缓解肺功能恶化
吞咽干预技术	球囊扩张技术等	防止因吞咽障碍导致的误吸而引起呼吸功能问题
物理因子疗法	全身振动疗法、神经肌肉电刺激	替代疗法，改善外周特别是下肢肌力和运动耐量，减少呼吸困难发生

（一）健康教育

肺康复教育的目的是支持生活风格和行为改变，并协助自我管理促进决策和自我效能（图5-4-1）。涉及肺康复各方面的内容都应该进行宣教。老年患者普遍存在自我管理方面的困难，因为在管理中需要有丰富的专业知识背景。通过健康教育，可以提高患者技能和行为的改变，从而提高自我效能感，如：①教育与督促患者戒烟；②使患者了解疾病的病理生理与临床基础知识；③学会自我控制病情的技巧，如腹式呼吸或缩唇呼吸；④药物和氧疗的使用，营养支持；⑤放松，能量节约技术的使用；⑥戒烟；⑦长期遵守定期运动，日常躯体活动的保持等；⑧焦虑抑郁的管理等[42,43]。

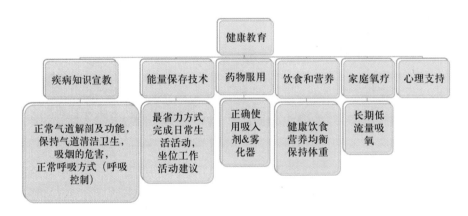

图5-4-1 老年肺康复健康教育

此外，健康教育的对象不仅是老年患者本身，也包括老年患者家属及其相关照护者。通过对患者、家属以及照护者的健康宣教，促进他们对于肺功能障碍的认识，从而通过共同合作提高患者治疗的依从性。

（二）呼吸训练

呼吸训练的重点是慢速的呼吸频率，并主要通过延长呼气时间，从而有益于通过减少运动诱发的动态性肺过度通气，减少呼吸困难。瑜伽呼吸、缩唇呼吸、节律性呼吸、计算机辅助的呼吸反馈训练等新型呼吸训练方式逐渐被用于临床肺康复。

1. 缩唇呼吸　嘱患者口唇缩成"吹口哨"状。用鼻吸气，每次吸气后不要急于呼出，宜稍屏气片刻再行缩唇呼气；用口呼气，呼气时口唇呈吹口哨状，徐徐将肺内气体通过缩窄的口型轻轻吹出。在训练过程中，强调深、慢的呼吸方式，放松面部肌肉，并尽可能延长呼气时间。缩唇呼吸是控制呼吸急促较为有效的方法，可以降低呼吸频率，增加潮气量及肺活量，减少患者的呼吸做功，进而减少呼吸困难的发生（图5-4-2）。

2. 腹式呼吸　嘱患者卧位或坐位，吸气时可用一手置于腹部，另一手置于胸部，先闭口用鼻深吸气，此时腹部隆起，使膈肌尽量下移，吸气至不能再吸时稍屏息2~3秒（熟练后可适当逐渐延长至5~10秒），然后缓慢呼气，腹部尽量回收，缓缓吹气达4~6秒。研究发现，腹式呼吸可以增加肺活量，降低呼吸频率、功能残气量及耗氧量（图5-4-3）。

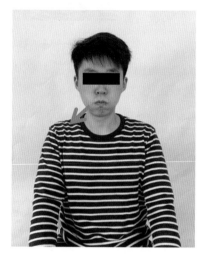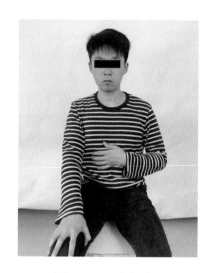

图5-4-2　缩唇呼吸　　　　　　　图5-4-3　腹式呼吸

（三）气道廓清技术

1. 咳嗽　咳嗽是最有效的气道廓清技术之一，其应用的主要目的是促进肺部分泌物的清除。有效咳嗽需要把握几个关键点，包括：①坐位，经常表现为坐在椅子上，双脚放在地板上；②稍微向前倾斜；③用鼻子慢慢地深呼吸，保持两次；④呼气时，张开嘴，在喉咙里发出"呼"的声音。

2. 体位引流　根据气管、支气管树的解剖特点，将患者摆放于一定的体位，借助重力作用促使各肺叶、肺段支气管内痰液向中央大气道移动，适用于神志清楚、体力较好、分泌物较多的老年人[44]。原则：应将病变部位置于高处，使引流支气管的开口方向向下，便于分泌物顺体位引流而咳出[45]。体位引流时间：通常在餐前引流，每次15~30分钟，每日2~3次，依具体病情而定[45]。

3. 胸部物理治疗　叩拍，振动：叩拍是用杯状手或治疗仪器给胸壁一个外在作用力，使分泌物从支气管壁松动；振动是指双手重叠放置于外胸壁，靠肩部和手臂肌肉用力，在呼气的同时进行振动，帮助分泌物排出。同时结合体位引流方法，利用患者不同体位下的重力作用帮助分泌物从外周气道移动到大气道（有利于分泌物排出的气道）。

4. 用力呼气技术（forced expiratory technique，FET）　该技术可以使陷闭气道开放，增加气道内气流移动并清除分泌物（图5-4-4）。由1~2次用力呼气组成，呼气时将口张圆，并伴随"哈"的声音，呼气时由中肺容量开始持续到低肺容量（用力哈气时不关闭声门，因此可减少胸腔压变化和支气管的坍塌），接着进行指导性咳嗽，放松呼吸后可重新开始。呼气时患者可以将双上臂快速内收压迫侧胸壁来辅助用力呼气[46]。

5. 自主引流　在不同肺容积位进行呼吸，以利于分泌物的排出，目的是增大呼气流速。在低肺容积位松动更外周的分泌物，潮气容积位聚集分泌物于中心气道，高肺容积位使呼出气流达到最大，并帮助分泌物从中心气道排出，或者通过咳嗽动作排出。

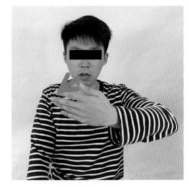

图 5-4-4　哈气

6. 主动循环呼吸技术（ACBT）　ACBT 是一种由患者实施的主动呼吸技术，可用于动员和清除过多的肺分泌物，并普遍改善肺功能。这是一种灵活的治疗方法，适用于大多数患者。ACBT 主要包括以下几个部分：呼吸控制、胸廓扩张训练和哈气或用力呼气。每个部分可以单独使用或作为 ACBT 循环的一部分，这取决于患者的问题。一旦教授了 ACBT，就可以鼓励患者在没有治疗师监督的情况下独立使用。本练习不需要使用任何特殊设备。

7. 呼气正压疗法　呼气正压是通过气体流经旁系通气系统，促进分泌物向更大的气道移动，从而使塌陷的肺泡再膨胀[47]。基本原理是：在吸气过程中，它促进空气通过侧支通道流出阻塞物，导致分泌物后面积聚更多空气[48-49]。它包括维持口腔中相对较低的呼气压力，在 $10 \sim 20$ cmH$_2$O 吸入的空气量略大于潮汐量，在吸气结束时暂停[50, 51]。

8. 基于仪器的干预　振荡装置（如 Flutter，Acapella，HFCWO）。①Flutter 内装金属球，通过对 Flutter 呼气，肺部会积聚压力，这有助于保持气道畅通，也可以让空气进入痰后，帮助痰向上移动；在金属球的钢球作用下通过胸壁传递的振动也有助于疏通气道两侧的痰。②Acapella 结合了正压呼气治疗和气道振动的优点，可调动肺部分泌物，通过振动分解黏液并促进呼吸道分泌物移动，因此不需要依靠重力作用（图 5-4-5）。③高频率胸廓振荡（high-frequency chest wall oscillation，HFCWO），该设备涉及连接到机器的充气背心，机器通过高频振动机械地进行胸部物理治疗，振动不仅将黏液从气道壁上分离出来，还帮助黏液向上进入大气道。

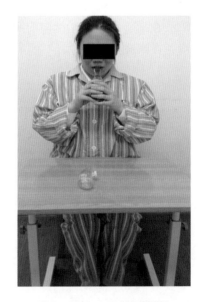

图 5-4-5　Acapella 训练

（四）肺膨胀治疗

肺膨胀治疗又称肺扩张治疗，对特定患者有多种肺扩张方法可减少相关肺部并发症，包括胸部物理治疗、深呼吸训练、诱发性呼吸训练、间歇正压呼吸（intermittent positive pressure breathing，IPPB）和持续气道正压（continuous positive airway pressure，CPAP），其主要目的是帮助患者加强咳嗽、松动痰液、预防以及治疗肺不张。

诱发性呼吸训练一般采用诱导式肺量计，是肺膨胀治疗最常采用的方法之一。采用鼓励的方式指导患者进行持续的最大吸气努力，即进行慢、长、深的吸气，以增加跨肺压和吸气容积；开放萎陷的肺泡、预防或减少肺不张，以促进分泌物排出及恢复肺容积（图5-4-6）。诱导式肺量计也分为容量导向和流量导向的诱导式肺量计。流量导向诱导式肺量计通过患者吸气气流使球体上升，上升的刻度与一定水平的流量相关。容量导向诱导式肺量计随着患者吸气容量的增加筒体内浮标上升，浮标上升的刻度与一定的容量相当，患者可以直观地知道所吸入气的容量。使用诱导式肺量计时嘱患者进行慢、长、深的吸气，达到最大肺容积并维持2~3秒钟之后离开咬嘴，缓缓将气体完全呼出。患者清醒时可每小时进行10~15次深呼吸训练。

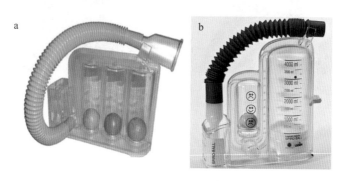

图5-4-6　诱导式肺量计

a为流量型；b为容量型。

（五）运动疗法

与肺康复相关的运动疗法，一般包括有氧训练、力量训练以及柔韧性训练。研究表明，运动疗法对于COPD的康复是有益的，包括提高了运动耐量，减少呼吸困难，提高生活质量[52]。

1. 有氧训练　亚极量运动可提高运动耐量，包括：步行、跑步、骑自行车、游泳、平板运动等下肢有氧训练。老年人一般不推荐极量运动，可选择如太极拳等运动，研究表明：太极拳可以提供轻度到中度的有氧训练，相当于1.6~4.6代谢当量（metabolic equivalent，MET），老年人进行太极拳运动，可以改善老年肺功能，包括FEV_1和FVC，FEV_1/FVC等肺功能测验指标得到改善，提高运动耐量，提高体能[53-55]。

2. 力量训练　抗阻或力量训练是通过重复一定的负荷，作用于局部肌肉，以达到训练肌肉的目的（图5-4-7）。抗阻运动包括上下肢加强训练，应体现在肺康复中，主要包括股四头肌等的肌力训练，效果优于有氧训练。抗阻训练是利用特定的阻力来诱发肌肉收缩，需要更少的通气和氧气消耗，可以减少呼吸困难，改善肺通气和气体交换等肺功能障碍。外周的抗阻训练具有潜在的促进呼吸肌力的疗效[56]。其中，重量负重器械常用于下肢训练，训练强度为50%~80% 1RM（1 repetition maximum，即肌肉在一定范围内一次收缩所能克服的最大重量）；自由负重器械主要用于上肢，训练强度主要集中于50% 1RM，常见如哑铃。弹力带可以用于上肢或下肢的力量训练，根据不同颜色进行运动强度的选择。抗阻训练的疗程可以设定为每个动作8~12次，每周3天，持续8周的训练干预[57]。

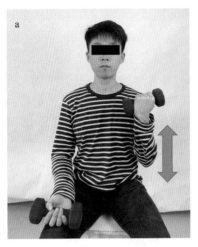
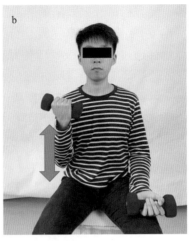

图 5-4-7　上肢抗阻训练

3. 柔韧性训练　老年人常伴胸大肌、胸锁乳突肌、肋间内外肌紧张，肌肉的紧张反过来导致肌肉耗氧量增加，使患者运动能力进一步下降。柔韧性训练是由许多运动组成，在肺康复中常用来纠正不良的姿势。呼吸与姿势密切相关，通过改善胸部的活动和异常姿势，可以提高肺容量。常见的姿势异常包括胸椎后凸畸形、胸部前后直径增大、肩部上抬和前伸、躯干屈曲等（图 5-4-8）。可采用徒手胸廓扩张法：①肋骨扭转法；②胸廓扭转法；③背肌过伸展法；④胸廓侧屈法；⑤关节松动：包括松动肋椎关节、椎间关节、胸肋关节、胸锁关节。

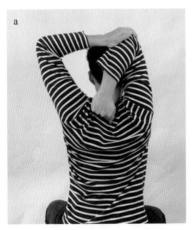
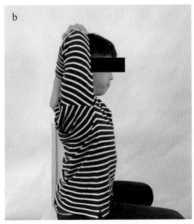

图 5-4-8　柔韧性训练

（六）呼吸肌训练

肌力训练原则包括高负荷、少重复，耐力训练为低到中度的负荷、多重复。呼吸肌训练也遵循与外周肌肉相同的训练原则。呼吸肌训练包括吸气肌训练和呼气肌训练。

1. 吸气肌训练　呼吸肌训练主要强调以膈肌为主的吸气肌的训练（图 5-4-9），吸气肌的活动不足会导致运动耐受低和呼吸困难，进而造成恶性循环。吸气肌训练

（inspiratory muscle strength training，IMST）最常见的方法包括有阻力的吸气训练和持续呼吸训练。抗阻训练是吸气肌训练最常见的方式，其中阈值负荷抗阻吸气肌训练是吸气肌训练最常用的方式。该技术借助弹簧阀，通过努力吸气达到目标水平，以克服阻力并产生气流。持续深快呼吸一般需要患者保持最大通气持续一段时间，通常为 15 分钟，但是应注意在治疗过程中进行监测，以避免低碳酸血症发生。以 COPD 患者为例[58]，吸气肌训练负荷一般从最大吸气压（maximal inspiratory pressure，MIP）的 30% 开始，每周可以增加 5% 的 MIP 作为新一周训练所需的压力负荷，及至 MIP 的 60%~65%。训练时间可以每次 30 个左右呼吸周期，每日 2 次，每周 4~5 天为参考训练方案。

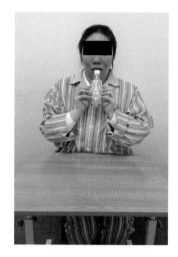

图 5-4-9　吸气肌训练

2. 呼气肌训练　呼气肌力训练（expiratory muscle strength training，EMST）为用力吹气，以产生高呼气压力，对抗可调阻力。呼气肌训练已经被证明可以改善常见神经系统疾病，如脑卒中、帕金森病等的心肺功能、咳嗽功能和吞咽功能[59-61]。同吸气肌训练类似，呼气肌训练也主要采用阈值负荷抗阻方式。

（七）正压通气技术

机械通气又称为正压通气。在吸气触发后，预先混合的气体（氧气和其他气体）被呼吸机压入中央气道，随后流入肺泡。随着肺充气，肺泡内压力上升。终止信号最终使呼吸机停止将气体压入中央气道，中央气道压力下降。随后，气流会从压力较高的肺泡流入压力较低的中央气道中，从而被动发生呼气。

1. 无创机械通气（noninvasive positive pressure ventilation，NPPV）　无创通气是指通过无创接口（如鼻罩、面罩或鼻塞）提供正压通气，而非通过有创接口（气管内导管、气管造口）。无创正压通气目前常用于对多种神经肌肉和胸壁疾病的患者进行辅助通气，尤其是在夜间使用。NPPV 可减轻呼吸肌的负担，并减少运动过程中的呼吸做功，是肺康复的辅助疗法，可促进呼吸困难的症状减轻、气体交换功能的改善，以及分钟通气量和运动时间的增加[56, 62]。

2. 有创机械通气　有创机械通气治疗主要用于重症监护室（intensive care unit，ICU）患者的救治。其应用指征可包括：①病情进行性恶化，出现意识障碍；②呼吸形式异常严重，如呼吸频率 >35~40 次 / 分或 <6~8 次 / 分，呼吸节律异常，自主呼吸微弱或异常；③血气分析提示严重通气和（或）氧合障碍：④ PaO_2<50 mmHg，充分氧疗后仍 <50 mmHg；⑤ $PaCO_2$ 进行性升高，pH 动态下降。

（八）氧疗

氧疗一般包括：夜间氧气疗法，动态氧气疗法（以纠正运动引起的去饱和），以及短暂的氧气疗法（缓解呼吸困难）。氧疗的适应证包括：PaO_2<55 mmHg，SaO_2<85%，PvO_2<35 mmHg；② PaO_2<65 mmHg，但伴有缺氧症状；③急性缺氧，呼吸窘迫伴有 $PaCO_2$ 升高或降低；④心肺复苏后、休克、心力衰竭、急性脑水肿、中毒、重度贫血等疾病严重状态。氧疗的优点是在训练中减少通气需求，缓解呼吸困难，同时使训练强度

得以提高。在治疗效果方面，比起无氧供应，训练中供氧没有进一步疗效，但是可以提高患者治疗的舒适度[56, 63, 64]。

长期家庭氧疗技术（long-term home oxygen therapy，LTHOT）：作为慢性呼吸疾病管理的治疗措施之一，可以纠正由于病程进展而导致的重度低氧血症。适用指征：COPD 患者处于疾病稳定状态，在静息状态下呼吸室内空气时 $PaO_2 \leq 55$ mmHg 或 $SaO_2 \leq 88\%$，有或无高碳酸血症；或 PaO_2 为 $55 \sim 60$ mmHg 或 $SaO_2 \leq 89\%$，并伴有肺动脉高压、心力衰竭水肿或红细胞增多症（血细比容 >0.55）。通过健康手册、动机访谈等对患者进行健康教育，可以提高患者氧疗依赖性[64-66]。

（九）传统康复技术

传统的康复技术，如针灸，太极拳以及健身气功八段锦已被证明可以改善和缓解肺功能相关障碍。研究证明针灸刺激能提高氧饱和度、缓解呼吸困难，还可通过刺激自主神经减慢心率。针灸可以用于治疗早期 COPD 患者呼吸困难症状，改善晚期患者呼吸困难的症状。健身气功八段锦训练可有效延缓患者肺功能恶化，改善 COPD 稳定期患者呼吸困难的症状[55, 67, 68]。

（十）吞咽障碍干预技术

老年人，特别是伴有如脑卒中、帕金森病等基础疾病者，往往因为吞咽障碍导致的误吸而引起呼吸功能问题。因此，针对引起误吸等现象的吞咽障碍，应采取积极有效的吞咽康复治疗技术，如球囊扩张技术等，详见"老年吞咽功能障碍全周期康复"章节。

（十一）物理因子疗法

全身振动疗法和神经肌肉电刺激，前者是一种以正弦振荡形式活动的振动，可以执行静态或动态活动；后者通过施加电刺激促进肌肉收缩，主要针对股四头肌肌力，二者的有效性均待定。经皮神经肌肉电刺激技术是改善骨骼肌的一种替代疗法，通过电刺激进行肌力训练不会引起呼吸困难，对心脏循环系统需求较小。研究证明 NMES 可以改善下肢肌肉力量与运动耐量，并减少呼吸困难的发生。全身振动被证明对于功能训练的耐受性和肌肉功能有效，同时可能对平衡和本体感觉有影响[69]。

二、老年肺功能障碍康复护理衔接

康复护理通过脉搏血氧仪、呼吸频率、心率等观测了解患者的生理状况，并可以使用肺量计工具（测量肺功能和峰值流速）、氧气传输装置、动脉血气分析、痰液评估以及药物管理等技术操作，同时应执行照护计划和床旁教育（理解教学和学习技巧，指导患者改变行为），以及提供护理的组织和管理技能等非技术操作。康复护理是对康复训练的日常拓展，护理人员包括护士、照护者、家属等，对于患者非康复治疗时间段，起着 24 小时内监督和管理及床旁继续训练的职责（图 5-4-10）。此外，护理人员与康复治疗师对于患者的治疗关注点也存在异同。例如无创通气技术干预，护理人员着重于患者进行无创通气技术的同时，加强气道护理，并预防常见的并发症，如吸入性肺炎、窒息、面部皮肤护理、胃胀气等，同时关注撤机时的气道护理。而对于体位管理，二者则具有共通性，护理体位管理可采用优化肺功能的体位，包括直立体位（若病情允许），以及仰卧位。仰卧位时可在患者膝下垫软枕，使其放松腹部，以增加膈肌的活动度。

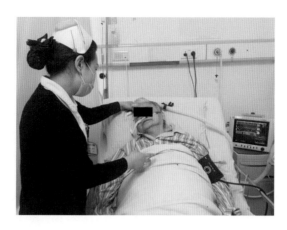

图 5-4-10　床旁康复护理

（一）休息与活动

为患者提供安静、舒适的病室环境，保持室内空气清新、洁净，注意通风。维持室温（18~20℃）和湿度（50%~60%）。使患者保持舒适体位，采取坐位或半坐位有助于改善呼吸和咳嗽排痰。肺功能障碍引起呼吸困难的患者应卧床休息，护士应协助患者采取舒适体位，极重度患者宜采取身体前倾位，促使辅助呼吸肌参与呼吸。视患者病情安排适当的活动，以不感到疲劳、不加重症状为宜。室内保持合适的温度、湿度，冬季注意保暖，避免直接吸入冷空气。

（二）病情观察

密切观察咳嗽、咳痰及呼吸困难的症状，监测动脉血气分析和水、电解质、酸碱平衡的情况，详细记录痰液的颜色、量和性质（图 5-4-11）。注意隔离患者，减少探视，以避免交叉感染。指导患者咳嗽或打喷嚏时应避免对着他人，并用双层纸巾捂住口鼻。患者使用的餐具、痰盂等用品应按规定及时消毒。

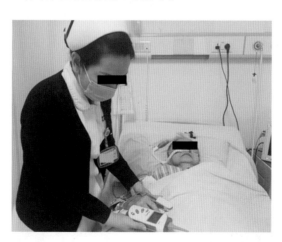

图 5-4-11　床旁护理监测

（三）氧疗护理

呼吸困难伴低氧血症者，遵医嘱给予氧疗。一般采用鼻导管持续低流量吸氧，氧流量为 1 ~ 2 L/min，应避免吸入氧浓度过高而引起二氧化碳潴留（图 5-4-12）。提倡长期家庭氧疗，氧疗有效的指标包括：患者呼吸困难减轻、呼吸频率减慢、发绀减轻、心率减慢、活动耐力增加。建议构建以护士为主导的自我管理式长期家庭氧疗护理方案，由两名经过培训的护士对患者进行指导，包括让患者学会识别症状、痰液颜色等自我管理技能，设置长期、短期目标等内容[70]。将延续护理应用于使用长期家庭氧疗的 COPD 患者，通过出院前长期家庭氧疗知识的健康教育、发放长期家庭氧疗记录卡、建立微信群、家庭访视等方式对患者进行干预[71]。

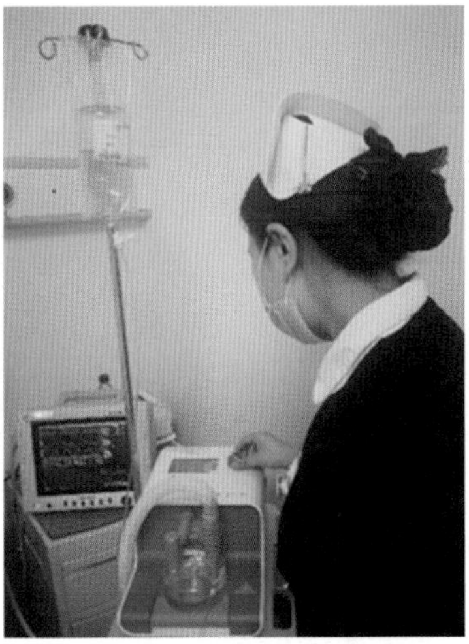

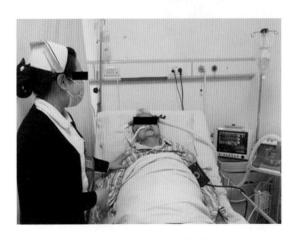

图 5-4-12　床旁氧疗护理

（四）保持呼吸道通畅

痰多黏稠、难以咳出的患者需多饮水，以达到稀释痰液的目的，也可遵医嘱每天进行雾化治疗。护士应根据患者的自身情况给予肺功能康复训练（包括运动疗法、呼吸训练器锻炼、胸廓活动度训练和腹式呼吸训练，每日 1 次，每项训练 20 分钟 / 周），必要时可进行医、护、治一体化康复管理模式治疗，训练方法有阈值呼吸肌训练、膈肌起搏训练、缩唇呼气训练、胸廓训练、腹肌训练。同时，康复护士可加强呼吸肌锻炼，指导患者按照使用呼吸训练器结合腹式呼吸进行训练。有效排痰包括深呼吸、有效咳嗽、胸部叩击、体位引流和机械吸痰等一组胸部物理治疗措施。

1. 深呼吸和有效咳嗽

（1）深呼吸是指胸腹式呼吸联合进行，以排出肺内残气及其代谢产物、增加有效通气的一种呼吸方式。有效咳嗽是在咳嗽时通过加大呼气压力，增强呼气流速以提高咳嗽的效率，适用于神志清醒、一般状况良好、能够配合的患者（图 5-4-13）。

图 5-4-13　床旁深呼吸护理

（2）实施的注意事项：①首先应指导患者掌握深呼吸和有效咳嗽的正确方法：患者尽可能采用坐位，先进行深而慢的腹式呼吸5～6次，然后深吸气至膈肌完全下降，屏气3～5秒，继而缩唇，缓慢地经口将肺内气体呼出，再深吸一口气屏气3～5秒，身体前倾，从胸腔进行2～3次短促有力的咳嗽，咳嗽时同时收缩腹肌，或用手按压上腹部，帮助痰液咳出。也可让患者取俯卧屈膝位，借助膈肌、腹肌收缩，增加腹压，咳出痰液。②经常变换体位有利于痰液咳出。③减轻咳嗽时的疼痛：对胸痛不敢咳嗽的患者，应采取相应措施防止因咳嗽加重疼痛，如胸部有伤口可用双手或枕头压伤口两侧，使伤口两侧的皮肤皱起，可避免咳嗽而引起疼痛。必要时可遵医嘱给予镇痛药，30分钟后进行有效咳嗽。

2. 气道湿化　适用于痰液黏稠不易咳嗽者。气道湿化包括湿化冷疗和雾化治疗两种方法，湿化治疗法是通过湿化器装置，将水或溶液蒸发成水蒸气或小液滴，以提高吸入气体的湿度，达到湿润气道黏膜，稀释痰液的目的。雾化治疗是应用特制的气溶液装置将水分和药物形成气溶胶的液体微滴或固体颗粒，使之吸入并沉积于呼吸道和肺内，达到治疗疾病、改善症状的目的。雾化吸入同时具有一定的稀释气道分泌物的作用。

（1）湿化液的选择：①氯化钠溶液：目前，临床常使用氯化钠溶液作为人工气道的湿化液，分别是生理盐水和0.45%的氯化钠溶液。生理盐水多用于痰液稀薄的患者，研究发现在人工气道湿化中采用生理盐水，具有较高的痰栓形成率，易增加肺部感染发生率。同时，在生理盐水湿化过程中还会造成患者出现不同程度的生理反应，如血压升高、心率加快、氧饱和度下降等。由此可见，生理盐水不宜作为人工气道湿化液。0.45%氯化钠溶液是将灭菌注射用水和生理盐水按照1：1的比例配制而成。②灭菌注射用水和蒸馏水：灭菌注射用水和蒸馏水均属于低渗溶液，易于渗透和进入细胞。其中灭菌注射用水对气道无刺激，可有效保持呼吸道纤毛运动的活跃性，具有经济、方便、安全的优点。③碳酸氢钠溶液：临床普遍应用1.25%的碳酸氢钠溶液进行人工气道湿化。④联合用药：临床对于机械通气患者常采用联合用药的方式进行气道湿化。以往常使用生理盐水＋抗菌药物＋地塞米松的配伍，但长期应用抗菌药物和免疫抑制剂不仅容易降低患者抵抗力，还会产生耐药菌株，导致体内菌群失调，发生二重感染。

（2）湿化液的量：湿化液的量应高于呼吸道水分丢失量，正常情况下人工气道或呼吸道水分丢失量约为200 ml/d，故湿化液的量宜250～300 ml/d。但在实际工作中还应综合考虑病房温、湿度及患者体温、通气量和痰液量等因素，并适当调整湿化液的量[72]。

（3）湿化方法：①间断气道湿化法：是指间断性向气管滴入湿化液的方法，即使用5 ml注射器向气道内注入湿化液（3～5 ml），每次间隔1～2 h，可明显缓解气道干燥，但无法持续湿化气道。②持续气道湿化法：是指持续性向气管滴入湿化液的方法，临床常使用输液器、微量泵或输液泵进行持续气道湿化。③雾化吸入湿化法：是指利用超声波声能或氧气将湿化液变为微小颗粒，随着患者呼吸进入气道内，进而达到湿化的目的。雾化吸入湿化法有两种，即超声雾化吸入法和氧气雾化吸入法。相对于超声雾化吸入法，氧气雾化吸入法更具有优势，不仅雾滴小、均匀，能进入气道深部，且操作简单、安全性高。④热湿交换器：又称人工鼻，是模拟鼻的功能制作而成的过滤装置，由数层吸水和亲水材料编制的细孔网纱结构组成。近年来，随着医学技术的不断发展，热湿交换器因其高效的湿化作用广泛应用于机械通气患者中。

3. 胸部叩击　这是一种借助叩击所产生的振动和重力作用，使滞留在气道内的分泌物松动，并移行到中心气道，最后通过咳嗽排出体外的方法（图5-4-14）。操作方法为：患者侧卧位或在他人协助下取坐位，护士两手手指弯曲并拢，使掌侧呈杯状，以手腕力量，从肺底自下而上、由外向内、迅速而有节律地叩击胸壁，每一肺叶叩击1~3分钟，叩击时发出一种空而深的拍击音则表明叩击手法正确[73]。

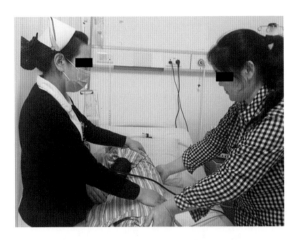

图5-4-14　辅助下进行胸部叩击

胸部叩击的注意事项：①评估：叩击前听诊肺部有无呼吸音异常及干、湿啰音，明确痰液潴留部位。②叩击前准备：用单层薄布覆盖叩击部位即可。③叩击要点：叩击时避开乳房、心脏、骨突部位（如脊椎、肩胛骨、胸骨）及衣服拉链、纽扣等；叩击力量应适中，以患者不感到疼痛为宜；每次叩击时间以3~5分钟为宜，应安排在餐后2小时或餐前30分钟完成，以避免治疗中引发呕吐；叩击时应密切注意患者的反应[74]。④操作后：嘱患者休息并协助做好口腔护理；询问患者的感受，观察痰液情况，复查生命体征、肺部呼吸音及啰音的变化。时间护理植入式呼吸训练与排痰管理成功解决了易致肺癌手术患者术后呼吸道并发症的两大主要问题（痰液潴留、呼吸肌力量减弱），故而可使观察组肺癌手术患者获得显著优于对照组的术后呼吸系统并发症预防效应，提高其肺癌术后康复进度，改善呼吸功能[75]。

4. 机械吸痰　适用于痰液黏稠无力咳出、意识不清或建立人工气道的患者。可经患者的口、鼻腔、气管插管或气管切开处进行负压吸痰。

注意事项：①每次吸引时间少于15秒且间隔时间应大于3分钟；②吸痰动作要迅速、轻柔，将患者不适感降至最低；③在吸痰前、后适当提高吸入氧浓度，避免引起低氧血症；④严格执行无菌操作，避免呼吸道交叉感染。研究表明，在机械通气过程中通过气管内滴注生理盐水进行湿化吸痰，可导致暂时的血氧饱和度下降、血压升高以及发生刺激性咳嗽，增加呼吸机相关性肺炎（ventilator-associated pneumonia，VAP）的感染机会，不宜常规采用[76]。同时管理者应加强循证护理培训，增强护理人员的循证意识，助其改变思维模式，摒除陈旧错误的固有习惯或个人经验，以科学研究证据为依据开展护理工作；制订具有科学性的吸痰操作流程，以规范临床护士的操作行为，推动吸痰设备的改善，优化人力资源配置，促进护理先进技术的临床应用；针对不同患者群体的特征，改进临床实践指南，以提高临床实践指南在不同类型患者中的实用性[77]。

5. 体位引流　这是利用重力作用使肺、支气管内分泌物排出体外的胸部物理疗法之一，又称重力引流。适用于肺脓肿、支气管扩张症等有大量痰液排出不畅时。利用重力作用促使呼吸道分泌物流入气管、支气管进而排出体外的方法，其效果与需引流部位所对应的体位有关。体位引流的方法如下。

①引流前准备：向患者解释体位引流的目的、过程和注意事项，测量生命体征，听诊肺部以明确病变部位。引流前15分钟遵医嘱给予支气管舒张药（有条件可使用雾化器或手按定量吸入器）。备好排痰用纸巾或一次性容器。②引流体位：引流体位的选择取决于分泌物潴留的部位和患者的耐受程度，原则上抬高病灶部位的位置，使引流支气管开口向下，有利于潴留的分泌物随重力作用流入支气管和排出气管。首先引流肺上叶，然后引流下叶后基底段。如果患者不能耐受，应及时调整姿势。头部外伤、胸部创伤、咯血、严重心血管疾病患者和状况不稳定者，不宜采用头低位进行体位引流。③引流时间：根据病变部位、病情和患者状况，每天1~3次，每次15~20分钟。一般于饭前进行引流，早晨清醒后立即进行效果最好。如需在餐后进行，为了预防胃食管反流、恶心和呕吐等不良反应，应在餐后1~2小时进行。④引流的观察：引流时应有护士或家人协助，观察患者有无出汗、脉搏细弱、头晕、疲劳、面色苍白等表现，评估患者对体位引流的耐受程度，如出现不良情况应立即停止引流并通知医生。⑤引流的配合：在体位引流过程中，鼓励并指导患者做腹式深呼吸，辅以胸部叩击或震荡等措施。协助患者在保持引流体位时进行咳嗽，也可取坐位以产生足够的气流促进排痰，提高引流效果。⑥引流后护理：体位引流结束后，帮助患者采取舒适体位，给予清水或漱口液漱口。观察患者咳痰的性质、量及颜色，听诊肺部呼吸音的改变，评价体位引流的效果并做好记录。

（五）用药护理

遵医嘱给予抗生素、止咳及祛痰药物，用药期间注意观察药物的疗效及不良反应。向湿性咳嗽及排痰困难患者解释并说明可待因等强镇咳药会抑制咳嗽反射，加重痰液的积聚，切勿自行服用。

（六）口腔护理

做好口腔护理，鼓励患者经常漱口，口唇疱疹者局部涂抗病毒软膏，防止继发感染。研究者发现在为COPD合并口腔真菌感染患者制备护理液中，相比制霉菌素，0.5%聚维酮碘溶液花费护士更少的工作时间，治疗口腔真菌感染疗效高，患者口腔舒适度反馈好[78]。

（七）补充水分

如患者无心、肾功能障碍，应给予充足的水分，使每天饮水量达到1.5~2 L，有利于呼吸道黏膜的湿润，使痰液稀释容易排出。

（八）居家护理

1. 保证充分的休息　患者休息时尽量减少不必要的护理操作，并保持病室环境的安静和舒适。采取的体位以患者自觉舒适为原则，对于因呼吸困难而不能平卧者可采取半卧位或坐位身体前倾，并使用枕头、靠背架或床边桌等支撑物增加患者的舒适度。指导患者穿着宽松的衣服，避免盖被过厚而造成胸部压迫等加重不适。

2. 呼吸训练　指导慢性阻塞性肺气肿患者做腹式呼吸和缩唇呼气训练，以提高呼气相支气管内压力，防止小气道过早陷闭，利于肺内气体的排出。可以使用人工阻力呼吸训练，训练工具为 800 ml 的气球，患者先深吸气，将干瘪的气球含于口中，再用力呼气吹起气球，直到无法吹气为止，然后松开气球。每次重复锻炼 3~5 min，每天锻炼 4 次。

3. 逐步提高活动耐力　在保证充足睡眠的基础上，与患者协商并制订日间休息与活动计划，以不感觉疲乏为宜。如病情允许，可有计划地逐步增加每天活动量并鼓励患者尝试一些适宜的有氧运动，如室内走动、室外散步、快走、慢跑、太极拳、体操等，以逐步提高肺活量和活动耐力。

4. 在家庭康复中给予患者心理疏导，使患者保持规律生活和乐观情绪，积极参加体育锻炼，最大程度保持劳动能力，可有效减轻患者的不良心理反应。此外，患者常有社会适应能力下降、自信心下降、交际减少等表现，应指导患者充分利用社会支持系统，动员患者家属及朋友参与对患者的管理，为其身心康复提供各方面的支持。

5. 根据门诊康复时制订的居家运动计划，要求患者每天坚持保质、保量执行。居家运动包括：①缩唇式呼吸运动：患者取舒适卧位，左手轻按腹部，右手轻按胸部，缓慢用鼻深吸气，待腹部隆起后停顿 5~10 s，然后缩唇轻闭，缓慢呼出气体；于早中晚各连续进行 10 次。②步行运动：体质较好的患者可采用摆臂步行运动，步行时手臂用力前后摆动，使手臂与躯体达到 30°~45°。体质较差的患者，可以借助辅助工具或在家属搀扶下进行慢速步行运动。步行运动强度和时间依据门诊医生制订的居家康复运动计划而定，步行强度严格控制在靶心率范围内[79]，步行时间一般 30~60 min，当患者无身体不适时，可适当增加步行强度和步行时间。③日常生活运动：在身体允许的情况下可以进行一些如穿衣、刷牙、洗衣、做饭及扫地等的日常生活运动。日常生活运动强度和时间依据患者身体情况和意愿而定，不作限制。在居家康复运动过程中，患者如遇心率突然急剧加快或其他严重不适症状，立即终止运动，平卧休息；身体较差的患者在运动过程中必须要有专人看护，避免发生意外[80]。

（九）围手术期护理

护士参与的围手术期肺康复的随访计划和干预措施，对管理呼吸困难等肺功能障碍会产生有益的影响。具体干预措施包括但不限于：①术前加强对患者的戒烟等健康宣教、呼吸道管理，避免肺部感染；术前指导老年患者进行呼吸功能锻炼。②术后加强呼吸道护理，根据需要给予持续低流量吸氧，监测患者的生命体征，包括血氧饱和度和血气分析；术后积极进行辅助排痰，指导患者进行正确咳嗽及呼吸的方法，必要时可以辅助进行翻身拍背和雾化吸入治疗以促进痰液排出，避免痰液潴留，预防术后呼吸道并发症。③指导患者进行踝关节背伸、跖屈锻炼以及股四头肌收缩锻炼；术后指导患者进行四肢关节屈伸功能锻炼有助于改善其肺部功能，床上坐起以及下床活动能够显著降低坠积性肺炎发生率。④使用呼吸功能训练与康复操，改善患者呼吸功能，增强气道廓清能力和心肺耐力。呼吸相关指导和护理（respiration-related guidance and nursing）包括指导有效咳嗽、缩唇呼吸、三球式激励性肺量计的使用，以及有效的呼吸训练指导[81]。

第五节 老年肺功能障碍全周期康复管理

一、概述

在对老年肺功能障碍进行康复时，应注重全周期管理。老年肺功能障碍全周期康复管理主要涉及肺功能障碍早期预防，院内外康复护理，以及定期随访等全程管理。通过全周期康复管理，旨在降低由于肺功能障碍给老年人带来的不良影响，促使老年人活动与社会参与能力的提高，改善老年人的生活质量。在老年肺功能障碍全周期康复管理中，应尤为注重临床、康复和护理的无缝衔接（图 5-5-1），以促使肺康复疗效得到最优化。

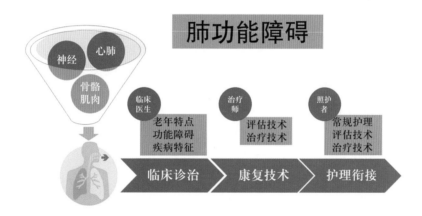

图 5-5-1 老年肺功能障碍临床 - 康复 - 护理衔接模式

二、预防与筛查

疾病预防包括不同阶段，初级预防着重于防止疾病的发生，二级预防着重于疾病早期发现和防止出现疾病症状，三级预防着重于减少与疾病相关的并发症。与疾病预防类似，从功能障碍角度而言，预防同样具有重要的临床意义。由于老年人早期发现肺功能障碍是比较困难的，而老年肺功能障碍临床诊断以中重度表现为主，这将产生很大的家庭和社会经济负担，因此增强老年早期肺功能障碍的预防和筛查是很有必要的。肺功能障碍常见的预防措施包括：戒烟、定期体检、避免或减少户外环境污染、增加活动、疫苗接种等。除了预防外，筛查体检也是早期防范的一个重要手段，常见的筛查途径包括肺功能测验、影像学评估、量表评估，以及其他相关检查（相关的评估方法详见本章第三节，老年肺功能障碍预防与筛查途径详见图 5-5-2）。

（一）戒烟

远离烟草对于预防肺功能障碍的发生和减缓肺功能障碍是有益的。老年人由于吸烟导致的肺部改变一般是不可逆转的，戒烟对于整体肺功能不会有明显的改善，但是可以

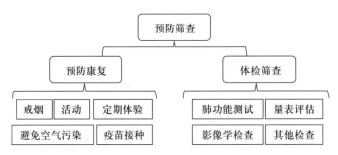

图 5-5-2　老年肺功能障碍预防筛查途径

减缓肺功能下降的速度。常见的戒烟手段，包括对于预防肺功能障碍的心理咨询，药物治疗和行为支持。研究显示戒烟是唯一阻止吸烟患者 COPD 进程的干预方法，戒烟对 COPD 的自然病程影响较大。药物疗法包括尼古丁替代疗法药物，电子烟或药物产品，及安非他酮等。通过电话支持的戒烟治疗提供 6 个月戒烟治疗率，为 8.7% ~ 13.1%[41]。

（二）定期体检

老年人应定期进行与肺功能相关的常规体检，这一途径可通过社区卫生服务中心进行，通过简易肺量计即可进行气道与肺部功能的评估。肺功能障碍体检筛查的指标包括常规的 FEV_1、FVC、FEV_1/FVC 等。通过定期肺功能体检，可以预防老年早期病理性肺功能障碍的发生，并促进健康行为的改变，如戒烟。

（三）避免或减少环境污染

户外污染，特别是空气污染是导致肺部疾病的常见危险因素，老年人应避免或减少与空气污染的环境接触，以减少呼吸道疾病的发生，也可以通过佩戴口罩的方式，减少对于污染空气的摄入[82]。

（四）增加活动

心肺体适能是人体健康的基石。老年人应积极参与户外的体育活动，主要强调有氧运动的方式，如太极拳、步行、慢步等，对于老年人都是比较适宜的活动方式。因此，增加活动对于提高老年人的心肺体适能、增加体能储备，以及延缓肺功能的下降具有积极的作用[83]。

（五）疫苗接种

肺功能下降与呼吸系统疾病，特别是感染性呼吸系统疾病相关。此外，病毒感染与慢性呼吸系统疾病相关，也严重影响老年患者的肺功能，如流感病毒等。因此对于高感染风险的患者，进行疫苗接种，如流感疫苗等，可以起到减少流感发病率、保护肺部功能的作用[41]。

三、院内康复护理

老年肺功能障碍院内康复护理，包括急危重症阶段，二、三级医院普通病房或门诊阶段，以及社区医疗服务阶段。不同医疗机构和单位形成上下联动，分级诊疗的有效康复，由此构成了老年肺功能障碍的院内全周期康复（图 5-5-3）。

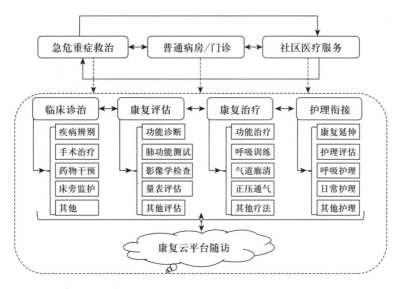

图 5-5-3 老年肺功能障碍院内全周期康复模式图

（一）急危重症老年患者肺康复

1. **康复意义与目标** 重症监护病房（ICU）康复对患者的预后有积极的影响，如出院时功能状态的改善，包括排便能力、肌力和行走能力，以及机械通气持续时间、ICU住院时间和住院时间的缩短。ICU 内的所有机械通气危重患者可能出现咳嗽和分泌物排出困难，这反过来又使患者易患严重的肺部并发症，增加 ICU 和住院时间，并可能因此增加死亡率。ICU 肺康复的目的是通过清除气道分泌物、减少呼吸工作、改善呼吸功能和增强肺充气来恢复患者的自主呼吸[84]。

2. **康复团队** 危重患者 ICU 康复的安全性、可行性和治疗效果已得到充分证明。ICU 康复中最重要的因素是通过多学科方法提高治疗效果，其中治疗目标是计划和共享的[85]。康复团队应由 ICU 医生、物理治疗师、呼吸治疗师和作业治疗师等组成。

3. **康复治疗** ICU 中的肺康复治疗可以分为清除气道分泌物的模式和改善呼吸功能的运动疗法。同样重要的是增加呼吸肌的力量和进行肺复张，以改善脱离呼吸机患者的活动能力。由于患者在危重疾病的整个过程中都处于瘫痪状态，神经肌肉无力和身体功能受损经常发生。早期康复已被证明是安全、可行和重要的。事实上，即使体外循环体外膜肺氧合术或股动脉插管术，患者也可以安全地进行，且无不良反应。此外，对于颅内压正常或升高的神经科 ICU 患者，可以在不影响颅内压的情况下安全地进行被动和主动关节活动范围（range of motion，ROM）训练。虽然在康复过程中可能发生拔除气管内导管、喂养管或胸管，血流动力学不稳定（如低血压、高血压或去氧饱和度），以及跌倒，但这些事件是可以预防的，只要仔细的监测患者和提高医务人员的工作熟练度，便能够评估康复期间的生理变化[85]。

（1）早期活动：肺康复对于预防重症监护病房（ICU）机械通气危重患者的并发症非常重要（图 5-5-4）。ICU 中的体力活动和锻炼应根据患者的病情采取适当的强度和类型。因此，运动前应准确评估患者的合作水平、肌力、关节活动度、功能状态和心肺储备，并根据评估结果确定康复目标。早期活动可提高活动状态和肌力，并可延长长达6个月的寿命和出院时间，同时它还缩短了谵妄的持续时间。与其他胸腔物理治疗一起，早期活动可以降低拔管失败率，缩短机械通气和ICU住院的时间。早期活动的主要不良事件是血流动力学改变和去氧饱和。因此，医务人员应根据疗效和不良事件，对ICU患者进行肺功能康复[86,87]。

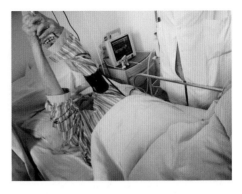

图 5-5-4　重症患者早期活动

（2）体位管理：是指将身体姿势作为一种特殊的治疗技术。ICU中使用的定位策略包括俯卧位、半卧位、直立位和侧卧位。体位管理可以改善通气和通气/灌注（$\dot{V}/\dot{Q}$）的不匹配，从而有助于氧代谢。对于单侧肺部疾病患者，将受影响的肺部置于最上方可增加肺段的复张，促进肺段的引流，从而改善肺功能和肺不张。此外，在机械通气的患者中，功能余气量和氧合作用得到改善，而且在大于30°的坐姿时工作量减少，因为胸腔位移增加，导致对分钟通气、潮气量和吸气流速产生积极影响。俯卧位通气可以通过减少严重低氧血症的程度和持续时间，减少呼吸机引起的肺损伤倾向，减少医院获得性肺炎或呼吸机相关肺炎（VAP）的发生，从而提高生存率。俯卧位对急性呼吸窘迫综合征患者使用保护性肺通气策略与降低死亡率相关；另一方面，俯卧位可能导致压疮和气管导管阻塞。半卧位，即床头倾斜升高，可能会阻止呼吸机相关肺炎的发生。研究发现，与仰卧位（0°～10°）相比，半卧位（30°～60°）显著降低了临床呼吸机相关肺炎的风险，尽管这一发现的研究数量和证据质量较低。直立位可用于增加肺容积，进而改善气体交换，但需谨慎防止对心肺系统的不良影响。为了安全地改变镇静患者或重症监护患者的体位，可以考虑使用升降机。一般每隔2～4小时进行一次，这有助于降低肺部并发症的发生率，如医院获得性肺炎和肺不张[88,89]。

（3）呼吸肌训练：呼吸肌和膈肌的无力或疲劳是患者无法从机械通气中脱离的一个重要因素。当由于气道阻力增加和肺顺应性降低而导致吸气肌负荷过度增加时，或者当呼吸肌之间存在不平衡时，就会出现疲劳。此外，长时间的通气本身促进了隔膜的萎缩，并导致其功能减退[90]。吸气肌训练可以同时提高吸气肌和呼气肌的力量，缩短通气时间。然而，还需要进一步的研究来证实训练对临床结果的影响，并且还需要针对每种训练方法如何用来提高力量和耐力提出具体指导方针[91]。阈值负荷法是确定训练强度最常用的方法，阈值可以根据使用呼吸机或呼吸压力计测得的最大呼吸压力（MIP）来确定。阈值负荷可设定为20%～50%，一般每组6～10次呼吸，每天进行1～2次。阈值可以随着患者吸气肌肉力量的改善而逐渐增加[92]。

（4）肺过度膨胀：是通过促进分泌物清除和肺功能恢复来改善气体交换，从而防止肺泡塌陷或再扩张。由于过度膨胀所固有的潮气量大和胸膜腔内压增高，治疗前必须确保患者的心血管稳定性。每个ICU的具体方案各不相同，但基本方法是在充分吸气和2～3秒吸气保持后诱导呼气流量。为了降低气压伤的风险，有必要使用连接到电路的压力计，方法包括手动过度充气和呼吸机过度充气。众所周知，这两种方法的排痰效果相似，但手动过度充气的优势在于治疗师可通过用复苏袋来评估肺部的顺应性[93]。

（5）振荡式呼气正压装置：Flatter 和 Acapella 将呼气正压疗法与气道高频振荡相结合。通过产生具有持续呼气压力的振荡，从而减少了气道的收缩，改善了黏液的排出，增强了肺功能和氧合。当使用 Flatter 装置时，嘱患者深吸气后屏住呼吸 2~3 秒，然后通过 Flatter 阀缓慢呼气诱发振荡。根据患者的情况，每天可以执行 3~4 次。Acapella 设备的特点是使用面罩或吹口作为接口，并与雾化器一起使用[94]。

（6）胸部物理治疗：主动呼吸循环技术（ACBT）是一种通过辅助肺通气帮助空气净化并防止感染的呼吸方法。ACBT 包括呼吸控制和强制呼气技术，利用胸部扩张、深呼吸和呼气。在常规肺康复的基础上增加 ACBT 对减轻胸部创伤后的疼痛有显著效果[95]。除了 ACBT 外，也可以结合其他胸部物理治疗，包括振动等（图 5-5-5）。

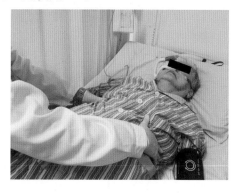

图 5-5-5　振动疗法

（7）机械通气排气（mechanical insufflation-exsufflation，MIE）：MIE 是一种常用的方法，用于清除神经肌肉异常患者的过量痰，适用于因咳嗽受损而不能有效咳痰的患者。类似于一般的咳嗽原理，首先，肺充气到一个正压的大容量；随后，迅速施加负压以清除痰液。除了清除痰液外，MIE 还具有保持肺顺应性、呼吸肌长度和胸腔胸廓活动性的优点。不建议患者使用 MIE 的情况如：不排气气胸，主要心血管不稳定，肺气肿大疱，以及患者头部创伤（可能会影响颅内压和脑灌注压）[96, 97]。

（8）肺内冲击通气（intrapulmonary percussive ventilation，IPV）：IPV 可以同时产生正压、高频振荡和气雾剂输送。IPV 可以通过增加排痰和肺扩张来减少呼吸工作。IPV 在囊性纤维化、支气管扩张、慢性阻塞性肺疾病加重、呼吸衰竭和气管造口患者中可以安全有效地应用。一般来说，治疗时间很短（少于 15 分钟），而且 IPV 可以一天重复几次。与 MIE 一样，胸膜腔内压增高也会引起心输出量减少，并且应考虑气压伤等不良反应[98]。

（9）深呼吸练习和激励性肺活量训练：使用患者横膈膜产生的负压将空气引入肺部，而不是辅助呼吸肌（图 5-5-6）。这可以恢复肺扩张，改善氧合和肺复张，增加功能性残余容量和潮气量，并可能有助于清除分泌物。当患者通过 IS 获得视觉反馈（吸入流量或容积）时，深呼吸练习可以更有效地诱导最大吸气量[99, 100]。

（10）床旁有氧运动和抗阻运动：ICU 床旁活动训练一般包括有氧运动和抗阻运动。使用床上循环测力计进行耐力训练是比较常见的，对于因多处骨折（如下肢骨折）导致活动受限的患者，可使用上身测力计。阻力性肌肉训练

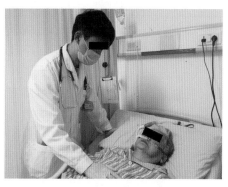

图 5-5-6　手法辅助下的深呼吸训练

可增加肌肉质量和促进力量生成。为了达到锻炼效果，可以进行 3 组 8～10 次重复，强度为患者耐受范围内最大重复次数的 50%～70%。对于阻力训练，可以使用弹力带和滑轮等工具在床上进行锻炼。当使用诸如 Borg 劳累感知评估表等工具时，可以在运动前、运动中和运动后评估患者的感知疲劳，以监测患者的运动强度[84, 101]。

（二）常规肺康复

1. 康复目标　此阶段的肺康复目标应该是尽可能促进老年患者肺功能得到最大程度的改善，以促进老年患者日常生活自理能力提升，促使其回归家庭和社会。

2. 康复团队　常规临床肺康复需要多学科参与，包括但不限于康复科、影像科、内外科、护理、营养科等，不同专业的医护人员从不同的视角去发现患者的真正需求，进而帮助患者实现康复。

3. 康复治疗　常规临床肺康复应强调实施个体化康复方案。除了上述肺功能障碍常规的康复技术支持外，个体化肺康复方案更多体现在对于老年患者运动方案的设计。因此对于上述的康复治疗技术不再赘述，这里主要介绍住院及门诊肺功能障碍患者个性化运动方案的设计。

（1）耐力训练：下肢运动训练对于有肺部疾患的老年人功能恢复具有促进作用。下肢耐力训练的运动处方可以根据初始运动测验的分级，使用康复参与者的最大工作负荷的 50% 作为初始强度。用于下肢耐力训练的设备包括直立手把固定的自行车、躺卧自行车等。对于上肢耐力训练，常推荐以最大工作负荷的 25% 作为初始工作负荷，其中骨质疏松症老年患者应避免进行臂力测验。此外，老年患者可以使用或不使用辅助装置进行平地行走和平板行走。如有必要，可以携带便携式的供氧系统。有能力的老年患者还可以进行步进楼梯运动，或使用划桨器械、越野器械以及游泳设施等进行耐力训练。

（2）力量训练：对于老年人，肺功能障碍常是限制他们进行力量或体能训练的干扰因素，如许多肺疾病患者在上肢活动时会发生呼吸困难。因此进行适度的力量训练，对于改善老年患者疲劳以及呼吸困难具有促进作用。通过力量训练以帮助患者在无呼吸困难的情况下，完成自我护理活动如洗漱、穿衣、家务活动等。哑铃、负重腕带、弹力带和重量计可以作为力量训练的方式。力量训练应该从让患者感觉"既不是太轻松也不会太困难"的重量开始，如从一组动作重复 10 次开始逐渐过渡到 20 次。临床监测指标可以采用改良 Borg 呼吸困难量表，以 3～4 分为患者主观活动感受作为开始运动强度剂量。进行力量训练时应避免对患者造成损伤以及疼痛。对于老年人，可以采用自身负重的方式进行力量训练，包括爬楼梯、踮脚站立、下蹲等方式。

（3）柔韧性训练：柔韧性训练或拉伸训练对于提高患者的呼吸功能也具有促进作用，特别是针对老年患者的辅助呼吸肌拉伸，有利于放松和缓解辅助呼吸肌的疲劳，以及纠正不良的体位姿势，促进有效呼吸方式的产生。因此，肺康复锻炼应包括柔韧性训练，以增加关节活动度，提高肌肉弹性，避免受伤，改善姿势并降低僵硬程度。对于特定部位肌群的拉伸，如肩颈部，拉伸训练一般应持续 20～30 秒，重复 3～5 次。

四、非医疗机构社区－家庭肺康复

（一）康复目标与意义

鉴于患者居住地距医院比较远，以及需要较长就诊时间，需要强调在非医疗机构，即在社区或家庭进行肺康复训练的必要性，以提高利用率和减轻患者额外的负担，促使其积极主动的康复。在以家庭或社区为基础的环境中实施肺康复有助于克服 COPD 患者在前往医院和获得治疗方面的常见障碍[102]。

（二）康复团队

非医疗机构社区及家庭康复团队应包括患者家属、其他照护者、家庭医生、患者本人、社区工作人员，以及基层康复治疗师和护士。

（三）康复治疗

社区及居家肺康复治疗，首先应进行患者居家环境的评估，家庭环境需要合适并有利于对患者的照顾，如对于居家环境中常见的过敏源和刺激物进行管理。其次应了解患者对其所需治疗的管理能力，患者家庭对其所需治疗的管理能力，患者独立日常活动能力等。在社区和居家肺康复中，患者及其照护者应熟练掌握常见呼吸设备的使用方法，包括氧疗设备、气溶胶治疗设备（如定量剂量吸入器，干粉吸入器等）、常见气道廓清装置、通气辅助装置（如家庭机械通气），以及诊断和监测设备（如脉搏血氧饱和度日常监测，睡眠监测设备等）。除了常见的呼吸设备外，在患者出院前，应教会其使用能量节约技术（如辅具和环境改造等），此外，在确保患者安全情况下，应适当开展呼吸操以及低强度的有氧耐力训练，以增强体适能[102]。

五、肺功能障碍全周期管理中的护理衔接

住院期的肺康复管理医护人员待患者入院后，需做好联合查房工作，对其肺康复需求及呼吸功能状态展开评估并建立档案，由护士对患者开展肺康复知识的健康教育。在疾病康复期，由康复治疗师进行康复治疗方案指导，护士与康复治疗师共同教会患者肢体功能锻炼、呼吸肌锻炼的方法，护士还需加强家庭氧疗、疾病自我管理方法的告知。在出院前两天对患者进行自我康复锻炼方法、药物吸入方法及疾病自我管理方法掌握的评估，要保证患者熟练掌握，并帮助其办理好出院手续。同时还可向患者发放疾病康复管理手册，并告知其出院以后的随访安排等（图 5-5-7）。

强调家庭及社区肺康复管理，在患者回归家庭或转入社区以后，对其展开肺康复干预，一般为期 3 个月。综合医院应当与社区医护人员做好患者住院资料的交接工作。社区肺康复干预可以采用：①上门随访（1 次/周）；②微信平台全程指导；③社区医院随访临床（2 次）：在出院后第 1、3 个月开展随访，由综合医院医护人员对患者生理功能状态进行检查与评估，并做出调整。

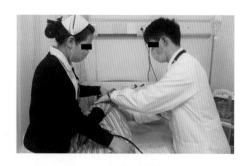

图 5-5-7 早期床旁康复护理衔接

护理参与全周期肺康复过程中，可以通过组建医院－社区－家庭肺康复管理小组，主要由综合医院的1名护士、1名护士长、1名医师、1名康复治疗师以及患者所在社区医院的1名医师，1名护理人员组成。综合医院护士主要负责患者住院治疗及社区护理指导，康复治疗师主要负责住院期间的康复指导、患者出院后社区医院康复评估指导及出院后康复方案指导，护士长协调团队并管理样本，医师负责患者的住院治疗及复诊；社区医生主要负责患者的社区治疗，护理人员则负责其社区护理，并做好上门随访工作及团队沟通工作。

六、康复护理随访

老年人由于自身认知水平和活动能力等的下降，以及康复意识较低，对于康复方案的依从性较差。因此，对于老年人，尤其是老年患者，建立对其康复护理的健康随访很有必要。肺功能障碍作为老年人常见的功能障碍，康复护理随访显得尤为重要。通过互联网等远程信息技术，可以建立老年综合康复技术与服务体系大数据管理平台，并基于老年肺功能障碍全周期康复管理方案，研发老年肺功能障碍康复随访的云平台，以实现对于老年个体的远程康复护理定期随访，从而起到监督老年肺功能障碍康复方案的实施，以及对临床效果的监测和方案的调整。

第六节　老年常见疾病肺功能障碍康复管理

肺功能障碍是老年人最常见的功能障碍之一，严重影响老年人的日常生活质量。除了生理年龄增长的因素外，疾病也是影响老年肺功能的重要因素。老年常见疾病，包括慢性阻塞性肺疾病（COPD）、肺癌、冠心病、慢性心力衰竭、脑卒中、帕金森病、糖尿病、骨质疏松椎体压缩性骨折、髋部骨折等均会导致老年肺功能的进一步下降，且具有不同的临床特点和表现，因此制订的肺康复计划也各不相同。本节我们重点阐述上述老年常见疾病肺功能障碍的临床特点和表现，并从循证医学的角度，介绍各个疾病肺功能障碍评估和治疗关注的要点。由于肺功能障碍的评估和治疗方法在前面的章节已经具体阐述，因此本节不再展开介绍。

一、老年慢性阻塞性肺疾病

（一）概述

肺功能障碍是COPD最主要的功能障碍表现。COPD是导致老年呼吸困难和衰竭的最主要的发病原因，首先患者由于衰老会引起肺功能的自然下降，其次COPD加重了肺功能的损害。老年人由于肺部回缩力的下降、肺泡直径和容积的增加、低肺容量用力呼吸流速的降低、呼吸肌力的减弱、胸腔壁硬度的增加等生理因素，导致了肺通气、气体运输和分配障碍。由长期吸烟、环境或职业等因素导致的COPD会加速老年肺功能的衰退，造成肺功能的进一步损害。老年COPD患者肺功能障碍中，常伴有呼吸困难、咳嗽和咳痰等的产生。急性加重期COPD（AECOPD）明显的肺功能障碍表现为严重呼吸困难（气体滞留导致恶心、过度通气和呼气流减少）、过多的痰液产生或颜色改变、通气/灌注失衡以及疲劳。此外，老年 COPD 患者常由于呼吸困难和疲劳而导致躯体受限和不活动，更易合并衰弱[14, 15, 43, 103]。

老年人本身具有的非特异性症状，如呼吸困难（常因充血性心力衰竭，肥胖和自然老化导致），对于疾病的认知度低和临床肺功能测量的使用不足，导致了老年 COPD 诊断的延迟和不准确。老年 COPD 患者一般合并有多种疾病，如合并哮喘等，间接或直接导致肺功能进一步损伤[15]。

肺康复的主要目的是防止老年 COPD 患者肺部的进一步恶化，避免与疾病相关的、具有非特异性的疾病并发症，并改善患者现存的症状。肺康复对于老年 COPD 患者是有益的，即使是身体虚弱的患者。

（二）老年 COPD 肺康复管理

1. COPD 急性加重期（AECOPD）　研究表明院内开展肺康复需患者至少住院恢复4 周或 4 周内也可以，Cochrane 系统评价研究表明肺康复应该在 AECOPD 发生后或住院治疗 3 周内开始。当前相关研究和指南针对 AECOPD 的干预时间没有明确的标准，综上本文推荐采用 AECOPD 可在发作后 2 ~ 4 周内开始肺康复[103, 104]。

（1）评估要点：①不良事件发生：如加重次数、再住院率、死亡率、治疗费用等；②生命体征监测：心率、血压、呼吸频率、血氧饱和度或血气分析；③呼吸困难评估：采用改良 Borg 呼吸困难量表或 mMRC 呼吸困难问卷评估；④咳嗽咳痰评估；⑤运动耐量测验：6 分钟步行测验；⑥生活质量评估：SGRQ 或 CRQ 生活质量量表。

（2）治疗要点：治疗目的为缓解呼吸困难，减少咳嗽咳痰和感染的发生，增加运动耐量。①指南建议：AECOPD 诱发急性或急性到慢性阶段的呼吸衰竭时应给予无创机械通气（non-invasive mechanical ventilation，NIV）技术支持；②健康宣教：包括戒烟，急性期的自我管理，呼吸困难控制等；③呼吸再训练，严重者可进行针灸治疗；④咳嗽咳痰训练：有效的咳嗽咳痰，包括 ACBT 或 FET 等；⑤氧疗：控制性吸氧（如低流量吸氧），纠正缺氧，防止二氧化碳潴留，缓解低氧血症；⑥运动疗法：主要采用被动疗法（如神经肌肉电刺激），或主动方式如病房内步行、坐站转移训练、有氧训练、渐进性上肢和下肢抗阻训练、关节活动范围内的抗重力训练。

2. 稳定期[105]

（1）院内肺康复

1）评估要点：①呼吸困难评估：改良 Borg 呼吸困难量表；②咳嗽咳痰评估；③氧饱和度评估；④肺功能测验：采用简易肺功能测量计等，主要观测指标包括 FEV_1、FVC、VC 等；⑤呼吸肌评估：采用最大吸气压或最大呼气压进行呼吸肌评估，主要评估膈肌肌力；⑥运动耐量评估：6 分钟步行测验；⑦生活质量评估：CRQ 或 SGRQ；⑧临床观测指标记录：如住院率、加重次数 / 频率、住院天数、死亡、不良事件或并发症发生率。

2）治疗要点：①健康宣教：见治疗部分内容；②呼吸再训练，进行腹式呼吸、缩唇呼吸、节律性呼吸训练；③若有痰液产生时，结合影像学检查，可教导患者进行有效咳嗽，结合气道廓清技术，主要采用 FET 或 ACBT；④运动训练方案：院内康复治疗建议 2 ~ 4 周，在开始训练前，采用牵伸等柔韧性训练进行热身运动，包括对于姿势的纠正，以及肌肉牵伸。有氧训练：频率 3 ~ 5 次 / 周，强度为 40% ~ 85% 的摄氧量储备（储备 = 最大摄氧量 − 安静时的摄氧量），持续时间为 30 分钟左右。力量训练：以下肢的肌肉功能训练为主，涉及全身大肌肉群；强度采用 1RM 值法，由 50% 1RM 逐渐过渡到 80% 1RM；频率为每周 2 ~ 3 次，每次 5 ~ 8 组，每组重复 8 ~ 10 次。当患者可以连续完成 15 次当前负荷量时候，再增加 10% 1RM，直至 80% 1RM 值并维持。

（2）院外肺康复：研究表明，只要频率和强度相同，基于家庭和基于社区的肺康复与在医院内的肺康复同样有效。院外肺康复通常为每周 2 ~ 3 次，持续 9 ~ 12 周。研究表明：3 个月的肺康复训练有助于老年 COPD 患者 6 分钟步行能力的改善；每天进行 30 分钟左右中等强度的运动训练，可减少住院率[43, 106]。

1）评估要点：①呼吸困难评估：改良 Borg 呼吸困难量表或 mMRC 呼吸困难问卷；②肺功能测验：定期社区随访，采用简易肺功能测验；③运动耐量评估：6 分钟步行测验或 2 分钟步行测验；④血氧饱和度评估：休息和运动时监测血氧饱和度，避免缺氧的发生；⑤躯体活动评估：采用国际体力活动量表（international physical activity questionnaire，IPAQ）短问卷或计步器等；⑥生活质量评估：CAT；⑦死亡风险评估：社区定期随访，在社区推荐使用年龄、呼吸困难、气流受限指数（包括年龄、mMRC 呼吸困难问卷、FEV_1 测量的综合指标）。

2）治疗要点：①教育与自我管理：见治疗部分内容。②运动训练：主要以步行为主，每周 2 ~ 3 次，每次 30 分钟，持续 9 ~ 12 周。建议每周至少进行两次有监督的运动训练，包括任何耐力训练、间歇训练、阻力 / 力量训练的方法；最好包括上肢和下肢以及步行锻炼；吸气肌训练和神经肌肉电刺激也可以纳入。同时有研究表明：使用基于互联网和可穿戴设备技术的训练可以促进 COPD 患者的躯体活动。基于远程管理的家居训练推荐使用太极、瑜伽、气功等身心疗法。③家庭氧疗支持：纠正低氧血症，预防缺氧的发生，提高生活质量。当运动时血氧饱和度 <88% 或有低氧血症发生时应进行氧疗。

二、老年肺癌

（一）概述

80% 的肺癌为非小细胞肺癌（non-small cell lung carcinoma，NSCLC），其余的为小细胞肺癌（small cell lung carcinoma，SCLC），且 3/4 的肺癌诊断患者处于 III 期或 IV 期，吸烟是导致肺癌的最主要危险因素。老年人本身存在的肺功能下降包括：对于低氧血症或高碳酸血症的反应能力减低，肺组织弹性下降，肺部通气与血流灌注失匹配的增加，以及用力呼气量的减少。同时 COPD 是老年肺癌伴发的首要疾病之一。老年肺癌患者主要的肺功能障碍包括：呼吸困难，疲劳，活动受限，咳嗽咳痰，呼吸肌力下降等[16, 107]。

（二）老年肺癌的肺康复管理

1. 手术治疗　建议早期阶段的老年肺癌患者均进行手术治疗，对于提高生存率具有较大意义。

（1）术前：目前关于老年肺癌患者术前康复的干预剂量没有明确的标准，国内一项 RCT 研究表明术前集中一周的康复治疗，包括呼吸训练和有氧训练等，可以减少老年肺癌患者术后肺部并发症和住院天数。此外，系统评价研究表明：开展 1 ~ 10 周，中到高强度（以患者耐受性为主），每周 2～14 次的康复治疗可作为术前肺康复的康复治疗剂量标准[107, 108]。

1）评估要点：用于评价术前肺康复疗效，预测老年患者是否可以接受手术治疗以及手术治疗的价值，减少术后并发症。①咳嗽能力的评估；②运动耐量测验：6 分钟步行测验；③呼吸困难评估：改良 Borg 呼吸困难量表；④血氧饱和度评估：采用指脉氧进行评估；⑤肺功能测量：包括 FVC，FEV_1，D_LCO 等主要指标；⑥呼吸肌评估：采用最大吸气和呼气压；⑦生活质量评估：EORTCQLQ-C30；⑧术后肺部的并发症，不良事件的发生率；⑨术后住院天数。

2）治疗要点：①宣教：包括戒烟，术前定期的规律运动，正确的咳嗽咳痰方式，术后早期的踝泵训练，呼吸再训练（用于术后疼痛时的呼吸放松）；②运动训练：以步行、功率自行车等有氧耐力训练为主，每周 2～3 次，每次持续 30 分钟及以上，可结合上下肢抗阻训练，或二者单独进行；③咳嗽咳痰训练；④呼吸控制：包括缩唇呼吸或腹式呼吸训练，鼓励患者处于放松体位，用鼻子吸气，嘴巴呼气，重复三次，减轻气短发作程度[109]。

（2）术后

1）评估要点：用于评估术后肺康复的疗效以及监测手术带来的不良反应等。①咳嗽咳痰评估；②呼吸困难评估：采用改良 Borg 呼吸困难量表；③运动耐量评估：6 分钟步行测验；④肺功能测量：包括 FVC，FEV_1，D_LCO 等主要指标；⑤脉搏 / 血氧饱和度：采用指脉氧进行评估，主要用于监测运动或休息时的生命体征；⑥呼吸肌评估：最大吸气或呼气压；⑦术后住院时间；⑧术后并发症，不良事件发生率等；⑨生活质量评估：EORTCQLQ-C30。

2）治疗要点：①床旁活动：术后踝泵训练、身体活动、床边坐站、步行，在撤除胸腔引流管后进行肩部 / 胸廓的运动，鼓励患者术后第一天尽快开始步行训练；②辅助咳嗽训练：在控制伤口疼痛的情况下，可用枕头或毛巾对伤口进行保护，进行咳嗽训练；③呼吸控制训练：与上述相同，进行腹式呼吸训练，或可借助激励性的肺量计进行训练；④运动耐量训练：主要采用步行或功率自行车、快走或慢跑训练，遵循 FITT 的运动处方原则［训练频率（frequency）、训练强度（intensity）、训练时间（time）、训练类型（type）］，可因人而异；⑤上下肢的抗阻肌力训练：采用弹力带，以不同颜色作为训练的强度指标，循序渐进，或采用哑铃等器械通过负重的方式进行局部肌肉力量训练；⑥呼吸肌力的训练：采用负荷的膈肌运动训练，负荷方式可以采用沙包、枕头以及人工施加阻力等方式[110]。

2. 放、化疗　晚期的 NSCLC，或早期 NSCLC 未接受手术治疗，以及 SCLC 的老年患者，均可以进行放、化疗治疗。晚期肺癌患者对于体能康复的依从性较低，特别是院外居家康复，有研究报道该比率为 44%～77%，相较而言院内监督下的依从性达到 95%。一项随机对照研究报道在患者进行循环的放疗期间，采用 8 周的康复训练，可以减少患者呼吸困难，促进日常生活质量的提高[16, 111]。

（1）评估要点：①呼吸困难评估：可采用改良版 Borg 或 mMRC 呼吸困难问卷进行评估；②运动耐量评估：主要采用 6 分钟步行测验；③肺功能测验：监测 FVC

或 FEV_1 等指标；④疲劳度评估；⑤躯体活动能力评估；⑥生活质量评估：可采用 EORTCQLQ-C30 或 SF36；⑦肺部并发症或不良事件。

（2）治疗要点：①呼吸控制训练：与上述相同；②运动耐量训练：一般采用步行等训练方式，如北欧越野（Nordic Walking），也可采用有氧或抗阻训练，每次在 30 分钟左右；③肌力训练包括：呼吸肌训练、四肢肌力训练（可采用功率自行车）[111]。

三、老年慢性心力衰竭

（一）概述

老年慢性心力衰竭的肺功能障碍是指因慢性心力衰竭引起的老年肺换气和（或）肺通气功能障碍。表现为休息时呼吸肌无力，吸气功能受限，气道受限，血流灌注的改变，通气/血流灌注比值异常[112]。

孤立的或合并的肺功能异常，如限制、弥散障碍，以及较轻度的气道阻塞，在慢性心力衰竭患者中很常见。射血分数保留的心力衰竭（heart failure with preserved ejection fraction，HFpEF）的患者表现为肺部压力升高，肺扩散能力减弱，肺内气体交换异常。气道阻塞是心力衰竭的一种动态现象，因为它能存在于充血性心力衰竭并伴随着心力衰竭的治疗而消失。纳入 110 例老年慢性心力衰竭患者的 RCT 研究显示所有分析的肺通气量参数都是异常的。临床无肺部疾病的老年人存在肺功能下降时，会增加心力衰竭发病风险。英国一项前瞻性队列研究表明：老年人由于气道阻塞导致的 FEV_1 的下降与心功能障碍相关，并且提高了心力衰竭的发病风险。射血分数保留的心力衰竭老年患者在运动高峰期时，由于生理性无效腔的增加而表现为更多的通气效率的降低。老年心力衰竭患者呼吸肌耐力明显降低。若老年人存在 COPD 导致的全身性炎症反应，也会引起心力衰竭[112-115]。

（二）老年慢性心力衰竭的肺康复管理

1. 评估要点　急性心力衰竭发作时，可以采用动脉血氧分压、动脉血二氧化碳分压、血氧饱和度和血液 PH 值等进行血气分析。对于肺功能测定指标，临床主要关注 FVC、FEV_1 以及峰值呼气流速 PEF 等。此外，针对慢性心力衰竭患者呼吸困难可以采用改良 Borg 呼吸困难量表进行评估。临床应关注慢性心力衰竭患者的心肺运动耐量，研究发现 6 分钟步行测验对于轻度到中度的慢性心力衰竭患者具有信、效度。此外，研究和临床也常采用心肺运动试验进行运动耐量评估，常测量的指标为峰值氧耗量（peak VO_2）。同时临床也应关注慢性心力衰竭患者的呼吸肌力，通过监测最大吸气压力、最大呼气压力以及吸气肌的时间张力指数等进行临床评估[116, 117]。

2. 治疗要点　①呼吸肌训练：主要针对吸气肌进行训练，采用特定阈值负荷的仪器进行训练。②运动干预：主要采用规律有氧运动，如踏车运动训练，在监督下进行，每周 2~3 次，每次 30 分钟以上。③主动呼吸循环技术（ACBT）：包括呼吸控制、胸廓扩张运动、用力呼气技术，可促进痰液排出，改善肺功能。④呼吸训练：缩唇呼吸、深呼吸，以及运动训练过程中配合呼吸控制等节律呼吸[118-120]。

四、老年冠心病

（一）概述

有研究指出：功能下降是冠心病的独立危险因素，可使冠心病的发生风险和心血管病死亡率增加，且 FEV_1 下降幅度不仅与心血管病死亡率呈正比，还与冠状动脉狭窄严重的程度呈明显相关。通过改善肺通气，可能对减少冠心病的发生、延缓冠状动脉狭窄的进程、减少心血管事件的发生具有一定的意义。冠心病患者中，心肌痛、急性心肌梗死和缺血性心肌病患者的 FVC、VC 和 FEV_1%、D_LCO（肺一氧化碳弥散量）均低于健康人，表明冠心病患者存在明显的肺功能下降[17-20, 121]。

（二）老年冠心病肺康复管理

1. 保守治疗

（1）评估要点：①戒烟状态的评估；②呼吸困难的评估：改良 Borg 呼吸困难评估；③肺功能评估：采用临床肺功能检测，评估肺容积、肺通气、肺换气及小气道等肺功能的表现，包括通气流速曲线、肺活量（VC）、用力肺活量（FVC）、第 1 秒用力呼气容积（FEV_1）、第 1 秒用力呼气容积占用力肺活量比值（FEV_1/FVC）、呼气峰值流速（PEF）、肺一氧化碳弥散量（D_LCO）、肺一氧化碳弥散量与肺泡通气量比值（D_LCO/VA）水平等；③运动功能评估：6 分钟步行测验等；④心肺运动试验：峰值摄氧量及最大摄氧量（VO_2）、二氧化碳排出量（VCO_2）、心率（HR）、分钟通气量（VE）、氧通气当量（VE/VO_2）、二氧化碳通气当量（VE/VCO_2）等。

（2）治疗要点：①康复宣教：戒烟；②呼吸训练：腹式呼吸/膈肌呼吸；③运动耐量训练：a.有氧训练：行走、慢跑、骑自行车、游泳等运动方式，时间 20～40 min，频率 3～5 次/周，运动强度为 50%～80% 的最大运动强度；b.柔韧性训练：老年人应注重柔韧性训练，维持关节活动在正常的范围，保持身体的灵活性；c.抗阻训练：一般采用循环抗阻力量训练，常用训练方式包括哑铃、杠杆、运动器械和弹力带，以及利用自身体重如俯卧撑。

2. 围手术期的评估与治疗　冠心病常见的手术治疗为冠状动脉旁路移植术（coronary artery bypass grafting，CABG）等血管重建手段[122, 123]。

（1）术前：①评估要点：包括戒烟评估、肺功能评估等；②治疗要点：有效咳嗽的教导，呼吸训练（包括腹式呼吸，缩唇呼吸等），柔韧性训练，增大胸廓活动度，下肢肌力训练。

（2）术后–ICU：①评估要点：动脉血气分析和症状等评估；②治疗要点：包括机械通气和无创通气，腹式呼吸训练，呼吸训练器训练，气道廓清训练（主动循环呼吸技术），呼吸肌训练（高强度吸气肌训练、腹式呼吸、腹部抗阻训练、深呼吸训练）等。

（3）术后–常规康复：①评估要点：呼吸困难评估，咳嗽咳痰评估等；②治疗要点：术后第一天即开始呼吸训练，包括呼吸肌训练等；若有痰液潴留可以采用咳嗽训练，并结合胸部物理治疗（体位管理和胸廓扩张技术）、气道廓清技术等；常规的运动干预（包括有氧训练，抗阻训练和柔韧性训练）。

五、老年脑卒中

（一）概述

脑卒中引起的神经功能障碍不仅影响四肢和躯干肌肉，还影响呼吸肌，导致呼吸无力、呼吸模式改变以及呼吸量减少[124]。部分脑卒中因肌张力过高，从而影响呼吸肌和外周肌协同作用的运动控制，进而导致日常生活耐力降低[125]。脑卒中患者肺功能障碍可能由于直接损害相关的呼吸中枢和相关的神经传导通路，导致中枢呼吸驱动力及储备降低，造成肺功能损伤。同时脑卒中患者普遍存在呼吸肌力下降的情况，研究表明脑卒中患者相关呼吸肌力较正常降低 50%[126]。呼吸中枢的损害会造成呼吸频率和节律改变，咳嗽中枢损伤致使气道廓清障碍，延髓对 CO_2 化学感受性反射下降可能诱发阻塞性或中枢性睡眠呼吸暂停[22]。长期卧床的脑卒中患者会导致咳嗽能力的下降，排痰困难继发坠积性肺炎等。

此外也存在由于"呼吸机引起的膈肌功能障碍"，临床表现为机械通气导致肌纤维萎缩和损伤，进一步导致肺损伤和膈肌功能下降。包括气管切开及长期留置鼻胃管等。

（二）老年脑卒中肺康复管理

1. 评估要点

（1）肺功能测定：当存在继发肺功能下降时，如患者长期卧床、发生肺炎等，可采用简易的肺功能测量仪进行测量，评估肺功能相关指标。

（2）呼吸肌力测定：如最大吸气压（MIP）、最大呼气压（MEP）、最大发声时间、跨膈压等呼吸肌功能测定。

（3）动脉血气分析：包括血氧分压、氧饱和度等，当怀疑患者缺氧或呼吸困难时应进行动脉血气分析。

（4）影像学检查：如胸部 X 线或 CT 检查，尤其当患者存在肺部感染时。

（5）膈肌功能评估：采用膈肌运动诱发电位或膈肌超声评估，可评估患者的主要吸气肌的功能，特别是针对长期卧床的脑卒中患者[127]。

2. 治疗要点

（1）宣教：应建议脑卒中或短暂性脑缺血发作（transient ischemic attack，TIA）的吸烟患者戒烟并协助其戒烟[128]。

（2）氧疗：必要时吸氧，应维持氧饱和度 >94%，无低氧血症的患者不需常规吸氧[105]。

（3）呼吸支持：主要针对气道功能严重障碍者，如由于意识水平下降或延髓功能障碍导致气道损害的缺血性脑卒中（acute ischemic stroke，AIS）患者，应给予气道支持（气管插管或切开）及辅助呼吸[21, 128]。

（4）对于重症脑卒中合并呼吸功能下降、肺内感染的患者，建议加强床边的呼吸道管理和呼吸功能康复，以改善呼吸功能、增加肺通气和降低脑卒中相关性肺炎的发生率和严重程度，改善患者的整体功能[129, 130]。

（5）予以呼吸道管理、手法震动排痰、胸廓活动度训练和抗阻训练、腹式呼吸训练等，目的是增加咳嗽的效率、保持或改善胸廓的活动度，改善呼吸肌的肌力、耐力及协调性，改善肺通气，提高呼吸功能，从而增强患者整体的功能[130]。

（6）制订个体化的运动干预方案，提高心肺体适能（cardiorespiratory fitness，CRF）：所有脑卒中患者在住院期间均应开始心肺训练，无论残疾程度如何，应鼓励脑卒中患者参加定期体育锻炼。常见的训练方法包括有氧训练，如步行、爬楼梯和功率自行车等[83]。

（7）脑卒中后如果存在呼吸睡眠暂停，建议采用持续气道正压通气（CPAP）[131]。

（三）卒中相关肺炎的康复处理

研究表明，脑卒中后从急性期到一般康复阶段，肺炎的发生率为 3.9% ~ 45%，且主要发生于急性期，脑卒中相关性肺炎（stroke-associated pneumonia，SAP）发生主要与误吸和吞咽障碍等相关[82, 132]。

1. 评估要点　①咳嗽咳痰评估：常规评估，可结合 CT 或胸部 X 线等影像学检查；②呼吸困难评估：采用改良 Borg 呼吸困难量表评估；③咳嗽峰值流速（peak cough flow，PCF）：测量脑卒中后咳嗽功能损伤的关键方法，通过使用体积描记器来测量，要求患者尽可能用力地咳嗽；④呼吸肌测量：采用最大发声时间或最大吸气压和呼气压进行评估；⑤生活质量评估：采用 SF-36 量表进行评估。

2. 治疗要点　①呼吸道管理、手法震动排痰、胸廓活动度训练和抗阻训练、腹式呼吸训练；②呼吸肌训练：训练起始阻力为 30% ~ 40% MIP（MIP 为最大吸气压），每周逐渐增加 5% ~ 10% MIP，至最大阻力为 60% MIP。呼气肌训练通过缩唇呼吸和腹肌训练等方法来增加潮气量和肺泡通气量，提高血气交换率，呼气肌训练强度起始为 30% ~ 50% MEP，并逐渐进阶（MEP 为最大吸气压）。

六、老年帕金森病

（一）概述

早期的老年 PD 也可伴有肺功能障碍，包括呼吸障碍和呼吸肌力减弱，如阻塞性通气功能障碍、限制性通气功能障碍以及因咳嗽反射减弱所致气道保护能力减弱，尤其是后期活动功能明显受限。PD 引起的气道阻塞主要为上气道阻塞，PD 患者因姿势或体位异常等造成的胸壁肌肉的运动迟缓和共同收缩，可导致胸壁顺应性的增加，进而引起限制性通气功能障碍。PD 患者肺功能主要以限制性通气功能障碍为主。老年 PD 患者存在不同程度的肺功能减退，包括肺总量（TLC）、第 1 秒用力呼气容积（FEV_1）、用力肺活量（FVC）下降，残气量的提高，以及呼吸肌减弱。改善肺功能有助于缓解 PD 的病情进展。肺部并发症仍然是该病最常见的死亡原因之一，有研究表明其中吸入性肺炎是帕金森病患者死亡的首要原因。当前对于老年 PD 的肺功能障碍关注度仍然不高[23, 133]。有的药物也会引起肺功能障碍，如左旋多巴引起的膈肌运动功能障碍可导致快速的呼吸困难[23]。

（二）评估要点

1. 咳嗽咳痰的评估　咳嗽评估主要关注患者咳嗽的效度和强度；咳痰评估主要通过观察了解患者痰液的性状、颜色等。

2. 肺功能测量　对老年帕金森病患者应进行常规肺功能测量。临床关注的肺功能评价参数主要包括用力肺活量（FVC）、第 1 秒用力呼气容积（FEV_1）、第 1 秒用力呼气容积占用力肺活量比值（FEV$_1$/FVC）、最大呼气流量（PEF），最大自主通气量（maximum autonomous ventilation volume，MVV）等。

3. 呼吸困难评估　主要采用 Borg 呼吸困难量表进行评估。

4. 呼吸肌评估　帕金森病早期即存在呼吸肌力的下降，及至晚期。呼吸肌力的严重下降与患者的吸入性肺炎具有相关性，而后者是 PD 患者死亡的主要原因之一。因此，临床应早期关注 PD 患者的呼吸肌功能。临床针对呼吸肌力主要采用最大吸气压（MIP）和最大呼气压（MEP）进行评估。

5. 运动功能测验　主要是为了评估 PD 患者的心肺耐力，因此临床常采用 6 分钟步行测验作为指标，也可采用递增往返步行测验或耐力往返步行测验。

（三）康复治疗

帕金森病的临床特征之一是耐力减退或疲劳，而呼吸功能受损可能影响耐力。研究证实，接受肺康复训练的患者可实现肺通气功能的改善，有利于提高运动能力并减少疲劳。因此，应尽早、常规对 PD 患者进行肺功能康复训练[134]。

1. 一般处理

（1）有氧训练：改善 PD 患者心肺耐力和运动能力最常用的方法之一[135]。

Hoehn-Yahr Ⅰ～Ⅲ期的 PD 患者：中等强度的有氧运动，如活动平板和功率自行车，游泳，太极拳，瑜伽，跑台训练。

Hoehn-Yahr Ⅳ～Ⅴ期的患者：呼吸肌力训练，体位摆放，姿势矫正练习，腹式呼吸训练，辅助呼吸肌的放松训练，有痰液潴留时可考虑使用气道廓清技术。

（2）呼吸肌训练：包括吸气肌和呼气肌训练，有研究采用吸气肌训练和呼气肌训练，5 组重复 5 次，每周进行 6 次，持续 2 个月。①吸气肌训练：初步研究发现可增加轻至中度 PD 患者的吸气肌力量，有助于改善呼气肌力量、肺功能和胸廓运动度；②呼气肌训练：Saleem 等在早期 PD 患者中进行了 20 周的 EMST，结果表明患者的最大呼气压（MEP）在训练的前 4 周增加了 50%，在 20 周内 MEP 最终比基线值改善了 158%[136]。

（3）呼吸训练：包括腹式呼吸（即膈肌呼吸训练）、缩唇呼吸，可在运动中结合进行，减少呼吸困难的产生。

2. 存在肺部并发症如肺炎的处理

（1）气道廓清技术的使用：主要应用技术包括 ACBT（主动循环呼吸技术：由呼吸控制、胸部扩张技术、用力呼气技术组成），FET（用力呼气技术），咳嗽。

（2）胸部物理治疗：①体位摆放和引流：根据患者受损的部位，进行不同体位的调整；②叩拍和震动：可结合体位引流进行或单独实施，促进痰液松动，通过咳嗽等途径排出。

（3）运动训练：以床边有氧训练方式为主，如坐站转移训练、定期翻身、室内小范围步行活动，建议每次运动时间为 20～30 分钟，每周 3～5 次。

七、老年糖尿病

（一）概述

糖尿病（diabetes mellitus，DM）是影响全身的一种常见代谢紊乱，DM 患者存在肺通气功能损伤，主要表现为限制性通气功能障碍。大量研究表明 DM 患者同样存在肺弥散功能下降。肺功能降低与 DM 之间的联系机制尚不完全明确。目前解释 DM 患者肺功能损伤的可能病理生理机制包括：胰岛素抵抗（insulin resistance，IR）、低度慢性炎症、肺泡毛细血管和肺小动脉微血管病变、累及呼吸肌的自主神经病变和肺实质胶原糖基化所引起的弹性回缩丧失[137]。老年 2 型糖尿病患者存在不同程度的限制性通气功能障碍，且随病程延长肺功能减退愈加明显[138]。

（二）康复评估与治疗

1. 常规糖尿病患者

（1）评估要点：①肺通气功能检查：包括检查肺活量（VC）、第 1 秒用力呼气容积（FEV_1）、用力肺活量（FVC），以及第 1 秒用力呼气容积与用力肺活量比值（FEV_1/FVC）等；②血氧饱和度评估：一般采用脉搏血氧仪（指脉氧）进行 SaO_2 检查，正常情况下，$SaO_2 \geqslant 95\%$；③动脉血气分析和弥散检查：关注肺部的弥散功能和体内血气酸碱平衡，监测指标包括 SPO_2、$SPCO_2$ 和 D_LCO 等指标；④呼吸肌评估：一般采用最大吸气压和最大呼气压进行评估；⑤运动耐量评估：一般采用 6 分钟步行测验。

（2）治疗要点：①运动疗法：运动疗法可改善患者肺活量，改善心肺耐力的运动包括有氧运动、自行车、滑雪、慢跑、壁球、爬楼梯、游泳、快速走等。美国糖尿病协会关于"体育活动/运动和糖尿病的立场声明"中提到有氧运动可改善肺功能，同时建议老年糖尿病患者、有自主神经病者或肺部疾病者避免在炎热或潮湿的天气户外运动[139-141]。②呼吸训练：患者应处于良好体位，鼓励患者将上胸、手臂和肩部放松，利用下胸进行有节奏的呼吸训练，用鼻子做深的吸气并轻轻呼出，重复 3 次，放松地呼吸，再做深的吸气并轻轻呼出，重复 3 次；③呼吸肌力的训练：一般采用抗阻的吸气和呼气肌训练。

2. 糖尿病伴有肺部感染者

（1）评估要点：①影像学检查：胸部 X 线检查和 CT 检查提示肺部炎症性改变；②肺部听诊检查：双肺或一侧肺部可有肺部实变，可闻及干、湿性啰音；③咳嗽咳痰评估：咳嗽方面关注患者咳嗽的力度和效度，若有咳痰应关注痰液的黏稠度；排痰的效度：痰液轻易咳出为 1 分、需用力才易咳出为 2 分、不易咳出为 3 分；④肺通气功能检查：包括检查肺活量（VC）、第 1 秒用力呼气容积（FEV_1）、用力肺活量（FVC），以及第 1 秒用力呼气容积与用力肺活量比值（FEV_1/FVC）等；⑤血氧饱和度：一般采用脉搏血氧仪（指脉氧）进行 SaO_2 检查，正常情况下，$SaO_2 \geqslant 95\%$；⑥动脉血气和弥散检查，关注肺部的弥散功能和体内血气酸碱平衡，监测指标包括 SPO_2、$SPCO_2$ 和 D_LCO 等指标。

（2）治疗要点：①采用吹气球法：胸廓充分扩张，增大胸膜负压，降低呼吸频率，增加通气量和潮气量，改善通气血流比值和全身氧供，提高肺泡摄氧能力，降低低氧血症的发生率，有助于消除气道分泌物[142]；②有效的自我咳嗽和排痰：缓慢深吸气，屏气片刻后暴发咳嗽，使气道分泌物从远处气道移向大气道；③呼吸训练：患者应处于良好体位，鼓励患者将上胸、手臂和肩部放松，利用下胸，进行有节奏的呼吸训练，用鼻子做深的吸气并轻轻呼出，重复 3 次，放松地呼吸，再做深的吸气并轻轻呼出，重复 3 次；④胸部物理治疗：体位管理结合叩拍、振动手法，通过各种体位摆放，将患者的肺段支气管置于最垂直的位置，借由重力将小支气管远端的痰液排到较大支气管，同时结合叩拍振动手法有助于痰液的松动。

3. 糖尿病合并阻塞性睡眠呼吸暂停（OSA） 美国糖尿病协会糖尿病诊疗标准中提出 2 型糖尿病中 23% 有 OSA，58% 有睡眠呼吸异常[139]。建议这些患者采用的治疗有：改变生活方式、持续正压通气、使用口腔矫治器等。其中持续正压通气一般多用于阻塞性睡眠呼吸暂停综合征的治疗，通过使用机器进行正压通气，防止软腭等阻塞气道。

八、老年骨质疏松椎体压缩性骨折

（一）概述

老年骨质疏松疼痛患者常见肺功能包括 FVC（用力肺活量）、FEV$_1$（第 1 秒用力呼气容积）等指标下降，且与日常生活相关。此外，在无椎体压缩性骨折的情况下，骨质疏松患者的呼吸肌耐力下降。脊柱过度后凸导致限制性通气障碍，加重对肺功能下降的影响。由骨质疏松症造成的脊柱后凸畸形会降低胸腔容积，影响肋骨横突关节的活动及胸廓的活动度，导致限制性呼吸功能障碍。脊柱后凸的严重程度也可能造成胸肌无力而降低肺功能。研究表明：预防或减缓脊柱后凸的进展可能减轻老年人肺功能下降的负担。当出现由于骨质疏松椎体压缩性骨折（osteoporotic vertebral com-pression fracture，OVCF），以上情况均会进一步加重，可能会出现胸闷、气短和呼吸困难等表现[27, 28, 143]。

椎体畸形会影响肺功能，同时肺部功能下降也会增加骨折的风险。老年患者由于存在多病共存，可由于 COPD 等基础疾病导致的肺功能障碍从而影响骨质疏松性症状。同时应注意 OVCF 患者由于长期卧床可导致肺功能的进一步下降，特别是因为长期卧床，呼吸道分泌物不易排出，导致的肺部感染而形成坠积性肺炎。

（二）评估要点

1. 胸部 X 线检查 可更早诊断骨水泥肺栓塞，建议在每一次椎体成形术后进行常规胸部 X 线检查，以确定是否有肺部病变。

2. CT 检查 用于诊断骨水泥肺栓塞。计算机体层摄影血管造影使肺内水泥物质的位置、长度和数量清晰可见。多层螺旋 CT 检查能准确地显示心脏腔内的水泥物质。

3. 肺功能检查 肺总量（TLC）、肺活量（VC）、用力肺活量（FVC）、第 1 秒用力呼气容积（FEV$_1$）、最大自主通气量（MVV）、最大吸气压力（MIP）和最大呼气压力（MEP）等。

4. 咳嗽咳痰评估与肺部听诊 主要针对长期卧床患者，特别是当患者继发肺炎时。

5. 呼吸困难评估 建议采用改良 Borg 量表进行患者呼吸困难评估。

（三）治疗要点

1. 围手术期 研究推荐进行肺功能检查是否有换气或通气功能障碍，以及胸部 X 线检查评估是否有呼吸系统并发症。

（1）术前：①踝泵训练以预防深静脉血栓产生；②教导正确的咳嗽咳痰方式，戒烟；③深呼吸训练：主要采用腹式呼吸的方式，可以控制呼吸困难，减少疼痛带来的不利影响；④上下肢进阶活动训练：主要采用卧位的上下肢渐进抗重力或微抗阻训练（可结合弹力带等方式）。

（2）术后：①术后第一天，建议进行下肢的踝泵训练，以及配合呼吸节律控制的上下肢主动活动训练；②咳嗽咳痰训练，预防痰液潴留；③上下肢进阶的抗阻训练或抗重力训练，可结合弹力带，3～5次/周，监督下进行；④可进行室内小范围的步行训练，每次15～20分钟。

2. 保守治疗要点　进行卧位下的踝泵训练，学会有效的咳嗽咳痰训练，以及掌握呼吸控制的技巧，减少疼痛带来的影响；在监督下进行步行训练，15～20分钟/次，3～5次/周。

九、老年髋部骨折

（一）概述

髋部骨折后，由于老年患者长期卧床等原因可导致深呼吸和咳嗽的不足，以及呼吸肌的薄弱等，最终导致肺通气的下降和呼吸道分泌异常，使得肺炎和肺不张等肺部并发症发生率显著提高，同时也会进一步加重老年人原有的基础疾病或增加再发的风险，如COPD等。老年髋部骨折围手术期以及术后恢复阶段可能面临4.1%～7.0%的肺炎发生风险。一项临床研究显示，髋部骨折老年患者术后1年的病死率为28%，其中死亡原因为肺部并发症的占84%。对老年患者髋部骨折后1年死亡危险因素分析发现，骨折（手术）引起的失控性炎症反应综合征，以及TNF-a、IL-6、IL-10升高是骨折后1年内高病死率的独立危险因素。老年髋部骨折术后深静脉血栓的发生率超过40%，下肢深静脉血栓是肺栓塞的重要危险因素[29, 30]。

（二）评估要点[144]

1. 肺通气功能检查（一般为卧位进行）和血气分析（SaO_2、$PaCO_2$）有利于预测术后肺部并发症（postoperative pulmonary complications，PPC）的发生。

2. 胸部X线或CT检查　围手术期可进行胸部X线或CT检查，确定有无呼吸系统并发症，以及长期卧床患者可检查是否有痰液的产生与潴留。

3. 咳嗽咳痰评估以及肺部听诊　主要针对长期卧床患者，特别是当患者继发肺炎时。

4. 呼吸困难评估　临床建议采用改良Borg呼吸量表评估。

（三）康复治疗

1. 围手术期[144, 145]

（1）术前治疗要点：①健康宣教：踝泵，戒烟；②咳嗽训练；③呼吸训练：缩唇呼吸，激励性肺量计等进行呼吸控制训练；④上肢活动训练：可结合弹力带，采用渐进抗阻方式进行训练；⑤下肢活动训练：主要以被动或者无痛范围内的主动小范围活动训练为主。

（2）术后治疗要点：①体位管理：术后半卧位，促进呼吸，增加肺容量，减少缺氧；②有效咳嗽，胸部物理治疗（叩拍等），气道廓清技术（FET，ACBT等），雾化、湿化技术；③呼吸训练（腹式呼吸，缩唇呼吸，激励性肺量计等）；④上下肢的活动训练：有研究表明，可采用上肢瑜伽训练（upper-body yoga）强调上肢结合呼吸节律的训练方式，可用于急性髋部骨折的患者[146]。

2. 保守治疗要点　可采用咳嗽咳痰训练，踝泵训练，结合呼吸节律的渐进性的上下肢活动训练，以及辅助的步行训练。

（庄金阳　雷振民　杨延辉　余恺涛　张楠楠　张大伟　董媛媛）

参考文献

[1] Thurlbeck WM，Angus GE. Growth and aging of the normal human lung [J]. Chest，1975，67（2 Suppl）：3s-6s.

[2] Fletcher C，Peto R. The natural history of chronic airflow obstruction [J]. Br Med J，1977，1（6077）：1645-8164.

[3] Janssens JP，Pache JC，Nicod LP. Physiological changes in respiratory function associated with ageing [J]. Eur Respir J，1999，13（1）：197-205.

[4] Sharma G，Goodwin J. Effect of aging on respiratory system physiology and immunology [J]. Clin Interv Aging，2006，1（3）：253-260.

[5] Ashley F，Kannel WB，Sorlie PD，et al. Pulmonary function：relation to aging，cigarette habit，and mortality [J]. Ann Intern Med，1975，82（6）：739-745.

[6] Hassel E，Stensvold D，Halvorsen T，et al. Association between pulmonary function and peak oxygen uptake in elderly：the Generation 100 study [J]. Respir Res，2015，16（1）：156.

[7] Bowdish DME. The Aging Lung：Is Lung Health Good Health for Older Adults? [J]. Chest，2019，155（2）：391-400.

[8] Spruit MA，Singh SJ，Garvey C，et al. An official American Thoracic Society/European Respiratory Society statement：key concepts and advances in pulmonary rehabilitation [J]. Am J Respir Crit Care Med，2013，188（8）：e13-64.

[9] 中华医学会呼吸病学分会慢性阻塞性肺疾病学组．慢性阻塞性肺疾病诊治指南（2013年修订版）[J].中国医学前沿杂志（电子版），2014，6（2）：67-80.

[10] Melén E，Koppelman GH，Guerra S . On Genetics，Lung Developmental Biology and Adult Lung Function [J]. American Journal of Respiratory and Critical Care Medicine，2020，202（6）：791-793.

[11] Rezwan FI，Imboden M，Amaral A，et al. Association of adult lung function with accelerated biological aging [J]. Aging，2020，12（1）：518-542.

[12] 胡安美，蔡珊．影响肺功能的主要生理及病理因素研究进展 [J].中国全科医学，2011，14（12）：1388-1390，1393.

[13] 郑淑妹．糖尿病患者肺功能损害的特征及机制研究进展 [J].大连医科大学学报，2021，43（3）：263-268.

[14] Fried TR，Vaz Fragoso CA，Rabow MW. Caring for the older person with chronic obstructive pulmonary disease [J]. Jama，2012，308（12）：1254-1263.

[15] Cortopassi F，Gurung P，Pinto-Plata V. Chronic Obstructive Pulmonary Disease in Elderly Patients [J]. Clin Geriatr Med，2017，33（4）：539-552.

[16] Hurria A，Kris MG. Management of lung cancer in older adults [J]. CA Cancer J Clin，2003，53（6）：325-341.

[17] Marcus EB, Curb JD, MacLean CJ, et al. Pulmonary function as a predictor of coronary heart disease [J]. Am J Epidemiol, 1989, 129 (1): 97–104.

[18] Lee HM, Liu MA, Barrett-Connor E, et al. Association of lung function with coronary heart disease and cardiovascular disease outcomes in elderly: the Rancho Bernardo study [J]. Respir Med, 2014, 108 (12): 1779–1785.

[19] Mattila T, Vasankari T, Rissanen H, et al. Airway obstruction and the risk of myocardial infarction and death from coronary heart disease: a national health examination survey with a 33-year follow-up period [J]. Eur J Epidemiol, 2018, 33 (1): 89–98.

[20] Nowak C. Lung Function and Coronary Artery Disease Risk [J]. Circ Genom Precis Med, 2018, 11 (4): e002137.

[21] 中华医学会神经病学分会, 中华医学会神经病学分会脑血管病学组. 中国急性缺血性脑卒中诊治指南 2018 [J]. 中华神经科杂志, 2018, 51 (9): 666–682.

[22] 王璐, 陆晓. 脑卒中患者肺功能障碍康复研究进展 [J]. 中国康复医学杂志, 2018, 33 (6): 730–734.

[23] Baille G, De Jesus AM, Perez T, et al. Ventilatory Dysfunction in Parkinson's Disease [J]. J Parkinsons Dis, 2016, 6 (3): 463–471.

[24] 张洁, 郭立新. 糖尿病与肺部疾病 [J]. 中国糖尿病杂志, 2015, 23 (2): 185–188.

[25] 杨丹榕, 蒋鑫, 徐松翠, 等. 298 例 2 型糖尿病对肺功能的影响 [J]. 临床肺科杂志, 2012, 17 (2): 198–200.

[26] Ishii M, Yamaguchi Y, Hamaya H, et al. Characteristics of factors for decreased lung function in elderly patients with type 2 diabetes [J]. Scientific Reports, 2019, 9 (1): 20206.

[27] 赵刘军, 杨惠林, 张志刚, 等. 老年女性骨质疏松性胸腰段脊柱压缩骨折患者的肺功能变化 [J]. 中华老年医学杂志, 2005, 24 (9): 687–688.

[28] 胡志伟, 刘楠, 周谋望, 等. 骨质疏松性脊柱后凸患者功能状况的研究现状 [J]. 中国康复医学杂志, 2015, 30 (11): 1192–1195.

[29] 王晓伟, 孙天胜, 刘智, 等. 老年髋部骨折术后肺部感染发生的危险因素及预后分析 [J]. 中国骨与关节杂志, 2020, 9 (9): 645–649.

[30] 张秀果, 丁俊琴, 井永敏, 等. 老年髋部骨折患者呼吸系统并发症危险评估表及护理计划单的应用 [J]. 中华护理杂志, 2012, 47 (010): 875–877.

[31] Nishi S, Zhang W, Kuo YF, et al. Pulmonary Rehabilitation Utilization in Older Adults With Chronic Obstructive Pulmonary Disease, 2003 to 2012 [J]. Journal of Cardiopulmonary Rehabilitation & Prevention, 2016, 36 (5): 375–382.

[32] 胡莉娟, 朱蕾. 肺功能诊断用语释义 [J]. 中华结核和呼吸杂志, 2015, 38 (12): 957.

[33] 宫玉翠, 陈洁雅, 李平东, 等. 慢性呼吸疾病肺康复护理专家共识 [J]. 中华护理杂志, 2020, 55 (5): 709–710.

[34] 陈虹铮, 韩亮, 焦江博, 等. 两种呼吸肌肌力评定方法对脑卒中患者的应用及相关性研究 [J]. 临床医药文献电子杂志. 2020, 7 (04): 17–20.

[35] 王飞飞, 朱晓萍, 马少林. 超声评估膈肌结构和功能 [J]. 中华危重病急救医学. 2017, 29 (3): 279–280.

[36] 王志力, 李建国, 邓彬, 等. 评价膈肌浅快呼吸指数和膈肌增厚分数在机械通气撤机中的诊断价值 [J]. 中国急救医学, 2018, 38 (5): 385–389.

[37] Gabral EEA, Fregonezi GAF, Melo L, et al. Surfaceelectromyography (sEMG) of extradiaphragm respiratory muscles in healthy subjects: A systematic review [J]. JElectromyogr Kinesiol, 2018, 42: 123–135.

［38］Walterspacher S，Pietsch F，Walker DJ，et al. Activation of respiratory muscles during respiratory muscle training［J］.Respiratory Physiology &Neurbiology，2018，247：126–132.

［39］Weisman IM，Marciniuk D，Martinez FJ，et al. American Thoracic Society/ American College of Chest Physicians ATS/ACCP Statement on Cardiopulmonary Exercise Testing［J］. The American review of respiratory disease，2003，167：211–77.

［40］刘柳，何建华.心肺运动试验在慢性阻塞性肺疾病评估和诊治中的临床应用［J］.中国康复，2021，36（08）：509–512.

［41］Riley CM，Sciurba FC. Diagnosis and Outpatient Management of Chronic Obstructive Pulmonary Disease：A Review［J］. Jama，2019，321（8）：786–797.

［42］Blackstock FC，Evans RA. Rehabilitation in lung diseases：'Education' component of pulmonary rehabilitation［J］.Respirology，2019，24（9）：863–870.

［43］Hopkinson NS，Molyneux A，Pink J，et al. Chronic obstructive pulmonary disease：diagnosis and management：summary of updated NICE guidance［J］.Bmj，2019，366：14486.

［44］Ilayaraja A，Pg. D，Shawesh A . Effect of Autogenic Drainage Versus Postural Drainage on Pulmonary Function in Chronic Obstructive Pulmonary Diseases Patients［J］. Bull. Fac. Pharm. Cairo Univ，2008，13（1）：51–58.

［45］Shah SR，Hassan Z，Waqas S，et al. Comparison of Postural Drainage and Percussion Techniques in Cystic Fibrosis Patients［J］. Pakistan Journal of Medical & Health Sciences，2022，16（02）：201.

［46］喻鹏铭，车国卫.成人和儿童呼吸与心脏问题的物理治疗［M］.北京：北京大学医学出版社，2011.

［47］Frownfelter D，Dean E . Cardiovascular and Pulmonary Physical Therapy：Evidence to Practice［M］. Singapore 5th ed. Elsevier，2012.

［48］Falk M，Kelstrup M，Andersen JB，et al. Improving the ketchup bottle method with positive expiratory pressure，PEP，in cystic fibrosis［J］.European Journal of Respiratory Diseases，1984，65（6）：423–432.

［49］Liverani B，Nava S，Polastri M. An integrative review on the positive expiratory pressure（PEP）- bottle therapy for patients with pulmonary diseases［J］. Physiotherapy Research International，2020，25（1）：e1823.

［50］Milan S，Bondalapati P，Megally M，et al. Positive expiratory pressure therapy with and without oscillation and hospital length of stay for acute exacerbation of chronic obstructive pulmonary disease［J］. International journal of chronic obstructive pulmonary disease，2019，14：2553–2561.

［51］Reychler G，Uribe Rodriguez V，Hickmann C E，et al. Incentive spirometry and positive expiratory pressure improve ventilation and recruitment in postoperative recovery：a randomized crossover study［J］. Physiotherapy Theory and Practice，2019，35（3）：199–205.

［52］Casaburi R，Zuwallack R. Pulmonary rehabilitation for management of chronic obstructive pulmonary disease［J］. New England Journal of Medicine，2009，360（13）：1329–1335.

［53］Richardson CR，Franklin B，Moy ML，et al. Advances in rehabilitation for chronic diseases：improving health outcomes and function［J］.BMJ，2019，365：l2191.

［54］Li W，Pu Y，Meng A，et al. Effectiveness of pulmonary rehabilitation in elderly patients with COPD：A systematic review and meta–analysis of randomized controlled trials［J］. International Journal of Nursing Practice，2019，25（5）：e12745.

［55］邱亚娟，龙晓东，罗洪，等.太极拳对老年慢性阻塞性肺病患者肺功能和体力状况的影响［J］.中国老年学杂志，2018，38（1）：151–153.

［56］Ries AL，Bauldoff GS，Carlin BW，et al. Pulmonary Rehabilitation：Joint ACCP/AACVPR Evidence–Based Clinical Practice Guidelines［J］.Chest，2007，131（5 Suppl）：4s–42s.

［57］Iepsen UW, Jorgensen KJ, Ring Ba Ek T, et al. A combination of resistance and endurance training increases leg muscle strength in COPD: An evidence-based recommendation based on systematic review with meta-analyses ［J］. Chronic Respiratory Disease, 2015, 12（2）: 132-145.

［58］Gosselink R, De Vos J, van den Heuvel SP, et al. Impact of inspiratory muscle training in patients with COPD: what is the evidence? ［J］. Eur Respir J, 2011, 37（2）: 416-425.

［59］Claus I, Muhle P, Czechowski J, et al. Expiratory Muscle Strength Training for Therapy of Pharyngeal Dysphagia in Parkinson's Disease ［J］. Mov Disord, 2021, 36（8）: 1815-1824.

［60］Rodriguez MA, Crespo I, Del Valle M, et al. Should respiratory muscle training be part of the treatment of Parkinson's disease? A systematic review of randomized controlled trials ［J］. Clin Rehabil, 2020, 34（4）: 429-437.

［61］Wang Z, Wang Z, Fang Q, et al. Effect of Expiratory Muscle Strength Training on Swallowing and Cough Functions in Patients With Neurological Diseases: A Meta-analysis ［J］. Am J Phys Med Rehabil, 2019, 98（12）: 1060-1066.

［62］Rueda JR, Solà I, Pascual A, et al. Non-invasive interventions for improving well-being and quality of life in patients with lung cancer ［J］. Cochrane Database Syst Rev, 2011, 2011（9）: Cd004282.

［63］Young IH, Crockett AJ, McDonald CF. Adult domiciliary oxygen therapy. Position statement of the Thoracic Society of Australia and New Zealand ［J］. Med J Aust, 1998, 168（1）: 21-25.

［64］O'Driscoll BR, Howard LS, Earis J, et al. British Thoracic Society Guideline for oxygen use in adults in healthcare and emergency settings ［J］. BMJ Open Respir Res, 2017, 4（1）: e000170.

［65］Magnet FS, Schwarz SB, Callegari J, et al. Long-Term Oxygen Therapy: Comparison of the German and British Guidelines ［J］. Respiration, 2017, 93（4）: 253-263.

［66］Lacasse Y, Tan A, Maltais F, et al. Home Oxygen in Chronic Obstructive Pulmonary Disease ［J］. Am J Respir Crit Care Med, 2018, 551（10）: 644.

［67］雷聪云, 叶秀春, 纪伟娟, 等. 八段锦在慢性阻塞性肺疾病患者稳定期康复中的研究 ［J］. 中华护理教育, 2019, 016（003）: 188-192.

［68］Trott PV, Oei SL, Ramsenthaler C. Acupuncture for Breathlessness in Advanced Diseases: A Systematic Review and Meta-analysis ［J］. Journal of Pain and Symptom Management, 2019, 59（2）: 327-338.

［69］Gloeckl R, Marinov B, Pitta F. Practical recommendations for exercise training in patients with COPD ［J］. European Respiratory Review, 2013, 22（128）: 178-186.

［70］Michiko, Moriyama, PhD, et al. Effects of a 6-Month Nurse-Led Self-Management Program on Comprehensive Pulmonary Rehabilitation for Patients with COPD Receiving Home Oxygen Therapy ［J］. Rehabilitation Nursing, 2015, 40（1）: 40-51.

［71］Yu YL, Zheng XS, Han XX, et al. The application value of continuous nursing for home oxygen therapy of patients in the stable phase of chronic obstructive pulmonary disease ［J］. European Review for Medical & Pharmacological ences, 2017, 21（3 Suppl）: 67-72.

［72］单昆. 人工气道湿化护理的临床研究进展 ［J］. 当代护士（上旬刊）, 2021, 28（3）: 15-16.

［73］Suh M, Heitkemper M, Smi CK. Chest Physiotherapy on the Respiratory Mechanics and Elimination of Sputum in Paralyzed and Mechanically Ventilated Patients With Acute Lung Injury: A Pilot Study ［J］. Asian Nursing Research, 2011, 5（1）: 60-69.

［74］宋文雨, 潘道卓, 杨锁柱, 等. 机械辅助排痰结合体位引流对患者机械通气期间治疗效果的影响 ［J］. 中国老年学杂志, 2017, 37（1）: 142-144.

［75］倪婧鑫, 相妍, 茅昌敏, 等. 基于时间护理的呼吸训练与排痰管理对肺癌手术患者康复的影响分析 ［J］. 护士进修杂志, 2020, 35（2）: 159-161.

［76］蓝惠兰, 李雪球, 覃铁和, 等. 机械通气患者吸痰前气管内滴注生理盐水湿化的比较研究 ［J］.

中华护理杂志，2005，40（8）：567-569.

［77］冯冬梅，刘宇，陆悦，等.基于有创机械通气吸痰护理实践指南的ICU护士行为评价研究［J］.中华护理教育，2018，15（5）：325-330.

［78］刘继平.两种口腔护理液用于慢性阻塞性肺疾病合并口腔真菌感染患者的效益分析：［D］.浙江：浙江大学，2017.

［79］Pratibha，Nayak，Sally W，et al. Functional Impairment and Physical Activity Adherence Among Gynecologic Cancer Survivors：A Population-Based Study［J］. International journal of gynecological cancer：official journal of the International Gynecological Cancer Society，2016，26（2）：381-388.

［80］周希蓓，张仪芝，陆唯.门诊—居家康复运动对肺叶切除术患者身体活动量的影响［J］.护理学杂志，2016，31（18）：92-94.

［81］Sun X，Shen Y，Shen J. Respiration-related guidance and nursing can improve the respiratory function and living ability of elderly patients with chronic obstructive pulmonary disease［J］. Am J Transl Res，2021，13（5）：4686-4695.

［82］Hüls A，Vierkötter A，Sugiri D，et al. The role of air pollution and lung function in cognitive impairment［J］. The European respiratory journal，2018，51（2）：1701963.

［83］Fan Q，Jia J. Translating Research Into Clinical Practice：Importance of Improving Cardiorespiratory Fitness in Stroke Population［J］. Stroke，2020，51（1）：361-367.

［84］Gosselink R，Bott J，Johnson M，et al. Physiotherapy for adult patients with critical illness：recommendations of the European Respiratory Society and European Society of Intensive Care Medicine Task Force on Physiotherapy for Critically Ill Patients［J］. Intensive Care Medicine，2008，34（7）：1188-1199.

［85］Jang MH，Shin MJ，Yong BS. Pulmonary and Physical Rehabilitation in Critically Ill Patients［J］. Acute and Critical Care，2019，34（1）：1-13.

［86］Lai CC，Chou W，Chan KS，et al. Early Mobilization Reduces Duration of Mechanical Ventilation and Intensive Care Unit Stay in Patients With Acute Respiratory Failure［J］. Arch Phys Med Rehabil，2017，98（5）：931-939.

［87］Wang TH，Wu CP，Wang LY. Chest Physiotherapy with Early Mobilization may Improve Extubation Outcome in Critically Ill Patients in the Intensive Care Units［J］. The Clinical Respiratory Journal，2018，12（11）：2613-2621.

［88］Mezidi M，Guérin C. Effects of patient positioning on respiratory mechanics in mechanically ventilated ICU patients［J］. Annals of Translational Medicine，2018，6（19）：384.

［89］Gillespie DJ，Rehder K. Body position and ventilation-perfusion relationships in unilateral pulmonary disease［J］. Chest，1987，91（1）：75-79.

［90］Levine，Sanford，Nguyen，et al. Rapid Disuse Atrophy of Diaphragm Fibers in Mechanically Ventilated Humans［J］. New England Journal of Medicine，2008，358（13）：1327-1335.

［91］Vorona S，Sabatini U，Al-Maqbali S，et al. Inspiratory Muscle Rehabilitation in Critically Ill Adults：A Systematic Review and Meta-Analysis［J］. Annals of the American Thoracic Society，2018，15（6）：735-744.

［92］Bernie B，Anne LI，Margot G，et al. Inspiratory muscle training for intensive care patients：A multidisciplinary practical guide for clinicians［J］. Australian Critical Care，2019，32（3）：249-255.

［93］Ambrosino N，Venturelli E，Vagheggini G，et al. Rehabilitation，weaning and physical therapy strategies in chronic critically ill patients［J］. The European respiratory journal，2012，39（2）：487-492.

［94］Listed N. AARC clinical practice guideline. Use of positive airway pressure adjuncts to bronchial hygiene therapy. American Association for Respiratory Care［J］. Respiratory Care，1993，38（5）：516-521.

［95］Grammatopoulou E，Belimpasaki V，Valalas A，et al. Active cycle of breathing techniques contributes to pain reduction in patients with rib fractures［J］. Hellenic Journal of Surgery，2010，82（1）：52–58.

［96］Homnick DN. Mechanical insufflation–exsufflation for airway mucus clearance［J］. Respiratory Care，2007，52（10）：1296.

［97］Gonçalves MR，Honrado T，Winck JC，et al. Effects of mechanical insufflation–exsufflation in preventing respiratory failure after extubation：a randomized controlled trial［J］. Critical Care，2012，16（2）：R48.

［98］Paneroni M，Clini E，Simonelli C，et al. Safety and efficacy of short–term intrapulmonary percussive ventilation in patients with bronchiectasis［J］. Respiratory care，2011，56（7）：984–988.

［99］Nim P，Nicola B，Andrew G. Respiratory physiotherapy in the critical care unit［J］. Continuing Education in Anaesthesia Critical Care & Pain，2015，15（1）：20–25.

［100］Bartlett RH. Respiratory maneuvers to prevent postoperative pulmonary complications. A critical review［J］. Jama，1973，224（7）：1017–1021.

［101］Sommers J，Engelbert RH，Dettling–Ihnenfeldt D，et al. Physiotherapy in the intensive care unit：an evidence–based，expert driven，practical statement and rehabilitation recommendations［J］. Clinical Rehabilitation，2015，29（11）：1051–1063.

［102］Holland AE，Mahal A，Hill CJ，et al. Benefits and costs of home–based pulmonary rehabilitation in chronic obstructive pulmonary disease – a multi–centre randomised controlled equivalence trial［J］. BMC Pulmonary Medicine，2013，13（1）：57.

［103］Wedzicha JAEC–C，Miravitlles M，Hurst JR，et al. Management of COPD exacerbations：a European Respiratory Society/American Thoracic Society guideline［J］. Eur Respir J，2017，49（3）：1600791.

［104］Puhan MA，Gimeno–Santos E，Cates CJ，et al. Pulmonary rehabilitation following exacerbations of chronic obstructive pulmonary disease［J］.Cochrane Database of Systematic Reviews，2016，12（12）：CD005305.

［105］Qaseem A，Wilt TJ，Weinberger SE，et al. Diagnosis and Management of Stable Chronic Obstructive Pulmonary Disease：A Clinical Practice Guideline Update from the American College of Physicians，American College of Chest Physicians，American Thoracic Society，and European Respiratory Society［J］. Annals of Internal Medicine，2011，147（9）：633–638.

［106］Alison JA，McKeough ZJ，Johnston K，et al. Australian and New Zealand Pulmonary Rehabilitation Guidelines［J］.Respirology，2017，22（4）：800–819.

［107］Granger CL. Physiotherapy management of lung cancer［J］. J Physiother，2016，62（2）：60–67.

［108］Denehy L. Intensive preoperative rehabilitation improves functional capacity and postoperative hospital length of stay in elderly patients with lung cancer［commentary］［J］. J Physiother，2017，63（3）：184.

［109］Molassiotis A，Smith JA，Mazzone P，et al. Symptomatic Treatment of Cough Among Adult Patients With Lung Cancer：CHEST Guideline and Expert Panel Report［J］. Chest，2017，151（4）：861–874.

［110］支修益. 胸外科围手术期气道管理专家共识（2012年版）［J］. 中国胸心血管外科临床杂志，2013，20（3）：251–255.

［111］Jastrzębski D，Maksymiak M，Kostorz S，et al. Pulmonary Rehabilitation in Advanced Lung Cancer Patients During Chemotherapy［J］. Adv Exp Med Biol，2015，861：57–64.

［112］Georgiopoulou VV，Kalogeropoulos AP，Psaty BM，et al. Lung Function and Risk for Heart Failure Among Older Adults：The Health ABC Study［J］. The American Journal of Medicine，2011，124（4）：334–341.

［113］Wannamethee SG，Shaper AG，Papacosta O，et al. Lung function and airway obstruction：associations with circulating markers of cardiac function and incident heart failure in older men–the British Regional

Heart Study［J］.Thorax，2016，71（6）：526–534.

［114］Obokata M，Reddy YNV，Shah SJ，et al. Effects of Interatrial Shunt on Pulmonary Vascular Function in HeartFailure With Preserved Ejection Fraction – ScienceDirect［J］.Journal of the American College of Cardiology，2019，74（21）：2539–2550.

［115］Smith JR，Borlaug BA，Olson T. Exercise Ventilatory Efficiency in Older and Younger Heart Failure Patients with Preserved Ejection Fraction［J］.Journal of Cardiac Failure，2019，25（4）：278–285.

［116］Li R，Zhang J，Gao Y，et al. Impact of Lung Function and SDB on Incident Myocardial Infarction and Heart Failure：A Community–based Study［J］.Lung，2019，197（3）：339–347.

［117］Vibarel N，Hayot M，Messner PP，et al. Non–invasive assessment of inspiratory muscle performance during exercise in patients with chronic heart failure［J］.European Heart Journal，1998，19（5）：766–773.

［118］Fox H，Witzel S，Bitter T，et al. Positive airway Pressure Therapy In Heart Failure Patients：Long–Term Effects on Lung Function［J］.Respir Physiol Neurobiol，2017，238：41–46.

［119］林娜，王晓芬.呼吸训练对慢性心力衰竭患者运动耐力的影响［J］.中华护理杂志，2011，46（11）：1082–1084.

［120］曾海涓，刘文伟，周成华，等.主动呼吸循环技术对老年慢性心力衰竭患者肺功能的影响［J］.中国老年保健医学，2019，17（4）：125–126.

［121］张琼，马江伟，黄建华，等.肺功能与冠心病及其冠状动脉病变严重程度的相关性［J］.中国循环杂志，2016，31（1）：55–59.

［122］王爱华，王多有，何学志.104例高龄非体外循环冠状动脉旁路移植术患者呼吸系统的围手术期护理［J］.中华护理杂志，2009，44（4）：344–346.

［123］国家心血管病中心，《冠状动脉旁路移植术后心脏康复专家共识》编写委员会.冠状动脉旁路移植术后心脏康复专家共识［J］.中国循环杂志，2020，35（1）：4–15.

［124］Pozuelo–Carrascosa DP，Carmona–Torres JM，Laredo–Aguilera JA，et al. Effectiveness of Respiratory Muscle Training for Pulmonary Function and Walking Ability in Patients with Stroke：A Systematic Review with Meta–Analysis［J］.International Journal of Environmental Research and Public Health，2020，17（15）：5356.

［125］Santos R，Dall'Alba S，Forgiarini S，et al. Relationship between pulmonary function，functional independence，and trunk control in patients with stroke［J］.Arquivos de Neuro–psiquiatria，2019，77（6）：387–392.

［126］Menezes KK，Nascimento LR，Ada L，et al. Respiratory muscle training increases respiratory muscle strength and reduces respiratory complications after stroke：a systematic review［J］.Journal of Physiotherapy，2016，62（3）：138–144.

［127］Sutbeyaz ST，Koseoglu F，Inan L，et al. Respiratory muscle training improves cardiopulmonary function and exercise tolerance in subjects with subacute stroke：a randomized controlled trial［J］.Clinical Rehabilitation，2010，24（3）：240.

［128］Winstein CJ，Stein J，Arena R，et al. Guidelines for Adult Stroke Rehabilitation and Recovery：A Guideline for Healthcare Professionals From the American Heart Association/American Stroke Association［J］.Stroke：a journal of cerebral circulation，2016，47（6）：e98–e169.

［129］中华医学会神经病学分会，中华医学会神经病学分会神经康复学组，中华医学会神经病学分会脑血管病学组.中国脑卒中早期康复治疗指南［J］.中华神经科杂志，2017，50（6）：405–412.

［130］张通，赵军，白玉龙，等.中国脑血管病临床管理指南（节选版）——卒中康复管理［J］.中国卒中杂志，2019，14（8）：823–831.

［131］Khot SP，Davis AP，Crane DA，et al. Effect of Continuous Positive Airway Pressure on Stroke

Rehabilitation: A Pilot Randomized Sham-Controlled Trial [J]. Journal of Clinical Sleep Medicine Jcsm Official Publication of the American Academy of Sleep Medicine, 2016, 12 (7): 1019.

[132] Hannawi, Yousef, Bashar, et al. Stroke-Associated Pneumonia: Major Advances and Obstacles [J]. Cerebrovascular Diseases, 2013, 35 (5): 430-443.

[133] Ebihara S, Saito H, Kanda A, et al. Impaired efficacy of cough in patients with Parkinson disease [J]. Chest, 2003, 124 (3): 1009-1015.

[134] 张廷. 心肺康复结合常规康复治疗帕金森病对运动功能恢复的疗效分析 [J]. 中国老年保健医学, 2021, 19 (4): 3.

[135] 刘园园, 张丽芳, 王峰. 有氧训练对帕金森病患者心肺功能的影响 [J]. 中华脑科疾病与康复杂志 (电子版), 2018, 8 (1): 49-51.

[136] Saleemb AF, Sapienza CM, Okun MS. Respiratory muscle strength training: Treatment and response duration in a patient with early idiopathic Parkinson's disease [J]. Neurorehabilitation, 2005, 20 (4): 323-33.

[137] 郑淑妹, 王镇山. 糖尿病患者肺功能损害的特征及机制研究进展 [J]. 大连医科大学学报, 2021, 43 (03): 263-268.

[138] 余一, 郭青梅. 老年糖尿病患者肺功能分析 [J]. 临床肺科杂志, 2012, 17 (03): 533.

[139] 刘莉莉, 孙子林. 中美糖尿病运动指南对比 [J]. 中国医学前沿杂志 (电子版), 2013, 5 (5): 12-14.

[140] 石筱溪. 低强度规律有氧运动对 2 型糖尿病患者血糖和心肺功能的影响 [J]. 中国老年学杂志, 2015, 35 (16): 4595-4597.

[141] 陈伟, 高民, 江中立, 等.《中国糖尿病运动治疗指南》解读 [J]. 中华医学信息导报, 2014, 29 (2): 19.

[142] 徐红丽, 毛焕龙, 李俊红, 等. 糖尿病患者采用吹气球法预防肺部感染效果研究 [J]. 中华医院感染学杂志, 2015, 25 (18): 4200-4202.

[143] 蔡西国, 邹丽丽, 杨阳, 等. 老年性骨质疏松疼痛患者的肺功能改变及其与生活质量的关系 [J]. 中华物理医学与康复杂志, 2016, 38 (8): 597-599.

[144] 何会红, 姜丽萍, 朱亚玲. 预防老年髋部骨折患者肺部感染循证护理应用的研究 [J]. 中华医院感染学杂志, 2015, 25 (12): 2834-2836.

[145] 李庆波, 王传英, 霍延青, 等. 高龄老年人髋部骨折的围手术期治疗及康复 [J]. 中国老年学杂志, 2008, 28 (20): 2067-2068.

[146] Guo J, Gao C, Xin H, et al. The application of "upper-body yoga" in elderly patients with acute hip fracture: a prospective, randomized, and single-blind study [J]. J Orthop Surg Res, 2019, 14 (1): 250.

第六章
老年心功能障碍全周期康复

第一节　概述

一、本章编写的背景

随着社会经济的发展，国民生活方式发生了深刻的变化。尤其是人口老龄化及城镇化进程的加速，中国心血管疾病危险因素流行趋势明显，导致了心血管疾病的患病人数持续增加。总体上看，中国心血管疾病患病率及死亡率仍处于上升阶段。据国家心血管病中心发布的"中国心血管健康与疾病报告2020"推算，我国心血管疾病现患人数3.30亿，其中脑卒中1300万，冠心病1139万，肺源性心脏病500万，心力衰竭890万，风湿性心脏病250万，先天性心脏病200万，下肢动脉疾病4530万，高血压2.45亿[1]。国家疾病监测系统数据显示，心血管疾病死亡导致我国人群平均寿命缩短近5年，根据美国心脏协会标准，中国仅0.2%的居民为理想的心血管健康状态[2]。心脑血管疾病、癌症、慢性呼吸系统疾病、糖尿病等慢性非传染性疾病导致的死亡人数占总死亡人数的88%，导致的疾病负担占疾病总负担的70%以上。居民健康知识知晓率偏低，吸烟、过量饮酒、缺乏锻炼、不合理膳食等不健康生活方式比较普遍，由此引起的疾病问题日益突出。为积极有效应对当前突出健康问题，2019年国务院印发的"国务院关于实施健康中国行动的意见"着重强调要加强心脑血管病的防控。"健康中国2030"规划纲要的战略目标提出，到2030年时4类重大慢性非传染性疾病（包括心血管病、肿瘤、糖尿病和慢性呼吸系统疾病）导致的过早死亡率较2015年降低30%[3]。加强对心血管疾病的防控是改善我国慢性病流行病学现状的重要突破口。

二、老年心功能障碍康复现状及意义

心血管疾病是导致老年心功能障碍的主要原因，还与老年患者的生理性退化及不良生活习惯（缺乏运动、吸烟及饮食）等因素有关。表现为心血管系统适应性降低，血流动力学功能下降，同时可能合并肺循环功能障碍、代谢功能障碍等。患者身体活动能力和运动耐力下降，自感体力下降，在一般体力活动甚至进行日常活动的时候就出现乏力、气促甚至呼吸困难、胸痛等症状，严重影响患者的生活质量，增加照护者及家庭的照护负担。而患者由于自身功能障碍原因，缺乏参与运动的信心及安全感，导致运动量进一步减少，造成"功能障碍出现—缺乏运动—功能障碍加重"的不良循环，心功能障碍逐步加剧。心脏康复（cardiac rehabilitation，CR）是一种系统性、综合性治疗手段，

融合了心血管医学、运动医学、营养医学、心身医学和行为医学等学科体系[4]，因其对心血管系统的积极作用而受到越来越多的关注。CR 以患者功能障碍为着眼点，多学科技术整合和人员合作，其治疗效果的高低不仅仅取决于一项治疗技术，而是需要多种治疗技术在患者身上的有机结合，并且需要患者的配合和坚持。CR 强调树立健康的生活方式和积极的生活态度，最终使患者回归正常的社会生活，是治疗稳定期心血管疾病以及预防再发心血管事件的重要手段。大量证据显示，CR 治疗能够在二级预防药物治疗基础上，使心脏病患者的总死亡率进一步下降 8%～37%；心血管疾病死亡率下降 7%～38%；一年内猝死风险下降 45%；患者反复经皮冠脉介入术（percutaneous coronary intervention，PCI）/冠状动脉旁路移植术（coronary artery bypass grafting，CABG）的比率降低 20%～30%；患者反复住院率明显下降；总医疗费用降低；患者治疗满意度明显提高。CR 在发达国家已开展多年，其疗效已获得大量临床研究证据，但鉴于我国经济状况及心脏康复理念的相对落后，CR 在我国全方位启动及长期持续开展仍是"路漫漫其修远兮"[5]。

三、本章内容编写流程

通过系统检索国内外相关指南、专家共识、综述、临床研究等，发现目前仅有部分疾病相关的心功能障碍评估及治疗，现有的指南中对老年人的心功能特点、筛查、评估、治疗、康复等多个方面系统总结不足，缺少循证康复治疗的共识与指南。因此由编写团队撰写本章，旨在规范老年常见疾病心功能障碍的全周期康复治疗，从常用的心功能评估量表、治疗方法、老年人疾病相关的心功能特点、筛查、评估、诊断、治疗、康复等方面寻找循证证据，从而对老年心功能有全面的认识，为临床医生、康复治疗师、护理工作者、照护者提供参考。本章由国家重点研发计划"老年全周期康复技术体系与信息化管理研究"发起，江苏省人民医院作为承担单位。编写小组通过检索中国知网、万方、维普、中国生物医学文献数据库等中文数据库；PubMed、Embase、The Cochrane Library、Web of Science 等英文数据库；英国国家临床优化研究所（National Institute for Clinical Excellence，NICE）、美国国立指南文库（National Guideline Clearinghouse，NGC）、苏格兰校际指南网络（Scottish Intercollegiate Guidelines Network，SIGN）、国际指南协作网（Guideline International Network，GIN）、世界卫生组织（World Health Organization，WHO）等学术指南文库和网站。同时手工检索纳入研究的参考文献列表作为补充。本章已在国际实践指南注册平台（International Practice Guideline Registry Platform）进行注册（注册号 IPGRP-2021CN287）。

第二节　老年心功能障碍

一、老年心功能障碍概述

（一）心脏功能及老年心功能障碍定义

1. 心脏功能　心脏是维持血液循环的动力器官，起到了血液泵的作用，是循环系统的中枢，通过其有规律的收缩和舒张，产生一定压力将血液射入肺循环和体循环，将氧气和能量持续供应给机体，并带走代谢的终产物以维持机体正常功能（图 6-2-1）。心脏的射血能力直接关系到生命活动是否能正常进行，并且心脏泵出的血液量与全身代谢需求密切匹配[6]，在人体经受如运动等应激状态时，心脏能在相应调节机制的作用下将泵血功能进行上调，以满足机体增加的氧耗需求[7, 8]。

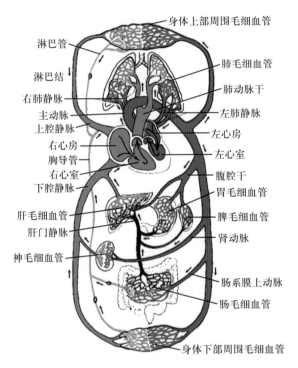

图 6-2-1　心脏功能

2. 老年心功能障碍　功能是指组织、器官、肢体等躯体组成的特征性活动，当本应具有的功能不能正常发挥时，即称为功能障碍。65 周岁以上患者多由于心血管疾病，存在心肌收缩力、心肌收缩协调性、室壁运动顺应性、心脏前和（或）后负荷、心率等异常，导致心脏的泵血功能障碍，出现心输出量不足，不能满足机体代谢需要，所出现的血液循环障碍的全身性病理表现称为老年心功能障碍。按发生的不同时期可分为心脏收缩功能障碍、舒张功能障碍；按发生的不同部位可分为左心功能障碍、右心功能障碍及全心功能障碍；亦可以分为心脏机械功能及传导功能障碍[8]。

（二）老年心功能障碍的主要发生原因

1. 衰老因素　衰老是一种正常的生理现象，随着年龄的增长，长期的血流动力学压力和生物学变化会产生解剖、组织学、生化、生理和电生理的变化，这些变化损害心血管功能，减少心血管储备，并改变老年患者的药代动力学反应。表现为收缩力、心输出量、收缩速度和收缩力、每搏量、心室射血分数、左心室舒张顺应性和充盈性的下降，左心室射血阻抗增加，心脏对儿茶酚胺的反应降低等[9, 10]（图 6-2-2）。

（1）心脏老化：从出生到死亡，衰老导致心脏结构和功能的渐进退化，是心血管疾病的主要危险因素。有研究指出[11]，老化的心脏和动脉正处于心血管疾病的边缘，但

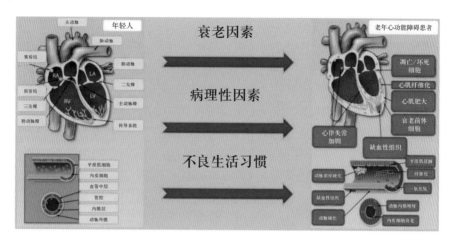

图 6-2-2　老年心功能障碍发生原因

衰老不会导致功能失代偿。在老年心脏中观察到的最显著的功能变化是心脏储备的逐渐下降，这直接导致了伴随年龄增长的运动能力下降[12, 13]。在最大负荷下，70~80 岁老年人的心排出量约为 20~30 岁青年人的 40%，即每 10 年约下降 10%。休息时卧位，心排出量 61 岁时较 23 岁时减少 25%；但在休息坐位时心排出量无明显改变，这是由于老年人由卧位改为坐位时排出量下降较少。据研究报道，正常老年人每搏输出量为 63.6 cm³ ± 28.0 cm³，较中年组减少 15%。老年人心脏的储备力降低，对外界应力的反应能力下降，主要受下列 3 个因素影响。

1）承受外界应力时，心率不能成比例增加，其原因除窦房结、房室结及束支中结缔组织增加外，还发现与心肌纤维的儿茶酚胺受体数量减少、心肌接受刺激和产生机械反应之间的不应期延长有关。

2）心肌等张收缩和舒张时间延长，老年人的左室射血期（left ventricular ejection time，LVET）逐渐缩短，而射血前期则随年龄增长而延长，反映左心室室壁收缩速度减慢。

3）心肌纤维的顺应性降低，心肌收缩后舒张不充分，原因可能是结缔组织增加或心肌本身的老化，因而降低了心肌的工作效率。伴随年龄增加而出现的心输出量减少，加之脏器局部血流阻力增加，导致对各脏器的血供减少。不同的脏器血供减少程度并不相同。总的来看，流向脑部和冠状动脉的血流量高于按比例减少的量，而流向其他器官尤其是肾脏的量一般低于按比例减少的量。脑血流量从 20 岁开始至 70 岁减少约 16%，而肾血流量从 25 岁开始至 65 岁下降约 55%。老年人流向鼻部、唇部和手部的血流量减少，导致有时可见到发绀现象。

（2）血管老化和老年人血压改变：随着年龄增加，血管中的弹力纤维逐渐僵直、脆弱及断裂，动脉血管的弹性减弱。弹力型动脉的中层、肌肉型动脉的弹性层均发生弹性组织钙质沉着；同时血管中胶原蛋白增加，以及胶原蛋白纤维相互交链而形成越来越大的纤维束，进一步削弱了血管的弹性。主动脉中层局限性胶原增加，使收缩压和脉搏压增加，但不影响舒张压，所以一般说来，随着年龄增加，血管弹性减弱硬度增加，动脉收缩压有上升趋势。但血压并不总是随着年龄的增长而增高。

2. 老年心脏病理性改变

（1）老年冠心病：其患病率和发病率明显高于年轻人。随着年龄的增加，狭窄病变的数目和严重程度逐渐增加。"中国心血管健康与疾病报告 2020"显示，我国心血管疾病现患病人数约 3.30 亿，其中冠心病患病人数（coronary heart disease，CHD）约 1139 万，目前 CHD 在世界主要死亡原因中仍居首位，入院诊断为 CHD 的患者大约有 1/4 超过 65 岁[14]。

（2）老年高血压病：高血压是导致我国居民心血管病发病和死亡增加的首要且可改变的危险因素，约 50% 的心血管病发病和 20% 的心血管病死亡归因于高血压。心脏结构和功能的改变是高血压重要的靶器官损害，高血压引起心脏结构和功能改变存在左心室肥厚—左心室舒张功能减退—左心房扩大的顺序[15]，老年人由于生理性改变而形成动脉硬化，使得血管失去弹性而血压升高，收缩压升高是老年高血压病的一个显著特征。大量流行病学与临床研究显示，与舒张压相比，收缩压与心、脑、肾等靶器官损害的关系更为密切，收缩压水平是心血管事件更为重要的独立预测因素[16]。

（3）老年瓣膜性心脏病：瓣膜性心脏病是老年心脏病的主要类型之一，随着年龄的增长，患病率显著增加，从 65 岁前的不到 2%，到 65～75 岁之间的 8.5%，以及 75 岁后的 13.2%；病因分布方面，以退行性钙化病变为主要病理特征的主动脉瓣狭窄和二尖瓣反流最为常见，占总数的 90% 以上[17-19]。

（4）老年心律失常：随着年龄的增长，窦房结细胞数量逐渐减少，形状变得不规则，同时窦房结中脂肪、纤维和胶原含量增加。房室结、希氏束和束支中的细胞也同样减少。并且老年人易出现心脏供血能力不足，加上慢性病的存在使机体的自我调节能力下降，易导致心功能的减退，从而加大了患心律失常的危险性。老年心律失常发生的类型主要为房性心律失常，其中主要为房性期前收缩，常会导致心房与心室不同步的收缩与心房重构，从而导致心房压力增加，使肺静脉压力增加，继而导致肺淤血，出现呼吸困难等症状，从而使肺动脉压力也增高，肺动脉压力的增加会导致右心房也增大，进而导致了心脏舒张功能的进一步下降[20]。

（5）老年肥厚性心肌病：流行病学资料显示其发病率约 1:500，而老年人约占总病例的 1/4[21]。多数情况下，老年患者属于早年发病，但病变较轻而无明显的临床症状，随年龄的增大，病变加重或伴发老年退行性病变，而使患者逐渐出现临床症状。

（6）老年心脏淀粉样变性：以细胞外可溶性纤维蛋白异常沉积为特征，引起组织结构紊乱，导致器官功能下降。老年系统性淀粉样野生型（非突变）转甲状腺素是老年性系统性淀粉样蛋白的前体蛋白，多沉积于患者的心脏，主要影响 65 岁以上的患者。它对男性和女性的影响不成比例，几乎是特异的老年男性疾病，比例为 20:1，80 岁以上的老年患者中约 80% 出现心脏受累，但该年龄组人群只有约 25% 出现临床表现[22, 23]。

3. 不良生活习惯　主要包括缺乏运动、久坐、吸烟及高钠饮食等。

（1）缺乏运动（physical inactivity，PI）及久坐（sedentary behavior，SB）：缺乏运动和久坐行为是世界范围内心血管疾病和全因死亡的主要可变危险因素。缺乏运动定义为：运动水平低于最佳健康和预防过早死亡所需的水平；久坐行为定义为：清醒状态下，所有行为能量消耗≤1.5 代谢当量（metabolic equivalent，MET）状态[23, 24]。与其他任何年龄组相比，久坐行为是老年人最常见的，有研究报道：在瑞典和美国的 60～75

岁老年人的总久坐时间分别为每天 8.4 h 和 9.0 h[25]。研究表明久坐引起肌肉水平的代谢改变导致严重代谢紊乱，这些潜在的影响可能是其影响心血管疾病风险的病理生理途径。一项荟萃分析研究了久坐和心血管疾病事件之间的关系，荟萃分析的报告证实心血管疾病风险的增加与久坐有直接关系[26]。

（2）吸烟：吸烟是心血管病的已知危险因素[27]，约 1/3 吸烟相关死亡与心血管病有关，各吸烟水平人群均存在一定心血管病风险，包括每天吸烟 <5 支的群体。吸烟导致的心血管病发病及死亡至今仍是一项全球性健康卫生问题。吸烟是心血管疾病诱发因素中最可预防的，与其他危险因素相比，戒烟降低心血管疾病死亡风险的效果良好，而其花费却远小于血压、血糖或血脂的药物控制。从这个意义上说，戒烟是最经济的干预方式。

（3）高钠饮食："中国心血管健康与疾病报告 2020"[1] 指出 2010～2012 年全国营养调查数据分析发现，在所有膳食因素中，与心血管代谢性疾病死亡数量有关的归因比例中，影响最大的是高钠摄入，2012 年膳食钠的摄入量折合成食盐的量为 14.5 g，高于建议摄入量（<5 g/d）的比例为 88.3%。

第三节　老年心功能障碍特点

老年心功能障碍主要表现为心血管系统适应性降低，血流动力学功能减退，同时可能合并肺循环功能障碍、代谢功能障碍等[28]。患者身体活动能力和运动耐量下降，在一般体力活动或更低强度活动的时候就出现呼吸困难、胸痛等症状，导致患者体力下降、乏力和虚弱，极大影响患者的生活质量。而老年患者由于心功能障碍造成活动时种种不适，促使老年患者运动量减少，造成恶性循环，心脏功能进一步下降[29]。

一、人群的特殊性

老年人往往基础疾病较多，在心血管系统、呼吸系统、消化系统等各系统均发生退行性改变，机体适应性降低，功能储备能力下降，肌肉数量和质量降低，身体素质和运动能力减退，平衡能力差，跌倒风险高[30]。在过度的运动中容易诱发其他相关疾病。此外，老年人易存在社会心理问题，对事物兴趣低落，从而对康复治疗难以坚持。

二、功能障碍的特殊性

老年患者常合并有各系统疾病，需要注意特殊合并症人群的康复。

（一）合并糖尿病

糖尿病是影响心脏疾病预后的重要因素，故在心功能障碍康复时应重视对糖尿病的评估。如有此类情况，则应考虑延迟或停止康复活动：糖尿病酮症酸中毒、空腹血糖 16.7 mmol/L、增殖性视网膜病、肾病（血肌酐 1.768 mmol/L）、急性感染。糖尿病患者往往血糖调控能力较差，故避免在空腹状态下运动训练，于餐后 2 小时开始最佳[31]。监测患者在运动过程中的血糖变化，预防低血糖；如有低血糖出现，须尽快处理，可选择进食 10～15 g 糖类的食物，如进食后未能纠正的严重低血糖须送医疗中心就诊。

（二）合并脑卒中

老年心脏疾病和脑卒中具有相似的危险因素，故在老年心功能障碍康复患者中存在较大部分的脑卒中患者。对于合并脑卒中的老年心脏康复患者，在治疗开始前，须全面评估患者的意识、认知、癫痫、言语、肢体功能、日常生活能力、疼痛等方面。近年来，贾杰及其团队提出心肺适能可通过心肺、血液、肌肉、脑等复杂中枢外周网络通路限制脑卒中患者的神经功能重塑。心肺适能是脑卒中患者耐受足够强度的康复训练的基础，作为脑卒中全周期康复理念，脑卒中后患者心肺功能引起越来越多的关注[32,33]。

（三）合并其他运动障碍疾病

老年患者由于机体功能退化等因素，可能存在不同程度的运动功能障碍，比如骨性关节炎导致的关节活动受限、帕金森病导致的不自主震颤和运动迟缓、肌肉减少症导致的肌力下降等。在设计运动处方时应充分考虑患者的运动功能，尽量利用患者残存的功能开展训练，选择患者能耐受的训练方式和训练强度。如患者训练意外风险较高，应在监护下进行康复训练。

（四）合并外周动脉疾病

外周动脉疾病通常是动脉粥样硬化累及外周血管，肢体动脉病变通常导致相应肢体感觉运动障碍，以间歇性跛行最为常见。对间歇性跛行的患者制订康复计划时应充分考虑其症状和缺血程度，训练方式宜以训练与休息间歇组成，内容以步行运动训练为主，步行至可耐受量后适当休息，待不适症状消除后再次运动。

三、老年患者的药物问题和对康复的影响

老年患者易多病共存，这造成了老年患者用药的复杂性。同时老年患者反应较迟钝，药物造成的不良反应容易被忽视，且难以与疾病本身相鉴别，在用药时须密切观察其反应。此外，老年患者常用药物中很多对运动功能和运动时的心血管反应有一定的影响，要特别注意药物对康复训练的影响。

1. β受体阻滞剂　主要药理作用为减慢心率、减弱心肌收缩力、降低心肌耗氧量、通过血流再分布增加缺血区心肌的血流灌注，长期应用可提高运动耐力。然而，由于在使用初期对心输出量及骨骼肌供血的抑制作用，在使用初期对运动耐受性会产生负面作用。

2. 他汀类药物　这属于降脂类药物。其不良反应有肌痛或乏力，可导致患者的运动耐量下降或对运动训练的依从性差，这可能与该类药物致骨骼肌细胞内线粒体受损和能量供应不足有关[34]。

3. 钙拮抗剂　钙拮抗剂分为二氢吡啶类和非二氢吡啶类，均可通过降低心脏负荷、改善心肌缺血从而缓解心绞痛症状，提高运动耐量。

4. 硝酸酯类药物　扩张冠状动脉和静脉，降低心脏前负荷，降低心肌耗氧量，改善心肌供血，从而缓解心绞痛症状，改善运动耐力。

5. 代谢类药物　如曲美他嗪，通过保护细胞在缺氧或缺血情况下的能量代谢，同时改善心肌和骨骼肌的能量供给，提高运动耐受性。

6. 其他药物　如伊伐布雷定，选择性抑制窦房结的起搏功能，减慢心率，减少心肌

耗氧量，提高运动耐量。

四、注意事项

康复训练应循序渐进，从低强度开始逐渐增加，以身体症状、心率、耗氧量等作为评估指标，来判断患者身体疲劳状况，并根据患者反应及时调整训练强度。对治疗处方的调整应主要是增加运动时间而非仅提高运动强度。有氧训练适合较短的活动节拍和中等强度，注意预防运动损伤[35]。肌力训练的阻力运动十分重要，可以提高老年患者的日常生活活动能力。在训练开始时，宜先帮助患者熟悉环境以更好的训练。定期对老年患者进行心脏康复相关的宣教，增加其信心。

第四节　老年心功能障碍康复评估

评估是心功能障碍康复重要组成部分，首先应建立多学科心脏康复团队[36]，包括心脏康复医生、康复治疗师、康复护士、心理师和营养师等。心脏康复医生领导团队成员完成每一次评估，护士负责患者心脏康复档案建设与管理，康复治疗师负责康复方案的具体实施，记录历次心血管综合评估结果和康复训练过程，由心脏康复医生完成对整个评估的报告解读、康复方案的制订及调整。

一、基本情况评估

1. 询问病史　这是评估心脏疾病患者的第一步，包括患者的病史及目前用药情况，患者的生物属性、社会属性、心理属性都不可忽视，它们一起决定着疾病的走向。询问病史使医生可以面对面、近距离接近患者，根据患者临床症状可判断这些症状是否由心脏疾病引起，心脏疾病患者常见症状包括胸痛或胸部不适、呼吸困难、心悸、水肿、咳嗽、咯血和乏力等。

2. 体格检查　心脏体格检查包括视诊、触诊、叩诊、听诊，准确、熟练的心脏体格检查，可帮助医生获得重要的第一手临床资料，为疾病诊断及监测病情变化提供确切线索[37]。体格检查除了将心血管系统作为重点外，评估可影响心功能的其他系统也很有必要，包括：生命体征、全身一般状况的视诊、动脉血压、颈部动（及静）脉检查，以及评估心肺系统（包括脉搏频率和规律、血压、听诊、触诊和检查下肢水肿和动脉搏动等）、心血管手术后伤口部位、营养状态等。

二、静态心脏功能评估

1. 血压测量　血压是最常测量的临床参数之一，是高血压诊断、管理、治疗、流行病学和研究的基础，血压值是治疗决策的重要参考因素[38]。关注老年人中单纯收缩期高血压、白大衣性高血压、体位性低血压和餐后低血压有更高的发生比例，同时老年人血压的变异较大，因此家庭自测血压（home blood pressure monitoring，HBPM）和动态血压监测（ambulatory blood pressure monitoring，ABPM）在老年患者中尤为重要[39]。

2. 心电图　心电图是心血管疾病应用最早与最广泛的工具，具有操作简单、可重复性好和价格便宜的优点，可以起到定性、定时、定位的作用[40]。此外，心电图在遗传性离子通道疾病、心脏结构异常、电解质紊乱等的诊断中也具有重要的辅助价值。心电图和动态心电图监测可以基本反映患者的心肌缺血或心肌梗死情况，还可以帮助判断有无心律失常、心脏的扩大和肥厚、药物对心脏的影响等。

3. 超声心动图　这是临床心脏病学的支柱技术之一，是目前唯一可应用于临床的实时动态连续床旁心血管系统解剖功能可视化观测技术，为心血管疾病的临床诊断和治疗提供了大量丰富的心脏和大血管解剖和功能可视化信息，不但可以从射血分数反映患者的心功能，更可以整体观察到患者心脏的结构和血流情况[41]。

4. 其他　影像学检查：X线、CT、MRI、DSA检查。实验室检查：心肌标志物、心肌酶谱等[42, 43]。

三、动态心脏功能评估

（一）NYHA心功能分级

纽约心脏病协会（New York Heart Association，NYHA）心功能分级是临床最常使用的心功能评估方法之一，可简单快速地判断患者的心功能情况，NYHA分类的基础源于患者感知和报告的心脏症状，以及医生对这些症状的评估。这种简单的可用性使其在众多试验和指南中被广泛使用[44]（表6-4-1）。

表6-4-1　NYHA心功能分级

分级	症状
Ⅰ级	活动不受限。日常体力活动不引起明显的气促、疲乏或心悸
Ⅱ级	活动轻度受限。休息时无症状，日常活动可引起明显的气促、疲乏或心悸
Ⅲ级	活动明显受限。休息时可无症状，轻于日常活动即引起显著气促、疲乏或心悸
Ⅳ级	休息时也有症状，稍有体力活动症状即加重。任何体力活动均会引起不适。如无需静脉给药，可在室内或床边活动者为Ⅳa级，不能下床或需静脉给药支持者为Ⅳb级

（二）步行测验

患有心脏和呼吸系统疾病的患者通常表现为活动水平和运动能力有限。步行测验常作为一种评估功能状态、治疗效果及预后的手段[45]。目前存在多种步行测验，包括基于时间的测验（如2分钟步行/踏步测验、6分钟步行测验、9分钟步行及12分钟步行测验）；固定距离测验（如100米步行[46]）；速度决定的行走测验及穿梭行走试验等。

1. 6分钟步行测验（6-minute walk test，6MWT）　步行是除了重病患者以外所有人都要进行的一种活动，该试验测定患者6分钟内在平坦、硬地上快速步行的距离，根据患者6分钟步行米数，可将心肺功能分为4级：1级，<300 m；2级，300～374.9 m；3级，375～449.5 m；4级，>450 m。多数患者在6分钟步行试验中不能达到最大运动量，他们选择自己的运动强度并且允许试验过程中停止行走和休息。然而，因为日常生活中多数老年人活动需要在次大运动量水平或以下完成，所以6分钟步行试验比较好地反映能完成老年人日常体力活动的功能代偿能力的水平[47]（图6-4-1）。

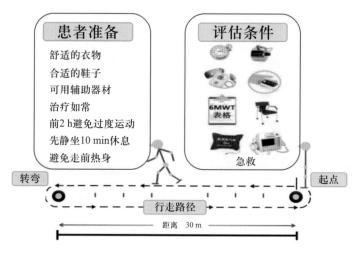

图 6-4-1　6 分钟步行测验

2. 2 分钟踏步测验（2-minute step test，2MST）　2MST 是通过计数受试者 2 分钟内单侧膝盖能达到指定高度（髌骨与髂前上棘连线中点高度）的次数，评估心肺功能。如评估环境受限，不能开展 6MWT 时，2MST 可以作为替代方案[48, 49]。

（三）运动负荷试验

1. 心电图运动负荷试验（exercise ECG stress test）　这是一种心功能试验，通过给心脏一定的运动负荷，使心肌耗氧量增加，超过病变冠状动脉供血贮备能力时心肌出现缺血，心电图可出现缺血性 ST 段改变。按运动量可分为极量运动试验、次级量运动试验和症状限制性运动试验。常用运动试验为活动平板试验和踏车运动试验。单独进行运动负荷心电图测验的敏感性和特异性低于影像学，其方法简便、费用低廉、无创伤和相对安全，适宜在基层医院应用[50]。

2. 运动负荷超声心动图（exercise stress echocardiography，ExEcho）　ACC（美国心脏病学院）、AHA（美国心脏病协会）及 ASE（美国超声心动图协会）明确提出，运动超声心动图有助于评估是否存在可诱发的心肌缺血及其部位和严重程度，同时有助于危险性分层和评价预后。近年来，在非缺血性心脏病评估中的应用越来越多，ExEcho 为同时评估心脏功能和运动相关的非侵入性血流动力学变化提供了独特的能力，可以帮助指导治疗并告知患者的预后。两种基本运动模式是跑步机和自行车，患者最好是半仰卧在倾斜台上，这样可以提供有关心脏对压力反应的最佳成像信息[51]（图 6-4-2）。

3. 心肺运动试验（cardiopulmonary exercise test，CPET）　CPET 是一种评价心肺储备功能和运动耐力的无创性检测方法，实时检测在不同负荷条件下运动时机体心电监测、氧耗量和二氧化碳排出量的动态变化，从而客观、定量地评价心肺储备功能和运动耐力。由于需要接受负荷递增的运动，故需要肺脏、心脏和肌肉等脏器密切协调的工作才能完成，因此 CPET 是唯一将心与肺耦联，在运动中同时对其储备功能进行评价的科学工具。它具有无创、定量和敏感的特点。CPET 根据其特点分成很多种类，如：使用的设备（运动平板、踏车）、功率大小（极量、亚极量和低水平等）、运动终点（症状限制、靶心率等）、运动部位（上肢、下肢等）。运动平板与踏车的峰值耗氧量有所差异，踏车

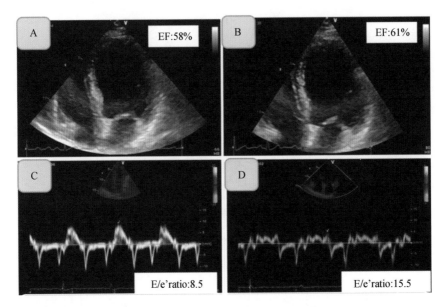

图 6-4-2　运动超声心动图示例[54]

静息时超声心动图检查显示射血分数保留（A）和 E/e' 比在正常范围内（C）。在运动峰值
期，射血分数正常（B），但 E/e'>15 病理性增加，提示舒张功能不全（D）。

的峰值耗氧量平均低于运动平板的 10% ~ 20%。但是踏车具有安全和方便的优势，老年患者选择踏车方式更为适宜[52, 53]。运用心肺运动试验可以监测、提供以及推导出多达几十项试验项目的指标，这些指标是制订和评价运动处方重要的依据，其中无氧阈（anaerobic threshold，AT）和最大摄氧量（VO$_{2max}$）值是为患者确定运动强度的直接依据。

四、相关评估

（一）肌力和肌肉耐力评估

肌力和肌肉耐力是运动训练的基础条件，掌握患者肌力和肌肉耐力水平，对提高患者的运动能力和心肺功能储备十分重要。肌力和肌肉耐力评估有器械评估和徒手评估，在基层医院常采用徒手肌力和肌肉耐力评估，不受设备和场地限制，简便易行。肌力、肌肉耐力、平衡和柔韧性常见徒手评估方法（表 6-4-2）。

表 6-4-2　肌力、肌肉耐力、平衡性、柔韧性徒手评估方法

评估内容	方法
上肢力量	30 s 内，单手屈臂举哑铃次数（男 2.5 kg，女 1.5 kg）
下肢力量	30 s 内，从椅子坐位到完全站立起来的次数
坐－立位试验	5 次，每个动作 1 分，满分 10 分。如用手或下肢做额外支撑减 1 分。<8 分死亡率增加 2 倍
肩关节柔韧性	一只手越过肩，与另一只手上探，两中指指尖之间最近距离
髋关节柔韧性	在折叠椅上弯腰伸臂中指到脚趾距离
移动和平衡能力	坐位—从椅子站起向前走 3 m 转身走回到椅子—坐下，记录时间

（二）身体虚弱

虚弱是一种多维综合征，其特征是肌肉无力、行动障碍、身体不活动、社交孤立、认知障碍、情绪障碍和疲劳等多种因素的医学综合。衰弱对老年心脏疾病患者的自我效能、生活质量以及致命和非致命不良事件的风险有负面影响[55]。

（三）日常生活活动能力评估

老年心功能障碍患者活动时有不同程度的困难，有研究表明除了对生活质量和护理需求的潜在影响外，日常生活活动能力下降还与住院和死亡的风险增加有关[56]，所以我们有必要对他们进行日常生活活动能力评估。常用的评估量表包括：Duke 活动状态指数问卷（Duke activity status index，DASI），适合于老年患者预测最大运动量和最大摄氧量[57]；美国退伍军人特定活动问卷（veterans specific activity questionnaire，VSAQ），可以估算患者的耐受运动量水平[58]。

（四）精神心理状况评估

随着医学模式的转变，医学界越来越关注患者的心理健康。由于社会、家庭、衰老和疾病的原因，老年人常存在孤独寂寞、恐惧、焦虑、抑郁等负面情绪不能排解，甚至常伴随躯体症状，或感受到自己的疾病不被医生关注、不被家人理解。明显焦虑状态的患者产生致命性心血管事件及猝死的风险增高。心理处方的制订首先需对患者进行评估，使用三问法、简单自测抑郁量表（patient health questionnaire 9-item scale，PHQ-9）、广泛性焦虑障碍量表（generalized anxiety disorder 7-item scale，GAD7）、医院焦虑抑郁量表（hospital anxiety and depression scale，HAD）等进行评估，对未达到精神疾病诊断标准的患者，给予积极的关注及心理支持（耐心的倾听、陪伴、接纳），与患者家属进行有效的沟通以取得家庭的支持，鼓励患者进行运动康复。研究显示，运动可以改善患者的负面情绪，且对心血管疾病（cardiovascular disease，CVD）有肯定的疗效[59]。应联合采用多种手段提高患者的自信心和治疗的依从性，对老年 CVD 患者进行认知功能方面的测验，给予认知及行为矫正，如患者的焦虑和抑郁较严重，应给予药物干预。睡眠管理也是心理处方的重要内容，老年人因疾病、药物、不良情绪的因素易导致睡眠时间减少、睡眠质量较差。有研究结果证实，冠心病与睡眠障碍关系密切，睡眠不足 6 h 和睡眠超过 9 h 是年龄 >35 岁人群发生冠心病的危险因素。睡眠问题还可导致焦虑、抑郁等一系列的心理健康问题。

第五节　老年心功能障碍康复治疗

一、概述

老年患者是心功能障碍康复的特殊人群，常多系统疾病并存，需要融合心血管医学、康复医学、营养医学、心理医学、行为医学的专业治疗体系，是以评估为前提，通过药物处方、运动处方、营养处方、心理处方、纠正不良生活方式的综合干预，实现对老年心脏功能障碍患者的全面康复管理[60-62]（图 6-5-1）。

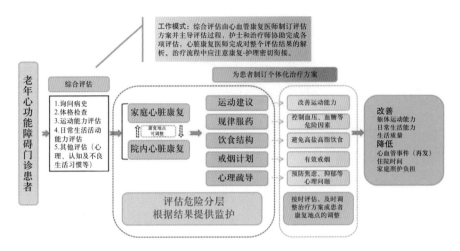

图 6-5-1　老年心功能障碍患者的全面康复管理

（一）个性化康复方案

广义的心脏康复包含药物、营养、心理、戒烟和运动五大处方，而经典的心脏康复主要指一系列有助于心脏功能恢复和降低心血管事件再次发生风险的运动，个体化运动处方在心血管疾病患者的心脏康复中发挥着至关重要的作用[63-65]。

1. 心血管综合评估　包括对疾病状态、心血管危险因素、生活方式、社会心理因素和运动风险的综合评价，是实施心脏康复的前提和基础。

2. 循证用药　遵循心血管指南，使用有证据支持的药物。

3. 运动处方　制订个性化的运动处方应将基本指导原则与患者自身的情况相结合，贯穿心脏康复全程。

4. 健康生活方式医学干预　改变不健康生活方式，适度运动、戒烟、限酒、合理饮食，促进危险因素控制达标。

5. 管理社会心理因素　落实双心医学模式，关注精神心理状态和睡眠质量，提高生命质量，促进患者回归社会[66]。

（二）康复团队建设

心功能障碍康复团队建设首先需要具备丰富的心血管疾病诊疗经验的康复医师，该医师还需具备相关康复医学知识，具备对提供患者评估、运动训练、体力活动咨询的能力，使心血管医学与康复医学完美结合。其次，还需具有心内科护理工作经验且经过心脏康复培训的护士、具有运动学基础的康复治疗师，以及不可或缺的药剂师、心理治疗师、营养师和社区服务机构组成的团队，合力为患者量身定制和执行系统全面的康复方案，而心脏康复医师、康复护士及康复治疗师则是心脏康复团队核心主干。

二、安全性管理

（一）适应证和禁忌证

老年患者运动或训练方式均存在一定风险，我们应充分认识老年心脏功能障碍患者在进行康复时的风险。熟练地掌握适应证和禁忌证，是安全地开展老年心功能障碍患者康复的前提（表 6-5-1）。

表 6-5-1　老年患者开展运动康复适应证和禁忌证

适应证	禁忌证
有 CVD 危险因素（血脂异常、高血压、糖尿病、肥胖、吸烟）的患者	进行性充血性心力衰竭或呼吸衰竭、低氧血症终末期
稳定型心绞痛	不稳定期冠心病
无症状性心肌缺血	未治疗严重主动脉瓣狭窄
陈旧性心肌梗死	重度肺动脉高压
急性心肌梗死 PCI 后	未控制的高血压（静息收缩压≥200 mmHg 或静息舒张压≥110 mmHg）
冠状动脉搭桥术后	严重心律失常
心脏瓣膜置换术后	急性心肌炎或心包炎
慢性稳定性心力衰竭	严重的认知障碍或行为异常
心脏移植术后	长期卧床状态并发生挛缩
外周血管病出现间歇性跛行	

（二）危险分层（risk stratification，RS）

危险分层是心血管综合评估的重要指标之一，是基于运动的心功能障碍康复方案的重要组成部分。根据患者心血管综合评估和运动能力，对患者进行危险分层，按照危险分层推荐患者实施心脏康复的医院级别，推荐合适且安全的运动强度，以及确定患者在运动训练中是否需要医学监护[65]。

1. 运动康复危险分层　参考美国心脏协会（AHA）为心脏病患者制订的风险分类系统[66]，制订老年患者运动康复危险分层方案（表 6-5-2）。此分类方案使用基于疾病的指标，包括是否存在基于心血管疾病的传统指标（如心绞痛、运动试验期间血流动力学异常、射血分数等）。只有符合低风险类别的所有定义标准的患者才被认为是低风险患者；而如果患者存在高风险指定的条件或症状中的 1 种，则被认为是高风险患者；如果患者没有存在低或高风险类别的情况，则被认为是中度风险患者。

2. 功能风险分层评估　心脏病患者的心脏功能主要是通过心肺体适能（CRF）来衡量的。相比之下，与 CRF 关系不甚紧密的力量、平衡能力，甚至更基本的运动能力（如步态速度），在衡量其临床影响时很少被优先考虑。然而，次最大有氧功能能力，如力量、平衡、久坐和其他不太传统的功能指标相对更能表明老年患者衰弱、自信心下降和其他残疾因素，而这些恰恰被认为是许多老年患者预后的关键。身体功能差的老年患者长期预后不良的危险更大。故本章参考国内外研究提出功能风险分层评估，作为有效补充及参考（表 6-5-3）。只有当患者满足低风险类别的所有定义阈值时，才被认为是低风险患者，而如果患者满足高风险阈值的≥1 项，则被归类为高风险患者。如果患者没有达到低风险或高风险类别的阈值，则被认为是中度风险患者[67, 68]。

表 6-5-2　运动康复危险分层

A 类（低危）	A1. 没有心血管症状，或已知存在心脏病，并且有 <2 个主要心血管危险因素 A2. 没有症状，或已知存在心脏病，并且有 ≥2 项主要心血管危险因素
B 类（中危）	B1. 病情稳定且具有以下临床特征的 CAD（MI、CABG、PTCA、心绞痛、运动试验异常和冠状动脉造影异常） B2. 瓣膜性心脏病，不包括具有以下临床特征的严重瓣膜狭窄或反流 B3. 先天性心脏病，患者的风险分层应以 27th Bethesda 会议建议为指导 B4. 心肌病：EF < 30%，包括具有下述临床特征的稳定的心力衰竭患者，不包括肥厚性心肌病或近期心肌炎。 B5. 不符合以下 C 类中概述的任何高风险标准的运动测验异常
B 类（中危）	临床特征（必须包括以下所有内容）： 1. NAYA 心功能分级 1 级或 2 级 2. 运动能力 ≤ 6 MET 3. 没有充血性心力衰竭的证据 4. 在 6 MET 或以下的静息或运动试验中没有心肌缺血或心绞痛的 5. 运动时收缩压适当升高 6. 休息或运动时没有持续或非持续性室性心动过速 7. 能够自我监测活动强度
C 类（高危）	C1. 具有以下临床特征的 CAD C2. 瓣膜性心脏病，不包括具有以下临床特征的严重瓣膜狭窄或反流 C3. 先天性心脏病，患者的风险分层应以 27th Bethesda 会议建议为指导 C4. 心肌病：EF 30%，包括具有下述临床特征的稳定的心力衰竭患者，不包括肥厚型心肌病或近期心肌炎 C5. 复杂的室性心律失常没有得到很好的控制 临床特征（以下任何一项）： 1. NYHA 心功能分级 3 级或 4 级 2. 运动测验结果：运动能力 <6 MET、在运动负荷 <6 MET 时出现心绞痛或缺血性 ST 段压低、运动时收缩压低于静息水平、运动时非持续性室性心动过速 3. 原发心脏骤停的既往发作（即未发生急性心肌梗死或心脏手术期间的心脏骤停） 4. 医生认为可能危及生命的医疗问题
D 类（不符合）	1. 不稳定的缺血 2. 严重和有症状的瓣膜狭窄或反流 3. 先天性心脏病，禁止先天性心脏病患者运动调节的风险标准应以 27th Bethesda 会议建议为指导 4. 心力衰竭失代偿期 5. 未控制的心律失常 6. 其他可能因运动而加重的疾病

注：A 类：除了必要的运动指导外没有任何限制，不必在运动期间进行实时的监测。但建议被归类本级，尤其是 A2 级的人在开始剧烈运动之前进行体格检查，并有必要在监测下进行运动测验。B 类或 C 类：建议由有资质人员制订患者个体化运动治疗。医务人员应接受高级心脏生命支持方面的培训和认证。非医务人员应接受基本生命支持（包括心肺复苏方面的培训）。此外，开始时的医疗监测是有必要的，直到患者可以在没有监测的情况下安全地进行活动，通常在第 6 ~ 12 次训练疗程之间。如果专业医务人员评估患者在规定强度下进行运动的安全性，并且患者已证明有自我管控的能力，则成功完成一系列监测训练的 C 类患者可被重新归类为 B 类患者。D 类：不建议进行任何治疗性活动，该阶段重点在临床治疗，使患者尽快恢复到 C 类或更好。日常活动必须在医生进行评估后进行。

EF（ejection fraction，射血分数）；CAD（coronary artery disease，冠状动脉疾病）；MI（myocardial infarction，心肌梗死）；CABG（coronary artery bypass grafting，冠状动脉旁路移植术）；PTCA（percutaneous transluminal coronary angioplasty，经皮腔内冠状动脉成形术）；MET（metabolic equivalent，代谢当量）。

表 6-5-3 老年心功能障碍患者功能风险分层评估

评估项目	评估简介
步行速度（GS）	测量的速度（m/s）是指患者从休息开始，经过 5 米的行走后所达到的速度
起立 – 行走测验（TUGT）	通过记录患者从椅子上站起来，以平时的速度步行 3 米，转个身，再走回椅子坐下所花费的时间来测量
握力（HG）	通过让患者尽可能用力地挤压手测功器来测量；每只手重复三次试验，中间休息 30 秒，每只手计算三次试验的平均值
坐 – 站测验（STS）	通过记录患者在 30 秒内能够从椅子上完全站起次数来测量
站立平衡测验（TS）	评估患者是否能站立持续一定时间，条件是一只脚的脚趾直接接触在另一只脚脚跟后面
6 分钟步行测验（6MWT）	见本文第四节

低风险	中等风险	高风险
6MWT >500 m	6MWT 350 ~ 500 m	6MWT<350 m
GS>1.5 m/s	GS 0.8 ~ 1.5 m/s	GS<0.8 m/s
TUG <13.5 s	TUG 13.5 ~ 30 s	TUG >30 s
STS >8 次重复	STS 4 ~ 8 次重复	STS <4 次重复
HG≥10.4 kg 女性；≥14.5 kg 男性	HG<10.4 kg 女性；<14.5 kg 男性	
TS >10 s	TS 1 ~ 10 s	• 不能完成

注：步行速度（gait speed，GS）；起立 – 行走测验（time up and go test，TUGT）；握力（handgrip，HG）；坐 – 站测验（sit to stand test，STS）；站立平衡测验（tandem standing test，TS）；6 分钟步行测验（6-minute walk test，6MWT）。

（三）安全监护新技术

动态心脏功能监测的目的是解决老年患者康复中安全监测问题，如果在社区及家庭中不能有效监控训练强度和风险，将导致大量的心血管疾病患者无法实现长期合理的心脏康复训练。目前有多种运动中实时心电监测技术，如可穿戴式设备 uCare[69]（图 6-5-2），可通过患者随身佩戴来监测患者的体位、心电情况，并将这些信息远程传输到机构康复中心，从而使医务人员可以充分指导并监督患者在社区的康复训练，同时患者家属也可以通过手机实时掌握患者的情况，共同保证社区心脏康复训练的有效性及安全性。

三、制订运动处方

（一）运动处方与运动的作用

1. 运动处方定义　世界卫生组织将运动处方定义为医生根据患者的健康和身体功能情况，并结合生活环境条件和运动爱好等个体特点，制订出适合个人的带诊断性的处方。所以完整的运动处方应使用 FITT 原则制订，包括频率、强度、时间和类型等。在这些原则中，老年患者最难确定的是运动强度[70]，并且整个过程中应该还包括准备和

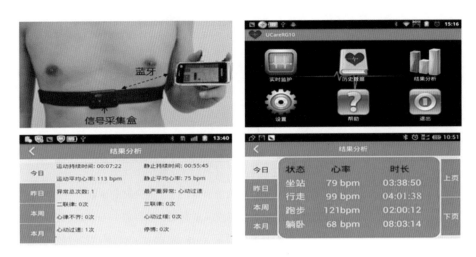

图 6-5-2　可穿戴式设备 uCare

结束动作，充分的准备与结束活动是防止老年患者训练意外的重要环节（75% 的心血管意外发生在这两个时期），对预防运动损伤也有积极的作用。虽然大多数存在心功能障碍的老年患者伴有其他慢性疾病和功能残疾，但仍有可能根据他们的生理功能能力、合并症、神经心理等情况选择适宜的运动并从中受益，即使是长期卧床的老年患者，虽然不能进行心脏康复中常规的有氧、抗阻或平衡运动等训练内容，我们仍然能制订适合他们参与的方案。

2. 运动对心脏的作用[71, 72]　在运动期间，心脏的耗氧量可能会比静息时增加数倍，心肌细胞为满足这种增加的需求，需要调动其能量潜力和储备能力。心脏会随着长期运动而重塑，通过增大尺寸来匹配增加的工作量，心脏的这种肥大性生长的特点是休息时具有正常收缩功能，这与长期高血压或缺血性心脏病导致的病理性生长不同，后者的心脏收缩功能和能量代谢是明显下降的，两者心脏变化也被表征为向心或离心生长，反映了扩大心脏的精确形态和几何特征。生理和病理生长都表现出心脏壁厚度和体积的变化，但病理生长通常会发展为严重的心脏重塑和心力衰竭，而生理生长则不会。

（二）运动方式

1. 运动介入方式分类

（1）主动运动康复：是指让患者主动参与、主动活动肢体、予不同程度监护的训练，主要适用于低中危风险、相对基础情况较好、有主动运动意愿的老年患者。主动运动康复主要以有氧运动训练、肌力训练、平衡协调训练为主。有氧运动训练是主动运动康复的核心训练内容，通过全身大肌群的持续运动，可以有效提高患者的心肺功能；肌力训练可缓解老年患者的肌肉减少情况，降低心肺负担，控制疾病相关危险因素；平衡协调训练可显著降低跌倒的风险。因老年患者的康复内容更注重延缓机能的持续减退，故训练一般采用中低等强度。延长运动时间比增加运动强度更为重要，在制订运动康复的内容时注意训练量循序渐进地增加，避免突然剧烈的运动给患者心肺功能带来过大的负担。运动方式和运动强度的制订还需考虑患者的个体化情况，在训练时也需做好防护工作，重视跌倒、运动损伤、心血管事件等意外发生。

（2）被动运动康复：是指无需患者主动参与的运动训练，适用于高风险、基础情况较差、长期卧床、意识状态差、无主动运动意愿的患者。被动运动康复可用于大多数患者，在训练时可由被动运动康复过渡到助力运动康复，为主动运动康复创造良好条件，打好基础。康复内容主要包括物理因子治疗、手法康复、传统康复等。被动运动康复可以帮助患者预防肌肉萎缩、缓解肢体疼痛、改善呼吸肌肌力、维持关节活动度等。康复内容需根据患者的具体情况制订，在执行康复训练时严格把控各种疗法的适应证和禁忌证。

2. 运动项目分类

（1）有氧运动训练：是心脏康复计划中核心组成部分，可降低心脏病患者的心血管发病率和死亡率[73，74]。长期的有氧运动能降低微血管的病理变化，使毛细血管的密度增加、管径增粗、血流速度加快，增加血流灌注量、降低血液黏稠度，预防心脑血管疾病的发生。

（2）抗阻运动训练：是无氧运动的一种形式，被认为是有氧训练之外的一种重要的训练方式[75，76]。抗阻训练可以改善肌肉力量、耐力、质量以及新陈代谢、骨密度等，增强运动能力，调节功能独立性、自我效能、情绪和生活质量。开展抗阻训练的基础是接受指南的预防建议（表6-5-4）。老年患者抗阻训练应关注延缓机能衰退，重复次数及负荷持续时间比增加运动强度更为重要，强度的调整应在患者运动能达到足够时间后进行[77]。

表6-5-4　抗阻训练安全预防建议

序号	建议
1	在心脏搭桥手术后，患者可以在手术1~2周开始有氧训练。但在2~3个月的时间内，应避免对胸骨区施加压力的阻力训练
2	术后伤口感染患者不应该参与，直到他们已经用抗生素治疗至少一周，在伤口完全愈合之前，应避免伤害伤口的活动
3	术后血栓性静脉炎的患者应该在开始练习前有效抗凝至少两周
4	血管成形术或支架置入术过程中发生血管损伤并需要手术干预的患者应避免运动训练，直到手术切口愈合，并且应避免损害伤口的活动或重复的动作，如举重可导致起搏、骨折和脱位
5	使用诸如除颤器或心脏起搏器等置入式设备的患者，应该在开始上肢阻力训练前，必须经过医生的评估许可
6	虽然肥厚性心肌病患者传统上被建议避免阻力训练，但低强度的训练是允许的
7	糖尿病神经病变患者由于本体感觉和疼痛感不充分，而有更大的风险发生体位性低血压和关节与肌肉损伤，因此在进行运动训练时需要更谨慎地对待这些患者

（3）柔韧性训练[78]：老年人因骨骼、肌肉系统衰老，普遍存在柔韧性差的特点，使日常生活能力下降。柔韧性训练在轻度到中等有氧或阻力运动后效果较佳。

（4）平衡功能和协调能力训练：平衡功能受患者的性别、年龄、肌肉功能、视觉和本体感觉等影响，根据患者情况制订个体化训练方案，以增强老年人维持身体姿势能力、控制运动能力，从而降低跌倒的风险。

（三）运动强度

准确确定运动强度对于老年心血管疾病患者的康复很重要，因为它直接关系运动训练的有效性和安全性[79]。在心脏康复（CR）中规定运动强度的方法在国际上有所不同，但也可以根据可用资源的具体情况而定，不同国家之间的运动强度建议差异很大，包括低 – 中强度（澳大利亚、日本）、中等强度（英国、法国）和中 – 高强度（加拿大、美国、南美洲和其他欧洲国家）[80]。确定运动强度的方法主要有客观方法和主观测量方法[81]。

1. 客观方法　峰值运动能力指数，即大多数 CR 运动训练指南建议基于最大运动能力的相关指数的运动处方。这些指标包括峰值工作负荷百分比（Wpeak）、峰值心率百分比（%HR peak）、VO_2 峰值百分比（%VO_2 peak）、HR 储备百分比（%HRR）或 VO_2 储备百分比（%VO_2 R）。因需要每位患者进行一次极量运动试验，使得此种方法存在实用性问题［由于成本、缺乏专业知识、技术资源和（或）医疗监督等］。实际工作中常用心率监测方法，心率是确定运动强度最简单直接的指标，即根据 Jungmann 标准：运动适宜心率 =170(180)– 年龄（岁），其中 60 岁以上或体质较差中老年人用 170– 年龄；还有一种计算方法：以最高心率（HR）× 40%–85% 作为靶心率（target heart rate，THR），通过 THR 控制运动强度，其中最高心率（HR）=［220– 年龄（岁）］。

2. 主观测量方法

（1）主观疲劳感知评估（rating perceived exertion，RPE）：由瑞典著名生理心理学家加那 – 博格（Gunnar-Borg）于 20 世纪七十年代创立。Borg 6-20 RPE 表：让患者用运动时的自身感觉（心跳、呼吸、肌肉疲劳等）来估计运动时的强度，表的数值范围是 6～20，分数越高则越疲劳[82]（表 6-5-5）。Borg 评分量表是患者最容易采用的方式，特别适用于家庭和社区康复训练，作为一种测量运动强度水平的方法，它与运动时的心率明显相关，RPE 乘以 10 就可以得出有氧运动时心率[83]。但近期的指南表明，虽然主观测量可以作为规定运动强度的一种实用方法，但它们应该用作客观方法的辅助而非替代方法。

表 6-5-5　Borg 评分表

Borg 计分	自我感知用力程度	Borg 计分	自我感知用力程度
6～8	非常轻	15～16	用力
9～10	很轻	17～18	很用力
11～12	轻	19～20	极用力
13～14	有点用力		

（2）谈话测验（talk test，TT）：TT 是一种简单、易行的方法，通过确定一个人在锻炼时的交流程度，来判断患者的训练强度。研究表明，当患者在运动中仍能舒适地交谈时，他们的运动强度大约是他们最大摄氧量的 75% 和最大心率的 85%。当参与者不能舒适地交谈时，他们的训练强度达到自己最大摄氧量的 90% 和最大心率的 92%[83]。谈话测验实施要点如下。[84]

1）谈话测验可以通过多种方式进行，如要求患者背诵一些熟悉的内容或阅读一篇文章。在之后，测试者提问：你能说得舒服（不费力吗）吗？如果患者能回答"是"，他们的运动强度很可能低于通气阈值。如果患者对这个问题的回答模棱两可，那么他们的运动强度很可能接近通气阈值。如果患者回答"否"，则其运动强度可能高于通气阈值。

2）现有研究表明，谈话测验是一种评估不同人群有效的方法，适用于心血管疾病患者。

3）谈话测验适用于各种运动模式，如跑步机、步行、慢跑、骑自行车、椭圆机和楼梯踏步机等。

4）谈话测验不适用于高强度间歇训练。

（四）处方选择

1. 低危患者　低危患者的运动处方制订限制相对较少，运动形式可以选择稍复杂的内容。有氧训练如平板、划船、医疗体操等；肌力训练可以适当选用一些器械训练，增加抗阻训练；加强核心稳定训练，核心肌力的提升可预防和缓解患者的下腰痛，提高平衡功能，预防跌倒。运动强度：有氧训练以逐渐达到最大耗氧量（VO_{2max}）的60%~70%，肌力训练强度在自觉疲劳程度等级（RPE）13~16分为宜。运动时间：建议有氧训练逐渐从15~30 min/次延长至60 min/次，肌力训练10~15个/组及4~10肌群/次。运动频率：宜有氧训练3~7次/周，肌力训练3~4组/肌群/次、2~3次/周。注意以主动运动康复为主，可适当辅以被动运动康复。

2. 中危患者　中危患者运动形式的选择，有氧训练以手摇车、踏车为主，肌力训练以弹力带训练为主，同时根据患者个体情况可适当安排低强度的核心稳定性训练。运动强度为有氧训练以逐渐达到最大耗氧量（VO_{2max}）的40%~60%、肌力训练强度在自觉疲劳程度等级（RPE）11~13分为宜。运动时间建议有氧训练逐渐从15~30 min/次延长至60 min/次，肌力训练8~15个/组及3~4肌群/次。运动频率宜有氧训练3~5次/周，肌力训练3~4组/肌群/次、2~3次/周。中危患者的运动处方在情况允许下仍然以主动运动康复为主，适当辅以被动运动康复。

3. 高危患者　高危患者的运动形式一般仅适当安排简单训练，有氧训练以手摇车、踏车为主，肌力训练以弹力带训练为主，根据情况可酌情安排悬吊装置下的核心稳定训练。运动强度为有氧训练以逐渐达到最大耗氧量（VO_{2max}）的20%~40%、肌力训练强度在自觉疲劳程度等级（RPE）10~11分为宜。运动时间建议有氧训练逐渐从5~10 min/次延长至30~60 min/次，肌力训练8~15个/组及1~3肌群/次。运动频率宜有氧训练3~5次/周，肌力训练1~3组/肌群/次、2~3次/周。高危患者的运动处方以被动运动康复训练为主，视情况尽量增加主动运动康复训练。

四、危险因素控制 [85, 86]

（一）吸烟

吸烟使心血管事件死亡率增加50%，且增加后续事件的风险，而停止吸烟2~4年后死亡率明显下降。主动和被动的吸烟均可引起血管内皮功能失调，且这种由吸烟引起的血管内皮功能失调在暴露期间会持续存在。吸烟的危险分层：①低危，不吸烟者，或在事件发生时停止吸烟6个月以上；②中危，吸烟者，但在事件发生时停止吸烟6个月以内；③高危，吸烟者。吸烟危险分层较为容易，对于老年心脏疾病患者，建议完全停止吸烟，强烈建议患者和家属戒烟，避免二手烟。

（二）血脂异常

血脂异常是指总胆固醇（total cholesterol，TC）、甘油三酯（triglyceride，TG）、低密度脂蛋白胆固醇（low-density lipoprotein cholesterol，LDL-C）增高，或是高密度脂蛋白胆固醇（high density lipoprotein cholesterol，HDL-C）降低。因血脂异常与血管内皮功能异常和粥样硬化有关，因此在心血管疾病中，血脂异常是优先考虑治疗的，在冠心病中降低LDL-C能预防临床事件的复发。血脂异常可以通过饮食和药物两方面来调整，相关治疗和教育宜尽早开始。

（三）高血压

长期的高血压易造成靶器官的损害，且直接增加冠心病的风险。当不稳定斑块受到异常湍流的应力作用时，会加重血管内皮功能的失调，增加斑块破裂的风险。高血压的危险分层：①低危，收缩压120 mmHg，舒张压80 mmHg；②中危，收缩压120～139 mmHg，舒张压80～89 mmHg；③高危，收缩压≥140 mmHg，舒张压≥90 mmHg。控制血压可以降低相关心血管事件的风险，如心肌梗死、心力衰竭、脑血管事件等。目前心血管疾病合并高血压患者的降压目标为140/90 mmHg，患者无明显不适的情况下可适当降低，但注意不能一味为了收缩压达标而忽略舒张压的变化，因为老年人群舒张压的降低和脉压增大有可能增加心血管事件的风险。

（四）高血糖及糖耐量异常

糖尿病是心血管疾病的重要高危因素，糖尿病患者发生冠心病的风险比非糖尿病患者高2～4倍，并且血糖水平的高低也与冠心病发生的风险密切相关。还有一部分患者存在糖耐量异常但还未达到糖尿病的诊断标准，这部分患者的心血管疾病风险也增高。有研究观察到71%的冠心病患者合并糖代谢异常，因此血糖的控制是冠心病二级预防的重要内容。

（五）运动减少

运动减少可增加心脏疾病的风险性，多见于患者的久坐生活方式，活动量明显减少。主要根据患者每周活动量来对体力活动不足进行危险分层：①低危，每周≥1500 Kcal；②中危，每周700～1499 Kcal；③高危，每周700 Kcal。规律的运动能够降低相关风险，对老年心脏疾病的患者是有益处的，随着持续运动的增加，冠心病患者的死亡率降低，而久坐不动往往会带来高死亡率。

（六）肥胖

肥胖与多种心血管疾病的危险因素相关，比如高血压、高血脂、糖尿病等，适当地减轻体重对各类危险因素均有益处。肥胖危险分层：①低危，BMI 25.0 kg/m²；②中危，BMI=25～29.9 kg/m²；③高危，BMI≥30 kg/m²。因此要注意早期干预超重或者肥胖。

（七）心理状态

抑郁症是冠心病等疾病发病率和死亡率的高危因素，当抑郁症改善时，这些疾病的预后往往随之改善。除此之外，社会隔绝、缺乏社会支持、生活压力等情况都和心脏疾病的发生发展相关。因此，在日常生活中应注意情绪心理等因素的适当调整，如心理疏导，必要时接受专科规范化治疗，减轻心理问题带来的心脑血管疾病危害。

第六节　老年常见疾病心功能障碍全周期康复治疗

一、老年冠心病

（一）老年冠心病概述

1. 定义　冠心病（coronary artery heart disease，CHD），全称冠状动脉粥样硬化性心脏病，是冠状动脉发生粥样硬化病变而引起冠状动脉狭窄或闭塞，导致心肌缺血、缺氧甚至坏死的心脏病。年龄超过 65 周岁人群存在或发生冠心病，即为老年冠心病（senile coronary artery heart disease）。

2. 老年冠心病心功能障碍机理　冠心病是冠状动脉发生粥样硬化病变，血管壁形成脂质斑块，逐渐造成血管狭窄或闭塞。血栓形成和脂质斑块的脱落可造成血管闭塞和心肌坏死。冠状动脉一过性的痉挛也可导致血管狭窄或闭塞，严重可致心肌缺血或坏死。其机理核心是心肌耗氧和供氧之间的平衡失调。在冠状动脉发生狭窄后，机体存在多种途径代偿，包括提高舒张压增加血流灌注；产生腺苷等扩血管物质来扩张血管，增加局部血流；形成侧支循环，冠状动脉近端新生血管绕过病变部位通向远端微小动脉，补偿心肌缺血情况[87]。

3. 老年冠心病康复分期

（1）Ⅰ期康复（院内康复期）：主要对 CHD 患者进行身体评估、早期活动和生活指导。

（2）Ⅱ期康复（院外康复早期）：在患者出院后的 6 个月内进行，主要对患者进行日常生活指导，同时继续Ⅰ期康复的内容，运动康复和生活指导是Ⅱ期康复主要内容。

（3）Ⅲ期康复（家庭康复）：主要是对发生心血管事件 1 年后的院外患者提供预防和康复服务，维持现有的生活习惯、坚持用药和继续运动康复，康复治疗可在家中进行，同时关注患者心理变化。每期康复都要遵循安全性原则，循序渐进达到预期康复目标，实现运动能力逐渐恢复，满足日常生活能力和恢复社会职业活动[88]（表 6-6-1）。

表 6-6-1　老年冠心病康复分期

分期	内容	目标	适宜人群	备注
Ⅰ期康复	患者住院时运动治疗，包括综合评估、指导戒烟、运动训练、日常活动指导和健康教育。重点进行日常活动指导和床边运动训练，出院时进行心肺运动试验或 6 min 步行试验等测验，指导制订运动处方，建议出院后运动康复和注意事项	缩短住院时间，促进日常生活及运动能力恢复，增加患者自信心，减少心理痛苦，减少再住院，避免卧床带来运动耐量减退、血栓栓塞性并发症	急性心肌梗死、急性心力衰竭、冠状动脉 PCI 手术、CABG、心脏瓣膜手术、先心病外科手术住院的患者等	Ⅰ期院内康复要在医学监护下运动训练

续表

分期	内容	目标	适宜人群	备注
Ⅱ期康复	冠心病患者出院后即刻至12个月内，此阶段是Ⅰ期康复的延续，包括病情评估、健康教育、综合落实五大处方、日常活动指导和心理支持，重点进行药物依从性监测和心电血压监护下的中等强度有氧运动训练，每次运动持续30~60 min，每周3~5次，推荐完成36次运动康复，至少不低于25次	患者恢复日常活动能力，纠正不良生活习惯，坚持以运动治疗为核心主动控制心血管危险因素，优化二级预防用药，恢复正常社会生活和工作。教会患者自我管理技能，避免再发心血管事件，减少再心梗住院，降低病死率	AMI和（或）ACS恢复期、稳定型心绞痛、PCI或CABG后12个月内的患者，建议出院后尽早制订康复计划	Ⅱ期康复方案可以多样化，可以住院、门诊和在家庭通过远程指导完成
Ⅲ期康复	冠心病患者出院12个月后进行的长期社区或家庭康复。此阶段是Ⅱ期康复的延续，为患者制订个性化家庭运动训练计划，基于互联网结合人工智能的家庭心脏康复方案是主要形式	让患者主动地控制危险因素，长期坚持运动治疗习惯，最大限度地提高患者的生命质量，有自信、有能力地参与社会生活和工作	所有出院后12个月或完成Ⅱ期心脏康复的冠心病患者	Ⅲ期康复方案主要在社区和家庭基于远程医疗指导完成

注：AMI（acute myocardial infarction，急性心肌梗死）；ACS（acute coronary syndrome，急性冠脉综合征）。

4. 老年冠心病康复机制　心脏康复能降低急性缺血性冠状动脉事件的发生率和再住院率，使急性心肌梗死患者1年内猝死风险降低45%；降低心肌梗死后患者全因死亡率8%~37%，降低心血管病死率7%~38%；其次，稳定型心绞痛、冠状动脉旁路移植术（CABG）、经皮冠状动脉介入治疗术（PCI）、心脏瓣膜置换或修复术后，以及心脏移植术后患者，均可从心脏康复运动训练程序中获益[89]，并降低各种原因导致的慢性心力衰竭再住院率和病死率。

（1）外周机制：指的是冠心病康复带来的心脏以外的组织和器官发生适应性改变。包括：①肌肉毛细血管数量和密度增加，运动时毛细血管开放的数量和直径增加，肌肉运动时血液—细胞气体交换的面积和效率相对增加，外周骨骼肌氧摄取能力提高，动静脉氧差增大，定量运动时，降低外周肌群的血供需求，从而减轻心脏负荷，降低心肌耗氧量。②肌细胞线粒体数量、质量和氧化酶活性提高，骨骼肌氧利用率增强。随着肌细胞胰岛素受体开放数量增加，葡萄糖进入细胞的速率和数量增加，从而运动能量代谢效率增加，血流需求相对减少。③交感神经兴奋性降低，血儿茶酚胺含量降低。④肌肉收缩效率提高，能量消耗相对减少。⑤最大运动能力提高，较少产生疲劳。数周时间的康复训练才能形成外周效应，停止训练可使此适应性改变丧失，因此训练必须持之以恒。

（2）中心机制：是指冠心病康复训练对心脏的直接作用，主要为增加病变血管的管腔面积，增加毛细血管密度，促进心脏侧支循环形成，增加冠状动脉血流，提高心肌收缩力，但此效应仍有待进一步证实。

（二）老年冠心病全周期康复治疗

1. 院前危险因素控制[90]

（1）高血压的治疗：高血压尤其是收缩压升高，是冠心病预后相关的重要因素。在患者能耐受的情况下，应逐步降低患者血压。一般高血压患者应将血压降至140/90 mmHg以下，而冠心病的高血压患者血压应控制在130/80 mmHg以下，不宜将舒张压降至60 mmHg以下，如合并脑卒中则应按照相关指南进行血压管理。单纯收缩压高，而舒张压低于60 mmHg的冠心病高血压患者，应在血压监测情况下控制血压逐步使收缩压达标。

（2）糖尿病的治疗：糖尿病患者一般伴有肥胖和胰岛素抵抗，与冠心病的发生发展密切相关。如患者空腹血糖水平6.1 mmol/L，则可采用改变生活方式，如糖尿病饮食或增加运动，如无效或血糖水平较高，则建议药物控制血糖。

（3）血脂的管理：血脂异常是直接与冠状动脉粥样硬化相关的最重要的因素，可通过饮食调整和药物治疗控制患者血脂水平。

（4）戒烟戒酒和体重控制：强烈建议老年冠心病患者戒烟，远离主动或被动吸烟，给予戒烟方法指导、心理支持、药物治疗等。原则上应戒酒或限制饮酒量：男性饮用酒精量25 g/d（相当于啤酒750 ml，或葡萄酒250 ml，或高度白酒50 g，或38度白酒75 g）；女性饮用酒精量15 g/d（相当于啤酒450 ml，或葡萄酒150 ml，或38度白酒50 g）。体重应控制在体质指数（BMI）18.5～23.9 kg/m²。男性控制腹围≤90 cm，女性腹围≤85 cm。

（5）情绪管理：在康复训练的同时，患者的情绪心理也是不容忽视的重要问题。焦虑抑郁的问题严重影响冠心病的预后，可使用相关焦虑抑郁量表评估，如抑郁自评量表（self-rating depression scale，SDS）、焦虑自评量表（self-rating anxiety scale，SAS）、汉密尔顿抑郁量表（Hamilton depression scale，HAMD）、汉密尔顿焦虑量表（Hamilton anxiety scale，HAMA）。必要时考虑药物治疗患者的情绪心理问题。

2. 医院系统康复（Ⅰ期康复）　为住院期间冠心病患者指导恢复，一般于入院24小时开始，如病情不稳定，应当延迟康复时间。适应证：过去8小时内没有新发或再发胸痛、无明显心力衰竭失代偿症状、过去8小时内没有新发心律失常或心电图改变。康复目标是缩短住院时间，减少再住院，避免卧床带来的不利影响，促进运动能力和日常活动能力的恢复，为Ⅱ期康复打好基础。

（1）康复评估

1）病情评估：了解患者的病史、症状、体征及用药情况，以及冠心病相关危险因素，有无存在运动障碍。

2）心脏功能评估：血压、动态血压监测、心电图、动态心电图、脑钠肽（brain natriuretic peptide，BNP）、超声心动图、NYHA心功能分级。

3）运动能力评估：上下肢肌肉力量评估，运动耐力测定，分级运动试验。

4）其他相关心脏功能评定：血液生化、血液黏滞度、凝血功能、血肌钙蛋白、血氧饱和度、日常生活能力评估、精神心理状态评估、心肺运动试验、6分钟步行测验及运动中实时心电监测等。

（2）康复治疗：运动训练强调循序渐进，从被动运动和低强度运动开始，逐渐过渡到床边坐起训练、床边站立训练、床旁行走训练、室内步行训练、上下楼梯训练等。此外，康复内容还包括根据患者的评估结果，制订出院日常活动指导方案。健康教育包括戒烟、自救措施、生存教育和循证用药的重要性。

1）床上活动：一般从床上的肢体活动开始，包括呼吸训练。肢体活动一般从远端肢体的小关节活动、从不抗重力的活动开始，强调活动时呼吸自然、平稳。没有任何憋气和用力的现象。在不抗阻活动没有问题的情况下，可以逐步开始抗阻活动。抗阻活动可以采用捏气球、皮球，或拉皮筋等，一般不需要专用器械。徒手体操十分有效。吃饭、洗脸、刷牙、穿衣等日常生活活动可以早期进行。

2）呼吸训练：主要指腹式呼吸，其要点是在吸气时腹部鼓起，让膈肌尽量下降；呼气时腹部收缩，把肺内的气体尽量排出。呼气与吸气之间要均匀连贯，可以比较缓慢，但是不可憋气。

3）坐位训练：坐位是重要的康复起始点，应该从第一天就开始。开始坐位训练时可以有依托，例如把枕头或被子放在背后，或将床头抬高。有依托坐的能量消耗与卧位相同，但是由于上身直立体位使回心血量减少，同时射血阻力降低，心脏负荷实际上低于卧位。在有依托坐适应之后，患者可以逐步过渡到无依托独立坐。

4）步行训练：步行训练从床边站立开始，以先克服体位性低血压。在站立无问题之后，开始床边步行，以便在疲劳或不适时及时能够上床休息。由此开始时最好进行若干次心电监护活动。由于患者的活动范围明显增大，因此需要加强监护。要特别注意避免上肢高于心脏水平的活动，例如患者自己手举生理盐水瓶上厕所。此类活动会增加心脏负荷，常是诱发意外的原因。

5）排便：患者务必保持通畅排便。卧位排便时由于臀部位置提高，回心血量增加，使心脏负荷增加，同时由于排便时必须克服体位所造成的重力，所以需要额外的用力。因此卧位排便对冠心病患者不利。而在床边放置简易的坐便器，让患者坐位排便，其心脏负荷和能量消耗均小于卧床排便，也比较容易排便。因此应该尽早让患者坐位排便，但是禁忌蹲位排便或在排便时过分用力。如果出现便秘，应该使用通便剂。患者有腹泻时也需要注意严密观察，因为过分的肠道活动可以诱发血管迷走神经反射，导致心律失常或心电不稳。

6）心理康复与常识宣教：此阶段心理治疗和冠心病常识的宣教是常规内容。患者在急性发病后，往往有显著的焦虑和恐惧感。护士和康复治疗师必须对患者进行医学常识教育，使其理解冠心病的发病特点、注意事项和预防再次发作的方法。特别强调戒烟、低脂低盐饮食、规律的生活、个性修养等。

（3）方案调整及出院评估

1）康复方案调整与监护：如果患者在训练过程中没有不良反应，运动或活动时心率增加 <10 次 /min，次日训练可以进入下一阶段。运动时心率增加 20 次 /min 左右，则需要继续同级别的运动。心率增加超过 20 次 /min，或出现任何不良反应，则应该退回到前一阶段运动，甚至暂时停止运动训练。为了保证活动的安全性，可以在医学或心电监测下开始所有的新活动。在无任何异常的情况下，重复性的活动不一定要连续监护。

2）出院前评估及治疗策略：当患者顺利达到训练目标后，可以进行症状限制性或亚极量心电运动试验，或在心电监测下进行步行。如果确认患者可连续步行200米并无症状和无心电图异常，可以安排出院。患者出现并发症或运动试验异常则需要进一步检查，并适当延长住院时间[91, 92]。

3. 社区和家庭康复（Ⅱ期康复和Ⅲ期康复）

（1）康复评估：包括血压、心率、心电图、动态心电图、超声心动图、NYHA心功能分级、心肺运动试验、6分钟步行测验、运动中实时心电监测、危险程度分级等。Ⅱ期康复强调危险评估的重要性，如有此类情况出现，则应适当推迟康复训练：不稳定型心绞痛发作期、心功能Ⅳ级、未控制的严重心律失常以及未控制的高血压（收缩压>160 mmHg或舒张压>100 mmHg）患者。

（2）康复治疗：社区康复（Ⅱ期康复）一般为出院后1~6个月的冠心病患者提供康复训练，PCI和CABG患者常规于术后2~5周启动康复。Ⅱ期康复适用于：急性冠脉综合征恢复期、稳定型心绞痛、行PCI治疗和行CABG 6个月内的患者。主要康复内容包括：继续Ⅰ期康复的内容，纠正不良生活习惯，启动常规运动康复程序。运动康复是Ⅱ期康复最重要的内容，强调在监护下进行，运动强度宜选择中等强度，循序渐进开展。PCI患者治疗后至少3周，且连续2周有监护的有氧训练之后；心肌梗死或CABG后至少5周，且连续4周有监护的有氧训练之后，如患者无明显不适反应，可增加阻抗训练。

4. 家庭康复（Ⅲ期康复）　主要为发生心血管事件1年后的院外患者提供预防和康复服务，内容包括维持已形成的健康生活方式和运动习惯，继续运动康复和纠正危险因素，恢复积极良好的社会心理状态。Ⅲ期康复主要强调维持健康的生活方式和坚持循证使用药物治疗的重要性，同时关注患者的社会心理状态。运动康复可在家中自行进行，无需在医院监护下训练。

1）运动方式：包括有氧训练、力量训练、柔韧性训练、作业训练、医疗体操、气功等。运动形式可以分为间断性运动和连续性运动。间断性运动指基本训练期有若干次高峰靶强度，高峰强度之间强度降低。其优点是可以获得较强的运动刺激，同时时间较短，不至于引起不可逆的病理性改变。主要缺点是需要不断调节运动强度，操作比较麻烦。连续性运动指训练的靶强度持续不变，这是传统的操作方式，主要优点是简便，患者相对比较容易适应。

2）运动量：运动量要达到一定的阈值才能产生训练效应。每周的总运动量（以热卡表达）应在700卡~2000卡（相当于步行或慢跑10~32 km）。运动量小于700卡/周只能维持身体活动水平，而不能提高运动能力，运动量超过2000卡/周则不增加训练效应。运动总量无明显性别差异。MET消除了体重影响，比热卡在计算上更为实用。合适运动量的主要标志为：运动时稍出汗，轻度呼吸加快但不影响对话，早晨起床时感舒适，无持续的疲劳感和其他不适感。运动量的基本要素为：强度、时间和频率。①运动强度：运动训练所规定达到的强度称之为靶强度，可用HR、HR储备、MET、RPE等方式表达。靶强度与最大强度的差值是训练的安全系数。靶强度一般为40%~85% VO_{2max}或MET，或60%~80% HR储备，或70%~85% HRmax。靶强度越高，产生心脏中心训练效应的可能性就越大。②运动时间：指每次运动锻炼时间。靶强度运动一般持续 10~60 min。在额定运动总量的前提下，训练时间与强度成反比，准备活动和结束活动的时间另外计算。③训练频率：指每周训练的次数，国际上多数采用每周 3~5 d 的训练频率。

3）训练实施：每次训练都必须包括准备活动、训练活动和结束活动。①准备活动：主要目的是预热，即让肌肉、关节、韧带和心血管系统逐步适应训练期的运动应激。运动强度较小，运动方式包括牵伸运动及大肌群活动，要确保全身主要关节和肌肉都有所活动，一般采用医疗体操、太极拳等，也可附加小强度步行。②训练活动：指达到靶训练强度的活动，中低强度训练的主要目的是达到最佳外周适应。高强度训练的目的在于刺激心肌侧支循环生成。③结束活动：主要目的是冷却，即让高度兴奋的心血管应激逐步降低，适应运动停止后血流动力学改变。运动方式可以与训练方式相同，但强度逐步减小[93]。

二、老年脑卒中

（一）老年脑卒中概述

1. 定义　脑卒中是一组急性脑循环障碍所致的局限或全面性脑功能缺损综合征，包括缺血性脑卒中和出血性脑卒中两大类。缺血性脑卒中即脑梗死，是由于脑部血管狭窄或阻塞所导致的神经功能缺损综合征，症状持续时间至少 24 h 或存在影像学证实的新发梗死灶，其引起的神经系统局灶性症状和体征与受累血管的血供区域相一致。出血性脑卒中包括脑出血和蛛网膜下腔出血，是由于脑部血管破裂而导致的脑组织损伤，脑出血是指原发性非外伤性脑实质内出血；蛛网膜下腔出血是指脑底部或脑表面血管破裂后，血液流入蛛网膜下腔引起相应临床症状的一种脑卒中。

2. 脑卒中患者的心功能障碍

（1）脑卒中大部分是在高血压、动脉粥样硬化性疾病、糖尿病、心房纤颤等基础上发生的，这些同时也是心血管疾病的重要危险因素，因此脑卒中患者常常合并心血管疾病。有研究报道约 61.9% 的非致死性脑卒中后患者冠脉造影显示有冠脉斑块，卒中后心肌梗死发病率为 2.2%[94]。

（2）脑卒中患者常遗留有不同程度的功能障碍，大部分倾向于坐位生活方式，甚至是卧床为主。长期缺乏有效活动导致患者运动耐量（包括心肺耐力和肌耐力）下降，即使无合并心血管疾病的初发脑卒中患者，也同样出现心肺功能不同程度下降。其具体机制除了可能因中枢神经系统损伤导致的中枢驱动能力下降外，还可能由于其他外周机制导致了心、肺功能的下降，其中包括骨骼肌萎缩、肌纤维表型的改变、偏瘫侧肢体血液供应的减少以及胰岛素抵抗。同时由于患者肢体肌力、肌张力、运动模式、运动灵活性、技巧性异常，因此在步行等日常生活活动中的能量消耗大于正常人，导致活动的时候心脏负荷增加，运动相关的心血管风险增加[95]。

（3）脑卒中急性起病期出现的颅内高压可能继发心脏损伤，出现脑心综合征，导致病情加重，甚至猝死。脑心综合征在临床上主要表现为心电图异常、心肌损伤标志物的升高以及心功能的下降，通常以两种形式出现，一种是脑 - 心卒中，即先以脑部疾病起病，而后发生心血管疾病；另一种是脑－心同时卒中，即脑部疾病和心血管疾病同时或接近发生，随着脑部病情的改善而恢复正常的心电图，如不及时治疗、纠正可致患者死亡。脑心综合征的存在使得脑卒中早期的心脏监测和康复更为重要。

（4）脑卒中患者的康复通常重点都在于肢体功能康复，而常常忽视了心脏康复。但是综上所述可见脑卒中患者存在极大的心血管疾病风险，如果没有重视心脏功能的评估和监测，很可能导致患者在训练中出现心血管意外甚至危及患者生命。如果没有早期和坚持进行心脏康复干预，将使得患者的心功能进一步恶化，从而直接影响患者的整体康复预后。因此，脑卒中患者从住院期到回到社区家庭环境的全周期心脏康复非常重要，不容忽视。

3. 脑卒中心功能康复的机理　心脏康复可提高患者肌肉摄氧能力，且肌肉收缩效率提高，使运动时外周肌群的血流需求相对减少，从而对心脏供血能力需求下降。患者的运动能力因此得到提高，较少发生过度疲劳等情况。此外，加强运动训练后可帮助控制高血压、糖尿病等危险因素，心血管事件风险也相应降低。

（二）老年脑卒中心功能障碍全周期康复

1. 院前危险因素控制　脑血管疾病已经成为人类死亡的主要原因，而针对脑卒中危险因素的治疗可显著降低脑卒中和其相关心血管疾病的发病率及病死率。可控制危险因素包括：高血压、糖尿病、心房颤动、缺血性心脏病、脂代谢紊乱、脑动脉狭窄、缺乏体育活动、吸烟、肥胖等，另外潜在可控危险因素有酗酒、高同型半胱氨酸血症、APO-B/APO-A1、炎症、感染等。因此，老年人群定期进行血压监测、血糖血脂检测、动态心电图、超声心动图等检查对于早期发现心脑血管疾病相关的危险因素和预防干预尤为重要。此外建立良好的生活方式，戒烟、低盐低脂饮食、控制体重、坚持运动等也可以在很大程度上降低罹患心脑血管疾病的风险。

2. 医院系统康复　脑卒中患者发病后 1 个月内为恢复早期，发病 2~3 个月为恢复中期，发病 4~6 个月为恢复晚期，超过 6 个月即为后遗症期。根据脑卒中三级康复治疗体系的要求，恢复早期主要在医院急诊科 / 神经内科治疗，推荐在脑卒中患者生命体征稳定 72 小时后就应该早期介入康复治疗（一级康复）；患者病情稳定后在恢复中期转入综合医院康复科或康复医院进行综合康复治疗（二级康复）；患者恢复晚期和后遗症期在社区和家庭康复治疗（三级康复）[96]。

（1）恢复早期

1）康复评估：①整体功能评定：神志意识、生命体征、NIHSS 评分、言语吞咽功能、认知功能、运动功能、心肺系统疾病急性期，及简要版国际功能、残疾和健康分类（international classification of functioning, disability and health, ICF）组合。②心脏功能评定：血液生化、血液黏滞度、凝血功能、血肌钙蛋白、脑钠肽（BNP）、心电图、心脏超声、血氧饱和度、NYHA 心功能分级、运动中实时心电监测等，必要时可行冠脉 CT。③并发症及其他评定：压疮、深静脉血栓、肺部及泌尿系统感染，心理评定等。④心脏康复开始指征：脑梗死患者神经系统症状稳定（生命体征稳定，症状体征不再进展）>48 h；脑出血患者内科治疗症状稳定（生命体征稳定，症状体征不再进展）>1 周或影像学检查血肿趋于吸收；脑出血患者外科治疗症状稳定（生命体征稳定，症状体征不再进展）≥2 周或影像学检查血肿趋于吸收；患者意识清楚，无严重精神障碍，无颅内高压、无严重和难以控制的高血压或心率失常；无其他系统严重并发症，无未控制临床情况；心脏彩超左心室射血分数 >30%；血肌钙蛋白无进行性增加。

2）康复治疗

①运动康复目标：减少卧床并发症，尽早、适度开展床旁训练。

②运动康复训练内容：a.被动关节活动：不能在床上主动活动的患者应尽早开始关节的被动活动，以防止失用性关节疼痛与挛缩，每日 2～3 次，每次每个关节至少重复活动 5～10 次。b.低频电刺激：神经肌肉电刺激可提高选定的下肢肌肉肌力和耐力，以及全身运动耐力；功能性电刺激可以促进脑卒中患者的肢体运动功能恢复，提高瘫痪肢体的肌肉力量，防止肌肉萎缩。c.体位转移训练：包括床上翻身训练及卧—坐位转换训练，减少绝对卧床对心肺功能的影响。d.床边自行车：恢复早期患者可进行床边被动/主动踩自行车训练，对恢复患者心肺功能起到一定作用。

（2）恢复中期

1）康复评估：进一步评定卒中后肢体感觉运动功能、平衡功能、吞咽和言语等功能。完成心肺系统疾病亚急性期简要版 ICF 分类组合评定，同时进一步完善心血管情况及心肺功能评定，包括：心电图、心脏超声、动态心电图、动态血压、心肺运动试验、6 分钟步行测验等。心肺运动试验可采用运动平板或功率车，对于脑卒中后偏瘫患者功率车更为常用，可坐位或卧位进行运动。运动试验的类型包括极量运动试验、次极量运动试验和症状限制性运动试验，针对脑卒中合并心脏疾病患者建议选用次极量运动试验和症状限制性运动试验。6 分钟步行测验要考虑患者脑卒中后的步行问题可能导致的差异，通常用于步行功能恢复良好的脑卒中患者。

2）康复治疗

①运动康复目标：改善肢体功能，增加肌力，维持和提高运动耐量。

②运动康复训练内容：a.关节活动：依据患者肢体功能情况，进行被动关节活动（方法同于急性期），可逐渐增加主动参与成分，变被动运动为助动、主动关节活动度训练。b.平衡功能训练：在康复治疗过程中应根据患者病情进行结合反馈的坐位、立位等基本平衡功能训练。c.步行训练：大约一半以上脑卒中合并冠心病患者存在步行功能障碍。久病卧床的患者先进行直立床上体位训练，防止出现体位性低血压。可运用减重步行训练，减轻部分体重使双下肢可以在步行过程中完成重心转移，以获得基本的步行能力。

3. 社区和家庭康复 恢复后期及后遗症期，患者可以回到社区或家中进行三级康复治疗，由社区康复医师、治疗师通过上门指导和电话随访的方式，帮助患者进行必要的功能训练，将二级康复中综合医院康复医学科或康复医院/康复中心的训练进一步巩固、提高，并运用到日常生活中，提高患者的生活质量。同时对患者家属和陪护人员进行康复护理宣教，防治各种并发症。社区和家庭康复具有服务范围广、医疗费用低，方便患者长期康复等优点，成为患者长期持续康复的主要途径。社区和家庭心脏康复的主要内容如下。

（1）康复评估：社区和家庭康复患者需定期到社区医院进行康复评估，以调整运动康复方案。康复评估内容主要包括：心电图／动态心电图、血压／动态血压、超声心动图、心肺运动试验／6分钟步行测验、行走计时测验、身体成分评定（体重指数、腰围和臀围比）、肢体感觉运动功能、ICF评估等。

（2）康复治疗

1）运动康复目标：巩固患者在医院康复治疗的效果，进一步提高其心肺耐力，改善生活自理能力和生活质量。

2）运动康复训练内容：①躯干控制能力训练：桥式及躯干旋转等运动训练，提高患者腰背肌及臀部肌群的核心控制能力。②上肢功能性训练：利用弹力带或沙袋进行双手上举训练、上肢负重训练、前臂运动训练等。③下肢功能性训练：屈髋、伸髋、屈膝、屈踝训练，斜板站立训练，辅助下的站立训练逐渐过渡到扶持行走、扶杖步行、独立步行及越障步行等常用的步行训练方法。对于持续性足下垂患者可考虑使用踝足矫形器，但应做到个体化。④肌力训练：对于肌力3级以上的患者可进行渐进性抗阻肌力训练，训练强度采用阻力为1RM的60%～80%，1RM每1～2周评测1次，每天30 min以上，2～5次／周。⑤有氧运动训练：依据患者肢体运动功能障碍情况及患者兴趣选择训练方式，对于肢体障碍的患者，可选用四肢联动训练器开展康复训练，建议20～40 min/次，从20 min开始，根据患者运动能力逐步增加运动时间，3～5次／周。有氧训练中的训练强度通过心率方式来监测，目标心率＝（最大心率－静息心率）×（40%～70%)+静息心率，最大心率可通过心肺运动试验测得。对无法进行运动试验的患者采用目标心率法，即在静息心率的基础上增加20～30次／分，体能差的增加20次／分，体能好的增加30次／分。如患者合并有心房颤动或不易监测心率，则采用自我感知劳累分级法在12～16分范围内运动。

3）注意事项：老年脑卒中患者更多合并心功能障碍，有研究报道70岁以上的脑卒中患者心功能不全的发病率可高达50%。因此，老年脑卒中患者心脏康复过程中要特别注意心功能的评估和运动强度监测，循序渐进，根据患者的反应随时调整训练方案。此外，老年患者基础疾病较多，危险因素复杂，要特别注意对危险因素的控制[97-99]。

三、老年帕金森综合征

（一）老年帕金森综合征心功能障碍概述

1. 老年帕金森综合征定义　特指有明确的病因，如药物、感染、外伤和脑卒中等造成的以运动迟缓为主的一组临床症候群，主要表现为静止性震颤、肌肉强直、运动迟缓和姿势步态异常。血管性帕金森综合征是帕金森综合征的一种。1929年Critchley首先描述并将其命名为动脉硬化性帕金森综合征。随着我国老龄人口的增加，脑卒中和高血压等疾病患者数量也不断增多，帕金森综合征患病率逐步增高。血管性帕金森综合征常合并脑血管病危险因素，如高血压、冠状动脉粥样硬化性心脏病、高脂血症、糖尿病、高同型半胱氨酸血症、吸烟、睡眠呼吸暂停综合征和脑血管疾病史等[75, 76]。在帕金森综合征患者中，发生率最高的非运动症状为自主神经功能受损，致其心血管系统调节障碍。在帕金森综合征患者中开展心脏康复，帮助患者改善运动能力下降及疾病本身导致的心血管问题，同时也通过控制危险因素而帮助延缓疾病进展[100]。

2. 老年帕金森综合征心功能障碍　血管性因素被认为是帕金森综合征发展过程中的重要因素，因此帕金森综合征患者常常并存脑血管疾病，如脑卒中、冠状动脉粥样硬化性心脏病。另外，帕金森综合征患者由于肢体活动障碍，导致日常活动水平下降，运动量显著减少，也会造成患者心肺功能不同程度的下降，同时增加了心血管病发生的风险。

3. 帕金森综合征康复的机理　帕金森综合征患者运动能力明显下降，开展心脏康复可使患者骨骼肌细胞氧利用能力和运动能量代谢率增高，在运动时患者的肌肉耐力可得到明显改善，相应的对心脏负荷减少。同时主动运动训练增加后，患者的心肺功能也可得到提高。此适应性改变需数周才可形成，应坚持训练以保持骨骼肌及心肺功能的改变。

（二）帕金森综合征患者全周期心脏康复

1. 院前危险因素控制　帕金森综合征患者往往合并脑血管疾病，应控制其相关危险因素包括高血压、高血糖、高血脂、吸烟、饮酒、肥胖等，养成良好的生活习惯。此外帕金森综合征患者日常活动水平减少，发生心血管事件风险较高，故检测血压、血脂、心电图、动静脉超声等十分重要，可在疾病发生发展时做到早期发现、早期介入。

2. 医院系统康复

（1）康复评估

1）运动功能评定：帕金森综合征主要的运动功能障碍表现为双侧对称性的步态障碍，步伐变小、缓慢、不稳、"冻结"现象和起步困难较常见，也常合并有肌强直、姿势不稳、跌倒、假性延髓麻痹、膝腱反射活跃、锥体束征等。双上肢一般正常，静止性震颤罕见。运动功能评定主要针对患者的姿势平衡障碍和功能障碍。推荐改良帕金森病活动量表（modified Parkinson activity scale，M-PAS）、Berg 平衡量表、功能性前伸试验、起立 - 行走计时试验等。

2）认知功能评定：帕金森综合征患者常合并认知障碍，特别是注意、执行、记忆和视空间等方面功能障碍尤为明显。疾病晚期常合并有痴呆表现。认知功能评定常使用简易精神状态检查（MMSE）量表、蒙特利尔认知评估（MoCA）量表进行筛查。可选择帕金森病认知评定量表（PD-CRS）、Mattis 痴呆量表（MDRS）进行综合评定。

3）心脏功能评定：血生化、血液黏滞度、凝血功能、血肌钙蛋白、血氧饱和度、脑钠肽（BNP）、心电图、超声心动图、NYHA 心功能分级、运动中实时心电监测、心肺运动试验、6 分钟步行测验等[101-104]。

（2）康复治疗

1）运动康复目标：加强自我管理和参与，最大限度地延缓疾病进展，改善各种功能障碍，提高功能独立性和整体适应性，尽可能减少继发性障碍和各种并发症，改善ADL，最终改善患者的生活质量。

2）运动康复训练内容：①姿势平衡和步行转移训练技术：放松训练常用深呼吸法和想象放松法；关节活动范围训练进行躯干与四肢各个关节全范围的主动或被动活动，重点是屈曲肌群的牵伸和胸廓的扩张运动；肌力训练重点训练核心肌群及四肢近端肌群，可利用手法和器械进行渐进式抗阻训练；姿势训练重点为躯干屈曲姿势的矫正，如借助姿势镜进行抗重力伸展训练；平衡训练包括坐位和立位下三级平衡；步态训练重点在于矫正躯干前倾姿势，建议患者行走时抬头挺胸，足跟先着地，可借助姿势镜进行原地高抬腿踏步训练，可通过增大步幅、增快步速、跨越障碍物、绕障碍行走和变换行走方向等方法调整步行训练难度；转移训练包括床上翻身和平移、床边坐起、坐位起立和床椅转移等训练。晚期患者应在床上定时翻身，可进行床椅间体位变换训练。②有氧运动：依据患者肢体运动功能障碍情况及患者兴趣选择训练方式。运动时间及频率建议 20～40 min/ 次，从 20 min 开始，根据患者运动能力逐步增加运动时间，3～5 次 / 周。运动强度推荐目标心率 =（最大心率 – 静息心率）×（40%～70%）+ 静息心率，最大心率可通过心肺运动试验测得。对无法进行运动试验的患者采用目标心率法即在静息心率的基础上增加 20～30 次 / 分，体能差的增加 20 次 / 分，体能好的增加 30 次 / 分。③认知训练：主要方法包括认知训练、认知刺激和运动训练等。认知训练主要进行注意、执行和视空间等功能训练，将训练内容与日常生活工作任务相结合可更好地促进认知功能改善。认知刺激即让患者参加一系列群体活动和讨论，可提高患者认知功能和社会功能。运动训练对认知功能有促进作用，如骑脚踏车、跑步机和渐进性抗阻训练。

3. 社区和家庭康复　因帕金森综合征是一种进展性疾病，在患者病情相对较稳定、无其他并发症时，如患者已熟练掌握训练方式且养成主动参与运动训练习惯时，可以回到社区或家庭进行康复训练[102]。

（1）康复评估：患者应定期到社区医院进行康复评估，以根据不同时期调整康复训练计划。主要评估内容包括一般情况、血压 / 动态血压、运动功能、认知功能、心肺运动试验 /6 分钟步行测验、心肺系统疾病亚急性期简要版 ICF 分类组合等。

（2）康复治疗：社区和家庭康复以巩固医院系统康复成果为目的，延缓疾病进展。全周期不同阶段康复训练：①对于早期患者，以自我管理和促进积极主动的生活方式为主，鼓励参加体育运动，如健走、太极拳、瑜伽和舞蹈等，适度进行有氧训练（如活动平板等）、抗阻训练，改善体能，减少白天静坐，推迟活动受限的发生。②对于中期患者，以进行主动功能训练、维持或提高活动能力和预防跌倒为主，尤其是平衡、步态和上肢功能活动训练；可采用心理提示、外部提示和认知运动策略。③对于晚期患者，以维持心肺等重要器官功能为主，同时避免压疮、关节挛缩和静脉血栓等并发症，及时进行床上或轮椅上的体位变换，以及辅助下的主动运动训练。

（3）老年患者的特殊注意事项：特别是病程晚期的老年患者，运动功能障碍较重，合并认知障碍和心肺功能障碍，容易在训练中出现跌倒、心血管不良事件等，要特别注意训练的安全性。此外老年患者体力较差，康复训练应特别遵循个体化和针对性原则，给予适当强度训练，每次训练 20～40 min 为宜，运动中注意监测患者心率，密切观察患者反应，如出现恶心、胸闷、胸痛、呼吸急促、头晕或眩晕、心动过速、疼痛、冷汗或明显疲劳感等要停止训练，并及时就医[103]。

四、老年阿尔茨海默病

（一）概述

1. 定义　阿尔茨海默病（Alzheimer's disease，AD）是一种起病隐匿的进行性发展的神经系统退行性疾病。临床上以记忆障碍、失语、失用、失认、视空间技能损害、执行功能障碍以及人格和行为改变等全面性痴呆表现为特征，病因迄今未明。65 岁以前发病者，称早老性痴呆；65 岁以后发病者称老年性痴呆。据不完全统计，65 岁及以上人群痴呆发病率约 5.14%[105]。AD 发病机制尚无定论，可能与基因变异、乙酰胆碱能受损、tau 蛋白异常、β- 淀粉样蛋白（amyloid β-protein，Aβ）异常聚集、血管病理学改变等有关。目前尚无特效药物能治愈 AD，而运动疗法作为一种非药物治疗方法目前越来越广泛应用于阿尔茨海默病。研究表明，接受身心运动锻炼，可以有效预防或延缓认知能力退化，改善患者预后。加强患者运动锻炼，可在改善患者心功能和运动能力的同时改善 AD 的预后，因此，在 AD 患者中施行心脏康复十分重要。

2. 阿尔茨海默病患者心功能障碍　研究表明，心脏疾病（如心房颤动、心力衰竭）、高血压、动脉粥样硬化等血管危险因素与 AD 的发病密切相关。此外在基因层面，AD 与心脏疾病有共同的基因关联，即载脂蛋白 E 基因。因此，阿尔茨海默病患者同时合并心血管疾病具有较高的概率。另外，由于患者的认知障碍，早期心脏疾病的很多症状不能有效表达，导致病情常常被忽略，因此要注意对 AD 人群进行心脏的评估和康复。

3. 阿尔茨海默病心功能障碍康复的机理　心脏康复可帮助控制一些危险因素，如高血压、高血糖、糖耐量异常、脂质代谢异常等。通过加强主动运动训练，增加患者肌肉毛细血管数量和密度，提高心肌收缩力，使患者运动能力及心功能改善，进一步改善 AD 的预后。

（二）阿尔茨海默病患者心功能障碍全周期康复

1. 院前危险因素控制　建立良好的生活方式，如适当增加合适的运动训练、戒烟戒酒、低盐低脂饮食、控制体重等。注意监测血压、血糖、血脂、心电图、血管超声等心脑血管疾病相关指标，因阿尔茨海默病患者不能有效表达症状，疾病早期往往容易忽视，故监测疾病相关指标尤为重要。

2. 医院系统康复

（1）康复评估

1）认知功能评定：常用的认知评估工具包括简易精神状态检查（mini-mental state examination，MMSE）量表、阿尔茨海默病疾病评估量表 - 认知子量表（Alzheimer's disease assessment scale-cognitive subscale，ADAS-Cog）、蒙特利尔认知评估（Montreal cognitive assessment，MoCA）量表、画钟试验（clock drawing task，CDT）、韦氏记忆量表等。

2）日常生活能力评定：常用阿尔茨海默病日常生活能力量表（Alzheimer's disease cooperative study—activities of daily living，ADCS-ADL）、阿尔茨海默病生命质量问卷（quality of life in Alzheimer's disease，QOL-AD）等。

3）精神行为症状主要包括抑郁和精神行为异常两方面。评估抑郁症状常用 GDS、HAMD，评估精神行为症状常用神经精神问卷（neuropsychiatric inventory，NPI）。

4）心脏功能评定：血肌钙蛋白、脑钠肽（BNP）、心电图、动态心电图、超声心动图、NYHA 心功能分级、心肺运动试验、6 分钟步行测验、运动中实时心电监测等。

（2）康复治疗

1）运动康复目标：通过有氧训练提高患者的心肺功能，预防心血管疾病，同时有助于延缓痴呆的进展。

2）运动康复训练内容：针对 AD 患者采用的运动训练主要是有氧训练的方式，训练内容多样，主要为慢跑、太极拳、有氧体操、功率自行车中的一项或几项，或联合抗阻训练等治疗。运动时间及频率建议 30～60 min/ 次，每周至少 3 次，干预时间为 6 个月以上[106-108]。

3. 社区和家庭康复　阿尔茨海默病患者社区和家庭康复需要家属共同参与。

（1）康复评估：患者需定期到社区医院进行康复评估，以根据评估结果及时调整康复训练内容，其主要评估内容包括：认知功能、日常生活能力、精神心理状态、血压、心电图、心肺功能的评估。

（2）康复治疗：主要运动训练方式仍以有氧训练为主，如慢跑、太极拳、有氧体操、功率自行车等，患者宜在家属陪同下进行在医院系统康复时所制订的运动处方。

五、老年糖尿病周围神经病

（一）概述

1. 定义　老年糖尿病周围神经病是长期糖尿病患者中常见的并发症，指在排除其他原因的情况下，糖尿病患者出现与周围神经功能障碍相关的症状。主要临床表现为肢端对称性感觉异常（麻木、灼热、针刺）或感觉迟钝，下肢症状较上肢多见。当运动神经累及时，肌力常有不同程度的减退，晚期有营养不良性肌萎缩。

2. 老年糖尿病周围神经病患者心功能障碍　糖尿病是心血管疾病的重要危险因素，长期血糖水平控制不佳患者容易继发冠心病等心血管疾病。因此，糖尿病周围神经病患者可能合并心血管疾病，导致患者出现心功能障碍。同时糖尿病周围神经病患者存在肢体感觉迟钝，导致肢端易受伤，且受伤后不易愈合，造成长期溃疡甚至截肢，从而导致患者运动功能障碍，肢体活动减少，使得患者出现心血管疾病的风险进一步增加。此外，糖尿病还可能导致自主神经病变，表现为活动耐量降低、静息心动过速及体位性低血压，无症状性心肌梗死和心源性猝死发生率明显增加，从而增加运动时心血管不良事件发生的危险[109]。

3. 老年糖尿病周围神经病心功能障碍康复的机理　持之以恒的主动运动训练可增加骨骼肌细胞线粒体的质量和数量，提高氧利用率，明显改善其运动能力，增加活动耐量。其直接作用还包括增加运动时肌细胞胰岛素受体开放数量、葡萄糖进入细胞的速度和数量、增加机体能量代谢率而帮助患者控制血糖，改善预后。

（二）老年糖尿病周围神经病心功能障碍全周期康复

1. 院前危险因素控制　糖尿病周围神经病患者的血糖控制尤为重要，不良的血糖控制严重影响疾病的预后，加重运动障碍，故患者应通过药物、饮食、运动等方式规范治疗糖尿病。同时，其他危险因素如抽烟、嗜酒、肥胖、高血脂、冠心病等也应被控制，从而降低心脑血管事件的风险。

2. 医院系统康复

（1）康复评估

1）心脏功能一般评定：血肌钙蛋白、脑钠肽（BNP）、心电图、动态心电图、超声心动图、NYHA 心功能分级、冠脉 CT 检查、心肺运动试验、6 分钟步行测验、运动中实时心电监测等。

2）糖尿病自主神经病变检查：心率变异性、Valsalva 试验（最长 R-R 间期与最短之比）、握拳试验（持续握拳 3 min 测血压）、体位性血压变化测定、24 h 动态血压监测、频谱分析等。

3）其他检查：血糖监测、糖化血红蛋白、血脂（总胆固醇、甘油三酯、高密度脂蛋白胆固醇、低密度脂蛋白胆固醇）、肌电图和神经传导速度检查，及糖尿病足创面评定等。

（2）康复治疗

1）运动康复目标：控制血糖，防治并发症，维持和提高运动耐量，防治心血管疾病。

2）运动康复训练内容：根据老年患者的个体情况，调查患者的日常生活活动方式，制订适宜的运动处方。①运动类型：以有氧运动为主，常用的运动方式有步行、慢跑、游泳、阻力自行车、老年韵律体操等，可根据老年人生活活动习惯和环境条件加以选择。②运动程度：以步行为例，先慢速步行 5 min，然后中高速步行 30 ~ 60 min，最后再慢速步行 5 min。步行速度因人而异，量力而行，身体状况好的患者可快速步行（120 ~ 150 步 /min）；一般状况者中速步行（100 ~ 120 步 /min）；体弱者慢速步行（80 ~ 100 步 /min）。初始运动时间可自 10 min 开始，逐步延长。因为运动时间过短达不到体内代谢效应，而如果运动时间过长，再加上运动强度过大时，易产生疲劳，加重病情。③运动强度及运动量：因人而异、循序渐进，应先从低强度运动开始，逐渐进入中等强度运动。保持安全运动强度，通过心肺运动试验确定最大心率，运动中控制心率为最大心率的 60% ~ 70%。如果无条件做运动试验，可选用公式计算靶心率：靶心率 = 安静心率 + 安静心率 ×50%。或考虑使用 MET 和 RPE 来计算运动强度。④运动时间：避开胰岛素作用高峰期，通常建议餐后 1 ~ 3 h，早餐后为最佳运动时间。⑤运动频率：终止运动超过 3 ~ 4 d，已获得改善的胰岛素敏感性会随之降低，运动效果及积累作用就会减少，故建议每周运动不应低于 3 次，停止运动时间连续不超过 2 d。⑥训练注意事项：运动中要避免低血糖发生，最好在餐后 1 ~ 3 h 内实施运动锻炼，运动前胰岛素或口服降糖药减量，运动中注意补充糖分如糖水或甜饮料等；注意监测训练中心率，特别是老年患者，推荐使用实时心率监测设备监测患者训练中心率的变化，更准确地控制训练强度；糖尿病周围神经病患者常合并足部病变，要注意足底的减压保护，推荐使用糖尿病足专用鞋垫等方式减少足底的压力和磨损；对于下肢及足部溃疡患者推荐上肢运动为主，结合腹肌训练，避免下肢压迫或负重；对于合并糖尿病自主神经病变患者不宜做快速、幅度较大的运动，以避免因不适宜运动导致低血压性跌倒和心血管事件发生[110]。

3. 社区和家庭康复

（1）康复评估：社区和家庭康复阶段评估的主要目的是及时调整治疗方案，在此阶段时监测血糖尤为重要，注意避免血糖过高或低血糖的发生。同时患者需定期复查心功能相关指标，如血压、心电图、心肺运动试验、6 分钟步行测验，心肺系统疾病亚急性期简要版 ICF 分类组合等，以根据心功能调整训练强度和频率。

（2）康复治疗：此阶段的康复治疗仍以医院系统康复期间所制订的运动处方为主，主要训练方式为有氧训练，尽量避免快速、过激烈的运动，以防糖尿病自主神经病变并发症的发生。在训练时宜佩戴可穿戴式设备监测心率等，在医院系统康复阶段的训练中同样需要对注意事项多加关注。

六、老年慢性阻塞性肺疾病

（一）概述

1. 定义　慢性阻塞性肺疾病（chronic obstructive pulmonary disease，COPD）简称慢阻肺，是指具有持续性气流阻塞特征的慢性支气管炎以及合并的肺气肿。气流阻塞多呈进行性发展，但部分有可逆性，与气道和肺组织的异常慢性炎症反应有关，可伴有气道高反应性。主要表现为咳嗽咳痰，气短或呼吸困难，严重时可出现呼吸衰竭症状，如喘息、胸闷等。肺功能检查是诊断 COPD 的主要指标，在吸入支气管扩张剂后，第一秒用力呼气容积（FEV_1）/用力肺活量（FVC）表示存在持续性气流受限。本病的病因可能是多种环境因素（如吸烟、空气污染、职业粉尘等）与机体自身因素长期相互作用的结果。COPD 是呼吸系统疾病中的常见病和多发病，我国对 7 个地区 20 245 名成年人进行调查，结果显示 40 岁以上人群中慢阻肺的患病率高达 8.2%。COPD 患者在肺功能下降之后，心功能也常因肺循环的特殊性而随之降低，此外 COPD 与心血管疾病有着相似危险因素，因此在 COPD 的康复中心脏康复也是不容忽视的[111]。

2. 老年慢性阻塞性肺疾病心功能障碍　约 20% 的 COPD 患者合并有心血管疾病。COPD 的主要表现如气流阻塞和低肺活量同样是心血管疾病的危险因素。基于人群的研究结果表明，即使在调整年龄、吸烟和其他常规心血管疾病的危险因素后，肺功能受损患者心血管事件死亡风险至少高出 30%。由于 COPD 引起肺血管床减少及缺氧致肺动脉收缩、血管重塑，导致肺动脉高压、右心室肥厚扩大，最终发生右心功能不全。据回顾性研究显示，8%~25% COPD 恶化的患者有心肌肌钙蛋白浓度和心电图异常，且符合急性冠状动脉综合征的诊断标准。此外，老年 COPD 患者由于惧怕劳力性呼吸困难而导致活动减少，使得呼吸及循环系统对运动的适应能力减退，患者的肌力及运动耐力均有所下降[112]。

3. 老年慢性阻塞性肺疾病心功能障碍康复的机理　心脏康复可使肌肉毛细血管数量和密度增加，外周骨骼肌氧摄取能力提高，降低外周肌群的血供需求，从而减轻心脏负荷，降低心肌耗氧量，提高心肌收缩力，改善肺通气功能及排痰能力，提高患者运动耐力和心肺功能。

（二）老年慢性阻塞性肺疾病心功能障碍全周期康复

1. 院前危险因素控制　COPD 患者宜避免环境因素的暴露，如吸烟、空气污染、职业粉尘等，同时避免受凉等情况引起感染或病情急性加重。其他相关危险因素也应被控制，包括：高血压、糖尿病、心房颤动、缺血性心脏病、脂代谢紊乱、脑动脉狭窄、缺乏体育活动、肥胖等。

2. 医院系统康复

（1）康复评估

1）整体功能评估：神志意识、生命体征、营养状态评估，日常生活能力评定，心理状态评估，慢性阻塞性肺疾病评估测量（CAT）评分。

2）呼吸功能评估：肺功能测验，呼吸肌力量评估（最大吸气压及最大呼气压），上下肢肌肉力量评估。

3）心脏功能评定：血液生化、血液黏滞度、凝血功能、血肌钙蛋白、脑钠肽（BNP）、心电图、动态心电图、超声心动图、血氧饱和度、NYHA心功能分级、心肺运动试验、6分钟步行测验、运动中实时心电监测等。虽然COPD急性加重期不是心肺运动试验和6分钟步行测验的绝对禁忌证，仍要注意在患者病情较稳定、患者可耐受的情况下进行。

（2）康复治疗

1）运动康复目标：改善症状，减轻病情，减少卧床并发症，缩短住院时间，减少住院率。

2）运动康复内容：①呼吸体操锻炼，改编自日本长崎大学的肺康复操，具体包括：a. 转头运动：保持坐姿，放松深吸气，用力缓慢呼气同时向一侧转头，下次呼气时转向另一侧；b. 转肩运动：坐姿，双手放在自己肩部，吸气时双肘向前画圈，呼气时双肘向后画圈；c. 交叉运动：双手抱头，呼气时左肘靠近右侧膝关节，坐姿吸气，再次呼气时右肘靠近左侧膝关节；d. 抬腿运动：站立姿势，放松深吸气，呼气时抬起一侧腿，下次呼气时抬起另一侧腿；e. 屈膝运动：站立姿势，放松深吸气，呼气时屈膝，站直身体深吸气；f. 屈伸肘运动：面向墙壁，双手撑墙，做俯卧撑姿势，呼气时屈肘靠近墙壁，吸气时伸直肘关节。②弹力带操，一般选取较低强度的弹力带，每节动作重复5次，当患者可轻松完成时，逐渐过渡到10次，共5 min，具体如下：a. 坐位，深吸气，抓住固定在椅背上的弹力带，缓慢呼气，双臂平行外展然后内收，慢慢还原；b. 双脚分开站立与肩同宽，一只脚踩住弹力带，同侧手抓住弹力带的另一端，肘关节伸展，肩关节外展90°~100°；c. 弹力带套在双侧足上，一侧踝关节背屈，屈膝拉伸弹力带，双侧交替进行；d. 将弹力带捆在两腿膝关节以上部分，慢慢分开双腿，保持数秒，慢慢恢复原位。必要时，以上呼吸体操可在吸氧状态下进行。③呼吸排痰训练，重建腹式呼吸模式减少氧耗，缓解缺氧状态以改善呼吸困难症状。胸廓活动度及纠正驼背姿势练习，体位引流，胸部叩击、震颤及直接咳嗽等排痰训练可促进呼吸道分泌物排出、下降气流阻力、减少支气管肺的感染。可适当增加理疗如超短波治疗、超声雾化治疗等，有助于消炎、抗痉挛、利于排痰及保护黏液毯和纤毛功能。④有氧训练，此阶段有氧训练尽量采取低强度，具体根据患者的评定情况而定。训练方式以床边踩车和手摇车为主，可明显增加COPD患者的活动耐量，减轻呼吸困难症状，改善精神状态[113, 114]。

3. 社区和家庭康复

（1）康复评估：在以上评估的基础上，进一步完善运动能力评估。定期复查稳定期的各项指标，以调整运动康复方案，指导康复运动，并在稳定期评定内容基础上增加身体成分评定（体重指数、腰围和臀围比）、最大力量（1RM）测验、柔韧性、协调功能评定、行走计时测验等。

（2）康复治疗

1）运动康复目标：提高心肺耐力，改善生活质量，建立健康生活方式，控制心脑血管疾病危险因素。

2）运动康复内容：此阶段重点加强有氧训练，辅以上述的呼吸排痰训练。通常采用有氧训练方法如快走、划船、骑车、登山等。运动后不应出现明显气短、气促（即以仅有轻度至中度气短、气急为宜）或剧烈咳嗽。训练频率可从每天一次至每周两次不等，达到靶强度的时间为 10～45 min，一个训练计划所持续的时间通常为 4～10 周，当然时间越长效果越明显。以后为保持训练效果，患者应在家继续训练。一次运动训练宜分准备活动、训练活动、结束活动三部分进行，准备活动及结束活动以缓慢散步及体操为宜，时间为 5～10 min，在活动中宜注意呼气时必须放松，不应用力呼气。上肢训练可增加提重物训练，增加肱二头肌、肱三头肌、胸肌的肌肉力量；同时可辅助增强呼吸肌耐力，具体操作为：患者手持重物，开始 0.5 kg，以后渐增至 2～3 kg，做高于肩部的各个方向活动，每活动 1～2 min，休息 2～3 min，每天 2 次，监测以出现轻微的呼吸急促及上臂疲劳为度。

3）老年患者的特殊注意事项：老年 COPD 患者合并基础疾病较多，健康宣教尤为重要，应注意对危险因素的控制。建议患者长期家庭氧疗，可经鼻导管低流量持续吸入氧气，以改善低氧血症，降低肺动脉压，降低血液黏稠度，从而改善心肺功能。感染一般为 COPD 发生发展的重要原因之一，故在训练时须注意训练量应循序渐进增加，避免造成患者过度劳累，同时也避免受凉等因素诱发感染。老年慢阻肺患者易存在营养不良，注意改善营养状态，对于消瘦的患者，应当增加热卡的摄入，每天摄入的热卡应是休息时能量消耗的 1.7 倍，其中蛋白质应当每天至少摄入 1.7 g/kg。

七、老年肺癌

（一）概述

1. 定义　肺癌是原发性支气管肺癌的简称，为起源于支气管黏膜或腺体的恶性肿瘤。大量研究表明，吸烟是肺癌死亡率进行性增加的首要原因，其他发病因素包括职业致癌因子、空气污染、电离辐射和遗传基因等。主要分为非小细胞肺癌（鳞癌、腺癌、大细胞癌）和小细胞肺癌。临床表现呈多样化，可有原发病灶引起的咳嗽、咯血、气短、喘鸣等症状，也可表现为胸痛、声音嘶哑、吞咽困难、胸水等其他症状。2012 年的中国恶性肿瘤发病和死亡分析显示恶性肿瘤发病和死亡病例的第 1 位均为肺癌，每年新发病例约 70.5 万，每年死亡病例约 56.9 万，严重影响我国居民健康。随着药物治疗及手术技术的发展，肺癌患者存活率日渐增长，如何去改善患者机体功能就显得尤为重要[115]。

2. 老年肺癌心功能障碍　由于肺癌与心血管疾病有多个重合的危险因素，包括年龄增长和吸烟等不良生活方式，肺癌患者多伴有心血管疾病。相关报道显示接受原发性肺癌切除术的患者中冠状动脉疾病的发生率为 20.9%[116]。另外，肺癌患者由于疼痛等因素限制，运动量减少，也会造成患者心肺功能和运动耐量下降，同时增加了心血管疾病发生的风险。此外，因为医学技术的发展，肺癌患者的生存率较前提升，但在接受放疗的患者中，存在一定程度的放射性心脏损伤[117]。

3. 老年肺癌心功能障碍康复的机理　通过增加运动训练，增加肌肉毛细血管数量和密度，提高外周骨骼肌氧摄取能力，降低外周肌群的血供需求，从而减轻心脏负荷，降低心肌耗氧量，提高心肌收缩力，改善肺通气功能，提高患者活动耐力和心肺功能。

（二）肺癌患者全周期心脏康复

1. 院前危险因素控制　肺癌患者宜避免环境因素的暴露，如吸烟、空气污染、职业粉尘等，同时避免受凉等情况引起感染或病情急性加重。养成良好的生活习惯，戒烟，保持运动，控制体重。其他相关危险因素也应被控制，包括高血压、糖尿病、心房颤动、缺血性心脏病、脂代谢紊乱、脑动脉狭窄、缺乏体育活动、肥胖等。

2. 医院系统康复

（1）康复评估

1）整体功能评估：神志意识评估，生命体征评估，营养状态评估，日常生活能力评定，心理状态评估，VAS 疼痛评分。

2）呼吸功能评估：肺功能测验，呼吸肌力量评估（最大吸气压及最大呼气压），上下肢肌肉力量评估。

3）心脏功能评定：血液生化、血液黏滞度、凝血功能、血肌钙蛋白、脑钠肽（BNP）、心电图、动态心电图、超声心动图、血氧饱和度、NYHA 心功能分级、心肺运动试验、6 分钟步行测验、运动中实时心电监测等。

（2）康复治疗

1）运动康复目标：尽可能改善或恢复肺癌患者的功能，提高其生活和生存质量。

2）运动康复训练内容：以维持关节活动度、适当增加主动运动、术前术后的肺功能训练、有氧训练为主。①呼吸功能训练：主要包括呼吸肌的训练，常用的呼吸肌训练方法有 3 种：a. 正常 CO_2 高通气法；b. 阻力呼吸法，使用非线性阻力呼吸器训练吸气肌，提高最大吸气压；c. 闭值压力负荷训练器，根据最大吸气压设定吸气压力训练吸气肌。此外，可增加传统呼吸体操、腹式呼吸、缩唇呼吸等改善通气的训练方式。在围手术期进行心肺康复评估及肺康复治疗，能有效预防及改善术后患者心肺并发症、提高患者肺功能、运动耐力，改善术后生存质量[118]。②有氧运动：a. 下肢运动训练通常采用快走、划船、骑车、登山等方式。基本原则是较小强度、较短时间、多次重复，以不产生明显疲劳和症状加重为度，内容可以参照 COPD 患者的锻炼方式。b. 上肢训练可采用增加提重物训练，增加肱二头肌、肱三头肌、胸肌的肌肉力量；同时可辅助增强呼吸肌耐力，具体操作为患者手持重物，开始 0.5 kg，以后渐增至 2~3 kg，做高于肩部的各个方向活动，每次活动 1~2 min，休息 2~3 min，每天 2 次，监测以出现轻微的呼吸急促及上臂疲劳为度。如患者为术后上肢疼痛导致活动受限，可根据情况更改训练方式。

3. 社区和家庭康复

（1）康复评估：定期复测医院系统康复阶段的评估内容以及时调整训练方案，包括生命体征评估、营养状态评估、日常生活能力评定、心理状态评估、VAS 疼痛评分、肺功能测验、呼吸肌力量评估（最大吸气压及最大呼气压）、上下肢肌肉力量评估，以及心电图、动态心电图、超声心动图、血氧饱和度、NYHA 心功能分级、心肺运动试验、6 分钟步行测验、运动中实时心电监测等。

（2）康复治疗

1）训练目的：终末期的患者主要加强营养的支持，维持肢体活动，帮助减轻疼痛。对于存活期的患者来说，保持运动锻炼，避免危险因素，预防癌症复发是重要的。

2）训练方式：主要采用一些患者可自行训练的呼吸功能训练，如传统呼吸体操、腹式呼吸、缩唇呼吸等改善通气的训练方式。有氧训练以医院系统康复阶段的运动处方为主。

3）注意事项：老年患者的心排出量减少，运动耐量降低，对各种负荷所致心血管系统反应的恢复时间延长，氧利用率减低，血管阻力增加，体位性低血压发生率亦明显增高，故在运动训练前务必充分评估病情，训练时注意监测患者情况，根据患者的反应及时调整训练方案。此外，宣教、心理治疗、健康行为等也是老年肺癌患者康复不可忽视的内容。如果患者病情较重，进食时出现呼吸困难，应强调少量多次进食。

八、老年稳定性心律失常

（一）概述

1. 定义　指心脏跳动的频率、节律、起源部位、传导速度与激动顺序的异常，可由多种因素包括遗传、环境、器质性心脏病、药物等引起。稳定性心律失常多为阵发性，少数为永久性，一般不引起血流动力学障碍。标准12导联心电图及持续心电监测是诊断心律失常最重要的方法。按发生时心率快慢，分为快速性心律失常和缓慢性心律失常。一般采用抗心律失常药物治疗，必要时可采取射频消融等手术方式。稳定性心律失常一般可由运动或应激等方式诱发，患者往往对运动恐惧，导致运动能力下降。稳定性心律失常心脏康复应指导患者如何去正确的运动训练，提高患者运动信心，提高运动耐力，改善生活质量。

2. 老年稳定性心律失常心功能障碍　心律失常对日常生活有很大影响，患者会因此导致久坐的行为，而据报道，由于缺乏适当的身体活动，心律失常患者潜在的心脏病和一般心血管状况恶化的风险增加。此外，老年人稳定性心律失常大多是由缺血性心肌病引起，往往合并有高血压、动脉粥样硬化等其他心血管疾病，这些情况在心律失常的评估中往往容易被忽视，在训练开始前宜做好充分的评估[119, 120]。

3. 稳定性心律失常心功能障碍康复的机理

（1）外周机制：肌肉毛细血管数量和密度增加，肌细胞线粒体数量、质量和氧化酶活性提高，骨骼肌氧利用率增强，肌肉收缩效率提高，从而使运动时的血液循环效率提高，相对减少对心脏射血的要求。

（2）自主神经功能改善：长期训练使血液儿茶酚胺的浓度下降，交感神经兴奋性下降，心率减慢，心肌耗氧下降，从而有利于心律失常的改善。

（二）老年稳定性心律失常心功能障碍全周期康复

1. 院前危险因素控制　保持良好的生活方式，包括戒烟戒酒、低盐低脂饮食、控制体重、坚持运动等，减少诱发心律失常的刺激。控制高血压、高血脂、糖尿病、缺血性心脏病等危险因素。

2. 医院系统康复

（1）康复评估

1）心律失常评估：通过心电图、动态心电图、运动中实时心电监测以明确心律失常类型和程度，了解其发病诱因，有无相关合并症。

2）运动能力评估：上下肢肌肉力量评估，运动耐力测定，分级运动试验，日常生活能力评估，精神心理状态评估。

3）其他相关心脏功能评定：血液生化、血液黏滞度、凝血功能、血肌钙蛋白、脑钠肽（BNP）、超声心动图、血氧饱和度、NYHA 心功能分级、心肺运动试验、6 分钟步行测验等。

（2）康复治疗

1）运动康复目标：避免诱发或加重心律失常，改善心肺功能，防治心血管相关疾病，提高生活质量。

2）运动康复训练内容：相关研究表明低至中等的运动训练可以减少房颤的发生率，但高强度运动易诱发相关心律失常的发生。主要采取增加有氧训练，适当控制体重，休息时保持最佳心率约为 70 次 /min，可以明显改善患者心肺功能。从较低的运动强度（40%~60% 最大心率）开始，采用较短的活动节拍（每次运动 3~6 节，每节 3.5 min）和适合的（40%~60% 的最大氧脉搏 VO$_2$/HR）强度慢慢增加，循序渐进，运动时间及频率建议 20~40 min/ 次，从 20 min 开始，根据患者运动能力逐步增加运动时间，3~5 次 / 周。在训练时务必做好监护措施，避免高强度运动，不选择竞技类运动方式，在训练前后做好准备和结束活动[121, 122]。

3. 社区和家庭康复

（1）康复评估：患者须到社区医院定期复查医院系统康复阶段所评估内容以及时调整治疗方案。主要内容包括：心律失常类型和程度、上下肢肌肉力量评估、运动耐力测定、分级运动试验、日常生活能力评估、精神心理状态评估、超声心动图、血氧饱和度、NYHA 心功能分级、心肺运动试验、6 分钟步行测验、心肺系统疾病亚急性期简要版 ICF 分类组合等。

（2）康复治疗：主要内容为医院系统康复阶段所制订的运动处方，根据后期评估结果的变化可做适当调整。注意运动训练强度保持在低至中等。每次训练都必须包括准备活动、训练活动和结束活动，具体实施方案可参考冠心病的康复。老年患者常有心律失常和合并缺血性心肌病，在训练中跌倒风险大，故在训练时做好监护措施，要特别注意训练的安全性。训练量需注意循序渐进，避免高强度运动，训练过程中密切观察患者反应，如出现明显不适要停止训练并及时就医。

九、老年慢性心力衰竭

（一）概述

1. 定义　心力衰竭（heart failure，HF）是因各种心脏结构或功能性疾病而失去对心脏泵血功能的补偿，导致心室充盈和（或）射血能力受损引起的一组综合征。临床症状包括呼吸困难、不适、肿胀，伴或不伴运动功能下降，是各种心脏疾病的严重表现或晚期阶段，以左心衰竭较为常见，一般由左心衰竭后继发右心衰竭，最终导致全心衰竭。左心衰竭主要导致肺循环淤血和心排血量降低，表现为不同程度的呼吸困难（劳力性呼吸困难、端坐呼吸、夜间阵发性呼吸困难、急性肺水肿），咳嗽、咳痰、咯血（白色浆液性泡沫样痰，发生急性左心衰竭时为粉红色泡沫样痰），乏力疲倦和运动耐量降低，少尿等肾功能损害症状；右心衰竭导致体循环淤血，主要表现为恶心、呕吐等消化道症状，以及水肿。因右心衰竭常继发于左心衰竭，右心衰竭患者也可表现为呼吸困难[123]。

2. 定义　慢性心力衰竭是持续存在的心力衰竭状态，心脏不能或仅在提高充盈压后方能泵出组织代谢所需相应血量，其发病机理主要包括4个方面：代偿机理、心室重塑、舒张功能不全和体液因子的改变。代偿机理是指心肌收缩力受损时通过代偿使心功能短期维持相对正常的水平，机体发生的变化有心脏前负荷增加、回心血量增多、交感神经兴奋性增强、肾素－血管紧张素－醛固酮系统（renin-angiotensin-aldosterone system，RAAS）激活、心肌肥厚等。心室重塑是指在心功能受损时，心肌细胞、胞外基质、胶原纤维网等发生相应变化，心腔扩大、心肌肥厚是心力衰竭发生发展的基本机理。舒张功能不全主要由心肌能量供应不足和心室肌顺应性减退引起，心室充盈压明显增高。体液因子改变主要有精氨酸加压素增高、利钠肽类增加、内皮素分泌增加、相关细胞因子表达增高等。慢性心力衰竭患者主要表现为心功能不全，而因为心功能不全导致患者运动能力下降往往是恶性循环，运动能力下降进一步导致心功能不足。在此情况下，心脏康复尤为重要，可改善患者心力衰竭症状，延缓疾病进展，改善生活质量。

3. 慢性心力衰竭心功能障碍

（1）慢性心力衰竭康复的安全性：在推广慢性心力衰竭康复中，安全性是最为关注的问题。相关研究证明，在运动康复的长时间运动锻炼中，心血管意外事件的发生率极低，有氧运动对稳定的慢性心力衰竭患者是安全的。只要在进行康复训练时严格把控其适应证和禁忌证，认真评估患者情况并进行危险分层，根据患者实际情况选择合适的运动训练，先在监测的环境下进行训练，待患者的安全稳定性建立后再行家庭训练，那么慢性心力衰竭康复是安全的。

（2）慢性心力衰竭康复的效果：慢性心力衰竭康复对于心脏直接的效果包括提高心排出量、改善左室重塑、提高心脏左室射血分数及左室舒张末期容量；还存在一些其他效果：提高运动耐力、提高骨骼肌肌力和耐力、改善血管内皮功能和降低交感神经张力。此外，运动康复可以改善患者的生活质量，降低住院率和死亡率。

4. 慢性心力衰竭康复的机理

（1）改善骨骼肌：大肌群的动力性运动使运动肌的代谢改善，毛细血管的数量（密度）增加，肌氧化酶活性提高，肌收缩的机械效率提高，从而使运动时的血液循环效率提高，相对减少对心脏射血的要求。

（2）改善自主神经功能：长期训练使血液儿茶酚胺的浓度下降，交感神经兴奋性下降，心率减慢，心肌耗氧量下降，从而有利于心功能的改善。

（3）改善内脏功能：腹式呼吸训练有利于对肝、脾的按摩，减少内脏的淤血。

（4）改善血液流变学：减少静脉血栓的形成和预防肺炎。

（二）老年慢性心力衰竭心功能障碍全周期康复

1. 院前危险因素控制　控制相关危险因素，包括高血压和糖尿病的治疗、血脂的管理、戒烟戒酒和体重控制、保持积极良好的心理状态。养成良好的生活方式，坚持运动。

2. 医院系统康复

（1）康复评估

1）心力衰竭评估：血压、动态血压、心电图、动态心电图、超声心动图、脑钠肽（BNP）、NYHA 心功能分级。

2）运动能力评估：上下肢肌肉力量评估、运动耐力测定、分级运动试验、日常生活能力评估、精神心理状态评估。

3）其他相关心脏功能评定：血液生化、血液黏滞度、凝血功能、血肌钙蛋白、血氧饱和度、心肺运动试验、6 分钟步行测验等。

（2）康复治疗：慢性心力衰竭患者的康复治疗内容主要包括有氧训练、抗阻训练及平衡训练等。

1）有氧训练可帮助改善患者心肺功能，运动方式宜采取运动—间歇—运动交替的方式，一般建议 5～10 分钟热身运动—4 分钟有氧运动—3 分钟间歇—5～10 分钟整理运动，如此重复，在第一和第二阶段每周 3 次，第三阶段可每周 5 次，情况允许下，每次有氧运动时间宜在 30 分钟以上。因为此方式更为安全，早期可主要采取这种方式进行运动锻炼。运动强度宜从低强度开始循序渐进，逐渐增加至中等强度，运动形式走路或踏车均可。

2）抗阻训练可作为有氧训练的补充，注意循序渐进，逐渐增加运动康复强度。

3）如情况允许，可适当增加平衡训练，预防跌倒。

3. 社区和家庭康复

（1）康复评估：患者须到社区医院定期复查医院系统康复阶段所评估内容以及时调整治疗方案。主要内容包括：实验室指标、血压监测、超声心动图、血氧饱和度、NYHA 心功能分级、心肺运动试验、6 分钟步行测验、上下肢肌肉力量评估、运动耐力测定、分级运动试验、日常生活能力评估、精神心理状态评估等。

（2）康复治疗：包括对运动康复知识的培训、营养指导、疾病知识的培训等。在此阶段运动训练开始前，务必确认其安全性已建立。

1）运动方式：主要为医疗步行、踏车、腹式呼吸、气功、太极拳、放松疗法、医疗体操等。

2）运动强度：有心肺监护的极量运动试验对慢性心力衰竭（chronic heart failure，CHF）患者制订运动方案极有价值。一般采用症状限制性运动试验中峰值耗氧量的 70%～75%。在训练开始时可采用 60%～65% 峰值耗氧量以防止过度疲劳和并发症。如果不能直接测定气体代谢，应该采用较小强度的运动方案，以尽可能防止高估运动能力而造成训练过度。主观用力计分（RPE）是衡量运动强度十分有效的指标，RPE 15～16 时往往是达到通气阈值和发生呼吸困难的强度，患者一般可以耐受 RPE 10～13 的强度。运动训练中不应该有任何症状和循环不良的体征。

3）训练时间：运动训练开始时应该为 5 ~ 10 min，每运动 2 ~ 4 min，间隔休息 1 min。运动时间可以按 1 ~ 2 min 的节奏逐渐增加，直到 30 ~ 40 min。运动采用小强度，负荷的增加应该小量、缓慢。过快地增加负荷可明显降低患者对运动的耐受。开始训练时运动时间过长往往产生过度疲劳。准备活动与结束活动必须充分，最好不少于 10 min，以防止发生心血管意外。有些患者的活动量很小，持续活动的总时间只有数分钟，运动中心率增加不超过 20 次 /min，可以不要专门的准备和放松活动。

4）呼吸肌训练：CHF 呼吸肌衰竭是呼吸困难的关键因素之一，选择性的呼吸肌训练有助于改善由于呼吸限制运动能力的心脏疾病患者的运动功能。进行抗阻呼吸训练可以提高膈肌耐力，增加氧化酶和脂肪分解酶活性。经呼吸肌训练和力量训练后，患者呼吸肌耐力增加，最大持续肺通气能力提高，肺活量提高，呼吸肌肌力明显提高，亚极量和极量运动能力明显提高，日常生活中的呼吸困难改善。呼吸肌训练的方法包括：主动过度呼吸、吸气阻力负荷和吸气阈负荷。吸气阻力负荷是最常用的方法，即采用小口径呼吸管或可调式活瓣的方式增加呼吸阻力。

5）心功能分级和运动水平：Ⅰ级：平时无自觉症状，可适应一般体力活动，仅在剧烈运动或过度疲劳时才有心悸和呼吸困难。最大活动水平：持续活动 5.0 卡，间断活动 6.6 卡，最大 MET 为 6.5，主观劳累计分为 13 ~ 15。可采用上述所有活动方法。Ⅱ级：轻度活动无不适，中度活动时出现心悸、疲劳和呼吸困难。心脏常有轻度扩大。最大持续活动水平为 2.5 卡，间歇活动时为 4.0 卡，最大 MET 为 4.5，主观劳累计分为 9 ~ 11。可采用上述各种方法，但活动强度应明显较小，活动时间不宜过长，活动时的心率增加一般不超过 20 次 /min。Ⅲ级：轻度活动时迅速出现心悸、疲劳和呼吸困难，心脏中度增大，下肢水肿。最大持续活动水平为 2.0 卡，间歇活动时为 2.7 卡，最大 MET 为 3.0，主观劳累计分为 7。以静气功、腹式呼吸、放松疗法为宜，可做不抗阻的简单四肢活动，活动时间一般为数分钟。活动时心率增加不超过 10 ~ 15 次 /min。每次运动的时间可以达到 30 min，至少每周活动 3 次。Ⅳ级：静息时有呼吸困难和心悸，心脏明显扩大，水肿明显。最大持续活动水平 1.5 卡，间歇活动时为 2.0 卡，最大 MET 为 1.5。只做静气功、腹式呼吸和放松疗法之类不增加心脏负荷的活动。可做四肢被动活动。活动时心率和血压一般应无明显增加，甚至有所下降。世界卫生组织提出可以进行缓慢的步行，每次 10 ~ 15 min，每日 1 ~ 2 次，但必须无症状。

十、老年退行性骨关节病

（一）概述

1. 定义　老年退行性骨关节病又称骨关节炎、退行性关节炎、老年性关节炎、肥大性关节炎，它是一种退行性病变，是由于年龄、肥胖、劳损、创伤、关节先天性异常、关节畸形等诸多因素引起的关节软骨退化损伤、关节边缘和软骨下骨反应性增生。本病多见于中老年人群，好发于负重关节及活动量较多的关节（如：颈椎、腰椎、膝关节、髋关节等）。过度负重或使用这些关节，均可促进退行性变化的发生。临床表现为关节疼痛，常为休息痛，表现为休息后出现疼痛，活动片刻即缓解，但活动过多后，疼痛又加剧。另一症状是关节僵硬，常出现在早晨起床时或白天关节长时间保持一定体位后。

检查受累关节可见关节肿胀、压痛，活动时有摩擦感或"咔嗒"声，病情严重者可有肌肉萎缩及关节畸形。老年人最常见的骨关节病包括颈椎病、腰椎间盘突出症、髋膝骨关节炎。因为疼痛及关节僵硬而使退行性骨关节病患者难以长时间活动，在此情况下，患者的运动能力及心功能相应下降。常规退行性骨关节疾病康复以缓解疼痛及改善关节活动度为主，而忽略了心功能的降低，往往会导致心血管不良事件的发生[124, 125]。

2. 老年退行性骨关节病心功能障碍　退行性骨关节病是老年患者常见疾病，由于颈部、腰部或髋膝关节疼痛，极大限制了患者的日常生活活动，导致患者活动量及活动耐力显著减少。部分慢性患者对疾病疼痛产生恐惧心理，导致患者活动能力进一步下降。长期的运动量减少，使得患者的心肺水平降低，心血管疾病风险增加。在疼痛的急性期，很多患者为避免疼痛甚至长时间卧床，导致患者的心肺功能进一步下降[126]。

3. 老年退行性骨关节病心功能障碍康复的机理　通过增加主动运动训练，提高患者肌肉毛细血管数量和密度、外周骨骼肌氧摄取能力和氧利用能力，而改善肌肉活动能力及耐力。患者的最大运动能力提高后，较少产生疲劳，从而使得运动风险也相应降低。

（二）老年退行性骨关节病心功能障碍全周期康复

1. 院前危险因素控制　退行性骨关节病好发于过度负重或使用的关节，患者应改变其日常生活方式，尽量减少或避免使用受累关节，预防疼痛发作或骨关节病进一步加重，如对于膝关节病，应避免上下楼梯、坐矮凳、使用蹲厕等日常生活习惯。此外，患者常因疼痛而导致日常活动减少，应适当增加合适的运动训练，控制体重。

2. 医院系统康复

（1）康复评估

1）骨关节病评估：实验室检查（血细胞沉降率、血常规检查、热凝集试验、关节液监测）、VAS 疼痛评分（视觉模拟评分法评分）、简化的 McGill 疼痛评分表、X 线检查或 CT 检查。颈椎（腰椎、髋膝关节）关节活动度评定、四肢肌群肌力评定、神经功能评定、SAS 和 SDS 评定。

2）心脏功能评定：血肌钙蛋白、脑钠肽（BNP）、心电图、动态心电图、超声心动图、NYHA 心功能分级、心肺运动试验、6 分钟步行测验、运动中实时心电监测等。

（2）康复治疗

1）运动康复目标：缓解疼痛、减少卧床并发症。

2）运动康复训练内容：减少卧床时间，骨关节病急性期以局部休息为主，有利于缓解疼痛、炎症和预防挛缩。可适当卧床休息，但要注意尽量减少卧床时间。急性期不宜进行颈腰部或疼痛关节的肌力训练，避免所有诱发疼痛动作。日常生活中可采用能量节省技术，即每活动或工作 30 min 左右应有短暂的休息，并记录有无颈椎、腰椎关节不适或疲劳等。如在活动中出现明显疼痛或疲劳时，宜教育患者如何调整其活动以减轻症状。这种方案与完全卧床相比症状改善明显，又能避免过分卧床带来的不利影响。

3）缓解疼痛：包括颈椎 / 腰椎牵引、手法治疗、局部理疗，常用方法有超短波疗法、离子导入疗法、光疗、中频电疗等。

3. 社区和家庭康复

（1）康复评估：定期复查骨关节病相关指标及心功能指标，以及时调整运动处方内容，主要包括：实验室检查、影像学检查、关节活动度评定、肌力评定、心电图、动态心电图、超声心动图、NYHA 心功能分级、心肺运动试验、6 分钟步行测验、运动中实时心电监测等。

（2）康复治疗

1）运动康复目标：恢复正常活动、局部和全身性的功能锻炼。

2）运动康复训练内容：①教育和生活干预：加强对骨关节病预防和保健知识的了解，及时对各种致病因素采取有效的预防措施，防止骨关节病的发生和发展。平时工作时注意调整桌面或工作台的高度，长时间视物时应将物体放置于平视或略低于平视处；坐位时腰部平直，垫枕，避免腰部后突；睡眠时枕头不宜过高或过低，胸部及腰部保持自然曲度，髋、膝关节呈屈曲状，可使全身肌肉放松；床垫不宜过软，保持脊柱平衡。避免上下楼梯或爬山等对髋、膝关节负担较大的动作。对于体重超重人群还要注意控制体重，减少脊柱和髋、膝关节的负担，也减少心血管疾病风险。②关节活动训练和相关肌群肌力训练：通过医疗体操的方式进行颈部或腰部关节活动训练，加强颈背部或腰背部的肌力训练，强化髋关节 / 膝关节周围肌群的等长收缩训练。③有氧训练：骨关节疾病患者由于运动减少导致心血管疾病发生率增加，建议长期有氧训练防治心血管疾病。运动方式包括步行、慢跑、游泳、阻力自行车、老年韵律体操等，训练量建议 40 ~ 60 min/ 次，3 ~ 5 次 / 周。④运动强度：有氧训练中的训练强度通过心率方式来监测，目标心率 =（最大心率 - 静息心率）×（40% ~ 70%）+ 静息心率，最大心率可通过心肺运动试验测得。对无法进行运动试验的患者采用目标心率法，即在静息心率的基础上增加 20 ~ 30 次 / 分，体能差的增加 20 次 / 分，体能好的增加 30 次 / 分。

十一、老年骨质疏松性骨折

（一）概述

1. 定义 老年骨质疏松性骨折为低能量或非暴力骨折，指在日常生活中未受到明显外力或受到"通常不会引起骨折外力"而发生的骨折，亦称脆性骨折。骨质疏松性骨折与创伤性骨折不同，是基于全身骨质疏松存在的一个局部骨组织病变，是骨强度下降的明确体现，也是骨质疏松症的最终结果。骨质疏松性骨折主要见于老年人群，尤其是绝经后女性。最常见的部位包括髋部骨质疏松性骨折、椎体骨质疏松性骨折，此外还见于腕部（桡骨远端）、肱骨近端等。因骨质疏松的特殊性，对常规骨质疏松性骨折康复治疗会偏于保守，训练强度相应降低，且患者更倾向于以休息为主的生活方式，导致患者的心肺能力明显下降，故在康复治疗上应同时注重心脏康复，而不单单是促进骨折愈合和肢体功能的恢复。

2. 老年骨质疏松性骨折心功能障碍 骨质疏松性骨折主要发生在老年人群，很多患者同时有冠心病、心律失常、充血性心力衰竭等心脏疾病，往往心脏功能储备较差，或是合并有高血压、高血脂、糖尿病等心血管疾病危险因素。骨折手术麻醉、术中出血等会严重增加患者的心脏负担，从而使得患者后续较易发生心脏病并发症。此外，骨折急性期过度卧床，缺乏有效的活动，慢性期由于疼痛或疾病恐惧心理导致运动量减少，都可导致心血管风险进一步增加[126]。

3. 老年骨质疏松性骨折心功能障碍康复的机理 增加运动量，使外周骨骼肌氧摄取能力和氧利用能力提高，肌肉收缩效率提高，最大运动能力提高，较少产生疲劳。控制危险因素如高血压、高血糖、高血脂等，降低心血管风险。

（二）老年骨质疏松性骨折心功能障碍全周期康复

1. 院前危险因素控制 骨质疏松患者往往在骨折发生前运动量便开始减少，导致骨质疏松与运动量的恶行循环，越骨质疏松，越不敢动，而进一步导致骨质疏松的病情加重。故患者应养成保持运动的生活方式，可选择走路、慢跑、有氧体操等相对安全的运动方式。老年患者往往合并高血压、高血脂、糖尿病等心血管疾病危险因素，或是患有冠心病、心律失常、充血性心力衰竭等心脏疾病，其不但增加手术风险，而且容易引起心血管事件，故应控制相关危险因素。

2. 医院系统康复

（1）康复评估

1）骨折相关评估：X 线检查、CT 检查、MRI 检查、全身骨扫描、骨密度检查、实验室检查（血常规、红细胞沉降率、血钙、碱性磷酸酶、24 h 尿钙和磷、性腺激素、血清 25 羟基维生素 D、甲状旁腺激素、甲状腺功能、肿瘤标志物等）、髋关节 Harris 评分、VAS 疼痛评分（视觉模拟评分法评分）、简化的 McGill 疼痛评分等。

2）心脏功能评定：血肌钙蛋白、脑钠肽（BNP）、心电图、动态心电图、超声心动图、NYHA 心功能分级。慢性期可进行心肺运动试验、6 分钟步行测验、运动中实时心电监测等。

（2）康复治疗

1）运动康复目标：促进骨折愈合，减少卧床并发症。

2）运动康复训练内容：①肢体康复：应力刺激是促进骨折愈合的重要因素，合理的早期活动及负重对骨折愈合极为重要，对于椎体骨质疏松性骨折急性期主要是腰背肌、臀肌、腹肌的等长运动训练、桥式运动，可进行过伸运动，但禁止屈曲运动，以免加重病情或引发椎体再次骨折，卧位坐起时应保持躯干在伸直位。对于髋部骨质疏松性骨折术后第 1~7 天的康复主要是关节活动范围及肌力练习、卧位屈伸踝关节和收缩股四头肌训练。在患者有保护的情况下早期开始负重训练，坚持免负荷—部分免负荷—全负荷原则，使患者逐步完成坐位训练、站立位训练、步行训练、站立位的负重训练等。②心脏康复：急性期心脏康复主要在于预防卧床不良反应。卧位时回心血量增加刺激右心房压力感受器，反射性地降低抗利尿激素释放，尿量增加，血容量显著降低，心搏出量和心输出量可相应降低，有效循环血量减少并引起反射性的心动过速。血容量和血流量的改变增加血栓形成风险，一旦发生血栓，可能进一步导致肺栓塞、脑栓塞等严重并发症，加重患者病情甚至危及生命。因此，早期的离床活动和预防血栓非常重要。对于椎体骨质疏松性骨折患者采用俯卧位休息可放松腰背部肌群，卧床时建议进行主、被动运动。骨折后 2~3 周腰背疼痛减轻后即可逐步进行坐位、站位等练习。对于髋部骨质疏松性骨折患者，在术后 6 小时于镇痛药的保障下即可开始非受累肢体的活动训练，术后第二天可在康复医师的指导下进行助行器辅助站立和行走锻炼。出院时患者应具备独立穿衣服、独立上下床、助行器或家属的辅助下行走大于 70 米。

3. 社区和家庭康复

（1）康复评估：定期复查骨折相关指标及心功能指标，以及时调整运动处方内容，主要包括：实验室检查、影像学检查、关节活动度、肌力、心电图、动态心电图、超声心动图、NYHA 心功能分级、心肺运动试验、6 分钟步行测验、运动中实时心电监测、心肺系统疾病亚急性期简要版 ICF 分类组合等。

（2）康复治疗

1）运动康复目标：恢复正常活动、提高全身有氧运动水平。

2）运动康复训练内容：①肢体康复：逐渐加强关节活动范围训练、肌力训练（逐渐过渡到抗阻训练），加强步行训练逐步过渡到上下楼梯训练。结合作业治疗不断提高患者的日常生活自理能力。训练量建议 20 ~ 40 min/ 次，2 ~ 3 次 / 天，5 ~ 7 天 / 周；②有氧训练：在患者运动功能逐渐恢复后加强有氧训练以提高患者的全身有氧运动水平。常用的运动方式有步行、慢跑、游泳、阻力自行车、老年韵律体操等，可根据老年人生活活动习惯和环境条件加以选择。运动强度通过心率方式来监测，目标心率 =（最大心率 – 静息心率）×（40% ~ 70%）+ 静息心率，最大心率可通过心肺运动试验测得。对无法进行运动试验的患者采用目标心率法，即在静息心率的基础上增加 20 ~ 30 次 / 分，体能差的增加 20 次 / 分，体能好的增加 30 次 / 分。训练量建议 40 ~ 60 min/ 次，3 ~ 5 次 / 周。

（付丛会　余滨宾）

参考文献

［1］中国心血管健康与疾病报告编写组 .《中国心血管健康与疾病报告 2020》概要［J］. 中国循环杂志，2021，36（6）：521–545.

［2］北京高血压防治协会，北京糖尿病防治协会，北京慢性病防治与健康教育研究会，等 . 基层心血管病综合管理实践指南 2020［J］. 中国医学前沿杂志（电子版），2020，12（8）：1–73.

［3］中华医学会心血管病学分会，中国康复医学会心脏预防与康复专业委员会，中国老年学和老年医学会心脏专业委员会，等 . 中国心血管病一级预防指南 2020［J］. 中华心血管病杂志 . 2020，48（12）：1000–1038.

［4］中国康复医学会心血管病预防与康复专业委员会，中国老年学与老年医学学会心血管病专业委员会 . 医院主导的家庭心脏康复中国专家共识［J］. 中华内科杂志，2021，60（3）：207–215.

［5］郭航远 . 我国心脏康复的困境与对策［J］. 中国全科医学，2019，22（12）：1381–1384.

［6］Binney N. The function of the heart is historically contingent［J］. Stud Hist Philos Biol Biomed Sci，2018，68–69：42–55.

［7］朱家恺，黄洁夫，陈积圣 . 外科学辞典［M］. 北京：北京科学技术出版社，2003.

［8］Kennedy A，Finlay DD，Guldenring D，et al. The Cardiac Conduction System：Generation and Conduction of the Cardiac Impulse［J］. Crit Care Nurs Clin North Am，2016，28（3）：269–279.

［9］Harris，Raymond. Cardiovascular Diseases in the Elderly［J］. Medical Clinics of North America，1983，67（2）：379–394.

［10］Silverii MV，Pratesi A，Lucarelli G，et al. Cardiac rehabilitation protocols in the elderly［J］. Monaldi Arch Chest Dis，2020，90（4）.

［11］Lakatta EG . So! What's aging? Is cardiovascular aging a disease?［J］. Journal of Molecular & Cellular Cardiology，2015，83：1-13.

［12］Obas V，Vasan RS. The aging heart［J］.Clinical Science，2018，132（13）：1367-1382.

［13］Li H，Hastings MH，Rhee J，et al. Targeting Age-Related Pathways in Heart Failure［J］. Circ Res，2020，126（4）：533-551.

［14］中国心血管健康与疾病报告编写组.中国心血管健康与疾病报告2020概要［J］.中国循环杂志，2021，36（6）：521-545.

［15］陈舒玲，李贵，彭峰，等.血压及心率的昼夜节律与高血压患者心脏结构和功能的相关性［J］.中华高血压杂志，2018，26（06）：535-540.

［16］中华医学会心血管分会，中国老年学会心脑血管病专业委员会.老年高血压的诊断与治疗中国专家共识2011版［J］.中华内科杂志，2012，51（1）：1-7.

［17］Shu C，Chen S，Qin T，et al. Prevalence and correlates of valvular heart diseases in the elderly population in Hubei，China［J］. Scientific Reports，2016，6：27253.

［18］Iung B，Baron G，Butchart EG，et al. A prospective survey of patients with valvular heart disease in Europe：The Euro Heart Survey on Valvular Heart Disease［J］. European Heart Journal，2003，24（13）：1231-1243.

［19］Bernard I，Alec V. Epidemiology of acquired valvular heart disease［J］.Canadian J Cardio，2014，30：962-970.

［20］张坤.射血分数保留心力衰竭与房性心律失常相关性分析［D］.辽宁：大连医科大学，2020.

［21］Maron BJ，Casey SA，Poliac IC. et a1. Clinical course of hypertrophic eardiomyopathy in a regional United States cohort［J］. JAMA，1999，281（7）：650-655.

［22］Dubrey SW，Hawkins PN，Falk RH. Amyloid diseases of the heart：assessment，diagnosis，and referral［J］. Heart，2011，97（1）：75-84.

［23］Lavie CJ，Ozemek C，Carbone S，et al. Sedentary Behavior，Exercise，and Cardiovascular Health［J］. Circ Res. 2019，124（5）：799-815.

［24］Pandey A，Salahuddin U，Garg S，et al.Continuous Dose-Response Association Between Sedentary Time and Risk for Cardiovascular Disease：AMeta-analysis［J］.JAMA Cardiol，2016，1（5）：575-583.

［25］Harvey JA，Chastin SF，Skelton DA. How Sedentary are Older People？ A Systematic Review of the Amount of Sedentary Behavior［J］. Journal of Aging and Physical Activity，2015，23（3）：471-487.

［26］Gibbs BB，Hergenroeder AL，Katzmarzyk PT，et al. Definition，measurement，and health risks associated with sedentary behavior［J］. Medicine & Science in Sports & Exercise，2015，47（6）：1295-1300.

［27］Tuzovic M，Yang EH，Baas AS，et al. Cardiac Amyloidosis：Diagnosis andTreatment Strategies［J］. Curr Oncol Rep，2017，19（7）：46.

［28］King J，Lowery DR. Physiology，Cardiac Output. In：StatPearls. Treasure Island（FL）：StatPearls Publishing，2021.

［29］Ghannem M，Ghannem L，Hamdi K，et al.Réadaptation cardiaque du sujet âgé［Cardiac rehabilitation in elderly patient］［J］.Annales de Cardiologie et d'Angéiologie，2018，67（6）：493-501.

［30］Safar ME，Siche JP，Mallion JM，et al. Arterial mechanics predict cardiovascular risk in hypertension［J］. J Hypertens，1997，15（12 Pt 2）：1605-1611.

［31］刘莉莉，孙子林.中美糖尿病运动指南对比［J］.中国医学前沿杂志（电子版），2013，5（05）：12-14.

［32］张通,中国脑卒中康复治疗指南（2011完全版）［J］.中国医学前沿杂志（电子版），2012，4（06）：55-76.

［33］贾杰.卒中"疾病全周期"康复［J］.中国卒中杂志，2021，16（3）：219-222.

［34］Mikus CR，Boyle LJ，Borengasser SJ，et al. Simvastatin impairs exercise training adaptations［J］. J Am Coll Cardiol，2013，62（8）：709-714.

［35］Fletcher GF，Balady GJ，Amsterdam EA，et al. Exercise standards for testing and training：a statement for healthcare professionals from the American Heart Association［J］. Circulation，2001，104（14）：1694-740.

［36］Tessler J，Bordoni B. Cardiac Rehabilitation［M］. Treasure Island（FL）：StatPearls Publishing，2022.

［37］魏潇，肖骅，罗素新，等.心脏体格检查临床教学现状与改进［J］.中国继续医学教育，2015，7（2）：15-16.

［38］Vilaplana JM. Blood pressure measurement［J］. J Ren Care，2006，32（4）：210-213.

［39］中国血压测量工作组.中国血压测量指南［J］.中华高血压杂志，2011，19（12）：1101-1115.

［40］常规心电图检查操作指南编写专家组.常规心电图检查操作指南（简版）［J］.实用心电学杂志，2019，28（1）：6-11.

［41］Steeds RP. Echocardiography：frontier imaging in cardiology［J］.Br J Radiol，2011，84 Spec No 3（Spec Iss 3）：S237-S245.

［42］Karthik，Seetharam，Stamatios，et al. Cardiac magnetic resonance imaging：the future is bright［J］. F1000Research，2019，8：1636.

［43］Mayr A，Reiter G，Beitzke D. Kardiale Magnetresonanztomographie：Trends und Entwicklungen［Cardiac magnetic resonance imaging：Trends and developments］［J］. Radiologe，2020，60（12）：1142-1152.

［44］Miller-Davis C，Marden S，Leidy NK. The New York Heart Association Classes and functional status：what are we really measuring?［J］. Heart Lung，2006，35（4）：217-224.

［45］Solway S，Brooks D，Lacasse Y，et al. A qualitative systematic overview of the measurement properties of functional walk tests used in the cardiorespiratory domain［J］. Chest，2001，119（1）：256-270.

［46］Morice A，Smithies T . The 100m walk：A simple and reproducible exercise test［J］. British Journal of Diseases of the Chest，1984，78（none）：392-394.

［47］Enright PL. The six-minute walk test［J］.Respir Care，2003，48（8）：783-785.

［48］Holland AE，Spruit MA，Troosters T，et al. An official European Respiratory Society/American Thoracic Society technical standard：field walking tests in chronic respiratory disease［J］. Eur Respir J，2014，44（6）：1428-1446.

［46］Bohannon RW，Crouch RH. Two-Minute Step Test of Exercise Capacity：Systematic Review of Procedures，Performance，and Clinimetric Properties［J］. J Geriatr Phys Ther，2019，42（2）：105-112.

［50］Vaidya GN. Application of exercise ECG stress test in the current high cost modern-era healthcare system［J］. Indian Heart J，2017，69（4）：551-555.

［51］Donal E，Panis V，Kosmala W. Exercise stress echocardiography：a great tool that can be adapted to the clinical question？［J］. Open Heart，2021，8（1）：e001641.

［52］Arena R，Canada JM，Popovic D，et al. Cardiopulmonary exercise testing - refining the clinical perspective by combining assessments［J］. Expert Rev Cardiovasc Ther，2020，18（9）：563-576.

［53］Glaab T，Taube C. Practical guide to cardiopulmonary exercise testing in adults［J］. Respir Res，2022，23（1）：9.

［54］Santoro C，Sorrentino R，Esposito R，et al. Cardiopulmonary exercise testing and echocardiographic exam：an useful interaction［J］.Cardiovasc Ultrasound，2019，17（1）：29.

［55］Afilalo J. Evaluating and Treating Frailty in Cardiac Rehabilitation［J］. Clin Geriatr Med，2019，35（4）：445-457.

［56］Dunlay SM，Manemann SM，Chamberlain AM，et al. Activities of daily living and outcomes in heart failure［J］. Circ Heart Fail，2015，8（2）：261–267.

［57］Canada JM，Reynolds MA，Myers R，et al. Usefulness of the Duke Activity Status Index to Select an Optimal Cardiovascular Exercise Stress Test Protocol［J］. Am J Cardiol，2021，146：107–114.

［58］Wang Y，Shi JJ，Wang BZ. Validation of Veterans Specific Activity Questionnaire to assess exercise tolerance of Chinese elderly with coronary heart disease［J］. J Geriatr Cardiol，2016，13（12）：973–977.

［59］Fletcher GF，Balady GJ，Amsterdam EA，et al. Exercise standards for testing and training：a statement for healthcare professionals from the American Heart Association［J］. Circulation，2001，104（14）：1694–1740.

［60］胡大一 . 老年人心脏康复［J］. 中华老年医学杂志，2019，38（5）：473–475.

［61］Kumar KR，Pina IL. Cardiac rehabilitation in older adults：New options［J］. Clin Cardiol，2020，43（2）：163–170.

［62］Lavie CJ，Arena R，Swift DL，et al. Exercise and the cardiovascular system：clinical science and cardiovascular outcomes［J］. Circ Res，2015，117（2）：207–219.

［62］张爽，陈影，王希，等 . 个体化运动处方对心血管疾病的康复效果研究进展［J］. 中国康复理论与实践，2019，25，（1）：60–63.

［64］O'Neill D，Forman DE. Never Too Old for Cardiac Rehabilitation［J］. Clin Geriatr Med，2019，35（4）：407–421.

［65］杨絮飞，张抒扬 . 心脏康复中个体化运动处方的制定［J］. 中国实用内科杂志，2017，37（7）：587–589.

［66］American Association of Cardiovascular and Pulmonary Rehabilitaion. Guidelines for cardiac rehabilitation and secondary prevention programs［M］. 5th ed. Nabucco：Human Kinetics Publishers，2013.

［67］陆晓 . 心脏康复的演变与进展［J］. 中国康复医学杂志，2017，32（1）：4–9.

［68］Fiatarone Singh MA. Tailoring Assessments and Prescription in Cardiac Rehabilitation for Older Adults：The Relevance of Geriatric Domains［J］. Clin Geriatr Med，2019，35（4）：423–443.

［69］余滨宾，郑瑜，温华聪，等 . 可穿戴式设备 uCare 与动态心电图检测的临床对比研究［J］. 中国康复医学杂志，2017，32（1）：29–43.

［70］Alharbi M，Bauman A，Alabdulaali M，et al. Comparison of Different Physical Activity Measures in a Cardiac Rehabilitation Program：A Prospective Study［J］. Sensors（Basel），2022，22（4）：1639.

［71］Seo DY，Kwak HB，Kim AH，et al. Cardiac adaptation to exercise training in health and disease［J］. Pflügers Arch，2020，472（2）：155–168.

［72］Vega RB，Konhilas JP，Kelly DP，Leinwand LA. Molecular Mechanisms Underlying Cardiac Adaptation to Exercise［J］. Cell Metab，2017，25（5）：1012–1026.

［73］Price KJ，Gordon BA，Bird SR，et al. A review of guidelines for cardiac rehabilitation exercise programmes：Is there an international consensus?［J］. Eur J Prev Cardiol，2016，23（16）：1715–1733.

［74］Frankel JE，Bean JF，Frontera WR. Exercise in the elderly：research and clinical practice［J］. Clin Geriatr Med，2006，22（2）：239–256；vii.

［75］Wise FM，Patrick JM. Resistance exercise in cardiac rehabilitation［J］. Clin Rehabil，2011，25（12）：1059–1065.

［76］Khadanga S，Savage PD，Ades PA. Resistance Training for Older Adults in Cardiac Rehabilitation［J］. Clin Geriatr Med，2019，35（4）：459–468.

［77］Gjøvaag TF，Mirtaheri P，Simon K，et al. Hemodynamic Responses to Resistance Exercise in Patients with Coronary Artery Disease［J］. Med Sci Sports Exerc，2016，48（4）：581–588.

［78］Lee PG，Jackson EA，Richardson CR. Exercise Prescriptions in Older Adults［J］. Am Fam Physician，

［79］Hansen D, Abreu A, Ambrosetti M, et al. Exercise intensity assessment and prescription in cardiovascular rehabilitation and beyond: why and how: a position statement from the Secondary Prevention and Rehabilitation Section of the European Association of Preventive Cardiology［J］. Eur J Prev Cardiol, 2022, 29（1）: 230-245.

［80］Price KJ, Gordon BA, Bird SR, et al. A review of guidelines for cardiac rehabilitation exercise programmes: Is there an international consensus?［J］. Eur J Prev Cardiol, 2016, 23（16）: 1715-1733.

［81］Taylor JL, Bonikowske AR, Olson TP. Optimizing Outcomes in Cardiac Rehabilitation: The Importance of Exercise Intensity［J］. Front Cardiovasc Med, 2021, 8: 734278.

［82］Scherr J, Wolfarth B, Christle JW, et al. Associations between Borg's rating of perceived exertion and physiological measures of exercise intensity［J］. Eur J Appl Physiol, 2013, 113（1）: 147-155.

［83］Quinn TJ, Coons BA. The Talk Test and its relationship with the ventilatory and lactate thresholds［J］. J Sports Sci, 2011, 29（11）: 1175-1182.

［84］Reed JL, Pipe AL. The talk test: a useful tool for prescribing and monitoring exercise intensity［J］. Curr Opin Cardiol, 2014, 29（5）: 475-480.

［85］Behm DG, Anderson KG. The role of instability with resistance training［J］. Journal of Strength & Conditioning Research, 2006, 20（3）: 716-722.

［86］Magorzata, Bartnik, Lars, et al. The prevalence of abnormal glucose regulation in patients with coronary artery disease across Europe The Euro Heart Survey on diabetes and the heart［J］. European Heart Journal, 2004, 25（21）: 1880-1890.

［87］王彤, 龙明智. 老年冠心病治疗新进展［J］. 中西医结合心脑血管病志, 2018, 16（4）: 425-428.

［88］丁荣晶.《冠心病心脏康复/二级预防中国专家共识》解读［J］. 岭南心血管病杂志, 2013, 19（2）: 123-126.

［89］LaMonte MJ, Durstine JL, Yanowitz FG, et al. Cardiorespiratory fitness and C-reactive protein among a tri-ethnic sample of women［J］. Circulation, 2002, 106（4）: 403-406.

［90］中国高血压防治指南修订委员会, 高血压联盟（中国）, 中华医学会心血管病学分会中国医师协会高血压专业委员会, 等. 中国高血压防治指南（2018年修订版）［J］. 中国心血管杂志, 2019, 24（1）: 24-56.

［91］中华医学会心血管病学分会. 冠心病康复与二级预防中国专家共识［J］. 中华心血管病杂志, 2013, 41（4）: 267-275.

［92］Amarenco P, PC Lavallée, Labreuche J, et al. Prevalence of Coronary Atherosclerosis in Patients With Cerebral Infarction［J］. Stroke; a journal of cerebral circulation, 2011, 42（1）: 22-29.

［93］袁丽霞, 丁荣晶. 中国心脏康复与二级预防指南解读［J］. 中国循环杂志, 2019, 34（z1）: 86-90.

［94］Emmanuel Touzé, Varenne O, Chatellier G, et al. Risk of Myocardial Infarction and Vascular Death After Transient Ischemic Attack and Ischemic Stroke［J］. Stroke: a journal of cerebral circulation, 2005, 36（12）: 2748-55.

［95］高霞, 李京平, 陈刚. 偏瘫患者行走能量消耗与速度的相关性［J］. 中国组织工程研究, 2006, 10（16）: 110-111.

［96］上海市康复医学会心脏康复专业委员会, 脑卒中合并稳定性冠心病运动康复专家共识编写组. 脑卒中合并稳定性冠心病运动康复专家共识［J］. 中国康复医学杂志, 2018, 33（4）: 379-384.

［97］单春雷, 余滨宾, 励建安. 建立规范化的卒中三级康复治疗体系［J］. 中国脑血管病杂志, 2012, 9（6）: 281-283.

［98］Borlaug BA, Jaber WA, Ommen SR, et al. Diastolic relaxation and compliance reserve during dynamic exercise in heart failure with preserved ejection fraction［J］.Heart，2011，97（12）：964-969.

［99］Marzolini S. Including Patients With Stroke in Cardiac Rehabilitation：BARRIERS AND FACILITATORS［J］.J Cardiopulm Rehabil Prev，2020，40（5）：294-301.

［101］中华医学会神经病学分会帕金森病及运动障碍学组.中国血管性帕金森综合征诊断与治疗专家共识［J］.全科医学临床与教育，2017，50（4）：364-367.

［102］王艺东，邢诒刚.血管性帕金森综合征的研究进展［J］.国际神经病学神经外科学杂志，2001，28（5）：354-356.

［103］Fox SH，Katzenschlager R，Lim SY，et al. International Parkinson and movement disorder society evidence-based medicine review：Update on treatments for the motor symptoms of Parkinson's disease［J］.Movement Disorders，2018，33（8）：1248-1256.

［104］侯莹，刘丽华，江钟立.帕金森病运动症状的评估与康复治疗进展［J］.中国康复医学杂志，2018，33（11）：106-110.

［105］Jia J，Wang F，Wei C，et al. The prevalence of dementia in urban and rural areas of China［J］.Alzheimer's & Dementia，2014，10（1）：1-9.

［106］陈庆华，张凤强，李立新，等.阿尔茨海默病发病机制和诊断技术研究进展［J］.中华老年心脑血管病杂志，2018，20（1）：108-110.

［107］Cheng ST，Chow PK，Song YQ，et al. Mental and Physical Activities Delay Cognitive Decline in Older Persons with? Dementia［J］.The American Journal of Geriatric Psychiatry，2014，22（1）：63-74.

［108］申宝忠.阿尔茨海默病运动治疗研究进展［J］.现代生物医学进展，2014，14（36）：7190-7193.

［109］梁峰，胡大一，沈珠军.2014美国糖尿病指南：糖尿病诊疗标准［J］.中华临床医师杂志（电子版），2014（6）：151-159.

［110］江钟立.糖尿病康复治疗进展［J］.实用老年医学，2006，20（2）：86-89.

［111］中华医学会呼吸病学分会慢性阻塞性肺疾病学组.慢性阻塞性肺疾病诊治指南（2013年修订版）［J］.中国医学前沿杂志（电子版），2014，6（02）：67-80.

［112］André S，Conde B，Fragoso E，et al. COPD and Cardiovascular Disease［J］.Pulmonology，2019，25（3）：168-176.

［113］Brekke PH，Omland T，Smith P，et al. Underdiagnosis of myocardial infarction in COPD - Cardiac Infarction Injury Score（CIIS）in patients hospitalised for COPD exacerbation［J］.Respiratory Medicine，2008，102（9）：1243-1247.

［114］Mcallister DA，Maclay JD，Mills NL，et al. Diagnosis of myocardial infarction following hospitalisation for exacerbation of COPD［J］.European Respiratory Journal，2012，39（5）：1097-1103.

［115］陈万青，郑荣寿，张思维，等.2012年中国恶性肿瘤发病和死亡分析［J］.中国肿瘤，2016，25（1）：1-8.

［116］Kozower BD，Sheng S，O'Brien SM，et al. STS database risk models：predictors of mortality and major morbidity for lung cancer resection［J］.Annals of Thoracic Surgery，2010，90（3）：875-883.

［117］王松，何津祥，李兴川.胸部肿瘤放射性心脏损伤的系统评价和Meta分析［J］.中国临床研究，2019，32（04）：457-463.

［118］陈湘，黄惠桥，许固鑫，等.肺癌患者围术期肺康复训练的研究进展［J］.海南医学，2019，30（05）：651-654.

［119］Grace AA，Roden DM. Systems biology and cardiac arrhythmias［J］.Lancet，2012，380（9852）：1498-1508.

［120］Priori SG，Blomström-Lundqvist C，Andrea M，et al. 2015 ESC guidelines for the management of patients with ventricular arrhythmias and the prevention of sudden cardiac death：the task force for the management of patients with ventricular arrhythmias and the prevention of sudden cardiac death of the European Society of Cardiology（ESC）. endorsed by：Association for European Paediatric and Congenital. Cardiology（AEPC）［J］. European Heart Journal，2015，36（41）：2793-2867.

［121］O'Keefe JH，Patil HR，Lavie CJ，et al. Potential adverse cardiovascular effects from excessive endurance exercise［J］. Mayo Clin Proc，2012，87（6）：587-595.

［122］Parto P，O'Keefe JH，Lavie CJ .The exercise rehabilitation paradox：less may be more?［J］. Ochsner Journal，2016，16（3）：297-303.

［123］O'Connor CM，Whellan DJ，Lee KL，et al. Efficacy and Safety of Exercise Training in Patients With Chronic Heart Failure：HF-ACTION Randomized Controlled Trial［J］. Jama，2009，301（14）：1439-1450.

［124］汤治中 . 肌力训练在腰椎间盘突出症康复中的作用［J］. 中国康复，2002，17（3）：151-152.

［125］于长隆 . 骨科康复学［M］. 北京：人民卫生出版社，2010.

［126］Gibbs BB，Hergenroeder AL，Katzmarzyk PT，et al. Definition，measurement，and health risks associated with sedentary behavior［J］. Medicine & Science in Sports & Exercise，2015，47（6）：1295-1300.

第七章
老年精神心理功能障碍全周期康复

第一节 概述

一、老年人精神心理功能障碍流行病学

第七次全国人口普查结果显示，我国 60 岁及以上人口为 26 402 万人，占总人口 18.70%，其中 65 岁及以上人口为 190 64 万人，占 13.50%。随着老龄人口增多，老年人的精神心理健康愈发引起关注，世界卫生组织（WHO）指出约 15% 的 60 岁以上老年人患有精神障碍，其心理健康受生理、病理、社会、经济等多个因素影响，是我国重要的公共卫生问题。但目前临床及社会各界对此重视不足，老年人的精神心理功能障碍如抑郁、焦虑、淡漠、睡眠障碍、跌倒相关恐惧、疾病相关的自我负担感受、谵妄、精神行为症状群等常常被忽视。不同人群的老年人精神心理功能障碍存在巨大差异，以抑郁症为例，围手术期的老年人抑郁症的发生率为 20%~40%，老年癌症患者的抑郁症发病率是普通人的 4 倍，对老年人的功能预后、生活质量产生极大的影响，给照护者造成巨大的困扰与心理痛苦，给国家、社会及家庭带来沉重的经济负担。

二、老年人精神心理功能障碍的特殊性与复杂性

老年人的精神心理功能障碍与运动、感觉、吞咽等功能障碍不同，远远超出功能障碍的范畴，其评估、诊断、治疗需由取得精神科执业医师、心理咨询师等专业资质的人员执行，部分评估与治疗操作可由康复治疗师、社会工作者、志愿者等开展。考虑到老年人病理生理的复杂性，在制订治疗方案时需要老年科、精神心理专科及老年人所在疾病科室共同会诊决策。

三、本章的撰写目的与框架

通过系统检索国内外相关指南、专家共识、综述、临床研究，发现目前有与部分疾病相关的某个精神心理问题如卒中后抑郁、帕金森病抑郁的诊断与治疗指南，但现有的指南中对老年人的精神心理特点、筛查、评估、治疗、康复、照护者心理等多个方面认识不足，很少有学者关注老年人常见疾病的精神心理功能障碍，亦缺少循证康复治疗指南。因此，本章从老年人精神心理功能障碍的定义、特点、老年人适用的评估与治疗、全周期康复概述、五种常见精神心理功能障碍的全周期康复路径及九类老年常见疾病需要关注的精神心理问题与康复评估、治疗等展开阐述，基于循证规范老年人精神心理功能障碍的全周

期康复治疗，为临床医生、康复治疗师、护理工作者、照护者提供参考。本章以 65 岁以上老年人为研究对象，侧重于老年人常见的心理问题及因躯体疾病引起的异常心理，对诊断为精神分裂症等精神障碍的老年人不予关注，适合非精神心理专科医务人员使用。

第二节　老年精神心理功能障碍概述

一、老年人精神心理功能障碍的定义

老年人的精神心理功能障碍是指 65 岁以上人群出现异常心理，即其感知、思维、情感、智能、判断、行为、记忆及人格等心理过程和个性特征发生异常，有狭义、广义之分，广义是指所有偏离正常的心理过程或行为；狭义一般指"心理障碍"，是由于器质性或功能性损害导致没有能力按社会认为适宜的方式行事，以致其行为与社会生活不相适应。当心理活动异常的程度达到医学诊断标准，称之为心理障碍（又称精神障碍或精神疾病）。精神障碍，分为精神病性障碍和非精神病性障碍。精神病性障碍是一种严重的精神障碍，临床表现以幻觉、妄想、行为紊乱等精神病性症状为特征，通常无疾病自知力，主要包括精神分裂症、偏执性精神障碍、急性短暂性精神病、感应性精神病和分裂情感性精神病等，其中精神分裂症最为常见，也是人类最为严重的精神疾病。非精神病性障碍，包括各类神经症、人格障碍、心理生理障碍、病情较轻的精神发育迟滞及达不到精神病程度的应激反应状态或心境障碍等。非精神病性障碍的患者一般以情绪障碍、轻度思维障碍、躯体感知障碍等非精神病性症状为主，多能主动求医，能自述躯体上及精神上的各种不适感或痛苦，并积极要求治疗。

二、精神心理功能障碍的分类

分类见表 7-2-1。

表 7-2-1　常见的精神心理功能障碍分类

分类	定义
轻度心理异常	常见于神经症，包括抑郁症、焦虑症、强迫症、恐惧症、疑病症、癔症、神经衰弱等，患者可存在轻度的精神症状，如：睡眠障碍、头痛、注意力不集中、易激惹、部分社会适应不良、部分人格改变，对疾病有自知力
重度心理异常	常见于重度精神病患者的心理异常，如精神分裂症、躁狂 – 抑郁双向情感障碍、反应性精神病，患者可存在错觉、幻觉、思维障碍，妄想，情绪情感障碍、意志行为障碍、社会适应能力丧失、显著的人格改变并对症状没有自知力
心身疾病	其属于躯体疾病，但疾病的发生、发展与心理明显相关
心身障碍	由心理因素所致的生理功能障碍，如睡眠障碍、性功能障碍、内脏器官功能障碍等
大脑疾患和躯体缺陷时的心理异常	脑部器质性病变（脑卒中、帕金森病、阿尔茨海默病、颅脑损伤等）及躯体缺陷（盲、聋、跛、哑）引起的心理异常

续表

分类	定义
行为偏离和人格障碍	是从青春期或儿童期发展而来并持续存在的人格偏离正常，不能适应正常的社会生活，表现为情感和意志方面的障碍，思维和智能方面一般无异常
药物依赖	包括酒精与药物依赖引起的心理异常
其他	某一特殊状态下的心理异常、中毒所伴发的心理异常

三、健康老年人的精神心理特点

60岁或65岁是老年期的起点，其精神心理特点与生理特征关系密切，可能会经历生理、心理、感觉和认知方面的挑战。进入老年后，个体的感知觉发生显著的退行性变化，具体表现为视觉减弱、听觉减退、味觉和嗅觉以及触觉迟钝、反应与动作迟缓等，伴随脑功能下降，记忆力减退，易出现精神疲劳[1]。在这一人生阶段，老年人的精神心理易受离退休、家庭关系问题、经济问题、衰老与疾病问题及面临死亡的影响，其情绪不稳定、自控能力差、害怕患病、恐惧死亡[2]。面对上述问题，健康老年人易产生衰老感、怀旧感、孤独感、自尊感、自卑感、失落感、焦虑、恐惧、敏感、猜疑、悲观、消极、懒惰、返童及空巢综合征等负面情绪。

四、慢性疾病老年患者的精神心理特点

老年人普遍存在2~3种慢性疾病，对老年患者的精神心理产生影响，且躯体疾病与心理症状可能相互恶化，不同躯体疾病引起的精神心理问题具有明显的差异（表7-2-2）。一项横断面研究调查了177名老年慢性疾病患者，发现有64.4%的老年人存在明显的抑郁情绪，焦虑、孤独等情绪也较为明显，患慢性疾病的病种数对抑郁得分有显著影响，其心理健康状况较一般老年人差，应当加强精神支持，促进心理健康[3]。而慢性疾病引起的多个功能障碍如疼痛、呼吸困难等是老年人自杀行为增加的重要影响因素[4]。

表7-2-2　常见老年系统疾病导致的精神心理功能障碍临床表现

疾病分类	代表疾病	临床表现
神经系统疾病	以脑卒中、帕金森病、阿尔茨海默病、精神疾病、糖尿病周围神经病为代表	多为脑部器质性病变引起，临床表现形式多样，十分复杂，可见非精神病性症状、精神病性症状，如谵妄、淡漠、幻觉、妄想、错觉、激越、冲动控制障碍，患者可能没有自知力
骨关节系统疾病	以颈椎病、腰椎间盘突出症、髋膝骨关节炎、髋部及椎体骨质疏松性骨折为代表	除抑郁、焦虑情绪外，易产生跌倒恐惧感与疼痛灾难化。此类疾病通常手术治疗比例较高，老年患者易出现术后谵妄
心肺系统疾病	以慢性阻塞性肺疾病、冠心病、慢性心率衰竭为代表	心脏疾病与精神心理的相互影响更为密切，如过度焦虑与冠心病的关系。老年患者可能因呼吸困难、心悸、胸闷产生濒死感或对死亡的恐惧
肿瘤	以肺癌为代表	肿瘤引起的精神心理问题受部位、肿瘤分期、治疗方式及治疗阶段等影响

同时，老年人因多系统疾病及身体机能衰退，长期受慢性疾病的影响，容易产生自我感受负担（self-perceived burden，SPB）。SPB 在老年慢性病患者群体中普遍存在，75.7% 的老年慢性病患者存在不同程度的 SPB，其中 53.4% 的老年慢性病患者有轻度 SPB，19.5% 的老年慢性病患者有中度 SPB，2.8% 的老年慢性病患者有重度 SPB[5]。

此外，老年人患病尤其是遗留有残疾的疾病后也会发生相应的心理行为反应，如：老年患者对病情的估计多较悲观，对康复的信心不大，往往易产生或加重老朽感和末日感；老年人残疾后会加重孤独感和疏远感，在家属或子女不来探望的老年患者身上常常产生被抛弃感；多年形成的习惯常常易导致固定的生活方式和刻板的行为，一旦因残疾打乱原来的生活节奏，可引起情绪波动、烦躁、焦虑和抑郁[2]。

五、老年人精神心理评估、治疗概述

（一）老年人精神心理评估

考虑到老年人的认知能力下降、注意力不易集中，一些临床常用的心理评估在老年人群中的敏感性、特异性较差。应尽可能采用有专为老年人设计的评估量表，其评估项目内容相对精简，如老年临床评定量表（sandoz clinical assessment geriatric，SCAG）、老年精神评定量表（psychogeriatric assessment scales，PAS）、老年抑郁量表（geriatric depression scale，GDS）、老年焦虑量表（geriatric anxiety inventory，GAI）、老年人活动与害怕跌倒量表（survey of activities and fear of falling in the elderly，SAFFE）。对于文化程度较低的老年人，尽可能选择以图文形式呈现的量表评估，如图像版跌倒效能量表（iconographical falls efficacy scale，Icon-FES）；对于存在失语症的老年人，应选择失语专用的精神心理量表评估，如脑卒中失语症患者抑郁调查表（stroke aphasic depression questionnaire，SADQ）；对于无法配合评估的老年人，尽可能通过行为观察或家属 / 照护者专用量表进行评估。

（二）老年人精神心理治疗

1. 非药物治疗　在老年人群中具有普适性，包括心理治疗、团体娱乐治疗、动物辅助疗法、芳香疗法、幽默疗法、作业治疗等，但应注意避免治疗时间过长，引起患者疲劳。运动疗法是一种广泛应用于各类疾病及功能障碍的非药物疗法，对精神心理能够产生较大的影响，但在进行此疗法时应当充分考虑老年患者的身体情况，以免不良事件的发生。不同的非药物疗法在应用于老年人精神心理功能障碍的治疗时，存在治疗资质及老年人适用性的问题。

2. 药物治疗　针对精神心理功能障碍的药物治疗，通常有抗精神病药物、抗抑郁药物、抗焦虑药物、心境稳定剂、认知改善药物。老年患者作为一个特殊的人群，在生理上的变化包括：肾小球滤过率下降、肝脏酶活性的下降、肝脏血流量的减少、体脂率增高以及血浆蛋白的减少等，导致了以下药代动力学的变化：药物通过肾脏的排泄率下降、经肝脏代谢的药物的半衰期延长和清除率下降、药物在体内的分配量增大以及药物在血浆中游离的量上升等，这些是在用药物治疗时必须考虑的问题。其次，老年患者常常同时患有多种疾病，同时接受多种药物治疗，存在着药物相互作用和影响的问题。所以，给老年人使用精神药物治疗时，应注意以下几点。

（1）用药前详细采集病史和做体检，尤其注意神经系统、心血管系统、肝肾功能和血常规，考虑是否有使用该药的绝对或相对禁忌证，治疗过程中定期对身体进行复查。

（2）用药要有明确的适应证，如该药是患者以往用过的，要结合患者当前的情况考虑其疗效和耐受性。

（3）老年人常患多种疾病和服用多种药物（包括非处方药物、中药和酒类），治疗者应熟识其他药物与精神药物的相互作用，对已用的药物种类和剂量做相应调整，尽量停用一些不必要的药物。

（4）尽可能选用半衰期短、抗胆碱能作用弱以及对心血管影响小的药物，同时避免合用多种精神药物。

（5）开始时使用小剂量，尽可能使药物的副作用减少到最低限度，增加剂量应缓慢，根据患者耐受情况每 2~3 天增加 1 次，甚至 7~10 天增加 1 次剂量。

（6）老年人对精神药物的耐受性低，剂量一般为年轻人的 1/4~1/2，个别患者可能需要大剂量，有条件时要检测其血药浓度以帮助调整剂量[6]。必要时请求精神科医生共同会诊。

3. 常用的非药物治疗方法及适用老年人群

（1）心理治疗（psychotherapy）：或称精神治疗，是以一定的理论体系为指导，以良好的医患关系为桥梁，应用心理学的方法，影响或改变患者的感受、认识、情绪及行为，调整个体与环境之间的平衡，从而达到治疗的目的。心理治疗方法因不同理论体系及派系而各式各样，疗法不一，其开展需由经过专业培训并获得相关资质认证的心理医师或心理治疗师开展，如认知疗法（cognitive therapy）、行为疗法（behavior management）、认知行为疗法（cognitive behavioral therapy，CBT）。不同的心理治疗方法一般涵盖多种基本的治疗技术，并在不断迭代更新，如行为治疗的基本技术包括放松训练（渐进式肌肉放松训练、自主训练）、系统脱敏疗法、冲击疗法、厌恶疗法、生物反馈疗法、自信训练、模仿与角色扮演、行为技能训练。认知行为疗法包括以 Beck 认知行为治疗体系为主导的 CBT、接纳与承诺疗法（acceptance and commitment therapy，ACT）、正念疗法及辨证行为治疗等，适用于认知功能较好的老年人。

（2）团体娱乐治疗：主要指音乐治疗、绘画治疗和艺术治疗等在团体情景中提供心理帮助的一种娱乐心身的系统干预过程。治疗师通过利用多种非语言艺术类的体验和具备治疗动力的治疗关系，来帮助患者达到康复的目的。音乐治疗、绘画治疗、艺术治疗提供了一种安全的治疗氛围，通过音乐表达、绘画或艺术创作这一非口语方式，患者可将潜意识内压抑的情感与冲突呈现出来，学习新的态度与行为方式，以发展良好的生活适应。作业治疗是系统地、有计划地利用各种材料、工具及器械，进行多样性操作，可以达到调整患者心理状态、消除恶劣心境、转移病态注意力、增强社区适应能力和操作能力，从而达到使老年人精神康复、回归社会的目标。此类治疗可由有专业背景的社工或具有心理治疗背景的专业人员开展，康复治疗师在经过系统培训后亦可开展。音乐治疗适用于所有老年人，绘画治疗及其他艺术治疗对老年人的动手能力、认知能力有较高的要求。

（3）自然疗法：包括园艺疗法、动物辅助疗法、冒险疗法、荒野疗法、森林疗法等。园艺疗法与动物辅助疗法适用于老年人[7]。

（4）怀旧疗法（reminiscence therapy）：又称缅怀疗法、回顾治疗、记忆治疗、生命回忆，是通过回想过去对自己具有特别意义事件的心智过程。即老年人通过有组织地回想、讨论及分享过去发生的生活经验，在回忆中将以往的事件及经验重新组织。回忆过去的岁月及成就可提升老年人的自尊心、自信心、个人的尊严及减轻忧郁情绪，开展形式可以是个体或团体治疗[8]。此类疗法通常由社会工作者开展，在不同级别的医疗机构中均可应用，康复治疗师、护士等在经过系统的学习后也可开展相关治疗，常用于阿尔茨海默病、孤独、抑郁情绪/症状等的老年人。表7-2-3为一项团体怀旧治疗方案示例，通常由3~5个老年人组成团体进行，可供参考。

表7-2-3　怀旧疗法的治疗方案示例

干预时间	干预主题	讨论话题
第一周	自我介绍	关注每个人的姓名与背景，谈谈自己的兴趣爱好等
第二周	我的快乐时光	谈谈童年期、学生时代及工作后最快乐的事情
第三周	我的老歌	谈谈对自己有特殊意义的歌曲并描述记忆深刻的歌曲故事
第四周	我的老电影	谈谈对自己有特殊意义的电影并描述记忆深刻的电影故事
第五周	我的照片	展示和讲述老照片的故事，谈谈家庭和朋友的趣事
第六周	我的节日	谈谈春节、端午节、中秋节的感受，生日当天的感受
第七周	我的成就	谈谈年轻时的理想和抱负、一生中最有成就感及最感欣慰的事
第八周	我的人生回顾	谈谈这段时间参加治疗的感受、现在的心愿、对年轻人的寄语等

（5）验证疗法（validation therapy）：是20世纪60年代由老年社会工作者内奥米·费尔设计出的与痴呆症老年人沟通的一种方法，即通过特殊语言和非语言交流技术的建立维持与老年痴呆患者的联系，包括重复和系统的语言表达、目光接触、观察肢体语言情感表达、利用触觉功能和配合音乐回忆疗法等，能够增加患者的幸福感，减少负面情绪和行为障碍。该疗法认为痴呆症老年人的所有行为都是自己需求的一种表达，也是与照护者及他人的一种沟通，即使这些老年人的言行很不符合现实逻辑，也不要尝试改变他们的时间和空间概念，而是应尊重他们的感知世界，并运用其所感知的现实，了解他们的真实表达。该疗法建议由社会工作者开展，但由于老年痴呆患者与照护者的相处时间最长，建议对照护者进行培训。

（6）现实定向疗法（reality orientation therapy，ROT）：是一种旨在改进任何病因所致的神志不清或失定向患者对时间、空间、人物、地点意识的疗法。最常用于严重退行性精神分裂症和器质性痴呆患者，也可用于谵妄患者，常被广泛地应用于养老院。符号和"现实定向板"常用来说明当前的日期、地点和特殊事件，并要求治疗师不断地向患者提醒这些事实，并在日常的交往中使用患者的名字。该疗法建议由社会工作者、康复治疗师、护士、照护者共同开展。

（7）芳香疗法（aromatherapy）：是利用植物的芳香和精华来影响或改变一个人的情绪或行为，以促进其身体、精神和情绪的健康。此疗法可与临床、康复、护理工作及医疗环境相结合，但目前关于这一疗法的临床应用尚缺乏统一的规范与标准，其应用尚未普及，需要在注册芳香保健师指导下开展。

（8）幽默疗法（humor therapy）：又称喜剧疗法、欢笑疗法，是以观赏喜剧、相声、小品等文艺节目为方法的一种自然疗法。幽默疗法是使人保持良好情绪的情志疗法，亦是一种重要的疾病辅助治疗方式。此疗法可以在社区卫生服务中心、养老院等基层机构定期开展，形式包括但不限于聘请喜剧演员或滑稽演讲者、组建老年人排练节目、选取具有治疗意义的幽默文艺作品播放。

（9）作业治疗（occupational therapy，OT）：在维持心理健康方面有着相对成熟的理论体系与治疗框架，面对老年患者的精神心理问题，OT 通常会选择性地侧重一些主题，如老年痴呆、老年抑郁，帮助患者在身体与心理上积极健康地步入老年。开展有目的和有意义的活动是 OT 的重要干预手段，如动物辅助疗法、认知刺激疗法、多感觉刺激训练、治疗性作业活动等，怀旧疗法有时也作为一种作业治疗方法应用。

1）动物辅助疗法（animal-assisted therapy）：又称宠物疗法（pet therapy），通过与动物的接触，加强患者与外界环境的互动，使其身体或心理状况得到改善或维持，并适应社会。此疗法可在养老院、社区卫生服务中心或康复医院开展。该疗法建议由作业治疗师或社会工作者开展。

2）认知刺激疗法（cognitive stimulation treatment，CST）：是一种融合了现实取向、回忆、验证和以人为中心的关怀等护理原则的治疗方法。

3）多感官刺激训练（multisensory stimulation therapy）：通过提供一系列的体验活动来刺激所有的感官，包括深感觉、触觉、视觉、嗅觉、听觉和味觉，从而保持患者与环境及他人的互动，即使患者无法交流也可应用该疗法。多感官刺激的概念与儿童的感觉统合训练相似，可用于有认知障碍及谵妄风险的老年人，训练形式多样，可结合医疗机构现有的条件改动与开展，引导照护者对患者进行感觉刺激，旨在增加老年人对外界的感知，减少因感觉剥夺或输入减少引起的心理问题与谵妄风险。例如：使用有香味的沐浴油、背景音乐和环境道具可以把一个功能性的沐浴变成一种感官体验，或者将一系列感官刺激融入到环境中或作为一种活动来使用。治疗方案示例如下。

①视觉刺激：周围的环境观感即为视觉刺激，可以是病房内、医院花园；②触觉刺激：此类刺激形式很多，例如可以使用刷、擦等工具按照固定方向刺激，也可以给患者的四肢按摩；③嗅觉刺激：准备少许醋、柠檬汁、酱油等刺激性较强的安全性调味品，每种调味品用 3~5 根棉签浸泡后，将棉签依次拿至患者鼻子前闻 3~5 s 的时间，重复数次；④味觉刺激：味觉刺激与嗅觉刺激类似，将浸泡的棉签依次放入患者口腔，旋转一圈，让患者体会不同味道，重复数次；⑤听觉刺激：根据患者的喜好，选取诗歌、报纸、新闻等阅读给患者听，或是一段音乐，时间不限；⑥本体感觉：若有平衡训练仪或振动仪，可进行振动觉训练，若无振动设备，可以进行抛接球训练或是四肢的主/被动活动。上述感官刺激可依次也可调整顺序进行。

4）治疗性活动（therapeutic activities）：设计可产生愉悦效应及转移注意力的作业活动，达成调整情绪、疏解压力的目的，如插花、园艺治疗、豆贴画、剪纸、手工等治疗性活动。根据个人的喜好、技能和能力制订多种作业活动对治疗对象进行治疗。患者通过对作品的认识和操作过程的了解，对各种器材、工具和材料的利用，制作出作品，达到提高精神和身体能力的目的。治疗性活动的形式数不胜数，可结合传统节日开展，如包饺子、做汤圆、种植、剪窗花、手工、木工等。

（10）模拟家人在场治疗：老年慢性病住院患者，尤其是家人、朋友不常来探望的老年人容易产生孤独感与被抛弃感，家人模拟在场治疗即联系老年人在意、亲近的家属或朋友录制视频，时间长短、内容因人而异，录制主题为鼓励老年人积极应对疾病与生活、想对患者说的话或是其他正能量的内容，录制视频个数通常为 3~5 个，也可以更多。这一疗法常用于老年痴呆患者精神行为症状改善。

（11）运动疗法（exercise therapy）：保持一定频次、时间的中小强度运动锻炼有助于改善老年人的心理健康，运动对老年人的心理健康影响体现在6个方面：①提升自我概念和自我价值；②提高老年人自尊和主观幸福感；③减轻焦虑和抑郁；④减轻失落和孤独；⑤预防和治疗老年心理疾病；⑥保持心情愉悦。在国内，适合老年人的运动有广场舞、秧歌舞、太极拳、八段锦[9]等团队锻炼项目。对老年人应用运动疗法需要由运动康复专业人员或物理治疗师根据其健康状况、疾病状况制订合理且适用的运动处方。

（12）物理因子疗法：如电休克疗法、经颅直流电刺激、经颅磁刺激、经颅超声、脉冲电磁场治疗等物理因子疗法，常用于抑郁、焦虑、精神行为症状的治疗，但其治疗处方需参照相关指南及文献。

（13）心理教育：包括患者与照护者的教育。患者教育的内容应根据不同疾病开展相应的主题教育，让患者了解疾病的发生、发展，减少恐慌心理；指导生活方式改变，如睡眠、饮食、锻炼、社交等。照护者是指为在疾病或残疾中需要监护或帮助的人提供照顾的人，他们可以在家庭、医院或机构中提供照顾。照护者涵盖的范围广阔，包括训练有素的医务人员、护士和其他卫生人员，也包括患者父母、配偶或其他家庭成员、朋友，以及社会工作者、志愿者和其他患者。国内最常见的照护者为家属与护工，与患者接触时间最长，关系最密切，情绪互相影响，因此为照护者提供教育可以改善照护者的负担，避免虐待行为，对患者的心理产生潜移默化的影响。

第三节　老年常见精神心理功能障碍的全周期康复理念

老年人精神心理功能障碍全周期是关注不同健康状况、疾病类型的老年人的心理健康，以筛查、评估全程贯穿在精神心理不同阶段的临床和康复治疗中，通过合适的量表或客观检查定期筛查、评估老年人常见的精神心理问题（抑郁、跌倒恐惧、睡眠障碍、病耻感等），对筛查及评估结果为阴性的老年人应进行相关内容宣教与指导，促进心理健康；对筛查结果为阳性的老年人应进行进一步的评估，明确诊断，结合其周边的医疗条件，予以合适方案。

除了筛查、评估、预防、治疗、随访等精神心理功能障碍全周期康复，医务人员、三级医疗机构、多学科协作也具有重要作用。

一、医务人员在全周期康复的作用

在精神心理筛查、评估、诊断、宣教、干预、护理、科普中，医生、治疗师、护士

及照护者 / 家属之间应无缝衔接、分工明确、协力合作。医生主要负责精神心理功能障碍的诊断、结合老年人的情况进行药物干预、制订治疗处方、宣教；治疗师分为康复治疗师与心理治疗师，主要负责筛查、评估、非药物干预（康复介入、心理治疗）；护士则侧重于心理护理衔接；照护者 / 家属在照顾老年人时易出现各种心理问题，与老年人互相影响。因此，医、治、护需定期开展照护者 / 家属的照料技能培训、心理座谈会等。

老年人精神心理健康的护理衔接可以参考 Wagner 等提出的慢性疾病护理模型[10]（图 7-3-1），是一种指导护理人员在执行护理工作的领导力框架，可以用于老年人抑郁症及其他精神心理功能障碍的护理。该模型建议在卫生系统、社区、患者自我管理支持、提供系统设计、提供临床决策支持和临床信息系统进行干预，旨在促进患者与护理人员的有效互动。以老年人抑郁症为例，所涉及的护理衔接分别是：①老年人抑郁症的特征（包括流行率、风险因素、病程，对功能状态、死亡率、卫生服务使用和卫生保健费用的影响等）；②有效干预，包括药物治疗、心理疗法、护理管理和综合干预模式；③抑郁症治疗的障碍；④有效的组织和教育策略，减少抑郁症护理的障碍；⑤研究转化为实践的关键因素。

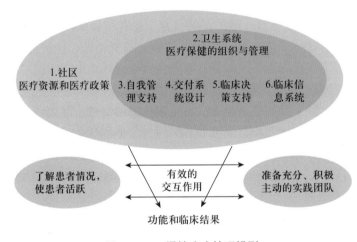

图 7-3-1　慢性疾病护理模型

二、三级医疗机构在全周期康复的作用

不同医疗机构所承担的责任与开展的内容不一样，在基层卫生机构 / 养老院应对老年人进行心理筛查、评估，对老年期精神障碍高危人群进行识别，实现早期社区心理保健、药物干预及宣教，及时转介到三级医疗机构或精神专科医院。二级医疗机构或康复医院可能没有精神科，其作用与基层卫生机构相似。三级医疗机构或精神卫生中心除了对院内老年人筛查、评估、诊断、治疗及宣教外，对下级机构转诊来的老年患者予以精准诊断及心理康复治疗方案（图 7-3-2）。

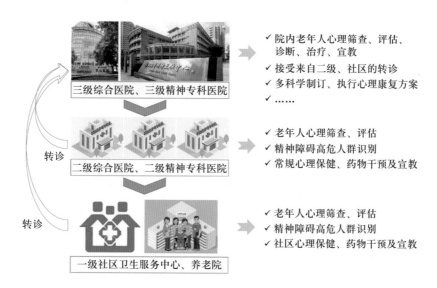

图 7-3-2　三级医疗机构的老年人精神心理功能全周期职责

三、多学科合作助力老年人精神心理功能障碍全周期康复

精神心理功能障碍与其他功能障碍有些不同，很多时候患者出现精神心理问题，需要精神科的介入，有时候康复科医生与治疗师难以把控。老年人精神心理问题的发生与疾病、功能障碍的存在及其带来的影响关系密切，较为复杂。而一般的心理医生或心理治疗师／咨询师缺乏临床疾病治疗的知识，难以很好地改善老年人的心理健康。非精神科医生、治疗师、护士及照护者对精神心理的相关知识了解甚少，应对其进行相关培训以便能够识别不同的精神心理功能障碍，通过多学科合作（如老年科、神经内外科、普外科、精神科等）综合考虑老年多病共存的大背景，在功能障碍的全周期中能够监测与反馈患者的精神状况，并对照护者予以心理支持与培训（表 7-3-1）。

表 7-3-1　精神心理功能障碍全周期理念中不同医疗机构、医务人员的职责

全周期	分类	职责内容
功能障碍改善全周期		筛查、评估、治疗、随访全程贯穿在精神心理不同阶段的临床和康复治疗中
医务人员全周期	医生	精神心理功能障碍的诊断、结合老年人的情况进行药物干预、宣教；对程度严重患者进行转介或组织多学科协作解决；对照护者宣教
	治疗师	筛查、评估、非药物干预（康复介入、心理治疗）；对照护者宣教
	护士	筛查、动态观察／监测（病情、用药）、心理护理；对照护者宣教
	其余护理人员	参加老年患者照料技能培训、参与心理座谈会 应向需要照顾的老年人的家庭成员和其他非正式照护者提供心理干预、培训和支持，特别是在照顾需求复杂和广泛或照护者压力很大的情况下

全周期	分类		职责内容
医疗机构全周期	基层医疗机构/养老院		心理筛查、评估，对老年期精神障碍高危人群进行识别，实现早期社区心理保健、药物干预及宣教，及时转介到三级医疗机构或精神专科医院
	二级医疗机构/康复医院		可能没有精神科，其职责与基层医疗机构相似
	三级医疗机构	康复医学科	对院内老年人筛查、评估、诊断、治疗及宣教外，对下级机构转诊来的老年患者予以精准诊断及心理康复治疗方案；与老年人心理健康相关的多学科协作
		其他科室	
		精神科	为老年人的精神心理健康保驾护航

第四节　老年常见精神心理功能障碍的全周期康复

老年人的精神心理功能障碍范围广阔，本章在文献查阅的基础上结合临床现状提出老年抑郁与焦虑、老年精神行为症状、老年谵妄、老年跌倒恐惧、老年病耻感5种常见的精神心理功能障碍全周期康复路径，包括对目标人群的筛查、评估、康复治疗方案、护理衔接及管理。在应用本系列路径之前，均需对老年人进行认知筛查，具体评价方法及相关认知功能评定可参考本书第四章"老年认知障碍全周期康复"。结合评分标准，对认知功能正常的老年人，可直接应用本系列路径，对认知功能存在不同程度损害的老年人，在进行评估时，可通过家属或照护者询问了解患者当前的精神心理健康状态，其治疗方案的制订需根据患者认知的情况。

一、老年人抑郁、焦虑全周期康复路径

据流行病学调查结果显示，老年抑郁症的发病率为10%~20%[11]，老年焦虑症的发病率约为11.6%[12]，但仍有相当多的老年人的抑郁情绪与抑郁症状未得到关注与诊断（图7-4-1）。患有不同慢性疾病的老年人，其抑郁与焦虑的发病率存在明显差异，如老年脑卒中患者分别为22.03%[13]、30.1%[14]，老年帕金森病患者分别为50%、50%~60%[15]，老年糖尿病患者分别为40%[16]、30.25%[17]。本路径重点在于对年龄≥65岁的老年人进行常规的抑郁、焦虑筛查，根据筛查结果进一步评估与治疗，并关注患有慢性疾病的老年人群的抑郁、焦虑情况。对于达到抑郁症、焦虑症诊断标准的老年人的全周期康复请参考《老年神经系统常见疾病全周期康复专家共识》书中的精神疾病部分。

（一）本路径关注人群

年龄≥65岁老年人，脑卒中、帕金森病、阿尔茨海默病、糖尿病、椎体骨折、髋部骨折、髋膝骨关节炎、COPD、肺癌等老年患者需重点关注。

（二）老年人抑郁、焦虑筛查与评估

1. 筛查　使用患者健康问卷2项（patient health questionnaire-2，PHQ-2）初步筛查

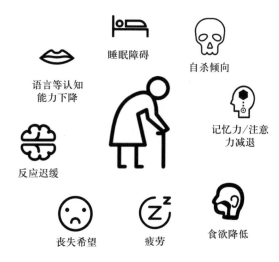

图 7-4-1　老年人的抑郁症状表现

抑郁情况，对得分≥2分的老年人，进一步使用PHQ-9筛查（表7-4-1，表7-4-2）；使用"90秒四问题提问法"进行焦虑情绪或症状筛查，对阳性条目2项及以上的老年人做进一步评估，也可使用焦虑症筛查量表（GAD-7）筛查（表7-4-3，表7-4-4）。

表 7-4-1　患者健康问卷 2 项（PHQ-2）

最近两周内，你被以下症状所困扰的频率

症状	完全没有	≤7 天	>7 天	几乎每天
做事情时缺乏兴趣和乐趣	0	1	2	3
情绪低落、抑郁或无望	0	1	2	3

注：总分范围0~6分，≥3分即为病态。

表 7-4-2　患者健康问卷 2 项（PHQ-9）

在过去的两周里，你在生活中出现以下症状的频率有多少？把相应的数字加起来。

序号	症状	没有	有几天	一半以上时间	几乎每天
1	做事时提不起劲或没有兴趣	0	1	2	3
2	感到心情低落，沮丧或绝望	0	1	2	3
3	入睡困难、睡不安或睡得过多	0	1	2	3
4	感觉疲倦或没有活力	0	1	2	3
5	食欲减退或吃得太多	0	1	2	3
6	觉得自己很糟或觉得自己很失败，或让自己、家人失望	0	1	2	3
7	对事物专注有困难，例如看报纸或看电视时	0	1	2	3
8	行动或说话速度缓慢到别人已经察觉？或刚好相反——变得比平日更烦躁或坐立不安，动来动去	0	1	2	3
9	有不如死掉或用某种方式伤害自己的念头	0	1	2	3

表 7-4-3　焦虑筛查—90 秒四问题提问法

问题	阳性
你认为自己是一个容易焦虑或紧张的人吗？	是（了解是否有焦虑性人格或特质）
最近一段时间，你是否比平时更感到焦虑或忐忑不安？	是（了解是否有广泛性焦虑）
是否有一些特殊场合或情景更容易使得你紧张、焦虑？	是（了解是否有恐惧）
你曾经有过惊恐发作吗，即突然发生的强烈不适感或心慌、眩晕、感到憋气或呼吸困难等症状？	经常或"是"

注：如果回答阳性有 2 项或以上，则需进一步精神检查。

表 7-4-4　焦虑症筛查量表（GAD-7）

在过去的两周里，你在生活中出现以下症状的频率有多少？

症状	0= 没有	1= 有几天	2= 一半以上时间	3= 几乎每天
感到不安、担心及烦躁				
不能停止或无法控制担心				
对各种各样的事情担忧过多				
很紧张，很难放松下来				
非常焦躁，以至于无法静坐				
变得容易烦恼或易被激怒				
感到好像有什么可怕的事会发生				

如果发现自己有如上症状，它们影响到你的家庭生活、工作、人际关系的程度是：

没有困难_____，有一些困难_____，很多困难_____，非常困难_____

评价标准：0~4 分：没有焦虑症（注意自我保重）；5~9 分：可能有轻微焦虑症（建议咨询心理医生或心理医学工作者）；10~13 分：可能有中度焦虑症（最好咨询心理医生或心理医学工作者）；14~18 分：可能有中重度焦虑症（建议咨询心理医生或精神科医生）；19~21 分：可能有重度焦虑症（一定要咨询心理医生或精神科医生）。

2. 评估　抑郁评估，结合 PHQ-9 评分标准开展进一步的评估（表 7-4-5）；焦虑评估，使用老年焦虑量表进一步评估焦虑严重程度。

表 7-4-5　老年抑郁筛查 - 评估方案

PHQ-9 得分	评估	
0~4 分：没有抑郁症	定期筛查	
5~9 分：可能有轻微抑郁症	老年抑郁量表（GDS-30）	密切关注并随访
10~14 分：可能有中度抑郁症	老年抑郁量表（GDS-30）自杀风险评估量表	心理医师介入诊断与治疗方案制订
15~19 分：可能有中重度抑郁症		
20~27 分：可能有重度抑郁症		

注：对无法交流的老年人，可通过询问照护者或家属了解。自杀风险评估量表见表 7-4-7。

（1）老年抑郁量表（geriatric depression scale，GDS）：GDS 是专用于老年人抑郁的筛查量表。包括 30 个条目，每个条目仅有"是""否"两项，有反向计分。评价指标为总分，0～10分视为正常；11～20分视为轻度抑郁；21～30分视为中重度抑郁。老年人抑郁量表现有3个版本，分别为GDS-30（表7-4-6），GDS-15，GDS-4，其中GDS-15被证明具有良好的信效度，并广泛地应用于各个国家[18]。

表7-4-6　老年抑郁量表（GDS-30）

选择最切合你最近一周来的感受的答案

序号	问题	是	否
1	你对生活基本满意吗？	0	1
2	你是否已经放弃了许多活动和兴趣？	1	0
3	你是否觉得生活空虚？	1	0
4	你是否常感到厌倦？	1	0
5	你觉得未来有希望吗？	0	1
6	你是否因为脑子里有一些想法摆脱不掉而烦恼？	1	0
7	你是否大部分时间精力充沛？	0	1
8	你是否害怕会有不幸的事落到你头上？	1	0
9	你是否大部分时间感到幸福？	0	1
10	你是否常感到孤立无援？	1	0
11	你是否经常坐立不安，心烦意乱？	1	0
12	你是否希望待在家里而不愿意去做些新鲜事？	1	0
13	你是否常常担心将来？	1	0
14	你是否觉得记忆力比以前差？	1	0
15	你是否觉得现在生活很惬意？	0	1
16	你是否常感到心情沉重、郁闷？	1	0
17	你是否觉得像现在这样生活毫无意义？	1	0
18	你是否常为过去的事忧愁？	1	0
19	你觉得生活很令人兴奋吗？	0	1
20	你开始一件新的工作困难吗？	1	0
21	你觉得生活充满活力吗？	0	1
22	你是否觉得你的处境毫无希望？	1	0
23	你是否觉得大多数人比你强得多？	1	0
24	你是否常为一些小事伤心？	1	0
25	你是否常觉得想哭？	1	0
26	你集中精力困难吗？	1	0
27	你早晨起得很快活吗？	0	1
28	你希望避开聚会吗？	1	0
29	你做决定很容易吗？	0	1
30	你的头脑像往常一样清晰吗？	0	1

注：0～10分可视为正常范围，11～20分显示轻度抑郁，21～30分为中重度抑郁。

表 7-4-7　自杀风险评估量表

项目	有	无
1. 绝望感	1	2
2. 近期负性生活事件	1	2
3. 被害妄想或有被害内容的幻听	1	2
4. 情绪低落 / 兴趣丧失或愉快感缺乏	1	2
5. 人际和社会功能退缩	1	2
6. 言语流露自杀意图	1	2
7. 计划采取自杀行动	1	2
8. 自杀家族史	1	2
9. 近亲人死亡或重要的亲密关系丧失	1	2
10. 精神病史	1	2
11. 鳏夫 / 寡妇	1	2
12. 自杀未遂史	1	2
13. 社会 – 经济地位低下	1	2
14. 饮酒史或酒精滥用	1	2
15. 罹患晚期疾病	1	2

　　量表评分标准：绝望感（+3）、近期负性生活事件（+1）、被害妄想或有被害内容的幻听（+1）、情绪低落 / 兴趣丧失或愉快感缺乏（+3）、人际和社会功能退缩（+1）、言语流露自杀意图（+1）、计划采取自杀行动（+3）、自杀家族史（+1）、近亲人死亡或重要的亲密关系丧失（+3）、精神病史（+1）、鳏夫 / 寡妇（+1）、自杀未遂史（+3）、社会 – 经济地位低下（+1）、饮酒史或酒精滥用（+1）罹患晚期疾病（+1）。

　　上述 15 个条目量表根据加分规则得出总分，分数越高代表自杀的风险越高。（≤5 分为低自杀风险；6 ~ 8 分为中自杀风险；9 ~ 11 分为高自杀风险；12 分为极高自杀风险。）

　　（2）老年焦虑量表（geriatric anxiety inventory，GAI）：GAI 由澳大利亚学者 Pachana 与合作者编制，专为老年人设计，在语言表述上考虑到各类认知水平老年人的适用性，并将躯体症状排除在外。包括 20 个条目，每个条目 1 分，用于评估焦虑程度，得分越高，焦虑症状越严重。总分高于 10 分的老年人归类为焦虑症风险人群。研究证实该量表具有良好的信效度，可准确地识别出老年焦虑症患者，准确率达 84%[19]（表 7-4-8）。

表 7-4-8　老年焦虑量表（GAI-20）

请选择最契合你最近一周来的感受的答案

感受	是	否
1. 我总是在担忧	1	0
2. 我觉得做出一个决定很困难	1	0
3. 我经常紧张不安	1	0
4. 我觉得很难放松下来	1	0

感受	是	否
5. 我经常由于担忧而不能享受生活	1	0
6. 一点小事也会让我烦恼	1	0
7. 我经常觉得心里七上八下的	1	0
8. 我觉得自己是爱担忧的人	1	0
9. 即使是一点小事也会让我不由自主地担心	1	0
10. 我经常感到紧张	1	0
11. 我的想法经常让我焦虑	1	0
12. 担忧引起我肠胃不舒服	1	0
13. 我觉得自己是个神经紧张的人	1	0
14. 我总是预感最坏的事情会发生	1	0
15. 我经常心里发慌	1	0
16. 我觉得我的担忧干扰了我的生活	1	0
17. 我经常被各种担心压垮	1	0
18. 有时我因为焦虑感到胃痉挛	1	0
19. 过度的担忧使我错失了一些东西	1	0
20. 我经常觉得心烦意乱	1	0

注：总分高于 10 分的老年人归类为焦虑症风险人群。

（3）其他抑郁、焦虑评估量表：其他抑郁评估量表包括抑郁自评量表（self-rating depression scale，SDS）、流调用抑郁自评量表（center for epidemiological survey-depression scale，CES-D）、贝克抑郁量表（Beck depression inventory，BDI）、汉密尔顿抑郁量表（Hamilton depression scale，HAMD）、抑郁体验问卷（depressive experiences questionnaire，DEQ）。其他焦虑评估量表包括医院焦虑抑郁量表（hospital anxiety and depression scale，HADS）、焦虑自评量表（self-rating anxiety scale，SAS）、状态–特质焦虑问卷（state-trait anxiety inventory，STAI）、贝克焦虑量表（Beck anxiety inventory，BAI）、汉密尔顿焦虑量表（Hamilton anxiety scale，HAMA）。

（三）老年抑郁症、焦虑症诊断标准

老年抑郁症、焦虑症的诊断标准可参考"精神障碍诊疗规范（2020 年版）""美国精神障碍诊断与统计手册第 4 版"（diagnostic and statistical manual of mental disorder 4th，DSM-IV）"老年期抑郁障碍诊疗专家共识"[20]（表 7-4-9，表 7-4-10）。

焦虑诊断的主要依据仍以临床症状群与病程来确定，包括广泛性焦虑障碍、惊恐障碍、场所恐惧症、特定恐惧症、社交焦虑障碍，均有各自的诊断要点。焦虑症状存在与否及严重程度仍通过评估量表评定。

表 7-4-9 ICD-10 诊断抑郁发作的核心症状及附加症状条目

核心症状	A. 心境低落 B. 兴趣与愉快感丧失 C. 易疲劳
附加症状	① 集中注意和注意的能力降低 ② 自我评价和自信降低 ③ 自罪观念和无价值感 ④ 认为前途黯淡悲观 ⑤ 自伤或自杀的观念或行为 ⑥ 睡眠障碍 ⑦ 食欲减退或增加

注：根据症状的数量、类型以及严重程度，可将抑郁发作分为轻、中、重度；根据发作次数，可分为单次发作和多次发作；根据伴发症状，可分为伴 / 不伴精神病性症状。

表 7-4-10 老年期抑郁障碍常见临床特征[20]

临床特征	主要表现
焦虑 / 激越	焦虑和激越是老年期抑郁障碍最为常见且突出的特点，以至于掩盖了抑郁障碍的核心主诉。主要表现为过分担心、灾难化的思维、言行以及冲动激惹
躯体不适主诉突出	老年期抑郁障碍患者可因躯体不适及担心躯体疾病辗转就诊多家医院，表现为包括慢性疼痛的各种躯体不适，经检查及对症治疗效果不佳，其中以多种躯体不适为主诉的"隐匿性抑郁"是常见类型
精神病性症状	精神病性抑郁多见于老年人，常见的精神病性症状为妄想，偶有幻觉出现，需警惕是否存在器质性损害。疑病、虚无、被遗弃、贫穷和灾难以及被害等是老年期抑郁障碍患者常见的妄想症状
自杀行为	抑郁是老年人自杀的危险因素，老年期抑郁障碍的危险因素也是其自杀的高危因素。与年轻患者相比，老年期抑郁障碍患者自杀观念频发且牢固，自杀计划周密，自杀成功率高。严重的抑郁发作、精神病性症状、焦虑 / 激越、自卑和孤独、躯体疾病终末期、缺乏家庭支持和经济困难等因素均可增加老年人的自杀风险
认知功能损害	认知功能损害常与老年期抑郁障碍共存。晚发抑郁障碍（60 岁以后起病）患者长期处于抑郁期，可增加痴呆的风险，甚至可能是痴呆的早期表现。抑郁发作时认知功能损害表现是多维度的，涉及注意力、记忆和执行功能等，即使抑郁症状改善之后认知损害仍会存在较长的时间
睡眠障碍	失眠是老年期抑郁障碍的主要症状之一，表现形式包括入睡困难、易醒、早醒以及矛盾性失眠，长期失眠是老年期抑郁障碍的危险因素，各种形式的失眠也是抑郁障碍的残留症状。睡眠相关运动障碍包括不宁腿综合征、周期性肢体运动障碍以及快速眼动期睡眠行为障碍等也常出现在老年期抑郁障碍，需注意排查脑器质性疾病、躯体疾病以及精神药物的影响

（四）老年人抑郁、焦虑的预防与治疗

1. 预防

（1）医院、社区定期对住院老年人、养老院与社区老年人进行抑郁、焦虑筛查。

（2）组织老年人参与集体活动，包括但不限于小组活动、太极拳、八段锦等。

（3）开展老年人抑郁、焦虑相关知识的科普讲座、心理咨询活动。

（4）保持良好的生活习惯与运动习惯，培养丰富的兴趣爱好。

2. 治疗

（1）心理治疗与药物治疗：请在心理医师指导下开展，可单独使用心理治疗或联合药物治疗，如认知行为疗法、行为疗法、人际关系治疗、行为激活疗法等。在遵循抑郁障碍、焦虑障碍的一般治疗原则外，需定期监测其躯体功能状况，注意病理生理变化，并充分考虑年龄增长对药物代谢动力学和药效学产生的影响，调整用药剂量，监测不良反应[20]。对合并有多种躯体疾病及合并用药的老年人，尽量减少非必需药物的使用并考虑药物的相互作用。

（2）物理因子治疗：是老年人抑郁、焦虑的常用治疗手段之一，包括改良电抽搐治疗（modified electro-convulsive therapy，MECT）、重复经颅磁刺激（repeated transcranial magnetic stimulation，rTMS）、经颅直流电刺激（transcranial direct current stimulation，tDCS）、深部脑刺激（deep brain stimulation，DBS），具体应用参数可参照相关指南。

（3）作业治疗：作业治疗师、社会工作者可以开展主题活动，在康复医院、养老院、护理院、社区卫生服务中心等开展提供项目化服务，改善老年人的抑郁、焦虑状态。老年抑郁的作业治疗原则包括：①鼓励个人尝试活动；②使用熟悉的活动来增加自信；③使用对个人有意义的活动来增加动力和自信；④通过自我护理活动增强自信，如理发或修指甲；⑤鼓励容易疲劳的老年人将活动"少量多次"完成；⑥提供安心和安全散步的机会，以减少不安；⑦制订短期的、现实可行的目标；⑧使用能够迅速成功且提供正向反馈的活动来积极强化老年人的信心；⑨为因焦虑或丧亲而变得孤僻或孤立的人提供社会交往的机会。

（五）老年人抑郁、焦虑的康复护理衔接

老年人的抑郁、焦虑康复护理衔接应当由患者本人、家属、照护者、护士、医生、治疗师共同组成，包括非药物措施的护理衔接及药物护理衔接，药物治疗的护理衔接应当在精神科医生、老年科医生的指导下进行。适当与及时的护理衔接能够促进更积极的结果，如降低复发率、死亡率和自杀率（表7-4-11，图7-4-2）。

表 7-4-11　老年人抑郁、焦虑的护理衔接内容

项目	护理衔接内容
筛查	①对抑郁症的早期识别/早期治疗保持较高的怀疑指数；②使用规范化工具进行常规筛查
评估	①对怀疑抑郁者评估自杀风险；②使用标准化的评估工具来识别与抑郁症、焦虑症的易感和诱发危险因素；③转介给合格的医疗专业人员进行深入评估
动态观察	①注意到有自杀意念或伤害他人意图的患者；②主动向心理健康服务机构转诊；③关注慢性疼痛与抑郁、焦虑的恶性循环

续表

项目	护理衔接内容
干预	①了解老年抑郁、焦虑的多重护理策略（非药物干预、药物照护策略）；②对有自杀意念的老年人的护理活动应包括初级、二级和三级预防措施；③根据患者的临床特点和偏好，对抑郁症进行循证药物或非药物干预
药物管理	①保持对药物干预效果的认识；②仔细检查老年人的用药情况；③监测和记录药物使用与影响；④特别注意老年人风险较高的药物和多药配药
多学科/转诊	有中重度抑郁症、焦虑症的老年人应转介到适当的临床医生或机构进行进一步的评估、诊断和（或）后续护理
随访	随访老年人抑郁症、焦虑症6个月~2年，及时发现复发情况，慢性抑郁症患者应持续随访
教育	①持续学习、保持相关知识，并向老年人、照护者和家庭提供护理教育；②教育患者、家属关于自杀的警告信号和需要立即采取的步骤；③定期组织培训项目，为护士及其余护理人员培训

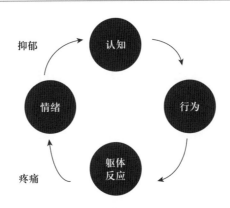

图7-4-2　慢性疼痛和抑郁的恶性循环

慢性疼痛和抑郁的恶性循环涉及认知、行为、躯体反应（即疼痛）和情绪之间的持续互动。疼痛具有认知和情感的成分，可以采用心理治疗的方法来管理疼痛[21]。

二、老年人精神行为症状全周期康复路径

老年人精神行为症状常见于阿尔茨海默病患者、其余痴呆类型患者、帕金森病患者等脑部器质性病变或退行性病变的人群。根据神经精神问卷（neuropsychiatric inventory，NPI）要素分析，精神行为症状大致分为4个症状群：①情感症状，包括抑郁、焦虑、易怒等；②精神病性症状，包括淡漠、幻觉、妄想等；③脱抑制症状，包括欣快、脱抑制等；④活动过度症状，包括易激惹、激越、行为异常、攻击性等[22]。多个研究表明，超过90%老年痴呆患者在病程中可能出现一种或一种以上精神行为症状，在所有类型的痴呆中，淡漠出现的概率最高（76%），其次是抑郁、易激惹、激越和躁动。在帕金森病患者中，精神行为症状的发生与药物治疗有关，未使用多巴胺能药物治疗的帕金森病患者，其发生率为5%~10%，而使用多巴胺能药物治疗的帕金森病患者，其发生率为10%~40%[23]（图7-4-3，表7-4-12）。

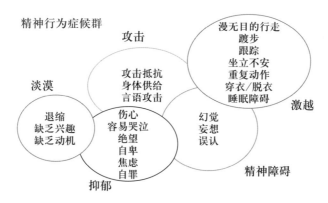

图 7-4-3　常见的精神行为症状表现

表 7-4-12　老年人常见的精神行为症状定义

症状	定义	AD 患者	PD 患者
淡漠 （apathy）	对客观事物和自身情况漠不关心，缺乏应有的内心体验和情感反应，处于无情感状态	是 AD 患者最常见的精神症状，可预测更高的痴呆转化率。额叶、扣带回前部功能异常可能与该症状有关	少见
抑郁/情绪低落 （depression）	情绪异常低落，心境抑郁	是 AD 患者最常见的精神症状之一，在 MCI 阶段或临床前阶段即可能，抑郁可能与更高的痴呆转化率、更快的认知下降速度有关，是导致 ADL、生活质量下降的重要因素之一	抑郁可以表现为"关"期抑郁，也可与运动症状无明确相关性
烦躁不安/焦虑 （dysphoria /dnxiety）	病态焦虑指在缺乏相应的客观因素下，出现内心极度不安的期待状态，伴有恐惧感	是 AD 患者最常见的精神症状之一，与更高的痴呆转化率和更快的认知下降速度有关	主要表现为广泛性焦虑、惊恐障碍和社交恐惧
激越（agitation）	可能与认知功能下降有关。是造成照料者负担的重要因素之一	是 AD 患者最常见的精神症状之一。20%的 AD 患者会出现激越和攻击行为	少见
攻击性 （aggression）	可能与淀粉样蛋白负荷有关		
易激惹 （irritability）	情绪/情感极易诱发，轻微刺激即可引起强烈的情绪/情感反应或暴怒发作	相对常见	少见
脱抑制 （disinhibition）	难以控制冲动行为和习惯性行为，可表现为不符合社会规范的行为、刻板行为等	相对常见	少见

续表

症状	定义	AD 患者	PD 患者
妄想 （delusion）	是一种病理信念，其内容与事实不符，与患者的文化水平及社会背景也不符合	AD 患者较常见被害妄想，表现为猜疑，可因此造成照料者负担，影响家庭和社会关系	常见的精神病性症状
幻觉 （hallucination）	是一种缺乏外界相应的客观刺激作用于感觉器官时所出现的知觉体验	AD 患者可有幻觉，但如果出现显著、生动的视幻觉，需要与路易体痴呆鉴别	幻视是帕金森病痴呆最常伴发的 BPSD 症状

注：淡漠可作为独立症状或是抑郁的症状之一出现，表现为缺乏动力、兴趣和情绪反应，导致主动性丧失，与环境互动减少。在精神症状学中，淡漠与去抑制、认知功能下降和异常的运动行为有关，而抑郁与焦虑、躁动和易怒有关。在情绪属性方面，淡漠患者表现为中性情绪，通常没有自杀念头，而抑郁的患者则表现为明显的消极情绪。在面部表情方面，淡漠患者往往表现为情感平淡，缺乏眼神交流，而大多数抑郁患者则表现为典型的悲伤表情，眼神中带有情感。

痴呆患者精神行为症状（behavioral and psychiatric symptoms of dementia，BPSD）。

（一）本路径关注人群

患有阿尔茨海默病、帕金森病、脑卒中的老年人。

（二）老年人精神行为症状评估及综合评估要点

1. 老年人精神行为症状的评估与诊断　建议由神经内科医生、精神科医生、老年科医生联合会诊。推荐使用老年临床评定量表（sandoz clinical assessment geriatric，SCAG）、老年精神评定量表（psychogeriatric assessment scales，PAS）、神经精神问卷（neuropsychiatric inventory，NPI）、神经精神病学临床评定量表（schedules for clinical assessment in neuropsychiatry，SCAN）、简明精神病量表（brief psychiatric rating scale，BPRS）、阳性与阴性症状量表（positive and negative syndrome scale，PANSS）进行评估，阿尔茨海默病老年人可使用阿尔茨海默病行为病理评定量表（behavioral pathology in Alzheimer's disease rating scale，BEHAVE-AD）评定，对存在某一明显精神行为症状的老年人可使用特定量表评估，如躁狂使用 Bech-Rafaelsen 躁狂量表（Bech-Rafaelsen mania rating scale，BRMS），淡漠症状可使用淡漠量表（apathy scale，AS）、淡漠评定量表（apathy evaluation scale，AES）、Lille 淡漠量表（Lille apathy rating Scale，LARS），激越表现可使用 Cohen-Mansfield 激越问卷（Cohen-Mansfield agitation inventory，CMAI），攻击性可使用修订版外显攻击行为量表（modified overt aggression scale，OAS）。

2. 综合评估要点包括　①询问 / 评定所有可能出现的精神行为问题；②同时询问患者和照护者；③同时评估患者精神行为症状对患者本人、照护者的影响；④评估患者的 BPSD 是急性或慢性的，评估患者症状随时间的变化趋势；⑤对患者的临床状况做系统评估，包括疼痛、排便障碍、发热、焦虑、易怒及用药 / 撤药情况；⑥进行认知评定，并且评估患者对自身认知、行为障碍的自知力，评估对其日常生活能力的影响；⑦需要评定可能诱发精神症状的环境因素（表 7-4-13）。

表 7-4-13　老年人精神行为症状评估量表选择

类别		量表
综合评估量表		老年临床评定量表（SCAG）、老年精神评定量表（PAS）、神经精神问卷（NPI）、神经精神病学临床评定表（SCAN）、简明精神病量表（BPRS）、阳性与阴性症状量表（PANSS）
特定精神病性症状及人群评价量表	躁狂	Bech-Rafaelsen 躁狂量表（BRMS）
	激越	Cohen-Mansfield 激越问卷（CMAI）、修订版外显攻击行为量表（OAS）
	淡漠	淡漠量表（AS）、淡漠评定量表（AES）、Lille 淡漠量表（LARS）
	AD	阿尔茨海默病行为病理评定量表（BEHAVE-AD）
	PD	NPI 尤其适用于有认知障碍的 PD 患者、统一帕金森病评分量表（UPDRS）的第一部分

（三）精神行为症状的治疗与管理

对于严重精神行为症状的老年人，建议转诊至精神科或精神卫生中心，药物治疗需由精神科医生进行处方制订。现有的指南表明 AD 患者更倾向于非药物治疗，PD 患者更倾向于药物治疗。

1. 非药物治疗　阿尔茨海默病相关指南推荐使用非药物疗法作为一线治疗方法，包括行为导向、刺激导向（如娱乐活动、音乐疗法、舞蹈疗法、艺术疗法、运动、多感官刺激、虚拟现实、芳香疗法）、情绪导向（如支持性心理疗法、怀旧疗法、验证疗法、模拟家人在场疗法、感觉统合）及认知导向（如现实导向、认知矫正、技能训练）等治疗方式[24]。

（1）音乐治疗：音乐疗法在不同的 BPSD 管理指南中均有推荐，多个系统综述、随机对照研究、开放性研究表明音乐疗法能够改善 AD 患者的激越行为、焦虑抑郁情绪，增加积极的社会行为，减少与负面情绪相关的消极行为，减少抗精神病药物、抗焦虑药物的使用，改善照护者的身心健康，但这种影响大多是短期的，在长期的研究中音乐治疗与常规护理相比对患者的激越行为改善差异不明显。其形式有团体音乐治疗、个体音乐治疗，参与方式可有听音乐、选择或要求最喜欢的音乐、根据旋律 / 歌词线索猜歌名、唱歌、弹奏乐器、随着音乐移动、讨论感受和记忆；在听音乐改善 AD 患者 BPSD 的研究中，患者听喜欢的、熟悉的音乐效果更好；团体音乐治疗可能优于个体音乐治疗，这与人和人之间的相互作用及满足患者的归属感需求有关；音乐治疗的时间有治疗 4 ~ 42 周、每周治疗 3 ~ 5 次、每次 20 ~ 60 分钟不等。

（2）DICE 结构化治疗：包括 describe、investigate、create 和 evaluate 四个步骤。① describe：即通过询问照护者了解患者出现的 BPSD 细节，包括哪些症状、出现的时间地点、周围的环境、患者及照护者的心理痛苦程度；② investigate：即从患者本身、照护者的影响、周围环境、文化因素等寻找可能导致 BPSD 的原因，患者本身可能与药物影响、痛苦、功能受限、医疗环境、精神共病、严重的认知障碍与执行功能障碍、不良睡眠卫生、感觉的变化、恐惧、失控感、厌倦等有关；③ create：即治疗团队与照护者共同制订并实施治疗方案，包括合理处理患者的躯体问题（如减少用药、二便管理、疼痛管理等）和行为问题的干预策略（予以照护者教育与支持、与患者多沟通、为患者制订有意义的活动、任务/活动简化、确保环境安全、增加与减少环境中的有益刺激与不良刺激）；④ evaluate：即评估"create"的方案是否有效、有无实施、患者对治疗的反应、是否减轻了患者与照护者的痛苦，若治疗方案没有被实施，需找出原因以决定改进或取消原有的治疗方案。

（3）动物辅助疗法：老年患者在犬类教育工作者的监督下与狗接触，如抱着狗、抚摸狗、牵狗行走，或与动物交谈和玩耍，每次治疗 90～120 分钟，每周 1～3 次，每周 3 次。

（4）运动疗法：可将身体姿势与呼吸、按摩、有氧运动等综合训练录制成 15～20 分钟视频，在医院、日间中心、养老院、社区卫生服务中心的电视上每天循环播放，并由专人带领患者组队训练。

（5）作业疗法：包括认知刺激疗法、多感觉刺激训练、治疗性作业活动及创造性活动等。例如：制作或购买不同类型的生活故事文件夹；制作关于老年人的重要日期、照片、家庭相关资料、喜好等信息（以正向、积极的信息为主）的海报或封面。

（6）怀旧疗法：选择对老年人有意义的歌曲、照片、视频、书籍等音像资料开展回忆，让患者参与讲述自己的人生故事。

（7）精神行为症状的管理：对有淡漠表现的患者进行简单任务/活动刺激；对有睡眠障碍表现的患者应注重睡眠卫生，加强日间活动，减少睡前过度兴奋；对有激越、易激惹性表现的患者进行再定向训练，将任务拆分为简单步骤训练；对有游荡行为的患者应提供视觉线索，将其安置在安全的地方，定期锻炼；对有情绪障碍的患者加强运动；对有精神症状表现的患者应分散其注意力，而不是与症状互相抵抗；对有进食障碍的患者提供易于吞咽的食物，环境方面应消除干扰，进食时可伴随舒缓音乐进行。

2. 药物治疗　参考 2019 年 Delphi 国际共识中阿尔茨海默病患者行为和心理症状的处理、2016 年"中国痴呆与认知障碍诊治指南修订版"、2013 年"帕金森病抑郁、焦虑及精神病性障碍的诊断标准及治疗指南"等对不同疾病老年人精神行为症状的药物治疗处方及管理。

（四）老年人精神行为症状的康复护理衔接

老年人的精神行为症状可能具有伤害性（自伤及伤人），其康复护理衔接更侧重于识别相关症状、及时转诊、提供合适的生活环境等，具体如下。

1. 护士应对精神行为症状的保持高度怀疑指数，以进行适当的评估和方便个性化护理。

2. 护士应该了解常见的精神行为症状。

3. 护士应通过持续观察，表达对患者与家属的关怀，参与全面的标准化评估，排除、识别和监测精神行为症状。

4. 帮助照护者、家属与他人建立良好的关系，尤其是在养老院、社区卫生服务中心等地方，尽可能减轻照护者的心理压力。

5. 护士应该了解患者保留的功能、能力及环境的影响，将其融入护理策略中。

6. 护士应该了解疼痛评估和疼痛管理，以促进患者身体和情绪健康。

7. 护士应该了解非药物干预措施及药物干预措施，并提倡使用副作用更少的药物。

三、老年人谵妄全周期康复路径

谵妄是常见的一种急性发作的精神混乱状态，可表现为注意力不集中，思维混乱、不连贯以及感知功能异常，与多种不良预后有强烈且独立的联系。有11%~40%的老年人在入院时或住院期间发生谵妄，术后谵妄的老年人为15%~25%。在任一年龄段需要机械通气的ICU病房中，谵妄发生率高达80%，而临终时的谵妄发生率为85%[25]。谵妄影响功能和预后，延长住院时间、增加护理强度、加重医疗负担，并与高死亡率相关。

（一）本路径关注人群

住院、围手术期、ICU监护、机械通气、存在认知障碍、存在中重度疼痛、长期卧床、抑郁状态、营养不良、各方面身体机能减退的老年人。

（二）谵妄危险因素筛查、评估与干预

根据"老年患者术后谵妄防治中国专家共识"[26]及2020年发表在《内科学年鉴》（*Annals of Internal Medicine*）的谵妄综述，老年患者谵妄危险因素为认知障碍、多病共存、抑郁、多药共用、功能/体力下降、视力下降、听力下降、营养不良、贫血，诱发因素为严重疾病（如脑卒中、败血症）、物理束缚（如导尿管）、手术/麻醉、慢性疼痛、环境变化、睡眠障碍、脱水/电解质紊乱、尿潴留/粪便嵌塞（表7-4-14）。

表7-4-14 老年患者谵妄危险/诱发因素评估项目及干预措施[26]

项目	评估量表	干预措施
认知功能	Mini-Cog认知评分或SPMSQ	认知功能和定向干预
抑郁	GDS-15	抗抑郁药物或请精神心理科会诊
功能/体力	ADL或IADL	鼓励下床活动或者康复科会诊
视力	视力筛查工具卡	配眼镜，请眼科会诊
听力	耳语检测	配助听器，请耳鼻喉科会诊
营养状态	MNA-SF或NRS 2002	加强营养干预，请营养科会诊
慢性疼痛	VAS量表	疼痛干预方案
睡眠	睡眠状况自评量表（SRSS）	非药物睡眠干预方案
用药情况	使用药物种类 是否使用围术期特别关注的药物（如抗胆碱能药物、H2受体阻滞剂、抗组胺药等）	精简药物种类，停用或更换抗胆碱能药物、H2受体阻滞剂、抗组胺药

注：Mini-Cog（简易智力状态评分）；SPMSQ（short portable mental status questionnaire，简明便携式智力状态问卷）；GDS-15（简版老年抑郁量表）；ADL（日常生活活动能力）；IADL（工具性日常生活能力量表）；MNA-SF（微型营养评定法）；NRS 2002（营养风险筛查）；VAS（视觉模拟评分法）。

（三）老年谵妄筛查、评估与诊断

1. 关键病史与体格检查 临床医生确定患者的精神状态、可能诱发谵妄的相关事件，进行体格检查、感觉、疼痛、认知等评估，具体项目及说明见表7-4-15。

表 7-4-15　谵妄关键病史与体格检查项目

项目	说明
精神状态或行为变化的时间过程	新发病、波动性变化提示谵妄，其信息获取通常来自家属、照护者而非患者，患者可能有抑郁或痴呆的症状
精神状态变化与其他事件的联系	从医疗记录、家属、照护者处获得药物变化和身体症状发展等相关信息
感觉剥夺评估	患者是否佩戴眼镜或助听器
疼痛评估	谵妄与剧烈疼痛相关，特别是在无法有效沟通的患者中，疼痛只能通过躁动表现
一般医学检查	主要检查心脏、肺和神经系统，提供谵妄原因的线索
认知测验，包括注意力测验	注意力不集中是谵妄患者典型的认知缺陷，路易体痴呆患者在基线时可能有类似痴呆的症状（行为障碍、躁动），在痴呆患者中，急性变化也应作为谵妄进行评估和处理

2. 谵妄筛查与评估　旨在确定谵妄的有无及严重程度，一项发表在 *JAMA Internal Medicine* 的系统综述表明，目前对谵妄进行诊断及严重程度的筛查与评估工具已超过 42 种[27]。考虑到相关谵妄量表在国内的使用广泛程度、对处于不同身体状态患者的谵妄评估（如 ICU 患者、普通病房患者）及医、治、护不同医务人员的适用情况，推荐意识模糊评估量表（confusion assessment method，CAM）、3 min 谵妄诊断量表（3-minute diagnostic confusion assessment method，3D-CAM）、记忆谵妄评估量表（memorial delirium assessment scale，MDAS）、护理谵妄筛查量表（nursing delirium screening scale，Nu-DESC）、重症监护谵妄筛查表（intensive care delirium screening checklist，ICDSC）、谵妄评定量表 -98 修订版（delirium rating scale，DRS-R-98）（表 7-4-16）。

表 7-4-16　常用的谵妄评估量表特点

量表	特点
CAM	全球使用最广泛并公认的谵妄筛查工具，适用于非精神心理专业的医生、护士筛查谵妄，敏感性为 94%～100%，特异性为 90%～95%，可用于住院老年患者。重症监护病房意识模糊评估量表（CAM-ICU），适合患者因气管内插管等无法言语配合时使用
3D-CAM	共 22 个条目，分为 4 个特征：急性起病 / 波动性改变、注意力不集中、思维混乱、意识水平改变[28]。中文版 3D-CAM 敏感性为 94.73%，特异性为 97.92%[29]。适用于老年和合并痴呆的患者
MDAS	共 10 个条目，用于评定急性认知障碍以及谵妄症状的严重程度，在老年术后患者中具有良好的效度和信度[30]。适用于谵妄筛查
Nu-DESC	共 5 个条目，需要连续观察时，每 8 小时可对患者进行 1 次评分，分值是对 8 小时内症状的总体描述[31]。使用护士进行谵妄筛查
ICDSC	共 8 个条目，基于 DSM-Ⅳ 标准编制，可连续记录谵妄状态和谵妄发生程度[32]
DSR-R-98	共 16 个条目，其中 3 个条目构成诊断得分，13 个条目构成严重程度得分，用时 20～30 min，总分 46 分[33]。可用于谵妄严重程度分级

3. 老年谵妄的诊断　由有经验的专科医生实施，根据"美国精神障碍诊断与统计手册第 5 版"（DSM-V）标准，先进行床旁详细、深入的神经精神评估，再予以诊断。

（四）老年谵妄的治疗

1. 非药物疗法　根据"老年患者术后谵妄防治中国专家共识"，老年谵妄的治疗主要通过减少危险因素、将可能引起谵妄的药物替代以预防谵妄的发生，具体内容如下（表 7-4-17）。

2. 药物治疗　详见"老年患者术后谵妄防治中国专家共识"。

表 7-4-17　老年谵妄的非药物干预措施及干预人员[26]

危险因素	干预措施	干预人员
认知功能和定向	1. 明亮的环境，提供大号数字的时钟和挂历 2. 介绍环境和人员 3. 鼓励患者进行益智活动 4. 鼓励患者的亲属和朋友探访	由康复医生、ST、OT、护理人员介入
脱水和便秘	1. 鼓励患者多饮水，必要时考虑静脉输液 2. 如患者需要限制入量，考虑专科的意见并保持出入量平衡 3. 鼓励患者进食高纤维素食物，定时排便	由护理人员介入为主
低氧血症	1. 及时发现评估低氧血症 2. 监测患者的血氧浓度，保持氧饱和度 >90%	临床医生、护理人员介入
活动受限	1. 鼓励患者术后尽早下床活动 2. 不能行走的患者，鼓励被动运动 3. 康复科介入干预	由康复医生、PT 介入
感染	1. 及时寻找和治疗感染 2. 避免不必要的插管（例如导尿管等） 3. 严格执行院感控制措施	感染科会诊，临床医生、护理人员介入
多药共用	1. 在临床药师的参与下，评估药物 2. 减少患者用药种类 3. 避免会引起谵妄症状加重的药物	临床药师、临床医生、护理人员介入
疼痛	1. 正确评估患者疼痛水平，对不能言语沟通的患者使用身体特征、表情等进行评估 2. 对任何怀疑有疼痛的患者都要控制疼痛，避免治疗不足或者过度治疗	临床医生、康复医生、PT、OT 介入
营养不良	1. 在营养师的参与下改善营养不良 2. 保证患者的假牙正常	临床营养师、康复医生、ST 介入
听力和视觉障碍	1. 解决可逆的听觉和视觉障碍 2. 鼓励患者使用助听器或者老花镜	五官科会诊，康复医生、OT 介入，予以辅具及环境改造
睡眠剥夺	1. 避免在夜间睡眠时间医护活动 2. 调整夜间给药时间避免打扰睡眠 3. 睡眠时间减少环境的噪音	心理与睡眠专科会诊

（五）老年谵妄的康复护理衔接

1. 对谵妄的预防、早期识别和紧急治疗应保持高度的怀疑，减少误诊。

2. 明确患者是否存在谵妄的危险因素、诱发因素。

3. 识别谵妄的活动程度（低活动性或高活动性），使用护理谵妄筛查量表 Nu-DESC 或简要的谵妄筛查问题评估，并纳入护理和（或）护理评估系统。

4. 观察老年人的认知功能、知觉、身体功能或社会行为的变化。

5. 记录谵妄情况和持续观察精神状态。

6. 护士应在预防谵妄中发挥作用，针对患者的个人危险因素进行预防，如纠正感觉缺陷，鼓励患者使用眼镜和助听器，每天两次提供关于时间、日期、地点和住院原因的信息，鼓励患者减少卧床。

7. 识别、减少或消除可能导致谵妄的环境因素。如环境管理：患者穿着宽松，减少身体束缚，在病房内安装时钟和日历，以免迷失定向感；保持睡眠卫生：调暗灯光、维持安静的环境和平静的情绪、避免在晚上服药。

8. 建立并维持与老年人的治疗支持关系。

9. 根据持续监测、评估结果调整护理策略。

10. 尽量避免使用可能导致谵妄的药物，如抗胆碱能药物和苯二氮䓬类药物。

11. 当有高度怀疑谵妄的指数，应汇报临床医生进行紧急转诊或寻求会诊。

四、老年人跌倒恐惧全周期康复路径

跌倒普遍存在于老年人中，引起的相关心理问题与活动回避、功能障碍、日常生活活动能力减退等具有明确的相关性，影响老年人的整体健康。跌倒相关心理问题包括 4 个概念：跌倒恐惧、跌倒效能、平衡信心、结果预期，这 4 个概念截然不同但又相互关联[34]。跌倒恐惧症由 Tideiksaar 和 Kay 于 1986 年提出，是指一个人因恐惧跌倒而导致不敢进行任何可能会跌倒的活动[35]，会导致老年人减少活动甚至不活动、功能障碍、减少社会参与，并因此伴随而来其他身心健康问题，形成恶性循环[36]。平衡障碍及跌倒次数增加是老年人跌倒恐惧的独立因素，常见于髋部骨折、髋膝骨关节炎等骨关节系统疾病的患者、糖尿病患者[37, 38]。既往研究表明 64.73% 的社区老年人存在跌倒恐惧，且与跌倒史或健康状况、日常活动能力无关，65.63% 没有发生过跌倒的老年人依然害怕跌倒[39]。跌倒效能与平衡信心源自 Bandura 的自我效能理论（self-efficacy theory，SET），前者指个人在日常生活中不跌倒的情况下对自己进行活动能力的信心，后者指个体对于保持平衡的能力及执行日常生活活动的信念，结果预期是个体对特定行为会导致跌倒这一特定结果的感知[34]。

（一）本路径关注对象人群

年龄≥65 岁老年人，重点关注平衡能力下降、患有可导致平衡功能障碍疾病（如 2 型糖尿病、脑卒中、帕金森病、骨关节系统疾病、COPD）的老年人。

（二）老年人跌倒相关心理问题评估

推荐使用老年人活动与害怕跌倒量表（survey of activities and fear of falling in the elderly，SAFFE）、老年人害怕跌倒评估量表（geriatric fear of falling measure，GFFM）、图

像版跌倒效能量表（Icon-FES）、国际版跌倒效能量表（falls efficacy scale international，FES-I）、活动平衡信心量表（activities-specific balance confidence scale，ABC）、害怕跌倒避免行为问卷（fear of falling avoidance behavior questionnaire，FFABQ），评估老年人的跌倒效能、平衡信心及跌倒恐惧情况（表 7-4-18）。

表 7-4-18　不同跌倒相关心理问题评估量表的特点及适用的老年人群

量表名称	量表特点	适用的老年人群
SAFFE	该量表共 11 个条目，包括日常活动、运动与社会活动，每个条目 0～3 分，总分 0～33 分，得分越高，提示跌倒恐惧越严重，并可评价因此引起活动受限的程度	对老年人的认知有一定要求
GFFM	该量表包括行为改变、心身症状和采取风险防范态度 3 个维度，共 15 个条目。采用 Likert 5 级评分法，总分范围 15～75 分，分数越高说明越害怕跌倒	适用于评估农村、城市与郊区老年人的害怕跌倒情况
Icon-FES	Icon-FES 是第一个通过图片与文字结合使用的跌倒效能评估工具，共 30 个条目，分为室内活动与室外活动 2 个维度，采用 Likert 4 级评分法，总分为 30～120 分，得分越高说明跌倒效能越低，越害怕跌倒[40]	适用于文化程度较低的老年人、轻度认知障碍患者
简短版 Icon-FES	由编制者通过项目反应理论从 Icon-FES 筛选 10 个条目形成，总分为 10～40 分，同样具有良好的信度、效度	适用于快速筛查老年人的跌倒效能情况
FES-I	FES-I 在国际上应用广泛，可在不同语言和文化背景下使用，共 16 个条目，包含 8 个室内活动与 8 个室外活动，采用 Likert 4 级评分法，总分 16～64 分，中文版 FES-I 的总分临界点为 35 分	对害怕跌倒程度较低的老年人有较高的敏感性
ABC	该量表包括 16 个条目，每个条目评分 0～100 分，0 分 = 一点信心也没有；50 分 = 一般的信心；100 分 = 有充足的信心。总分为各条目得分相加再除于条目总数，分为 11 个等级，是目前测量活动信心最常用的量表	适用于评估慢性期脑卒中偏瘫患者的害怕跌倒，测评时间约 20 min
FFABQ	FFABQ 平均测验时间约 1.5 min，可作为快速、一致和标准化评估工具，在健康人、脑血管意外及帕金森病患者中具有良好的心理测量属性，包括 14 个条目，采用 Likert 5 级评分法，总分 56 分，得分越高表明受试者由于害怕跌倒从而限制更多活动，能够敏感地区分跌倒者与非跌倒者、重复跌倒者与非重复跌倒者，可协助测量是否因害怕跌倒而限制活动[41]	适用于认知正常、轻度认知缺陷和因害怕跌倒而避免活动的老年人

（三）老年人跌倒相关心理问题治疗

老年人的跌倒恐惧以非药物治疗为主，包括心理治疗及物理治疗。

1. 心理治疗　现有文献表明认知行为疗法、系统脱敏疗法、运动疗法、暴露疗法、冥想运动等可用于改善老年人跌倒恐惧症及平衡感[42-44]。需由取得心理治疗资质的治疗师开展。

2. 物理治疗　通过运动训练、物理因子治疗等改善老年人的平衡能力，增强老年人维持平衡的信息，如平衡训练、肌力训练、步态训练、佩戴定制矫形器、使用助行器、太极拳、八段锦等[45]。具体干预内容见本书第十一章"老年运动功能障碍全周期康复"中平衡功能障碍训练及预防跌倒训练部分。

3. 药物治疗　老年人的跌倒恐惧可能与焦虑、抑郁相关，需由精神科医生会诊后决定是否予以抗焦虑药、抗抑郁药治疗。

（四）老年人跌倒相关心理问题康复护理衔接

老年人跌倒恐惧的护理衔接以预防跌倒管理为主，具体措施详见"中国老年人跌倒风险评估专家共识（草案）"[46]"预防老年人跌倒康复综合干预专家共识"[47]"居家（养护）老年人跌倒干预指南"[48]以及 *Management of Falls in Community-Dwelling Older Adults：A Clinical Guidance Statement From the Academy of Geriatric Physical Therapy of the American Physical Therapy Association*[49]等国内外指南、专家共识和协会声明。

五、老年人病耻感全周期康复路径

病耻感可在不同年龄阶段出现，老年人的病耻感需要予以重点关注，在患有阿尔茨海默病及其他痴呆类型、帕金森病、脑卒中、精神障碍的老年人中尤为常见，导致老年人出现对疾病产生恐惧、拖延病情、回避交流等问题，及生活质量下降。

（一）本路径关注人群

慢性疾病、神经系统疾病、肿瘤及遗留有明显躯体功能障碍的老年人。

（二）老年人病耻感评估

目前尚未有针对老年人病耻感的评估量表，可采用应用较为广泛的量表进行评估，包括慢性疾病病耻感量表（stigma scale for chronic illness，SSCI）、脑卒中患者病耻感量表（stroke stigma scale，SSS）、2 型糖尿病病耻感评估表（type 2 diabetes stigma assessment scale，DSAS-2）、阿尔茨海默病家庭病耻感量表（family stigma in Alzheimer's disease scale，FS-ADS）、连带病耻感量表（affiliate stigma scale，ASS）（表 7-4-19）。

表 7-4-19　不同病耻感评估量表的特点及适用人群

量表	特点	适用人群
SSCI	用于神经系统疾病病耻感测量的量表，共 24 个条目，分为外在病耻感与内在病耻感 2 个维度，采用 Likert 5 级评分法，总分为 24～120 分，得分越高表明患者病耻感越高。具有良好的信度、效度。SSCI-8 为 8 个条目的缩减版，供临床医务人员早期识别病耻感患者，总分为 8～40 分	适用于癫痫、神经肌肉疾病、偏头痛、帕金森病、多发性硬化等疾病的老年人，测评时间为 6～10 分钟
SSS	由南方医科大学南方医院护理部朱敏芳团队于 2019 年编制，共 16 个条目，分为躯体障碍、受歧视经历、社会交往、自我感受 4 个维度，采用 Likert 5 级评分法，总分 16～80 分，已建立广州市脑卒中患者病耻感量表常模，根据得分情况可将患者病耻感程度划分为非常高、高、中等、较低和低 5 种状态，具有良好的信效度	适用于脑卒中患者
DSAS-2	共 19 个条目，分为区别对待、责备与批判、内在病耻感 3 个维度，采用 Likert 5 级评分法，目前已有汉化版 DSAS-2，具有良好的信效度	适用于 2 型糖尿病患者

量表	特点	适用人群
FS-ADS	共 62 个条目，分为照护者病耻感、公众病耻感和结构性病耻感 3 个维度，采用 Likert 5 级评分法，得分越高表示病耻感程度越重。也可用于其他痴呆类型的评估	适用于阿尔茨海默病患者，测评时间长
ASS	共 22 个条目，分为认知、情感和行为 3 个维度，采用 Likert 4 级评分法，分数越高表明照护者的连带病耻感程度越高	适用于痴呆患者照护者

（三）老年人病耻感的治疗

1. 同伴支持教育 通过将同类疾病的老年人组建成 3 ~ 5 人的小团体，互相分享自己的疾病发生历程、心理感受、存在心理困扰等，改善老年人的病耻感。

2. 疾病知识教育 许多患者产生病耻感的原因是对某种疾病存在刻板印象，以及社会与公众对相关疾病的认识度低，容易产生误解，同时患者本人及家属没有太多的渠道去深入了解有关疾病的发生发展、可能出现的症状与应对策略等。因此，开展疾病知识教育或科学普及有可能改善患者的病耻感，但目前没有太多的证据支持这一项目。一项研究表明，对痴呆患者进行教育可能会适得其反，导致其与家属暴露在焦虑、担忧、紧张的状态，会导致痴呆患者产生更消极的感觉[50]。

3. 心理治疗 认知行为疗法、基于正念的心理干预等可用于老年人病耻感的治疗，需由取得相关资质的专业人员开展。

（四）老年人病耻感康复护理衔接

目前未见有专门针对老年人的康复护理衔接方法，更多的是在护理过程中融入心理干预的理念与治疗。

第五节 老年常见疾病的精神心理功能障碍全周期

一、老年脑卒中

（一）需要关注的精神心理功能障碍的筛查与评估路径

脑卒中后的神经精神障碍的研究范围包括抑郁障碍、双相情感障碍、焦虑障碍、精神分裂症、疾病失认症（无法识别损伤）、灾难性反应、淡漠、韵律失调（无法表达或识别情绪）、易怒和愤怒、假性延髓情绪[51]。脑卒中患者的精神心理功能障碍在国内各指南 / 共识中常被称为情感障碍，主要包括脑卒中后抑郁（post-stroke depression，PSD）、脑卒中后淡漠（post-stroke apathy，PSA）、脑卒中后焦虑（post-stroke anxiety，PSA）、脑卒中后精神障碍（post-stroke psychotic disorder，PSPD）及假性延髓情绪（pseudobulbar affect，PBA），以脑卒中后抑郁最为重视，国内外均就此出台相关指南与共识，其余情感障碍在疾病指南中有部分提及，以系统综述、研究多见。目前尚未见到与老年脑卒中后情感障碍相关的指南、共识。

1. 老年脑卒中后常见的精神心理功能障碍 见表 7-5-1。

表 7-5-1　老年脑卒中后常见精神心理功能障碍表现与发病率

分类	临床表现与流行病学
PSD	PSD 是指发生在脑卒中后，表现出脑卒中症状以外的一系列以情绪低落、兴趣缺失为主要特征的情感障碍综合征，常伴有躯体症状，是抑郁的一种特殊类型，可在脑卒中后的任一时间段出现[52]。老年患者的 PSD 发生率为 27.7%～43.2%，相比无 PSD 的老年脑卒中患者，持续 PSD 老年人的 5 年死亡率明显增加[13, 53, 54]
脑卒中后淡漠	可作为独立症状或是 PSD 的症状出现，表现为缺乏动力、兴趣和情绪反应，导致主动性丧失，与环境互动减少，易与 PSD 混淆[55]。淡漠与去抑制、认知功能下降和异常的运动行为有关，通常没有自杀念头，患者面部表情平淡，缺乏眼神交流[56]。老年脑卒中患者的淡漠平均发生率为 32.4%
PSA	PSA 在脑卒中的各个时期均可能发生，通常在脑卒中慢性期发生率更高，随着时间的推移发病率不断上升，PSA 与 PSD 经常共存
PSPD	PSPD 是指脑卒中急性期、康复期和后遗症期的多种精神疾病综合征，包括多种症状如幻觉、妄想和谵妄，严重阻碍功能恢复和生活质量下降。尽管 PSPD 的病程通常缓慢且波动，在脑卒中加重或由于侧支循环的补偿病情改善时可能迅速恶化。PSPD 的临床表现多种多样，但一般会发展为痴呆
脑卒中后谵妄	谵妄在老年脑卒中患者中很常见，会加重患者在急性脑卒中后的痛苦，患病率为 13%～48%，脑出血和前循环梗死的患者更容易发生谵妄
PBA	PBA 是一种不由自主地哭与笑，或不可控制的哭泣、笑声及其他情绪表现为特征的情绪控制失调。这种异常的情绪表达在无情绪刺激或轻微的情绪刺激下即可诱发，患者所表现的情绪状态可能与自身的心情不一

2. 老年脑卒中后精神心理筛查　重点筛查 PSD 与 PSA，其余脑卒中后精神心理功能障碍则在出现相关或疑似症状时进行评估。

（1）筛查时间点：以脑卒中后第一年为重点筛查时间段，并至少在脑卒中后第一年内的以下 5 个时间点进行筛查：患者急性住院期间、过渡到康复科、出院前、回归到社区时和后续日常康复中（图 7-5-1）。

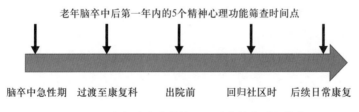

图 7-5-1　老年脑卒中精神心理功能筛查时间节点

（2）筛查量表：国内外指南推荐 90 秒四问题提问法、流调用抑郁自评量表（CES-D）、患者健康问卷 9 项（PHQ-9）作为 PSD 的筛查工具。CES-D 的敏感性较好，可以评估抑郁症状的数量和持续时间，但在快速筛查时 PHQ-9 更实用，是一种广泛使用的抑郁筛查工具[57]。患者健康问卷 2 项（PHQ-2）、Whooley 两问题工具（Whooley questions）也可作为筛查工具，研究表明 Whooley 两问题工具相较于 CES-D、PHQ-9、

PHQ-2 更适合老年患者 PSD 的快速筛查[58]。PSA 筛查可采用 90 秒四问题提问法与GAD-7。

3. 老年脑卒中后精神心理评估

（1）脑卒中后抑郁：老年脑卒中患者应用老年抑郁量表（GDS-30 或 GDS-15）评估，对存在失语症或交流障碍的患者使用失语症抑郁量表、脑卒中失语症患者抑郁调查表 -10（stroke aphasic depression questionnaire，SADQ-10）评估。脑卒中失语症患者抑郁调查表（SADQ）是针对有严重表达或理解障碍的失语患者开发的抑郁评估量表，包括 21 个条目，采用 Likert 4 级评分法，但该量表经 Mann-Whitney U 检验发现有 11 个条目不能很好地区分抑郁和非抑郁患者，予以删除后形成了 SADQ-10 版本，有较为满意的信度、效度[59]。SADQ 最大的优势是完全通过医务人员对患者日常行为的观察来评估抑郁情绪，十分适用于存在表达或理解障碍的患者。目前，首都医科大学附属北京天坛医院张玉梅团队已对 SADQ-10 进行汉化[60]。

（2）脑卒中后淡漠：淡漠量表（apathy scale，AS）、淡漠评定量表（apathy evaluation scale，AES）、神经精神问卷淡漠亚量表（neuropsychiatric inventory-apathy，NPI-A），常用于脑卒中后淡漠的评估。

（3）脑卒中后焦虑：现有指南、共识、临床研究常用医院焦虑抑郁量表（HADS）、汉密尔顿焦虑量表（HAMA）、状态 - 特质焦虑量表等常用量表评估焦虑，老年 PSA 可用老年焦虑量表（GAI）进行评估。

（4）脑卒中后精神障碍：由精神科医师、心理治疗师根据症状选择合适的量表进行评估，如老年临床评定量表（SCAG）、老年精神评定量表（PAS）、神经精神问卷（NPI）。

（5）卒中后谵妄：谵妄评估可使用意识模糊评估量表（CAM）、记忆谵妄评估量表（MDAS）、护理谵妄筛查量表（Nu-DESC）、重症监护谵妄筛查表（ICDSC）及谵妄危险因素评估。具体见本章的老年人谵妄全周期康复路径。

（二）老年脑卒中精神心理功能障碍康复预防、干预与护理

1. 预防　在老年脑卒中后的精神心理功能障碍预防性研究中，已证实 PSD、PSA 与脑卒中后淡漠是可以预防的。具体预防措施包括但不限于定期筛查、加强心理护理、关注存在脑卒中后精神心理障碍危险因素或预测因子的老年患者、开展科普宣教等。研究表明，精神病史尤其是焦虑史是老年 PSD 的最强预测因素，女性、年龄 <75 岁与 PSD 独立相关，酒精、药物滥用会大大增加老年 PSD 的患病风险，出院回归家庭对 PSD 具有预防作用，可降低 60% 的老年 PSD 发生率[61]。而房颤、高 Rankin 评分、偏盲和较低的血小板与白细胞计数比（PWR）与首次老年急性脑卒中患者的早发性谵妄独立相关[62]。

2. 干预　对老年脑卒中后情感障碍患者应综合运用心理治疗、药物治疗和康复训练等多种治疗手段，以期达到最佳的治疗效果。对重度 PSD、伴有自杀风险［自杀想法和（或）自杀行为］、治疗效果不明显（如复发性抑郁、难治性抑郁或抑郁症状迁延难治等）、伴有精神病性症状及其他康复医生难以把控的情感障碍，应请精神科医生会诊或转诊精神科治疗。

（1）心理治疗：现有指南推荐所有脑卒中患者都应获得个体化的心理支持、健康教育等，多种心理治疗方式如认知行为治疗（cognitive behavior therapy，CBT）、动机性访谈、问题解决疗法（problem-solving therapy，PST）、正念减压、正念认知疗法、怀旧疗法等可用于脑卒中后情感障碍的患者，其他辅助治疗手段如音乐疗法、放松训练、冥想也可尝试应用，上述疗法具有一定疗效，对老年患者亦具有普适性[63, 64]。Kate Hill 等[65]对 450 名有老年脑卒中情感障碍的患者随机进行专科护士提供的问题解决疗法、志愿者提供的支持疗法及常规治疗，接受 PST 的老年人在心理健康的各项指标较另外两组均有满意的疗效。

（2）运动疗法：现有指南及研究认为体育锻炼可以作为抑郁症及其他心理困扰的辅助治疗，可能通过许多机制影响抑郁症状。如抑郁症患者的下丘脑 – 垂体 – 肾上腺轴可能失调，导致皮质醇水平升高，而运动能够改善下丘脑 – 垂体 – 肾上腺反应的调节[66]。一项系统的综述表明，体育锻炼对治疗抑郁症是有效的，特别是对抑郁症基线水平高的患者。一些身心干预项目如太极拳、瑜伽对心理压力源引起的焦虑可能有一定的益处，但缺乏设计严谨的研究支持[67]。老年患者在使用运动疗法改善情感障碍时应充分考虑老年人的特点。

（3）无创神经调控技术："物理技术辅助脑卒中康复的临床指南"推荐脉冲电磁场治疗和经颅磁刺激疗法 + 乳突仿生电刺激作为脑卒中后情感障碍的辅助康复治疗[68]。

1）脉冲电磁场治疗：脉冲电磁场是由脉冲发生器产生的脉冲电流所形成的一种交变电磁场。利用脉冲发生器的可调性可产生特定频率、特定大小、特定长度的脉冲电流，从而产生特定的脉冲电磁场。电磁场照射对脑部组织的血脑屏障通透性影响较大，可以使得血脑屏障开放，有利于改善脑缺血、缺氧；加速能量合成，增加脑细胞的功能和活性，从而改善海马组织细胞功能，有利于脑卒中后抑郁患者的情感康复；无痛、无创，能克服老年人除本身疾病外常合并有心肺肝肾等多脏器的慢性疾病、身体状况差、对药物的不良反应大、常不易接受的缺点，极大地提高临床疗效。

2）经颅磁刺激疗法 + 乳突仿生电刺激：交变电磁场作用于额叶、双侧颞叶及枕叶；通过耳后乳突穴利用仿真生物电于颅外刺激小脑顶核，影响相应脑区神经细胞的电活动，改变细胞膜对离子的通透性，使神经细胞的微环境改变，导致细胞的兴奋性发生改变，从整体上改变大脑皮层兴奋与抑制过程。

3）重复经颅磁刺激（repetitive transcranial magnetic stimulation，rTMS）：广泛应用于神经系统疾病的运动障碍、非运动障碍、情感障碍等治疗，是治疗难治性 PSD 的一种方法，但可能会引起某些并发症，如头痛、胃肠道反应、口干、耳鸣，甚至癫痫。这种疗法的安全性，尤其是对老年人而言有待更多研究证实。对老年 PSD、PSA 的治疗可参考"重复经颅磁刺激（rTMS）治疗使用循证指南：更新（2014–2018）"中关于抑郁、焦虑的治疗参数[69]（表 7-5-2）。

表 7-5-2　部分卒中后精神心理功能障碍的 rTMS 治疗参数

情感障碍	刺激部位	刺激参数
卒中后抑郁	（背外侧前额叶）DLPFC	HF–rTMS，左侧 DLPFC：10 Hz 或 20 Hz，1600 或 2100 脉冲，10 或 15 序列，100%、110% 或 120% RMT
		cTBS/iTBS：左侧 DLPFC，iTBS+ 右侧 DLPFC cTBS，80% RMT

续表

情感障碍	刺激部位	刺激参数
卒中后淡漠[70]	从背侧前扣带皮层（dACC）至内侧前额叶皮质（mPFC）	双锥线圈，HF–rTMS，10 Hz，100 脉冲 / 序列，共 20 序列，2000 脉冲，序列间隔 50 s，80% RMT
卒中后焦虑	右侧 DLPFC	LF–rTMS，1 Hz，900 脉冲，90% RMT HF–rTMS，20 Hz，360 脉冲，110% RMT

注：高频重复经颅磁刺激（high freguency repetitive transcranial magnetic stimulation，HF–rTMS）；静息运动阈值（resting motor threshdd，RMT）；连续 θ 短阵快速脉冲刺激（continuous theta–burst stimulation，cTBS）；间断 θ 短阵快速脉冲刺激（intermitten theta–burst stimulation，iTBS）；背侧前扣带皮层（dorsal anterior cingulate cortex，dACC）；内侧前额叶皮质（medial prefrontal cortex，mPFC）。

（4）其他疗法：自然光照疗法可以用于改善老年脑卒中患者的心理健康。Anders West 等[71]将 90 名脑卒中患者（大部分为老年人）随机分配到自然照明室内及标准室内照明的卒中单元，接受自然照明的患者出院时的焦虑、抑郁、幸福感均较室内照明患者好，但自然光照疗法还需进一步研究确定相关参数。

（5）脑卒中后谵妄干预：见老年人谵妄全周期康复路径。Jihye Song 等基于 2010 年 NICE 谵妄指南及现有谵妄预防文献，制订了"老年脑卒中患者谵妄预防指南"（delirium prevention guidelines for elderly stroke patients，DPGESP），包括 9 个维度：危险因素评估、定向障碍预防、睡眠模式维持、感觉干预、便秘、脱水、缺氧和感染预防、疼痛管理及适当的营养维持，共 28 项干预措施，经有效性验证后，老年脑卒中患者在谵妄发生率、严重程度、脑卒中后果和住院时间方面均获得有益的改善[72]。

（6）药物治疗：药物治疗方案应由精神科医师会诊后制订。有限的证据表明，选择性 5- 羟色胺再摄取抑制剂（serotonin–selective reuptake inhibitor，SSRI）、精神兴奋剂和电休克治疗是治疗老年住院患者脑卒中后抑郁的可行方法[73]。

3. 老年脑卒中精神心理功能障碍的康复护理衔接　现有指南仅对脑卒中后抑郁的预防与护理进行详细描述，老年脑卒中患者精神心理的预防与护理应以抑郁、谵妄为主，淡漠、焦虑、精神病性症状为辅，其预防与护理可以借鉴现有指南的处理。

（1）向脑卒中患者及其家人提供有关脑卒中情感障碍潜在影响的信息与教育，定期筛查、监测。教育的内容包括但不限于可能复发或复发的信息、需要注意的症状、坚持服药的重要性，以及当相关症状再次出现，应联系他们的家庭医生或心理健康专家。

（2）患者对治疗的反应应由卫生专业人员定期监测，包括评估抑郁症严重程度的变化、注意药物潜在的副作用、更新治疗方案，若患者对此有良好的反应，治疗应持续至少 6 ~ 12 个月。

（3）适当的护理应基于全面的护理评估，包括身体状况、精神状态和相关的危险因素。情感护理支持是帮助患者尽快适应陌生环境，减少情感不安全感的必要手段。一般护理目标包括提供一个舒适的环境，适当的个人护理（如营养补充），创造一个放松的睡眠环境以保证足够的休息。

（4）脑卒中后情感障碍如淡漠、嗜睡是影响康复训练及恢复的主要障碍，护理人员应帮助患者克服这些问题，引导他们尽快完成康复过程。有效的床边运动可以改善患者的情绪和身体机能，从而提高他们的生活质量。心理护理的作用包括促进健康、减轻压力和增加应对技能。

（5）脑卒中患者在面对生理功能障碍时会不可避免地感到挫败，护理人员应该尊重和照顾患者，对他们进行疾病教育，帮助他们重建自信，并正确地进行支持性心理治疗。

（6）护理人员应根据患者的具体需要和情况，制订出个性化、完整的护理方案。在患者出院前予以健康指导，出院后 1 ~ 2 周进行电话随访，了解患者情况并予以解决方案。

二、阿尔茨海默病（AD）

（一）需要关注的精神心理功能障碍的筛查与评估路径

"中国痴呆与认知障碍诊治指南" 2015 版及 2018 版 [74, 75] 指出：痴呆伴发的精神行为症状（behavioral and psychiatric symptoms of dementia，BPSD）表现具有多样性。早发 AD 患者 BPSD 比晚发性 AD 相对较少，其中妄想、幻觉、激越、脱抑制和异常运动行为差异有显著性，妄想和幻觉在早发性 AD 中显著较少。2005 年欧洲阿尔茨海默病协会（European Alzheimer's disease consortium，EADC）发布的共识 [76] 指出：MMSE 得分为 11 ~ 20 分的 AD 患者中，约 92.5% 有 BPSD；MMSE 得分为 21 ~ 30 分的 AD 患者中，有 84% 有 BPSD 症状。其中发生率最高的是淡漠，其次是焦虑和烦躁。该数据来源于欧洲 13 个国家 40 家以上 AD 中心的 NPI 量表评定结果，统计的 AD 相关 BPSD 包括：淡漠、抑郁、焦虑、激越、易激惹性、妄想、运动行为异常、进食行为异常、脱抑制、睡眠障碍、幻觉、欣快。

另外，较多研究分析发现，淡漠（apathy）、焦虑（anxiety）和抑郁（depression）在有 AD 基因风险的患者、AD 的临床前期、轻度认知障碍（mild cognitive impairment，MCI）期即可出现，并延续到痴呆阶段。其中，淡漠、焦虑与更高的轻度认知障碍向痴呆的转化率有关，焦虑、抑郁与认知下降相关，但其因果关系不能确定。MAASBED 通过 2 年随访发现，AD 患者随着疾病进展，抑郁程度有所下降，而淡漠、异常运动行为有所上升。AD 患者的精神症状表现具有个体差异，相关因素包括性别、教育程度、病前性格等。BPSD 是影响 AD 患者生活质量的最重要原因之一，也是造成照护者负担加重、生活质量下降的最重要原因，但 BPSD 常常是可治疗的。

由于阿尔茨海默病患者的主要精神心理功能障碍为精神行为症状，其筛查与评估路径详见第四节老年人精神行为症状全周期康复路径。在此仅对应用于 AD 精神心理功能障碍评估的量表进行简要概述。

1. BPSD 的常用量表　包括阿尔茨海默病行为病理评定量表（behavioral pathology in Alzheimer's disease rating scale，BEHAVE-AD）、Cohen Mansfield 激越问卷（Cohen-Mansfield agitation inventory，CMAI）、Overt 攻击性量表（Overt aggression scale，OAS）和神经精神问卷（neuropsychiatric inventory，NPI）。其中，NPI 主要评估患者 BPSD 的频率、严重程度、存在的子症状（如躁动、激越）以及照护者心理痛苦的迹象。BEHAVE-AD 作为文献中第二常用的 BPSD 评估量表，主要用于了解患者 BPSD 的整体症状和特定症状的严重程度。而 OAS、CMAI 这两个量表的最初设计并非针对痴呆患者的精神症状，但在 BPSD 背景下，他们是现有文献中评估患者易怒、攻击性和躁动的测量工具。

2. 康奈尔痴呆抑郁量表（Cornell scale for depression in dementia，CSDD） AD患者抑郁障碍属于BPSD表现之一，但汉密尔顿抑郁量表（HAMD）或是老年抑郁量表（GDS）对AD患者的抑郁评价缺乏特异性，难以将认知障碍与抑郁症状区分开，而康奈尔痴呆抑郁量表（CSDD）可对AD患者的抑郁状态进行合理评估（表7-5-3）。

表7-5-3　康奈尔痴呆抑郁量表

评分：0=无　1=轻微或间歇　2=严重　9=不能评价

评估应以访问前一周出现的症状和体征为基础，如果是由于身体残疾或疾病引起的症状不予计分。得分>8分表明存在抑郁

A　与情绪有关的表现			
1. 焦虑（焦急的表情，忧虑，担心）	0	1	2	9
2. 悲伤（悲伤的表情，悲伤的声音，哭泣）	0	1	2	9
3. 对愉快事件无反应	0	1	2	9
4. 易激动（易怒，性子急）	0	1	2	9
B　行为障碍			
5. 激越（坐立不安，搓手，拉头发）	0	1	2	9
6. 迟缓（行动缓慢，言语缓慢，反应迟钝）	0	1	2	9
7. 多种躯体症状（若只有胃肠道症状计0分）	0	1	2	9
8. 兴趣缺乏（很少参加一般活动，只对急性变化计分，如一个月之内）	0	1	2	9
C　躯体表现			
9. 食欲减少（饮食比平时少）	0	1	2	9
10. 体重减轻（若一个月内体重减轻超过5磅计（约2.26 kg）2分）	0	1	2	9
11. 精力减退（易疲劳，不能耐受活动，只对急性变化计分，如一个月之内）	0	1	2	9
D　周期性功能			
12. 白天情绪变化大（早晨症状重）	0	1	2	9
13. 难以入睡（比平常入睡晚）	0	1	2	9
14. 入睡后易醒	0	1	2	9
15. 早醒（早晨比平时醒得早）	0	1	2	9
E　观念障碍			
16. 自杀（感觉生活没有意义，有自杀愿望或企图）	0	1	2	9
17. 不自信（自责，缺乏自尊，挫败感）	0	1	2	9
18. 悲观（对事物发展缺乏信心）	0	1	2	9
19. 心境近乎妄想（幻想贫困、疾病、损失）	0	1	2	9

（二）BPSD的康复预防、干预与护理

1. 干预

（1）治疗原则：2019年Delphi国际共识中对阿尔茨海默病患者行为和心理症状的处理提出AD患者精神心理应遵循的原则：①分析潜在原因；②非药物治疗；③药物治疗[77]。

（2）非药物治疗与药物治疗：见第四节老年人精神行为症状全周期康复路径。

2. 康复护理衔接

（1）护理人员应当了解 AD 患者常见的 BPSD 及其表现，当患者有相关异常表现时，应保持高度怀疑，并进行适当评估与个性化护理。

（2）熟悉 BPSD 的危险因素、诱发因素，如疼痛，制订多模式与个性化的护理策略，并充分考虑 ICF 框架在护理过程中的应用。

（3）持续观察并记录 AD 患者的 BPSD 动态变化情况，照护者及时予以关怀。

（4）护理人员应当与照护者、家庭成员或其他重要人员建立良好伙伴关系，尤其是在养老院、社区卫生服务中心等医疗机构。

（5）护理人员应当了解非药物治疗措施，在面对 BPSD 时，首先考虑应用非药物干预和特定的行为技巧。

（6）护士应当了解药物治疗，提倡患者使用副作用更少的药物。

三、老年帕金森病

在 65 岁以上帕金森病患者群中，超过 50% 的患者存在抑郁障碍，5%～60% 的患者存在焦虑障碍。抑郁障碍的表现与帕金森病的运动症状有一定的重叠，帕金森病轻度抑郁不容易诊断。而焦虑障碍的所有类型在 PD 患者中均有报道，但广泛性焦虑障碍、惊恐障碍和社交恐惧症最为常见[15]。抑郁与焦虑障碍经常共存，并可在帕金森病运动症状之前出现，未用多巴胺能药物治疗的帕金森病患者精神病性症状的发生率为 5%～10%，而应用多巴胺能药物治疗的帕金森病患者精神病性症状发生率为 10%～40%[23]。

（一）需要关注的精神心理功能障碍的筛查与评估路径

1. 老年帕金森病需关注的精神心理功能障碍

（1）帕金森病抑郁：抑郁可以出现在帕金森病病程各期，甚至在运动症状出现前就已经出现。帕金森病抑郁程度不一，可以分为重度抑郁、轻度抑郁、心境恶劣等。表现为持久的情绪低落、注意力集中困难、工作和生活兴趣丧失、睡眠障碍、淡漠、悲观、缺乏幽默感、自杀念头、焦虑、敏感。有严重认知障碍、女性、早发性帕金森病及帕金森病诊断前有抑郁症病史者更容易出现抑郁[23]。抑郁可以表现为"关"期抑郁，也可与运动症状无明确相关性。

（2）帕金森病焦虑：主要表现为广泛性焦虑、惊恐障碍和社交恐惧。其中广泛性焦虑、惊恐障碍较为常见[23]。① 广泛性焦虑主要表现为过度的、无法控制的担心，恐惧死亡或成为别人的负担，在公共场合感觉尴尬，典型的 PD 患者通常主诉担心疾病的进展和日常的担忧；② 惊恐障碍主要表现为惊恐发作，心前区不适，呼吸困难、濒死感、过度换气、手足搐搦，患者会将惊恐发作与 PD 症状相混淆，担心惊恐发作是病情恶化的迹象；③ 社交恐惧症指的是对社交场合的担忧，害怕因 PD 症状而尴尬、被人批评或羞辱。其焦虑症状与姿势平衡障碍相关，早发性帕金森病、出现异动症或"开—关"现象者更容易出现焦虑。焦虑与左旋多巴剂量、起病侧无明确相关性，震颤为主者焦虑少见。

（3）精神病性症状：年龄是 PD 患者发生精神病性症状最重要的危险因素，帕金森病患者的精神病性症状主要表现为幻觉、错觉、妄想和存在的错误观念。一旦帕金森病患者出现精神病性症状，往往提示以后可能会出现慢性精神错乱，需要更多的家庭护理。治疗帕金森病的药品可能会导致精神病性症状发生，但是与帕金森病精神病性症状相关性更明确的是脑内路易小体沉积、单胺能神经递质的不平衡以及视觉空间加工障碍[23]。典型的帕金森病精神病性症状多发生于进展期帕金森病患者。帕金森病患者精神病性症状可以分为以下两类：①良性精神病性症状：一般为轻度，对患者生活不造成严重影响；②复杂的精神病性症状：幻觉伴发错觉或谵妄状态，困扰着患者，对生活造成严重影响。谵妄状态多见于帕金森病痴呆患者。随着疾病进展，良性精神病性症状可以转化为复杂的精神病性症状。

（4）淡漠：是一种多维综合征，与高水平的残疾、加速认知和功能下降、体重减轻、生活质量差、护理人员负担重、护理质量差、康复不良和死亡风险增加有关，主要表现为自发情绪和情感反应的减弱，发生率约为39.8%，多达三分之一没有抑郁或痴呆的PD患者存在淡漠。淡漠需与抑郁相鉴别，如情绪低落、抑郁负面认知、内疚感、消极自我评价和昼夜变化在抑郁患者中普遍存在，但在淡漠患者中不存在。淡漠可能单独出现，也可能与其他神经精神症状共同存在。

（5）冲动控制障碍（impulse control disorders，ICD）：是一个多维概念，是一组反复、过度的精神行为障碍，可表现为病理性赌博、强迫性购物、性欲亢进、强迫性进食、病理性纵火、拔毛症、偷窃癖、网络成瘾等，发生率为17.1%～28.6%[78]。帕金森病患者在使用多巴胺能疗法的任何疾病阶段均可能出现冲动控制障碍，但在使用多巴胺激动剂的患者中更常见。其危险预测因子有：①多巴胺受体激动剂治疗；②既往有冲动控制障碍病史；③有饮酒和吸烟史[79]。

（6）帕金森病谵妄：谵妄在老年PD患者中很常见，与意识水平改变、思维混乱和认知障碍、注意力不集中有关，也可能与感染或其他疾病密切相关，可在几小时至几天内波动。谵妄本身与年龄增长、感染、代谢问题和药物治疗有关，而PD及治疗PD的药物也可诱发谵妄。0.3%～60%的PD患者合并谵妄，其中4%为门诊患者，22%～48%为住院患者，11%～27%的脑深部电刺激术术后患者会发生谵妄[80]。谵妄对于PD患者而言是痴呆的一个危险因素，导致运动能力日益恶化并增加死亡率[81]。

2. 筛查与评估，见表7-5-4。

表7-5-4　帕金森病精神心理功能障碍评估量表适用性分析

分类	筛查与评估
帕金森病抑郁	老年抑郁量表（GDS-15）、贝克抑郁量表（BDI）、蒙哥马利抑郁评定量表（Montgomery-Asberg depression rating scale，MADRS）是筛查PD抑郁的特异性及敏感性较高的评估工具，而汉密尔顿抑郁量表（HAMD）、抑郁自评量表（SDS）、医院焦虑抑郁量表（HADS）尚未有足够的证据用于筛查PD抑郁。但抑郁症的诊断不应仅以量表评分为依据，抑郁的评估应通过临床访谈进行，重点关注情绪低落，应谨慎解释可能是PD症状而不是抑郁症状的认知或躯体表现，同时熟悉患者的亲属或护理人员协助补充信息，以帮助诊断，尤其是患者存在认知障碍的情况下[82-84]
帕金森病焦虑	老年焦虑量表（GAI）和帕金森病焦虑量表（PAS）在评估帕金森病焦虑有着良好的信度、效度，而常见的焦虑量表如医院焦虑抑郁量表（HADS）、汉密尔顿焦虑量表（HAMA）、贝克焦虑量表（BAI）等不适用于帕金森病患者[83]

续表

分类	筛查与评估
精神病性症状	主要通过精神状态的临床检查进行，在疾病后期需要来自照护者的信息提供。视幻觉是精神疾病的典型表现，但患者可能对此有病耻感而不愿承认，需要直接询问患者或照护者。目前尚无一种评估工具能够涵盖帕金森病的所有精神病性症状，通常使用帕金森病阳性症状评估量表（positive symptoms Parkinson disease-adopted）、东北地区视幻觉访谈（north-east visual hallucinations interview）和神经精神问卷（NPI）。但若患者症状不典型，可能需要进一步的检查，如视觉通路的磁共振成像和视觉电生理学检查等[83]
帕金森病淡漠	PD患者的淡漠应与抑郁、疲劳、精神病性症状、谵妄和药物不良反应鉴别，对规划适宜的药物治疗至关重要。完善的病史、精神状态检查、体格检查、使用评估工具和直接行为观察有助于明确诊断。神经精神问卷（NPI）和统一帕金森病评分量表（UPDRS）有关淡漠的项目可以用来筛查淡漠的存在。而PD患者的淡漠程度可通过淡漠量表（apathy scale，AS）、淡漠评定量表（apathy evaluation scale）、Lille淡漠量表（Lille apathy rating scale）等进行评估
冲动控制障碍	帕金森病冲动-强迫障碍问卷（questionnaire for impulse-compulsive disorder in PD，QUIP）对大部分冲动控制障碍有良好的诊断准确性，但不能评估其严重性；QUIP分级量表（QUIP-RS）被推荐为帕金森病并发冲动控制障碍严重程度的评定工具，可监测病情变化；帕金森病Ardouin行为量表（Ardouin scale of behavior in Parkinson disease，ASBPD）可评估冲动控制障碍的严重程度，临床特异性较高，但尚需要进行验证性研究；帕金森病精神并发症预后量表（scale for outcomes in Parkinson disease psychiatric complications，SCOPA-PC）可评估性欲亢进、赌博和强迫性购物行为的严重程度，但不能用作诊断性筛查工具[85]
帕金森病谵妄	评估量表见第四节老年人谵妄全周期康复路径

3. 诊断标准　老年帕金森病抑郁、焦虑和精神病性症状诊断标准请参考"帕金森病抑郁、焦虑及精神病性障碍的诊断标准及治疗指南"。

（二）老年帕金森病精神心理功能障碍康复预防、干预与护理

1. 非药物治疗

（1）心理治疗：多个综述及RCT表明认知行为疗法（cognitive behavioral therapy，CBT）是治疗老年帕金森病抑郁、焦虑的有效手段，可以改善PD患者的多种情绪障碍症状，对冲动控制障碍亦有一定的疗效，但有许多细节如治疗程序、维持治疗的时间需进一步的研究[15, 86-88]。正念疗法作为第三代CBT，在改善PD患者情绪障碍方面的证据有限，有待更大的样本量、随机对照及长期随访的研究[89]。生物反馈训练作为行为疗法的一种，通过肌电图、呼吸、皮肤阻力、心率变异性等多项生理指标的生物反馈，可能改善情绪障碍。

（2）运动疗法：有氧运动和力量训练运动对帕金森病的情绪障碍有一定作用，可改善抑郁症状，但研究结果不尽一致，尚待高质量临床研究进一步证实[90]。舞蹈如广场舞、秧歌舞是老年人喜闻乐见的运动方式，对老年PD患者的非运动症状有一定的疗效，但证据并不充分[91]。

（3）音乐疗法：音乐疗法的形式非常多，可结合不同的治疗方法对老年 PD 患者进行干预，不仅能改善患者的情绪、淡漠症状，对其他运动症状、非运动症状均有一定的疗效，如结合运动（如舞蹈、行走训练）对患者进行有节奏的训练能够改善患者的步态与认知，减少跌倒等[92-95]。

（4）光照疗法：研究表明光疗能够改善 PD 患者的抑郁与失眠，减轻患者的药物负担，但需严格控制光照的方案，如光照强度、光照时间，相关参数有待更严谨的研究[96]。

（5）无创神经调控技术：主要包括重复经颅磁刺激（rTMS）和经颅直流电刺激（tDCS），可缓解抑郁等情绪障碍，改良电休克治疗对改善重度抑郁症及伴有自杀念头的患者有效[97]。对冲动控制障碍的患者可以通过减少抗帕金森病药物的使用以缓解患者相关症状，但很少有证据支持使用此类技术改善 PD 患者的淡漠，有研究表明对丘脑下和大脑皮层深部刺激后，患者的淡漠会恶化。"中国帕金森病重复经颅磁刺激治疗指南"指出 rTMS 可有效改善 PD 患者抑郁症状，可选择高频刺激（5 Hz）左侧 DLPFC 区改善 PD 抑郁症状，高频（5 Hz）刺激双侧运动 M1 区可能有助于改善 PD 抑郁，确切疗效需要大样本高质量临床研究进一步验证。rTMS 可能改善 PD 焦虑症状，可选择高频刺激（5 Hz/10 Hz）双侧 DLPFC 区改善 PD 焦虑症状，但确切疗效有待进一步临床研究明确[98]。

（6）虚拟现实技术：是通过多种不同沉浸程度的虚拟现实情景交互，对患者的情绪有改善作用。一项心理变化作为次要结局的研究表明，虚拟现实能够降低 PD 患者在 SF-36 中心理健康维度的评分[99]。

（7）其他非药物疗法：多感官刺激、精神刺激活动、认知刺激疗法等常用于认知障碍相关的治疗，因淡漠的发生与认知障碍有关，也可作为淡漠的非药物治疗方法[100, 101]。

（8）药物治疗：由精神科医师决定药物治疗处方，具体可参考"中国帕金森病治疗指南（第四版）""帕金森病非运动症状管理专家共识（2020）""帕金森病抑郁、焦虑及精神病性障碍的诊断标准及治疗指南"[23, 78, 102]。

四、老年糖尿病

（一）需要关注的精神心理功能障碍的筛查与评估路径

1. 老年糖尿病患者的精神心理功能障碍表现　相比于未患糖尿病的老年人，老年糖尿病患者更容易合并有抑郁症及其他精神心理功能障碍，社区老年糖尿病患者的抑郁症患病率约为 33%，并容易以阈下抑郁状态复发或持续存在[103]。研究表明，老年糖尿病患者的抑郁症状与女性、单身、文盲、生活质量差、整体健康状况、使用助行器、较高 BMI 与头晕程度、功能障碍情况、步态及认知障碍有关[104]。老年糖尿病患者容易并发重度抑郁症、广泛性焦虑症或其他焦虑障碍，焦虑障碍的发生已被证实与糖尿病并发症增加和加重、血糖水平恶化、生活质量降低、抑郁情绪、BMI 升高，残疾的增加有关。焦虑可能导致老年患者难以区分焦虑与低血糖症状，害怕注射胰岛素或对针头产生恐惧，从而使糖尿病管理变得复杂。低血糖恐惧会使部分老年患者将血糖水平维持在目标水平以上，并经常担心低血糖的发生[105]。老年患者的抑郁状态与心理困扰相互影响，国内多项研究表明，心理困扰在老年糖尿病患者群中非常普遍，患病率为 18%～35%，成因有对自我护理的沮丧、对糖尿病并发症和未来的担忧、对医疗护理质量和费用的担忧、担心成为家庭负担、缺乏社会支持、疾病所需的饮食控制及血糖监测等给日常生活带来限制甚至困扰[106, 107]。在部分患有疼痛性糖尿病周围神经病的老年患者中，疼痛较严重的患者其抑郁及焦虑症状的严重程度更高，伴抑郁的患者疼痛程度更严重，生活质量更低[108]。在老年糖尿病周围神经病患者中，跌倒恐惧及平衡信心低下普遍存在，对跌倒的恐惧程度与患者生活质量以及日常生活能力密切相关[109, 110]。有恐惧感的患者相对来说更不愿意参加体育活动，导致功能持续退化，形成恶性循环[111]。

2. 精神心理评估　目前已有许多专门针对糖尿病精神心理问题开发的评估量表，对老年糖尿病的抑郁、焦虑筛查与评估还是按照本章第四节"老年人抑郁、焦虑全周期康复路径"进行，即选用90秒四问题提问法、GAD-7、老年抑郁量表（GDS）、老年焦虑量表（GAI）进行相应的筛查与评估。对老年糖尿病特发性的精神心理功能障碍则采用相应的量表进行评价，包括糖尿病神经病焦虑量表、糖尿病心理痛苦量表、糖尿病相关问题量表（problem areas in diabetes scale，PAID）、中文版低血糖恐惧调查－忧虑量表（chinese version hypoglycemia fear survey-worry scale，CHFS-WS）、疼痛焦虑症状量表（pain anxiety symptom scale，PASS）及跌倒恐惧相关量表，具体特点及评价内容见表7-5-5。

表7-5-5　老年糖尿病精神心理功能评估量表特点及评价维度

量表	特点及精神心理评价维度
90秒四问题提问法、GAD-7	老年抑郁、焦虑的筛查
GDS、GAI	老年抑郁、焦虑的评估
糖尿病神经病焦虑量表	共30个问题，涉及对低血糖的恐惧、对疼痛以及其对日常生活影响的恐惧、对跌倒的担忧、对疲劳以及外人对自己不良评价的担忧，该问卷PSI=0.9，可靠性高，可以解释36%的功能障碍[112]
糖尿病心理痛苦量表	是评估糖尿病相关心理痛苦的测评工具，由4个维度共17个项目组成，各维度的Cronbach's α系数为0.88~0.90，按Likert 6级评分法从"没有问题"到"非常严重的问题"的顺序赋予1~6分，平均分<2分计为无痛苦，2~3分计为中等痛苦，>3分计为严重痛苦[113, 114]
PAID	主要涉及糖尿病相关的负性情绪（比如想到患有糖尿病时生气、沮丧、害怕、孤单、担心等）、社会支持感、糖尿病管理压力、对医生满意度等方面，可用于衡量糖尿病教育的干预效果，该量表已由中国台湾学者完成汉化，Cronbach's α系数为0.94，适用于2型糖尿病患者疾病压力问题的评估[115]
CHFS-WS	是由加利福尼亚大学健康科学中心的DJ. Cox教授于1987年研制的，于2011年进行修订，形成低血糖恐惧调查表Ⅱ（hypoglycemia fear survey Ⅱ，HFS Ⅱ），并在国外普遍应用，随后汉化在国内应用。该量表主要描述患者因自身的低血糖经历而产生担心、忧虑的心理状态，用于评估糖尿病患者对低血糖事件的恐惧程度，在我国糖尿病患者群中有良好的信度、效度[116, 117]
PASS	是用于评估认知焦虑症状、逃避和回避反应、对疼痛的恐惧评价以及疼痛相关的生理学焦虑症状的测评工具。简版的PASS有20个条目，PASS-20的内部一致性较强，重测信度良好，总Cronbach's α系数为0.91[118]
跌倒恐惧	相关量表选择见表7-4-18。

3. 评估时间节点　老年糖尿病精神心理功能需在多个时间点筛查与评估，并定期随访，以下几个重要时间节点建议进行全面的精神心理评估：刚诊断为糖尿病时、血糖管理不佳时、发生并发症及并发症加重时、跌倒或低血糖症状发生时、出现平衡功能障碍或其他功能障碍时等。

（二）老年糖尿病精神心理功能障碍康复预防、干预与护理

1. 预防　老年糖尿病患者的精神心理功能障碍预防应与血糖管理、相关并发症与老年疾病的预防、筛查和治疗结合进行，由并发症或功能障碍引起的精神心理问题应先解决原发问题，提高患者的生活质量。

2. 干预

（1）心理治疗："中国 2 型糖尿病防治指南"认为心理治疗尤其是认知行为疗法对抑郁、焦虑等情绪障碍有效。糖尿病管理团队成员应能提供必要的心理咨询，最好有专业的心理治疗师或有经验的精神科医师加盟，以便提供更为专业的心理治疗服务[119, 120]。

（2）运动疗法："中国糖尿病运动治疗指南"推荐运动训练，研究表明，常规运动训练能改善 2 型糖尿病患者的不良心理及健康相关的生活质量。运动改善糖尿病患者心理状态的机制主要有心理性和生理性两个方面。心理性包括自我效能和控制感增加，以及注意力的分散、自我观念的改变等；生理性机制包括中枢神经系统去甲肾上腺素传递增加，及下丘脑肾上腺皮质系统、5- 羟色胺合成与代谢和内啡肽的变化。但一项系统综述表明运动训练对 2 型糖尿病患者的生活质量、抑郁症状、焦虑症状和情绪健康的影响是相互矛盾的，运动疗法改善老年糖尿病患者的精神心理健康有必要进行更多的研究[121]。

（3）同伴支持教育：可以替代医护人员对轻、中度糖尿病患者的健康教育，其意义在于：①帮助糖尿病患者获得精神上的共鸣，而不是孤独的挣扎；②糖尿病患者饮食要求严格，定时服药，可能更容易遵循同伴提醒；③团体活动有助于糖尿病患者的社交、学习、互助；④同伴教育是为患者提供贴心医疗护理服务的资源。通过实施同伴支持教育，可以对患者进行系统、定期、持续的监测。这有助于预防与糖尿病相关的慢性并发症，从而提高他们的生活质量。因此，同伴教育模式兼顾了糖尿病患者的心理健康和生理健康[122]。

（4）疼痛管理：疼痛是导致老年糖尿病精神心理功能障碍的重要原因之一，美国糖尿病协会（American Diabetes Association，ADA）将精神类药物如度洛西汀、普瑞巴林等列为糖尿病痛性周围神经病的一线用药[123]，由于三环类抗抑郁药物副作用较大，FDA 尚未批准其作为治疗糖尿病痛性神经病变的药物，但是 ADA 仍建议在小心副作用的情况下，可以使用。*Treatment of Diabetes in Older Adults：An Endocrine Society Clinical Practice Guideline* 中提到，老年患者药物治疗疼痛时需注意患者服用药物多、过度镇静、直立性低血压等情况[124]。"糖尿病性周围神经病理性疼痛诊疗专家共识"推荐电刺激治疗、针灸治疗、近红外治疗、低强度激光治疗可以作为疼痛管理的非药物辅助治疗方法[125]。

（5）药物治疗：应由精神科医生会诊后决定是否使用精神类药物及使用哪类药物改善老年糖尿病患者的精神心理障碍，并与内分泌科医生、老年科医生斟酌可能对血糖控制造成不良影响的药物使用。

3. 护理衔接

（1）使用专业的量表筛查、评估，辅助医生、治疗师识别老年糖尿病患者的精神心理功能障碍。

（2）提供专业、实用且便于患者、照护者操作的糖尿病自我管理教育，改善老年糖尿病患者的自我护理行为，减少糖尿病困扰。

（3）与老年糖尿病患者建立良好的社会支持，予以心理护理。

（4）老年糖尿病患者的抑郁、焦虑、跌倒恐惧护理衔接见本章第四节相关护理衔接内容。

五、老年颈椎病与腰椎间盘突出症

（一）需要关注的精神心理功能障碍的筛查与评估路径

1. 老年颈椎病与腰椎间盘突出症的精神心理功能障碍　目前尚未见到与老年人颈椎病或腰椎间盘突出症相关精神心理发生率和特点的指南、共识及大型临床研究。原因可能是临床上老年人仅就颈椎病或腰椎间盘突出症就诊的比例较低，或许有更亟待治疗的疾病并存。一项基于医院临床数据的研究显示，老年人颈椎病的比例随着年龄的增长而降低，而年轻人和成年人中颈椎病的比例随着年龄的增长而增加[126]。因此，本章节所述的颈椎病或腰椎间盘突出症精神心理流行病学、特点不限定于老年人群。颈椎病或腰椎间盘突出症患者的主要精神心理特征是焦虑或抑郁，各文献统计焦虑或抑郁的发病率为 35%~45%。患者往往伴有持续性的慢性疼痛，慢性疼痛持续的时间越长，患者越焦虑或抑郁，而焦虑和抑郁也可以促进对慢性疼痛的心理反应[127]。Stoffman MR 等[128]对 89 例脊髓型颈椎病进行心理测评，发现功能障碍是导致颈椎病患者焦虑的最强关联因素。在基于循证医学老年人慢性腰痛的共识中提到需关注老年腰痛患者抑郁症问题[129]。部分老年颈椎病或腰椎间盘突出症患者可能接受手术治疗，围手术期的心理应激、术后谵妄，以及术后运动恐惧症等是需要关注的精神心理功能障碍。"中国颈椎手术加速康复外科实施流程专家共识"与"中国腰椎手术加速康复外科实施流程专家共识"[130-134]指出颈椎手术术后谵妄危险因素与高龄、认知障碍、合并多种内科疾病和摄入减少等相关，主要发生在术后 2~3 天，脊柱手术术后谵妄发病率约为 15.2%[26]。

2. 筛查与评估　目前尚未有文献讨论常用的抑郁、焦虑量表在颈椎病或腰椎间盘突出症合并精神心理障碍评估中的优势和不足。老年患者的抑郁与焦虑筛查、评估见本章第四节"老年人抑郁、焦虑全周期康复路径"。对于围手术期的术后谵妄筛查与评估见老年人谵妄全周期康复路径。针对老年人运动恐惧症可采用恐动症 Tampa 评分表（Tampa scale of kinesiophobia，TSK）、恐惧回避信念问卷（fear avoidance beliefs questionnaire，FABQ）、恐动症成因分析量表（kinesiophobia causes scale，KCS）进行评估[135]。

（二）老年颈椎病与腰椎间盘突出症精神心理功能障碍康复干预与护理

1. 非药物治疗　目前尚未见到关于老年颈椎病或腰椎间盘突出症患者精神心理功能障碍的非药物疗法的高质量研究。一项队列研究显示，对颈椎病患者采取为期 12 周的多学科生物 – 社会 – 心理康复模型训练后，患者的精神健康有中度改善，干预内容包括评估、深层肌肉稳定性训练、肌力训练与肌肉激活、器械训练、水疗、作业治疗、心理治疗、自我帮助技巧联系、定期随访、患者教育、小组讨论、制订居家训练的目标与内容、再评估[136]。认知行为疗法（CBT）、压力管理训练是对颈椎病患者疼痛较为常用的心理治疗手段，但确切疗效有待进一步研究。合适的运动可以改善患者的心理健康状况。研究表明，对颈椎病患者进行为期4周的疼痛教育结合专项运动训练，与仅接受疼痛教育的患者对比，前者的心理健康及抑郁均有所改善[137]。"腰椎间盘突出症的康复治疗中国专家共识"提到身心训练、心理辅导和认知行为疗法对于缓解腰痛具有治疗意义[138]。美国医师协会于2017年发布的"急性、亚急性和慢性腰痛无创指南"强烈推荐正念减压、认知行为疗法作为慢性腰痛患者的心理治疗方法[139]。尽管认知行为疗法与其他疗法相比无明显优势，但仍作为推荐用于老年腰椎间盘突出症患者缓解疼痛及改善抑郁与生存质量[140]。Christina Reese等就慢性腰痛心理干预整合了不同国家的指南与系统综述，发现行为疗法、恐惧回避训练、压力管理、渐进式放松训练、患者教育、腰痛学校对改善患者的心理状态与功能状态有效[141]。

2. 药物治疗　由精神科医生、老年科医生及相关科室在充分考虑老年颈椎病与腰椎间盘突出症的各类影响因素后，联合决定精神心理功能障碍的药物治疗处方。

3. 护理衔接　见本章第四节"老年人抑郁、焦虑全周期康复路径，老年人谵妄全周期康复路径与老年人跌倒恐惧全周期康复路径"的康复护理衔接部分。

六、老年椎体或髋部骨折及髋膝骨关节炎

（一）需要关注精神心理功能障碍的筛查与评估路径

1. 老年椎体或髋部骨折及髋膝骨关节炎精神心理特点与流行病学　此类疾病的老年人具有疾病发生后可能遗留有严重的功能障碍，接受手术治疗的比例多，临床症状、表现相似，均可能存在急慢性疼痛、活动障碍、围手术期的心理应激等。治疗后常遗留有慢性疼痛的问题，与抑郁、焦虑、失眠和精神疾病之间存在着联系。

（1）老年骨质疏松性椎体骨折：老年人在骨质疏松椎体压缩性骨折（OVCF）发生后的急性期，易出现疼痛灾难化[142]。与同龄正常人相比，椎体压缩性骨折患者更容易出现精神症状，及对患者心理带来负面的影响[143]。

（2）老年骨质疏松性髋部骨折：老年人髋部骨折后由于肢体的疼痛、活动障碍、手术、医疗费用以及对康复效果的不确定感都会影响老年患者的心理状况，并且手术创伤对机体的打击形成急性应激状态容易发生术后急性精神障碍，在骨科其发病率为13%~21%，其中70%以上为老年患者[144, 145]。术后谵妄为术后急性精神障碍的常见类型之一，研究表明在住院的老年髋部骨折患者中谵妄发生率为10%~61%[146]。

（3）老年髋膝骨关节炎：接受髋关节置换术的患者中有近20%的晚期髋关节骨性关节炎患者可能有情绪障碍病史和（或）情绪困扰，会加重术前疾病相关的残疾，延缓术后的康复过程[147]。而在老年膝关节炎患者的随访研究中，有11.9%的患者出现抑郁情绪，疼痛、活动受限、功能障碍、ADL能力下降与抑郁发生相关[148]。髋膝骨关节炎引起的长期疼痛与残疾可令老年患者产生焦虑与抑郁情绪、疼痛灾难化负性思维以及对康复失去信心，患者可能因疼痛或对关节炎不了解，担心运动会损害关节而减少运动或不运动，产生恐惧回避行为[149, 150]。而疾病带来的活动受限或日常生活活动能力下降会引

起患者的自我效能感降低。持续性的疼痛与功能下降，会导致此类疾病的老年人产生疼痛恐惧、跌倒恐惧、运动恐惧等精神心理功能障碍，减少或停止体育活动及社会活动，导致整体生活质量的显著下降[151]。相关社会心理问题使患者的疼痛严重程度及对助行器依赖增加，影响康复方案的实施、功能恢复以及更广泛的社会交往，导致患者产生孤立感，严重影响患者的生活质量[152, 153]。

2. 精神心理评估 尚未有专用于老年椎体、髋部骨折或髋膝骨关节炎的精神心理评估量表，对此类老年人的抑郁、焦虑、跌倒恐惧、谵妄等评估见第四节"老年人常见精神心理功能障碍的全周期康复"的筛查与评估部分。其余精神心理功能障碍，可使用疼痛灾难化量表（pain catastrophizing scale，PCS）、Tampa 运动恐惧量表（TSK）、关节炎自我效能感量表（arthritis self-efficacy scale，ASES）评估老年人是否有疼痛灾难想法、恐惧回避行为及自我效能感高低。

（二）常见的精神心理功能障碍康复预防、干预与护理

1. 非药物治疗 见第四节"老年人常见精神心理功能障碍的全周期康复"的治疗与康复护理衔接部分。

2. 药物治疗 缓解疼痛对改善老年人的精神心理健康至关重要，参照 WHO"癌痛三阶梯镇痛治疗指南"，老年慢性骨骼肌肉痛患者应当根据疼痛的程度和个体情况选择相应的镇痛药物。

七、老年慢性阻塞性肺疾病（COPD）

（一）需要关注的精神心理功能障碍的筛查与评估路径

1. 老年 COPD 的精神心理特点 据估计，超过 40% 的老年 COPD 患者存在明显的临床抑郁症症状，超过 20% 的老年患者患有中重度抑郁症，而有焦虑症状患者可达 36%，这些症状可能会影响他们的日常活动，而未经治疗的抑郁症可能增加身体残疾、社会孤立、绝望感和医疗资源耗损[154, 155]。COPD 作为一种病程长、病情反复的慢性疾病常常让患者产生"害怕拖累家庭、担心成为他人负担"的感受，即自我感受负担（self-perceived burden，SPB），研究表明超过 75% 的 COPD 患者存在不同程度的 SPB，合并症数量和家庭经济负担是老年 COPD 患者的影响因素[156]。另外，老年 COPD 患者可能存在疾病特异性恐惧，包括对体育活动的恐惧、对呼吸困难的恐惧、对疾病进展的恐惧、对社会排斥的恐惧。孤独感在老年 COPD 患者亦很常见，但易被忽视，研究表明孤独感较低的患者在肺康复训练后其功能状态及生活质量更好[157]。

2. 评估

（1）常见精神心理功能障碍的评估：见本章第四节"老年人常见精神心理功能障碍的全周期康复"的筛查与评估部分。

（2）COPD 患者的精神心理功能障碍评估

1）改良 COPD 焦虑问卷（COPD-anxiety-questionnaire-revised，CAF-R）：由 20 个项目组成，评价对运动的恐惧、对呼吸困难的恐惧、对疾病进展的恐惧、对社会排斥/孤立的恐惧以及对睡眠相关的担忧 5 个维度，得分越高说明对疾病特异性的恐惧越强烈[158]。

2）抑郁 – 焦虑 – 压力量表（depression anxiety and stress scales，DASS）：为21个条目的自评量表，包括抑郁、焦虑、压力三个维度，各自对应7个条目。评估受试者过去一周内与抑郁、焦虑和紧张/压力3种相关的消极情绪状态，每个条目按0~3分评分，分别计算维度的得分，各维度分别大于9分、7分和14分则提示抑郁、焦虑和压力[159]。

3）呼吸系统疾病焦虑量表（anxiety inventory for respiratory disease，AIR）：由10个条目组成，每个条目按0~3分评分，得分越高说明COPD患者的焦虑症状越严重，应用于国内COPD患者的信度、效度较好，Cronbach's α 系数为0.914[160]。

（二）老年COPD精神心理功能障碍康复预防、干预与护理

1. 非药物疗法

（1）心理治疗：可用于COPD患者的心理疗法包括认知行为疗法（CBT）、正念疗法、心理动力治疗、人本主义治疗、综合治疗、家庭疗法与叙事疗法[161]。多个RCT研究表明CBT治疗可以改善COPD患者的自我感受负担、焦虑、抑郁或惊恐发作，提高患者生存质量[162-164]。有研究表明心理因素可能引起COPD患者呼吸困难增加，而CBT治疗能够客观降低COPD患者的呼吸困难[165]。身心干预（如瑜伽和放松训练）可以减少焦虑和抑郁，采取积极态度应对问题并减少消极行为，降低抑郁评分[166]。身心干预在改善伴有精神心理障碍COPD患者的肺功能、呼吸困难、运动能力和疲劳等亦有疗效。正念认知疗法（mindfulness-based cognitive therapy，MBCT）与标准肺康复治疗相结合可改善COPD患者的心理状态[167]。

（2）肺康复：呼吸困难是老年COPD患者焦虑、抑郁的原因之一，研究表明多学科肺康复对COPD患者症状、功能、生活质量、焦虑和抑郁均有积极影响，通过肺康复改善患者的呼吸功能可以减少焦虑和抑郁症状[168, 169]。多个系统综述表明肺康复联合CBT在短期内对改善COPD患者抑郁、抑郁症状和生活质量有效，但长期疗效尚不清楚[170, 171]。

（3）患者与家属健康教育：通过健康教育让患者了解疾病，对心理健康有一定的益处，如举办有关疾病的健康知识讲座，解释疾病的病因、症状、治疗和护理，以提高患者对疾病的认识；组织家庭成员参加护理知识讲座和心理干预，使患者家属能掌握一定护理技能。良好的护理措施及家人的情感支持均会减轻患者的焦虑[172]。Gardener 等[173]系统综述发现COPD患者获得教育与支持的方面包括：了解COPD、症状与药物管理、健康的生活方式、管理情绪、如何积极面对COPD、思考未来、焦虑与抑郁、如何维持日常生活活动、经济、家庭和亲密关系、社会和休闲生活、独立、疾病导航服务。可根据COPD患者关注的这些主题开展健康教育。

2. 药物治疗　由精神科、老年科及相关科室医生参照有关精神障碍药物治疗指南制订处方。

八、老年肺癌

（一）需要关注的精神心理功能障碍的筛查与评估路径

1. 老年肺癌患者的精神心理特点及流行病学　老年肺癌患者从肺结节阶段、确切诊断前、诊断时、治疗期间到5年生存期或是临终前的每个阶段均存在不同程度的精神心理功能障碍。在诊断之初多表现为震惊或否认、绝望、抑郁、焦虑、睡眠与食欲减退、注意力难以集中；在诊断过程中可有对死亡的恐惧和对未来的不确定；在治疗过程中可表现出敏感、多疑、不信任、对放化疗副作用的恐惧，且焦虑症状与肿瘤症状多重叠；在肺癌晚期常见疲劳、苦恼、悲伤、嗜睡或淡漠等。肺癌的各种症状如咯血、呼吸困难、胸痛、头痛、头晕和疼痛及在治疗期间可能出现疲劳、恶心、呕吐和吞咽困难，会让患者产生焦虑、抑郁和对死亡的恐惧[174]。相比于其他癌症，肺癌患者在诊断时病情已不容乐观，预后往往较差，其心理困扰更明显。抑郁症在老年肺癌患者中普遍存在，发生率为 14% ~ 42%[175]。在年龄大于 50 岁的癌症患者中，肺癌的自杀率排名前三，且老年肺癌患者焦虑症或抑郁症通常难以及时诊断，无法得到治疗[176]。此外，肺癌患者常有明显的病耻感，觉得外界把他们当作特殊群体对待，认为吸烟是导致罹患肺癌的原因，因而懊悔[177]。接受手术治疗的患者可能发生术后谵妄，约 54% 的老年肺癌患者在入院两周内发生了谵妄，服用了类固醇药物的患者发生率更高[178]。同时，老年肺癌患者的术后并发症较其他人群高，患者对术后并发症的恐惧会影响手术的开展[172-179]。

2. 评估　在癌症患者的精神心理评估中医院焦虑抑郁量表（HADS）与心理痛苦温度计（distress thermometer，DT）的特异性与敏感性较好，应用广泛。心理痛苦温度计是一个快速筛查工具，能够帮助医务人员对大量患者进行快速、有效的心理痛苦评估[180]。老年肺癌患者抑郁、焦虑、谵妄、精神行为症状等精神心理功能障碍筛查与评估见本章第四节。

（二）老年肺癌患者的精神心理功能障碍康复干预与护理

1. 非药物治疗

（1）心理干预：目前专门针对老年癌症患者情绪困扰的心理治疗干预措施较少。一项 RCT 以"癌症与衰老：老年人的反思"（Cancer and Aging：Reflections for Elders，CARE）为主题对老年肺癌、前列腺癌、乳腺癌、淋巴瘤患者开展了为期 7 周共 5 次、每次 45 分钟的团体心理治疗，治疗主题包括：①患者癌症的故事和叙述；②应对癌症和衰老；③孤独、衰老与癌症病耻感；④平静地对待生活；⑤反思与回顾。结果表明 CARE 团体心理治疗能够满足老年癌症患者的心理需求，切实可行[181]。支持性团体心理疗法（supportive group psychotherapy，SGP）也能够改善患者的生活质量，减轻患者因疼痛症状或其他原因引起的心理压力，提高患者的应对技能，具体的治疗主题包括：探索人生故事、与癌症共存的意义、应对压力、正念和焦虑、关系和社会支持、自我认同、希望以及前进等[182]。认知行为疗法能够改善肺癌患者的心理负担和生活质量，减少疾病耻辱感[183]。

（2）运动疗法：运动对心理健康及其他身体功能均有明显的益处，一项 Cochrane 系统评价认为运动训练对肺癌患者呼吸困难、疲劳、焦虑和抑郁的感觉或肺功能没有显著影响，但由于研究之间的异质性、样本量小以及纳入研究的高偏倚风险，需要更大的、高质量的随机对照试验研究明确运动疗法对老年肺癌患者的影响[184]。

（3）其他疗法：如音乐疗法、圆桌认知疗法、豁达治疗、穴位按摩、临终关怀、家庭支持、减压疗法等对老年肺癌患者的精神心理健康疗效有待研究。

2. 药物治疗　精神类药物的应用需要依据老年肺癌患者的临床治疗情况，由精神科、老年科、胸外科等综合考量制订。

3. 护理衔接 心理护理和健康教育可有效改善老年肺癌患者的不良情绪，提高患者生活质量，改善患者预后[185]。具体护理衔接内容如下。

（1）制订健康教育计划：护理人员根据患者在不同阶段的病情和需求，制订个性化的健康指导计划，并对健康教育效果进行评估，确保患者在接受健康教育后对相关疾病、护理、诊断和治疗有详细的了解。根据健康指导计划制订详细的健康教育路线图，确保健康教育严格按照过程进行。

（2）组织健康教育活动：向患者发放疾病知识手册，一周举办1~2次健康教育活动。丰富教育形式，通过视频、图片，并配合讲师讲解，使之简单易懂，鼓励患者提出问题，促进患者之间的交流或经验分享。教育内容包括介绍医院环境、详细的疾病治疗和护理方法、告知患者在治疗和饮食摄入的注意事项、鼓励患者在身体条件允许时进行呼吸锻炼，并为患者提供成功案例，减轻心理压力，提高健康教育合作程度。

（3）心理评估：设立专门的心理咨询平台，聘请具有心理咨询资质的高级护士设立心理咨询科，主动了解患者的家庭情况、职业、文化程度、个性和经济状况，通过相互沟通了解患者的内心需求，并评估他们的心理状态。

（4）分级心理辅导：对于早期患者，因其病情相对稳定，可以通过聊天、播放音乐等方式转移患者的注意力，以宽容和理解的态度鼓励和安慰患者，在沟通中保持亲切温和的态度，让患者充分感受到医务人员的善意；或者用暗示性的语言抚慰患者的心灵，帮助患者从潜意识中建立战胜疾病的信心。同时，帮助患者与其他患者建立联系，组织患者参加团体活动，并请家属给予患者更多的鼓励，使其获得社会和家庭的支持，从而稳定情绪，保持良好的心态。对于中晚期患者，应该考虑患者自身的接受程度。由于治疗时间长，患者情绪波动大，医务人员需要密切监测患者的情绪变化，并多与患者沟通，特别是在患者情绪激动时，注意控制自己的情绪。同时严格监控此类患者的重要特征，发生事故时及时通知主治医师。

（5）建立良好的护患关系：在与患者沟通时要耐心倾听，通过点头、眼神等方式对患者表示肯定，消除患者自卑；将整个治疗过程及预期效果告知家属，尽量减少患者可能出现的不良反应，避免加重患者的心理负担。同时，耐心回答家属和患者的问题，并尽量使用正确的语言。由于老年患者缺乏灵活性，反应迟钝，护理过程应放慢，确保患者有足够的时间换衣服、吃饭、说话等。护士应帮助患者树立平和、顺应自然的生活态度，有针对性地帮助患者提高生活能力和社交能力。

九、老年冠心病与慢性心力衰竭

（一）需要关注的精神心理功能障碍的筛查与评估路径

1. 老年冠心病与慢性心力衰竭的精神心理特点与流行病学

（1）老年冠心病：冠心病患者常因诊断、住院、手术、结局不确定、死亡恐惧、对康复进展的怀疑、无助和失去控制而遭受严重的心理痛苦。胡大一教授和"冠心病康复与二级预防中国专家共识"均指出心血管疾病患者普遍患有精神心理疾病，尤其是存在焦虑、抑郁障碍的患者。事实上，冠心病与焦虑、抑郁障碍互为致病因素，高度共病，两种疾病相互影响各自的发生、发展及预后。焦虑症、抑郁症是冠心病病理生理进展中的一个独立危险因素，贯穿于疾病治疗、康复和预防的整个过程，同时增加冠心病患者的死亡风险。高龄也是冠心病的危险因素，随着年龄增长，老年人群发生心理疾病的风险也呈现升高趋势[186]。冠心病的精神心理问题可分为：冠心病相关抑郁、冠心病相关焦虑、精神障碍相关"心脏病症状"[187]。

1）抑郁与冠心病的严重程度密切相关，在冠心病患者中抑郁症的发病率是普通人群的 2～3 倍，抑郁症在冠心病患者中的患病率为 15%，老年、女性冠心病患者的心理抑郁患病率明显升高[188]。一项队列研究显示抑郁症使冠心病 PCI 术后 10 年的全因死亡率的风险增加 77%[189]。

2）冠心病患者的焦虑与抑郁往往共同存在，研究指出焦虑只有在并发抑郁症的情况下才与全因死亡率相关，如对焦虑进行筛查，应在临床稳定期内进行，并应针对焦虑症而非焦虑状态[189]。冠心病相关焦虑的患病率在不同的研究中差异较大，中国冠心病相关焦虑的患病率为 38%[190]。国外研究显示冠心病患者群中广泛性焦虑障碍（generalized anxiety disorder，GAD）的患病率约为 8%，恐慌障碍为 7%，广场恐惧症为 4%，社交恐惧症为 5%，其他恐惧症为 4%[191]。

3）精神障碍相关"心脏病症状"：指患者认为此类症状是由心脏疾病引起，无论其是否存在心脏疾病，均首先且反复到心脏科就诊。但根本原因很可能是抑郁、焦虑或躯体化障碍，疑病症、躯体化和惊恐障碍患者在急诊非心源性胸痛患者中占有相当大的比例。

（2）老年慢性心力衰竭：慢性心力衰竭作为一种慢性反复发作性疾病，患病主要人群是≥60 岁的老年人，患者的各种消极心理状态可以导致机体内分泌失调、免疫力下降，引发其他疾病，同理躯体疾病又会加重焦虑抑郁心理，从而形成恶性循环[192, 193]。慢性心力衰竭患者的精神心理临床表现主要为烦躁不安、嗜睡、言语错乱、精神不清等[194]。焦虑和抑郁是充血性心力衰竭的主要情绪障碍。其机制尚不清楚，可能与遗传、生化、生理和社会等多因素相关[195]。国外研究显示，身体症状与抑郁、社会冲突、积极与消极情绪、症状聚焦应对之间存在显著的并发关系，甚至消极的情绪预示着更严重的身体症状[196]。慢性心力衰竭的致命性、日益恶化的性质及相关症状（如呼吸困难和疲劳），会导致老年人的心理社会适应能力差，表现为高水平的焦虑和抑郁情绪。心理困扰对心力衰竭的预后有多种不良影响，如加重呼吸困难和疲劳的心理促发因素，强化心力衰竭交感神经的过度激活，阻碍患者有效的疾病自我管理[197]。此外，老年慢性心力衰竭的患者常常会有意识或无意识地减少活动 / 运动，而体力活动减少与许多不良的社会心理结果相关[198]。

2. 精神心理评估　老年冠心病与慢性心力衰竭精神心理评估以抑郁、焦虑为主，见第四节"老年人抑郁、焦虑全周期康复路径"筛查与评估部分。

（二）常见的精神心理功能障碍康复预防、干预与护理

1. 非药物治疗

（1）"双心医学"模式：冠心病的治疗倡导"双心医学"模式，即通过调节患者精神心理因素，从而减轻其对心血管疾病的影响，以达到身心协调的目的。该模式建议心血管医生应有意识评估患者的精神心理状态，了解患者对疾病的担忧、患者的生活环境、经济状况和社会支持对患者病情的影响。通过一对一的方式或小组干预对患者进行健康教育和咨询，促进患者伴侣、家庭成员和朋友等参与对其干预，轻度焦虑抑郁治疗以运动康复为主，对焦虑和抑郁症状明显者给予对症药物治疗或转诊至精神科专科治疗。国内多个研究表明以"双心医学"模式为主的护理对改善老年冠心病患者的生活满意度、睡眠质量、负面心理有效，其内容包括个体化的心理干预、运动干预、健康教育、环境改善、放松疗法等[199-203]。

（2）心理治疗：心理治疗对冠心病患者有重要的健康益处，能够降低心脏相关的死亡率，减轻抑郁、焦虑和压力的心理症状，但这些益处存在着不确定性，需要开展大规模研究[204-207]。认知行为治疗（CBT）可显著改善慢性心力衰竭患者抑郁情绪，但对生活质量、自我照顾行为的提升没有实质性影响[208, 209]。随着信息化远程技术的发展，基于网络/计算机的认知行为疗法（computerized cognitive behavioral therapy，CCBT）也应运而生，但研究表明CCBT在改善心力衰竭患者的抑郁情绪存在一定的挑战，其疗效不稳定[210]。此外，还应注意将药物治疗与心理干预相联合，从而达到心理及躯体两方面综合治疗。

（3）放松训练：放松训练的形式多样，如深呼吸训练、联合心脏相关的生物反馈或肌电生物反馈的训练、引导想象、渐进式肌肉放松训练等，放松训练对改善冠心病患者的焦虑在不同的研究其结论不一，有些能够显著降低焦虑程度，有些则效果不明显，需要进行系统评价以得出证据的等级[191]。渐进式肌肉放松训练是一种公认的缓解慢性疾病患者精神压力如焦虑、抑郁的行为疗法，能够减少心血管变量（如血压）的交感相关表现，减少心脏事件的发生。研究表明，渐进式肌肉放松训练能够改善老年慢性心力衰竭患者的精神压力、疲劳和呼吸困难，可以作为心力衰竭的非药物治疗方法[197, 211]。

（4）音乐疗法：冠心病患者的音乐治疗以"听音乐"为主，对缓解患者的心理困扰和焦虑有较小至中度的益处，能够降低心率、呼吸频率和收缩压，及改善睡眠质量[212]。

（5）患者教育：患者教育（patients education）因教育主题不同（如冠心病危险因素、生活方式教育、相关治疗等），其疗效差异较大，约半数研究表明患者教育对改善心理困扰与情绪有效[191]。"冠心病康复与二级预防中国专家共识"建议将患者教育作为不同疾病时期的常规康复指导[213]。教育诊断评价中倾向、强化、促成因素（predisposing reinforcing and enabling causes in educational diagnosis and evaluation，PRECEDE）模型是一种综合性的、排他性的、以理论为基础的教育干预，能够降低慢性患者的抑郁情绪和提高生活质量。教育的内容包括：疾病的诱发或加重因素，如某些行为的动机、对疾病的认识（如失代偿的迹象和症状）及治疗、熟练自我照顾的行为、自我保健技能、抑郁症及其症状、对自我照顾行为的态度。Qiong Wang等[214]采用该模型对老年心力衰竭患者进行9次教育干预，患者的抑郁症状与生活质量均有所改善。

（6）运动疗法：运动对身体的影响是多个方面的，规律的运动训练能够改善患者的焦虑、抑郁情绪，相关机制仍在探索中，对冠心病患者的运动指导应根据运动负荷的评估以及不同疾病分期开展[215]。有氧运动和散步能够改善老年慢性心力衰竭患者的呼吸困难症状、疲劳及患者情绪健康，但在运动过程中应监测患者心率和血压，使用Borg量表评估运动耐受性，运动疗法可作为一种单独的治疗方式，或疾病管理计划的护理组成部分[211, 216]。

2. 药物治疗　在抑郁症的药物治疗中，三环类抗抑郁药目前较少用于心脏病患者，因为它可以引起直立性低血压、共济失调和心律失常等不良反应。选择性5-羟色胺再摄取抑制剂（SSRI）如司他林、西酞普兰、依他普仑，三环类抗抑郁药（tricyclic antidepressant，TCA）米氮平等抗抑郁药可用于治疗[217]。但到目前为止，抗抑郁药物对心力衰竭患者还没有显示出特殊的作用[218]。在应用精神类药物时应充分考虑老年人的特点，必要时请精神科医生会诊。

3. 护理衔接　国内多项随机对照试验表明心理护理干预可有效控制冠心病、慢性心力衰竭患者的焦虑、抑郁情绪，促进心功能改善[219-221]。

（林奕芳　房　圆　贾　杰）

参考文献

［1］叶子豪. 不同年龄段人群的心理特点及调查访问策略［J］. 法制与社会，2013（5）：179-180.

［2］李静. 康复心理学［M］. 北京：人民卫生出版社，2013.

［3］阎红，刘书文. 慢性病老年人心理健康现状及影响因素［J］. 中国老年学杂志，2019，39（21）：5366-5369.

［4］Fässberg MM, Cheung G, Canetto SS, et al. A systematic review of physical illness, functional disability, and suicidal behaviour among older adults［J］. Aging & Mental Health, 2015, 20（2）：166-194.

［5］刘潇，蔡春凤，余立平. 老年慢性病患者自我感受负担影响因素及干预策略研究进展［J］. 实用老年医学，2019，33（06）：607-610.

［6］李海林. 老年精神药物应用［J］. 实用老年医学，2003，17（2）：76-77.

［7］Field B. How Nature Therapy Helps Your Mental Health［EB/OL］.［2022-03-31］. https://www.verywellmind.com/how-nature-therapy-helps-your-mental-health-5210448.

［8］冯文来. 怀旧疗法对老年人主观幸福感的影响研究——以苏州市某护理院为例［D］. 江苏：苏州大学，2017.

［9］李幸，周乐山. 老年人心理健康与运动处方干预［J］. 中国老年学杂志，2015，35（23）：6957-6959.

［10］Ell K. Depression Care for the Elderly：Reducing Barriers to Evidence-Based Practice［J］. Home Health Care Services Quarterly, 2006, 25（1-2）：115-148.

［11］Kok RM, Reynolds CF. Management of Depression in Older Adults：A Review［J］. JAMA, 2017, 317（20）：2114.

［12］K Ramos, M A Stanley. Anxiety Disorders in Late Life［J］. Psychiatric Clinics of North America, 2018, 41（1）：55-64.

［13］Bhattacharjee S, AI Yami M, Kurdi S, et al. Prevalence, patterns and predictors of depression treatment among community-dwelling older adults with stroke in the United States：a cross sectional study［J］. Bmc Psychiatry, 2018, 18（1）：130.

［14］Yao M, Li H, Luo Y, et al. High Prevalence of Post-stroke Anxiety in Elderly Patients Following COVID-19 Outbreak［J］. Front Psychiatry, 2021, 12：699869.

［15］Pachana NA, Egan SJ, Laidlaw K, et al. Clinical issues in the treatment of anxiety and depression in older adults with Parkinson's disease［J］. Movement Disorders, 2013, 28（14）: 1930–1934.

［16］贾晨晨, 贺培凤, 王于心, 等. 中国老年 2 型糖尿病患者抑郁患病率的 Meta 分析［J］. 现代预防医学, 2020, 47（06）: 1052–1055.

［17］Huang CJ, Chiu HC, Lee MH, et al. Prevalence and incidence of anxiety disorders in diabetic patients: a national population–based cohort study［J］. General Hospital Psychiatry, 2011, 33（1）: 8–15.

［18］何嘉悦, 钟雪, 袁术文, 等. 老年抑郁量表在老年人群中的纵向等值性［J］. 中国临床心理学杂志, 2017, 25（04）: 655–658.

［19］唐丹, 王大华. 社区老年人焦虑水平及影响因素［J］. 心理与行为研究, 2014, 12（01）: 52–57.

［20］孙新宇, 况伟宏, 王华丽. 老年期抑郁障碍诊疗专家共识［J］. 中华精神科杂志, 2017, 50（05）: 329–334.

［21］Panagiotis Z, Argyro D, Ilia B, et al. Depression and chronic pain in the elderly: links and management challenges［J］. Clinical Interventions in Aging, 2017, 12: 709–720.

［22］徐俊. 卒中后认知障碍患者门诊管理规范［J］. 中国卒中杂志, 2019, 14（09）: 909–922.

［23］中华医学会神经病学分会神经心理学与行为神经病学组, 中华医学会神经病学分会帕金森病及运动障碍学组. 帕金森病抑郁、焦虑及精神病性障碍的诊断标准及治疗指南［J］. 中华神经科杂志, 2013, 46（1）: 56–60.

［24］Rabins PV. American Psychiatric Association practice guideline for the treatment of patients with Alzheimer's disease and other dementias. Second edition［J］. American Journal of Psychiatry, 2007, 164（12 Suppl）: 5–56.

［25］Mattison MLP. Delirium［J］. Ann Intern Med, 2020, 173（7）: C49–C64.

［26］中华医学会老年医学分会. 老年患者术后谵妄防治中国专家共识［J］. 中华老年医学杂志, 2016, 35（12）: 1257–1262.

［27］Jones RN, Cizginer S, Pavlech L, et al. Assessment of Instruments for Measurement of Delirium Severity: A Systematic Review［J］. JAMA internal medicine, 2019, 179（2）: 231–239.

［28］Marcantonio ER, Ngo LH, O'Connor M, et al. 3D–CAM: derivation and validation of a 3–minute diagnostic interview for CAM–defined delirium: a cross–sectional diagnostic test study［J］. Annals of Internal Medicine, 2014, 161（8）: 554–561.

［29］高浪丽, 谢冬梅, 董碧蓉, 等. 中文版 3D-CAM 谵妄量表在老年患者中使用的信度和效度研究［J］. 中华老年医学杂志, 2018, 37（10）: 1073–1077.

［30］吴宇洁, 石中永, 王美娟, 等. 记忆谵妄评定量表中文版测评老年术后患者的效度和信度［J］. 中国心理卫生杂志, 2014, 28（12）: 937–941.

［31］梅伟, 刘尚昆, 张治国, 等. 中文版护理谵妄筛查量表的信度和效度研究［J］. 中华护理杂志, 2010, 45（2）: 101–104.

［32］刘尚昆, 梅伟, 张治国, 等. 重症监护谵妄筛查量表在麻醉苏醒期患者中使用的信效度分析［J］. 护理学杂志, 2010, 25（10）: 4–7.

［33］Scrutinio D, Lanzillo B, Guida P, et al. Development and Validation of a Predictive Model for Functional Outcome After Stroke Rehabilitation［J］. Stroke, 2017, 48（12）: 3308–3315.

［34］张华果, 宋咪, 徐月, 等. 老年人跌倒相关心理问题的研究进展［J］. 中华护理杂志, 2021, 56（03）: 458–463.

［35］殷磊. 中华护理学辞典［M］. 北京: 人民卫生出版社, 2011.

［36］Kalinowski S, Dräger D, Kuhnert R, et al. Pain, Fear of Falling, and Functional Performance Among Nursing Home Residents: A Longitudinal Study［J］. Western Journal of Nursing Research, 2019, 41（2）: 191–216.

［37］Kocic M, Stojanovic Z, Lazovic M, et al. Relationship between fear of falling and functional status in nursing home residents aged older than 65 years［J］. Geriatrics & Gerontology International，2017，17（10）：1470-1476.

［38］Hewston P，Deshpande N. Fear of Falling and Balance Confidence in Older Adults With Type 2 Diabetes Mellitus：A Scoping Review［J］. Can J Diabetes，2018，42（6）：664-670.

［39］Liu JY. Fear of falling in robust community-dwelling older people：results of a cross-sectional study［J］. Journal of Clinical Nursing，2015，24（3-4）：393-405.

［40］黄蓉蓉.图像版跌倒效能量表的跨文化调适及信效度检验［D］.湖北：武汉大学，2019.

［41］黄蓉蓉，孙慧敏.社区老年人害怕跌倒的研究工具新进展［J］.解放军护理杂志，2018，35（16）：50-53.

［42］Liu TW，Ng GYF，Chung RCK，et al. Cognitive behavioural therapy for fear of falling and balance among older people：a systematic review and meta-analysis［J］. Age Ageing，2018，47（4）：520-527.

［43］Wetherell JL，Bower ES，Johnson K，et al. Integrated Exposure Therapy and Exercise Reduces Fear of Falling and Avoidance in Older Adults：A Randomized Pilot Study［J］. The American Journal of Geriatric Psychiatry，2018，26（8）：849-859.

［44］Weber M，Schnorr T，Morat M，et al. Effects of Mind-Body Interventions Involving Meditative Movements on Quality of Life，Depressive Symptoms，Fear of Falling and Sleep Quality in Older Adults：A Systematic Review with Meta-Analysis［J］. Int J Environ Res Public Health，2020，17（18）：6556.

［45］Wang C，Goel R，Rahemi H，et al. Effectiveness of Daily Use of Bilateral Custom-Made Ankle-Foot Orthoses on Balance，Fear of Falling，and Physical Activity in Older Adults：A Randomized Controlled Trial［J］. Gerontology，2019，65（3）：299-307.

［46］中国老年保健医学研究会老龄健康服务与标准化分会，《中国老年保健医学》杂志编辑委员会.中国老年人跌倒风险评估专家共识（草案）［J］.中国老年保健医学，2019，17（4）：47-48，50.

［47］中国康复医学会老年康复专业委员会专家共识组，上海市康复医学会专家共识组.预防老年人跌倒康复综合干预专家共识［J］.老年医学与保健，2017，23（5）：349-352.

［48］北京医院，国家老年医学中心，中国老年保健医学研究会老龄健康服务与标准化分会，等.居家（养护）老年人跌倒干预指南［J］.中国老年保健医学，2018，16（3）：32-34.

［49］Avin KG，Hanke TA，Kirk-Sanchez N，et al. Management of falls in community-dwelling older adults：clinical guidance statement from the Academy of Geriatric Physical Therapy of the American Physical Therapy Association［J］. Physical therapy，2015，95（6）：815-834.

［50］Zhang F，Cheng ST. Does exposure to information about dementia change stigma？An experimental study［J］. Aging Ment Health，2020，24（7）：1161-1166.

［51］Robinson，Robert G . Evolving Research in the Geriatric Neuropsychiatry of Stroke［J］. American Journal of Geriatric Psychiatry Official Journal of the American Association for Geriatric Psychiatry，2013，21（9）：817-820.

［52］王少石，周新雨，朱春燕.卒中后抑郁临床实践的中国专家共识［J］.中国卒中杂志，2016，11（8）：685-693.

［53］Carl，Hornsten，Hugo，et al. The Association Between Stroke，Depression，and 5-Year Mortality Among Very Old People［J］. Stroke，2013，44（9）：2587-2589.

［54］Dos S，Partezani R，Marques P . Prevalence and predictors of post stroke depression among elderly stroke survivors［J］. Arquivos de neuro-psiquiatria，2016，74（8）：621-625.

［55］Lanctt KL，Lindsay MP，Smith EE，et al. Canadian Stroke Best Practice Recommendations：Mood，Cognition and Fatigue following Stroke，6th edition update 2019［J］. International Journal of Stroke，2019，15（4）：174749301984733.

［56］Zhao FY，Yue YY，Li L，et al. Clinical practice guidelines for post-stroke depression in China［J］.

Revista Brasileira De Psiquiatria，2018，40（3）：325-334.

［57］Towfighi A，Ovbiagele B，Husseini NE，et al. Poststroke Depression：A Scientific Statement for Healthcare Professionals From the American Heart Association/American Stroke Association［J］. Stroke，2017，48（2）e30-e43.

［58］Wang EY，Meyer C，Graham GD. Evaluating Screening Tests for Depression in Post-Stroke Older Adults［J］. Journal of Geriatric Psychiatry and Neurology，2018，31（3）：129-135.

［59］王维清，刘晓加. 非语言性抑郁量表在卒中后失语患者抑郁识别中的作用［J］. 中国卒中杂志，2008，3（9）：704-708.

［60］刘艳君，张亚清，张轶，等. 医院版卒中失语抑郁问卷的汉化及其应用评价［J］. 中国卒中杂志，2018，13（09）：928-933.

［61］Mayman N，Stein LK，Erdman J，et al. Risk and Predictors of Depression Following Acute Ischemic Stroke in the Elderly［J］. Neurology，2021，96（17）：e2184-e2191.

［62］Kotfis K，Bott-Olejnik M，Szylińska A，et al. Characteristics，Risk Factors And Outcome Of Early-Onset Delirium In Elderly Patients With First Ever Acute Ischemic Stroke - A Prospective Observational Cohort Study［J］. Clinical interventions in aging，2019，14：1771-1782.

［63］张通，赵军，白玉龙，等. 中国卒中学会中国脑血管病临床管理指南撰写委员会. 中国脑血管病临床管理指南（节选版）——卒中康复管理［J］. 中国卒中杂志，2019，14（8）：823-831.

［64］Winstein CJ，Stein J，Arena R，et al. Guidelines for Adult Stroke Rehabilitation and Recovery：A Guideline for Healthcare Professionals From the American Heart Association/American Stroke Association［J］. Stroke，2016，47（6）：e98-e169.

［65］Hill K，House A，Knapp P，et al. Prevention of mood disorder after stroke：a randomised controlled trial of problem solving therapy versus volunteer support［J］. BMC Neurology，2019，19（1）：128.

［66］Carolee J.Winstein，Joel Stein，RossArena，等. 成年人卒中康复和恢复指南美国心脏协会/美国卒中协会对医疗卫生专业人员发布的声明（续前）［J］. 国际脑血管病杂志，2016，24（9）：769-793.

［67］Love MF，Sharrief A，Chaoul A，et al. Mind-Body Interventions，Psychological Stressors，and Quality of Life in Stroke Survivors［J］. Stroke，2019，50（2）：434-440.

［68］中国中医药信息学会抗衰老分会. 物理技术辅助脑卒中康复的临床指南［J］. 国际生物医学工程杂志，2019，42（2）：100-108.

［69］Lefaucheur JP，Aleman A，Baeken C，et al. Evidence-based guidelines on the therapeutic use of repetitive transcranial magnetic stimulation（rTMS）：An update（2014-2018）［J］. Clinical Neurophysiology，2020，131（2）：474-528.

［70］Sasaki N，Hara T，Yamada N，et al. The Efficacy of High-Frequency Repetitive Transcranial Magnetic Stimulation for Improving Apathy in Chronic Stroke Patients［J］. Eur Neurol，2017，78（1-2）：28-32.

［71］West A，Simonsen SA，Zielinski A，et al. An exploratory investigation of the effect of naturalistic light on depression，anxiety，and cognitive outcomes in stroke patients during admission for rehabilitation：A randomized controlled trial［J］. NeuroRehabilitation，2019，44（3）：341-351.

［72］Song J，Lee M，Jung D. The Effects of Delirium Prevention Guidelines on Elderly Stroke Patients［J］. Clin Nurs Res，2018，27（8）：967-983.

［73］Cole MG，Elie LM，McCusker J，et al. Feasibility and effectiveness of treatments for post-stroke depression in elderly inpatients：systematic review［J］. J Geriatr Psychiatry Neurol，2001，14（1）：37-41.

［74］中国痴呆与认知障碍写作组，中国医师协会神经内科医师分会认知障碍疾病专业委员会. 2018中国痴呆与认知障碍诊治指南（二）：阿尔茨海默病诊治指南［J］. 中华医学杂志，2018，98（13）：971-977.

［75］贾建平.中国痴呆与认知障碍诊治指南（修订版）：第 2 版［M］.北京：人民卫生出版社，2016.

［76］Robert PH, Verhey FR, Byrne EJ, et al. Grouping for behavioral and psychological symptoms in dementia: clinical and biological aspects. Consensus paper of the European Alzheimer's disease consortium［J］. European Psychiatry, 2005, 20（7）: 490-496.

［77］Kales HC, Lyketsos CG, Miller EM, et al. Management of behavioral and psychological symptoms in people with Alzheimer's disease: an international Delphi consensus［J］. International Psychogeriatrics, 2019, 31（1）: 83-90.

［78］中华医学会神经病学分会帕金森病及运动障碍学组，中国医师协会神经内科分会帕金森病及运动障碍学组.帕金森病非运动症状管理专家共识（2020）［J］.中华医学杂志，2020，100（27）：2084-2091.

［79］刘黔芳，彭国光.帕金森病的冲动控制障碍［J］.中国神经精神疾病杂志，2013（11）：699-702.

［80］Lawson RA, McDonald C, Burn DJ. Defining delirium in idiopathic Parkinson's disease: A systematic review［J］. Parkinsonism Relat Disord, 2019, 64: 29-39.

［81］Hindle JV. The practical management of cognitive impairment and psychosis in the older Parkinson's disease patient［J］. J Neural Transm（Vienna）, 2013, 120（4）: 649-653.

［82］Grimes D, Fitzpatrick M, Gordon J, et al. Canadian guideline for Parkinson disease［J］. Canadian Medical Association Journal, 2019, 191（36）: E989-E1004.

［83］Mueller C, Rajkumar AP, Wan YM, et al. Assessment and Management of Neuropsychiatric Symptoms in Parkinson's Disease［J］. CNS Drugs, 2018, 32（7）: 621-635.

［84］中华医学会神经病学分会神经康复学组，中国微循环学会神经变性病专业委员会康复学组，中国康复医学会帕金森病与运动障碍康复专业委员会.帕金森病康复中国专家共识［J］.中国康复理论与实践，2018，24（7）：745-752.

［85］肖琳娜，李晓红.帕金森病冲动控制障碍的 Scoping 综述［J］.中国康复理论与实践，2021，27（07）：774-779.

［86］Dobkin RD, Mann SL, Interian A, et al. Cognitive behavioral therapy improves diverse profiles of depressive symptoms in Parkinson's disease［J］. International Journal of Geriatric Psychiatry, 2019, 34（5）: 722-729.

［87］Troeung L, Egan SJ, Gasson N. A waitlist-controlled trial of group cognitive behavioural therapy for depression and anxiety in Parkinson's disease［J］. BMC Psychiatry, 2014, 14: 19.

［88］Dobkin RD, Menza M, Bienfait KL. CBT for the treatment of depression in Parkinson's disease: a promising nonpharmacological approach［J］. Expert Rev Neurother, 2008, 8（1）: 27-35.

［89］McLean G, Lawrence M, Simpson R, et al. Mindfulness-based stress reduction in Parkinson's disease: a systematic review［J］. BMC Neurology, 2017, 17（1）: 92.

［90］Reynolds GO, Otto MW, Ellis TD, et al. The Therapeutic Potential of Exercise to Improve Mood, Cognition, and Sleep in Parkinson's Disease［J］. Mov Disord, 2016, 31（1）: 23-38.

［91］McNeely ME, Duncan RP, Earhart GM. Impacts of dance on non-motor symptoms, participation, and quality of life in Parkinson disease and healthy older adults［J］. Maturitas, 2015, 82（4）: 336-341.

［92］Pereira APS, Marinho V, Gupta D, et al. Music Therapy and Dance as Gait Rehabilitation in Patients With Parkinson Disease: A Review of Evidence［J］. Journal of Geriatric Psychiatry and Neurology, 2018, 32（1）: 49-56.

［93］Singing, music and dance in Parkinson's disease［J］. Nurs Older People, 2016, 28（9）: 12.

［94］Thaut MH, Rice RR, Braun Janzen T, et al. Rhythmic auditory stimulation for reduction of falls in Parkinson's disease: a randomized controlled study［J］. Clin Rehabil, 2019, 33（1）: 34-43.

［95］Côrte B, Lodovici Neto P. Music therapy on Parkinson disease［J］. Ciencia & Saude Coletiva, 2009,

14（6）：2295-2304.

［96］Willis GL，Moore C，Armstrong SM．A historical justification for and retrospective analysis of the systematic application of light therapy in Parkinson's disease［J］．Reviews in the Neurosciences，2012，23（2）：199-226.

［97］Wilkins KM，Ostroff R，Tampi RR．Efficacy of Electroconvulsive Therapy in the Treatment of Nondepressed Psychiatric Illness in Elderly Patients：A Review of the Literature［J］．Journal of Geriatric Psychiatry and Neurology，2008，21（1）：3-11.

［98］王丽娟，聂坤，高玉元，等．中国帕金森病重复经颅磁刺激治疗指南［J］.中国神经精神疾病杂志，2021，47（10）：577-585.

［99］Severiano MIR，Zeigelboim BS，Hélio Afonso Ghizoni Teive，et al．Effect of virtual reality in Parkinson's disease：a prospective observational study［J］.Arquivos de Neuro-Psiquiatria，2018，76（2）：78-84.

［100］Mccormick SA，Vatter S，Carter LA，et al．Parkinson's-adapted cognitive stimulation therapy：feasibility and acceptability in Lewy body spectrum disorders［J］.Journal of Neurology，2019，266（7）：1756-1770.

［101］Bohnen JLB，Müller MLTM，Haugen J，et al．Mentally stimulating activities associate with better cognitive performance in Parkinson disease［J］.Journal of Neural Transmission，2017，124（10）：1205-1212.

［102］中华医学会神经病学分会帕金森病及运动障碍学组，中国医师协会神经内科医师分会帕金森病及运动障碍学组．中国帕金森病治疗指南（第四版）［J］.中华神经科杂志，2020，53（12）：973-986.

［103］Sears C，Schmitz N．The Relationship between Diabetes and Mental Health Conditions in an Aging Population［J］.Canadian journal of diabetes，2015，40（1）：4-5.

［104］de Lima Filho BF，da Nóbrega Dias V，Carlos AG，et al．Factors related to depressive symptoms in older adult patients with type 2 Diabetes Mellitus［J］.Experimental gerontology，2019，117：72-75.

［105］Beverly EA，Ritholz MD，Shepherd C，et al．The Psychosocial Challenges and Care of Older Adults with Diabetes："Can't Do What I Used To Do；Can't Be Who I Once Was"［J］.Current diabetes reports，2016，16（6）：1-12.

［106］任晓虹，吴大鹏，何萍，等．老年2型糖尿病患者心理痛苦的影响因素［J］.中国老年学杂志，2019，39（20）：5117-5120.

［107］刘维维，林琳，刘小娟．糖尿病患者经验性回避、接纳与心理痛苦的关系研究［J］.中华现代护理杂志，2018，24（11）：1266-1269.

［108］Selvarajah D，Gandhi R，Emery CJ，et al．Randomized Placebo-Controlled Double-Blind Clinical Trial of Cannabis-Based Medicinal Product（Sativex）in Painful Diabetic Neuropathy：Depression is a major confounding factor［J］.Diabetes Care，2009，33（1）：128-130.

［109］Geelen CC，Smeets RJEM，Schmitz S，et al．Anxiety affects disability and quality of life in patients with painful diabetic neuropathy［J］.European Journal of Pain，2017，21（10）：1632-1641.

［110］Hewston P，Deshpande N．Fear of Falling and Balance Confidence in Older Adults With Type 2 Diabetes Mellitus：A Scoping Review［J］.Canadian Journal of Diabetes，2018，42（6）：664-670.

［111］Kanera IM，van Laake-Geelen CCM，Ruijgrok JM，et al．Living with painful diabetic neuropathy：insights from focus groups into fears and coping strategies［J］.Psychology & Health，2019，34（1）：84-105.

［112］Geelen CC，Brouwer BA，Hoeijmakers JG．Painful Diabetic Neuropathy Anxiety Rasch-Transformed Questionnaire［PART-Q30（©）］［J］.J Peripher Nerv Syst，2016，21（2）：96-104.

［113］Fisher L，Hessler DM，Polonsky WH，et al. When Is Diabetes Distress Clinically Meaningful？：Establishing cut points for the Diabetes Distress Scale［J］. Diabetes Care，2012，35（2）：259-264.

［114］Polonsky WH，Fisher L，Earles J，et al. Assessing psychosocial distress in diabetes：development of the diabetes distress scale［J］. Diabetes Care，2005，28（3）：626-631.

［115］任洁，洪霞，赵维纲，等. 糖尿病问题量表测评2型糖尿病患者的效度和信度［J］. 中国心理卫生杂志，2015，29（11）：806-811.

［116］胡钰，贺丽芳，邓海艳，等. 糖尿病胰岛素治疗患者低血糖恐惧及其应对方式的相关性研究［J］. 全科护理，2019，17（7）：769-771.

［117］穆纯，包顿，邢秋玲. 中文版低血糖恐惧调查—忧虑量表在2型糖尿病患者中应用的信效度分析［J］. 中国实用护理杂志，2015，31（3）：198-201.

［118］Geelen CC，Smeets RJEM，Schmitz S，et al. Anxiety affects disability and quality of life in patients with painful diabetic neuropathy［J］. European Journal of Pain，2017，21（10）：1632-1641.

［119］Silva-Smith AL. Restructuring Life：preparing for and beginning a new caregiving role［J］. Journal of Family Nursing，2007，13（1）：99-116.

［120］中华医学会糖尿病学分会. 中国2型糖尿病防治指南（2017年版）［J］. 中华糖尿病杂志，2018，10（1）：4-67.

［121］Heijden MMPVD，Dooren FEPV，Pop VJM，et al. Effects of exercise training on quality of life，symptoms of depression，symptoms of anxiety and emotional well-being in type 2 diabetes mellitus：a systematic review［J］. Diabetologia，2013，56（6）：1210-1225.

［122］Zhao X，Yu X，Zhang X，et al. The Role of Peer Support Education Model in Management of Glucose and Lipid Levels in Patients with Type 2 Diabetes Mellitus in Chinese Adults［J］. Journal of Diabetes Research，2019，2019：1-8.

［123］Pop-Busui R，Boulton AJ，Feldman EL，et al. Diabetic Neuropathy：A Position Statement by the American Diabetes Association［J］. Diabetes Care，2017，40（1）：136-154.

［124］LeRoith D，Biessels GJ，Braithwaite SS，et al. Treatment of Diabetes in Older Adults：An Endocrine Society* Clinical Practice Guideline［J］. The Journal of Clinical Endocrinology & Metabolism，2019，104（5）：1520-1574.

［125］中国医师协会神经内科医师分会疼痛和感觉障碍专委会. 糖尿病性周围神经病理性疼痛诊疗专家共识［J］. 中国疼痛医学杂志，2018，24（8）：561-567.

［126］Wang C，Tian F，Zhou Y，et al. The incidence of cervical spondylosis decreases with aging in the elderly，and increases with aging in the young and adult population：a hospital-based clinical analysis［J］. Clinical interventions in aging，2016，11：47-53.

［127］Liu F，Fang T，Zhou F，et al. Association of Depression/Anxiety Symptoms with Neck Pain：A Systematic Review and Meta-Analysis of Literature in China［J］. Pain Research and Management，2018，2018：1-9.

［128］Stoffman MR，Roberts MS，King JT Jr. Cervical spondylotic myelopathy，depression，and anxiety：a cohort analysis of 89 patients［J］. Neurosurgery，2005，57（2）：307-313.

［129］Bramoweth AD，Renqvist JG，Germain A，et al. Deconstructing Chronic Low Back Pain in the Older Adult-Step by Step Evidence and Expert-Based Recommendations for Evaluation and Treatment：Part VII：Insomnia［J］. 2016，17（5）：851-863.

［130］丁琛，洪瑛，王贝宇，等. 颈椎前路手术加速康复外科实施流程专家共识［J］. 中华骨与关节外科杂志，2019，12（7）：486-497.

［131］周非非，韩彬，刘楠，等. 颈椎后路手术加速康复外科实施流程专家共识［J］. 中华骨与关节外科杂志，2019，12（7）：498-508.

［132］毛海青，周非非，蔡思逸，等．经皮腰椎内镜手术加速康复外科实施流程专家共识［J］．中华骨与关节外科杂志，2019，12（09）：641-651.

［133］孙浩林，越雷，王诗军，等．腰椎后路长节段手术加速康复外科实施流程专家共识［J］．中华骨与关节外科杂志，2019，12（08）：572-583.

［134］张志成，杜培，孟浩，等．腰椎后路短节段手术加速康复外科实施流程专家共识［J］．中华骨与关节外科杂志，2019，12（06）：401-409.

［135］王亚平，彭文琦．腰椎间盘突出症恐动症的研究进展［J］．中国矫形外科杂志，2019，27（23）：2170-2173.

［136］Letzel J，Angst F，Weigl MB．et al．Multidisciplinary biopsychosocial rehabilitation in chronic neck pain：a naturalistic prospective cohort study with intraindividual control of effects and 12-month follow-up［J］．Eur J Phys Rehabil Med，2019，55（5）：665-675.

［137］Ris I，Søgaard K，Gram B，et al．Does a combination of physical training，specific exercises and pain education improve health-related quality of life in patients with chronic neck pain？ A randomised control trial with a 4-month follow up［J］．Manual Therapy，2016，26：132-140.

［138］周谋望，岳寿伟，何成奇，等．"腰椎间盘突出症的康复治疗"中国专家共识［J］．中国康复医学杂志，2017，32（2）：129-135.

［139］Qaseem A，Wilt TJ，McLean RM，et al．Noninvasive Treatments for Acute，Subacute，and Chronic Low Back Pain：A Clinical Practice Guideline From the American College of Physicians［J］．Annals of internal medicine，2017，166（7）：514.

［140］郭华丽，骆社丹．老年腰椎间盘突出症抑郁患者心理干预的研究进展［J］．世界最新医学信息文摘，2016，16（04）：36，40.

［141］Reese C，Mittag O．Psychological interventions in the rehabilitation of patients with chronic low back pain：evidence and recommendations from systematic reviews and guidelines［J］．Int J Rehabil Res，2013，36（1）：6-12.

［142］Kim HJ，Kim YH，Kang KT，et al．Contribution of catastrophizing to disability and pain intensity after osteoporotic vertebral compression fracture［J］．Journal of Orthopaedic Science，2016，21（3）：299-305.

［143］Lyles KW，Gold DT，Shipp KM，et al．Association of osteoporotic vertebral compression fractures with impaired functional status［J］．The American journal of medicine，1993，94（6）：595.

［144］杨萍，路潜，王晓丹，等．老年髋部骨折术后患者抑郁及康复状况的研究［J］．护理管理杂志，2012，12（03）：175-177.

［145］曹群英，秦星星．老年髋部骨折患者术后并发急性精神障碍的危险因素分析［J］．护理管理杂志，2015，15（01）：19-20.

［146］Deschodt M，Braes T，Flamaing J，et al．Preventing Delirium in Older Adults with Recent Hip Fracture Through Multidisciplinary Geriatric Consultation［J］．Journal of the American Geriatrics Society，2012，60（4）：733-739.

［147］Marks R．Comorbid depression and anxiety impact hip osteoarthritis disability［J］．Disability and Health Journal，2009，2（1）：27-35.

［148］Sugai K，Takeda-Imai F，Michikawa T，et al．Association Between Knee Pain，Impaired Function，and Development of Depressive Symptoms［J］．Journal of the American Geriatrics Society，2018，66（3）：570-576.

［149］Karp JF，Zhang J，Wahed AS，et al．Improving Patient Reported Outcomes and Preventing Depression and Anxiety in Older Adults With Knee Osteoarthritis：Results of a Sequenced Multiple Assignment Randomized Trial（SMART）Study［J］．The American Journal of Geriatric Psychiatry，2019，27（10）：1035-1045.

［150］Gunn AH，Schwartz TA，Arbeeva LS，et al. Fear of Movement and Associated Factors Among Adults With Symptomatic Knee Osteoarthritis［J］. Arthritis Care & Research，2017，69（12）：1826-1833.

［151］Ferreira ML，March L. Vertebral fragility fractures-How to treat them?［J］. Best Practice & Research Clinical Rheumatology，2019，33（2）：227-235.

［152］Roberts JL，Din NU，Williams M，et al. Development of an evidence-based complex intervention for community rehabilitation of patients with hip fracture using realist review，survey and focus groups［J］. BMJ Open，2017，7（10）：e14362.

［153］Alexiou KI，Roushias A，Varitimidis SE，et al. Quality of life and psychological consequences in elderly patients after a hip fracture：a review［J］. Clin Interv Aging，2018，13：143-150.

［154］Yohannes AM，Alexopoulos GS. Pharmacological Treatment of Depression in Older Patients with Chronic Obstructive Pulmonary Disease：Impact on the Course of the Disease and Health Outcomes［J］. Drugs & Aging，2014，31（7）：483-492.

［155］Yohannes AM，Baldwin RC，Connolly MJ. Depression and anxiety in elderly patients with chronic obstructive pulmonary disease［J］. Age and Ageing，2006，35（5）：457-459.

［156］彭丽华，王莉，尚艳丽，等. 慢性阻塞性肺疾病患者自我感受负担的研究进展［J］. 实用心脑肺血管病杂志，2018，26（12）：11-15.

［157］Reijnders T，Schuler M，Jelusic D，et al. The Impact of Loneliness on Outcomes of Pulmonary Rehabilitation in Patients with COPD［J］. COPD：Journal of Chronic Obstructive Pulmonary Disease，2018，15（5）：446-453.

［158］Reijnders T，Schuler M，Wittmann M，et al. The impact of disease-specific fears on outcome measures of pulmonary rehabilitation in patients with COPD［J］. Respiratory Medicine，2019，146：87-95.

［159］Luk EK，Gorelik A，Irving L，et al. Effectiveness of cognitive behavioural therapy in a community-based pulmonary rehabilitation programme：A controlled clinical trial［J］. Journal of Rehabilitation Medicine，2017，49（3）：264-269.

［160］Dong XY，Wang L，Tao YX，et al. Psychometric properties of the Anxiety Inventory for Respiratory Disease in patients with COPD in China［J］. International Journal of COPD，2016，12：49-58.

［161］Pollok J，van Agteren JE，Esterman AJ，et al. Psychological therapies for the treatment of depression in chronic obstructive pulmonary disease［J］. Cochrane Database of Systematic Reviews，2019，3（3）：CD012347.

［162］Livermore N，Sharpe L，McKenzie D.Prevention of panic attacks and panic disorder in COPD［J］. European Respiratory Journal，2010，35（3）：557-563.

［163］Hynninen MJ，Bjerke N，Pallesen S，et al. A randomized controlled trial of cognitive behavioral therapy for anxiety and depression in COPD［J］. Respiratory Medicine，2010，104（7）：986-994.

［164］Kunik ME，Veazey C，Cully JA，et al. COPD education and cognitive behavioral therapy group treatment for clinically significant symptoms of depression and anxiety in COPD patients：a randomized controlled trial［J］. Psychol Med，2008，38（3）：385-396.

［165］Livermore N，Dimitri A，Sharpe L，et al. Cognitive behaviour therapy reduces dyspnoea ratings in patients with chronic obstructive pulmonary disease（COPD）［J］. Respiratory Physiology & Neurobiology，2015，216：35-42.

［166］Papava I，Oancea C，Enatescu VR，et al. The impact of coping on the somatic and mental status of patients with COPD：a cross-sectional study［J］. International Journal of Chronic Obstructive Pulmonary Disease，2016，11：1343-1351.

［167］Farver-Vestergaard I，O'Toole MS，O'Connor M，et al. Mindfulness-based cognitive therapy in COPD：a cluster randomised controlled trial［J］. European Respiratory Journal，2018，51（2）：1702082.

［168］Tselebis A，Pachi A，Ilias I，et al. Strategies to improve anxiety and depression in patients with COPD：a mental health perspective［J］. Neuropsychiatric Disease and Treatment，2016，12：297-328.

［169］Güell R，Resqueti V，Sangenis M，et al. Impact of Pulmonary Rehabilitation on Psychosocial Morbidity in Patients With Severe COPD［J］. Chest，2006，129（4）：899-904.

［170］Connolly MJ，Yohannes AM. The impact of depression in older patients with chronic obstructive pulmonary disease and asthma［J］. Maturitas，2016，92：9-14.

［171］Yohannes AM，Junkes-Cunha M，Smith J，et al. Management of Dyspnea and Anxiety in Chronic Obstructive Pulmonary Disease：A Critical Review［J］. Journal of the American Medical Directors Association，2017，18（12）：1091-1096.

［172］Singh D，Agusti A，Anzueto A，et al. Global Strategy for the Diagnosis，Management，and Prevention of Chronic Obstructive Lung Disease：the GOLD science committee report 2019［J］. The European respiratory journal，2019，53（5）：1900164.

［173］Gardener AC，Ewing G，Kuhn I，et al Support needs of patients with COPD：a systematic literature search and narrative review［J］. International Journal of COPD，2018，13：1021-1035.

［174］Seo YJ，Park H. Factors influencing caregiver burden in families of hospitalised patients with lung cancer［J］. Journal of Clinical Nursing，2019，28（9-10）：1979-1989.

［175］McDermott CL，Bansal A，Ramsey SD，et al. Depression and Health Care Utilization at End of Life Among Older Adults With Advanced Non-Small-Cell Lung Cancer［J］. J Pain Symptom Manage，2018，56（5）：699-708.

［176］Zaorsky NG，Zhang Y，Tuanquin L，et al. Suicide among cancer patients［J］. Nature Communications，2019，10（1）：207.

［177］Weiss J，Yang H，Weiss S，et al. Stigma，self-blame，and satisfaction with care among patients with lung cancer［J］. Journal of Psychosocial Oncology，2016，35（2）：166-179.

［178］Uchida M，Okuyama T，Ito Y，et al. Prevalence，course and factors associated with delirium in elderly patients with advanced cancer：a longitudinal observational study［J］. Japanese Journal of Clinical Oncology，2015，45（10）：934-940.

［179］Kawaguchi Y，Hanaoka J，Ohshio Y，et al. A risk score to predict postoperative complications after lobectomy in elderly lung cancer patients［J］. General Thoracic and Cardiovascular Surgery，2018，66（9）：537-542.

［180］张叶宁，张海伟，宋丽莉，等. 心理痛苦温度计在中国癌症患者心理痛苦筛查中的应用［J］. 中国心理卫生杂志，2010，24（12）：897-902.

［181］Nelson CJ，Saracino RM，Roth AJ，et al. Cancer and Aging：Reflections for Elders（CARE）：A pilot randomized controlled trial of a psychotherapy intervention for older adults with cancer［J］. Psycho-Oncology，2019，28（1）：39-47.

［182］Peng W，Zhang H，Li Z. Responses of lung cancer survivors undergoing gamma knife surgery to supportive group psychotherapy［J］. Medicine，2019，98（9）：e14693.

［183］Chambers SK，Morris BA，Clutton S，et al. Psychological wellness and health-related stigma：a pilot study of an acceptance-focused cognitive behavioural intervention for people with lung cancer［J］. European Journal of Cancer Care，2015，24（1）：60-70.

［184］Peddle-McIntyre CJ，Singh F，Thomas R，et al. Exercise training for advanced lung cancer［J］. Cochrane Database of Systematic Reviews，2019，2（2）：CD012685.

［185］Sun Y，Wang X，Li N，et al. Influence of psychological nursing and health education on depression，anxiety and life quality of elderly patients with lung cancer［J］. Psychogeriatrics，2021，21（4）：521-527.

［186］辛若丹，李文森，管考华，等．焦虑抑郁障碍与冠心病的相关性［J］.中国老年学杂志，2017，37（6）：1556-1559.

［187］胡大一，丁荣晶．关注精神卫生对于完善疗效和改善预后的启示［J］.内科理论与实践，2011，6（6）：404-407.

［188］Vaccarino V，Badimon L，Bremner JD，et al. Depression and coronary heart disease：2018 position paper of the ESC working group on coronary pathophysiology and microcirculation［J］. European heart journal，2020，41（17）：1687-1696.

［189］van Dijk MR，Utens EM，Dulfer K. Depression and anxiety symptoms as predictors of mortality in PCI patients at 10 years of follow-up［J］. European Journal of Preventive Cardiology，2016，23（5）：552-558.

［190］Chen YY，Xu P，Wang Y，et al. Prevalence of and risk factors for anxiety after coronary heart disease［J］.Medicine，2019，98（38）：e16973.

［191］Farquhar JM，Stonerock GL，Blumenthal JA.Treatment of Anxiety in Patients With Coronary Heart Disease：A Systematic Review［J］.Psychosomatics，2018，59（4）：318-332.

［192］李云霞．慢性心力衰竭患者的心理分析及护理干预［J］.河北医学，2016，22（5）：863-865.

［193］Tereshchenko SN，Zhirov IV. Chronic heart failure：New challenges and new perspectives［J］. Terapevticheskii Arkhiv，2017，89（9）：4-9.

［194］和渊．精神症状为主要表现的左心衰竭病例分析并文献复习［J］.中国现代医药杂志，2009，11（8）：52-54.

［195］王一波，曾军，秦晓云，等．充血性心力衰竭伴发情绪障碍103例［J］.中国老年学杂志，2013，33（6）：1391-1393.

［196］Carels RA，Musher-Eizenman D，Cacciapaglia H，er al. Psychosocial functioning and physical symptoms in heart failure patients［J］.Journal of Psychosomatic Research，2004，56（1）：95-101.

［197］Yu DS，Lee DT，Woo J. Effects of relaxation therapy on psychologic distress and symptom status in older Chinese patients with heart failure［J］.Journal of Psychosomatic Research，2007，62（4）：427-437.

［198］Alosco ML，Spitznagel MB，Miller L，et al. Depression is associated with reduced physical activity in persons with heart failure［J］.Health Psychology，2012，31（6）：754-762.

［199］陆赟，张娟，沈洁，等．双心医学模式对老年冠心病患者的临床疗效及心理状态的影响［J］.实用老年医学，2019，33（11）：1139-1141.

［200］汪晓燕，杨洁．老年冠心病患者护理中双心医学模式的应用［J］.家庭医药，2019，（8）：275-276.

［201］张莹．双心医学在老年冠脉介入患者负性情绪、睡眠质量及自我管理能力的影响［J］.中国急救复苏与灾害医学杂志，2019，14（3）：228-231.

［202］王瑾，李妹芳，朱海萍．双心医学模式在护理老年冠心病患者中的应用研究［J］.心血管康复医学杂志，2018，27（5）：507-511.

［203］王瑾．双心医学模式在老年冠心病心绞痛合并焦虑抑郁患者中的应用效果研究［D］.南昌：南昌大学护理学，2018.

［204］Richards SH，Anderson L，Jenkinson CE，et al. Psychological interventions for coronary heart disease：Cochrane systematic review and meta-analysis［J］. European Journal of Preventive Cardiology，2018，25（3）：247-259.

［205］Albus C，Herrmann-Lingen C，Jensen K，et al. Additional effects of psychological interventions on subjective and objective outcomes compared with exercise-based cardiac rehabilitation alone in patients with cardiovascular disease：A systematic review and meta-analysis［J］. European Journal of Preventive Cardiology，2019，26（10）：1035-1049.

［206］Ski CF，Jelinek M，Jackson AC，et al. Psychosocial interventions for patients with coronary heart disease and depression：A systematic review and meta-analysis［J］. European Journal of Cardiovascular Nursing，2016，15（5）：305-316.

［207］Whalley B，Thompson DR，Taylor RS. Psychological Interventions for Coronary Heart Disease：Cochrane Systematic Review and Meta-analysis［J］. International Journal of Behavioral Medicine，2014，21（1）：109-121.

［208］Peng Y，Fang J，Huang W，et al. Efficacy of Cognitive Behavioral Therapy for Heart Failure［J］. International Heart Journal，2019，60（3）：665-670.

［209］Jeyanantham K，Kotecha D，Thanki D，et al. Effects of cognitive behavioural therapy for depression in heart failure patients：a systematic review and meta-analysis［J］. Heart Failure Reviews，2017，22（6）：731-741.

［210］Lundgren J，Johansson P，Jaarsma T，et al. Patient Experiences of Web-Based Cognitive Behavioral Therapy for Heart Failure and Depression：Qualitative Study［J］. J Med Internet Res，2018，20（9）：e10302.

［211］Yu DS，Lee DT，Woo J，et al. Non-Pharmacological Interventions in Older People with Heart Failure：Effects of Exercise Training and Relaxation Therapy［J］. Gerontology，2007，53（2）：74-81.

［212］Bradt J，Dileo C，Potvin N. Music for stress and anxiety reduction in coronary heart disease patients［J］. Cochrane Database of Systematic Reviews，2013，（12）：CD006577.

［213］中华医学会心血管病学会，中国康复医学会心血管病专业委员会，中国老年学学会心脑血管病专业委员会. 冠心病康复与二级预防中国专家共识［J］. 中华全科医师杂志，2014，13（5）：340-348.

［214］Wang Q，Dong L，Jian Z，et al. Effectiveness of a PRECEDE-based education intervention on quality of life in elderly patients with chronic heart failure［J］. BMC Cardiovascular Disorders，2017，17（1）：262.

［215］Pedersen，B. K，Saltin，et al. Exercise as medicine – evidence for prescribing exercise as therapy in 26 different chronic diseases［J］. Scand J Med Sci Sports，2015，25 Suppl 3：1-72.

［216］Evangelista LS，Cacciata M，Stromberg A，et al. Dose-Response Relationship Between Exercise Intensity，Mood States，and Quality of Life in Patients With Heart Failure［J］. The Journal of Cardiovascular Nursing，2017，32（6）：530-537.

［217］Celano CM，Villegas AC，Albanese AM，et al. Depression and Anxiety in Heart Failure［J］. Harvard Review of Psychiatry，2018，26（4）：175-184.

［218］Herrmann-Lingen C. Chronische Herzinsuffizienz und Depression［J］. Der Internist，2018，59（5）：445-452.

［219］刘芳，方淑华，赵强，等. 心理护理干预对老年慢性心力衰竭患者情绪及心功能影响的研究［J］. 护理研究，2009，23（32）：2952-2953.

［220］黄静. 心理护理干预对老年慢性心力衰竭患者情绪及心功能影响的研究［J］. 中国保健营养，2016，26（17）：271-272.

［221］陈娟. 心理护理干预对老年慢性心力衰竭患者情绪及心功能影响的研究［J］. 中国保健营养，2016，26（27）：224-225.

第八章
老年语言功能障碍全周期康复

第一节 概述

一、老年语言功能障碍背景

语言（language）是人类独有的认知功能，是人类交流思想的工具。有了语言，人类才能有今日如此辉煌灿烂的物质文明和精神文明。语言能力是指人类通过使用文字代码（符号）达到交流的能力，包括对符号的运用（表达）和接受（理解）能力，也包含了对文本语言符号的写作、朗读，以及姿势语与哑语。在人类的日常生活交际中，人们常常把语言与文字二词混合，而二者在语言病理学中也有着一定的差异。言语（speech）是用声音符号完成的口语交际，需要正常的构声器官构造以及与语言产生相关的神经、肌腱等的活动为基础，是语言范畴中的一项主要内涵；而语言则涉及了除言语之外所有的书面语形式—文字语言、手势语、表情，以及人际与社会其他的交际形态。脑是语言的物质基础，对语言和脑的科学研究已达一个多世纪，并获得许多重要成果。随着近代科学技术发展，神经影像学如 CT、SPECT、MRI 和 fMRI 等，和电生理学技术如事件相关电位、双听技术，为研究语言和脑的关系提供了有效的手段。语言障碍（language disorder）则是指口语、书面语、手势语等表达思想、感情、意见等的能力发生缺陷，具体表现为听、说、读、写四方面的各功能环节单一或合并，两个以上环节损害。而正常人的口语能力有赖于肢体话语感知、运动功能的相互配合、话语符号的相互联系和语句模式的形成，如果与上述功能相关的脑组织发生损害，则会产生一定的口语功能障碍。常见的种类有失语症、构音功能障碍，以及由于脑部功能发育不全所引起的儿童话语发育迟缓。语言障碍的行为方法与功能损害影响程度有关，同时也与患者的言语才能以及患者的年龄、个人、日常生活或工作环境、教育程度等存在着极大的关系。

由于人民生活水平的不断进步，社会医药卫生事业快速发展，而老年人口数量也在逐渐增加，因此社会人口老龄化已经成为了当前中国经济社会发展的主要趋势。参考国家统计局发布的 2021 年中国经济数据，全国六十岁及以上人口数为 2.6736 亿，占人口数的 18.9%，其中六十五岁及以上人口数为 2.0056 亿，占人口数的 14.2%。随着步入老龄阶段，人的身体机能逐渐衰退，易患上各种疾病，导致不同程度的语言功能障碍。严重的语言功能障碍会对老年人的疾病预后、生活质量产生极大的影响，增加照护者照顾难度，给国家、社会及家庭带来沉重的经济负担。语言障碍涉及多种语言模式，影响语言在大脑的加工和产生，严重影响了患者的工作、生活和学习。在老年群体中，失语症疾病包括脑卒中、大脑神经退行性疾病、外伤等原因导致的脑损伤；构音障碍是指由于与语言表达功能相关的中枢及周围神经疾病所引起的发声器官肌力下降或协调不良，和肌肉张力变化所产生的如声调、发音、共鸣、韵律与吐字不清等异常语言听觉特征的变化，是临床常见的语言障碍。目前有关失语症的康复医疗手段繁多，除了传统治疗方法，通过器械辅助治疗的非侵入性脑刺激技术逐步进入临床应用，可供选择的健康护理方式也很多，而我国尚无针对老年人语言障碍康复治疗的规范化标准或指南。目前我国人口老龄化发展迅速，规模庞大，而高龄老人可能面临更为严峻的健康问题。

老年人语言障碍大多与身体疾病有关，包括阿尔茨海默病、脑卒中、帕金森病、听力减退等，但目前尚未有针对老年人语言功能障碍的流行病学调查。有报道指出约 68% 的老年人存在听力下降的情况，听力水平的下降不但会导致老年人与他人交流的意愿降低，而且容易造成注意力不集中、表达能力下降、词汇唤起困难、记忆力衰退，从而进一步加重语言功能障碍。

通过系统检索国内外相关指南、专家共识、综述、临床研究，发现目前尚有与部分疾病相关的语言功能障碍，但很少关注老年人群体的语言功能障碍，并缺少循证康复治疗指南。因此，本章节内容旨在规范老年人语言功能障碍的全周期康复治疗，从常用的语言功能评估量表、治疗方法，以及老年人疾病相关的语言障碍特点、筛查、评估、诊断、治疗、康复等方面寻找循证证据，从而对老年语言障碍有全面的认识，为临床医生、康复治疗师、护理工作者、照护者提供参考（图 8-1-1）。

二、老年语言功能障碍定义

老年语言障碍是指 65 岁[1, 2]以上老年人由于疾病、身体机能衰退等原因引起的听理解（阅读）、语言信号的形成、语言表达、发声能力（书写）的丧失或下降，从而给老年人日常生活带来极大的困扰，给疾病的康复治疗和护理带来极大的阻碍。

狭义上讲，语言包括语言和言语，但从语言病理学的角度来看，二者定义并不相同。语言是指人类社会中约定俗成的符号系统，人们通过这些符号达到交流的目的。语言包括表达、理解、阅读、书写以及姿势语言和哑语。言语是指口语形成的机械过程[3]。

老年语言障碍是指老年人在口语与非口语的过程中运用词汇存在障碍。代表性的老年人语言障碍是由缺血性脑卒中、阿尔茨海默病等引起的老年人失语症。从临床的角度看，语言障碍往往包括了多种的语言模式，直接影响着人类语音信息在脑部的加工与产生，所以语言障碍对人类生存与工作环境的负面影响更大，致残率也较高。老年言语障碍是指说话发声阻碍，声音形成的阻碍，气流中断，甚至说话韵律产生的阻碍。标志性的老年语言障碍是运动构音障碍，而临床治疗中最多见的构音障碍便是由缺血性脑卒中、帕金森病等所引起的运动性构音障碍[4]。

三、老年语言功能障碍特点

自 Cohen 提出老年人语言学（gerontolinguistics）一词以来，国外研究者对老年人语言交际、老年人的语言与认知老化和老年人指向语等开展了大量研究。认知是指人的大

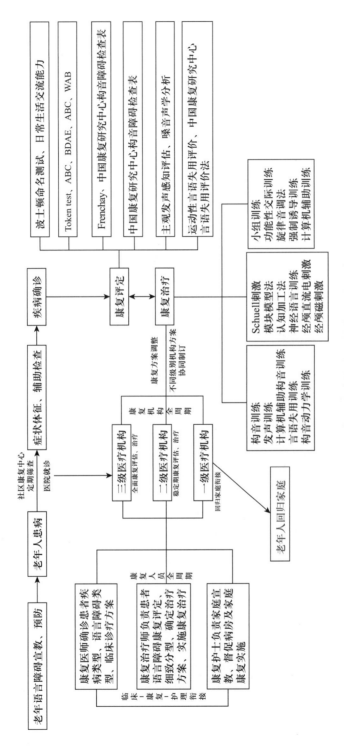

图 8-1-1 老年语言功能障碍全周期康复示意图

标记测验（token test）；汉语失语成套测验（aphasia battery of chinese，ABC）；波士顿失语诊断测验（Boston diagnostic aphasia examination，BDAE）；西方失语症成套测验（western aphasia battery，WAB）。

脑通过形成概念、知觉、记忆、判断或想象等心理活动对来自外部世界的信息进行加工并获取知识的过程。认知也包括语言的理解与产出，语言可以反映人的认知水平[5]。我国针对老年人语言方面的研究匮乏且起步较晚，以下主要根据国外针对老年人的语言特征、语言学习对认知的影响和老年人的语言交际等大量研究进行总结，以对我国的研究开展提供重要启示。

与非老年相比，老年人的语言理解和语言产生方面主要表现特点见图 8-1-2[4, 6]。

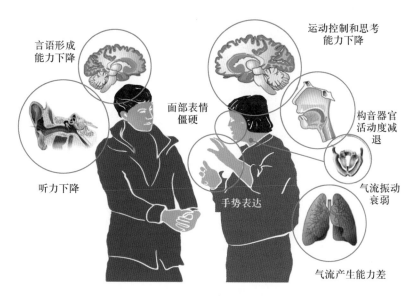

图 8-1-2　老年语言功能障碍特点及表现

（一）找词能力

人们在 30 岁之后，找词能力趋于下降，并在往后的几十年持续恶化，在 70 岁之后加速下降。首先，老年人在找词汇方面往往体现为更多的舌尖现象。舌尖现象作为老年人词汇提取问题的典型代表，是指人们了解词汇的具体读音与含义后，却暂时无法表达某些词汇。老年人并非完全不清楚想要表达什么，只是无法把所要表达的事物的具体概念映射到该概念的具体语言形态上，从而造成其无法达到某些词汇的音位特征和提取发音。调查表明，最容易产生舌尖现象的词汇多是专有名词。另外，低频词汇比高频词汇更易于产生舌尖现象。产生舌尖现象时，老年人常诉其大脑中有一种不断产生的词汇，该词汇和目标词汇之间存在着一定语言上的相似性，即：两种词汇之间存在着同样的单音节头。例如，当国外老年人想说出"eccentric"时，其大脑中重复产生的却是"exotic"。通过实验诱导理论和自然语言产生的研究成果，均证实了舌尖现象随着老年人年纪的增加而日益增多。

对舌尖现象进行的实验诱导经常使用图像取名、词语联想或应答提问等方式，其中以图像取名较为普遍。比如，Verhaegen 和 Poncelet 对四组共 120 多名 25 岁至 70 岁以上的受试群体开展了图像取名试验。首先他们通过 e-prime 软件（Psychology Software Tools）以间隔 600 ms 的速率，随机在电脑上给受试者显示图像，并要求受试者在发现图像后尽量快地描述图片中的事情，同时他们对整个试验流程进行录音和转写，然后计算图像取名的准确性及其命名反馈时限。另外，人们对在自然话语中发生的舌尖现象进行调查也常使用看日志的方式。比如，Heine 等让受试者在四周内将其经历的舌尖现象全部通过日志中记录下来，用以计算舌尖现象发生的频次和特征。而 Heine 等认为，受试者实际发生的舌尖现象比日志记录还要多。其次，当展示一幅画或一个物体并要求命名时，老年人在找词方面的反应时间延长，准确率降低[7, 8]。

（二）听理解功能——句法水平加工

各个年龄段的人都倾向于理解短句和语法简单的语句，而觉得理解长句和语法复杂的句子难度增加。随着年龄增长，理解复杂长句的难度随之增加，这主要是由于工作记忆的衰退。在听理解过程中，既要记住句子开头的语义，又要记住句子的句法结构，然后把整个句子的意义和形式结合起来，虽然减少背景噪音和其他干扰、放慢语速有助于各个年龄段的人群进行语法处理和理解，但这对于老年人来说仍是一个挑战。

尽管老年人出现知觉障碍和对新信息编码的能力有所下降，但其理解语言意义的能力完好无损。White 和 Abrams 发现，老年人的语义启动效应量与年轻人的语义启动效应量无显著差异。在语法生成方面，年长者比年轻人更倾向于使用简单的句法结构。同时，说话语句的长度不一定随年龄增长而缩短，这似乎是由于一个人的词汇量往往比他 / 她使用复杂的语法对句子长度有更大的影响。随着年龄的增长，老年人的视听觉敏感度不断下降，甚至出现老年性耳聋的症状，听力水平下降不仅会导致老年人与他人交流意愿低，而且容易成为老年痴呆、抑郁症的诱因，但它们本身并不是语言功能的核心[4, 9]。

（三）阅读和书写

随着年龄的增长，阅读和书写能力往往可以反映听、说能力。例如，以上描述的找词困难可能在书写中出现，句法水平加工的困难在阅读、书写过程中也会有明显的体现。当然，老年人的视力和视觉处理缺陷会严重影响阅读，且因年龄增长，运动控制也会受到影响。这种不是语言本身因素作用，也会影响老年人的阅读和书写能力[10]。

（四）话语

在使用语言与他人交流（话语）、口语和书面语言、表达和接受的过程中，语言往往更受随着年龄变化的与生活优先权和兴趣相关的心理和社会改变的影响，而不是语言本身。基于对既往文献回顾，Shadden 总结出影响话语表现的三个因素：情绪调节、个人话语目标、特定的言语任务性质。① 情绪调节影响言语，因情绪主题往往越来越详细，可能会更频繁地被插入会话。② 有文献表明，随着年龄的增长，人们越来越渴望加入自传式的故事叙述和价值讨论，因此话语目标也随之改变。③ 特定的言语任务性质也影响着言语理解。老年人倾向于在叙述（讲故事）中表现出比在说明性演讲（解释思想或过程、叙述事件或定义结构的信息话语）中更好的理解能力。老龄化在言语生成方面可能具有积极的影响。例如，与年轻的演讲者相比，听众更倾向于能够理解老年人的演讲，认为其演讲更清晰、更有内涵。

总而言之，老年人在谈话时，言语生成会出现更多的不流畅性，如中断、停顿、插入语、修正和重复等。究其原因，可能是因找词困难、注意力问题、工作记忆的限制等因素影响。而话语的连贯性，即把故事的要素联系在一起并能够保持主题内容不变的能力，已被证明会随着年龄的增长而下降。

一般来说，无论是口语还是书面语，话语的形式和内容越难越复杂，老年人和年轻人之间的差异就越明显。然而，判断任何特定个体的话语能力比简单会话需要更多的考虑。尤其在单个会话中，需要考虑他／她既往的话语能力、教育程度、词汇量、对谈话主题的兴趣，以及在任何特定时间参与话语任务的动机程度等[5]。

四、老年语言功能障碍分类

（一）失语症

失语症（aphasia）是言语获得后的障碍，是指意识清楚的情况下，由于优势半球的语言中枢病变导致的语言表达或理解障碍。常表现为发音和构音正常但不能言语，肢体运动功能正常但不能书写，视力正常但不能阅读，听力正常但不能理解言语，即听、说、读（失读症）、写（失写症）、计算等方面的障碍。临床常见于脑梗死、脑出血、颅脑损伤等疾病，尤其是左侧大脑半球的损伤（图 8-1-3）[11]。

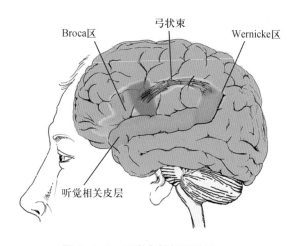

图 8-1-3 语言中枢相关脑区

1. 失语症的分类 失语症至今尚无统一的分类方法。目前使用较广泛的失语症分类是 Benson 失语症分类法（1979 年），即主要依据失语症语言交流中的各功能关系，参考临床特点及病灶（解剖）部位进行分类，分类如下[12, 13]。

（1）外侧裂周失语综合征：① Broca 失语（Broca aphasia，BA）；② Wernicke 失语（Wernicke aphasia，WA）；③传导性失语（conduction aphasia，CA）。

（2）分水岭区失语综合征：①经皮质运动性失语（transcortical motor aphasia，TMA）；②经皮质感觉性失语（transcortical sensory aphasia，TSA）；③经皮质混合性失语（mixed transcortical aphasia，MTA）。

（3）命名性失语（anomic aphasia，AA）。

（4）完全性失语（global aphasia，GA）。

（5）皮质下失语（subcortical aphasia syndrome，SA）：①丘脑性失语（thalamic aphasia，TA）；②基底节性失语（basal ganglion aphasia，BaA）。

（6）纯词聋（pure word deafness，PWD）。

（7）纯词哑（pure word dumbness，PWD）。

（8）失读症（alexia）。

（9）失写症（agraphia）。

（10）原发性进行性失语（primary progressive aphasia，PPA）。

2. 不同类型失语症的鉴别方法

（1）根据语言的流畅度分为流利和非流利两大类[14]。

1）非流利性失语：Broca's 失语、经皮质运动性失语、完全性失语、经皮质混合性失语。

2）流利性失语：Wernicke's 失语、经皮质感觉性失语、命名性失语、传导性失语。

（2）口语听理解：非流利性失语中听理解好的是 Broca's 失语和经皮质运动性失语；听理解较差的是完全性失语和经皮质混合性失语。流利性失语中理解较好的是传导性失语、命名性失语；理解较差的是 Wernicke's 失语、经皮质感觉性失语。

（3）复述：非流利性失语听理解好的一组中复述好的是经皮质运动性失语，复述差的是 Broca's 失语；听理解差的一组中复述好的是经皮质混合性失语，复述差的是完全性失语。流利性失语听觉理解好的一组中复述好的是经皮质混合性失语和命名性失语；复述差的是感觉性失语和传导性失语。

（二）构音障碍

老年人所发生的构音障碍（dysarthria）是由神经系统、肌肉功能障碍所引起的发音障碍，是脑卒中、帕金森病、脑神经麻痹等神经系统疾病后的典型临床并发症。构音障碍分为运动性构音障碍、器质类型构音障碍、功能形象构音障碍。其中，老年人最常见的是运动性构音障碍，分为以下 6 种类型[15]。

1. 痉挛型构音障碍　痉挛型构音障碍通常为上运动神经元受损后，构音肌肉群的肌张力增加或肌力能下降所引起，为中枢性运动障碍。单侧的皮质延髓束和皮质脊髓束受损也可导致痉挛性偏瘫，对话语的危害可以是一过性或轻度的。由双侧皮质及延髓束损伤所致的假性延髓麻痹也对话语危害很大。言语特征主要是发声迟缓、费力，鼻化韵较重，缺少声量控制，叫声较低沉，话音、声调功能失常，舌头交替运动减退，发声时舌、嘴唇运动能力较差，软腭上抬障碍严重。常伴随吞食、咀嚼障碍，强哭、强笑等情感抑制障碍[16]。

2. 弛缓型构音障碍　由下运动神经元受损所造成，或周围性构音功能障碍，即脑神经核或脑神经病变导致的构音肌群迟缓无力、周围肌肉收缩导致。其特征为讲话时鼻化韵严重，能闻及气从鼻腔逸出的响声和呼吸空气声响。在发音时由于鼻腔内漏气而使语言短促，声调降低，且声音小和字音不清晰。单侧受损的患者嘴唇紧闭差可产生大量流涎，双侧受损时口部下垂，下唇紧张感过低时产生习惯性张开嘴部。可伴舌肌震颤和收缩，因舌肌和口唇的动作迟缓以及软腭上升不全产生吞咽功能障碍，进食时易呛，食物常经鼻腔排出外。咽肌、软腭麻痹，可表现为代偿性的鼻翼缩小和鬼脸样面部动作[17]。

3. 运动失调型构音障碍　此型构音障碍由小脑或脑干内传导束病变导致构音肌群运动范围、运动方向的控制能力差而引起。临床上以声音的高度及强度急剧变动、说话中断而突然爆出 1 句为其特征，还可表现为发音不清、含糊、不规则、重音过度等，言语速度减慢，说话时舌抬高和交替运动能力差。患者多伴有肢体运动共济失调。

4. 运动过少型构音障碍　此型构音障碍主要由于锥体外系病变所致的肌张力增高、构音肌群强直而引起，是帕金森病语言障碍的最常见类型。其言语特征为发音低平、音量小而单一、音调单调、重音减少、声音小且缺乏抑扬顿挫，言语速度加快，甚至有颤音及第一字的重复，似口吃，说话时舌运动不恰当，伴有流涎。

5. 运动过多型构音障碍　此型构音障碍也是由于锥体外系病变所致。主要由于构音肌群肌张力减低及不自主运动而引起。表现为发音高低、长短、快慢不一，音量异常且变化急剧，可突然开始或中断，类似运动失调型构音障碍，嗓音发哑紧张，言语缓慢，部分患者鼻音过重。

6. 混合型构音障碍　混合型构音障碍由上、下运动神经元病变造成，如多发性脑卒中、肌萎缩侧索硬化、多发性硬化等。构音肌群的运动，以及言语的语音、语调及语速均有异常，由于病变部位不同，可出现不同类型的混合型构音障碍。

（三）老年性聋

老年性聋（presbycusis）[18, 19]又称年纪相关耳朵损伤（age-related hearing loss，ARHL），即由于年纪的增加而发生耳朵机能退行性变化，具体表现为耳朵敏感性和对噪音环境下的语言理解能力下降、中枢神经系统处理声音速度下降和对噪声来源定位能力受损等，从而造成了患者的日常交流、音乐欣赏、警报定位等生活障碍，其影响程度与耳朵受损程度成正比，目前已成为一种普遍性的社会健康问题。据统计，美国 65 岁及以上的人中约 40% 存在听觉功能障碍，患病率也随年龄的增长而上升，75 岁及以上可达到 66%。流行病学调查指出，人类老年性聋的最高危原因是耳蜗细胞衰老、环境噪声、人类遗传易感性和危害人类身体健康的最普遍原因，还包括吸烟、动脉粥样硬化等。老年性聋的主要病理变化特点为毛细胞缺失、耳蜗内血管纹理改变、传入的神经节细胞减少和听觉中枢传递通路减退等。

（四）心理或精神异常造成的言语障碍

属于非器质性损伤引起的，包括以下几种情况[20, 21]。

1. 癔症性失音和失语　通常由于生活事件、内心冲突或强烈的情绪体验、暗示或自我暗示等作用于易感个体引起。

2. 应激性语言障碍　当遭受急剧、严重的精神打击后，如车祸、亲人去世等，大脑作为应激源的"靶器官"，产生神经递质、受体、信号传导的变化，进而导致语言的障碍。

3. 精神性言语异常　这是由于生物、心理、社会（文化）因素相互作用，导致大脑的结构化学和神经活动发生变化的结果。

4. 口吃　常与焦虑、紧张、应激、遗传、模仿和暗示等因素有关[22]。

5. 发烧昏迷时，患者与外界缺乏交互活动，思维记忆失调，表现为语言不符合实情，逻辑混乱。

（五）发声障碍

1. 功能性发声障碍　发声障碍分为功能过强型和功能减弱型，主要病因是用声过度或滥用、声带炎症时不当的用声、心因性失声等，另外老年体弱、长期卧床、病后及大手术后也是可能发生的原因。常见人群有一定的职业特征，如教师、叫卖者和歌唱者。

2. 喉麻痹及器质性发声障碍　喉麻痹是由支配喉肌的运动神经系统损伤，所导致的音轨运动功能障碍，也称为音轨性瘫痪。累及的运动神经系统一般有喉返神经系统和喉上神经系统。造成音轨瘫痪的因素繁多，根据病灶位置可分成中枢性和外周性两种；根据运动神经损害可分成喉返神经瘫痪和喉上神经瘫痪；根据音轨活动的性质也可分成彻底性瘫痪和不完全性瘫痪等。临床中常导致中枢性喉瘫痪的因素包括心脏外伤、脑梗死、脑恶性肿瘤、脑缺血、帕金森病，及重症肌无力进行肌萎缩疾病等；周围性喉麻痹多见于外伤（如甲状腺手术的喉返神经损伤）、肿瘤（如纵隔肿瘤）及神经炎等原因。

3. 痉挛性发声障碍　这是指由于中枢运动神经系统障碍导致的喉肌肌张力异常而产生的发声障碍，目前病因尚不明确[23, 24]。

（六）言语失用

言语失用（apraxia of speech，AOS）是运动性言语障碍的一种，通常是局灶性脑损伤所致，损伤运动言语的计划或设计过程，而不存在面部相关肌肉的肌力、运动速度和协调障碍。可以单独发生，也可以伴随其他语言障碍，经常与失语症伴随存在，尤其是非流利性失语。而且，言语失用有时是脑损伤后患者的主要言语表现，并明显影响患者的口语恢复。临床上，言语失用经常与失语症、构音障碍、口颜面失用共存，造成医生或治疗师无法充分认识，继而影响临床诊断和治疗。言语失用常有以下表现[25, 26]。

1. 发音错误　多以置换、歪曲、遗漏和重复为特征。重复朗读相同的材料，倾向出现不一样的发音。

2. 韵律错误　言语失用患者在韵律上倾向于缺乏抑扬顿挫、不恰当的音节间的停顿，及音调和响度的改变或受损，语速多偏慢。

3. 模仿回答比自发性言语出现更多发音错误。

4. 发音错误随词句难度增加而增加。

第二节　老年语言障碍评估

一、老年失语症的评估

老年人语言功能评估作为语言治疗的第一步，对于整个治疗过程十分重要。进行语言功能的评估是老年语言功能训练的基础，有利于了解患者的语言功能情况，为接下来的训练做好准备。语言功能评估的意义如下。

1. 从患者的角度看　通过评估可以加深患者对自身疾病的了解，帮助患者制订合适的治疗目标，有利于增强患者的自信心，提高对治疗的积极性，促使患者更加努力地帮助自己、主动地参与治疗。

2. 从治疗师和康复医师角度看　制订全面、系统、准确的评估方法，可以更加具体地了解患者语言功能的哪些方面存在不足。收集病史，掌握患者除语言功能障碍外其他疾病的信息，最终根据评估的结果，制订出合理的感觉训练方案。

3. 从社会角度看　通过对患者的评估，可以知晓患者为何出现语言功能障碍、语言障碍的轻重如何，并分门别类建立患者资料数据库为社会所用[24, 27-32]。

（一）失语症的筛查

1. 标记测验（token test）　Token 测验由 De Renzi 和 Vignolo 于 1962 年编制。此测验由 61 个项目组成，包括两词句 10 项，词句 10 项，四词句 10 项，六词句 10 项及 21 项复杂指令。适用于检测轻度或潜在的失语症患者的听理解能力。

2. 汉语失语症检查法简短语言检查表。

3. 基于计算机系统评估的语言障碍诊治仪 ZM 2.1。

4. 基于计算机系统评估的言语加工认知模型障碍评估。

5. 波士顿诊断性失语检查（boston diagnostic aphasia examination，BDAE）可用于失语症严重程度评估（表 8-2-1）。

表 8-2-1　BDAE 失语症严重程度分级标准

分级	意义
0	无有意义的言语或听觉理解能力
1	言语交流中有不连续的言语表达，但大部分需要听者去推测、询问或猜测；可交流的信息范围有限，听者在言语交流中感到困难
2	在听者的帮助下，可能进行熟悉话题的交谈，但对陌生话题常常不能表达出自己的思想，使患者与检查者都感到进行言语交流有困难
3	在仅需少量帮助下或无帮助下，患者可以讨论几乎所有的日常问题。但由于言语和（或）理解能力的减弱，使某次谈话出现困难或不大可能
4	言语流利，但可观察到有理解障碍，思想和言语表达尚无明显限制
5	有极少可分辨的言语障碍，患者主观上可能有点困难，但听者不一定能明显觉察到

根据 2019 年"汉语失语症康复治疗专家共识"[10]的建议，对儿童失语症筛查评价中至少要考察口语表达（自动表示姓名、年级、住址、系列数数）、复述（词、简短句）、听理解（听指五官、听指单一物体、有无问题）、命名（简单物品命名、身体部位命名、列名、颜色命名）、阅读（朗读、理解）、书写（写名字、简单词、简单句子）。对失语症的早期评价应通过中国康复研究中心失语症检查法、汉语失语成套测验、汉语失语症心理能力评估等手段对失语症患者进行全面评价，要求至少要有一项以上手段的评价。鉴于失语症的个体化特征，建议选择两种不同类型的评价，即单一的量表评价和计算机测评的组合。针对某单一功能不明显，可对某单一功能细化评价；针对鉴别检查也可采取认知能力评价、构音障碍评价的方法检查，便于鉴定判断。

（二）失语症的系统评估

1. 汉语失语成套测验（汉语失语症检查法）（aphasia battery of chinese，ABC）　此测验是由北京大学医学部神经心理研究室参考波士顿诊断性失语检查和西方失语症成套测验，结合国情编制。ABC 包括语言能力和非语言能力检查，由会话、理解、复述、命名、阅读、书写、结构和视空间、运用和计算、失语症总结组成，于 1988 年开始用于临床。

该方法适用于不同年龄、性别、职业的成年人，也适用于不同文化水平成年人检测，是目前临床使用最广泛的汉语失语症评估量表之一。

2. 汉语标准失语症检查　此检查是中国康复研究中心听力语言科参考日本标准失语症检查法（standard language test of aphasia，SLTA），同时借鉴国外有影响的失语症评价量表的优点，根据汉语的语言特点编制的汉语标准失语症检查法，亦称中国康复研究中心失语症检查法（Chinese Rehabilitation Research Center aphasia examination，CRRCAE），该检查法于 1990 年编制完成。检查包括两部分内容，第 1 部分是通过患者回答 12 个问题了解其言语的一般情况；第 2 部分由 9 个分测验组成，即听理解、复述、说、出声读、阅读、抄写、描写、听写、计算。每个分测验又分为 3~4 个亚项，总共 30 个。此检查只适合成人失语症患者。

3. 西方失语症成套测验（Western Aphasia Battery，WAB）　西方失语症成套测验是较短的波士顿失语症检查版本，包括自发言语、理解、命名、复述 4 个方面，检查时间约 1 个小时。该测验提供一个总分称为失语商（aphasia quotient，AQ），根据 AQ 可以分辨出是否为失语症。此外，根据上述 4 个方面的评分特点，可以将失语症归属相应的类型。WAB 还可以测出操作商（performance quotient，PQ）和皮质商（cortical quotient，CQ），前者可以了解大脑的阅读、书写、运用、结构、计算、推理等功能；后者可了解大脑认知功能。该测验还可以对完全性失语、感觉性失语、经皮质运动性失语、传导性失语等提供解释标准误差和图形描记。

4. 波士顿诊断性失语检查（Boston Diagnostic Aphasia Examination，BDAE）　此检查是由美国波士顿退伍军人管理局医院、波士顿大学失语症研究中心、波士顿大学医学院的 Harold Goodglass 和 Edith Kaplan 在 1972 年编制发表，是目前英语国家普遍应用的标准失语症检查，许多国家都据此修改应用或作为蓝本制订本国的诊断测验。它既包括语言功能本身的检查，又包括非语言功能的检查；既可对患者语言交流水平进行定量分析，又可对语言特征进行定性分析；既可确定患者失语症严重程度，又可作出失语症分类，但检查所需时间长，评分较困难。此检查由 27 个分测验组成，分为会话和自发性语言、听理解、口语表达、书面语言理解、书写 5 个大项目。该检查于 1972 年标准化，1983 年修订后出版了第 2 版，2001 年出版了第 3 版。此检查能详细、全面测出语言各种模式的能力，但检查需要的时间较长。

5. 汉语失语症计算机辅助评估　该评估软件能体现语言交流反应测验结果，根据设定不同难易程度的检测题目对失语症进行筛查甄别。目前，我国临床使用的计算机辅助汉语失语症评估软件包括语言障碍诊治仪（简称语言障碍诊治仪 ZM 2.1）（图 8-2-1）、失语症计算机评估系统、汉语感知训练评价系统 OT-SOFT 等。语言障碍诊治仪的临床治疗与应用范围相当广阔，其诊断设计方法是经过对话语链中的每一环节测验和电脑智能运算，经过优选对各失语症检测方式的话语敏

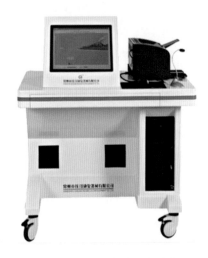

图 8-2-1　语言障碍诊治仪

感指数，再根据汉语与电脑使用的语言特点自行设计。该系统可进行自主分析声音、语速等语音参数，并设定了对应汉语语言障碍的十二项利手检索，经过读检索、视检索、语句检验、口语表达等四个部分共六十五题，利用软件内的语句分析功能对所录入的语句进行即时、客观分析[33-35]。

6. 汉语失语症心理语言评价　通过使用认知神经心理学方法发展起来的语言认知加工模型，可检查语言加工过程中哪个模块受损。心理语言加工模型的核心有四个心理词典，即语音输入词典、语音输出词典、字形输入词典和字形输出词典，以及一个语义认知系统。通过一些检测条目表征单词的具体意义（语义）、读音和拼写（词形），以及句法信息（词是如何连接起来形成句子），体现为脑损伤患者可以选择性地破坏一些模块，而其他模块不受影响。一旦确定哪些模块功能正常，哪些模块功能受损，治疗师就可以制订语言治疗计划，对受损的加工模块进行恰当的再储存、重组或补偿。

汉语失语症心理语言评价与治疗系统以心理模块式实现失语症评估和康复计算机化，包括可以进行检测的 15 项语言加工模块，共 53 个分测验。这种方式下的评估更加精确，治疗的针对性更强[36, 37]。

7. 单一语言能力评估　常见的为波士顿命名测验（Boston naming test，BNT），该评价体系共包含了 60 个线条绘制的图表和一份记录表。按照人们日常使用的熟练程度对其分类，从高频出现的熟悉物品（床、树、铅笔等）到低频出现的物体（搁架、调色板和算盘）。一旦受试者能够从正确命名开始的前 8 种物品，就跳至第 30 种物品并继续命名。而如果受试者仍然无法命名，则测试者将进行目标刺激展示（如透过"用来写作的物品"来显示出铅笔）和发音暗示（如该词的第一音调）。此试验已广泛用于对失语症和认识功能障碍的研究，目前还有仅涉及 15 个物品的简短 BNT 试验版本。另外，单一的水平评价包括口语能力评价、阅读能力评价、复述评分等。

8. 日常生活交流能力评估　注重了解患者是否能正常沟通，而不是语言缺陷。评价得分表示患者完成或不能完成任务，可判断语言障碍对患者生活的影响，并证实治疗的实际效果。

（1）美国言语听力学会交流技能的功能性评估（american speech & hearing Association functional assessment of communication skills，1995）：针对日常生活活动的 4 个方面，评价患者完成这些活动的能力：社会交往（如打电话交流信息）、基本需求的交流（如紧急事件的反应）、读写和数字概念（如理解简单标志）和日常生活计划（如旅游）。该评价具有较好的信度和效度，但至今未见汉化版。

（2）日常生活交往活动检查（communicative activities in daily living，1998）：用以评价康复后的交往能力。测验内容包括 68 个项目，对每个项目的反应分为正确、恰当和错误。

在对老年人失语症的检查评价过程中要充分考虑口语表述（自动表示姓名、年龄段、居住地、系列数数）、复述（词、简短句）、听了解（听指五官、听指单一物体、有无问题）、名称（单一物体名称、身体部位命名、列名、颜色名称），应适当降低阅读和书写能力的要求。对老年人失语症患者的初级评价，要通过 CRRCAE、ABC 等方式对失语症患者进行系统评价，但鉴于失语症的个体化特征，还可选择两种不同形式的评价方法，即传统量表评价和计算机评分的组合。针对某一个功能较不明显者，可就某一功能细化评价；而针对鉴别性检查，也可采取与认知功能评价、构音障碍评价等同时检查，以便于鉴别判断。此外，对于高龄老人的失语症评估，应先评估其言语前认知功能，进而发现其认知水平，然后从认知、言语以及实际交流能力来训练[38]。

二、老年构音障碍的评估

构音障碍评定的目的是确定患者是否存在构音障碍并对构音障碍进行分类，判定患者损害及残存的功能，为制订治疗计划及评定疗效提供帮助。目前的评定方法主要有以下两种。

1. 中国康复研究中心构音障碍检查表　该检查法是参照日本构音障碍检查法并按照汉语普通话的发音特点编制而成，是目前国内较广泛应用的评定方法。此方法分为构音器官检查与构音检查。评定内容包括：①会话；②单词检查，由包含所测 50 个单词的 50 张图片组成；③音节复述检查，选用 140 个常用和比较常用的音节进行；④文章检查；⑤构音类似运动检查，选有代表性的 15 个音的构音类似运动进行。通过对上述检查结果的分析，确定错音、错音条件、错误方式、发音方法、被刺激性、构音类似运动、错误类型等。

2. Frenchay 构音障碍评定法　该评定法是英国、美国常用的构音障碍评定法。评定内容包括反射、呼吸、舌、唇、颌、软腭、喉、言语可理解度 8 大项目，29 个分测验，每个分测验都设立了 5 个级别的评分标准[16]。

比较上述两种方法，中国康复研究中心构音障碍检查法的优势在于兼顾了器质性构音障碍和运动性构音障碍的评估，通过评估找出错误的构音及特点，对构音障碍患者的训练有明确的指导作用，操作时采用描记的方式进行记录，便于临床应用，但无等级量化，不便于疗效的分析和比较。而 Frenchay 评定着重于运动性构音障碍的检查，采用评分量化功能受损程度，易于横向比较和进行疗效分析。但对汉语语音的错误点评测易出现漏查，对错误构音点的指导性欠佳。

临床常用的脑卒中构音障碍计算机辅助检查方法有语言障碍诊治仪、微机言语评价系统，还可以利用计算机对构音器官进行描述分析，如频谱分析、肌电图、喉动态描记仪、舌压力传感器、舌运动描记器、唇二维运动学分析法、光纤维咽喉内镜、荧光放射录像术和气体动力学检查等。仪器检查作为对构音器官功能性检查的补充，可以更客观、精确地揭示构音器官的病理和功能状态。但仪器检查操作复杂，设备昂贵，在临床应用中受到限制。

三、老年性聋的评估

老年听觉障碍测评量表（hearing handicap inventory for the elderly，HHIE）[39, 40]是一个适于在社会卫生问题研究中应用的测量方法，评价听觉损失在社会生活和情感两个方面对被研究者的负面影响。完整版 HHIE 共 25 题，其中社会情景（S 分）12 题，情感（E 分）13 题。由受试者通过闭合式选择作答，将各个提问作答选项分为"是""有时候""不是" 3 项。受试者答复"是"得 4 分，答复"有时候"得 2 分，答复"不是"得

0分。最后把所有25题的分数相加，就得出了HHIE分数。最高100分，最低0分，成绩越高，就表示听觉功能障碍对受试者的功能危害程度越大。而通过比较HHIE总得分数，就可以把受试者的听觉功能障碍分成三种等级，即：无障碍设计（0~16分）、轻中度障碍（17~42分）和重度障碍（43分以上）。HHIE更有利于面对面地研究访谈，这在某些大样本社会研究尤其是关于中高龄老年人的研究中耗时较多。该量表的筛查版（HHIE-S）从完整版问卷中提取筛查10个题目，包括社交场景（S分）5题，情绪（E分）5题。将10个问题的得分相加即得到HHIE-S得分，最高40分，最低0分。相应的功能性听力障碍分级标准为：无障碍（0~8分）、轻中度障碍（10~24分）和重度障碍（26分以上）。

四、老年发声障碍评估

（一）主观感知评价

1. 他觉性主观评价　目前临床上应用较多的是日本音声医学会1979年制订的GRBAS评价标准，该标准包括5个描述参数，分别是：声音嘶哑总分度（overall grade degree，G）、粗糙声（rough，R）、气息声（breath，B）、无力声（asthenia，A）、紧张声（strained，S）。每个参数分为4个等级，正常0级，轻度1级，中度2级，重度3级。

2. 自我评价　嗓音障碍指数（voice handicap index，VHI）首先由Jacobson等于1971年提出，该项调查是以交谈的方式让患者自己对存在的障碍或嗓音缺陷进行评价。由情感、功能和生理3个方面共30个子问题组成，每个方面包括10个问题，对于每个问题采用5级评估标准。

（二）客观检查评价

1. 嗓音声学分析　利用声学采集软件对嗓音样本的声学特征进行定量检测和分析，如图8-2-2。常用的检测指标包括基频、声音强度、共振峰和声谱图、微扰。

2. 声带形态与振动检查　一般通过喉镜检查[41]。

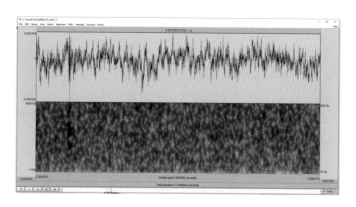

图8-2-2　声学采集软件

五、老年言语失用的评估

1. 运动性言语评价法（motor speech evaluation，MSE）　由9个子测验构成，包括

元音延长、连续轮替运动、交互轮替运动、多音节词汇的单遍重复、多音节词的多遍重复、单音节词的单遍重复、增加单词长度、重复句子及阅读文章。

研究发现，言语失用患者在完成元音延长，连续的轮替运动和单个单词的一遍重复（包括单音节词和多音节词）方面困难较小，也就是说，简单发音不足以引起言语失用患者的言语错误。在进行交替性轮替运动和多音节词的多次复述这两项检查时，即使轻度言语失用患者都表现很差。假定是这两项检查的构音运动的复杂性引出失用患者的言语错误，那么，MSE 中的这两项检查可以作为临床上评估言语失用的快速手段，因为所有言语失用患者，即使是轻度障碍的患者，均有典型表现。

2. 中国康复研究中心言语失用评价方法　本评估方法设定元音顺序模仿、词序模仿及短语模仿等检查项，用以引出言语失用的言语样本。检查中，患者的异常表现包括：元音 / 词错误、顺序错误、摸索现象和发音错误等。与 MSE 检查相同，轻度的言语失用患者在元音顺序模仿上出现的错误最少，而在词序及短语模仿上，所有言语失用患者均有典型表现。所以，词序及短语模仿也可作为临床上评估汉语言语失用的快速手段。检查中若出现典型的错音、摸索、反复尝试、努力的表情、自我纠正等前述表现，即可确诊[42-44]。

六、神经影像与神经电生理评估

语言检测已从静态走向动态功能检测。传统的影像技术检测语言障碍患者主要针对病变部位及病因，主要技术有头颅计算机体层扫描（computed tomography，CT）、磁共振成像（magnetic resonance imaging，MRI）、脑电图（electroencephalogram，EEG）和单光子发射计算机断层成像（single photon emission computed tomography，SPECT）。随着影像技术飞速发展，逐渐对毫秒时间段的语言思维过程给予显影，涉及语言功能刺激下的心理反应，其中语言定位技术的代表是功能性磁共振成像（functional magnetic resonance imaging，fMRI），语言反应时间检测的代表是事件相关电位（event related potential，ERP）中的 N400 和 P300 检测。

（一）大脑语言区的影像解剖学

语言区是人类大脑皮质所特有的区域。语言区通常在一侧大脑半球上发展起来。与语言功能有关的半球通常被视为优势半球。善于用右手的人（右利者）其语言区在左侧半球，大部分善用左手的人（左利者）其语言区也在左侧半球，只有一部分左利者其语言区在右侧半球。可见多数人的优势半球为左侧半球。大脑语言区主要位于大脑半球的额叶、颞叶和顶叶，依其位置和在处理语言功能中作用的不同分为不同语言中枢。

1. Broca 区　又称运动性语言中枢，位于 Brodmann 44 区及 45 区，紧靠中央前回下部，额下回后 1/3 处，用于计划和执行说话。此区受损的患者能理解他人的语言，而且与发音有关的肌肉未瘫痪，但丧失了说话的能力，临床上称之为 Broca 失语，主要表现为口语表达障碍。

2. Wernicke 区　是指优势半球颞上回后部，位于 Brodmann 22 区、40 区。Wernicke 区与躯体感觉（Brodmann 5 区、7 区）、听（Brodmann 41 区、42 区）和视（Brodmann 18 区、19 区）皮质有着丰富的联系，用于分析和识别语言的感觉刺激。该区病变产生感觉性失语，又称 Wernicke 失语，表现为患者的声调和语调均正常，与人交谈时不能理解别人说的话，答话语无伦次或答非所问，听者难以理解。

3. 弓状纤维　弓状纤维是大脑半球内短的联络纤维，是一束将 Wernicke 区和 Broca 区相连的白色纤维，可将信息从 Wernicke 区传向 Broca 区。该部位损伤易产生传导性失语，主要临床特点是口语为流利性，听理解相对保留，复述不成比例。

4. 外侧裂周区　目前公认的语言区大多数位于左侧半球外侧裂周围。主要包括 Broca 区、弓状纤维和 Wernicke 区。

5. 交界区或分水岭区　大脑中动脉与大脑后动脉分布交界区为分水岭区，此区受损可以引起经皮层性失语，经皮层性失语的共同特点是复述不受损，因为 Wernicke 区仍然与 Broca 区保持联系。

6. 角回和缘上回　视觉性语言中枢（阅读中枢）位于角回（Brodmann 39 区）。此区受损者的视觉正常，但不能理解文字符号的意义，称为失读症。角回和缘上回构成顶叶的前下部，位于听觉、躯体感觉和视觉联合皮层的交界区，使三个区域的联合皮层相互联系。当给予视觉信号时，角回和缘上回能够扫描 Wernicke 区，且能够激发与视觉资料相匹配的听觉信息。同样，当给患者提供听觉信息的时候，他们也可以扫描视觉联合皮层。

7. 视觉联合皮层　其位于初级视觉皮层前枕叶和顶叶的 18 区和 19 区，对初级视觉信号进行分析。

8. 胼胝体　其位于大脑纵裂底，包括嘴、膝、体（干）、压四部分，由联合左、右半球新皮质的纤维构成。有观点认为胼胝体前 1/3 的纤维连接运动性语言中枢，后 1/3 的一部分纤维联系着一侧感觉性语言区，另一部分纤维联系着一侧感觉性语言区及对侧的运动性语言区。

9. 基底神经节　其位于皮层下的壳核、尾状核、苍白球等神经细胞核团部分中，不只是一个单纯的运动结构，对于同时接受感觉与大脑皮质边缘区域的外传入来说，是一种高级综合组织。其损伤可引起语音功能障碍，称为基底节失语。

10. 背侧丘脑　依据临床观察、手术和电刺激结果，目前认为背侧丘脑腹外侧核、腹前核、丘脑枕与语言有关。腹外侧核和腹前核与运动区、辅助运动区及 Broca 区有丰富的双向联系。丘脑枕和颞叶及大脑后部皮质间有密切联系。丘脑性失语多表现为音量小、语低、表情淡漠、不主动讲话、找词困难、听理解及阅读理解轻度障碍，复述可正常，命名轻度障碍。

（二）影像学检查技术

1. 电子计算机体层扫描　CT 是利用 X 线和电子计算机技术成像的诊断技术，可直接显示脑组织，为真正的脑成像技术。CT 正式问世于 1969 年，由英国计算机工程师 Hounsfield 发明，于 1972 年开始应用于临床。随着设备的进步，CT 不仅可以提供形态学方面的信息，而且开始用于某些功能性信息方面的研究。

（1）CT 的基本原理：其原理是利用各种组织对 X 线的不同吸收系数，通过电子计算机处理得到图像。螺旋 CT 是一种相对较新的技术，其扫描更加快速，1 秒钟内即可完成一个层面的扫描，分辨率也更高，扫描层厚度可以薄至 1 mm，可以更清楚地显示微小病变。

（2）CT的特点及临床应用：CT属无创伤检查方法，密度分辨率高，显示钙化敏感且空间分辨率较高，扫描速度快，检查方便。颅脑CT广泛应用于脑血管病、颅脑外伤、颅脑肿瘤、颅内感染、脑白质病、颅脑先天发育畸形、脑积水等疾病的诊断。由于CT能显示较清晰的影像断面解剖结构，因此它可以用来研究大脑皮质功能区的定位。也有学者将它用于语言相关功能区的定位研究，可通过识别大脑主要的一些结构（如脑沟、脑回）来辨认功能区。

（3）脑梗死患者CT的影像学表现：在脑梗死发生的当时，CT平扫检查可能是阴性的，大部分患者在24小时后CT才能有阳性发现。第1周内梗死区可见明显的低密度区，多为三角形或扇形，底边向外，边界清楚，但密度不均匀。由于存在诸如水肿这样的因素，使得观察到的病灶可能要比真实的病灶范围要大。第2周低密度区边界更清楚，密度均匀，第2、3周部分病例由于梗死区脑水肿消退和吞噬细胞浸润，周围侧支循环的恢复，使低密度区恰好演变为等密度区，CT呈现"模糊效应"。此时如是首次CT扫描的患者，则易误诊，应进行增强检查才能显示出梗死病灶。病灶区域出现边缘脑回状强化表现，反映病变区域血－脑脊液屏障破坏、新生毛细血管和血流灌注过度。在脑梗死后期（2个月后）坏死组织清除，可形成液性囊腔，CT显示为边界清楚的低密度软化病灶。

（4）CT血管造影（computed tomography angiography，CTA）：即通过静脉注入含碘的造影剂，经电脑对图片进行数据处理后即可三维呈现，颅内血管系统检查能够代替部分的数字减影血管造影（digital subtraction angiography，DSA）检查。CTA能明确地显露主动脉弓、颈总动脉、颈内动脉、椎动脉锁骨下毛细血管、Willis血管环，对闭塞性毛细血管疾病能提出最主要的检查依据，也能够明确血管狭窄的严重程度，并清晰揭示动脉粥样硬化斑块及其是否出现钙化现象。与DSA比较，CTA并不要求冠状动脉插管操作简单快速，但却不能呈现小毛细血管分支的疾病。

2. 磁共振成像　MRI是一种生物磁学核自旋成像技术，于20世纪70年代中期发明，在80年代技术得到完善并成为医学影像诊断的重要工具。MRI能够提供传统的X线和CT检查不能提供的信息，是诊断颅内和脊髓病变最重要的检查手段，目前在我国已普遍应用。近年来，新的磁共振技术如功能性磁共振成像（fMRI）、磁共振血管成像（magnetic resonance angiography，MRA）和弥散加权成像（diffusion weighted imaging，DWI）等的出现，推进了神经科学的发展。

（1）MRI的基本原理：MRI主要是利用人体内的氢质子在主磁场和射频场中被激发，产生的共振信号经计算机放大、图像处理与重建后得到的磁共振影像。人体接受MRI检查时，被置于磁场中接受一系列脉冲后，打乱了组织内质子运动，脉冲停止后质子的能级和相位恢复到激发前状态，这一过程称为核磁成像。

（2）MRI的优势及临床应用：与CT相比，MRI能提供多方位和多层面的解剖学信息，图像清晰度高，没有电离辐射，对人体无放射性损害；无颅骨的伪影；不需要造影剂即可清楚地显示出冠状、矢状和横轴三位像；可清晰地观察到脑干及后颅窝病变的形态位置、大小及其与周围组织结构的关系；对脑灰质与脑白质可以产生明显的对比度。但对于急性颅脑损伤、颅骨骨折、钙化病灶及出血性病变急性期等，MRI检查不如CT

敏感。装有心脏起搏器、眼球内金属异物、假牙、动脉瘤银夹等患者严禁做 MRI 检查。另外，由于 MRI 检查所需时间较长，危重或不能配合的患者往往难以进行检查，而头颅 CT 检查快速简便，在这种情况下具有一定优势。

MRI 广泛用于脑梗死、脑肿瘤、脑外伤、颅脑发育异常、脑萎缩、脑炎、脑变性疾病、脑白质病变等脑部疾病。对于脊髓病变有较高的诊断价值。

（3）磁共振血管成像：是对血管和血流信号特征显示的一种技术。MRA 使用方便，可无损伤性检查脑血管，且往往不需造影剂。MRA 对颅脑及颈部的大血管显示效果好，主要用于颅内动脉瘤、动静脉畸形、大血管闭塞性疾病及静脉闭塞等。MRA 可检出 90% ~ 95% 的颅内动脉瘤，但对 <5 mm 的动脉瘤漏诊率高。在脑血管狭窄时，对于严重的狭窄或闭塞的血管判断较为可靠，对轻度狭窄者可存在夸大狭窄程度的现象。普通 MRI 在颈部血管成像时受伪影影响较大，静脉注射造影剂后进行检查可改善成像效果。MRA 的优点是：不需插管、方便省时、无放射损伤及无创性。缺点是：空间分辨率差，不及 CT 血管造影（computed tomography angiography，CTA）和数字减影血管造影（digital subtraction angiography，DSA），信号变化复杂易产生伪影，对细小血管显示差。临床在诊断动脉瘤、血管畸形时仍需 DSA 用于筛查确诊和干预。

（4）磁共振弥散加权成像（diffusion weighted imaging，DWI）：是利用磁共振成像观察活体组织中水分子的微观扩散运动的一种成像方法。水分子扩散快慢可用表观扩散系数（apparent diffusion coefficient，ADC）和 DWI 两种方式表示。主要用于缺血性脑血管疾病的早期诊断，发病 2 小时即可显示缺血性改变。在早期，这种弥散变化是可逆的，为早期治疗提供了重要的信息。弥散加权成像可用于区分新旧脑梗死病灶，可以敏感地显示各种原因导致的细胞毒性水肿，DWI 不需要注射造影剂。

（5）弥散张量成像（diffusion tensor imaging，DTI）：是弥散成像的高级形式，可更加准确地检测组织内水分子的弥散状况及各向异性特点，经特定的处理后可显示脑内的白质纤维束走行，并用脑白质纤维束成像或彩色弥散张量图显示。临床上主要用于脑部神经纤维走行的研究，显示脑白质和灰质的结构，显示出常规 MRI 所不能显示的解剖细节，特别是脑白质的精细解剖。在脑血管病多发性硬化、癫痫、脑内肿瘤等病理情况下，DTI 能够显示病变对神经纤维破坏、压迫推移等情况（图 8-2-3）。

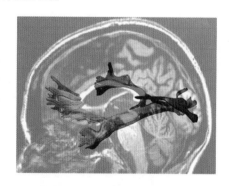

图 8-2-3　失语症患者 DTI 成像

（6）脑功能性磁共振成像：fMRI 采用对脱氧血红蛋白的敏感效果为基准，对皮质功能开展了定位图像。成像技术原理基于人脑各种主要功能活动中的生理活动，大脑皮层在某一区域激动时局部小动脉的扩张血流量增大，而氧消耗量则只有轻微上升，局部氧合血红蛋白浓度增加，在 T 和 T 加权像上的信息力度增大。而信息力度的改变就表达了在该区灌注的能量改变，运用该技术原理就有利于完成皮层功能定位目标。

对言语功能的神经系统影像学检查一般使用大脑功能磁共振成像技术，具体机理为：当大脑皮质的某区域被语音等任务所激发时，局部皮层的兴奋区域血流量增强，但局部大脑氧消耗量的增强并不明显，这种局部氧耗量与大脑血流量的失匹配性可引起局部磁性变化，这些磁共振信息经过电脑处理而产生图像。在临床上，通过对患者的语音输入（听力或视野输入）和话语输入输出（指文本、讲话等），患者在进行这些任务时，相关脑区域也被激发，产生了磁共振信息的变化，这时获取话语功能区域的成像图，便可进行相关的其他语言脑功能区域定位。如对一例右利手的缺血性脑卒中且读写障碍患者进行 fMRI 检查，发现治愈前的主要活动小组是左角回，而治疗后则位于右角回，这表明治疗前后皮层生物活性的变化，以及神经细胞通路的联合和功能重建。

fMRI 可以检测出人类不同的语言任务在人脑中的功能定位。如给予 Broca 失语的患者听理解任务刺激，fMRI 显示患者听理解区域被激活；给予言语表达任务刺激，Broca 区（可能病灶区）不被激活。fMRI 应用于语言功能恢复的脑结构和功能改变的研究，探讨语言功能康复的机制。在对一例纯失读患者语言功能康复过程 fMRI 检测时，发现在康复前右侧外侧裂区有激活，而且脑激活涉及区域多，说明这些区域在该患者阅读功能早期恢复过程中起重要作用。经过康复治疗后，fMRI 显示激活区域减少且以左侧外侧裂为主。由此推测，阅读功能损伤后的早期阅读需较多大脑功能的协助，完成其他区域的激活补偿损伤区域的功能康复训练后，主要依赖于原有语言功能区的功能重建，康复后大脑各功能区重新返回原有布局。fMRI 还可应用于语言功能区附近肿瘤的术前定位。陈卓铭等对一例中英双语的脑肿瘤患者进行手术前言语评估，fMRI 显示患者在使用母语（汉语）时激活的皮层区域明显小于使用英语时激活的皮层区域，汉语与英语激活左侧顶叶的具体位置不一样，且汉语激活左顶叶的面积要明显小于英语。反映了汉字和英文字在空间排列上的差异，英文字的识别需要更多的空间排列。通过设计受损语言功能的刺激，呈现刺激激活相关脑区，可更精确地显示肿瘤与语言功能区的关系，指导最佳手术路径，避免对语言区功能的进一步损害，以及有利于术后语言功能的恢复。

3. 与语言障碍相关的神经影像学表现

（1）失语症的神经影像学表现：失语症是由于大脑局灶病变引起的语言功能障碍，表现为对口语或文字（或非言语的相等功能）的理解和表达功能缺陷或功能丧失。大多数人包括左利者在内，语言功能主要位于左侧大脑半球内，在颞叶的后上部、相邻的顶叶下部、额叶的下外侧部位，以及这些部位间的皮层下联络结构。这个大致呈三角形的区域任何部分的损害都会妨碍语言功能的某些方面。优势半球不同特定部位受损可出现不同类型的失语症。引起失语症的疾病以脑血管疾病最为多见，其次为脑部炎症、外伤变性等。通过 CT、MRI 影像学检查往往能够发现病变的部位，并能判断疾病的性质。

①Broca 失语：又称运动性失语、表达性失语、皮质运动性失语等，在影像学检查时常发现优势半球额叶 Broca 区病变。②Wernicke 失语：又称感觉性失语、感受性失语等，在影像学检查时常发现优势半球颞上回后部（Wernicke 区）病变。③传导性失语：复述不成比例的受损为此型失语的特点，在影像学检查时常发现优势半球缘上回或者深部白质内的弓状纤维病变。④经皮质性失语：复述相对的保留是该类失语症表现的特点，病灶多位于分水岭区域。因为病变位置不同，临床表现也不同。⑤经皮质运动性失语：在影像学检查时常发现优势半球 Broca 区的前上部病变。⑥经皮质感觉性失语：在影像学检查时常发现优势半球颞、顶叶分水岭区病变。⑦经皮质混合性失语：在影像学

检查时常发现优势半球分水岭区病变病灶较大。⑧命名性失语：也叫做健忘性失语症，是以命名功能障碍为主要症状的低流利度失语症。在影像学检查中常看到的优势半球颞中回后部以及颞枕交界部病变。⑨皮层下失语：人们发现在优势半球皮层下的构造（如丘脑和基底节）被破坏后也可产生失语。⑩基底节性失语：多表现为无流利性，语言困难，呼名轻度困难，但宣叙调相对保留。读解和读写能力的不正常易产生复合语言的认知困难，书写功能障碍明显。在影像学检查中常出现优势半球基底节部病灶。

4. 脑电图（electroencephalogram，EEG）是脑生物电活动的检查技术，通过测定自发的有规律的生物电活动以了解脑功能状态。EEG 是对大脑皮层的一项非创伤性、功能性检查，结合临床资料可间接诊断脑内各种疾病（图 8-2-4）。

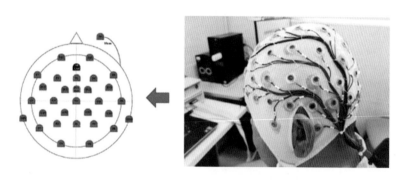

图 8-2-4　EEG 定位及采集示意图

（1）正常成人脑电图：①清醒期 EEG：正常在觉醒安静闭目时由 α 波和快波构成，有少量 θ 波散在出现，不出现明显的 θ 波和 δ 波。基本节律为 8～12 Hz 的 α 节律，波幅为 20～100 μV，主要分布在枕部和顶部；β 波活动的频率为 13～15 Hz，波幅为 5～20 μV，主要分布在额叶和颞叶；部分正常人在大脑半球前部可见少量 4～7 Hz 的 θ 波 α 波对于睁眼、感觉刺激精神活动等有抑制反应。

（2）异常脑电图

尖波：时限为 1/14～1/5 s（70～200 ms），波幅高而尖锐，区别于背景脑电。

棘波：时限为 1/50～1/14 s（20～70 ms），波幅高而尖锐，区别于背景脑电。向上的波峰为负相，向下的波峰为正相。

棘慢波：在棘波后面跟着一个 300 ms 以下的慢波。

多棘慢波：棘慢波中的棘波成分为多棘波。

尖慢波：慢波接着尖波后所产生的重复波形。

5. 诱发电位　诱发电位是神经系统在感受外在或内在刺激过程中产生的生物电活动，可以了解脑的功能状态。目前不仅能对躯体感觉、听觉和视觉等感觉通路的刺激进行检测，还可以对运动通路及认知功能进行测定，后者称为事件相关电位（event-related potential，ERP）。

（1）躯体感觉诱发电位（somatosensory evoked potential，SEP）：SEP 是指对躯体感觉系统的任意一点给予适当的刺激后较短时间内，在该系统特定通路上的任何部位能检出的电反应。多是自中枢神经系统的体表投射部位记录而得。SEP 反映躯体感觉通路自下而上直至皮质的功能状态，主要反映周围神经脊髓后束和相关神经核、脑干、丘脑、丘脑放射和大脑感觉皮质等相关部位。临床主要用于吉兰－巴雷综合征（Guillain Barré syndrome，CBS）颈椎病、后侧索硬化综合征、多发性硬化（multiple sclerosis，MS）及脑血管病等感觉通路受累的诊断和客观评价。还可用于脑死亡的判断和脊髓手术的监护等。

（2）脑干听觉诱发电位（brainstem auditory evoked potentials，BAEP）：脑干听觉诱发电位是用耳机传出重复声音刺激听觉传导通路时，在头顶记录到的电位。它不需要受检者对声音信号作主观判断和反应，不受主观意识和神志状态的影响，适用于婴幼儿和昏迷等不能配合检查的对象。BAEP的临床适应证包括：①客观评价听力，特别是对听力检查不合作者、婴儿、重症患者、意识障碍患者及使用氨基糖苷类抗生素的患者，可以帮助判断听力障碍的程度，还可用于检测耳毒性药物对听力的影响；②脑桥小脑肿瘤；③多发性硬化和脑桥中央髓鞘溶解症等；④脑死亡的判断；⑤后颅凹手术的监护。

（3）视觉诱发电位：视觉诱发电位是通过头皮电极记录的枕叶皮质对视觉刺激产生的电活动，其传入途径为视网膜光感受器、视神经、视交叉、视束、外侧膝状体、视放射和枕叶视区。临床常用的有闪光式视觉诱发电位和模式翻转视觉诱发电位（pattern reversal visual evoked potentials，PRVEP）。前者波形、潜伏期变化较大、阳性率低，一般应用于不能合作或不愿意合作者，仅须了解视网膜到枕叶通道是否完整。后者的波形成分较简单，记录较容易，疾病时异常的检出率高，无创伤性，临床意义大。视觉诱发电位（visual evoked potential，VEP）主要应用于视网膜病变、视神经视交叉等视觉通路病变，尤其是对脱髓鞘疾病如多发性硬化球后视神经炎、视神经脊髓炎等可提供早期神经损害依据。另外可用于客观评定视觉功能、手术监护等。

（4）运动诱发电位（motion evoked potential，MEP）：MEP是用电或磁刺激脑运动区或其传出通路，在刺激点以下的传出路径和（或）效应器肌肉所记录到的电反应。但重复电刺激可以造成头皮明显的疼痛，给检查者带来不适。1985年，Barker等开创了无痛无创的经颅磁刺激技术，代替经颅电刺激技术。该技术是采用高强度磁场短时限的刺激所诱发MEP，通过测定其潜伏期（传导时间及速度）、波幅、波形，判断运动通路中枢传导的功能状态。MEP主要用于运动通路病变诊断，如多发性硬化、脑血管病、脊髓型颈椎病和肌萎缩侧索硬化等，后者可发现亚临床损害。

（5）事件相关电位：在诱发电位检测中用听、视或语言等人为事件刺激，所检测到的电位变化与该事件相关，称事件相关电位（ERP）。事件相关电位反映人脑处理语言文字等高级功能活动，一般检测的潜伏期较长，又称为长潜伏期电位，对刺激－脑电反应的时间非常短，显示出几微秒的反应，刺激反应的时间分辨率高。

（6）N400：是指在400 ms潜伏期附近有一负相的事件相关电位波。在临床检测研究中如要求Broca失语患者听先后呈现的成对单词，若两个词的词义相关，则后一个词诱发的N400较小；若两个词的词义无关，则后一个词诱发的N400较大。这表示，Broca区损伤时脑对语言仍有加工，仅仅是无法表达出来。对Wernicke失语患者来说则无论成对的两个单词是否相关，所诱发的N400没有差异。这表示，Wernicke区损伤使大脑对这些单词的加工受到损伤，表现出患者不理解单词的意义，而无法完成语言交流。另外，N400 的研究还可提示脑损伤后的功能代偿是怎样发生的，可以用 N400 衡量左右半球语言加工开始的早晚时间与加工程度深浅定量，这些检测对康复设计有帮助。

第三节 老年语言障碍的治疗

一、老年失语症的治疗

失语症训练方法有不同分类，通常可以分为改善语言功能和改善日常生活交流能力。在临床失语症训练中，选择方法时需要考虑到患者的情况，如失语症的分类、严重程度、病程和相关障碍、交流环境等。针对特定患者，可能需要采用多种方法，也可能现有方法中没有哪一种是完全适合的。

（一）老年失语症的治疗原则

1. 要有针对性　治疗前要对患者进行标准失语症评定，掌握患者是否存在失语症、类型和程度，以便明确治疗方向。

2. 综合训练，注重口语　失语症大多为听、说、读、写均不同受损，所以需要进行综合方面的训练，但随着治疗的深入，要逐步把重点放在口语的训练上来，对一些重度患者要重视阅读和书写的训练，阅读和书写的改善对口语具有促进作用。

3. 因人施治，循序渐进　可从患者残存功能入手，逐步提高其语言能力。治疗内容要适合患者的文化水平和兴趣，先易后难，由浅入深，要逐步增加刺激量。

4. 适当应用反馈机制，注意调整患者的心理反应　当治疗取得进展时，要及时适当鼓励患者，使其坚定信心。患者精神饱满时可适当增加难度，当情绪低落时，应缩短治疗时间，做些患者感兴趣的训练或暂停治疗。

5. 对存在多种语言障碍患者，要区分轻重缓急　有的患者除了失语症之外，可能还伴有构音障碍，这种情况下要注重患者的理解训练，在命名、找词训练及组句训练的同时，也要适当进行构音器官的运动训练和发音清晰度的训练。

6. 家庭指导和语言环境调整　在医院的训练时间有限，要经常对患者家属进行指导，使之配合治疗，会取得更好的效果。另外，要让患者的家庭创造一个适当的语言环境，以利于患者语言的巩固和应用[3, 30]。

（二）改善语言功能的治疗方法

1. Schuell 失语症刺激疗法　这是多种失语症治疗方法的基础，是自 20 世纪 60 年代以来应用最广泛的失语症治疗方法之一。Schuell 刺激法是指在受损害的语言符号系统中采用强烈的、被控制的和一定强度的听觉刺激作为首要的治疗工具，去促进和扩大失语症患者语言功能的重组和恢复[45]。刺激性原则包括：利用强烈的听觉刺激性、适当的语言刺激性、多途径的语言刺激性、重复利用感官刺激性、刺激性应引起反应、对反应要加强和纠正等。刺激性要求包括：①刺激性准则，标准刺激作用的复杂性主要体现在听力刺激性练习时选择词汇的长度，让患者选用词时图片摆放的数量，所选择的词汇是常用词汇还是非常用语等。但不管选择何种准则，均须遵从由易到难、循序渐进的原则。②刺激性方式，包括听觉、视觉和触觉刺激性等，但以听觉刺激性为主。在重症患者中常采用将听觉、视觉与触觉相结合，之后再逐渐转换到听觉刺激性的模式。③刺激性力度，是指对刺激度高低的选择，如刺激度的频次以及有无辅助刺激度。④刺激性材料，选择时一方面要重视语句的功能，如单字词组句型，另一方面又要完全顾及到患者的日常生活交流的需求，以及根据个人的社会背景与兴趣爱好来选择练习材料。

2. 模块模型法　模块模型法将语言系统看成多种模型，而失语症则是将其中一种或多种模型破坏后所产生的特殊状况。训练的目标是以独立和合作的形式，逐步恢复具体的语言输入或输出模块。该方式在原则上需要系统地将较强与较弱的模型相结合，以消除对受损模型的阻断。这种原则可以运用于任何一种诊断模型中。在直接命名无法实现时，也可以通过复述帮助患者产生正确反应。这种复述正是对阻断或除阻法的另一个运用。而之前在直接命名时无法达到的目标反应，在重新复述时也能够实现。

3. 认知加工法　认知加工法是基于认知神经心理的正常语言加工模块，在这些模型建设中，一个复杂的认知功能的完成，需要调用一系列认知环节。因此，需要确认患者哪些环节受损，而哪些环节得以保留，如在大声朗读单词时涉及字形输入，在复述单词时涉及语音输入，而两者都涉及语义系统和语音输出。通过比较两个任务的不同表现，可以了解哪些语言环节受损。治疗应当集中于对受损的语言环节加以修复，对保留的语言环节加以补偿。虽然语言加工法不直接提供特定的治疗策略，但它有助于选择治疗的靶点。

4. 神经语言法　神经语言法认为，语言是可以通过特定的规则描述的系统。失语症是词汇、语义、语法或语音等一个或多个平面受损的表现。需要根据受损平面的神经语言学原则来恢复语言功能。如使用故事补充完整形式来训练语法功能。

5. 强制性诱导失语症治疗（constraint-induced aphasia therapy，CIAT）　CIAT 是一种系统的、强制性利用话语作为沟通的教学模式。CIAT 的重点是降低一些不能参加说话行动的大脑刺激现象（失效性行为），并且加强说话任务的学习。失效性行为包含指点、动作（非正规的符号语言）、拟声、绘图、应用言语生发（声音）设备和书写。CIAT 原理上包含：①集中力量（每日锻炼 3 小时，每周锻炼 5 日，持续 2 周）；②交流塑形（2~3 人组合完成各种难易等级的话语交换比赛）；③有限代偿（非言语的）话语交换方法；④行为相关（治疗关注与日常行为相关的活动）。CIAT 训练基于语言交流游戏，道具使用物体照片、日常生活图片及单词等，多以单个物体名词为主。训练组中每例患者的任务就是从自己的卡片中挑选一个卡片，然后向组员作出言语说明。组员也可以出示相同的卡作答，但如果不是这张卡，就必须拒绝询问者的请求；如不能听到询问者所索要的是哪些卡片，可提示再听一次。每例患者都必须在游戏中尽量多地选择卡片[46-49]。

6. 旋律音调疗法（melodic intonation therapy，MIT）　MIT 主要通过旋律音调唱歌的方式，将歌词过渡转换成口语表达，从而促使失语患者携带语音输出。目前已被认为是治疗非流利性失语的一种治疗方法。治疗步骤主要分为 4 步：第一阶段：治疗师低声哼吟有声调的短语，患者用健侧手或脚拍打节奏；第二阶段：在第一阶段的基础上患者跟随治疗师哼吟短语，同时继续拍打节奏，当患者熟练掌握后，治疗师唱出之前所哼吟的短语，紧接着患者重复歌唱治疗师的内容；第三阶段：在第二阶段的基础上，患者重复歌唱治疗师所唱短语前需间隔一段时间，其目的主要是提高患者提取词汇的能力，从而促进语言表达；第四阶段：增加句子长度，通过说唱的方式争取过渡到正常的口语表达[50, 51]。

7. 计算机辅助治疗　计算机辅助汉语失语症的治疗可充分利用图像、声音及动画，并有机结合，其具有信息量大、形式多样、画面富有吸引力等特点，相比一对一的言语治疗，可使患者更加专注的投入言语康复训练过程中，而言语治疗师可根据计算机康复系统自带的各种语言功能亚项康复训练模块，结合患者语言能力受损水平及残存能力，选择相应的治疗项目，进行个体化治疗；部分计算机辅助失语症治疗系统还配有治疗师自由设置康复训练任务的接口，可根据患者语言、文化程度、兴趣爱好等特点，自行设置适合患者的个体化治疗方案。如语言障碍诊治仪康复系统，结合传统语言治疗方法及认知心理学治疗方法，设有适合不同言语语言功能损伤水平的"听觉理解、阅读理解、语音训练、言语表达训练"等训练任务，部分计算机辅助训练系统自带"学老师平台"，可进行自选训练任务内容的输入[52]。

8. 重复经颅磁刺激（repetitive transcranial magnetic stimulation，rTMS）　rTMS 是一种潜在改善脑卒中后非流利性失语语言重组的非侵入性治疗方法。高频 rTMS 有易化局部神经细胞的作用，使大脑皮质的兴奋性增加；低频 rTMS 有抑制局部皮质神经细胞活动的作用，使皮质的兴奋性下降，从而使大脑皮质发生可塑性改变，继而促进语言功能的恢复。低频（1 Hz）rTMS 应用于右侧半球语言镜像区，可以促进行为语言改变。rTMS 与图片命名和语言输出的改善有关。Barwood 等对 6 例失语症患者行低频率（1 Hz）刺激，6 例行安慰剂治疗，每天 20 min，疗程 >10 d，发现低频刺激组图片命名、语言表达及听理解发生变化，且疗效持续到刺激后 12 个月。很多研究采用 rTMS 作用于语言损伤周围区域，以调节半球间相互作用，提高语言恢复，用以治疗左半球卒中引起的右侧半球过度激活。Allendorfer 等对 8 例卒中后失语患者采用 rTMS 治疗，治疗 10 d 后，左侧半球白质 FA 较治疗前增加，fMRI 语言激活区域有所增加。兴奋性 rTMS 介导的 FA 增加主要在刺激点附近，表明白质完整性与皮质功能的改善有关，其机制可能是促进突触连接。但颅内有金属物的患者禁忌使用，癫痫患者使用 rTMS 有较大争议。

9. 经颅直流电刺激（transcranial direct current stimulation，tDCS）　tDCS 由于其不良反应小、刺激面积大、操作简单，在失语症的治疗中具有独特的优势。通过刺激电极放置于大脑颅骨外的不同部位，兴奋性或抑制性 tDCS 可以对失语症的图命名、听理解、阅读与书写，以及言语失用症等产生不同的影响，并对与失语症有关的其他认知障碍显示出特定的治疗效果。Fiori 等对 3 例慢性非流利性失语症患者左半球 Wernicke 区行阳极 tDCS 刺激（1 mA、20 min），连续 5 d，配合语言强化训练，发现患者图片命名正确率明显提高。Baker 等对 10 例 PSA 患者的研究发现，左额叶阳极 tDCS（1 mA、20 min）连续 5 d，能够改善患者命名的正确率。这个研究除了应用 tDCS 还配合图片命名任务训练。该研究小组利用阳极 tDCS 对 8 例 PSA 患者左半球后部皮质进行刺激，结果显示，患者图片命名反应时间缩短，效果持续至少 3 周。Darkow 等采用 tDCS 作用于优势侧运动皮质（语言辅助区），结果显示脑卒中后失语症患者图片命名能力有所提高。有研究提示阳极 tDCS 可提高失语症患者语言速度、流畅性和命名准确性[53-55]。

10. 高压氧治疗 失语症的患者可选用高压氧治疗，急性脑卒中或脑损伤患者经高压氧治疗可提高血液循环中氧的含量，提高脑供氧，同时通过清除氧自由基，起到保护脑的作用。伴有精神异常、癫痫的患者禁用[45]。

11. 镜像疗法 镜像神经元系统（mirror neurons systen，MNS）理论在脑卒中后认知、语言康复过程的研究中广泛应用。对 MNS 系统的深入研究，为人们在动作认知、意图、心智语言、模仿练习、集体共情、运动记忆等基本认知问题的认识方面，提出了一种全新的研究角度与突破点。人脑中主要的意识与语言功能区，如额下回后部 Broca 区域，腹侧前运动皮层，下顶叶、颞上沟皮层区，也是 MNS 系统的主要分布范围，这样吻合是比较合理和易于掌握的，因此不管是从人体意识、语言功能的进化，还是从个人意识的发育角度，对手部动态的观测与模拟都十分必要，手、手臂动作和语言姿势的紧密结合，这大部分都由 MNS 系统承担。人类的 MNS 系统在动态观测－执行模型上至关重要，所以对脑卒中后感知、言语的处理也有着一定的重要性。MNS 系统创造了一个能够很好地统一动态认识和动态实施过程的"观看－实施匹配机制"，这个"观看－实施匹配机制"在整个动态观看、动态认识、动作模仿、运动想象、体育练习等过程中都起到了关键性作用，而这个神经生理学过程也极大地影响了整个体育练习进程。在运动教学中，利用动态观测、意图感知等方法激发 MNS 系统并产生作用，可支撑在脑卒中应对感知功能、语言功能障碍等的进一步了解。动态研究疗法也被发现能诱导已保存于人脑中相似动态的再演，而诱发对正在完成动态的人模仿，动态研究也可引起脑组织的改变。当掌握运动能力后，通过 MNS 系统的刺激可以帮助脑部进行可塑性调整和机能重建，进而促进受损区域功能恢复。话语功能区与 MNS 管理系统的重合作用已被脑损伤病例所证明，当 Broca 区损伤而引起 Broca 失语症的时候，患者对活动的观看和认知都可能产生困难，显示了话语功能区与 MNS 管理系统的重合。而 Marangolo 的实验也表明，对活动检查的执行方式也有助于提高对词汇的获取能力与了解。Beilock 等表明，对运动图像的研究还能透过刺激左前运动皮质来提高人们对语言的认知。Skipper 等还表明，和话语有关的手动作会引起人类 MNS 兴奋。而陈文莉等的研究则表明，对动态手动作进行观察能够改善失语症患者的说话能力，并且优于静态图片观察（不激活 MNS）和复述。科学研究表明，在失语症康复过程中产生语音的脑区和编码手动作的脑区具有功能联系，而 MNS 系统则在这两种认知功能中起着中介作用。此外，在语言作用区域中和承担着运动规划、执行、解释理解和认知活动功能的 MNS 系统脑区域之间有明显的相互作用。陈文莉、单春雷等的 RCT 研究也表明，采用镜像神经元理论的动态观察结合常规语音康复训练，能提高脑卒中后非流利性失语症患者的正常语音功能[56-58]。

（三）改善日常生活交流能力的治疗

1. 交流效果促进法（promoting aphasics communicative effectiveness，PACE） PACE 是最常用的功能性交际治疗方法。它利用接近实用交流的对话结构，在语言治疗师与患者之间双向交互传递信息，使患者尽量调动自己的残存能力，以获得实用化的交流技能。对于老年失语症患者，这种改善日常生活交流能力的训练方法更有助于患者生活质量的提高。其理论依据是，在传统的语言治疗中，一般都要求患者对训练教材（刺激物）作出固定的反应，当有正确的语言表达时进行反馈或强化，从日常生活中的交流情况来看显然是不符合自然的，而 PACE 则是在训练中利用接近实用交流的对话结构，信息在语言治疗师和患者之间交互传递，使患者尽量调动自己的残存的语言能力以获得较为实用的交流技能。

适合于各种类型和程度的语言障碍患者，应考虑患者对训练方法的理解。亦可应用在小组训练中，例如：有一定语言功能但实用性差者，还可以将方法教会给患者的家属以进行家庭训练，但要清楚停止训练的标准。

2. 治疗原则　①交换新的未知信息：表达者将对方不知的信息传递给对方，而传统的治疗方法是在进行语言治疗时，已知单词或语句的情况下，对患者单方面提出要求；②自由选择交往手段：治疗时可以利用患者口头表达的残存能力，如书面语手势、画片指点等代偿手段来进行交往，言语治疗师在传达信息时可向患者示范，应用患者能理解的适宜的表达手段；③平等交换会话责任：表达者与接收者在交流时处于同等地位，会话任务应当是交替进行；④根据信息传递的成功度进行反馈：当患者作为表达者时，言语治疗师作为接收者，据患者对表达内容的理解程度给予适当的反馈，以促进其表达方法的修正和发展。

3. 具体代偿手段　重度失语症患者的口语及书面语障碍，严重影响了语言交流活动，使得患者不得不将非语言交流方式作为最主要的代偿手段，因此非语言交流技能的训练就显得更为迫切。患者也可以采取上述加强非语言交流的训练步骤，以达到促进实用交流能力的目的。

（1）手势语的训练：手势语不单指手的动作，还应包括有头及四肢的动作，与姿势相比较它更强调的是动态。手势语在交流活动中具有标志说明和强调等功能。对于经过训练已无希望恢复实用性口语能力的失语症患者可考虑进行手势语的训练。训练可以从常用手势（点头、摇头表示是或不是；指物表示等）入手以强化手势的应用；然后由治疗师示范手势语，令患者模仿，再进行图与物的对应练习；进而让患者用手势语对提问进行应答，以求手势语的准确。

（2）图画训练：此方法对重度语言障碍而保留一定的绘画能力的患者可能有效。与手势语训练相比，图画训练的优点在于画的图不会瞬间消失，可以让他人有充足的时间推敲领悟并保留，用图画表示时，还可随时添加和变更。训练中应鼓励患者同时并用其他的传递手段，如图画加手势、加单字词的口语、加文字等。

（3）交流板/交流册的训练：适用于口语及书面表达进行实用交流很困难的患者，但应有文字及图画的认识能力。一个简单的交流板可以包括日常生活用品与动作的图画，也可以由一些照片或从刊物上剪裁的照片组成。应根据患者的需要与不同的交流环境设计交流板。在设计交流板之前应考虑：①患者能否辨认常见物品图画；②患者能否辨认常用词；③患者能否阅读简单语句；④患者潜在的语言技能是什么。对有阅读能力的患者，可以在交流板上补充一些文字。

（4）电脑及仪器辅助训练：应用高科技辅助交流代偿仪器，如触按说话器、环境控制系统等。

（四）小组及与应用性训练

失语症除一对一训练模式外，可以选用多种模式训练，如障碍程度相近的患者小组训练，到治疗室以外应用性训练，以促进更好地交流，并可以带进现实生活中[59]。一对一的治疗形式是语言治疗的主要形式，一般为每日一次，每次半小时至一小时。另一种治疗形式为小组治疗，小组治疗起源于第二次世界大战后，大量颅脑损伤的患者从战场返回，由于缺少职业人员，从而建立了小组治疗。目前美国、加拿大和一些国家仍把小组治疗作为一种治疗形式，因为这种治疗形式可使患者的语言和言语技能发生更广的改变，并可增加失语症患者的心理调节，有利于回归社会。

1. 语言治疗小组　言语 - 语言治疗小组已存在了近 60 多年。近些年来，许多报道指出语言治疗小组（有的称为"言语班"）对语言障碍患者的治疗有效。这些小组的成员每天进行的语言交流内容包括打招呼、辞行、人物辨别、信息、钱、日历的应用，以及左右辨别、身体部位辨认等。这些治疗活动的意义是强调功能性的现实生活中的治疗活动。根据情况来决定治疗时间，强化治疗小组可以每天 3 小时，每周 5 次，也可以每周 1~2 次，每次 1~2 小时，与个人治疗相配合。

2. 家庭咨询和支持小组　帮助家庭成员或配偶了解失语和解决语言问题，了解并帮助患者和家庭成员解决情感等问题，常常需要社会和心理工作者的合作。

3. 心理治疗小组　心理治疗小组可以为失语患者宣泄情感和学习处理心理冲突提供支持，增进个人之间的了解，改善患者的观察能力，并且帮助成员适应离院后的社会情绪，减少孤独感，使患者易于被社会接纳和增加自我意识。治疗内容包括讨论现实生活中的发挥专题、演讲、艺术展览，还可以采取手势表达、本人观察生活中角色发挥和其他人的角色发挥、心理剧等。

（五）家属管理

在家庭层面，对患者及其家属加强失语症康复治疗的健康教育，在语言治疗部门的康复治疗时间外，家属应协助患者完成治疗任务并记录患者完成任务情况，保证治疗的连续性，同时将治疗过程应用到日常生活交流中，最终达到最大程度恢复患者语言交流能力，促进患者回归家庭和社会的目标。

（六）失语症的药物治疗

目前还没有药物直接作用于语言障碍，临床上有以下几类药物可通过改善记忆力及精神状况等间接治疗语言障碍，主要包括多巴胺、胆碱类、脑保护性药物，但大部分药物用于治疗失语症的疗效尚存在争议。脑保护剂吡拉西坦对失语症言语功能恢复有辅助作用（A 级证据，1b 推荐）[60]。

1. 钙通道阻断药　大脑的老化过程伴随有钙自动平衡的失调进而引起脑功能障碍，甚至出现老年痴呆症，可表现出语言交流功能障碍。常用的钙通道阻断药如尼莫地平，可降低脑细胞内钙离子水平，改善脑功能障碍。

2. 脑激活剂类　①神经肽：语言等高级脑神经活动需要多种神经递质和活性物质（包括神经肽在内的各种神经调节物质）的共同协调作用。应用神经肽类药物对脑功能和行为有促进作用，对中、重度痴呆患者引起的语言认知障碍有疗效。②神经营养因子：神经生长因子为神经分化生长所必需，存在于中枢胆碱能神经中，其中神经节苷脂具有促神经生长和营养神经的作用，临床上可用于治疗脑损伤继发的语言障碍，远期疗效仍有待观察。③胆碱能药物：中枢胆碱能系统与学习记忆密切相关，石杉碱甲能选择性地抑制乙酰胆碱酯酶，使患者的记忆认知和日常生活能力都有改善；盐酸多奈哌齐为特异的可逆乙酰胆碱酯酶抑制剂，适用于轻、中度阿尔茨海默病引起的语言认知障碍；重酒右酸卡巴拉汀通过抑制乙酰胆碱酯酶在神经元的突触处对乙酰胆碱的分解破坏，从而增加脑中释放胆碱能神经元的功能。④儿茶酚胺类：去甲肾上腺素和多巴胺对记忆功能起着重要调节作用，这类受体激动药可以治疗老年痴呆症、早老性痴呆症以及老年性记忆障碍。⑤吡咯烷酮类：吡拉西坦等可以促进脑胼胝体的信息传递，进而促进蛋白质的合成和增加腺苷激酶活性，因而可用于治疗语言和认知障碍，但其疗效仍有待观察。⑥胞磷胆碱钠：胞磷胆碱为核苷衍生物，可用于颅脑外伤等急性损伤引起的语言认知障碍和意识障碍。⑦氧合剂：临床用于脑血管病脑动脉粥样硬化引起的语言障碍。

3. 中药类　临床研究认为人参等强壮滋补类中药可提高学习记忆的能力，丹参等活血化瘀类药物能改善由于脑缺血或脑损伤所致的学习记忆缺陷。

近年来，越来越多的临床研究显示，传统治疗手段（如针灸治疗）应用于失语症有一定的临床疗效[61]。

二、老年构音障碍的治疗

老年构音障碍的治疗首先应针对原发病，在治疗原发病的基础上同时尽早进行以下治疗。

（一）治疗原则

1. 针对言语表现进行治疗　构音障碍的治疗可以按照不同的类型设计不同的方案，也可以针对不同的言语表现设计治疗计划。从目前言语治疗学的观点来看，治疗的侧重往往针对的是异常的言语表现，而不是按构音障碍的类型进行治疗。因此，治疗计划的设计应以言语表现为中心，兼顾各种不同类型构音障碍的特点进行设计。言语的发生受神经和肌肉控制，身体姿势、肌张力、肌力和运动协调的异常都会影响到言语的质量。言语治疗应从改变这些状态开始，这些状态的纠正会促进言语的改善。

2. 按评定结果选择治疗顺序　一般情况下，按呼吸、喉、软腭和腭咽区、舌体、舌尖、唇、下颌运动逐个进行训练。要分析这些结构与言语产生的关系，选择治疗从哪一环节开始和先后的顺序，要根据构音器官和构音评定的结果判断。构音器官评定所发现的异常部位，便是构音运动训练的出发点，多个部位的运动障碍要从优选有利于言语产生的，可选择几个部位同时开始；随着构音运动的改善，可以开始构音的训练。一般来说，均应遵循由易到难的原则。对于轻中度患者，训练主要以自身主动练习为主；对于重度患者，由于患者自己无法进行自主运动或自主运动很差，更多的需要治疗师采用手法辅助治疗。

3. 选择适当的治疗方法和强度　恰当的治疗方法对提高疗效非常重要，不恰当的治疗会减低患者的训练欲望，使者习得错误的构音动作模式。治疗的次数和时间原则上越多越好，但要根据患者的具体情况进行调整，避免过度疲劳，一般情况下一次治疗30分钟为宜。

（二）构音训练

首先是运动功能训练，继而进行构音和表达训练。在发音的顺序上应遵循由易到难的原则。具体训练方法包括以下几项[62-64]。

1. 松弛训练　痉挛型构音障碍患者往往有咽喉肌群紧张，全身松弛训练可缓解四肢及躯干的肌紧张，同时也可使咽喉部肌群相应地放松。

2. 呼吸训练　气流的量和对呼吸气流的控制是正确发声的基础，建立规则的可控制的呼吸能为发音动作打下基础。呼吸训练时应尽量延长呼气时间并发"s""f"等摩擦音。在呼气时间达 10 s 的基础上，可对呼出气流进行由强到弱或由弱到强的强度变化训练，以及一长一短或一长两短的节奏控制训练。

3. 口面与发音器官的训练　发音动作要求颌、唇、舌、腭的功能正常，这些器官的功能训练是发音准确的前提。训练包括本体感觉神经肌肉促进法及构音器官运动训练。前者指通过感觉冲动（冷冻、压力、牵拉与抵抗刺激）的传入，增加神经元的兴奋性。后者包括：①颌运动；②唇闭合、唇角外展训练；③伸出和抬高舌头并做交替运动与环行运动；④抬高软腭训练；⑤交替运动，如张闭口、舌伸缩及缩唇运动。

4. 发音的训练　患者可以做唇、舌、下颌的动作，并尽量长时间地保持这些动作，随后做无声的发音动作，最后轻声引出目的音。原则为先发元音，如"a""u"，然后发辅音，先由双唇音开始，如"b""p""m"。能发这些音后，将学会的辅音与元音结合，如"ba""ma""fa"等，熟练掌握以后就采取元音＋辅音＋元音的形式继续训练，最后过渡到训练单词和句子。

5. 音辨训练　患者的音辨能力对准确发音非常重要，所以要训练患者对音的分辨。要能分辨出错音，可以通过口述或放录音，也可以采取小组训练形式，由患者说一段话，让其他患者评议，最后由治疗师纠正。

6. 错误发音纠正训练　常见的错误声音治疗方法如下。

（1）鼻音化构音：这个条件下应该通过吹火烛、吹号角、打哨子等办法来集中并促使气体通过口腔，另外发舌根语音的"卡"也可提高软腭功能，从而促使腭咽封闭。

（2）费力说话：在这个条件下应该用打哈欠的方法吸引声音，办法是使患者在处于一个非常放松的打哈欠的状态同时说话。此外，通过嚼食练习还能够使声带松弛并形成相应的肌紧张区，训练患者从嚼食状态下的不说话到缓慢说话，利用这些运动能够使患者说词汇、短语并完成会话。

（3）矫正语调音：改善语调音时应该采取"推撑"治疗，让患者把双手摆在桌子上向下推，或双手掌摆在桌子下方向推，在使劲时发"啊"声，可使得声门紧闭。

7. 韵律水平训练　许多动作障碍患者的语言中缺少抑扬顿挫和重音改变，针对这种患者可运用的汉语音调起伏特点设计旋律康复。例如，可要求患者随电子琴以及节拍器的节拍，发"妈、麻、马、骂"四声序列训练，以启动发音和纠正节奏。也可采用双音节折指法的训练方式，即患者每发一次长声，健侧一个手指掌屈，声速和屈指的快慢相同。

8. 计算机辅助发声及构音训练　语言障碍诊治仪 ZM2.1 可通过语音系统设置语音的音量、音长、声调、断音、清音、浊音、韵母轨迹等对应训练。例如，在语音康复的音量训练中，相应的画面为小孩登山，只有达到预置的音量，小孩才能从山脚爬到山顶，否则小孩则不能达到山顶。而音量的大小可通过设置改变，从而在训练中不断地提高音量，使患者体验到康复训练的乐趣，在不断的康复游戏中摆脱疾病的束缚，达到最大程度的语言恢复。

（三）构音障碍的其他康复治疗

电针治疗可通过神经回路促进语言的神经反射，同时通过训练刺激，可恢复一些平时受抑制的神经通路。低频电刺激通过刺激肌肉调节张力，可改善患者的构音功能。据报道，肌电引导下 A 型肉毒毒素肌内注射治疗内收型痉挛性构音障碍获得较好的疗效。此疗法按注射途径分为经鼻或口直视下和经皮肌电引导下肌内注射法[65]。

（四）沟通交流替代方法

构声功能严重损害的患者，由于所有处理措施都无法让其正常发声或虽可发声但声音清晰度极低，因此针对这些患者，可以选择使用相应的语言沟通交流替代手段，以协助他们实现与别人沟通交流的目的。首先，最简单易行的方法是体态语言的使用，主要涉及手语、头语、脸语、眼语、体态语言等多个方面，其中手语是使用频率较高的一项手段，其形式多样，所表现的情感内涵也丰富而多彩。相应的，体态语言不但可以辅助语言表达，使语言表现得更加清楚、易懂、形象，还可以作为口头语言，进一步发挥表情达意的功效。其次，就是语言交流辅助系统的使用。交流辅助系统的功能类型繁多，最简单的就是用图形、词汇或语句等组成的交互板，利用板上的文字内容来表示各种意向，这也是目前国内应用范围最广的沟通交流替代手段，也能够解决中重度构音功能障碍患者的基本沟通需求。

三、老年发声障碍的治疗

（一）基础发声功能训练

1. 体位与呼吸功能的改善　患者首先建立正常的体位，正常的体位可以使呼吸运动更加容易进行。正确的体位是坐位时挺胸，两肩下坠，收腹；站位时挺胸收腹，两肩放松，均需保证呼吸通畅。呼吸运动分别练习胸腹式呼吸；慢吸气、慢呼气；快吸气、慢呼气；慢吸气、屏气、慢呼气等不同形式的呼吸方法。

2. 放松训练　颈部、喉部放松训练，以纠正喉肌肌张力过高的现象，训练时要求患者进行头部的低、抬、左右侧头以及左右转头的动作，每个动作完成 10 次，运动时平静呼吸使颈部放松。其次可以进行发声的放松训练，如叹气样发声、打哈欠以及深呼吸动作等。

3. 持续性发声训练　嘱患者深呼吸后发尽可能长的元音，音量保持平稳，发声时治疗师可以用手接触患者腹部，嘱咐持续收缩发力。

（二）有针对性训练

1. 声音异常的练习　常见的声音异常有声音过弱、声音过强，以及单个声音。音量过弱的练习需要患者首先通过屏气、干咳等增加声门上下压力的练习，然后通过喘息有力的练习如吹气等，再接着通过单元音的发声练习，以增加整体声音。声音过强的练习可首先让患者开始放松，以减小喉呼气流过强，软起声，无声化，同时练习耳语发音，以减低声音。而单个声音的练习则可让患者开始接受喉气体的变换练习，如吹气球、吹口琴等，让患者有参照的机会完成从小声到大声的过渡。

2. 音高异常的训练方法 主要根据音高单一和声调改变的问题开展训练，训练方法的具体内容有叹气样发声训练方法、四声音调的识别与发声训练方法，而改变声调的训练方法则可采用哼唱训练方法，即利用一小段的歌唱旋律，让患者根据音高改变开始哼唱。在声调的练习过程中，注重于患者发声的连贯性和喉咙的松弛度。由单音的声调变换，逐步过渡到对词汇和句型的声调变换。

3. 痉挛性发音的练习 针对性的训练方法有放松练习、软起音的练习。正确的放松训练可通过深呼吸和咀嚼等活动引导进行，软起声的常用练习内容主要有叹息样发音、缓慢吸入气起声和以耳语发音等方法，在自发太息气时的出声也是一个十分自然的软起声，需要患者以轻松深呼吸的方法先发声或吸气后再发声，在发音时注意声门区的气体通过不能被打断，也可先从发"h"声入手。

4. 音质异常的训练方法 主要针对共鸣异常的训练方法，包括纠正鼻漏气的训练方法、纠正鼻音化的训练方法等。纠正鼻漏气的训练方法也可使用引导气流法，如口吹的训练方法、屏息的训练方法、鼓腮的训练方法等。纠正鼻音化的练习方法包括主动锻炼和被动练习，主动锻炼可让患者采用发舌面后音的送气和非送气法来交替地运动软腭，如连续发出"ka、ka、k"及发"ka、ga、ka、go"等的发音；被动练习则可进行抬举软腭发声法和捏鼻发声法等。

四、老年言语失用的治疗

1. 构音动力学方法，即 Rosenbek 8 步法，包括：①在视觉（口型）+ 听觉刺激下与患者同步说；②呈现视觉刺激下复述；③在听觉刺激下复述；④利用文字刺激进行朗读；⑤利用文字刺激进行阅读；⑥利用文字刺激说出目的词；⑦提问后自发回答；⑧在有游戏规则的场合下说话[66]。

2. 速度 / 节奏控制法。

3. 替代 / 增强交流。

4. 生物反馈、远程康复、计算机治疗、经颅直流电刺激。

五、老年语言障碍康复新技术

（一）言语—动作镜像疗法

言语—动作镜像疗法利用视觉和听觉反馈，提供一种言语动作感知与动作执行的"观察—执行"匹配机制，该机制在上肢—手功能以及言语康复中得到了广泛应用。

言语—动作镜像训练设备能够提供言语与上肢—手运行的同步训练，患者通过该设备可以实现同时进行手部关节镜像训练和嘴部言语镜像训练。该设备包含一个智能语音助手、一个言语观察镜和一面桌面可调节镜，在使用中，可以有多种组合训练方式，发挥 1+1>2 的疗效，为现阶段临床康复治疗带来极大的帮助。

嘴部言语镜像训练为患者在运动想象的基础上进行嘴部动作训练，使用者在进行言语训练时，可以观察到自己的嘴部动作，以利于促进言语功能的恢复。嘴部言语镜像训练可以矫正部分存在言语障碍患者的错误发音和口唇运动，改善其言语功能障碍。该设备结合手部镜像显示组件与嘴部镜像组件，使得使用者利用同一台设备，即可实现同时进行上肢关节镜像训练和嘴部言语镜像训练，而且通过加入嘴部言语训练可以促进提升上肢镜像训练效果，镜像效果较好，画面真实性高，使用者训练过程中参与度和沉浸感也较强。

对于手功能障碍并伴有言语功能障碍的患者，建议采用镜像＋言语训练，智能语音助手发出指令，患者进行复述，健侧手进行训练，患者观察桌面可调节镜中的图像，想象带动患侧手运动。对于单纯言语功能障碍的患者，建议采用言语训练，由智能语音助手发出指令，根据设定好的言语训练库，患者进行复述（图 8-3-1）。

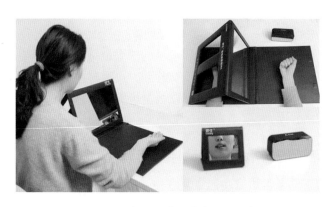

图 8-3-1　言语－动作镜像训练示意图

（二）语言障碍训练系统

目前，基于计算机辅助训练言语功能的系统品类较多，这里列举六六脑语言障碍训练系统简单介绍相应功能。

六六脑语言障碍系统是一套对言语功能障碍进行筛查、评估、治疗和监测的系统。六六脑依托前沿神经功能网络及结构网络理论与研究成果，应用互联网、大数据及云平台的最新技术，为各类神经系统疾病患者提供精神状态、认知功能、言语功能等全方位、系统化的精准评估与综合干预方案，为诊疗团队提供实时便捷的数据查阅、追踪、分析、管理服务，同时可实现家属对使用者治疗进程和效果的了解。涉及功能如下。

1. 建立档案　依托互联网技术，医疗机构可设立单独域名，从而满足临床康复训练数据传输的高速、稳定、可靠、安全等要求。

医生输入系统分配的域名，进入训练师登录界面，然后为患者建立训练账号，并录入患者的使用场所、出生年月、性别、利手、手机号等信息。

2. 言语测评　言语测评包括 WAB 量表测评和语言流畅性测验。① WAB 是针对失语症评估的标准化量表，包含了对听理解、命名、复述等语言功能的评估，是失语症评估的经典常用量表。②语言流畅性测验是测验语义提取的常用任务，敏感性强，易操作。

3. 训练　六六脑语言障碍系统为脑卒中后的失语症患者推送包含认知、言语、情绪的综合性训练。并且在训练过程中根据患者的训练成绩实时为其调整训练方案，保证训练任务处在患者的最近发展区。作为"互联网＋医疗健康"的新型产品，患者可以在医院、家庭、社区等场所随时随地进行评估和治疗，医生可以在线随时监测患者的训练情况，实时调整训练方案。为了达到一定训练效果，建议患者每天训练30分钟，每周训练7次。训练涵盖的言语领域包括听理解、复述、命名、阅读、书写等。

（1）初始训练方案自动生成：在对脑卒中后的失语症患者测评完成之后，在六六脑系统上选择相应的言语病症，系统自动为其生成相应的言语训练方案，医生也可以在此基础上根据自己的经验进行修改。然后医生选择脑卒中，系统会为其自动推送适合失语症的认知训练方案，医生可以根据自己的经验修改相应的训练方案。

（2）患者熟悉训练任务：在患者开始训练的前3天，建议由护士或者医生指导患者进行一对一训练，保证患者熟悉每个训练任务。

（3）患者在家进行训练：3天之后，患者回家进行训练，系统每天会自动根据患者的病症和训练成绩为其推送适合其病症和水平的5个训练任务。医生也可在医生端查看患者的训练情况，如果患者的训练强度没有达到，可通过电话对患者进行督导。如果患者在某些训练任务上表现不佳，医生也可以根据经验实时调整训练方案，使患者的训练成绩保持在正确率70%左右。

六、ICF 框架下的老年语言障碍评估和治疗

（一）ICF 框架下的老年语言功能康复评估

评估内容见表8-3-1。

表 8-3-1　ICF 框架下的老年语言功能康复评估

评估项目	内容
身体功能与结构	①涉及语言的认知功能，包括口头语、书面语或其他语言形式（如手语）的接受和解码功能；口头语、书面语或其他形式的表达功能；整合语言功能，口语和书面语，如涉及接受、表达，Broca 失语、Wernick 失语和传导性失语 ②涉及听力的身体功能和结构 ③涉及语言的身体功能，包括发声和语言功能，如发声功能、构音功能、语言流畅和节奏功能、替代性发声功能 ④涉及语言的身体结构，包括鼻的结构、口腔的结构、咽的结构、喉的结构
老年人的活动和参与水平	①理解与交流，包括集中注意力、记忆、问题解决、理解和与人交流等方面 ②生活自理，包括洗澡、穿衣、进食和独立生活等 ③与人相处，包括与熟悉的人相处、与照护者交流等 ④生活活动，完成家务劳动和工作数量，质量和效率，包括完成基本家务活动、很好地完成最重要的家务活动、完成需要做的所有家务活动、按照需要工作任务
社会参与能力评估	如：乘坐交通工具，上下公交车等；买菜、购物能力；家庭参与角色参与度，能否进行常规的家务活动，如洗衣服、做饭等；职业参与角色参与度，能否进行回归职场，进行社会工作等
环境因素	需要评估患者经常处于的家庭环境及态度、社会环境、经济环境，以及个人性格、爱好、之前的职业、受教育水平及政策等

评估项目	内容
个人层面	尽管 ICF 没有对个人因素进行分析，但个体因素也直接与个人的残疾状况以及对残疾的结局产生不同的影响。个人的动机、对康复训练的反应及配合度，以及个体的年龄、自信心、对康复的满意度等均可能对康复结局产生巨大的影响，并与环境因素产生交互作用，因此值得重视[67-71]

（二）ICF 框架下的老年语言功能康复治疗

治疗内容见表 8-3-2。

表 8-3-2 ICF 框架下的老年语言功能康复治疗

治疗项目	内容
身体功能与结构	依据上述的评估内容进行针对性语言功能恢复的老年全周期治疗
老年人的活动和参与水平	根据老年人的身体功能和结构水平，设计适宜的活动方法
社会参与能力评估	家庭参与、社会参与的角色互换，需结合个人因素、环境因素，以及身体的功能与结构、活动水平进行参与能力的设定
环境因素	老年人的语言环境因素，应由简单到复杂，循序渐进
个人层面	个人水平在全周期感觉功能康复中起重要作用。强调在语言功能全周期康复的各个阶段，尽量挖掘老年人的兴趣点，制订特色的康复方案[72-76]

七、老年语言障碍全周期康复理念

（一）语言功能障碍全周期

语言功能障碍全周期是指借助合适的语言障碍筛查量表对所有老年人进行语言障碍筛查。对筛查结果为阴性的老年人应进行相关内容宣教与指导，提高老年人关注语言功能的意识；对筛查结果为阳性的老年人应进行进一步的评估，明确诊断，并予以治疗，应以非药物治疗作为首选。此外，在不同疾病的不同时期，患者的语言功能状态不一，与疾病相关的其他功能障碍关系密切，如认知、感觉受限，相应的治疗也不一样。另外，刚诊断为某种疾病的患者与长期慢性病患者的语言功能状态也不一样。

（二）分级诊疗全周期

不同医疗机构所承担的责任与开展的治疗不一样，在基层卫生机构应对所有老年人进行语言功能障碍筛查，对老年期语言障碍高危人群进行识别，实现早期听力、认知和药物干预，及时转介到三级医疗机构或康复专科医院。同时在老年语言功能障碍的缓解期中，家庭、社区康复起着十分重要的作用。二级医疗机构或康复医院的作用与基层卫生机构相似。三级医疗机构或康复专科医院主要对严重疾病伴发语言障碍急性期患者进行药物和康复治疗，在其病情好转后可回归社区家庭。

（三）不同地区的全周期

不同地区医疗水平与医疗条件存在差距，对存在语言障碍患者的诊治应当依托信息化管理系统，进行不同地区之间的远程诊疗。通过语言功能障碍诊治专家进行线上诊疗指导，参与对患者的评估与康复方案的制订，从而提高偏远地区医院诊疗水平。如果当地医疗条件无法满足患者的诊疗需求，应进行不同地区医院的转诊治疗。

（四）临床－康复－护理－照护者的全周期

首先，老年人群应关注自身语言功能障碍，关注自己在未发生语言障碍之前是否存在理解能力减退、偶尔口齿不清等情况。语言障碍发生后应积极就医治疗，不要抱有"等等看"的态度。此时一般伴有其他症状，神经内科或耳鼻喉科医生可对患者进行详细检查并制订初步治疗措施。稳定期患者应进行语言康复治疗，言语康复治疗师应当仔细询问患者病史，并进行详细的语言能力评估，根据评估结果进行语言康复训练。同时还应该密切关注患者的认知和心理状态，对于存在这方面问题的患者，与其主治医生沟通，及时予以相应治疗和心理指导。护理人员应该接受语言康复相关沟通技巧的培训，学习常用手势语，对患者家属进行沟通技巧的健康宣教[77, 78]。

第四节　老年常见疾病所致的语言功能障碍全周期康复

神经系统疾病是老年语言障碍的最主要原因，语言中枢或构音器官的神经肌肉支配受损是造成语言障碍的直接原因。如脑卒中引起大脑优势半球的语言中枢或延髓受损导致失语症或构音障碍；帕金森病主要引起运动过弱性构音障碍，阿尔茨海默病认知障碍继而引起命名性构音障碍及言语错乱等言语障碍；精神疾病引起癔症性或精神性语言障碍。因此本节也将着重关注神经系统疾病所致的老年语言障碍。

一、老年脑卒中语言障碍

（一）老年脑卒中后失语症特点[7]

据统计，我国脑卒中患病率为 1596/10 万，其中平均年龄为 66.4 岁。我国急性脑血管疾病中有近 40% 出现语言障碍，其中 20%~30% 为失语症[79]（图 8-4-1），其余大多数为构音障碍[80]。

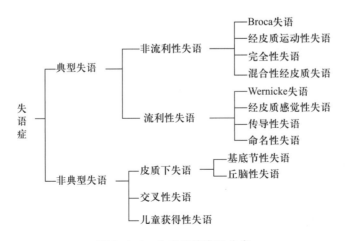

图 8-4-1　失语症的常见分类

1. Broca 失语　Broca 失语是最先被描述的，并广泛公认的失语类型。

（1）Broca 失语患者口语表达障碍最突出，但各例程度表现差异较大，轻型患者口语略不正常，偶有漏字；严重者可能完全说不出，仅有咕噜声，或仅说"是""不是"。刚起病时可能哑，几天以后先出现刻板语言，随后出现典型非流利性失语口语。患者表现为语量稀少，语短，甚至一字句，所谓电报式语言；说话费力，尤其开始说话时，表现说话延迟、缓慢、中间停顿时间长；有构音障碍，明显语调障碍，常为低音的单音调；语量虽少，但常为实质词，如名词、动词、常用形容词或固定短语，明显地缺乏语法词。患者口语理解比表达好，但每个病例受损程度不同，与病程和失语严重度有关。其理解障碍特点为：①不能掌握连续、多个信息，患者可逐个指出检查者说的物品，但不能按次序指出多个物品。②对有语法结构词的句子理解有困难，如"被""比""在上"等。因此对"马比狗大"可能判断为不对，理解"小孩追小鸟"，但不理解"小鸟被小孩追"。尽管有些患者听理解障碍较严重，仍比口语表达障碍程度轻。③患者复述不正常，但比自发谈话好些，复述可稍微改善发音困难。由于复述语法词尤其困难，因此复述出的句和自发谈话一样，常略去语法词，如将"他刚一进门就又下雨又打雷"复述为"进门…下雨…"。④命名困难，但比自发谈话好些，如检查者提示"牙－"（指牙刷时），患者可说出"牙刷"。Broca 失语患者命名困难并非完全是启动发音问题，找词困难也是 Broca 失语的特点，在自发谈话时可表现出来。

大多 Broca 失语患者有朗读困难，对文字的理解相对好一些，但也有障碍。单词和简单句理解较好，对有语法词的语句则理解较困难，或对需维持词序才能理解的语句理解有困难。

（2）Broca 失语患者大多书写不正常。因有患者右侧偏瘫而用左手书写，但比非失语患者左手书写更差。患者不仅写字笨拙，笔画潦草，或有构字障碍，也可出现镜像书写。不仅听写困难，抄写也难以完成。更难写出完整的语句，如写出语句而缺乏语法词，或句子的结构错误。患者大多有右侧偏瘫，或不全偏瘫（常上肢比下肢重），常合并左侧观念运动性失用。患者不能按指令完成自发可完成的动作，或以身体部分作为工具。如不能按"做刷牙动作"的指令做刷牙动作，或以手指当牙刷做刷牙动作，但每天早起会刷牙。感觉障碍少见，如有则较严重，提示脑深部结构受损。如起病时有感觉障碍且较快恢复，提示可能有一侧疏忽综合征。

Broca 失语预后与病灶的大小有关，一般说来预后较好，可以恢复到只有轻的语言障碍或正常。无疑，病变限于额叶皮质时，语言可很快恢复，反之，如病变累及额叶下深部白质时，可遗留较长时间的构音障碍。如 Broca 失语为完全性失语的恢复期或后遗症期，则语言障碍常停留于此阶段。

2. Wernicke 失语　Wernicke 失语患者的口语为典型的流利性。患者语量正常或过多，在所有各型失语中，此型失语患者语量较多。有些患者甚至出现强迫语言，表现为滔滔不绝，需要制止才能使其谈话停止，即所谓赘语。由于患者听理解有严重障碍，常表现为答非所问；说话不费力，短语不短，发音和语调也正常；大多有适当的语法结构，但也可有文法错误；主要问题是语言中缺乏实质性词或有意义的词，因此，尽管说话的发音和语调正常，说得多却不能表达意思，即所谓的空话；大量错语以词义错语和新语为主，以致说的话完全不被理解。

此型失语患者初起病时常有病感失认。由于有病感失认，患者不知道自己有语言障碍（患者既听不懂别人说的话，也听不懂自己的话），因此谈话常滔滔不绝自顾自地说，但内容可能与检查者的提问或要求无关。如果谈话被打断，并重新提问，患者仍就其原先的题目继续说。例如，一名左颞顶胶质瘤术后患者，诊断为 Wernicke 失语。检查者要求患者叙述病情时，患者却讲述与病情无关的内容，并可以听出是叙述其科研工作如何受阻碍。检查者几次制止，并加以手势让患者了解应说头痛如何发生，当患者似乎明白后，继续说："嗯，头痛，对，我就告到部里…"，仍继续其原来的题目，且表情慷慨激昂。

但有些病例初起病时可表现为说话量少。患者虽语量少，但发音清楚，短语不短，有错语和新语，说话不费力，且不能表达意思，提示为流利性失语，与 Broca 失语的语量少不同。随着病感失认消失，患者在少量不完整叙述中夹有表示其表达能力受限的语句，如"我不知道了""我不会""我傻了"等。随着病情好转，说话语速减慢。由于病感失认消失，患者可部分理解检查者要求。虽口语仍为流利性，却不再自顾自地只说一个题目。患者新语减少，词义错语更接近想说的词，或与想说的词有联系。当找词困难明显时，可出现口吃，也可导致语量减少。

严重的口语理解障碍为此型失语的另一突出特点，但各例患者的严重程度可能不同。有些患者可理解一些单词、常用词、常用短语和短句；有些则严重至几乎完全不懂他人口语，常常答非所问。常见口语有"疲劳"现象，有时亦可见"持续症"，如令患者"张嘴"，其听懂并张开嘴。再令其"举手"，却又张嘴，越是大声说"让你举手"，其嘴张得越大。转换理解检查题目也困难，这是本型失语的另一特征。对句子的理解需看句中有无有意义的实质词，以及语法的复杂性。如果一个长句包含两个简单的叙述句，可能比有语法结构的短句容易理解。换句话说，句子结构的复杂性比词数或信息量更重要。句型也很重要，Wernicke 失语患者完成简单指令比信息询问句好些。如检查者说"闭眼"，患者可执行，如问"来过这儿吗"，患者则不懂。

与 Broca 失语患者相比，Wernicke 失语者不仅听理解更差，理解障碍本身特征也不同。Broca 失语患者对语法的理解比对实质词的理解困难，而 Wernicke 失语患者两方面都困难，即不仅对有语法结构句的理解有困难，对单词理解也有困难。已报道 Wernicke 失语患者存在不同语义范畴的理解障碍。在对单词的理解上，动作名词（如睡觉、喝水）比物品名词理解好一些，而对颜色和身体部位的理解最差。此外，语言外因素对患者的听理解也很重要。自然交谈中提问，或有适当上下文，比在标准的失语测验中对相同内容的理解要好些。由检查者提问，或由录像提问，比录音提问时理解好些。带情感的短语亦影响听理解。这些因素可以解释患者与家属交谈比正规失语测验理解好的原因。当然，这些因素对其他型失语的听理解也有相似影响，不过在 Wernicke 失语患者的理解上，这些因素的影响更突出。

3. 传导性失语　传导性失语是一组失语程度为中等的失语病例。主要临床特点是：口语为流利性，听理解相对保留，而复述不成比例的差，命名、阅读和书写可不同程度受损。

（1）口语为流利性：虽然传导性失语患者谈话为流利性，但谈话常出现犹豫、口吃、找词困难，如回答检查者问"家中有什么人"时说："我有…我有…有…"。这种找词困难并非是由于词回忆困难而产生的命名障碍。如一名患者叙述病情时说："我有老、老、老、高血压"。这是由于患者自知发音错误欲纠正而显口吃，如纠正不成功则更显口吃。有时可见患者嘴部有想发音的动作却无声音，这是因为患者尚未发出声音时，由于发音肌肉活动产生的反馈已自知不对而犹豫、停顿，甚至不出声。由于口吃显得说话不流畅，听起来似非流利性失语。但说话不费力，发音清楚，语调正常，有语法词，并有完整短语或短句，如"我怎么不会说了""我不行了"，均提示其口语为流利性失语。有的传导性失语患者知道自己说话有缺陷而尽量少说，甚至怕别人笑话而尽量不说。与Wernicke失语患者的流利性失语口语不同，患者词义错语和新语比较少，而且患者自知口语缺陷（听理解相对好），因而罕见杂乱性语言和难以理解的语言。

（2）听理解障碍不严重：Wernicke最先从理论上提出传导性失语这个类型时，推测患者的听理解正常。因为他设想的病变在听理解中枢与口语表达中枢之间的联系纤维（弓状纤维），听理解中枢不受损。之后的报道曾认为传导性失语患者的听理解正常或近于正常，甚至认为如果有明显听理解障碍，则传导性失语的诊断可疑。实际上，传导性失语的听理解并非完全正常。

（3）复述：有些学者强调传导性失语患者复述比自发谈话更困难，即在自发谈话时容易说出的词，在复述时说不出。一名传导性失语患者不能正确复述"拖拉机"，但能说出"那是在农村嘎啦嘎啦走的"。再问"在农村嘎啦嘎啦走的是什么呢"，患者立即回答"那不是拖拉机吗"。Luria也曾描述一名传导性失语患者，在要求其复述"不"时说："不，医生，我不会说不哇"。这与Broca失语患者复述比自发谈话有改善不同。据作者经验，复述障碍与口语流利性和听理解障碍的不成比例，应该综合分析，只强调一面也容易误诊。

传导性失语的失语程度为中度的患者，对单词层级大多可以正确或近于正确地复述；失语程度较重的患者，在单词层级的复述上也有困难。高频词（常用词）比低频词容易复述，具体词比抽象词较容易复述。复述单词比复述句子容易，随着要求复述的句子加长，患者复述困难加重，无意义词组和长复合句常完全不能复述。复述外语言，即复述出内容比刺激句长的情况，比Wernicke失语患者少。例如，要求一名传导性失语患者复述"掉到水里啦"，患者却复述为"掉什么了，有时就不清楚了"。反之，对句的复述感到困难时常可能趋向简单化，即复述出内容比刺激句短，例如，将"别告诉他"复述为"不说"，这也表明患者听懂了要求复述的内容，但不能准确地复述，而改为自己的话说出。患者也可能在复述困难时说"不行了"。

传导性失语的诊断主要是：谈话为流利性失语口语，听理解障碍不严重，及复述不成比例的差，命名、阅读、书写可不同程度地受损。其中，复述不成比例的差是最具诊断意义的特点。还应强调对患者的症状需做综合分析。当患者有明显找词困难，或明显音位性错语又纠正不过来时，口语不那么流利；但与典型非流利性口语不同的是有完整短语。当听理解材料中有较多语法词或语法结构句时，听理解障碍也显得较严重。但当听理解较严重时，仍具有复述不成比例的差的特点。作者曾检查一名失语症患者，在检查听理解中，是 / 否题和听辨认作业分别完成 60% 和 33%，而执行指令仅完成 10%。具体分析执行指令时，发现患者只能执行部分简单指令，对复杂指令则完全不能执行。有意思的是其复述是零分，单字词复述也困难，主要是以音位性错语复述；或者要求患者复述时，患者指出要求复述的东西，却不能正确地复述出来。

4. 完全性失语　临床表现为所有语言功能均严重障碍或几乎完全丧失，口语表达严重障碍，但罕见真正的缄默，卒中急性期可能哑，随后通常能发出音，为单音。但有语调改变以表示其有语言反应，更常见者能产生一些单词，常限于感叹词、虚词或简单陈述句，即整个口语仅限于单音节或单词为突出特点。口语理解有严重障碍，但比口语表达可能好些。大多数患者，特别是脑血管病患者急性期过后，患者学会非语言交流，对姿势、语调和表情非常敏感，可理解一些提问，尤其结合相应语境时。如听见餐车推过来时问患者"饿了吗？"患者点头。因此家庭成员常认为患者能听懂别人说的话，甚至什么都懂，但正式语言测验常证明其听理解有严重障碍。复述和命名完全不能，亦常以刻板单音或刻板短语应答复述和命名测验。实际上，患者根本不理解要求其复述或命名的指导语。阅读和书写完全不能或几乎完全不能。常有严重神经系统体征，包括三偏征，亦有神经系统体征轻，甚至不伴偏瘫者。预后差，只有极少数病例可恢复到似 Broca 失语的临床模式，多数病例结合语境和手势可达到理解日常谈话，但仍维持刻板语言表达。头颅 CT 扫描显示病变最常累及优势侧大脑中动脉分布区，病变范围广，累及优势侧额、颞、顶叶。因此，优势半球外侧裂周语言带区几乎全部受累，导致所有语言功能均严重障碍。

5. 命名性失语　其又称遗忘性失语（amnestic aphasia），命名性失语是指命名不能（anomia）是唯一的或主要症状的失语综合征。命名性失语与命名障碍是两个不同的概念，二者不是同义词。在所有失语综合征中，患者均表现有不同程度的命名障碍，都有找词困难，同时命名障碍还可见于许多弥散性脑病患者。命名性失语是以命名障碍为主的一组失语类型。

（1）谈话：为流利性失语口语，说话不费力，但缺乏实质性词并有许多非特殊词代替现象，大量意义不明确的词所组成的自发流利语言，成为特征性空话、赘语，以致不能表达信息。由于谈话中实质性的词被无意义的词所代替，可出现词义性错语，加上找词困难，在自发谈话中表现过多的停顿；名词和代词最常受累。此型失语自发谈话特点是：患者忘了名称，常以描述物品性质和用途代替名称；发音和语调正常。

（2）口语理解：可完全正常或轻度缺陷。

（3）复述：非常好。

（4）命名：肯定有命名不能，但各例程度不一致，常有很大差异。轻者可不易查出，重者甚至拒绝提示，但主要是找词性命名不能，常忘了名称，通过描述物品功能和属性代替名称。如说不出电扇名称，能说出是"吹风的"，并加手势做电扇旋转动作。又如说不出眼镜名称，能说出是"戴上看的"。如向患者做选词提示："是铅笔吗"，可回答："不是"，再提示："是眼镜吗"，患者立即回答："对，是眼镜"。有时患者通过组词、造句可回忆名称，如有一名患者在回答不出"电扇"名称时，口中说着"天热了，开电扇，电扇"。有些患者命名时可出现错语。除视命名有障碍外，列名、反应命名及通过其他感觉通道（如触觉）命名能力也可受影响。

（5）阅读和书写：可接近于正常，也可有明显障碍，临床诊断的命名性失语患者中，除文盲患者外，非文盲患者均有不同程度的失读和失写。主要和病变累及部位有关。各例的神经系统体征可不同，但常无阳性体征。预后大多数较好，但其他类型失语可恢复到以命名障碍为主的失语模式，且常可停留此阶段不再恢复。

大多数学者认为命名性失语是一个独立的类型。其病变部位为优势半球颞中回后部或颞枕结合区，也有报道为优势半球颞叶后部颞顶结合区。目前认为命名不能为优势侧大脑半球病变时普遍存在的表现之一。命名靠整个大脑皮质机能协同作用方能实现。但大脑不同部位的病变表现命名不能时又有各自不同的表现特征，如选词性命名不能和词义性命名不能，说明不同类型的命名不能有其一定的皮质代表区及相应的大脑机能联系。总之，命名是由左半球皮质区复合体的协同活动来保证的。

6. 经皮质运动性失语　也称作前部孤立综合征，具有前部失语的基本特点。自发谈话以启动和扩展困难、口吃为特点；复述较好，甚至近于完整；听理解相对较好；命名以表达性命名障碍为主要特点。谈话为非流利性失语口语，或为中间偏非流利性；说话费劲，常以手势或姿势帮助表达，如挥手、站立或坐下。有些患者有构音障碍，偶有错语。突出特点为自发性扩展语言发生明显障碍，可以简单地叙事，但不能详细叙述，即不能扩展。又因启动发音困难而口吃，自发谈话停顿多。语量较少，但不是 Broca 失语的电报式言语，可有完整的起始语或短句，大多能达意。患者虽谈话费力但系列语言好，检查者一旦说出患者熟悉的系列言语、诗词、儿歌、十二生肖的开始几个词，患者可继续说下去。如检查者说"1、2、3…"，患者可接着往下数；检查者开头背诵唐诗："床前明月光"，患者可接着背完："疑是地上霜，举头望明月，低头思故乡"。对系列言语表现出完成现象。

7. 经皮质感觉性失语　其病变部位在优势半球额叶 Broca 区的前部或上部，也可累及优势半球额下回中部或前部、额中回后部或额上回。口语表达为流利性失语口语，常混有明显词义错语和新语，语量又多，语言滔滔不绝，却难以达意；信息量低而形成明显空话或杂乱性失语。强制性模仿，将检查者说的词、短语混入自己口语中，但不反映这些词的意义，甚至检查者说错的话、无意义的话亦模仿，几乎不能控制。但发音和语调正常。

8. 经皮质混合性失语　又称语言区孤立（isolation of the speech area）。经皮质混合性失语可看作经皮质运动性失语和经皮质感觉性失语并存，是分水岭失语综合征的又一类型。突出特点为复述好和系列语言好，其他语言功能均严重障碍或完全丧失。

（1）谈话：为非流利性，自发谈话少，甚至仅为刻板重复，或仅限于模仿检查者对其说的话，为典型的模仿语言。系列言语：好甚至突出地好，对系列言语有完成现象。完成系列语言时发音很清楚。系列言语由检查者开头说起，患者可继续自发完成，但一打断，患者不再能继续。完成现象是自动反应，而不是理解后说出。如检查者念患者熟悉的诗："床前明月光…"，患者重复"床前明月光"后，将该诗整首正确背出。这种完成现象也出现在其他口语检查中。如患者不能回答在哪儿工作，检查者说："你在中国…"，患者答："农业科学研究院"，检查者说"病…"，患者答："病虫害"，检查者接着说"植…"，患者答："植保所"（均正确）。

（2）口语理解：严重障碍、甚至完全不理解口语。文献中描述最典型病例对口语绝对不理解。偶有病例保留某种程度理解，但极有限。严重的患者对口语理解检查中的是/否问题、听辨认和口头指令均不理解，连自己姓名也不能正确回答；有的只能回答自己姓名，而其他检查均不能正确回答。如对患者说："把手举起来"，患者重复说"把手举起来"，即使反复提出要求，患者也只反复重复此句话，而不执行指令。

（3）复述：呈戏剧性保留。可复述词、短语、短句、无关词组、外国话，但并非完全正常，长复合句复述不完整或不能。

（4）命名：严重命名障碍或命名完全不能，有时以新语或词义错语命名。如有强迫复述，则无法进行命名检查。因患者仅限于重复检查要求"这叫什么"，如给予其语音提示，则以完成现象反应。如指牙刷问"这是牙…"，患者可回答："牙刷"，但如换成指铅笔说："这是牙…"，患者仍回答："牙刷"。表明完成现象是自动反应，与出示的物品无关。

（5）阅读和书写：严重障碍或不能，本型失语除复述相对保留和系列言语好外，类似完全性失语。神经系统体征常有偏瘫，或伴有偏身感觉障碍及同位性偏盲。

本型失语预后较差，但也可恢复到能进行有效的语言交流。一般认为产生经皮质混合性失语的病变位于优势大脑半球分水岭区大片病灶，致使传统语言区被孤立。近期有报道不伴语言孤立的经皮质混合性失语。

关于失语症、构音障碍、言语失用的特点、评估、治疗原则及所有治疗方法见第二、三节。

（二）老年脑卒中失语症训练方案

脑卒中患者早期行语言功能康复是十分必要的，合理的干预措施有助于语言功能得到最大程度的恢复，并且防止习得性废用和不恰当的代偿行为。脑卒中失语症的康复目标主要是促进交流的恢复，帮助患者制订交流障碍的代偿方法，以及教育患者周围的人们，促进其与患者的积极交流，减少对患者的孤立，满足患者的愿望和需求。早期可针对患者的听、说、读、写、复述等障碍给予相应的简单指令训练、口颜面肌肉发音模仿训练、复述训练，口语理解严重障碍的患者可以试用文字阅读、书写或交流板进行交流。一项 RCT 证实，高强度的治疗比低强度的治疗更有效。

1. 推荐意见

（1）建议由言语治疗师对存在交流障碍的脑卒中患者从听、说、读、写、复述等几个方面进行评价，针对性的对语音和语义障碍进行治疗（2级推荐，C级证据）。

（2）建议脑卒中后交流障碍的患者早期开始语言功能障碍的康复训练，适当增加语言康复训练强度是有效的（1级推荐，A级证据）。

（3）脑卒中早期，可针对患者听、说、读、写、复述等障碍给予相应的简单指令训练、口颜面肌肉模仿训练、复述训练，口语理解严重障碍的患者可以试用文字阅读、书写或交流板进行交流（2级证据，B级推荐）。

（4）老年脑卒中语言障碍患者的护理人员或照护者应该接受相关交流技巧的培训，对其家人及潜在可能沟通的人员进行沟通技巧培训（1级证据，A级推荐）。

（5）强制性诱导言语治疗（2级证据，B级推荐）。

（6）利用计算机进行言语矫正，用平板电脑等电子设备进行辅助治疗，可以提高语言能力（3级证据，C级推荐）。

（7）采用小组治疗（2级证据，B级推荐）[27, 32, 62, 81-84]。

原则上所有失语症都是治疗的适应证，但有明显意识障碍，情感或行为异常的患者和精神病患者不适宜语言训练。

2. 失语症治疗的过程　一般可分为以下3个时期。

（1）开始期：原发疾病不再进展且生命体征稳定。此时期应尽早开始训练，移动困难的患者可以在病房进行适当训练，并使患者及其家属充分了解患者言语障碍和训练的有关情况。

（2）进行期：因在训练室训练的频率和时间是有限的，此时期要使患者在家中或病房配合训练。在此时期也可能发现初期评定存在的问题而需要修改最初制订的计划。

（3）结束期：当经过一段时间的训练，患者的改善达到一定程度后几乎不再进展或进展很缓慢时可以看作是平台期。此时要对患者掌握的内容进行适应性训练。结束时可向患者的家属介绍训练的情况，并设法采取一定的指导和帮助。

根据不同病情确定言语训练的时间和频率。急性期：一次训练，时间短，反复训练。恢复期：一般30~60 min/次，1~6次/周。慢性期：一次训练时间>30 min，频率较恢复期高（以下方案适用）[85, 86]。

3. 失语症的治疗方案

（1）Broca失语训练方案

1）口型发音训练：首先进行面肌、舌肌、软腭、声带运动的训练，尽快恢复语言肌肉的功能。学喉音如发"喝、哈（叹气声）"，后学唇音如学吹气转为"p，b"音，逐渐学舌齿音"d，t"音。可令患者发"啊"声。

2）词、句单音训练：在接受言语训练1周后，可以逐步训练患者说单词、词组、短句等，尽可能从简单的单词开始，并逐渐增加难度。BDAE分级<1级的患者进行单词训练时，要尽可能选择熟悉的常用词，再过渡到教双单词、短语、句子等。训练时，说话应与视觉结合起来，如看图识字的方法。BDAE 2~3级的患者以词组、短句为主，可在训练人员的协助下，先模仿训练人员发音、说词汇、说句子等，然后再争取自己发音、说词汇、说句子。

3）应答训练：与患者对话时用短、清楚句子，说话的速度比正常缓慢，使患者可以直接答"是"或"不是"。

4）手势训练：运用手势作为言语交流方式，在患者与训练人员之间建立言语内容的共同手势，如"点头"表示"是"，"摆头"表示"不是"等。

5）语言交流训练：对表达极困难的患者，可选用日常生活图片呈现给患者。如指图片"洗脸""吃饭"等或指字词"睡觉""小便"等。

6）阅读训练：可以将患者可能接触到的日常用品的发音录制成音频，反复播放，刺激患者相关大脑皮质，同时促进患者进行语言训练。在整个训练过程中，一定要做好心理干预，因为Broca失语患者多有抑郁、易怒、烦躁等不良情绪，一旦发现，应给予耐心开导，并与医生和家属一起协商干预。

7）经颅磁刺激：有研究证实，利用高频 θ 波脉冲刺激（600 个脉冲，200 s/d）对中重度慢性失语症患者的左半球 Broca 区给予强度 80% MT、为期 2 周、每周 5 日的刺激，结果发现患者语义流畅度增高。对慢性失语症患者右侧 Broca 区给予频率为 1 Hz 的低频 rTMS，强度 90% MT，刺激 10 min。治疗后经图片命名任务测验，患者言语表达和准确性短暂提高，反应时间缩短。

（2）Wernicke 失语训练方案[87, 88]

1）手势刺激训练：选择患者熟悉的手势来刺激其大脑皮层，促进理解力的恢复，常见的方法有梳头。刚开始主要是医务人员完成，而后指导、督促患者自己完成。

2）听力训练：利用声音刺激，如听音乐、听广播、读书读报，使患者注意力集中，刺激思维，增强语言的理解力。

3）词语听觉辨认：出示一定数量的实物图片或词卡，让患者回答，可由易到难，如从物品名称到物品功能、属性特征，帮助和提高理解力。

4）记忆训练：让患者按顺序回忆有关的事和物，如"昨天早上吃什么早餐"，又如"这张相片在哪里照的"，如果回答正确，则增加难度，反复练习，增强记忆力。

5）视觉训练：如给患者送去一杯水、牙膏、牙刷，然后讲："擦擦牙"。患者可以按口令去擦牙。虽然患者不能理解讲话的意思，但他知道应该怎样做，如此反复强化，刺激视觉的理解。

6）旋律音调疗法（melodic intonation therapy，MIT）[50]：MIT 主要通过旋律音调唱歌的方式，将歌词过渡转换成口语表达，从而促使失语患者携带语音输出。目前已被认为是治疗非流利性失语的一种方法。治疗步骤主要分为 4 步：第一阶段，治疗师低声哼吟有声调的短语，患者用健侧手或脚拍打节奏；第二阶段，在第一阶段的基础上患者跟随治疗师哼吟短语，同时继续拍打节奏，当患者熟练掌握后，治疗师唱出之前所哼吟的短语，紧接着患者重复歌唱治疗师的内容；第三阶段，在第二阶段的基础上，患者重复歌唱治疗师所唱短语前需间隔一段时间，其目的主要是提高患者提取词汇的能力，从而促进语言表达；第四阶段，增加句子长度，通过说唱的方式争取过渡到正常的口语表达。

（3）完全性失语康复训练方案：完全性失语的患者所有语言功能严重障碍或几乎完全丧失，表现为口语表达、理解力严重障碍，通常发单音或单词，对眼神、姿势、语调、面部表情极敏感，可学会非语言交流。由于这类患者运动性和感觉性失语共存，康复训练可采取经颅磁刺激。有研究证实，利用高频 θ 波脉冲刺激（600 个脉冲，200 s/d）对中重度慢性失语症患者的左半球 Broca 区给予强度 80% MT、为期 2 周、每周 5 日的刺激，结果发现患者语义流畅度增高。对慢性失语症患者右侧 Broca 区给予频率为 1 Hz 的低频 rTMS，强度 90% MT，刺激 10 min，经图片命名任务测验，患者言语表达和准确性短暂提高、反应时间缩短。

（4）命名性失语康复训练方案：患者能说出人或物的性质、特征和用途，但叫不出人或物的名称，而又能从选词提示中选对，其说写能力一般正常。通过训练强化对名称的记忆，如教患者说"毛巾""牙刷"，要拿起物品，结合其用途、名称反复训练。或通过家人讲述患者以前感兴趣的事，以恢复记忆。如在治病过程中与患者交谈，让其说出打针器具名称；又如患者要吃饭，让其说出餐具的名称，若说不出，可以暂不予吃饭。如此采取一些强制措施，帮助患者记忆。

（三）老年脑卒中构音障碍训练方案[62, 64, 89-91]

构音障碍是脑卒中、帕金森病、脑神经麻痹等神经系统疾病发生后常见的并发症之一，其中脑卒中所致的构音障碍发生率为30%~40%。脑卒中所致的构音障碍大多数是运动性构音障碍中的痉挛型，为中枢性运动障碍，其运动障碍主要表现为自主运动出现异常模式，伴有其他异常运动，肌张力增强，反射亢进，无肌萎缩或失用性萎缩，病理反射阳性。言语主要表现为说话费力，音拖长，不自然中断，音量、声量急剧变化，粗糙音、费力音，元音和辅音歪曲，鼻音过重。脑卒中构音障碍越早治疗，效果越好；治疗方法越有效，患者交流功能恢复越好。言语训练作为针对构音障碍的最基础治疗，应受到重视。

1. 推荐意见

（1）建议由言语治疗师对存在构音障碍的脑卒中患者分别从构音器官检查和构音检查两个方面进行评价，针对性的对构音器官异常和构音异常进行治疗（2级推荐，B级证据）。

（2）改善口面部运动可改善构音模式，可以纠正发音的声调、频率（2级证据，B级推荐）。

（3）本体感神经肌肉促进技术（proprioceptive neuromuscular facilitation，PNF）能明显改善患者运动构音障碍。因此，PNF治疗中的呼吸控制亦是改善言语控制和构音的重要方法（2级推荐，B级证据）。

（4）功能性电刺激对发音肌如口轮匝肌、颊肌、舌肌、咀嚼肌及舌咽部肌肉进行100 Hz的脉冲电刺激，并结合常规言语训练；计算机语言障碍诊治仪结合常规言语训练（2级推荐，B级证据）。

（5）音乐疗法：口音基础音乐言语训练可以改善构音障碍患者嗓音问题（3级证据，C级推荐）。

（6）电针结合言语训练可以极大改善患者的构音功能（2级证据，B级推荐）。

2. 老年脑卒中痉挛型构音障碍治疗方案

（1）治疗次数和时间：原则上越多越好，但也要根据患者的具体情况进行调整，避免过度疲劳，通常一次治疗30 min为宜。

（2）呼吸训练：呼吸气流的量和呼吸气流的控制是正确发声的基础，呼吸是构音的动力，必须在声门下形成一定的压力才能产生理想的发声和构音，因此进行呼吸控制训练是改善发声的基础。重度构音障碍患者往往呼吸很差，特别是呼气相短而弱，很难在声门下和口腔形成一定压力，呼吸应视为首要训练项目。

1）首先应调整坐姿，如果患者可以坐稳，应做到躯干要直，双肩水平，头保持正中位。

2）如果患者呼气时间短而且弱，可采取辅助呼吸训练方法，治疗师将双手放在患者两侧肋弓稍上方的位置，然后让患者自然呼吸，在呼气终末时给胸部施以压力，使患者呼气量增加，这种训练也可以结合发声、发音一起训练。

3）口、鼻呼吸分离训练，平稳地由鼻吸气，然后从口缓慢呼出。

4）治疗师数"1、2、3"时，患者吸气；然后数"1、2、3"，患者憋气；再数"1、2"时间至10秒，患者呼气。

5）呼气时尽可能长时间的发"S""F"等摩擦音，但是不出声音。经数周训练，呼气时进行同步发音，坚持10秒。

（3）放松训练：痉挛型构音障碍的患者，往往有咽喉肌群紧张，同时肢体肌肉张力也增高，通过放松肢体的肌紧张可以使咽喉部肌群也相应地放松。要进行放松训练的部位包括：①足、腿、臀；②腹、胸、背部；③肩、颈、头。

训练时患者取放松体位，闭目，精力集中于放松的部位。可设计一些运动使患者肌肉先紧张，然后再放松，并且体会紧张后的松弛感。如可以做双肩上耸，保持3秒，然后放松，重复3次以放松肩关节。这些运动不必严格遵循顺序，可根据患者的情况，把更多的时间花在某一部位的训练上。

（4）构音改善训练

1）下颌、舌、唇的训练：当出现下颌的下垂或偏移而使口不能闭合时，可以用手拍打下颌中央部位和颞颌关节附近的皮肤，不仅可以促进口的闭合，还可以防止下颌的前伸。也可利用下颌反射的方法帮助下颌上抬，做法是把左手放在患者的颌下，右手持叩诊锤轻轻敲击下颌，左手随反射的出现用力协助下颌的上举，逐步使双唇闭合。多数患者都有不同程度的口唇运动障碍而致发音歪曲或置换成其他音，所以要训练唇的展开、闭合、前突、后缩运动。另外，也要训练舌的前伸、后缩、上举和侧方运动等。重度患者舌的运动严重受限，无法完成前伸、后缩、上举等运动。治疗师可以戴上指套或用压舌板协助患者做运动。弛缓型构音障碍患者，舌表现为软瘫并存在舌肌的萎缩，此类患者主要应进行舌肌力量训练。用冰块摩擦面部、口唇和舌，可以促进口唇的闭合和舌的运动，每次1~2分钟，一天3~4次。双唇的训练不仅可以为发双唇音做好准备，而且利于流涎症状的减轻或消失。

2）语音训练：患者可以做唇、舌、下颌的动作后，要求其尽量长时间保持这些动作，随后做无声的发音动作，最后轻声引出目的音。原则为先发元音，如"a、u"，然后发辅音，先由双唇音开始，如"b、p、m"，能发这些音后，将学会的辅音与元音结合，如"mo、fa"，熟练掌握以后，就采取元音+辅音+元音的形式继续训练，最后过渡到训练单词和句子。

3）减慢言语速度：构音障碍的患者可能表现为绝大多数音可以发，但由于痉挛或运动的不协调而使多数音发成歪曲音或韵律失常，这时可以利用节拍器控制速度，由慢开始逐渐变快，患者随节拍器发音并可以明显增加言语清晰度。节拍的速度根据患者的具体情况决定。如果没有节拍器，也可以由治疗师轻拍桌子，患者随着节律进行训练。

4）音辨别训练：患者对音的分辨能力对准确发音非常重要，所以要训练患者对音的分辨。首先要能分辨出错音，可以通过口述或放录音，也可以采取小组训练形式，由患者说一段话，让其他患者评议，最后由治疗师纠正，该训练效果很好。

（5）克服鼻音化的训练：鼻音化构音是由于软腭运动减弱，腭咽部不能适当闭合而将非鼻音发成鼻音，这种情况会明显降低音的清晰度而使对方难以理解。可采用引导气流通过口腔的方法，如吹蜡烛、喇叭、哨子等可以用来集中和引导气流。也可采用"推撑"疗法，让患者把双手放在桌面上向下推或双手放在桌面下向上推，在用力的同时发"啊"音，可以促进腭肌收缩和上抬的功能，另外发舌根音"卡"也可用来加强软腭肌力促进腭咽闭合。

（6）克服费力音的训练：这种音是由于声带过分内收所致，听起来喉部充满力量，声音好像从其中挤出来似的，因此，主要的治疗目的是让患者获得容易的发音方式。一种方法是可以用打哈欠的方式诱导发音，方法是让患者处在一种很轻松的打哈欠状态时发声，理论是打哈欠时可以完全打开声带而停止声带的过分内收。起初让患者打哈欠并伴随呼气，当成功时，在打哈欠的呼气相教患者发出词和短句。另一种方法是训练患者随着"喝"的音发音，由于此音是由声带的外展产生，因此也可以用来克服费力音。除了上述方法，以头颈部为中心的放松训练也可以应用，头部从前到后慢慢旋转同时发声，这种头颈部放松可以产生较容易的发声方式。另外，咀嚼训练可以使声带放松和产生适当的肌肉张力，训练患者咀嚼时从不发声到逐渐发声，利用这些运动使患者说出单词、短句和进行会话。

（7）克服气息音的训练：气息音的产生是由于声门闭合不充分引起，因此，主要训练目的是在发声时关闭声门，上文所述的"推撑"方法可以促进声门闭合。另一种方法是用一个元音或双元音结合辅音和另一个元音发音，如"ama""eima"等，用这种方法可以诱导产生词、词组和句子。

（8）韵律训练：由于运动障碍，很多患者的言语缺乏抑扬顿挫和重音变化，而表现出音调单一、音量单一，以及节律的异常。可用电子琴等乐器让患者随音的变化训练音调和音量。对节律的训练，可以用节拍器，设定不同的节律和速度，患者随节奏发音以纠正节律。

（9）交流辅助系统的应用：部分重度患者，通过各种手段治疗仍不能讲话或虽能讲话但清晰度极低，这种情况就是应用交流辅助系统的适应证。这类系统的种类很多，最简单的有用图片或文字构成的交流板，通过板上的内容来表达各种意愿。随着科学技术的高速发展和广泛应用，许多发达国家已研制出了体积小、便于携带和操作的交流仪器，专用计算机系统也逐步用于构音障碍患者的交流。我国目前主要采用的是患者设计交流图板和词板的方法，这种形式不但可以发挥促进交流的作用，而且简单易行。为患者设计交流板并不是一件简单的工作，治疗人员要有多方面的知识，必要时还要请其他专业人员参加设计和制作。一般设计交流板要注意以下几点。

1）内容：要使交流板上的内容适合患者的水平。

2）操作：对于如何使用，以及利用身体的哪一部分操作，常常首先需要与其他专业人员一起对患者的运动功能、智力、语言进行全面评定，尽量充分利用残余功能。例如一名患者是四肢瘫合并重度构音障碍，只是头和眼睛可以活动，便可以用"眼球指示"或"头棒"来选择交流板上的内容。

3）训练和调整：要对患者使用交流系统进行训练，而且随着患者交流水平的提高，调整和增加交流板上的内容。

以上方案应根据患者的评估结果，针对不同的言语表现进行选择性治疗，并非全部采取。

（四）老年脑卒中言语失用的康复方案 [25, 92]

言语失用是实现说话运动过程中的障碍，它的治疗原则应集中在异常发音上，因此与适用于失语症和构音障碍的语言刺激、听觉刺激治疗过程不同。其治疗目的在于建立每个目标发出的运动模式，从而获得连续音节发出的运动模式，最终达到能够正确、有目的、随意说话的目标。对于言语失用的患者来说，首先，能够从听觉上判断出正确音和错误音，并且确定目标音的位置是治疗的前提条件；其次，利用视觉来指导构音器官发音是治疗关键，建立和强化视觉记忆对成人言语的成功治疗是最重要的。

1. 治疗步骤即 Rosenbek 8 步法　①在视觉（口型）＋听觉刺激下与患者同步说；②呈现视觉刺激下来复述；③在听觉刺激下复述；④利用文字刺激进行朗读；⑤利用文字刺激进行阅读；⑥利用文字刺激说出目的词；⑦提问后自发回答；⑧在有游戏规则的场合下说话。

2. 发声训练　用手按住腹部帮助患者发声，一般练习元音的发音，要求患者在放松状态下能长时间的发声。

3. 构音器官的训练　①口唇和舌的粗大运动及反复运动训练同时进行，当不能模仿时，利用两人均可看到面部运动的镜子进行训练；②在可能的情况下用口头命令来指示患者进行训练。

4. 构音训练　①从元音和双唇音"p""m"等辅音构音开始训练；②利用自身的言语、反应性的言语（1～10、问候语）进行训练；③从单音开始渐渐地向音节过度进行训练（如 b-ba-bai）；④从构音模式简单易行的音所构成的单词开始训练；⑤利用镜子、构音图、描述构音音节来指导患者发音。

5. 言语方式变化训练　①复述、朗读训练；②图命名、说明训练；③短词句的联合训练（如：头－痛、洗－脸）；④ Q 和 A（问答环节）、自由会话训练。利用不同的方式进行训练，可以看出哪一种方式在训练中，有些音已经确立，从而为下一步的训练目标打下基础。

二、老年帕金森病语言障碍

（一）老年帕金森病语言障碍特点

帕金森病（PD）是老年人常见的中枢神经系统退行性疾病，其病理特征为黑质纹状体多巴胺缺乏，主要临床表现为静止性震颤、肌强直、运动迟缓和平衡障碍等。目前，在 60 岁以上人群中发病率达 1%。言语障碍是帕金森病的最典型问题，有报道称 89% 的帕金森病患者有说话功能障碍。其典型特征包括发音不协调、声音疲劳、发音吃力、控制声音水平的降低、声音减弱、声音嘶哑、语言表达的清晰度水平降低等，在部分病例中此类表现甚至可能成为首发病症而出现。帕金森病语言障碍表现为构音障碍、自发言语障碍、人际关系功能障碍三个类别，其中主要表现为发声运动相关的神经肌肉调节障碍，以及肌肉运动幅度降低导致的运动减少性构音障碍。典型的体征包括语音衰退、语音嘶哑、发音不协调、语音疲劳、发音吃力、抑制声音功能衰退、清晰度降低等。通常以声学数据来说明帕金森病患者的说话困难性质。这种数据包含：声强、基频，以及变化性说话的稳定性等。许多学者使用声强水平（sound pressure level，SPL）与研究者所报道的声强下降水平的关系，来判断患者的说话困难。但所有科学研究得到的结论并不相同。早期科研工作中并没出现帕金森病患者的声强明显降低，但近年来 Fox 在科研工作中出现 IPD 患者较一般对照组声强降低 2～4 dB，即等于感觉上声强降低 40% 左右。科研结果也表明，IPD 患者的声强降低速率较一般健康人快得多。与一般人相比，帕金森病患者的语言一般基本变动频次并不会显著发生变化，然而基频的平均值变动率则降低了许多，与之一致的是在实验中观察者报道感觉帕金森病患者语气简单。此外，早年研究中观察到了帕金森病患者的近距和中长程的声音不平衡现象，在声音的高度不稳定能力这一方面，也有研究表明，帕金森病患者在发出连续元音的时间，和对照组者一样声音的不稳定能力增强。而较长程的声音不稳定性则主要指在特定频谱范围内的声带颤动等。如 Ramig 等在研究中，发现了帕金森病患者在发出持续元音的时候，声带震颤在 3～7 Hz 频率范围内等。

语言有关的动作障碍，是帕金森病患者语言障碍的主要疾病机制之一，目前研究最多的是与语言有关的动作障碍。近年对帕金森病言语清晰度和声音的研究表明，帕金森病患者声音的反常和骨骼肌系统的反常是相同的，其主要体现的是运动调节功能障碍。李胜利教授对帕金森病患者的构音困难现象做出了综述，帕金森病患者的塞音、爆破声、摩擦声等大都受干扰，并且这些改变都是由于喉部肌活动阻碍导致声门内收功能而引起的。喉功能障碍也是导致帕金森病患者语言障碍的一种主要因素。高频闪喉镜检查研究已为患者的喉部功能与语言障碍间的关联提供了大量的研究数据。上述研究结果显示，帕金森病患者喉功能不全的主要症状是音带内收不全和音带二侧不对称。Gerratt 等利用电声门图开展了观测，并对平均速度商（speed quotient，SQ，声带振荡循环中声门开启持续时间和封闭持续时间的比率）等做出了评价，结果表明帕金森病患者 SQ 值反常增大，声门闭相不明显，上述研究成果也表明喉功能紊乱是帕金森病患者语言障碍的主要发生机理之一。

肌电图研究表明帕金森病患者唇部和下颌肌僵直，在静止状况下肌肉紧张增加，并有双甲杓肌的运动幅度下降。此外也有研究报道，一般情况下互相抑制的肌群与帕金森病患者之间处在同时激活状态，从而丢失了其互相协调的功用。Hirose 在对一例声带锻炼功能受限的帕金森病患者开展甲杓肌肌电图研究后表明，运动单位电势并没有降低，也就并未产生病理性发放，而只是由于在吸气时甲杓肌的相互抑制肌肉群间的共同抑制缺失。他还指出，这是与帕金森病患者心肌强直引起的拮抗作用肌相互协调力不足有关。感觉与反馈功能障碍也是引起帕金森病患者说话障碍的可能机制，在对帕金森病患者的说话功能障碍的诊断中，非常重要的一种现象是患者发觉不了自己的声音很低沉，而且也不希望在治疗过程中故意提高自己的声音。在 Fox 等的实验中，当患者们觉得自己讲话的时候声音并不小，却抱怨家人的听觉能力有问题，如果强求他们提高声音，则他们就会认为自己声音过大，而实际上当将他们的声音记录下来再给其听的时候，患者却发现声音都是正常的，这就表明了患者对自身声音的感知能力已经受损了，而这也可能就是患者的语言功能障碍的主要成因。这种假设也得到了其他方面证据的支撑。Boecker 等做的关于帕金森病患者的正电子发射断层显像技术（positron emission tomography，PET）的研究结果证实，患者大脑的顶叶、额隆和基底节的感觉诱发电位都明显降低。行为学调查数据也证实帕金森病患者有许多感知功能障碍，如本体感知功能障碍；口腔颌面部的感知功能障碍主要包括下颌自然本体感下降，舌头、牙龈以及牙齿触觉的定位力下降等[20]。此外，部分患者还具有与本体感觉有关的动作功能障碍。但总的说来，基底节很可能是将脑部的感知信号与身体运动衔接并滤过的区域，但对于帕金森病患者，由于基底节并没有滤过那些不相应的信号，因此会导致患者无法意识到自身的运动幅度不正确、自主运动障碍。基于上述结论，也有人提出 PD 患者的运动幅度下降主要是由于感觉与信息反馈过程失常引起的。综上所述，尽管目前还缺乏具体的有关帕金森病患者言语障碍与感觉功能障碍的有关临床试验证据，但还有不少关于临床研究观察与神经学研究结果的证据可以支撑这一假设。

过去往往认为 PD 的言语障碍是发生在运动障碍之后，因此言语障碍常被认为是 PD 的晚期症状。现在发现 PD 运动性言语障碍并非一种迟发症状，在早期就会与其他非运动症状一起出现，因此其很可能是 PD 早期诊断的一种潜在生物标记物。此外，PD 患者还存对自己声音的感知障碍，会进一步加重患者的言语障碍。

推荐意见：

① PD 患者言语治疗的目的是让他们更好地进行自我照顾、独立生活、保持乐观情绪（3 级推荐，C 级证据）。

② PD 患者可能伴有认知障碍，应该制订个体化语言训练方案（3 级推荐，C 级证据）。

③ LSVT 技术可以有效改善 PD 患者构音障碍（1 级推荐，A 级证据）。

（二）老年帕金森病语言障碍康复评估

帕金森病的语言障碍是指一类语言活动显著减少的构音障碍，以声音表现困难和语音困难居多，具体表现为声音单调、音量下降、声音嘶哑、发音吃力、声音不和谐、说话清晰度降低等，并部分伴随着鼻声化构音和语速的改变。医学上可以从量表分析、主观声音感受和客观因素测量（声学、空气动力学、生理学）三方面加以衡量，下面分别作出解释。

1. Frenchay 构音障碍评估方法　PD 的语音问题，大多体现为运动能力过弱的构音困难。建议使用经过改进后的 Frenchay 评估方法，将每个问题根据损害的严重程度从 a~e 分五阶，a 为一般，e 为严重损害，主要涉及反射功能、呼吸功能、唇、下颌、软腭、喉、舌、言语 8 个方面的具体内容。

2. UPDRS—Ⅲ运动阶段的语言表现评价项　作为较常采用的 PD 患者语言能力主观评价方式。该方式分为 5 个分值等级，即：①零分，正常；②1 分，表示、理解能力和（或）声音均轻度减退；③2 分，为单音，不明显但能听到，中度损坏；④3 分，强烈损坏，不能听到；⑤4 分，完全不能听到。得分越高，PD 症状就越严重。

3. 主观听感受评估　医学上一般使用声音障碍指标（voice handicap index，VHI）（如总嘶哑度、粗糙声、窒息声、疲劳声音、紧张声音）和听感受评估表（grade，roughness，breathiness，asthenia，strain，GRBAS）在主体上对 PD 患者言语特征做出评估，得分越高，声音品质就越差。

（4）客观检测指标：声学系统基本参数一般包含声强、基本频率、基频变化率、基频微扰（jitter）、振幅微扰（shimmer）、运动循环速度、信噪比和谐噪比。当中应用最为普遍的是声强，即在单位时间内通过或垂直于声音传导方向传播的单位体积能量。室内空气动力学基本参数包含声门下压力、均匀发音气流、最大发音持续时间、声音阈压、声门效果等。生理学评价一般是描述 PD 患者在发音时的呼吸作用生理学特性，多使用动态 / 高频闪喉镜、电声门图、喉肌电图等手段评价喉部功用。

（三）老年帕金森病语言障碍康复治疗

1. 言语发声康复训练

（1）正常的语言练习：主要是对构音部位、频率、声调、节奏、语速、发声和呼吸调节等内容的练习。舌唇运动的练习，能够通过提高嘴唇肌的僵硬情况、活跃范围，以及舌、嘴唇的运动协调性，而提高患者说话的清晰度。语言健康疗法主要是根据与语言发展有关的通气体系（腹式和胸型通气）、发音体系（声带和喉）和调音体系（唇、舌、齿、下颌和软腭等）开展语言锻炼，并通过提高声强、声调和音质以提高语言清晰度。此外，语言练习还包括了许多与吞咽的相关肌肉，在一定程度上也可以提高患者的吞咽功能。

（2）呼吸运动练习：利用呼吸方式练习扩大腹式呼吸运动（膈肌）及胸式呼吸（肋间肌）运动的范围等。如反复进行深呼吸运动练习，可以提高胸廓扩张率；通过增强肺活量提升声音；通过延长呼气持续时间提高语言宽度等。呼吸式练习是目前使用最广的语音辅助器官的方法，通过提高腹式呼吸（膈肌）及胸式呼吸（肋间肌）的活动度，拉长呼气持续时间提高肺活量，进而增加呼吸式频率、提高声强、延长最大的元音说话能力、提高语言宽度等。但一般疗效都无法维持于治疗完成后的 12 个月。

（3）励 – 协夫曼言语训练技术（Lee Silverman voice treatment，LSVT）：LSVT 是首项有直接依据的 PD 语言诊断手段。与常规的语言诊断技术不同，LSVT 根据 PD 患者说话障碍中可能产生的疾病机理，通过增加声音，从而提高声音运动的幅度，以帮助提高患者对自身发声运动障碍的认识能力。LSVT 注意高强度的锻炼，同时兼顾对呼吸的调节，从而起到促进长期语言沟通的目的。除了经典的 LSVT-LOUD，近年来发展了专门面向帕金森病运动障碍练习的 LSVT-BIG 技术，以及构音器官的 LSVT-ARTIC 练习，还有将语言和体育运动紧密结合的 LSVT-HYBRID 练习。LSVT 技术受知识产权保障，即治疗者在需要经过网络和现场技术培训以及通过考核，并取得由 LSVT Global 公司认可的资格后，才可使用该技术开展帕金森病的康复工作。

2. 声乐及歌唱疗法　演唱作为一种综合视听功能与感觉运动过程的多模式活动，已被证明对 PD 患者语言障碍有一定效果，但其缓解语言障碍的机理目前尚不清楚。

3. 重复经颅磁刺激（rTMS）　rTMS 是利用时变电磁在颅内形成反应电压，刺激皮质神经元和（或）中枢神经纤维而达到医疗效果的一项技术手段，具有使用简单、无痛、无损害等优点。rTMS 在早期仅用来防治抑郁，但近年来，研究表明 rTMS 对 PD 患者的语言障碍也有一定的效果。

4. 环境改变—噪音掩蔽　噪音掩蔽也被称为伦巴效应，它可以使 PD 患者的说话噪声变大。由于噪声暴露能阻碍其听清楚周围的声音和自身的声音，使患者自行增强声音的响度。研究证实，当 PD 患者受 90 dB SPL（分贝－秒声压级）的听觉掩蔽时，其呈现出显著的声势改善。

（四）老年帕金森病语言障碍康复方案 [17, 93-99]

帕金森病患者中言语障碍的发生率最高，而且结果也非常严峻，由于言语障碍造成了工作与日常生活中的沟通障碍，以至严重影响生存品质，虽然进行过言语治疗的患者却不少，但大部分病因都是由于言语治疗的后遗效应和长期效果不佳。因此有观点认为，言语疗法在治疗室内产生的效果一出门后就完全消失了。常规的话语疗法培训主要涉及对话语的速率、韵律声强、发音，以及对呼吸的调节练习。配合设备所应用的医疗技术手段，还有延迟式听力反馈、话语放大装置等，但其长远的疗效通常都受限，所以找到一个早期可行的话语医疗方式就变得十分关键。

着重关注患者说话时对呼吸系统功能（腹式和胸式通气）、发音体系（声带和喉）和调音体系（唇、舌、齿、下颌和软腭等）的培养，以提高声强、语调和音质，从而提高说话清晰度。

1. 深循环练习　通过循环锻炼扩大了腹式呼吸（膈肌）及胸式循环（肋间肌）的锻炼能力等。如重复开展深循环练习，就可以大大提高胸廓扩张率；通过增加肺活量增加声音；透过拉长呼气的持续时间增加语言宽度等。

2. 发音训练　励－协夫曼言语训练（Lee Silverman voice treatment，LSVT）技术是在 20 世纪 80 年代末发展出来的一种言语训练技术，它也是首项拥有直接证据的 PD 言语训练手段。根据 PD 患者语言障碍可能产生的疾病机理，通过对声带和喉咙的控制锻炼，和延长元音最大连续发音时间的锻炼，提高了声音力度、音调和音质，被认为是针对 PD 最特殊且行之有效的言语训练技术。LSVT 注重于高强度的锻炼，同时兼顾对呼吸的抑制，从而实现了提高患者长期语言交流能力的目的。

3. 调音运动锻炼　着重开展对口颜面肌（如唇、舌）等调音器官的运动锻炼，以改善僵硬程度，从而提高身体活动度、运动协调性和发声清晰度。

歌唱作为一种综合听力与感觉运动过程中的多模式活动，已被证明对 PD 患者语言障碍有一定效果，但其缓解语言障碍的具体机理目前尚不清楚。一方面可能是因为唱时突然减慢的声音运动速度能够降低声音运动时对左侧大脑球的依赖，而另一方面唱时节律作为一个听觉上的向外提示也能够促进声音运动。

4. 环境改变—噪音掩蔽　噪音掩蔽也被称为伦巴效应，因为它可以使 PD 患者的说话噪音变大。由于噪音暴露能阻碍其听清楚周围的声音和自身的声音，使患者自行增强声音的响度。研究证实，当 PD 患者受 90 dB SPL（分贝－秒声压级）的听觉掩蔽时，其呈现出显著的声势改善。

5. 药物疗法　左旋多巴和多巴胺能兴奋剂对 PD 患者声音的改变目前还不能定论。有些研究表示，语言改变是因为用药导致人体关节和身体姿势上的病症改变，而这种病症称为多巴胺依赖性症。

6. 声乐疗法　近年来有学者以唱歌作为语言疗法，并证明了其对 PD 患者语言障碍有相当的效果。日本 Haneishi 等对 4 例女性 PD 患者实施了歌声练习治疗，发现其说话的清晰度和音强在治愈后有明显改善。Benedetto 等运用合唱作为主要治疗方式，结合练习前的声音热身锻炼以及练习时的钢琴伴奏、人体姿势指导等，对 20 例患者实施言语疗法，发现在治疗后患者持续发元音的持续时间增长，同时最大吸气压力和呼气压也增加，朗读文字时的韵律提高。而唱歌作为一种综合听力与感觉运动过程中的多模式活动，其改善语言障碍的具体机理目前尚不清楚。一方面，可能是在唱歌时突然减慢的声音运动速度有助于降低声音运动中对左侧大脑半球的依赖；而另一方面，唱歌时节律变化作为一个听觉上的向外提示，有助于促进声音运动。

7. LSVT 训练方案　训练的主要任务是促进人的语言沟通，注重提高音能，改善对发声运动障碍的感觉功能，以及重新调节声音的感知动作系统。其重点包括：①提高声音动作的幅度；②提高对自己增加声音时的感知功能；③患者必须以自己的力量进行锻炼；④高强度锻炼（每周 4 次，连续 4 周，共 16 次训练）；⑤发声运动的量化。

（1）LSVT 训练具体实施方法为每周 4 次，连续 4 周。训练内容包括以下两部分。

1）每次训练的前半部分有三项任务：①训练患者尽可能长时间的发元音，如嘱患者深吸气，尽可能长时间维持发"啊"音；②训练患者尽可能地扩大发声的频率范围，如嘱患者先发出尽可能高音调的声音，再嘱其以尽可能低的声调发声；③语句训练，嘱患者选择 10 个日常生活用到的短语或句子进行发声训练。

2）每次训练的后半部分为阶梯式声强训练：第一周为单词和短语的声强训练；第二周为句子的声强训练；第三周为读书时的声强训练；第四周为交谈时的声强训练。

（2）LSVT 改变传统言语治疗的观点，为了延长治疗时间，在 LSVT 治疗期间，要求患者每天完成一定量的家庭作业，如在有治疗的日子里，每天完成一次家庭作业，在治疗间歇日，每天完成两次家庭作业以维持疗效。在治疗期间，如无特殊原因，鼓励患者大量喝水。若条件许可，可以采用声音监测器监控声强变化情况。治疗结束后，患者仍然必须每天坚持自我训练以维持疗效，建议患者在 6 个月后随访，这时候患者还可以接受一些课程训练进行调整。简而言之即：高响度、高强度、多感知、多重复。

由于治疗主要集中在嗓音上，每位患者在接受治疗前都要接受喉部检查，排除禁忌证（如声带小结、胃食管反流、喉癌等），并且必须向患者说明治疗的目的以提高发声的效率。具体操作细节根据各中心的实际情况有所不同。LSVT–LOUD 受到知识产权保护，治疗师必须通过现场或在线培训并通过资格考试获得证书后，才能进行该项治疗。LSVT 官方网址为：www.lsvtglobal.com，患者也可以通过登录该网站查找具有 LSVT–LOUD 资格的医疗机构。

（3）LSVT–LOUD 治疗效果：LSVT 技术主要注重高强度的声带训练及改善患者对于发声力度的自我感知能力，这种方法的短期和长期疗效均得到了试验结果的证实。在该技术开发初期所做的一期研究结果提示，这种高强度的言语治疗技术能改善帕金森病患者的言语交流功能。随后进行的二期研究进一步提供了关于 LSVT 的短期和长期效果的证据。这些研究比较了 LSVT 和呼吸训练的治疗效果，结果表明接受 LSVT 治疗的患者的效果明显好于呼吸训练，有较多的参数在治疗前后发生了较大幅度的变化。

（4）LSVT–LOUD 治疗效果机制：很多研究都采用对观察者的听觉感知来评估效果。而在进行了 LSVT 疗法之后，患者原有的嗓音嘶哑并伴气息音的状况也有所改善。Sapir

等对比了 22 名进行 LSVT 患者和 13 名进行了通气培训疗法的患者在治疗后 12 个月的效果，认为进行了 LSVT 疗法的患者说话的声量和音质都较治愈前明显改善，而进行了通气培训疗法的患者则无明显改善。Ramig 等随访两年的研究结果则证实了采用 LSVT 疗法具有一定的长远功效，但相比之下，呼吸训练疗法的长年随访功效并不明显。除去对观察者的主观评价，某些客观方面的研究指数的改变，也为 LSVT 的疗效提出了依据。如 Ramig 等以正常人作为对照组，调查了帕金森病患者在进行 LSVT 疗法后的有效性，并以声强作为客观评价指数，结果显示研究组在进行 LSVT 疗法后声强明显增加，而在对照组中则未有明确改变。另一个研究结果也支持了这一研究结论，研究者们发现患者在接受了 LSVT 治疗之后，声门下的气体压力变压增大（2 ~ 3 cmH$_2$O），最大气流偏移速率（maxi-mum flow declination rate，MFDR）也得到改善。随访调查证实在接受治疗两年内，患者说话时的声强仍可保持于诊断之前的水准。与上述研究结论相同的是，在治疗过程中，根据观察者的声音评价患者的声强有所增加，发声品质也提高，并且其持续效果可以达到 12 个月以上。除声强以外，其他指标的提高还包括发元音的持续时间增长、发音的语言基本频率范围扩大、说话时停顿时间减少、发音的持续时间增长等。

关于 LSVT 针对帕金森病患者话语阻碍发生机理疗效的研究，也取得了相应的成果。目前认为 LSVT 效果较确定的因素主要有 3 个方面：①训练患者增加声带的内收运动，从而提高喉肌功用，对促进发音系统发展更加有效；②强调训练患者用力读音及对自身声音响度和发音强度的感受，因此可以协助患者克服帕金森病的高级神经功能失调如本体感知障碍、调控运动幅度功能紊乱而导致的话语功能紊乱；③通过训练患者用力读音可以促进人脑启动并调节定向运动相关的中枢功能，因此可以提高患者声音锻炼的效果。该研究重点聚焦于 LSVT 对帕金森病运动徐慢导致表达困难的影响。Smith 等用频闪喉镜对患者所做的 LSVT 与通气练习的效果做对比，表明接受过 LSVT 患者的声带内收增多，而通气练习却缺乏这种作用。另外，值得一提的是，声带内收增多并非因锻炼所导致声带功能亢进引起的，恰恰相反，在试验中观察到某些患者在手术时出现了轻至中度的声带功能亢进，而这些声带功能亢进也可以引起对声带内收不全的代偿作用，在治愈后则有所减轻。上述研究成果给出了有关 LSVT 对患者构音功能障碍治疗的理论依据，并支持了一种假设：经过高强度的运动锻炼，增强了呼吸肌和咽喉部肌肉之间的神经冲动，因而可以提高声带在发音时的活动范围，进而提高了嗓音的频率和声调。对于帕金森病患者言语障碍的一些发生机理，必须做一些深入研究以确定 LSVT 的功能。

此外，近年的 PET 研究证实，在通过 LSVT 疗法后，患者的语言—运动区域出现了功能性的变化。科研人员还表明，通过 LSVT 疗法后患者的右侧苍白球在静止休息状况下的局部血流相比应用疗法之前有较明显降低，但在继续说话时则比静止休息状况下的血流量高出了许多。科研人员还指出，LSVT 可以控制对苍白球的过度亢奋，其效果等同于苍白球毁损手术。此外，LSVT 还可以提高说话时苍白球的活性。而上述研究也为对患者在进行 LSVT 处理后的心理行为学变化，奠定了心理神经学研究的基石。

8. 重复经颅磁刺激（repetitive transcranial magnetic stimulation，rTMS）是利用变化电磁在颅内形成反应电压，冲击皮层神经元和（或）周围神经纤维而起到医疗效果的一项技术手段，具有操作简单、无痛、无创伤等优点。rTMS 在早期仅用来治疗抑郁症，随着科学研究的开展，有研究者将其用来防治帕金森病，并发现它有助于提高 PD 患者的运动功能障碍。近年来，科学研究证明，rTMS 对 PD 患者的语言障碍也有相应的效果。如 Dias 等用 5 Hz 的 rTMS 激活初级皮质运动区域（M1 区），结果能够改善患者说话的基础频率和声强。Murdoch 等也用高频（5 Hz）的 rTMS 对 PD 患者实施了救治，认为和对照组一样，在治疗后的舌最大速度运动能力和最大距离说话的清晰度上都有改善。rTMS 由于激发额叶皮层可以有效控制大脑动脉和中脑纹状体的多巴胺系统，而这些经过皮层、皮质下途径之间促进基底核机能的相互作用也可以是其直接促进言语功能的机理。目前，对于使用 rTMS 的 PD 患者言语困难的研究还比较缺乏相关的实验数据，如刺激靶点波形等的最佳方法也还没有确定，因此，rTMS 的具体作用还需要进行临床实验来确定。

三、老年 AD 语言功能障碍

（一）老年 AD 语言障碍特点 [100-104]

阿尔茨海默病（Alzheimer's disease，AD）是以进行性意识功能障碍和行为损害为特点的中枢神经系统退行性变性疾病，近年来该病发生率在逐步增加。语言功能障碍是 AD 的重要表现之一，在早期可以发生，具体表现为说话、命名、读写等相关方面的功能受损。AD 病理变化可影响各种的网络途径，从而形成各种临床表型的语言障碍。AD 的重要病变特点是脑内 β 淀粉样蛋白（Aβ）的异常凝聚、由 Tau 蛋白过磷酸化引起的神经原纤维缠结形成和局部皮层各种程度的收缩。国际工作组（international working group，IWG）在 2014 年制订了对 AD 的新诊断规范，即 IWG-2 检查规范，除了在临床的症状和影像学技术所显示的皮质萎缩现象以外，还明确了高分子生物标志物的意义与重要性，如 PET 分子神经成像与脑脊液的 Aβ 含量降低，及 Tau 含量的增高。同时，从语言网络的视角分析，人体脑部中存在着特殊的网络结构，语言网络是由大量的脑神经皮质和白质纤维连接所构成的复杂网络系统。AD 病理变化可能以语言网络为主要传递路径和破坏目标，根据不同的语言亚型影响着不同的网络路径，而在语言网络中的进展性病理变化在 AD 的无症状阶段和局部萎缩以前即已出现。AD 患者在症状前期发生了相应区域的淀粉样蛋白沉淀，从而导致了 Tau 和 NFT 的发生，并蔓延至额叶、顶叶、枕叶等语言功能区和语言网络系统，造成了各种症状的话语功能障碍。因此有研究人员指出，由语言功能相关神经元的丧失，以及局部皮层的收缩，而引起的临床表现都和 NFT 的分配与密度有关，而非淀粉样斑块的。目前有关淀粉样蛋白沉积和 NFT 相互关联的研究成果很多，但是其具体的机理还没有阐明，确定二者互相关联可以加速诊断 AD 的新药物研究进展，是目前 AD 临床病理变化研究中一个极具重大挑战性的重要课题。

AD 患者中，语言障碍的发生率在病情的各个阶段、不同亚型各有差异。典型的 AD 患者、非语言类型的不典型 AD 患者，在各阶段语言障碍有其不同特征。在早期阶段，可有对词汇的命名性轻度损害（如语义替换），但并没有发现命名性的失语。患者口语仍流畅，能复述高产生频次词的长句，而又无法复述低产生频次词的短句，语法仍正常。特别是 AD 患者写作的严重障碍，早期症状比口语的障碍往往更严重。主要表现为构字障碍和字词误写，多数 AD 患者在此阶段的 MRI 表现为颞顶区萎缩性疾病。而中度

AD 患者则显示出类似神经的皮质感知性失语，但区别于一般 AD 患者较少见发现的错词和模仿语。其中命名能力不能和理解力的损害（如听理解减退）很明显。语言流畅性严重受损，叙事内容不切主题，缺少逻辑结构关联，还有不准确的发音，因此朗读和写作能力退化程度较为突出。但对于朗读和抄写等需再认的项目则相对保留下来。此阶段患者的影像学检查见额叶、颞叶，以及顶叶均为双侧性萎缩。其中顶叶萎缩程度最为突出。具体语义理解的皮层位置主要是在颞叶前部，而抽象词定位则包括颞上回后部、双极及左侧的额下回。而重度 AD 患者则主要表现为语言产出量的降低，且朗读和写作相对于其他语言方面损伤程度较为突出。具体表现为机械地复制别人说话的词或短语，以及刻板语（没有含义的词或短语重复）。研究观察表明，上述 AD 患者的话语功能障碍程度与典型的神经皮层感知性失语、感觉性失语和命名性失语极为接近，但又存在着差异，在口语表达和复述时错语、新语、赘语、模仿语句等较为少见，且更多地体现为陈述时不切主旨，在语句方面也没有逻辑结构性和紧密性。而重度 AD 患者的影像学则显示为双侧额叶、顶叶、颞叶数量显著减少，尤以颞叶萎缩为甚。左侧颞上回和颞中回的后部明显与语句理解困难有关，同时伴有双侧侧脑室数量明显增加。

目前对 AD 所致的语言功能障碍的诊断药物研究较少。近年来的研究指出，N– 甲基 –D– 天冬氨酸（N–methyl–D–aspartate receptor，NMDA）受体拮抗药物、胆碱酯酶抑制剂等有一定效果，其中的 NMDA 受体拮抗药物对 AD 言语障碍患者有很大的诊断价值。如果在上述药物诊断基础上开展语言恢复训练，对患者的话语功能障碍将有良好的治愈效果。

语言变异型 AD 患者在疾病早期即可出现明显的语言障碍，并随疾病进展逐渐加重，其中最多见的为 logopenic PPA，也可表现为非流利性失语（progressive non–fluent aphasia，PNFA）或语义变异型失语（semantic variant primary progressive aphasia，svPPA）。目前尚无可靠流行病学调查报道 AD 总体患者中语言障碍的发生率，但有报道表示 PPA 各亚型中可能由 AD 病理导致的比例分别为：logopenic PPA 58%～92%；PNFA 30%～44%；svPPA 0～33%。

AD 患者语言障碍的特点与脑损伤的部位及严重程度有关。在以语言障碍为早期主要功能障碍的亚型中，logopenic PPA 患者由 AD 导致的概率最高，被纳入 AD 的建议诊断标准。其语言障碍的主要表现包括：找词障碍、命名障碍、复述障碍，语言学分析可发现患者存在明显的语音工作记忆障碍。PNFA 和 svPPA 患者由 AD 导致的概率较低，临床诊断并未被纳入不典型 AD，如需证实是否由 AD 引起，需要支持 AD 病理的证据。

非语言型 AD 患者也可存在语言障碍，包括典型 AD（遗忘型）和不典型 AD 中的额叶变异型、后部皮质萎缩。由于这些患者脑损伤的起始部位和进展有差异，其语言障碍的表现也存在差异，但共同特点是疾病早期语言障碍都不是最主要和显著的功能障碍。

AD 患者语言障碍的表现可能受到其他认知障碍（如记忆、注意障碍等）、精神行为障碍影响，因此需全面评估者的认知功能、精神状态和行为症状。典型 AD 患者早期的语言障碍表现为找词困难、命名障碍与流畅性下降，而复述、发音没有损害；接着出现语言空洞、理解能力轻度受损、书写障碍；随着病情进展，阅读、书写能力进一步减退，最后可发展为刻板言语、缄默。额叶变异型患者可有明显的言语困难、非流利性失语、言语启动困难。PCA 患者出现言语障碍时与 PPA 患者的表现类似，但最先出现的功能障碍以视空间功能障碍为主。

此外北京大学第一医院王萌华总结 AD 早期出现轻度命名障碍、轻度复述障碍、听理解障碍及书写障碍；AD 中期语言障碍类似于经皮质感觉性失语；AD 晚期由经皮质感觉性失语向 Wernicke 失语过渡，至完全性失语，最终缄默。AD 语言障碍大多具备流利性失语的特征，即：早期命名障碍→中期类似于经皮质感觉性失语→晚期 Wernicke 失语→完全性失语→最终缄默。

推荐意见：

① 语言障碍是痴呆认知障碍的主要表现之一，尽可能对所有的痴呆患者进行语言功能的评估（专家共识）。

② 对语义性痴呆和非流利性失语的患者进行语言评定（C 级推荐）。

③ 早期进行语言康复训练对 AD 失语患者非常重要且必要，多数患者经过康复训练可以获得不同程度的功能恢复（B 级推荐）。

（二）老年 AD 语言障碍的康复评估

目前，国内外主要的 AD 诊断指南中均建议需要对所有怀疑 AD 的患者进行语言功能评定。常用测验包括：各种命名测验、图片描述、复述等；可加入成套认知评估内完成。进一步详细的语言评估可采用成套语言评定量表，如西方失语成套测验（WAB）、汉语失语成套测验等（ABC）。但这些测验缺乏详细的语言加工过程评估（语言学评估），可根据需要采用针对语义、句法、语音加工等过程的专项评定，而目前国内应用广泛的、经验证的此类测验较少。

对 AD 患者进行语言功能评定时，必须对其他认知功能进行全面评定，以便进行分型诊断。

（三）老年 AD 语言障碍的治疗方案 [105-110]

早期开展语言康复训练，对于 AD 失语患者来说十分关键和必需，多数患者通过语言康复训练可以达到不同程度功能康复，但恢复程度却与患者疾病、年龄和是否积极配合训练等因素直接相关。对于 AD 语言障碍的训练有助于患者最大程度地修复语言功能，从而培养工作信心，适应日常生活，改善生品质。针对患者疾病的不同程度以及失语的类型，应有针对性地开展培训，可提高口语能力的培养，以及进行更实际的沟通。

针对大多数的 AD 患者，一般关注点是保持正常说话并学会利用别人交流，以补充欠缺的语言能力。说话恢复训练通常包括常规练习（每周 2 次，每次 30 min）和强化练习（每周 2 次，每次 1 h），一般持续时间为 3~5 周。如果患者在住院期间的语言恢复持续时间过短，出院后还可建议对患者进一步治疗。

1. 训练方案 [111]　目前国内外主要指南并未介绍针对 AD 患者语言障碍非药物治疗的意见。临床治疗中言语治疗师可根据患者语言障碍的表现给予针对性治疗、代偿策略指导。从目前证据来看，适当的语言训练，掌握语言训练时机，并在残存语言功能的基础上扩展语言表达范畴，有利于 AD 患者重新回归社会，提高生活质量。多数患者经过康复训练可以获得不同程度的功能恢复，但恢复程度与患者病情、年龄及能否主动配合有关。

随着 AD 脑萎缩性病变逐渐扩大，痴呆的严重程度逐渐增加、语言障碍逐渐加重。此时 AD 患者语言治疗的目标制订不应过高，以维持现有语言功能为主和训练替代交流方式。

针对这些 AD 患者，主要重点是放在保持正常口语能力和学会运用其他沟通手段上，以挽回失去的口语力量。有科学研究表明，词汇提取练习对原发性进行性失语（primary progressive aphasia，PPA）[包含寡语型 PPA（logopenic primary progressive aphasia，LPA）]有效，且治愈效果可维持约一年。队列研究也表明词汇提取疗法对语义类 PPA 和 LPA 都有效果，而且对未练习的其他项目如书面名称和拼写等也有改进作用。

言语疗法是专为适应个性化需要而经常采用的医疗方式，具体工具包括：①锻炼理论与实践：通过加强锻炼患者较薄弱的肌肉群，如微笑，反复说某些字，以锻炼面部表情肌。②图卡：可以使用日常物品的图片，促进词汇记忆，从而增加词汇量。反复地大声说出图片名称，作为训练与实践中常规的内容。③图板：将工作中的对象与活动的图片置于一起，便于患者思考和与别人交流。④工作簿：通过进行朗读和书写训练，从而重新获得朗读和写作的能力。而通过这种训练，听力理解能力也是能够重建的。⑤计算机：利用计算机软件提高语言水平、翻译能力、听力和理解力。例如，用计算机显示图片并要求患者找出相匹配的名词。

家属与社区对患者的心理健康帮助亦十分关键，治疗师在开展培训的同时对家属也应该加以引导。语言康复训练计划在医疗、语言科学、心理学的引导下才能达到最大的成效。

2. 中枢刺激　无创脑刺激技术包括经颅直流电刺激（tDCS）和重复经颅磁刺激（rTMS），配合语言康复，被认为能够提高 PPA 的语言能力。一项 Meta 分析中纳入 6 个（4 个研究包含了 LPA 患者）tDCS 和 2 个 rTMS 研究，随机效应模型显示 tDCS 和 rTMS 在提高语言能力方面均有中等效应。

目前证实有效的刺激方式如下。

（1）tDCS 刺激左额下回可改善 PPA（包括 LPA）患者的书面动词命名和拼写，可能与改变神经元阈下静息膜电位并调节皮质兴奋性有关。

（2）有关 rTMS 治疗 PPA、LPA 的案例报道提示患者语言功能改善，但也有改善认知功能的案例报道。rTMS 是近年来物理治疗在 AD 中的新应用，可能的治疗机制是抗 Aβ 聚集、增强线粒体功能以及增加神经元活动；引起皮质兴奋性改变，增加大脑可塑性，产生长时程增强（long-term potentiation，LTP），促进受损害的神经网络重组。rTMS 可提高 AD 患者的命名准确性以及听觉理解成绩。Meta 分析显示，左侧背外侧前额叶高频 10~20 Hz 的刺激可有效改善 AD 患者的认知功能，但对情景记忆的改善不显著。海马脑区是 AD 记忆损害最重要的脑区，调控海马神经可塑性对提高 AD 治疗效果有重要意义，但目前的 rTMS 只能刺激皮质。

（3）H 型深部刺激线圈没有直接刺激海马脑区的功能。临床利用静息态功能连接精准定位与顶叶-海马功能连接最强点，从而实现刺激海马脑区提高疗效。有研究结果表明，精准化的 rTMS 治疗可能有效改善 LPA 患者的语言功能和认知症状。

3. 药物治疗　目前有临床研究表明，用于治疗 AD 的主要药物 NMDA 受体拮抗剂—

美金刚、胆碱酯酶抑制剂可能改善患者的语言功能和语言交流能力。这两类药物均被写入国内外主要 AD 治疗指南。

四、老年冠心病语言障碍

美国心脏病协会 / 美国心脏学会 2011 年发布的"不稳定型心绞痛诊断与治疗指南"、2012 年发布的"非 ST 段抬高型心肌梗死诊断和治疗指南"、2015 年发布的"急性 ST 段抬高型心肌梗死诊断和治疗指南",我国中华医学会心血管病学分会于 2018 年发布的"中国慢性稳定性冠心病诊断与治疗指南",欧洲心脏病学会（European Society of Cardiology，ESC）2019 年发布的"2019ESC 慢性冠状动脉综合征（chronic coronary syndrome，CCS）的诊断和管理指南"均未提及冠心病的语言功能。

目前尚无指南、共识或高质量的 RCT 研究提及冠心病患者会出现语言障碍。有研究发现老年冠心病引起认知障碍继而导致了言语错乱,因此治疗时应针对原发疾病予以适当措施。

五、老年慢性心力衰竭语言障碍

慢性心力衰竭相关指南中均未提及患者存在语言（言语）障碍。查询指南包括 2020 版"美国物理治疗协会心力衰竭患者管理指南"、2020 版"欧洲心力衰竭协会 / 欧洲心脏病学会立场声明及共识建议"、2019 版"马来西亚卫生部心力衰竭管理指南"、2018 版"中国心力衰竭诊断和治疗指南"、2017 版"日本循环学会 / 日本心力衰竭学会急慢性心力衰竭的诊断和治疗指南"。

有效地监测稳定型心力衰竭患者水肿对预防失代偿至关重要。一项研究使用声学语音分析监测 10 例心力衰竭（HF）患者（失代偿期）,其特征是心内充盈压力增加和周围水肿。患者因肺水肿影响发出高频声音和发音的持续性。应用利尿剂治疗后,患者自动识别的声音变脆的比例更高,基频增加,倒频谱峰显著性变异减少,提示语音生物标志物可以作为 HF 的早期指标。因此研究者猜测语音监控有可能为患者提供一种非侵入性的、容易获得的方式来检测自己的状态。该研究仅供参考。

六、老年肺癌语言障碍^[112-114]

（一）老年肺癌语言障碍特点

"中华医学会肺癌临床诊疗指南（2018 版）"及"中国肺癌脑转移诊治专家共识（2017 年版）"提出肺癌可引起语言功能障碍,但未指出关于语言障碍的具体评估和治疗方案,少数文献为临床案例,只写出患者临床表现,并无详细的肺癌语言障碍的康复与治疗过程。

（二）肺癌语言障碍的表现形式

1. 肺癌的原发症状无语言障碍,多见于肺癌脑转移及淋巴结转移。许多病例报道中提到肺癌颅内转移被误诊为脑血管病。其中一项 24 例病例报道中提到有 15 例（62.5%）存在语言障碍,如失语症、言语不利等,由肺癌脑实质转移所致,见于优势大脑半球语言中枢区转移瘤,可表现为运动性失语、感觉性失语、混合性失语和命名性失语等。

2. 声音嘶哑 多见于因肺癌转移淋巴结压迫或侵及左侧喉返神经而造成声带麻痹所致。因右侧喉返神经位置较高，多在右侧上纵隔淋巴结转移时可能出现。

（三）老年肺癌语言障碍的评估

目前未检索到关于肺癌引起的语言障碍特异性评估量表。患者因颅内转移引起语言障碍可根据脑卒中失语症或构音障碍的评定程序进行。声音嘶哑可通过嗓音声学分析、声带的形态与振动检查。

（四）老年肺癌语言障碍的康复方案

脑转移所致的语言障碍多以脑转移的整体治疗为主，未查到关于语言障碍的特异性治疗。

针对声音嘶哑可进行声带注射填充喉成形术，以减少声门间隙和改善声带内收。术后可进行发声训练：基础发声功能训练（体位与呼吸功能的改善、放松训练、持续发声训练）；有针对性训练（音量异常的训练、音调异常的寻常、痉挛性发声训练、异常音质的训练）。

七、老年 COPD 语言障碍

（一）老年 COPD 语言障碍特点

COPD 相关指南中（2018 版中国"慢性阻塞性肺疾病基层诊疗指南"、2018 版英国国家卫生与临床优化研究所"慢性阻塞性肺疾病的诊断与管理指南"、2017 版西班牙"慢性阻塞性肺疾病指南"、2017 版澳大利亚和新西兰"慢性阻塞性肺疾病的诊断和管理指南"）未提及会引起语言障碍，但 COPD 后期会导致认知功能受损，进而影响患者的语言功能。因此，在 COPD 语言障碍评估和治疗方面应着重于原发疾病和认知方面。在认知的语言层面，有研究指出，COPD 患者同健康同龄人相比，其语言学习、语言处理、语言记忆受损。MMSE 评估 12.9% COPD 患者存在语言障碍。在 COPD 的三个阶段中（加重期、出院和稳定期），比较 COPD 加重期至出院，MoCA 总分及语言分项得分有显著提高；从出院到稳定期，MoCA 总分及命名分显著下降；最后，COPD 从加重到稳定，所有临床变量均得到改善，MoCA 总分与命名、注意、语言、抽象、延迟回忆子得分有显著性差异。此外有研究表示，COPD 患者言语产生过程一般不会受到肺活量低的影响。

（二）老年 COPD 语言障碍的评估

目前没有针对 COPD 语言障碍的特异性评估量表。多数研究中都采用 MMSE（命名、复述、书写）、MoCA（命名、句子复述、词语流畅性）中的语言方面进行评估。

（三）老年 COPD 语言障碍康复方案

目前暂时没有针对 COPD 患者的语言治疗方案，主要是针对原发肺疾病进行肺功能康复以及认知训练。语言训练可以进行适当的命名训练和复述训练。有研究表明肺功能训练对 COPD 患者的语言处理有一定效果。有 RCT 对 COPD 男性患者进行研究显示：高强度有氧运动或结合抗阻的高强度有氧训练，可以改善患者的语言流畅度[115-118]。

第五节　老年语言障碍护理衔接技术

临床—康复—护理衔接技术是基于多学科团队的诊疗理念，由康复医生、康复治疗师和康复护理人员共同组成康复治疗团队，帮助并教会照护者、患者相关康复护理技术，从而更大程度地帮助患者回归家庭和社会。康复团队对患者进行康复评估和治疗、教育与训练，以达到使患者改善功能、融入社会、提高生活质量的目的。团队各成员虽专业技能不同，工作角度和方式不同，但目标一致。团队工作是康复医疗工作的基本形式，符合康复医学具有多学科性、广泛性和社会学的特点，充分体现生物—心理—社会的医学模式。

老年人语言功能障碍的临床—康复—护理衔接技术医疗团队工作职责如下。

（一）康复医师

指具有执业医师资格，负责患者语言功能障碍的临床康复诊疗计划的制订，并参与实施的医学专业技术人员，通常是康复团队的领导核心。康复医师的主要职责是：接诊患者，全面评估，列出患者语言功能问题，制订进一步检查、观察及康复治疗计划；对住院患者负责查房或会诊，及时开出医嘱；对门诊患者进行初诊、复诊及处理；主持各种会议，包括康复疗效评价和病例讨论会，出院前的评定分析总结会等。

（二）康复治疗师

指具有治疗师资格，针对老年人语言功能障碍进行评定、具体治疗方案制订和实施的专业技术人员。具体职责包括：对患者进行语言功能评定，指导患者进行语言功能训练。

（三）康复护理人员

指具有护士执业资格，经过康复护理专业培训，可以进行护理评定和康复护理操作，改善和恢复患者或残疾者功能障碍的专业技术人员。主要职责是：①基础护理；②康复护理（协助患者体位转移、二便功能护理、皮肤护理、心理护理等）；③对患者及其家属进行语言障碍的康复知识宣传教育；④主动反映患者的思想情绪、困难和要求。

（四）照护者或患者本人

照护者或患者本人需要学习康复治疗团队人员教授的语言康复护理方法。

（徐　硕　潘涌泉　闫志杰　贾　杰）

参考文献

［1］李宇峰. 老年人言语交际障碍实证研究［D］. 吉林：吉林大学，2016.

［2］李宇峰. 老年人言语交际心理研究［J］. 华夏文化论坛，2018，（2）：2241-2248.

［3］李胜利. 言语治疗学［M］. 北京，华夏出版社，2004.

［4］顾曰国. 老年语言学发端［J］. 语言战略研究，2019，4（5）：10-33.

［5］ Caplan D，Dede G，Waters G，et al. Effects of age，speed of processing，and working memory on comprehension of sentences with relative clauses［J］. Psychol Aging，26（2）：439-450.

［6］ 韩刚斌，雷盼，陈雨珊. 老年人语言能力的相关研究［J］. 世界最新医学信息文摘（连续型电子期刊），2019，19（28）：110-111，114.

［7］ 高素荣. 失语症［M］. 第2版. 北京：北京大学医学出版社，2006.

［8］ Vorgha-khadem F，Watkins K，Alcock K，et al. Praxic and nonverbal cognitive deficits in a large family with a genetically transmitted speech and language disorder［J］. Proceedings of the National Academy of Sciences of the United States of America，1995，92（3）：930-933.

［9］ 张红蕾，龚学晨，郝学静，等. 老年人听力损失及言语识别能力调查及高危影响因素分析［J］. 中华耳鼻咽喉头颈外科杂志，2019，54（2）：116-120.

［10］ 汉语失语症康复治疗专家共识组. 汉语失语症康复治疗专家共识［J］. 中华物理医学与康复杂志，2019，41（3）：161-169.

［11］ Wallace SJ，Worrall L，Rose T，et al. A core outcome set for aphasia treatment research：The ROMA consensus statement［J］. International Journal of Stroke，2019，14（2）：180-185.

［12］ Ha-Kyung，刘巧云，周谢玲，等. 失语症的分类［J］. 中国听力语言康复科学杂志，2013，（2）：146-149.

［13］ 孔莉. 脑卒中后不同类型失语症的自然恢复状况研究［J］. 中国康复医学杂志，2006，21（6）：532-534.

［14］ 冯定香，李胜利. 成人失语症的鉴别诊断［J］. 中国康复，1995，10（1）：34-35.

［15］ 李胜利，张庆苏. 构音障碍的发音、言语表现与治疗［J］. 中国康复理论与实践，2003，9（1）：62-64.

［16］ Enderby P. Frenchay Dysarthria Assessment［J］. International Journal of Language & Communication Disorders，2011，15（3）：165-173.

［17］ Ackermann H，Ziegler W. Articulatory deficits in parkinsonian dysarthria：an acoustic analysis［J］. Journal of Neurology Neurosurgery & Psychiatry，1991，54（12）：1093-1098.

［18］ 胡岢. 老年性耳聋的研究进展［J］. 中国听力语言康复科学杂志，2005，（2）：8-11.

［19］ Hou ZQ，Lan L，Wang DY，et al. The clinical features and prognosis of sudden deafness in the elderly［J］. Chinese Journal of Otology，2010，8（2）：141-147.

［20］ 张丽，徐文. 功能性发音障碍的临床分析及护理［J］. 护理研究，2010，24（2）：155.

［21］ 黄卫，徐洁洁，陈曦，等. 功能性发声障碍的喉镜观察及声学、空气动力学研究［J］. 听力学及言语疾病杂志，2015，13（3）：167-169.

［22］ Listed N. Terminology pertaining to fluency and fluency disorders：guidelines. ASHA Special Interest Division 4：Fluency and Fluency Disorders［J］. ASHA. Supplement，1999，41（2 Suppl 19）：29-36.

［23］ Verde L，Pietro GD，Sannino G. Voice Disorder Identification by using Machine Learning Techniques［J］. IEEE Access，2018，PP（99）：1-1.

［24］ Rumbach A，Aiken P，Novakovic D. Outcome Measurement in the Treatment of Spasmodic Dysphonia：A Systematic Review of the Literature［J］. Journal of Voice Official Journal of the Voice Foundation，2019，33（5）：810.

［25］ 汪洁，屈亚萍. 言语失用症与音位性错语的产生机制及鉴别诊断［J］. 中国康复医学杂志，21（8）：743-744.

［26］ Teleb MS，Hage AV，Carter J，et al. Stroke vision，aphasia，neglect（VAN）assessment—a novel emergent large vessel occlusion screening tool：pilot study and comparison with current clinical severity indices［J］. 2017，9（2）：122-126.

［27］ Alexia，Rohde，Linda，et al. Systematic review of the quality of clinical guidelines for aphasia in stroke management［J］.Journal of evaluation in clinical practice，2013，19（6）：994-1003.

［28］陈卓铭.汉语语言心理加工与失语症评估［J］.中国康复医学杂志，2015，30（11）：1091-1094.

［29］KIM Ha-Kyung，HWANG Young-Jin，刘巧云，et al.失语症定义和失语症评估［J］.中国听力语言康复科学杂志，2013，（1）：62-65.

［30］Patterson JP. Aphasia Tests［M］.New York：Springer，2011.

［31］Spreen O，Risser AH. Assessment of aphasia［J］.Acquired Aphasia，1998，10（3）：71-156.

［32］Carling-rowland A. Capacity Assessment and Aphasia：Challenges in Meeting the Needs of Diverse Stakeholders［EB/OL］.［2022-7-15］.http://aphasidogy.pitt.edu/2113/1/viewpaper.pdf.

［33］陈卓铭，尹义臣，莫雷，等.汉语失语症计算机辅助流利性检测的研究［J］.中华神经医学杂志，2007，6（3）：317-320.

［34］Westbury C. Assessing language impairment in aphasia：Going beyond pencils and paper in the computer age［J］.Mental Lexicon，2010，5（3）：300-323（324）.

［35］Haley KL，Roth H，Grindstaff E，et al. Computer-mediated assessment of intelligibility in aphasia and apraxia of speech［J］.Aphasiology，2011，25（12）：1600-1620.

［36］汪洁，吴东宇，宋为群.汉语失语症心理语言评价与汉语标准失语症检查对命名困难定性的比较［J］.中国康复医学杂志，2009，24（2）：113-117.

［37］汪洁，吴东宇，宋为群.汉语失语症心理语言评价在探查听理解障碍的语言加工受损水平中的应用：1例报告［J］.中国康复医学杂志，2010，25（4）：326-331.

［38］薛勇.不同程度失语症的诊疗原则［C］//中华医学会全国物理医学与康复学学术会议论文集.2014：105-106.

［39］韩莹，刘新颖，赵素萍，等.70岁以上老人老年听力障碍量表筛查版（HHIE-S）临床调查结果分析［J］.中国听力语言康复科学杂志，2014，（2）：106-108.

［40］Hall DA，Zaragoza Domingo S，Hamdache LZ，et al. A good practice guide for translating and adapting hearing-related questionnaires for different languages and cultures［J］.International Journal of Audiology，2018，57（3）：161-175.

［41］路学美，张素华，杨传华，等.功能性发声障碍的语言训练［J］.中国耳鼻咽喉头颈外科，2004，11（6）：379-380.

［42］王贞，李胜利.汉语言语失用患者的言语评定［J］.中国康复理论与实践，2013，19（1）：76-77.

［43］袁永学.言语失用的言语特征、评价及机制探讨［J］.中国康复理论与实践，2014，（7）：637-640.

［44］杨海芳，王穗苹.言语失用的诊断及治疗进展［J］.中国康复医学杂志，2014，29（9）：893-897.

［45］潘翠环，王璇，罗爱华，等.早期高压氧与schell干预对脑卒中后失语症的影响［J］.中国医师进修杂志，2005，28（19）：42-44.

［46］Szaflarski JP，Ball A，Grether S，et al. Constraint-induced aphasia therapy stimulates language recovery in patients with chronic aphasia after ischemic stroke［J］.Medical science monitor：international medical journal of experimental and clinical research，2008，14（5）：CR243-CR250.

［47］Johnson ML，Taub E，Harper LH，et al. An Enhanced Protocol for Constraint-Induced Aphasia Therapy II：A Case Series［J］.American Journal of Speech Language Pathology，2014，23（1）：60.

［48］Meinzer M，Elbert T，Djundja D，et al. Extending the Constraint-Induced Movement Therapy（CIMT）approach to cognitive functions：Constraint-Induced Aphasia Therapy（CIAT）of chronic aphasia［J］.Neurorehabilitation，2007，22（4）：311-318.

［49］Meinzer M，Djundja D，Barthel G，et al. Long-Term Stability of Improved Language Functions in Chronic Aphasia After Constraint-Induced Aphasia Therapy［J］.Stroke，2005，36（7）：1462-1466.

［50］Norton A，Zipse L，Marchina S，et al. Melodic Intonation Therapy［J］.Annals of the New York Academy of Sciences，2009，1169（1）：431-436.

［51］Belin P，Zilbovicius M，Remy P，et al. Recovery from nonfluent aphasia after melodic intonation therapy：A PET study［J］. Neurology，1996，47（6）：1504-1511.

［52］夏娣文，翟浩瀚，程薇萍，等．计算机语言障碍诊疗系统对脑卒中构音障碍的治疗作用［J］. 中国康复，2009，24（1）：21-22.

［53］邱国荣，丘卫红，邹艳，等．重复经颅磁刺激对卒中后失语语言功能重组的影响：基于功能磁共振的研究［J］.中国康复理论与实践，2018，24（6）：686-695.

［54］李娟，王辉，李莉．卒中后失语症患者不同形式 rTMS 刺激的语言能力康复疗效［J］.中国听力语言康复科学杂志，2018，16（6）：460-462.

［55］陈韵佳，陈柱，朱燕，等．神经调控技术在失语症治疗中的应用进展［J］.中国康复理论与实践，2019，25（8）：930-935.

［56］Chen W，Ye Q，Ji X，et al. Mirror neuron system based therapy for aphasia rehabilitation［J］. Frontiers in Psychology，2015，6：1665.

［57］陈文莉，夏扬，杨玺，等．手动作观察训练对脑卒中失语症患者语言功能的影响［J］.中国康复医学杂志，2014，29（2）：141-144.

［58］陈文莉，叶芊，季相通，等．基于镜像神经元系统理论的失语症治疗效果初探［C］// 中华医学会全国物理医学与康复学学术会议，2014：141.

［59］鞠波，孙淑艳，曹巍巍．脑卒中伴言语障碍患者康复及团体心理治疗效果［J］.第三军医大学学报，2012，34（17）：1805-1806.

［60］周苹，单春雷．失语症的药物治疗进展［J］.中国康复医学杂志，2008，23（9）：860-962.

［61］高凤霞．针灸治疗失语症的临床研究进展［J］.针灸临床杂志，2007，23（7）：65-67.

［62］Corbin，Lennon M. Group Speech Therapy For Motor Aphasia And Dysarthria［J］. Journal of Speech Disorders，1951，16（1）：21.

［63］Kelly SW. Instrumental Assessment and Therapy for Acquired Dysarthria［EB/OL］.（2021-11-16）［2022-7-15］. https://kar.kent.ac.uk/id/eprint/6833.

［64］Jeanette T，Denise G. A Music Therapy Treatment Protocol for Acquired Dysarthria Rehabilitation［J］. Music Therapy Perspectives，2008，26（1）：23-29.

［65］Urban PP，Wicht S，Vukurevic G，et al. Dysarthria in acute ischemic stroke：lesion topography，clinicoradiologic correlation，and etiology［J］. Neurology，2001，56（8）：1021-1027.

［66］卫冬洁，李胜利．用 Rosenbek 8 步法治疗言语失用 1 例［J］.中国康复理论与实践，2000，6（2）：70-71.

［67］程凯，邱卓英．ICF 理论与方法在儿童听力语言残疾康复中的应用研究［J］.中国康复理论与实践，2007，13（5）：3.

［68］马洪路，林霞．ICF 社会参与评定与社会康复［J］.中国康复理论与实践，2005，11（4）：315-316.

［69］万春晓，毕胜．ICF 应用的问题与难点［J］.中国康复医学杂志，2013，28（10）：961-966.

［70］Ma E，Threats T，Worrall L. An introduction to the international classification of functioning，disability and health（ICF）for speech-language pathology：Its past，present and future［J］. Japanese Journal of Rehabilitation Medicine，2008，51（1-2）：2-8.

［71］Worrall LE，Hickson L. The use of the ICF in speech-language pathology research：Towards a research agenda［J］. International Journal of Speech Language Pathology，2008，10（1-2）：72-77.

［72］邱卓英，荀芳．基于 ICF 的康复评定工具开发与标准化研究［J］.中国康复理论与实践，2011，17（2）：101-105.

［73］Freedman VA. Adopting the ICF Language for Studying Late-life Disability：A Field of Dreams？［J］. J Gerontol A Biol Sci Med Sci，2009，64（11）：1172-1174.

［74］Westby，Carol. Application of the ICF in Children with Language Impairments［J］. Semin Speech Lang，

2007，28（4）：265-272.

［75］Harty M，Griesel M，Merwe AVD. The ICF as a common language for rehabilitation goal-setting：Comparing client and professional priorities［J］. Health & Quality of Life Outcomes，2011，9（1）：87.

［76］燕铁斌. ICF 康复组合中国应用模式探讨［J］. 康复学报，2018，28（6）：1-6.

［77］言丽燕. 脑血管病语言障碍患者的康复护理［J］. 中国保健营养旬刊，2013，23（7）：3712-3712.

［78］陈美榕. 脑卒中患者语言障碍康复护理［J］. 福建医药杂志，2013，35（6）：153-154.

［79］于增志. 脑卒中后语言障碍［J］. 中国临床康复，2003，7（5）：715-717.

［80］李玫. 脑卒中流行病学［C］// 贵州省医学会第八届神经病学年会论文集. 2010.

［81］Jacobs B，Drew R，Ogletree B，et al. Augmentative and Alternative Communication（AAC）for adults with severe aphasia：where we stand and how we can go further［J］. Disability & Rehabilitation，2004，26（21-22）：1231-1240.

［82］Eskes GA，lanctôt KL，Herrmarn N，et al. Canadian Stroke Best Practice Recommendations：Mood，Cognition and Fatigue Following Stroke practice guidelines，update 2015［J］. Int J Stroke，2015，10（7）：1130-1140.

［83］Winstein，Carolee J，Stein，et al. Guidelines for Adult Stroke Rehabilitation and Recovery：A Guideline for Healthcare Professionals From the American Heart Association/American Stroke Association［J］. Stroke：A Journal of Cerebral Circulation，2016，47（6）：E98-E169.

［84］Venketasubramanian N，Pwee KH，Chen CP. Singapore ministry of health clinical practice guidelines on stroke and transient ischemic attacks［J］. International journal of stroke：official journal of the International Stroke Society，2011，6（3）：251-258.

［85］孔莉. 不同类型失语症家庭康复训练效果的研究［J］. 中国康复医学杂志，2006，21（8）：723-724.

［86］田丽. 早期不同强度语言治疗对脑卒中后失语恢复的影响［D］. 北京：首都医科大学，2007.

［87］阴淑琴，阴炜. 脑血管患者语言障碍的康复训练［J］. 中国实用神经疾病杂志，2007，10（6）：153-153.

［88］许志生，李扬政. Wernicke 失语的言语康复研究进展［C］// 中国医师协会第二届康复医学论坛、中国康复医学会第四届青年学术会议、北京康复医学会第三届会员代表大会论文集. 2005.

［89］Megumi A，Blythe LA. Singing Exercises for Speech and Vocal Abilities in Individuals with Hypokinetic Dysarthria：A Feasibility Study［J］. Music Therapy Perspectives，2017，（1）：1.

［90］Langhorne P. Speech and language therapy for dysarthria due to non-progressive brain damage［J］. Clinical Rehabilitation，2002，16（1）：61.

［91］Hartelius L，Wising C，Nord L. Speech modification in dysarthria associated with multiple sclerosis：An intervention based on vocal efficiency，contrastive stress，and verbal repair strategies［J］. Journal of Medical Speech-Language Pathology，1997，5（2）：113-140.

［92］潘翠兰，毛韶丽. 言语失用症康复训练 1 例报告［J］. 现代康复，2000，4（6）：851.

［93］李宁，陈海波，李淑华，等. 早期帕金森病患者语言工作记忆特点［J］. 中华神经科杂志，2005，（8）：480-482.

［94］中华医学会神经病学分会帕金森病及运动障碍学组. 中国帕金森病治疗指南（第三版）［J］. 中华神经科杂志，2014（6）：428-433.

［95］Grimes D，Fitzpatrick M，Gordon J，et al. Canadian guideline for Parkinson disease［J］. Canadian Medical Association Journal，2019，191（36）：E989-E1004.

［96］Wenke RJ，Cornwell P，Theodoros DG. Changes to articulation following LSVT（R）and traditional dysarthria therapy in non-progressive dysarthria［J］. Int J Speech Lang Pathol，2010，12（3）：203-220.

［97］Illán-Gala I，Montal V，Borrego-Écija S，et al. Cortical microstructure in primary progressive aphasia：a multicenter study［J］. Alzheimers Res Ther，2022，14（7）：27.

［98］Domingos J，Keus SHJ，Dean J，et al. The European Physiotherapy Guideline for Parkinson's Disease：Implications for NeurologistsCanadian guideline for Parkinson disease［J］. Journal of Parkinson s Disease，2018，8（4）：499-502.

［99］Deane KH，Whurr R，Playford ED，et al. Speech and language therapy for dysarthria in Parkinson's disease［J］. Cochrane Database of Systematic Reviews，2001，（2）：CD002812.

［100］冯涛.阿尔茨海默病和其他类型痴呆诊断的国际指南解读与研究进展［J］.中国实用内科杂志，2009，29（9）：801-804.

［101］付婧，肖军.阿尔茨海默病言语障碍的药物干预和康复训练［J］.实用医院临床杂志，2012，9（3）：182-184.

［102］贾建平，邢怡，武力勇，等.阿尔茨海默病诊疗指南［J］.浙江医学，2014，（13）：1127-1128.

［103］Fridriksson J，Baker JM，Moser D. Cortical Mapping of Naming Errors in Aphasia［'J］. Human Brain Mapping，2009，30（8）：2487-2498.

［104］Semler E，Anderl-Straub S，Uttner I，et al. A language-based sum score for the course and therapeutic intervention in primary progressive aphasia［J］. Alzheimer's Research & Therapy，2018，10（1）：41.

［105］陈涵丰，罗本燕.阿尔茨海默病的语言障碍研究进展［J］.现代实用医学，2017，29（4）：421-423.

［106］Cera M，Ortiz K，Bertolucci P，et al. Apraxia of speech and orofacial apraxia in Alzheimer's disease［J］. Alzheimers & Dementia the Journal of the Alzheimers Association，2013，25（10）：1686.

［107］Mckhann GM，Knopman DS，Chertkow H，et al. The diagnosis of dementia due to Alzheimer's disease：Recommendations from the National Institute on Aging - Alzheimer's Association workgroups on diagnostic guidelines for Alzheimer's disease［J］. Alzheimers & Dementia，2011，7（3）：263-269.

［108］Edmonds LA，Nadeau SE，Kiran S. Effect of Verb Network Strengthening Treatment（VNeST）on lexical retrieval of content words in sentences in persons with aphasia［J］. Aphasiology，2009，23（3）：402-424.

［109］Sitek EJ，Barczak A，Kluj-Kozłowska K，et al. Is descriptive writing useful in the differential diagnosis of logopenic variant of primary progressive aphasia，Alzheimer's disease and mild cognitive impairment？［J］. Neurologia I Neurochirurgia Polska，2015，49（4）：239-244.

［110］Yoshino M. The logopenic variant of primary progressive aphasia［J］. Current Opinion in Neurology，2010，23（10）：633-637.

［111］付婧，肖军.阿尔茨海默病言语障碍的药物干预和康复训练［J］.实用医院临床杂志，2012，9（3）：182-184.

［112］郭云.肺癌颅内转移误诊脑血管意外24例［J］.第四军医大学学报，2000，21（9）：1143.

［113］中华医学会，中华医学会肿瘤学分会，中华医学会杂志社.中华医学会肺癌临床诊疗指南（2018版）［J］.肿瘤研究与临床，2018，30（12）：793-824.

［114］Ceri，Childs，Sally，et al. Role of speech and language therapy in managing dysphagia and dysphonia in lung cancer［J］. BMJ Case Reports，2019，12（5）：e227629.

［115］Zge C，Zge A，ünal Z. Cognitive and functional deterioration in patients with severe COPD［J］. Behavioural Neurology，2014，17（2）：121-130.

［116］Irene TS，Elisabeth R-A，Irene C-M，et al. Cognitive impairment in COPD：a systematic review［J］. Jornal Brasileiro de Pneumologia，2015，41（2）：182-190.

［117］Pereira EDB，Viana CS，Taunay TCE，et al. Improvement of Cognitive Function After a Three-Month Pulmonary Rehabilitation Program for COPD Patients［J］. Lung，2011，189（4）：279-285.

［118］Bohnenkamp TA，Forrest KM，Klaben BK，et al. Lung Volumes Used during Speech Breathing in Tracheoesophageal Speakers［J］. Annals of Otology Rhinology & Laryngology，2011，120（8）：550-558.

第九章
老年疼痛全周期康复

第一节 概述

随着全球人口老龄化的加剧，预计到 2050 年发达国家老龄化人口比例将高达 36.3%，80 岁以上的高龄老人将是目前的 3 倍[1]。2017 年底，我国 60 岁及以上老年人口达到 2.41 亿，占总人口的 17.3%。预计到 2050 年，每 4 人中就有 1 位 65 岁及以上老年人[2]。

疼痛是老年人最常见的疾病之一。国外的研究表明，在社区中生活的老年人中，疼痛的患病率为 25%~76%，其中老年女性报道的疼痛人数多于男性。目前关于我国老年人慢性疼痛发生率的权威调查还比较欠缺，有报道表示约有 40.5% 的社区老年人存在疼痛[3]，约有 63.36% 的患者（不分年龄）在住院期间感到疼痛，26% 的患者存在慢性疼痛。此外，超过半数的疼痛患者因为担心阿片类药物成瘾和镇痛药的不良作用而拒绝接受镇痛药[4]。

对大多数老年人来说，慢性疼痛是最常见的病症，也是老年人最多的主诉，是严重降低老年人群生活质量的一类常见疾病。慢性疼痛导致老年人患抑郁症增加 2.5~4.1 倍，抑郁症患者患慢性非神经病理性疼痛增加 3 倍，13% 老年患者慢性疼痛合并抑郁[5]。慢性疼痛对老年人的心理影响较急性疼痛更大，常导致失眠、情绪低落、食欲下降、活动受限、社交丧失，严重者则表现出明显的焦虑、抑郁、甚至自杀。

老年人慢性疼痛以颈肩腰腿痛最多见，好发于腰背部、下肢、大关节（如膝关节、肩关节）等。随着肿瘤治疗技术的不断进步，带瘤生存的老年患者越来越多，控制不佳的癌痛也在严重影响着老年人的生活质量，持续的严重癌痛会明显缩短患者的生存期[6]。

基于我国老年人群存在人口多、基础疾病多、共病多、并发症多、功能障碍多、容易产生不良反应等特点，疼痛呈现出高患病率、低就诊率和低缓解率，因此提出在老年疼痛全周期给予规范化、个性化的评估与综合康复治疗，以改善老年患者疼痛，提高其生活质量。同时应加强基层医院老年疼痛规范化诊治，以及指导社区和家庭康复，以推进老年疼痛分级诊疗制度。

第二节 老年慢性疼痛

一、老年疼痛定义

国际疼痛研究协会（International Association for the Study of Pain，IASP）将疼痛定义

为一种与实际或潜在组织损伤相关，或类似的令人不快的感觉和情感体验[7]。慢性疼痛是一种疼痛持续时间超过正常组织愈合时间，与明显或潜在组织损伤相关，一直存在的或反复发生的 3 个月以上持续性疼痛[8]。老年慢性疼痛是指患者年龄≥65 岁，持续时间超过 3 个月以上的疼痛，对患者的身体结构与功能、活动和参与产生影响。

二、慢性疼痛的分类

2015 年国际疼痛学会与世界卫生组织有关专家组为编撰国际疾病分类（international classification of diseases，ICD）第十一次修订版慢性疼痛分类提出一个分类方案（简称"IASP ICD-11 分类方案"），将慢性疼痛分为慢性原发性疼痛和慢性继发性疼痛综合征两大类（一级诊断）。每个一级诊断可再分为若干个二级诊断类别；每个二级诊断类别可再分为若干个三级诊断类别；每个三级诊断类别可再分为若干个四级（终级）诊断类别[9]。这里仅列出慢性疼痛的一级诊断与二级诊断（表 9-2-1）。

表 9-2-1　慢性疼痛的一级诊断与二级诊断

一级诊断	二级诊断
慢性原发性疼痛	慢性弥散性疼痛
	复杂性区域疼痛综合征
	慢性原发性头痛或颌面痛
	慢性原发性内脏痛
	慢性原发性肌肉骨骼疼痛
慢性继发性疼痛综合征	慢性癌症相关疼痛
	慢性术后或创伤后疼痛
	慢性神经病理性疼痛
	慢性继发性头痛或颌面痛
	慢性继发性内脏痛
	慢性继发性肌肉骨骼疼痛

三、老年疼痛发病机制

疼痛的本质是组织发生了损伤，或是潜在组织损伤的异常刺激信号提醒人们采取相应的回避等自救行为。疼痛可广泛地分为伤害性疼痛和神经性疼痛。伤害性疼痛是由于非神经组织受到实际或威胁性的损伤，激活痛觉感受器而引起的；而神经性疼痛是由于躯体感觉神经系统的损伤或疾病引起的。

疼痛常伴随情感障碍，其原因在于痛觉中枢位于丘脑，下丘脑—垂体—肾上腺轴的功能异常是焦虑、抑郁的发病机制之一；大脑边缘系统是疼痛与情感相互影响的结构基础，疼痛的信号投射至大脑皮层边缘系统和第二感觉区，引起疼痛时伴有情绪反应。

慢性疼痛是一个病理过程，可以导致陈旧性损伤局部的信号紊乱。在慢性疼痛中，神经炎症通常是由周围神经损伤和初级感觉神经元的过度活动引起的。胶质细胞和肥大细胞的错误交流促进受损的神经元细胞功能，其中小胶质细胞是中枢神经系统中主要驻留的巨噬细胞样细胞。在慢性炎症过程中，小胶质细胞可能存在一系列的表型状态。另外，肥大细胞对炎症过程也发挥着重要作用。肥大细胞可作为连接大脑的一个潜在重要的外周免疫信号。随着年龄的增长，神经细胞数量的增加及其进行性高反应性在确定痛觉感受器和疼痛原纤维功能改变方面起着重要作用。肥大细胞脱颗粒可通过释放化学物质干扰痛觉感受器，或使痛觉敏化。因此，慢性疼痛既是由神经病理性疼痛引起，也是由伤害性的机制导致的，故慢性疼痛可被归类为混合疼痛综合征。

四、老年慢性疼痛的特点

老年人的疼痛通常没有得到充分的认识、评估和治疗。老年人疼痛的常见原因包括：①肌肉骨骼疼痛，如骨关节炎、退行性脊柱疾病和骨质疏松症；②神经病理性疼痛，其在老年人中通常是由糖尿病周围神经病变、疱疹后神经痛和腰骶神经根病变引起的；③弥漫性疼痛，如维生素 D 缺乏，可发生在老年人身上，需要加以考虑[10]。

疼痛患病率在 85 岁之前随着患者年龄的增加而增加，然后下降[11]。最近的研究表明，老年人往往有较高的疼痛阈值，但对剧烈疼痛的耐受性较低。一篇研究疼痛耐受性的 Meta 分析发现，随着年龄的增长，患者对重度疼痛的耐受力下降，并更容易出现持续性疼痛。一部分原因被认为是由于年龄增长，内源性阿片类物质产生减少和伤害性系统可塑性降低。此外，在一些急性病中，疼痛变得不那么常见。相当一部分老年人在急性心肌梗死（高达 40% 的病例）、腹膜炎、肠梗阻或肺炎期间并没有报告疼痛。因此，疼痛的消失不应被解释为病理的消失[10]。

五、老年疼痛全周期评估

评估是康复治疗的前提，老年疼痛的评估和管理复杂并具有挑战性。老年疼痛的全方位评估不仅有疼痛评分，还应包括详细的病史采集、适当的辅助检查，以及发现潜在的疼痛症状。并且评估应贯穿在疼痛治疗的前、中、后。

（一）老年疼痛院前评估

由于老年疼痛多为慢性疼痛，病程长，所以老年疼痛的评估多在社区及家庭完成。评估内容应包括疼痛部位、性质、疼痛近期有无加重或缓解、疼痛诱因、近期服药史，以及患者心理、情绪及居家环境评估。

（二）老年疼痛院中评估

对于急性疼痛或慢性疼痛急性发作患者应建议入院治疗。对于新入院患者进行全面系统的病史采集、体格检查及必要的影像学和实验室检查，做出正确的诊断并制订有效的治疗方案。患者进行一段时间治疗后应进行疗效评估，明确患者潜在疼痛的相关疾病、疼痛加重还是减轻，以及疼痛的严重程度，再次制订治疗方案[12]。如果在治疗中出现新的疼痛或原有疼痛加重，应注意是否有恶性病变存在或发生的可能[13]。

基于 ICF 框架的理论对老年慢性疼痛的评估，包括身体结构和功能、活动与参与。

疾病或外伤导致患者出现疼痛、运动、心理等身体功能障碍，继而影响了患者的个人活动和社会参与受限。此外，环境因素和个人因素也是 ICF 的重要组成部分，对患者的健康和疾病情况起着重要的互动作用。

1. 身体结构与功能评估 详细询问病史，评估可能受到疾病影响的身体结构（如神经系统结构、与运动相关的结构、循环系统结构、呼吸系统结构等）与身体功能（如疼痛、运动功能、感觉功能等）。

疼痛的评估包括：①采集有关病史（疼痛发生的时间、部位、性质、强度、频率、诱发因素、加重或缓解因素、伴随症状、已接受的治疗、是否存在其他疾病等）。②体格检查（一般检查、神经系统及骨关节系统检查等）。③疼痛的强度[14]（具体评估工具见下一部分）。④患者的精神心理状态。⑤疼痛治疗后的评估。

2. 活动 活动指个人执行任务或者个人的行动，代表个体功能，包括盥洗自身、如厕、进食、改变身体基本姿势、保持一种身体姿势、步行等。基本生活活动能力（brief activities of daily living，BADL）是在每天生活中与穿衣、进食、保持个人卫生等自理生活和坐、站、行走等身体有关的基本活动。临床一般采用 Barthel 指数、功能独立性评定量表评分来评估基本性日常生活能力。评估方法有直接观察法和间接观察法，选择时需要考虑全面性、适应性、统一性、敏感性和可信性的基本要素。

3. 参与 参与指参加生活环境的活动，代表社会功能，包括利用交通工具、基本的人际交往、娱乐和休闲等。可采用社会功能评定量表，包括社会功能评定量表（social function rating scale，SFRS）、住院精神病患者社会功能量表（scale of social function of psychosis inpatients，SSPI）等。

（三）老年疼痛院后评估

对于老年疼痛患者应登记一般信息，便于对其院外随访。出院时再次评估患者疼痛评分及功能障碍情况，评估患者是否需转至下级医院继续治疗，针对出院后直接回家的患者给予详细的出院医嘱，指导患者院外药物治疗及家庭康复治疗。

六、老年慢性疼痛的评估工具

疼痛被认为是第五个生命体征，并被归入常规生命体征的指标中。疼痛虽然是患者主观体验，但仍需要通过一些客观量表来进行评估。

常用的疼痛评估量表包括：简化 McGill 疼痛问卷（short-from McGill pain questionnaire，SF-MPQ），语言描述评估工具（verbal descriptor scale，VDS），数字评估工具（numeric rating scale，NRS），视觉模糊评分（visual analogue scale，VAS），面部表情疼痛量表（face pain scale revised，FPS-R），五指法（five finger scale，FFS）。其中 VDS 用于老年患者疼痛评估具有较好的信度和效度。FFS 多用于老年术后疼痛评估。由于老年患者认知功能减退、配合度差，NRS 评估难度大、成功率低。

由于慢性疼痛会造成患者行为举止的改变，影响患者精神行为及日常生活活动，所以针对慢性疼痛还应进行：行为评估、日常生活活动能力（ADL）评估、生活质量量表及心理评估。

七、老年慢性疼痛的全周期治疗

老年慢性疼痛的治疗目标是显著降低疼痛的程度，以改善个体的功能和心理状态。临床治疗的成功通常以疼痛程度减轻 30% ~ 50% 来衡量。如果试图完全消除疼痛可能会导致无法忍受的副作用。此外，患者和照护者的教育对于帮助制订现实的治疗目标至关重要。

在治疗时需对病因、诱因进行干预，改变患者不良生活习惯、预防和延缓疼痛出现。疼痛出现后，急性期予以药物及综合康复治疗，最大程度缓解患者疼痛；慢性期予以康复锻炼，增强患者功能、提高生活质量，必要时给予心理康复或居家环境改造。

（一）教育

1. 教育患者，告知疼痛的重要性，如何以及何时表达自己的疼痛感。医护人员不会认为患者表达疼痛是在抱怨。告知其关于药物和非药物治疗的益处、可能的不良影响及应对措施。

2. 对于无法自己表达的患者，护士必须指导和教育家属或照护者，包括：①观察患者是否存在疼痛的行为；②评估和监测干预措施的有效性。护士需要确保患者和其家属及照护者了解药物成瘾和耐受性之间的区别。护士在解释这些术语时应谨慎，以促进理解和减轻对成瘾的恐惧。应教育患者及其家属 / 照护人员监测和重新评估疼痛管理干预措施，以获得最佳的疼痛缓解和减少不良反应。

（二）急性期疼痛的治疗

急性疼痛康复治疗的基本原则包括：①疼痛治疗宜尽早进行；②明确疼痛治疗目标；③加强随访和评估：要达到好的镇痛效果，就应及时评估疼痛程度的变化，观察镇痛的不良反应，观察患者的恢复情况；④重视对患者的教育和心理指导；⑤个体化镇痛：不同患者对疼痛和镇痛药物的反应个体差异很大，因此镇痛方法应因人而异，不可机械地套用特定的配方。个体化镇痛的最终目标是追求最佳的镇痛效果且尽可能减少并发症。

1. 卧床休息　急性疼痛时，卧床休息是最基本的治疗方法。卧床休息不仅有利于减轻疼痛，还有利于促进损伤组织的修复和愈合。患者体位多以不痛或轻痛为宜。老年急性疼痛患者卧床休息至少应在 1 周以上，老年急性关节扭伤应坚持卧床 3 ~ 4 周，以保证损伤组织重新修复，以免演变为慢性疼痛。在卧床同时应配合其他治疗。

2. 理疗　可根据病情选用超声波、高频电疗、电离子透入、红外线、坎离砂等疗法，理疗一般不宜过早。应当注意，急性期疼痛患者不能采用热敷、热疗等治疗方法，夏天气温高时更要注意。

3. 功能锻炼　可在老年患者能耐受疼痛的范围内进行功能训练，以主动不负重活动为主，先做增强肌力练习，再逐渐练习增加关节活动。

（三）慢性疼痛的物理治疗

慢性疼痛康复治疗的基本原则包括：①明确疼痛的病因、性质、部位、干预因素、伴随症状；②评估疼痛强度；③权衡治疗手段，提供最理想的镇痛策略和康复治疗方法；④恢复、稳定、支持和保持关节功能正常；⑤提高痛阈，根据患者的耐受程度、体能状态，个体化地选择治疗方法及治疗强度；⑥减少医疗行为干预，强调患者的主动性，减少不必要的用药；⑦促进自立，改善环境及生活方式，促进重返社会。

慢性疼痛的康复治疗方法如下。

1. 运动疗法[15]　运动疗法对于镇痛很有效果，可通过增加神经可塑性、促进神经修复、活化多巴胺能和非多巴胺能疼痛抑制通路等方式以减轻疼痛，有针对性的运动还可以提高肌肉力量，加强关节的稳定性，防止疼痛发生。运动分为主动和被动两类。可在老年患者能耐受疼痛的范围内进行功能训练，以主动不负重活动为主，先做增强肌力练习，再逐渐增加关节活动练习。运动对骨关节和肌肉的影响、骨代谢的影响以及心理精神的影响有助于缓解疼痛。常与手法治疗合用，治疗疼痛的效果显著。

2. 物理因子疗法

（1）电疗法：通过电刺激，可加速体内致痛物质和致痛的病理代谢产物排出，改善局部的代谢和内环境，进而起到镇痛效果。经皮神经电刺激、经皮脊髓电刺激、间动电、干扰电、感应电、音频电、正弦调制及脉冲调制中频电等疗法，都有较好的镇痛效果。脊髓刺激疗法对血管性疼痛尤其有效。深部脑刺激可治疗顽固性疼痛。超短波、微波以及药物离子导入也有不同程度的镇痛作用。

（2）超声波疗法：超声波具有机械、温热及理化效应。理论上其并没有一个确切的治疗剂量。1 MHz 主要用于治疗深部组织，3 MHz 用于浅表组织损伤。$0.8 \sim 1.0$ W/cm^2 剂量适宜，固定法治疗时间为 $5 \sim 10$ min，移动法治疗时间为 $10 \sim 20$ min[16]。

（3）重复经颅磁刺激（rTMS）：基于电磁感应与电磁转换原理，用刺激线圈瞬变电流产生的磁场穿透颅骨，产生感应电流刺激神经元引发一系列生理、生化反应（图 9-2-1）。根据治疗目的选定 rTMS 强度、频率和数目。应严格限制在安全序列范围内，避免诱发癫痫风险的序列[17]。

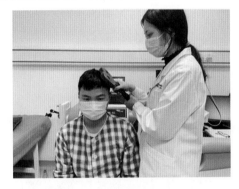

图 9-2-1　重复经颅磁刺激治疗

（4）热疗：热疗不仅能提高患者痛阈，而且能使肌梭兴奋性下降，让肌肉放松，进而减轻肌肉痉挛；热疗可使血管扩张，改善血液循环，加快血流速度，促进炎症吸收；皮肤温度感受器受到刺激，可以抑制疼痛反射。常用的治疗方法包括：电热垫、电光浴、热水袋、热水浸泡、热水浴、热敷或蜡浴等。对于肌肉、关节和软组织病变所致的疼痛，退行性关节病变和椎间盘病变所致腰痛，痛性关节炎和肌筋膜炎等骨骼肌肉疾患，胃肠道和泌尿道平滑肌痉挛等，热疗都有效果。

（5）冷疗：冷疗可以降低肌张力，缓解肌肉内神经传导速度，进而减轻原发骨关节病变所致的肌肉痉挛。损伤（不严重的）初期（48 小时内）使用冷疗，能减轻疼痛，预防和减少出血与肿胀。常用于骨科手术后镇痛，如头痛、牙痛、轻度烫伤、早期肱骨外上髁炎。

3. 作业治疗

（1）卒中后肩痛：针对 Brunnstrom 不同分期引起偏瘫肩痛的原因不同，可以采用有针对性的康复治疗手段。

（2）Bobath 疗法：在偏瘫中早期对肩胛骨具有保护和治疗两种作用。当肩胛骨能充分活动时，肱骨在关节盂的活动也会随之增多，偏瘫肩痛就会减轻。

（3）经皮神经肌肉电刺激（TENS）：通过调节疼痛的门控通道、激活有髓鞘的感觉纤维和破坏无髓鞘 C-纤维的疼痛信号从而产生疗效。

（4）功能性电刺激（functional electrical stimulation，FES）：通过促进等长收缩来维持肩胛带的力量，并已有证据显示可改善疼痛、运动范围和手臂功能。

（5）镜像疗法：常用于减轻与肩手综合征、复杂性区域疼痛综合征（complex regional pain syndrome，CRPS）相关的疼痛，可能和卒中后运动功能恢复有关。

（6）能量保存技术：老年疼痛患者由于心肺耐力不足或者肌力下降，难以应付日常的生活和工作，因此指导他们利用人体工效学原理进行自我保护、节省体能和预防继发性损害是十分必要的。

（7）参加趣味活动：如阅读感兴趣的报刊、杂志、书籍，进行唱歌、游戏、看电视、交谈、下棋、画画等活动都能有效地转移注意力，从而缓解疼痛。

（8）听音乐：优美的旋律对减慢心率、减轻焦虑和抑郁、缓解疼痛、降低血压等都有很好的效果。

（9）松弛疗法：通过自我控制集中注意力，使全身肌肉放松，可减轻疼痛强度，增加耐痛能力。

（10）感觉刺激：包括擦刷法、拍打法、冷热刺激法等。

（11）提前计划（planning ahead）：调整自己的生活节奏（pacing），检查所需完成的任务、完成任务所花费的时间以及个人完成任务所需的能力。

（12）适应性辅具：为老年疼痛患者推荐的辅具，包括长柄海绵刷、长柄鞋拔、拾物器、高架坐便器或卫生间扶手、手持淋浴喷头、脚凳等。

（13）瑜伽、普拉提：瑜伽是一种对疼痛有积极作用的运动方法；普拉提运动可提高骨密度，改善生活质量，减轻疼痛。

4. 心理疗法

（1）接纳与承诺疗法（acceptance and commitment therapy，ACT）：ACT 是建立在言语和认知的理论基础上的，称为关系框架理论。实施者必须遵守中国心理学会临床与咨询心理学工作伦理守则，系统地学习 ACT 和经过专业 ACT 治疗师培训[18]。

ACT 包括六个部分：接纳现实、认知解离、活在当下、以己为景、明确价值、承诺行动。开放地体验疼痛和不想要的感觉，专注于当前的意识，增加基于价值观和承诺的行动。患者对疼痛的承受程度越高，疼痛强度、抑郁、焦虑和残疾程度就越低[19, 20]。建议治疗每周 4 次，每次 1 小时，共 6 周。

（2）认知行为疗法（cognitive-behavior therapy，CBT）：一个人的认知或一个人对自己、他人和未来的看法会对他（她）的情绪、行为和生理产生重大影响。认知行为疗法已被用于治疗慢性疼痛 30 余年。但在老年人中，认知行为疗法在减少疼痛以及提高自我管理疼痛方面的作用效果较小[21]。

（3）正念减压疗法（mindfulness-based stress reduction，MBSR）：来源于禅宗，是以

正念为核心概念的一种对压力进行系统管理的心理治疗方法，个体将注意力集中于当下的呼吸、思想和身体感觉，并且以不加判断的角度看待它们[22]。正念减压疗法可以降低慢性疼痛患者的疼痛强度、负面影响、疼痛相关的恐惧和功能障碍，有助于患者的整体健康。适用于慢性腰背痛、偏头痛、头痛和肌肉骨骼疼痛的患者[23]。

（4）放松疗法：旨在通过降低整体觉醒水平并促进身心放松的治疗方法，主要包括生物反馈、想象、腹式呼吸、渐进式肌肉放松训练等。

5. 传统疗法　针灸可作为非特异性、非炎症性腰痛常规治疗（如药物、物理因子治疗和运动疗法）的辅助手段[24]。

推拿通过对肌肉骨骼和结缔组织进行手法治疗来改善疼痛。老年人最适合推拿的身体部位包括手部、足部、背部、颈部和肩部。按摩可以帮助患者康复，恢复其正常的解剖和生理功能。禁忌证包括近期的创伤、感染、炎症、出血倾向[25]。

6. 药物治疗

（1）病因治疗：针对疾病本身需要进行药物治疗。

（2）镇痛药物：美国老年医学会指南强调了老年人镇痛的基本关键原则。使用时应考虑到患者的年龄、疼痛的性质，药物的副作用，以及与其他药物的相互作用和对心血管系统、呼吸系统、泌尿系统的影响[26, 27]（表9-2-2）。

表 9-2-2　常用药物 [10、26、27]

药物	推荐	代表药和用法用量	注意事项及副作用
非甾体消炎药（nonsteroidal anti-inflammatory drug，NSAID）	抑制无菌性炎症、镇痛。在肌骨疾病所致疼痛上有较好的疗效	对乙酰氨基酚 2 g/d 最佳，不超过 3 g/d 布洛芬 2400 mg/d 塞来昔布最大可至 400 mg/d 阿司匹林 4000 mg/d 最佳，最大可至 1000 mg/d	NSAID 对胃肠道、肾功能有影响，大剂量对乙酰氨基酚会引起肝损伤
阿片类 — 弱阿片类	用于轻至中度急慢性疼痛，其他治疗无效时和癌痛	可待因、双氢可待因、曲马多。曲马多起始剂量为 50~100 mg，3 次/天，不超过 400 mg/d	引起便秘、嗜睡、恶心等，长时间用药导致戒断综合征。 曲马多与抗抑郁药合用可增加癫痫或 5-羟色胺综合征风险
阿片类 — 强阿片类	用于术后镇痛和中至重度癌痛、慢性痛其他治疗无效时	吗啡、芬太尼、舒芬太尼	
抗抑郁药	用于慢性疼痛合并焦虑、抑郁状态时	三环抗抑郁药：阿米替林；选择性 5-羟色胺再摄取抑制剂：氟西汀、舍曲林；5-羟色胺和去甲肾上腺素再摄取抑制剂：度洛西汀。度洛西汀起始剂量为 30 mg/d，持续一周后增加至 60 mg/d	引起口干、便秘、视物模糊、排尿困难、尿潴留 停药时需逐渐减量，逐步停药

续表

药物	推荐	代表药和用法用量	注意事项及副作用
抗癫痫药	是治疗神经病理性疼痛一线用药	加巴喷丁推荐起始剂量为 100 mg，一天两次，每 5 d 增加 100 mg，一般加至 300 mg 普瑞巴林：75 mg 或 50 mg，一周内疗效增至 300 mg/d，最高可至 600 mg/d	常见不良反应有：头晕、嗜睡、外周水肿、思维异常、影响肾功能等。老年患者用药时应检测肾功能，酌情调整药物剂量
皮质类固醇	用于急性疼痛、术后疼痛辅助用药	地塞米松	主要不良反应为：口干、烦躁、失眠。老年患者用药期间应注意血糖、血压

1）慢性骨骼肌肉痛：参照世界卫生组织癌痛三阶梯镇痛治疗指南，老年慢性骨骼肌肉痛患者应当根据疼痛的程度和个体情况选择相应的镇痛药物[28]。

2）神经病理性疼痛：一般首选药物镇痛治疗，适时进行微创治疗或神经调控治疗[28]。

3）癌性疼痛：可参照世界卫生组织癌痛三阶梯镇痛治疗指南[29]。遵循口服给药、按阶梯给药、按时给药、个体化给药和注意具体细节五大基本原则。

7. 手术治疗　除手术治疗原发病外，针对慢性疼痛可采取的手术治疗方法包括：交感神经切除术、损伤的外周神经再吻合或移植、神经部分切除术等。

8. 神经阻滞　对于复杂性疼痛，尤其是神经痛，神经阻滞相比于全身用药更具有优势。对于老年患者应注意其基础疾病、生命体征。

八、老年慢性疼痛全周期康复中的"临床—康复—护理"无缝衔接模式

慢性疼痛是疾病常见的伴随症状，但常常未能得到有效的治疗。临床主要采取药物治疗。康复在临床诊疗的基础上，对患者进行功能评估和制订康复计划。康复方法有运动、物理因子疗法、心理疗法和传统康复疗法等。在治疗过程中，治疗师将遇到的问题和困难及时反馈给康复医师，康复医师再根据患者的功能状况进行调整。护理在临床和康复中，负责患者的护理、教育，以及记录治疗的副作用（图 9-2-2）。

九、疼痛诊疗新进展

（一）干细胞治疗慢性疼痛[30]

干细胞疗法作为一种快速兴起的治疗方式被应用于各种疼痛疾病，且随着干细胞疗法应用越来越广泛，其对于疼痛疾病的治疗也获得极大进步。间充质干细胞（mesenchymal stem cell，MSC）既可以替代丢失和损伤的细胞，同时可作为各种营养因子的运载工具。但目前尚无系统的、有临床针对性的研究证实干细胞疗法的优势。干细胞研究常用于治疗以下疼痛。

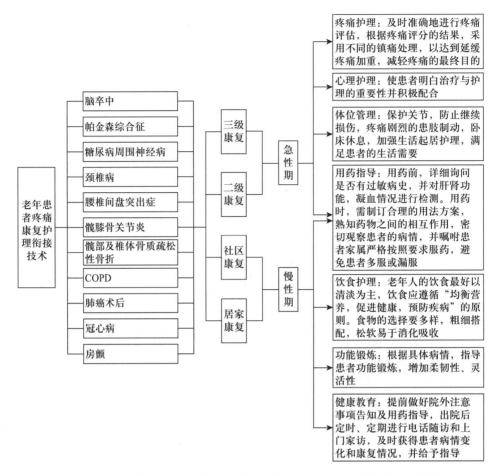

图 9-2-2　老年慢性疼痛全周期康复中的"临床—康复—护理"无缝衔接模式

（1）间盘源性腰痛：髓核中含有的 MSC 与从骨髓获得 MSC 相似；将 MSC 与髓核细胞共培养可促进髓核细胞增殖以及 MSC 向软骨细胞系分化。移植的 MSC 可诱导细胞外基质蛋白质和蛋白多糖的产生。虽然椎间盘退变的一些干细胞疗法研究在不考虑并发症情况下取得了较好的疗效，但许多研究是非随机、非盲、非对照试验，不能确定治疗获益是否来自安慰剂效应，且大部分研究为小样本，需要更多患者以更准确地验证是骨髓还是造血干细胞在治疗中发挥作用。

（2）神经病理性疼痛：骨髓间充质干细胞（bone marrow mesenchymal stem cell，BMMSC）具有免疫调节作用，在治疗时可能有助于减少神经炎症反应和免疫介导的损伤。从理论上讲，MSC 早期移植可能通过多种机制改善和恢复功能，包括调节炎症因子的产生、抑制神经胶质增生、通过血管生成作用促进脊髓的血运重建和刺激生物活性分子及生长因子的产生。由于治疗神经病理性疼痛十分困难，现有治疗都存在局限性，因此对于传统治疗反应不佳的患者，干细胞治疗仍是可尝试的。

（3）关节退行性疾病：是干细胞疗法研究最多的慢性疼痛疾病。从骨组织或脂肪组织中提取的 MSC 是在患者中用于再生和修复关节的主要细胞类型。MSC 能够有效地定位和植入到需要的位置，在局部环境下，MSC 分化成软骨细胞，产生软骨基质修复受损的关节软骨。此外，治疗性 MSC 通过直接分泌生物活性物质以及影响内源性细胞因子产生，调节局部炎性条件，从而提供更适宜的再生环境。关节腔内注射脂肪干细胞（adipose derived stem cell，ADSC）可通过分泌液体产生软骨保护作用从而抑制软骨变性。ADSC 的旁分泌作用调节软骨细胞的存活，注射 ADSC 进入关节内软组织，可抑制软骨退变的进展。

（二）脊髓电刺激[31]

脊髓电刺激（spinal cord electrical stimulation，SCS）用于治疗慢性疼痛已有近 50 年历史。SCS 的理论基于经典的疼痛"闸门控制学说"，在疼痛信号到达大脑前被电脉冲信号阻断。SCS 不仅能调控与疼痛相关的信号通路及神经递质平衡，还可影响炎症以及疼痛相关神经肽的产生，从而抑制或减轻疼痛。SCS 常用于：腰背部术后疼痛综合征、复杂性区域性疼痛综合征、痛性糖尿病神经病、带状疱疹后神经痛、缺血性疼痛。SCS 联合药物治疗与传统药物治疗相比，因其能更好地缓解疼痛和提高患者生存质量，从而体现出其良好的成本效益。随着 SCS 的不断发展，产生了许多新的科技形式，如背根神经节（dorsal root ganglia DRG）刺激、背根神经电刺激（dorsal nerve root stimulation，DNRS）、周围神经区域电刺激（peripheral nerve field stimulation，PNFS）、皮下刺激（subcutaneous stimulation，SubQ）及仿生神经元（bionic neuron，BION）等，它们在临床上也均获益较好，并且在某些慢性疼痛治疗中可发挥其独有的优势。

第三节　老年常见疾病的慢性疼痛

一、老年脑卒中

（一）老年脑卒中疼痛的特点

美国的一项对 917 名 50 岁以上、平均年龄为 71 岁的首次脑卒中患者进行了研究，发现大约有三分之一的患者存在疼痛，平均年龄 71.2 岁[32]。导致脑卒中后疼痛的因素有多种，包括中枢和外周机制，以及心理因素。疼痛的发生与脑卒中类型、病灶部位、发病年龄、高肌张力、肢体运动减少和感觉障碍有关。患者伴有疼痛会导致更严重的认知和功能下降、生活质量低、疲劳及抑郁[33]。

（二）老年脑卒中疼痛的类型

脑卒中疼痛患者较常见的类型有脑卒中后中枢性疼痛（central poststroke pain，CPSP）、痉挛引起的疼痛、偏瘫性肩痛、肩手综合征（shoulder-hand syndrome，SHS）、挛缩和脑卒中后头痛。许多患者同时存在不止一种类型的疼痛，常见的合并疼痛类型是脑卒中后中枢性疼痛和痉挛，或脑卒中后中枢性疼痛和偏瘫性肩痛[33]。

1. 脑卒中后中枢性疼痛（CPSP）　CPSP 的发病率为 7% ~ 8%，一般在脑卒中后几天内开始出现，大多数患者在第一个月内出现症状。CPSP 的诊断标准为发生于脑卒中后的疼痛，位于与中枢神经系统损伤相对应的身体部位，而不属于伤害性疼痛或外周神经性疼痛。中枢性疼痛通常被描述为灼烧痛、隐痛，还有与触摸、寒冷或运动相关的异常疼痛[34]。其主要症状是疼痛和感觉丧失，通常出现在面部、手臂或腿部。轻轻触摸或甚至在没有刺激的情况下，都可能感到疼痛或不适。高温、寒冷以及情绪困扰可能会加剧疼痛[35]。

并非所有CPSP患者均伴有感觉功能障碍，部分脑卒中患者即使没有感觉功能障碍也可出现CPSP。

2. 痉挛引起的疼痛　痉挛是一种牵张反射高兴奋所致的，以速度依赖的紧张性牵张反射增强伴腱反射亢进的运动障碍。痉挛有时会引起疼痛，减缓功能恢复的进程。如果处理不当，患者失去关节主动活动能力，可能会导致挛缩[35]。

痉挛与疼痛间的关系尚未完全阐明，可能是由于介导疼痛的神经元网络与中枢神经系统痉挛发生机制相重叠，导致在痉挛发生时常伴有疼痛。伤害性疼痛可由痉挛所导致的肌肉和韧带的持续牵拉，同时又缺乏反射性肌肉活动而引发。痉挛可引起患者的肌肉纤维化和萎缩，所表现出的疼痛可能与长期异常的肌肉收缩有关。

3. 偏瘫性肩痛　肩痛在脑卒中后很常见，发病率在第一年为1%~22%。脑卒中后肩关节疼痛可分为肩关节半脱位（盂肱关节半脱位）、肩袖撕裂、肩峰撞击综合征、异位骨化和挛缩。疼痛与肩组织损伤、关节力学异常和中枢伤害性超敏反应有关。脑卒中后，肩周肌群无力，肌张力低下，前锯肌和斜方肌上部纤维不能维持肩胛骨于正常位置，肩胛骨下沉、下旋可导致肩关节半脱位、肩袖撕裂；肩峰下间隙中组织发生病变，上肢上举时肩袖与肩峰发生撞击可引起肩峰撞击综合征；肩关节长期制动、血液循环缓慢、组织水肿内中有浆液纤维性渗出物、关节囊和肌腱产生粘连、肌肉挛缩等，可引起肱二头肌腱炎、挛缩、异位骨化等。痉挛也认为是导致一些患者肩膀疼痛的原因之一，但两者之间的因果关系还没有被证实[34]。

患者在运动肩关节时均可产生疼痛，上举或外展患侧上肢时痛感较显著。肩痛的早期，患者可准确定位疼痛，可通过体位转变及制动缓解疼痛。随着病程加重，患者则无法准确定位疼痛。患者多于昼夜出现肩痛，疼痛呈弥漫分布，有时可累及整个患侧上肢，包括远端肢体。

4. 肩手综合征（SHS）　SHS是指脑梗死或脑出血后患侧上肢肩胛带和手的关节疼痛、关节活动受限、血管运动性改变，晚期出现皮肤和肌肉明显萎缩等表现的临床综合征。大部分发生在脑卒中后2周至3个月，5个月后少见。多见于年龄大于60岁的患者，且女性较男性多见。其发病率各文献报道结果不一，为1.5%~70.0%[36]。

脑卒中后SHS可存在多种诱发因素，如：恢复阶段软瘫期、肌肉张力下降、偏瘫侧肩关节半脱位、痉挛、受累肢体存在相对缺氧状态等。患者个体间的差异也会影响临床表现的异质性。交感神经系统的兴奋性活跃、外周或中枢系统的病变以及混杂的心理因素可能是其发病机制。

SHS常见的症状包括：疼痛、血运障碍、汗液分泌异常、皮肤变化、肢体肿胀、营养性改变、运动功能障碍、感觉功能障碍及精神心理障碍等。引起SHS的疼痛主要发生于肩前屈、外展和外旋位、腕背屈位、掌指关节和近指间关节屈曲位时，而肘关节和前臂位于旋前、旋后位时无痛感。其中，掌指关节压痛具有重要的预测及诊断价值。

5. 挛缩　脑卒中后偏瘫患者在患病一年内有60%会发生患侧关节挛缩，腕部挛缩最常见于不能恢复手的功能性的患者。脑卒中后第一年内发生肘关节挛缩与前4个月内出现痉挛有关。关节挛缩会引起疼痛，并使患者自我护理（包括敷料和卫生）变得困难[34]。

6. 脑卒中后头痛　脑卒中后头痛由多种因素共同引起，主要为：①血管性头痛：由于头部血管收缩功能障碍或继发于脑血管疾病，可导致血管扩张性头痛。并且，脑卒中后可造成大脑组织水肿、颅内压升高，导致颅内血管位移或被牵拉，因而引发头痛。②血管内的活性物质刺激颅内小血管，引起血管收缩而引发头痛。③脑膜、神经受刺激而引发头痛。④其他：由抑郁、焦虑所引发的心因性头痛，此类头痛以患者主观感受为主，而无真正的疼痛病灶。

脑卒中相关头痛可以是突然发生，也可以是渐进式发生；头痛可以是全范围的，也可以是局部的；头痛的性质可以是钝痛、刺痛、压迫性、搏动性、火烧样的疼痛。缺血性脑卒中头痛以紧张性头痛多见，出血性脑卒中头痛通常来说是弥漫性的，偏头痛占 40%，紧张性的头痛占 25%。与缺血性脑卒中头痛相比，出血性脑卒中在发病初 1~2 天常伴有恶心、呕吐等症状。蛛网膜下腔出血所致的头痛缺乏敏感性和特异性，患者往往会描述这是他一生中经历的最严重的头痛。

（三）老年脑卒中疼痛的诊断

1. 脑卒中后中枢性疼痛　CPSP 目前尚无统一的诊断标准，诊断主要以患者病史、体格检查、感觉测验、疼痛评分及影像学检查为依据。Klit 等[37] 推荐的 CPSP 诊断标准包括：①排除其他原因所致疼痛；②疼痛位于与病灶相吻合的受累躯体部位；③有脑卒中病史，且疼痛发生于脑卒中发病时或发病后；④临床检查时可发现与病灶相符的体征；⑤神经影像检查显示相应的血管性病灶。符合前 3 项者，为"可能的 CPSP"；符合前三项及④或⑤其中之一者，为"拟诊的 CPSP"；5 项均符合者则为"确诊的 CPSP"。

2. 痉挛相关疼痛　脑卒中后痉挛与疼痛有较强相关性，在体格检查时，若出现明显的肢体被动活动时肌张力反应性增强即可确定为痉挛；若同时伴有疼痛，且无其他原因解释该疼痛，即可确定为痉挛相关性疼痛。

3. 卒中后肩痛　全面的临床检查对于确定卒中后肩痛至关重要。卒中后肩痛的最常见体征为肱二头肌肌腱、冈上肌压痛及肩峰撞击诱发试验阳性，可作为其诊断依据。

4. 复杂区域性疼痛综合征（CRPS）的诊断可根据布达佩斯标准。

（1）与原发刺激不相符的持续自发性疼痛。

（2）必须具备以下 4 组症状中的 3 组（每组至少 1 个症状）。①感觉：感觉过敏和（或）感觉异常；②血管收缩：皮肤温度不对称和（或）皮肤颜色改变和（或）颜色不对称；③水肿和（或）出汗异常和（或）出汗不对称；④运动及营养异常：肢体或关节活动范围减少和（或）运动功能障碍（震颤、肌张力障碍）和（或）营养变化（头发、指甲、皮肤萎缩）。

（3）体征中必须具备以上症状的任意 2 组（每组至少 1 个体征）或以上。

（4）其他诊断不能更好地解释这些症状和体征。

5. 脑卒中后头痛　诊断要点包括：①新发脑卒中后头痛；②头痛与脑卒中的其他症状有密切关联，或者是直接导致缺血性脑卒中的诊断；③头痛伴随着脑卒中其他症状的稳定或改善而有明显的改善，或者是随着脑卒中影像学特征及临床症状的稳定或改善而改善。

（四）老年脑卒中疼痛的治疗

1. 脑卒中后中枢性疼痛（CPSP） 根据患者需要、治疗反应和不良反应个体化选择中枢性脑卒中后疼痛的治疗药物。阿米替林和拉莫三嗪是一线治疗药物；普瑞巴林、加巴喷丁、卡马西平或苯妥英可作为二线治疗药物。有研究发现重复经颅磁刺激对于缓解CPSP有一定效果，且其没有明显的不良反应，但是其作用机制、治疗剂量和治疗时间等还有待进一步研究论证[38]。经皮神经电刺激和深部脑刺激尚未被确定为一种有效的治疗方法。多学科疼痛管理联合药物治疗可能有效[34]。

2. 痉挛引起的疼痛 痉挛可以通过抗痉挛体位、关节活动范围训练和被动伸展来预防或治疗。神经肌肉电刺激或局部肌肉震动等物理治疗可以暂时改善痉挛。局部注射肉毒毒素，以减少痉挛，改善被动或主动的活动范围。不建议使用夹板预防手腕和手指痉挛，应个体化考虑[34]。经颅直流电刺激、重复经颅磁刺激、经皮电刺激、体外冲击波治疗等可以用于缓解痉挛，但需结合常规运动疗法选择性使用[39]。

3. 偏瘫性肩痛 应进行患者和家属教育（包括活动范围、姿势）。神经肌肉电刺激可考虑用于治疗肩痛。肩胛上神经阻滞可作为偏瘫性肩痛的辅助治疗。肩部半脱位时应考虑支撑装置和吊带的定位和使用，以在功能性活动和休息中保护和支撑手臂。注射肉毒毒素可以有效地减少严重高张力的偏瘫肩部肌肉。对于严重偏瘫和肩部活动受限的患者，可以考虑手术切除胸大肌、背阔肌、大圆肌或肩胛下肌。不推荐使用高位滑轮训练。针刺辅助治疗偏瘫性肩痛的疗效尚不确定。肩峰下或肩胛骨关节盂注射皮质类固醇对这些部位有炎症的患者是否有效还不确定[34]。除了软瘫期之外，吊带的使用仍然存在争议，因为其弊大于利（如增强屈肌协同作用，减少手臂的使用，抑制手臂摆动，导致挛缩形成）。通过轻柔的牵伸，增加外旋和外展活动范围[35]。

4. 肩手综合征（SHS） 应采用主动、助力或被动的关节活动范围训练来预防SHS。早期口服皮质类固醇，每日30~50 mg，持续3~5天，然后逐渐减少剂量，持续1~2周，可以用来减轻肿胀和疼痛[35]。适度抬高患肢并配合被动活动，联合应用神经肌肉电刺激比单纯抬高患肢更有效。对于手肿胀明显的患者可采取短期应用类固醇激素治疗。外用加压装置有利于减轻肢体末端肿胀[39]。

5. 挛缩 对已经发生挛缩或挛缩高风险的患者，应提供积极的运动训练。功能电刺激治疗、体外冲击波治疗可能对缓解挛缩有效。患者每天坐着或躺在床上时，将肩关节置于最大外旋位30分钟。手部无法运动的患者，可以考虑使用手/腕夹板，以及定期的牵伸和抗痉挛治疗。轻度至中度肘关节和腕关节挛缩可考虑使用静态可调节夹板，严重肘关节挛缩可考虑手术治疗或矫形器。夜间和辅助站立时使用踝夹板可以预防偏瘫肢体的踝关节挛缩[39]。

6. 脑卒中后头痛 欧洲神经病学联盟的一项紧张性头痛指南将肌电生物反馈治疗紧张性头痛作为A级推荐，同时，该指南也指出物理治疗如姿势训练、按摩、脊柱手法调整、冷热包敷、超声以及电刺激治疗可能有效，但是缺乏高质量的证据支撑。对于偏头痛而言，温热效应的生物反馈结合放松训练及单独的放松训练、肌电生物反馈、认知行为训练都是B级推荐。

肉毒毒素对于紧张型头痛的治疗作用在一篇系统综述中也得到了肯定，利用肉毒毒素注射治疗紧张型头痛的部位通常包括斜方肌、皱眉肌、颞肌、额肌，注射剂量为25～420 U 不等，而且高剂量、多点肌肉注射起效更快[40]。

有中度的证据表明非侵入性脑刺激技术（经颅磁刺激及经颅直流电刺激）对于减少头痛的频率、持续时间、疼痛强度非常有前景。在这些研究中，TMS 多使用高频刺激（>5 Hz）低于阈下刺激，刺激部位多位于左侧运动皮层区及左侧前额叶背外侧。经颅直流电刺激多为左侧前额叶背外侧或运动皮层区阳极刺激，刺激强度为 1～2 mA，刺激持续时间为 15～20 分钟。

（五）老年脑卒中疼痛的护理衔接技术

1. 脑卒中后中枢性疼痛（CPSP）　应该由具备 CPSP 专业知识的护士进行疼痛评估，获取有关疼痛的详细信息，包括疼痛性质、疼痛持续时间、疼痛位置、发作频率以及是否存在其他感觉异常等，并指导患者在人体图上指出疼痛的部位。护士有必要将 CPSP 相关知识告知患者及其家属，还需告知患者 CPSP 是难以完全消除的，治疗目标是减轻疼痛。此外，护士应教会患者各种行为疗法，如：放松疗法、可视疗法或冥想等，从而使得疗效最大化。

2. 痉挛引起的疼痛　脑卒中后痉挛相关性疼痛常常有特定的疼痛部位及其诱发因素，因此具备痉挛专业知识的护理人员是必不可少的，了解患者痉挛的部位、痉挛程度、痉挛处理的方式及诱发疼痛的姿势及体位，对于有效地减少因痉挛所致的疼痛是大有裨益的。护理人员为患者及其家属提供健康教育、良姿位摆放的指导，在治疗与护理时，动作应准确、轻柔，尽量减少疼痛刺激，这些护理措施均有助于缓解患者痉挛相关性疼痛。

3. 偏瘫性肩痛　对于脑卒中后肩痛患者，护理人员应明确知晓患者肩痛的原因、所接受的药物及综合康复治疗方式，才能做到高效精准的护理，不同致痛原因、不同处理方式使得卒中后肩痛的护理措施并不完全一致。患者及家属的健康教育通常贯穿于疾病的整个周期，如良姿位的摆放可以减少因肌张力低下及痉挛所致的疼痛，合理的体位转换、转移方式及转移技术都可以减少肩痛的发生及降低疼痛程度。

4. 肩手综合征（SHS）　由于 SHS 的准确诊断及其分期相对较为困难，因此建议对于 SHS 患者的护理需要由具备 SHS 专业知识的护理人员来执行。对于 SHS 患者除了常规的康复护理，还需要根据患者所处的不同时期来进行，如 SHS 早期指导患者消肿及脱敏治疗，SHS 晚期协助指导患者减少畸形的发生。

5. 挛缩　注重患者的良肢位摆放，教育患者及家属做关节的被动活动。

6. 脑卒中后头痛　脑卒中后头痛不同于其他类型的疼痛，其有相对明确的症状和体征，因此需尽快识别出脑卒中后疼痛。在康复护理过程中需详细记录患者基本信息，如性别、年龄、职业、文化程度，既往头痛史，包括头疼的性质、部位、开始时间、持续时间和强度，加强或缓解疼痛的因素；询问目前正在使用的药物，疼痛对食欲、睡眠和日常生活的影响；并传授患者自我调节方式，如听音乐、冥想、自我放松训练，运用暗示、转移注意力等减轻患者心理负担以提高痛阈。

二、老年阿尔茨海默病

（一）老年阿尔茨海默病疼痛特点

目前，阿尔茨海默病（AD）的国内外主要诊断和治疗指南中尚未将疼痛列为主要问题，但是，疼痛在阿尔茨海默病和其他痴呆或神经系统变性病中并不是少见的问题，也对患者的生活质量造成了一定影响。AD患者的疼痛可能是非特异的，由常见的引起急慢性疼痛的疾病引起，同时也可能存在神经病理性疼痛。有研究者提出，AD患者的认知障碍和慢性疼痛症状具有相关性，且慢性疼痛可能加速AD的病理过程进展，但仍待进一步研究数据支持。一项系统综述分析了AD患者的疼痛阈值的变化，发现其较正常老年人并无显著改变，但AD患者的疼痛评分更高[41]。

（二）老年阿尔茨海默病疼痛评估

轻度至中度认知障碍的老年人通常能够有效地自我报告疼痛，特别是在评估当前疼痛时。研究表明，对于轻度至中度痴呆的患者，使用口头自我报告比使用护理人员或替代疼痛报告更为可靠。

在中重度痴呆的情况下，因为患者自我报告疼痛的能力减弱，可能需要使用非言语的疼痛评估方法，如行为测量和观察工具。对疼痛行为的认识，如面部表情、负性发声、身体姿势或语言的变化，以及生命体征的变化，是所有老年人疼痛评估的重要组成部分，尤其是对痴呆和无法交流的老年人。需注意的是，这些行为是非特异性的，通常是急性疼痛的典型表现。

英国国家指南推荐对于有严重认知障碍的老年人，使用PAINAD量表和Doloplus-2量表[42, 43]。

（三）老年阿尔茨海默病的非药物治疗

非药物疗法可以缓解痴呆患者的疼痛和减少服用镇痛药。治疗的机制可能是，当人们接触到另一种感觉刺激（如听觉、视觉或触觉刺激）时，会将注意力从疼痛中转移，伴随产生一种放松感。此外，心理治疗也可以调节神经递质的释放，如去甲肾上腺素、5-羟色胺、内源性阿片肽等[44]。目前的治疗方法有音乐疗法（听音乐、唱歌）、耳穴、按摩、太极拳等。

三、老年帕金森病

（一）概述

帕金森综合征（Parkinson syndrome）是指脑血管病、脑动脉硬化、感染、中毒、外伤、药物以及遗传变异等各种原因导致的以运动迟缓为主的一组临床症候群，主要表现为震颤、肌强直、运动迟缓和姿势不稳等。包括原发性帕金森病、帕金森病叠加综合征、继发性帕金森综合征和遗传性帕金森综合征。本病多发于中老年人，发病率随年龄的增长而逐渐增加。帕金森综合征的主要病理改变是黑质、纹状体和丘脑等结构多巴胺神经元破坏、减少。原发性帕金森病又称帕金森病（Parkinson's disease，PD），是常见的中老年神经变性疾病，是仅次于阿尔茨海默病的第二大神经变性疾病。

（二）流行病学

帕金森综合征人群发生率很高，平均年龄为 70.5 岁，每 10 万人约有 14 人，在 60 岁以上人口中占 1%~2%。血管性帕金森病患者占所有帕金森综合征患者的 4.4%~12%。帕金森病全球患病率约 405/10 万，我国患者数约占全球总患病人数的 1/10。年龄≥60 岁人群中约有 1% 受帕金森病的影响[45]。疼痛是帕金森病最常见的非运动症状之一，帕金森病疼痛发生率为 40%~85%，平均为 67.6%[46]。在一项大数据的调查中发现，95.4% 的帕金森病患者有疼痛史，但其中只有 22.3% 患者诊断为疼痛障碍，48.4% 患者表示疼痛症状的出现，对他们的日常生活质量造成中度至重度的影响[47]。在一项研究报道中显示有 24% 的患者同时存在 2 种类型的疼痛，而有 5% 的患者同时合并存在 3 种类型的疼痛。在帕金森病患者中，疼痛部位主要在背部的发生率已经高达 74%[48]。

（三）帕金森综合征疼痛的发病机制

帕金森病是中脑黑质的多巴胺神经元减少，导致黑质及纹状体多巴胺不足，帕金森综合征则是脑的感染、外伤、出血、梗死等导致运动调节系统的椎体外系功能异常所致，所以综合征是一组症候群，而非单独疾病。目前，帕金森病疼痛的发病机制尚不明确，大众较为认可的说法为选择性纹状体区域的多巴胺消耗，以及特异性非多巴胺能皮质下区域的路易体病理的发展是该病早期疼痛临床特征的基础。有一些证据表明，在脊髓、脑干、间脑和边缘系统，具有疼痛调节功能的非多巴胺能结构产生神经变形，也可能导致疼痛的发生。亦有研究显示，中脑黑质致密部、腹侧被盖区和下丘脑等多巴胺聚集区域中与疼痛相关的通路，如中脑皮质通路、中脑边缘系统、黑质纹状体通路和结节漏斗系统，发生病变时可致疼痛的发生。在功能性 MRI 下发现疼痛的严重程度与疼痛调节区域（背侧前扣带皮质、次要前扣带皮质及背外侧前额叶皮质）的中期皮质活动呈负相关，上述疼痛调节区域功能的下降亦可导致疼痛的发生。

（四）老年帕金森病疼痛类型

帕金森综合征疼痛并未有统一的分类，而通常是根据病因来进行分类（表 9-3-1）。

表 9-3-1　老年帕金森病疼痛类型[49, 50]

疼痛的类型	临床表现及特点
肌张力障碍相关性疼痛	涉及肌张力障碍影响的身体部位的疼痛，因持续的肌张力障碍导致异常姿势和畸形。可能累及身体的不同部位，包括上肢和下肢，以及咽部和面部肌肉组织。这种疼痛会随着药物水平的不同而改变，可发生于运动障碍前后，以及运动障碍过程中，有时帕金森综合征患者的躯体疼痛能成为运动障碍的先兆
肌肉骨骼疼痛	肌肉骨骼性疼痛最为常见，约占所有疼痛类型的一半左右，同一患者可同时合并多种疼痛类型。肌肉骨骼性疼痛是指常发生在肩周、脊柱旁、小腿肌肉的疼痛。其中"冻结肩"可以作为帕金森综合征疼痛的特征性表现，膝关节骨性关节炎也很常见。肌肉骨骼性疼痛常与运动迟缓、肌强直，以及姿势步态异常相关，运动可加剧疼痛程度，导致运动进一步减少，两者相互影响，形成恶性循环，从而严重降低帕金森综合征患者生活质量

疼痛的类型	临床表现及特点
中枢神经性疼痛	不局限于神经根或区域的烧灼感、刺痛感、蚁化感等神经病理性感觉。这种疼痛不能用内部病变或肌肉骨骼病变、肌张力障碍和僵硬来解释，表现为难以描述的疼痛。可出现于口唇、直肠、会阴、腹部、胸部等部位。其发生率为10% ~ 12%
周围神经性疼痛	表现为沿四肢放射的尖锐性疼痛、灼烧痛等。经常会出现手指与脚趾的麻木和刺痛，也可能因姿势异常及肌张力障碍引起椎间盘病、神经根或神经压迫
其他疼痛	表现为静坐不能或坐立不安感导致的疼痛：这种疼痛经常发生在夜间，帕金森综合征患者会由于烦躁不安难以入睡而活动肢体。这种疼痛客观上为整体内心不安定的运动状态；主观上想要活动，需要走动来减轻症状。不宁腿综合征：是一种感觉—运动的紊乱，夜间明显，多见于四肢末端，尤其下肢，其发病率为8% ~ 20%

（五）老年帕金森病的慢性疼痛评估

"帕金森病康复中国专家共识"提及可选择简明疼痛评定量表（brief pain inventory，BPI）、简化 McGill 疼痛问卷（short- form of McGill pain questionnaire，SF-MPQ）和视觉模拟评分法（visual analogue scale，VAS）进行评定[51]。神经病理性疼痛可参照第一部分。

国王帕金森病疼痛评价量表（King's PD Pain Scale，KPPS）是第一个专门评估 PD 伴疼痛的量表，并获得了 MDS-PD 非运动症状研究组的支持。KPPS 由检查者向患者询问，分别从肌肉骨骼痛、慢性疼痛、波动相关痛、夜间痛、口面痛、肿胀痛、神经根性痛 7 个领域分析，共有 14 个问题，并对帕金森病疼痛的严重程度和频率进行评分。记录时间范围是前 1 个月，量表必须由接受过专业训练的临床医生完成。评估时间为 10 ~ 15 分钟。该方式具有良好的可信度和可接受性，MDS 推荐用它来评估 PD 患者的疼痛强度，并建议将其用于 PD 患者的疼痛症状分类[52-54]。

（六）老年帕金森病疼痛的治疗

PD 疼痛的形式多种多样，以骨骼肌疼痛最常见，抑郁可诱发和加重帕金森病相关疼痛。除对因治疗外，物理因子治疗、中医推拿、规律的运动均可缓解疼痛。如需要可联合使用镇痛药。

1. 抗帕金森病药物

（1）多巴胺能药物治疗：左旋多巴用于临时补充 α 多巴胺水平，是治疗疼痛的第一步。它除了改善帕金森综合征患者的运动症状之外，还对改善疼痛症状发挥重要的作用。"开"状况时患者运动状态良好，且疼痛症状得到有效控制。无论在"开"还是"关"状态下，左旋多巴均能显著地减少特定脑区域（如右侧岛和前扣带皮质）疼痛的诱发活动从而减轻疼痛[55]。

（2）多巴胺受体（dopamine receptor，DR）激动剂：罗替戈汀（Rotigotine）安慰剂，可以使帕金森综合征患者疼痛明显减轻。普拉克索有助于改善疼痛在内的非运动症状。阿扑吗啡是一种麦角类 DR 激动剂，它对疼痛等非运动症状也有良好的效果。

（3）单胺氧化酶 B（MAO-B）抑制剂：它的主要作用机制是抑制神经元多巴胺分解代谢，增加脑内多巴胺含量，并具有神经元保护作用。雷沙吉兰不仅能缓解帕金森综合征患者运动症状，而且能改善包括疼痛、睡眠障碍等在内的非运动症状，并能减缓疾病进程。

2. 镇痛类药物及抗神经病理性疼痛药　镇痛类药物对于帕金森综合征疼痛有一定的治疗作用，特别是对于骨骼肌疼痛及神经病理性疼痛。临床常用的主要有非甾体类抗炎药（NSAID）、阿片类镇痛药。如：对乙酰氨基酚、羟考酮—纳洛酮缓释片改善肌肉骨骼夜间疼痛效果最显著。当抗帕金森综合征药及镇痛类药物疗效不佳时，可尝试使用抗癫痫药（如加巴喷丁、卡马西平、拉莫三嗪等）或三环类抗抑郁药（如阿米替林）。其中，抗癫痫药对于神经病理性疼痛具有尤为确切的临床疗效。三环类抗抑郁药的作用机制与抑制 5-HT 和 NE 的重摄取 NMDA 受体拮抗作用等有关，故对于帕金森综合征疼痛亦有较好疗效。

3. 肉毒毒素　除了具有运动障碍的神经肌肉作用外，还可通过镇痛机制减轻疼痛。

4. 手术治疗　深部脑刺激（deep brain stimulation，DBS）是采用立体定向手术将电极植入脑的深部核团或其他神经组织后给予电刺激，使得脑部相应核团或神经环路的兴奋性发生改变。多项研究表明，DBS 能够显著缓解帕金森综合征疼痛，特别是对于那些病程长、症状较重且药物治疗不理想的帕金森综合征患者，其改善更为明显。深部脑刺激已成为一种治疗帕金森综合征疼痛的新型手段。

5. 物理治疗

（1）运动疗法：运动可能通过增加神经可塑性、促进神经修复、活化多巴胺能和非多巴胺能疼痛抑制通路等方式对疼痛进行调节。①肌力训练；②灵活性训练：增强关节柔韧性和灵活性；③肌内效贴；④水疗、温热疗法：在室温和水温均适合的水疗室或游泳池中进行下肢或全身的水中运动。

（2）手法治疗：①肌肉牵伸训练：帕金森病患者肌肉僵硬，可进行躯干与四肢各个关节全范围的主动或被动活动，重点是屈曲肌群的牵伸和胸廓的扩张运动；②推拿；③关节松动训练能促进局部血液循环，降低局部炎症因子，松解局部关节粘连，恢复关节功能。

（3）物理因子治疗：①超声波；②经皮神经肌肉电刺激；③经颅磁刺激、重复经颅磁刺激、高频经颅磁刺激、脉冲电磁场治疗；④经颅直流电刺激；⑤小剂量激光疗法。

6. 作业治疗

（1）能量保存技术：①合理安排好每日的活动；②简化活动；③活动节奏要适中；④保持正确的姿势；⑤运用合适的身体力学；⑥活动中配合呼吸。

（2）治疗性作业活动：①躯体方面治疗：增强肌力、耐力，改善关节活动度，减轻疼痛和缓解症状，改善灵活性，改善平衡协调，促进感觉恢复，提高 ADL 自理能力；②心理方面治疗：增强独立感、建立信心，提高成就感、满足感，调节精神和转移注意力，调节情绪、促进心理平衡，改善认知、知觉功能；③职业方面治疗：提高劳动技能，提高职业适应能力，增强患者再就业信心；④社会方面治疗：可以改善社会交往和人际关系，促进重返社会，增强社会对伤残人士的了解和理解。

7. 传统治疗：①中药治疗；②针灸治疗；③太极拳。

8. 心理治疗

（1）自我引导镇痛：①参加趣味活动；②听音乐；③松弛疗法；④指导想象。

（2）心理治疗：根据患者心理障碍的类型给予针对性的心理调节。

9. 康复护理衔接技术

（1）一般护理：①按神经内科疾病护理常规；②护理；③安全护理；④运动护理；⑤生活护理；⑥皮肤护理；⑦排泄护理。

（2）专科护理：①安全护理；②用药护理；③并发症的护理；④采取有效的沟通方式。

（3）居家宣教：①安全护理；②康复训练；③用药护理；④告诉患者本病病程长、进展缓慢、治疗周期长，而治疗的好坏常与精神情绪有关，鼓励他们保持良好心态；⑤照护者指导；⑥就诊指导，如出现发热、外伤、骨折或运动障碍、精神智力障碍加重等应及时就诊。

10. 社区康复　帕金森综合征患者在生活中存在疼痛、肌张力异常等问题。因此，除了进行相关的药物及康复治疗，还应该为患者设计一个无障碍的环境以方便患者生活。

在环境改造时，应该从环境结构和物件两个方面进行改造。

（1）环境物理结构的改造：包括非房屋结构的改造和房屋结构的改造。另一方面是房屋结构上的改造，例如：墙壁、地板、过道和楼梯的改造。改造的目的通常是为了增加活动的安全性。在考虑环境物理结构的改造时，还要顾及患者及其家属的喜好以及文化背景等因素，不应该给患者和家属带来新的问题或造成新的障碍。

（2）物件的改造：包括使物件更实用、易于使用或更易于拿取。在考虑物件的实用性时，必须注意所选择的物件的外观不能太怪异和唐突，但同时又要有效地弥补环境的缺陷与不足。对于有认知障碍的患者，可以在扶手上加一些简单的指引或图片，以便于患者理解扶手的使用。

11. 帕金森病疼痛康复新进展

（1）研究报道，帕金森综合征疼痛患者接受了脊髓电刺激疗法（SCS）治疗后疼痛评分可显著改善。由于脊髓背柱电刺激的半侵入性质，较 DBS 损伤更小，且在动物实验中表现出对多巴胺能神经元变性的长期保护作用，故未来可能成为替代 DBS 的治疗选择。SCS 是指通过安置于硬膜外的电极产生电流，刺激脊髓背柱传导束和后角感觉神经元，达到治疗效果。它是顽固性慢性疼痛的一种重要治疗方法[56]。

（2）研究发现，按摩疗法可通过门控机制、抑制交感兴奋、增加 5- 羟色胺水平等途径缓解疼痛、抑郁和焦虑。

（3）音乐治疗能激活岛叶、扣带回皮层、下丘脑、海马、杏仁核和前额叶皮质等情绪相关脑区，并使腹侧纹状体及腹侧被盖释放的多巴胺增多，从而调节疼痛情绪反应。

四、老年糖尿病

（一）老年糖尿病疼痛特点

糖尿病性周围神经病理性疼痛（diabetic peripheral neuropathic pain，DPNP）是指由

糖尿病或糖尿病前期导致的周围神经病理性疼痛。它最常见的表现形式为以肢体远端受累为主的对称性周围神经病理性疼痛，也可表现为单神经痛或臂丛、腰骶丛神经痛[57]。疼痛可表现为烧灼样疼痛、麻木感、电击样疼痛或针刺痛，还可表现为触觉刺激诱发痛和痛觉过敏。

糖尿病周围神经病变（diabetic peripheral neuropathic，DPN）以神经的损伤和（或）功能障碍为特征，是糖尿病最常见的并发症之一，至少影响到 50% 的糖尿病患者[58]。有研究表明[59]，无论是否有神经病理缺陷，有 1/3 的糖尿病患者会出现疼痛症状。有时疼痛范围可能从脚到肢体，并累及整个下肢，随后可能累及上肢，特别是手[60, 61]。

急性 DPNP 多继发于血糖水平的突变，包括突然改善与恶化。表现为重度疼痛，痛觉超敏明显，影响日常活动。常伴有感觉异常、体重下降、重度抑郁，神经系统体征不明显。电生理检查正常或轻微异常。急性 DPNP 较为少见，预后较好，有自限性，病程多小于 6 个月，1 年内常可完全缓解[62]。

慢性 DPNP 多见于糖尿病病程数年后，疼痛持续 >6 个月，夜间疼痛加重，包括自发性疼痛和刺激诱发性疼痛。慢性 DPNP 应用镇痛剂效果较差，后期常发生镇痛剂依赖或镇痛剂耐受，影响生活质量。

不良后果包括平衡和协调能力受影响，步态改变并增加跌倒的风险，此外感觉障碍会增加脚受伤的风险[63]。

（二）糖尿病性周围神经病理性疼痛的诊断标准

糖尿病周围神经病的诊断主要是依靠体征和（或）症状的评估，再结合定量感觉测验和神经电生理检查等，同时要排除其他原因引起的神经病。

1. 有糖尿病或处于糖尿病前期　通过检测空腹血糖、糖耐量试验、糖化血红蛋白明确。

2. 存在周围神经病变　临床表现、神经系统查体及神经电生理检查证实存在周围神经病变。主要临床表现包括麻木、肌肉深部疼痛、无力，伴有平衡障碍的共济失调，烧灼样、刀割样、电击样疼痛，痛觉过敏和超敏，查体可发现腱反射减低、音叉振动觉减弱、手足肌肉萎缩、冷热温度觉和痛觉减退，影响自主神经功能会出现排汗异常、皮肤干燥等，神经电生理检查可发现神经传导异常。

3. 周围神经病理性疼痛的诊断标准[64]　①疼痛位于明确的神经解剖范围；②病史提示周围感觉系统存在相关损害或疾病；③至少 1 项辅助检查证实疼痛符合神经解剖范围；④至少 1 项辅助检查证实存在相关的损害或疾病。肯定的神经病理性疼痛：符合上述①~④项标准；很可能的神经病理性疼痛：符合上述第①、②、③或④项标准；可能的神经病理性疼痛：符合上述第①和②项标准，但缺乏辅助检查的证据。

4. 排除其他导致周围神经病理性疼痛的原因，如代谢性、感染性、中毒性等。

（三）糖尿病性周围神经病理性疼痛的全周期评估

1. 疼痛评估　主要对 DPNP 患者疼痛的严重程度和神经病理性疼痛进行评估，推荐使用 VAS 疼痛评分（视觉模拟评分）评估疼痛程度，或使用利兹神经病理性症状和体征疼痛评分（leeds assessment of neuropathic symptoms and sign，LANSS）量表、McGill 疼痛问卷、简明疼痛量表等。

2. 生活质量评估　糖尿病患者神经病变的发生已被证明明显降低了生活质量的各个方面。若生活质量和精神因素进一步受到影响，推荐采用生活质量测定量表简表（quality of life-BREF，QOL-BREF）来进行评估。36 条简明健康状况调查问卷（SF-36）应用于评估失能老年人的生活质量，在国内已经得到较好的信效度检验，且适用于老年人群。

（四）糖尿病性周围神经病理性疼痛的全周期管理

目前，关于糖尿病性周围神经病理性疼痛的治疗方法主要建立在三个基本原则之上：①强化血糖控制（有证据表明这在疼痛调节中起主要作用）；②积极的疼痛管理；③针对发病机制方面的治疗。治疗方法包括控制血糖、营养神经、针对神经病变的发病机制治疗和疼痛管理（图 9-3-1）。

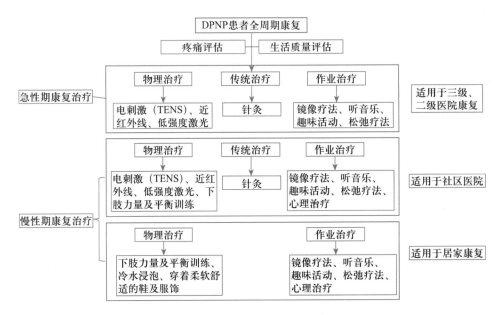

图 9-3-1　DPNP 患者全周期康复治疗路径和介入方法

对于 DPNP 患者的全周期疼痛管理模式，除药物治疗以外，非药物治疗手段通常以康复训练为主，作为药物治疗的补充，同时提高老年 DPNP 患者的生活质量。由于 DPNP 的患者除了疼痛带来的影响以外，还会存在生活质量下降，以及焦虑、抑郁等精神问题，康复方面除物理治疗和传统治疗而外，还应包括作业治疗。应从三个方面来对老年 DPNP 患者进行康复干预。

1. 药物治疗　治疗药物有普瑞巴林、度洛西汀、阿米替林、加巴喷丁、丙戊酸钠、阿片类药物。

2. 物理治疗

（1）电刺激治疗：经皮神经电刺激治疗（transcutaneous electrical nerve stimulation，TENS）可以明显改善 DPNP 患者的疼痛，也是在众多电疗法中最值得推荐的方法[65]，通常选用常规 TENS，基本参数为：脉冲频率 70～100 Hz，脉冲幅度 <0.2 ms。

（2）近红外线治疗：能恢复 DPNP 患者的感觉，缓解疼痛。

（3）低强度激光治疗：使用低强度激光照射相关区域，可缓解 DPNP 患者的疼痛。

（4）物理措施：可使用冷水浸泡疼痛肢体以减少血液分流，减轻疼痛。穿柔软的衣物或舒适的鞋减少局部刺激来减轻疼痛症状。

（5）力量和平衡训练：可增加膝关节伸直和足背屈的力量，提高步态稳定性，可减少糖尿病大纤维神经病患者跌倒的风险。

3. 作业治疗

（1）镜像疗法：镜像疗法和运动成像在治疗复杂的Ⅰ型和Ⅱ型区域疼痛综合征相关的疼痛和残疾方面是有效的。

（2）参加趣味活动：如阅读感兴趣的报刊、杂志、书籍，进行唱歌、游戏、看电视、交谈、下棋、画画等活动。治疗人员的爱抚和微笑、活动能有效地转移患者注意力，从而缓解疼痛。

（3）听音乐：优美的旋律对减慢心率、减轻焦虑和抑郁、缓解疼痛、降低血压等都有很好的效果。

（4）松弛疗法：通过自我控制集中注意力，使全身肌肉放松，可减轻疼痛强度，增加耐痛能力。有规律的放松对于慢性疼痛所引起的疲倦及肌肉紧张效果较明显。

（5）心理治疗：认知行为疗法（cognitive behavior training，CBT）包括情绪（通常是焦虑和抑郁）、功能（包括残疾）和社会参与，以及间接针对镇痛。

4. 传统治疗　通过针灸治疗，患者的疼痛有明显缓解。但由于对照实验不够完善，还应该进一步研究以证实这些发现。

五、老年精神疾病

（一）抑郁症

1. 老年抑郁症疼痛特点　抑郁症患者通常表现出医学上无法解释的躯体不适，例如腹痛，背痛和头痛，疼痛平均发生率约为65%，而非抑郁症人群的疼痛平均发生率约为29%[66]。在患有抑郁症的老年人中，疼痛会加重抑郁程度、发作时间，降低生活质量[67, 68]。老年人常低估主要的抑郁症状，主诉多为躯体症状如慢性疼痛（头痛、背痛、胸痛等），这种以多种躯体不适为主诉的"隐匿性抑郁"是常见类型[69]。

生理原因可能不是唯一诱发疼痛的因素，心理上的"疼痛"也可能进一步加重抑郁症患者的病情，进而引起生理上的疼痛[70]。抑郁症状可以导致疼痛时间延长和程度加深，从而使疼痛和抑郁症状之间产生恶性循环[71]。患有偏头痛的重度抑郁症患者比没有偏头痛的患者有更严重的抑郁、焦虑和疼痛症状。重度抑郁症（major depressive disorder，MDD）和疼痛症状可能具有共同的神经生物学机制，并且可能具有遗传相关性。在MDD的患者中，疼痛症状很常见，并且与抑郁症的严重程度、较差的治疗反应、无法完全缓解、功能受损、生活质量较差以及自杀风险增加有关[72]。

2. 老年抑郁症疼痛评估　指南和文献中未提及抑郁症患者的疼痛评估工具。可参照第一部分老年人慢性疼痛评估的选择。

3. 老年抑郁症疼痛治疗　对患有抑郁症和疼痛的老年人的干预应该是多因素的，并且还应该关注知觉控制和自我效能。度洛西汀是最常用的治疗药物，但目前的研究并没有发现一种能有效治疗疼痛和抑郁并存的最佳治疗方法。老年人可能更喜欢心理治疗，心理和行为疗法已被证明可减少抑郁和疼痛症状[70]。针灸、催眠疗法、体育锻炼和放松技巧等康复治疗方法还需要更高质量的研究证明其有效性[73]。

（二）焦虑症

1. 老年焦虑症慢性疼痛特点　焦虑症与许多慢性疼痛相关，包括慢性背痛、关节炎、头痛和偏头痛，其中对于合并患有慢性偏头痛的患者，有效治疗焦虑症更为重要。初步研究表明，焦虑症合并慢性疼痛与许多不良后果显著相关，例如生活质量差、功能受限、滥用药物和自杀。疼痛可能是严重焦虑的来源，而严重焦虑可能导致疼痛的持续性和长期性，二者相互关联[73]。

2. 老年焦虑症疼痛评估　评估主要记录疼痛部位、数量、持续时间、强度等。量表的选择可参照第一部分老年人慢性疼痛评估。

3. 老年焦虑症治疗　心理治疗、药物治疗和运动可以减少焦虑与疼痛，但目前研究较少。非药物治疗方案可参照第一部分老年人慢性疼痛治疗。

六、老年颈椎病

（一）老年颈椎病疼痛特点

颈椎病又称颈椎综合征，老年颈椎病是一种以退行性病理改变为基础的疾患。主要症状是颈肩部疼痛，其可以由椎板、退化的椎间盘、肥厚小关节或生长的骨赘引起，根据疼痛持续时间分为急性期（<6 周）、亚急性期（3 个月）、慢性期（>3 个月）。

（二）流行病学

随着人们生活方式及工作环境的改变，颈椎病已逐渐成为一种常见病和多发病。颈椎病在人群中发病率为 7%～10%，在老年人群的发病率为 17%～40%，大约有三分之一的成年人患有 1 年以上的颈部疼痛。各地区颈椎病的流行病学调查结果不一，不同性别、不同年龄段、不同职业和地区的人群颈椎病的发病存在差异，但患病率呈逐年升高和年轻化趋势[74]。

大多数急性颈痛的病例在 2 个月内会有很大程度的缓解，但近 50% 的患者在发病 1 年后仍会有一些疼痛或频繁反复疼痛。一项小型研究观察到大多数颈椎神经根病患者在接受或不接受治疗后症状得到缓解，该研究显示 40%～76% 的颈椎椎间盘突出症患者出现明显的再吸收。这些统计数据与腰椎间盘突出症相似。尽管半数以上的患者椎管狭窄的急性神经病症状会稳定或改善，但如果不治疗，解剖结构紊乱一般不会改善。

（三）颈椎病的病因及发病机制

1. 病因　由于颈椎退变，髓核与纤维环脱水、变性，直接刺激颈椎神经末梢而致病。

2. 老年颈椎病的发病机制

（1）颈型颈痛：通常是由于不适当的姿势使得肌肉、韧带受累，不良的人体工程学和肌肉疲劳。早期颈部损伤已被发现是一个独立的危险因素[75]。颈椎间盘和小关节的退行性变化可能是致痛因素之一。

（2）神经根型颈椎病：随着年龄增长而发生的生化和生物力学变化导致退行性级联

反应。椎间盘逐渐失去高度，椎间盘突出的后部进入椎管和神经孔，黄韧带和小关节囊增生，并形成骨赘。所有这些都导致管道和椎间孔的尺寸减小。

（3）椎动脉型颈椎病：颈椎不稳、钩椎关节增生的骨刺突向外前方时，能使椎动脉扭曲受压，或椎动脉壁的交感神经末梢受刺激可引起椎动脉的痉挛，均可导致椎动脉血流减少，引起大脑基底动脉的供血不足，从而产生头晕症状。

（4）脊髓型颈椎病：脊髓的机械压迫是脊髓型颈椎病的主要病理生理机制。

（四）老年颈椎病疼痛的类型、诊断特点

由颈椎病引起的症状可大致分为 5 种临床综合征：颈型、神经根型、脊髓型、交感型、椎动脉型。如果 2 种及以上类型同时存在，称为"混合型"。

1. 临床表现

（1）颈型颈椎病：老年人颈痛常表现为颈后部正中肌肉，放射至枕后区或肩部及肩胛周围。患者反馈一个或多个方向僵硬，头痛很常见。

（2）神经根型颈椎病：该病患者在上肢有特定的皮肤分布的症状。患者描述受累部位有剧烈疼痛、刺痛或灼烧感。受累神经根可能有相应的感觉或运动丧失，反射活动可能减弱（表 9-3-2）。患者通常有严重的颈部和手臂疼痛，无法保持一个舒适的体位。患者通常将手腕或前臂放在头顶（肩膀外展征）[75]，有时将头部倾斜到对侧。这种症状通常会因头部向疼痛的一侧伸展或侧向旋转而加重（刺痛手法）。颈第 3 神经根病变是由颈第 2 节、第 3 节椎间盘的病变引起的。颈第 3 神经的后支支配枕下区域，枕下神经的受累导致该区域疼痛，通常延伸至耳后。

表 9-3-2　颈椎神经根病的症状和体征[76]

受影响神经根（概率）	疼痛位置	感觉缺损	肌肉无力	反射异常
C4（<10%）	上中颈部	帽状分布于肩	无	无
C5（10%）	颈、肩、肩胛间区、前臂	肩膀和手臂的侧面	肩关节外展外旋，肘关节屈曲	三角肌、肱二头肌和肱肌
C6（20%~25%）	颈、肩、肩胛间区、前臂外侧、第一指和第二指	前臂和手的外侧，第一指和第二指	肘关节屈曲，肩关节外旋、外展和前伸，前臂仰卧和内旋，手腕伸展	肱二头肌、肱肌
C7（45%~60%）	下颈、肩、肩胛间区、前臂伸肌面、胸部、第三指	第三指，有时是前四指的一部分	肘关节和手指伸直，前臂内旋	肱三头肌
C8（10%）	下颈部，前臂内侧和手部	前臂内侧远端至手部内侧和第四、五指	手腕弯曲，手指和拇指外展、内收、伸展和弯曲	指屈肌

（3）脊髓型颈椎病：其感觉表现各不相同，疼痛、体温、本体感觉、振动和皮肤感觉都可能减弱，这取决于受损的脊髓或神经根的确切区域。

（4）交感型颈椎病：常表现为头部症状如头晕（或眩晕）、头痛、头部不适，以及眼耳鼻喉部症状，胃肠道症状，心血管症状，面部或某一肢体多汗、无汗等症状。

（5）椎动脉型颈椎病：发作性头晕、复视伴有眼震，有时出现恶心呕吐、耳鸣耳聋、下肢突发无力而猝倒，多在头颈处于某一体位时发生。肢体麻木，感觉异常，可出现一过性瘫痪，发作性晕厥。

2. 并发症　老年颈椎病常伴发生头痛、眩晕、上肢麻木，可导致四肢的神经功能障碍，甚至导致老年人的截瘫。

3. 鉴别诊断　颈椎病易和多种病患相混淆，神经根型颈椎病应注意与胸廓出口综合征、进行性肌萎缩、神经炎、心绞痛、颈肩肌肉筋膜炎及劳损相鉴别。脊髓型颈椎病应注意与椎管内肿瘤、多发性硬化、脊髓空洞症、肌萎缩性侧索硬化症、后纵韧带骨化症等相鉴别。椎动脉型颈椎病应与内听动脉栓塞、美尼尔综合征、体位性脑贫血等相鉴别。

4. 影像学及其他辅助检查　X线检查是诊断颈椎损伤及某些疾患的重要手段，也是颈部最基本且最常用的检查技术，常拍摄全颈椎正侧位片、颈椎伸屈动态侧位片，斜位摄片，必要时拍摄颈1~2开口位片和断层片。脊髓造影配合CT检查可显示硬膜囊、脊髓和神经根受压的情况。颈部MRI检查则可以清晰地显示出椎管内、脊髓内部的改变，以及脊髓受压部位与形态改变，对于颈椎损伤、颈椎病及肿瘤的诊断具有重要价值。经颅多普勒超声（transcranial Doppler，TCD）、数字减影血管造影（donor specific antibody，DSA）、磁共振血管成像（magnetic resonance angiography，MRA）可探查基底动脉血流、椎动脉颅内血流，推测椎动脉缺血情况，是检查椎动脉供血不足的有效手段，也是临床诊断颈椎病，尤其是椎动脉型颈椎病的常用检查手段。椎动脉造影检查和椎动脉超声检查对诊断有一定帮助。

（五）颈椎病的全周期评估

由于颈椎病疼痛成因复杂，可由不良的姿势、压力、慢性肌肉疲劳、椎间盘突出和小关节的退变，以及关节滑脱等问题引起，还有可能伴有神经根或椎动脉基底动脉等受压问题。不仅如此，肩部伤病也可能会伴有颈部疼痛发生。所以评估颈椎病疼痛，明确疼痛来源更为重要，不仅要运用详细问诊获得患者主观评估信息，还要通过客观检查来对患者临床症状与功能活动、个人因素、环境因素等进行更精确评估，同时加以特殊检查进行排除或对特殊情况进行诊断。在明确诊断结果前提下对症治疗更为有效。

在颈椎病疼痛的急性期以及慢性期都应做如下的康复评估，只是在急性期，患者可能更多关注疼痛的问题，而慢性期则是以功能受限为主。

1. 病史　全面的病史可以提供有关病因的重要线索，并有助于将原发性颈部疼痛与肩部疼痛，以及神经痛和机械痛进行区分。

2. 疼痛评估　建议采用视觉模拟评分量表或数字评分量表来进行评估。

3. 根据患者存在功能障碍情况评估　目前国内外对颈椎功能的评估包括活动度、肌肉力量、肌肉耐力、疲劳度、稳定性、本体感觉等方面的评定。①关节活动度的评估：

包括主动活动度及被动活动的评估，如前屈、后伸、左右侧屈及旋转；②颈部肌力评估：评定的肌肉包括斜方肌、肩胛提肌、头半棘肌、颈半棘肌、头最长肌、头夹肌等主要颈部肌肉，建议采用Lovett肌力分级法；③颈部肌肉耐力及疲劳度评定；④颈椎本体感觉评定：颈椎关节位置误差和头颈部动觉测验为颈椎本体感觉重要的评价手段。

4. 周围关节的评估　由于颈部疼痛原因多样，有时对于临近关节或组织的病变损伤也可导致颈部疼痛，所以评估颈椎疼痛时也要考虑对周围关节进行排查，如颞颌关节、肩夹带、盂肱关节等。

5. 日常生活活动能力评估　如功能独立性测量（functional independence measure, FIM）评估量表、BADL量表、颈椎功能障碍指数（neck disability index, NDI），NDI得分越高表示功能障碍越严重。

6. 手功能及感觉评定　通常使用美国脊髓损伤协会（American Spinal Injury Association, ASIA）评估量表，日本骨科学会（Japanese Orthopedic Association, JOA）脊髓型颈椎病功能评估量表，根据我国国情制订的颈椎病脊髓功能状态评定（40分法）量表，已在国内推广并应用。

7. 心理评估　对颈椎病患者的心理介入应主要评估抑郁障碍与焦虑障碍。选取标准化评估工具，如：汉密尔顿抑郁量表、汉密尔顿焦虑量表。

8. 特殊检查见表9-3-3。

表 9-3-3　颈部疼痛检查的准确性评估[76]

检查	描述	诊断	准确率
spurling（椎间孔挤压）	侧弯和旋转到受影响的一侧，头部受到轴向压缩，会产生牙根痛	颈神经根病	40%～60%的敏感性 85%～95%的特异性 中度到特异的可靠性
shoulder abduction（肩外展）	症状性臂外展解除同侧颈根性症状（如头位外展）	颈神经根病	40%～50%的敏感性 80%～90%的特异性 中等的可靠性
neck distraction（颈部牵引）	当检查人员托住患者的枕下和下巴处并提起，应用轴向牵引力时，缓解了神经根症状	颈神经根病	40%～50%的敏感性 90%的特异性 中等的可靠性
Valsalva maneuver（咽鼓管充气检查）	牙根痛的再产生与用力呼气、与嘴和鼻子关闭有关	颈神经根病	低敏感性（22%） 高特异性（94%）
upper limb tension（上肢牵拉）	目的是探讨神经根性疼痛伴肩胛凹陷的临床特点。肩膀放松；前臂、手腕和手指伸展；肩膀向外部旋转；肘部延伸；对侧继发同侧颈椎侧屈	颈神经根病	70%～90%的敏感性 15%～30%的特异性
lhermitte sign（触电征）	像触电一样的感觉沿着脊柱或手臂向下传导，颈部被动弯曲	颈脊髓病	＜20%的敏感性 ＞90%的特异性
hoffmann sign（霍夫曼征）	拇指和示指的屈内收与中指或环指远端指骨的屈曲有关	颈脊髓病	50%～80%的敏感性 78%的特异性

续表

检查	描述	诊断	准确率
Babinski sign（巴宾斯基征）	脚底的刺激会引起拇趾背屈，有时还会引起其他脚趾的背屈和外展	颈脊髓病	10%～75% 的敏感性 >90% 的特异性
hyperreflexia（反射亢进）	反应过度的深层肌腱反射	颈脊髓病	>65% 的敏感性 高特异性
clonus（阵挛）	在腕关节或踝关节背屈运动中重复两次跳动	颈脊髓病	<50% 的敏感性
Jackson's 挤压测验	患者头部向一侧旋转侧弯，操作者纵向向下按压头部。局部疼痛可能提示小关节疼痛；手臂疼痛可能表明神经根病变	颈椎神经根病/脊髓病或关节突关节痛	小关节疼痛没有得到证实。对脊髓病的敏感性低，特异性高
paraspinal tenderness（棘突旁）	椎旁 > 中线疼痛伴触诊	颈椎小关节痛	预测治疗阳性反应的证据不足

（六）老年颈椎病疼痛的治疗

颈椎病的治疗方法有很多种，目前常用的方法包括药物治疗、手术治疗、综合康复治疗（如物理治疗、作业治疗、传统治疗、心理治疗）、护理、预防及宣教等手段。但是绝大部分老年患者适合保守治疗。颈椎的退变和老化是正常的生理过程，是目前通过医学或其他科学的办法不能改变的现实。因此，老年颈椎病非手术治疗和手术治疗的目的并非要消除所有退变和老化表现，如椎间盘退变、骨赘，椎间隙狭窄、不稳、畸形，韧带的增厚、钙化、骨化，小关节的增生肥厚等，而只是针对导致其相应的临床症状和体征的部分进行治疗，只是在少数非手术治疗不能有效缓解症状的情况下，才考虑通过手术的方法去除那些引起患者症状的退变或老化因素和其他病理因素，从而达到临床治疗的目的。

1. 手法治疗

（1）关节松动术（Ⅲ类证据，C级推荐）：关节松动术是现代康复治疗技术之一，是一种以低速度、不同振幅的生理运动和附属运动为治疗手段，以改善和恢复关节生理运动和附属运动为目的的被动手法操作技术。临床上用于治疗疾病所导致的关节活动障碍和疼痛。① Mulligan：它利用了被动关节松动术再加上自主活动的优点，除了松动并调整关节位置外，可同时达到松解软组织的效果。临床证明这种技术对于颈椎和上胸椎疾患的治疗非常有效，而且简便安全，患者甚至可以在家里进行自我治疗[77]。② Maitland：是按照一定的方向用力，可以更好地改善关节的附属运动，对治疗颈椎病疼痛可以有较好临床疗效，根据治疗的目的和患者对关节运动的忍耐程度，改善运动的频率和振幅，以改善关节滑膜的僵硬或疼痛[78]。手法禁忌证：椎骨骨折、脊髓损伤、韧带断裂、寰枢椎半脱位、颈动脉或椎动脉问题、骨质疏松。

（2）麦肯基（Mckenzie）治疗：麦肯基技术可明显改善神经根型颈椎病患者疼痛。国内一项 RCT 研究显示，神经松动术联合麦肯基力学疗法治疗神经根型颈椎病具有协同作用，能进一步缓解受压神经支配区域疼痛、麻木的症状，加速颈椎功能恢复，该联合疗法值得临床推广、应用。

（3）深层肌肉刺激（deep muscle stimulation，DMS）：通过对筋膜和肌肉的轻微牵拉作用，可有效保持其弹性从而恢复肌肉原本的性质，同时加速局部血运，有利于乳酸代谢，加速局部受损软组织的修复，从而达到更好的疗效。一般来说，DMS 不单独应用于颈部疼痛的治疗，通常联合手法运动治疗及其他理疗，但在使用时应注意，这些人群不宜使用 DMS 治疗：①糖尿病患者；②局部有骨折或骨折尚在愈合期者；③ 16 岁以下，尚处于成长期，骨骺处血管丰富的人群。

2. 推拿治疗　颈椎推拿手法可以缓解患者肌肉紧张，调节脏腑功能，调整阴阳平衡，促进新陈代谢，拥有复位的功效。禁忌证：椎动脉型、脊髓型、难以排除椎管内肿瘤、椎管发育不良、脊髓受压、骨破坏、后纵韧带骨化或者颈椎畸形等，以及患者诊断不明的，禁止使用推拿手法。

3. 物理因子治疗　①中频电治疗老年颈椎病疼痛，中频电容易通过电容，使电刺激能较均匀地通过机体组织，具有较好的镇痛、锻炼肌肉和消炎的作用。20 min/ 次，10 天为 1 个疗程。②热磁振治疗仪借助于磁场可提高致痛物质分解酶的活性，使缓激肽、组胺、5– 羟色胺等致痛物质分解转化而减轻疼痛，有利于肌肉的功能恢复；治疗温度为 60 ℃，20 min/ 次，10 天为 1 个疗程。③调制中频，可提高脑及周围组织细胞有氧氧化能力，改变细胞膜的通透性（例如 K^+、Na^+ 等），从而有效激活神经细胞，缓解疼痛。20 min/ 次，10 天为 1 个疗程。④经皮神经电刺激疗法（TENS）：TENS 是通过皮肤将特定的低频脉冲电流输入人体以治疗疼痛的方法。⑤直流电离子导入疗法：常配合药物一起使用。⑥适用于颈型、神经根型（急性期）和脊髓型禁忌证，同物理因子治疗的禁忌证。⑦超声波疗法：超声波可促进机体病变组织局部血液循环，加强新陈代谢，影响生物活性物质含量，降低感觉神经兴奋性而达到镇痛的作用。移动法是目前最常用的治疗方法，适用于范围较广的病灶；其次有固定法，适用于神经根或较小的病灶以及痛点的治疗。频率 800 ~ 1000 kHz 的超声波治疗机，声头与颈部皮肤密切接触，沿椎间隙与椎旁移动，强度用 0.8 ~ 1.5 W/cm^2，可用氢化可的松霜作为接触剂，每日一次，每次 5 ~ 10 分钟，15 ~ 20 次为 1 个疗程。

4. 运动疗法

（1）颈部稳定肌训练：临床常用的颈部肌肉锻炼方法如：①端坐位，双手交叉后置于头枕部，双手向前用力按压头枕部，而头枕部向后，彼此对抗用力，也可背靠墙站立，枕部接触墙面并与之对抗，维持约 4 s，重复 5 次，历时 3 min，也可用弹力带训练；②在患者感觉舒适、无痛感的情况下坚持每天做颈肩背后伸功能锻炼：俯卧位颈椎中立，双手背于腰部自然放松，颈部肩部缓缓后伸，使颈部肩部离于床面，达到患者最大程度，然后慢慢地运动，每天反复运动 1 ~ 3 次。悬吊训练疗法是近年来医学界应用最多的一种颈部稳定肌训练方法，此种训练方法将训练与诊断有机结合，对于防治老年颈椎病具有重要意义，其有效性已经得到验证。

（2）自我功能锻炼：其主要目的是提升患者的肌肉及关节活动度、增加项背肌力量，从而达到调节颈椎关节紊乱和错位的现象。临床常用的方法如：①患者早晚各进行一次颈椎米字操：患者以鼻尖为"笔尖"，头部左右旋转，后仰前屈（以写米字为运动），每写完 1 个米字，便将头部围着"米"字圈上一圈，反复写"米"字 10 ~ 20 次。

动作要慢，幅度根据患者适应程度而定。②颈椎9步保健操，具体步骤为：抬头低头法、向左向右法、向左上右上法、揉点捏法、左右侧弯法、前下后下法、手颈相争、转肩法、大鹏缩翅。

（3）颈深屈肌训练：颈痛患者常出现胸锁乳突肌和前斜角肌活动增加相关的深屈肌活动受损（活动减少），训练动作为：仰卧位，将胸锁乳突肌和前斜角肌进行放松，患者颈深屈肌主动收缩（做下颌骨回缩、点头动作）。

5. 牵引　牵引是治疗颈椎的有效方法之一。牵引的角度会根据患者颈椎病的类型有所不同，牵引重量一般为患者体重的15%~20%；牵引时间一般为10~30 min比较合适，1 d/次。在采用牵引治疗患者颈椎病时要先评估患者的情况，有一些颈椎的情况不适合牵引。

6. 作业疗法

（1）治疗性作业活动：选择患者的目标作业活动，以维持和提高患者作业活动能力（治疗时长20 min/d）。

（2）日常生活活动训练：将患者的日常活动进行分析并分解为多个动作，进行针对性训练后再进行组合，以帮助患者完成日常生活活动（治疗时长30 min/d）。

（3）手功能训练：①手部肌力和耐力的训练（治疗时长20 min/d）；②关节活动度的维持和提高（治疗时长20 min/d）；③协调模式训练（治疗时长20 min/d）；④感觉过敏的脱敏治疗（治疗时长20 min/d）；⑤消肿治疗（治疗时长20 min/d）；⑥误用、废用矫正（治疗时长20 min/d）。

（4）辅助器具：运用颈椎矫形器（cervical collar，CC），早期佩戴颈椎矫形器能有效缓解颈椎病患者疼痛症状，并降低肢体异常活动造成损伤的可能性。

（5）辅助治具：轮椅、穿衣钩、系扣钩、鞋拔、穿袜器、C型夹、粗柄勺等。

（6）家居环境改造：可增强患者疾病稳定后身体与环境的匹配性，可有效帮助患者弥补肢体功能缺失。

（7）认知行为疗法（CBT）：此方法通过逐步对患者焦虑情绪的诱发，使患者学会使用合理的方法抑制焦虑过程，为最常用且有效的治疗方法。在抑郁症急性期治疗中可有效减轻患者抑郁情绪，在巩固期和维持期可有效预防与减少复发（治疗时长1 h/d）。

（8）理情行为疗法（rational emotive behavior therapy，REBT）的特点：①强调认知，主张理性克服非理性；②强调指导，且是直接、迅速地指导；③强调此时此地的经验；④强调面对事实，确定自我负责；⑤强调实际操作，消除不适行为，建立适应行为；⑥强调治疗者主动的精神。

7. 传统治疗

（1）中药内治疗法：颈型宜用舒筋汤加减；神经根型若以麻木为主用黄芪桂枝五物汤（黄芪、芍药、桂枝、生姜、大枣），若以疼痛为主用桂枝附子汤（桂枝、白芍、甘草、生姜、大枣、制附片）；椎动脉型属痰湿阻中者，方用温胆汤；脊髓型肌萎乏力，多属肝肾阴虚，方用强筋壮骨汤或补阳还五汤。

（2）中药外治疗法：由行气散瘀、温经散寒、舒筋和络或清热解毒等不同作用的中药制成不同的剂型，应用在颈椎病患者的有关部位。颈椎病中药外治的常用治法有腾药、敷贴药、喷药等。

（3）针灸疗法：根据中医基础理论，颈椎病多由于风寒侵袭、气血不和、经络不通所致。因此针灸治疗颈椎病的主要作用是舒筋和络、活血止痛。临床上常用的针灸疗法包括电针疗法、温针疗法、穴位注射和灸法。①神经根型颈椎病，多选取落枕穴、后溪、手三里、尺泽、少海、华佗夹脊穴等穴位，以疏通经络，活血化瘀为主。②脊髓型颈椎痛：多选取绝骨、昆仑、足三里、阳陵泉、次髎、肾俞、大杼等穴位，以补骨填髓，益肾填精为主。③交感型颈椎痛和椎动脉型颈椎痛：多选取安眠、内关、神门、三阴交、太溪、阴维、阳维等穴位，以滋补肾阴，调和阴阳为主。④颈型颈椎痛：多选取风池、风府、内关、大椎、天柱、外关、列缺、后溪等穴位。

总之，中医药有补肝肾、强筋骨、祛风除湿、活血化瘀等效果。牵引能够降低颈部软组织构成的张力，缓解颈部肌肉痉挛及僵硬，维持脊柱内部及外部的平衡，进而改善椎间组织的血液循环。针灸治疗可改善颈部肌肉群的紧绷状态，进而缓解血管痉挛。推拿可缓解肌肉痉挛，改善脊椎和周边肌肉韧带组织血液循环。中药口服加外用，配合牵引、推拿、正骨及针灸治疗颈椎病效果较好。传统治疗在一级、二级、三级机构均可进行，对于急性期、亚急性期、慢性期均可行其治疗。

8. 康复护理衔接技术

（1）急性期护理：①注意患者的睡姿：保持正确的睡眠姿势，睡眠时保持颈部的生理弯曲，以仰卧为主，头应放于枕头中央，侧卧为辅，要左右交替；合理用枕，科学地选用符合颈部生理曲度的枕头，枕头的高度为患者双肩宽与颈部之差的一半，一般为8~15 cm。②颈托和围领：主要起制动作用。③颈椎牵引的康复护理：加强对患者的巡视，指导其正确呼吸和充分放松全身肌肉。牵引时让患者保持安静，不要左右旋转而导致颈椎小关节错位。

（2）慢性期护理：①心理护理：护理人员应当真诚、主动、热情地关心和开导患者；②药物指导：遵医嘱给予药物治疗。

9. 社区及家庭康复　纠正不良姿势，适当的体育锻炼，避免各种生活意外及运动损伤。生活中注意颈项肩背部保暖，避免风寒刺激和过度疲劳，切勿使电风扇、空调直吹颈部，睡觉时勿卧于潮湿之地等。

10. 总结　针对老年颈椎病的疼痛，推荐在临床上选择综合性的物理治疗，采用物理因子治疗缓解疼痛，减轻症状；配合牵引增大关节间隙改善狭窄；运用手法治疗如关节松动术来恢复关节的生理运动以及附属运动，改善关节狭窄；再配合运动疗法维持关节的稳定性，保持肌肉与骨骼的相对平衡。

（1）急性期：主要采用物理因子治疗来缓解疼痛，手法采用关节松动术Ⅰ、Ⅱ级手法。作业治疗方面：对患者进行 HAMA、HAMD、FIM、AISA 分级，NDI、40 分法进行评估，根据结果给予 CBT、REBT、佩戴颈椎矫形器、辅助器具的适配及使用训练，以及手功能训练（消肿、感觉脱敏、关节活动度的维持和提高）。

（2）亚急性及慢性期：主要针对患者的功能进行处理，手法采用Ⅲ或Ⅳ以及配合更多的功能训练。作业治疗方面：对患者进行 FIM、手功能进行评估，根据结果给予日常生活活动训练、治疗性作业活动、手功能训练（消肿、感觉脱敏、手部肌力和耐力训练、关节活动度的维持和提高、误用、废用矫正）、辅助器具适配及相关训练，必要时可对患者进行家庭环境改造。

七、老年腰椎间盘突出症

（一）概述

腰椎间盘突出症是临床常见病、多发病，是由于腰椎间盘的纤维环破裂、髓核突出，刺激或压迫硬膜囊和神经根，引起腰腿痛和神经功能障碍。有马尾神经损害者，可出现鞍区感觉异常和大小便功能障碍，严重者可致截瘫。腰腿疼痛是腰椎间盘突出症最常见的症状，多见于成年人和老年人，男性多于女性，好发部位为 L4-5、L5-S1，约占90% 以上。

（二）腰椎间盘突出症疼痛的流行病学

腰椎间盘突出症是引起腰腿痛最常见原因，统计表明，慢性下腰痛的年患病率为15% ~ 45%。与年龄相关的持续性下腰痛在成年人中的平均患病率约为 15%，在老年人中约为 27%[79]。Lawrence 等研究表明，在 20 ~ 64 岁的工作人群中，有 2600 多万美国人经常腰痛，而在 65 岁及以上的美国人中，有近 6000 万人经常腰痛[80]。

（三）腰椎间盘突出症疼痛的病因及发病机制

1. 神经根机械压迫　突出的椎间盘刺激、压迫腰椎神经根，导致神经根局部功能性缺血、炎性水肿及酸性代谢产物蓄积，进一步导致腰腿痛的发生。神经根张力增加会导致神经损伤、缺血、代谢异常，直腿抬高试验产生疼痛，正是源于此机制。

2. 炎性化学性刺激机制　突出的椎间盘组织释放不同种类的炎症化学因子，炎症介质再刺激敏感神经传入纤维，刺激神经根或神经根鞘膜，而产生疼痛。即使没有突出椎间盘的直接压迫，也可导致下肢放射痛。

3. 自身免疫反应机制　椎间盘具备自身抗原性，当纤维环破裂时，隔绝作用消失，机体认为髓核为异体组织，髓核中的隔绝抗原与机体免疫系统接触而产生自身免疫反应，是引起椎管内组织炎症反应的主要原因。髓核突出后引起的自身免疫反应是导致神经根慢性炎症进而引发疼痛的原因。

4. 细胞凋亡机制　退行性改变的腰椎间盘组织中存在大量凋亡的软骨细胞，细胞的凋亡引起椎间盘基质代谢障碍，从而促使椎间盘退变。大量研究显示，椎间盘退变时，椎间盘中的多种因素使细胞凋亡，使髓核细胞合成蛋白多糖的能力受到抑制，改变椎间盘基质的渗透压，最终引发椎间盘脱水及退变，生理功能受损，引起疼痛。

（四）腰椎间盘突出症疼痛的分类及特点

腰椎间盘突出症作为引起腰腿痛最常见的疾病之一，发生疼痛的主要机制包括：机械压迫、炎症化学性刺激、自身免疫反应等，常见的类型及特点主要包括如下内容。

1. 腰痛　一般为首发症状，多发生在劳动、激烈运动、扭挫伤等之后，也可无明显诱因出现。患者常有较长时间的慢性腰痛病史，并在此基础上疼痛突然加重或逐渐加重。多为持续性钝痛，也可为痉挛性剧痛。95% 以上的患者疼痛初起范围弥散，腰部有局限性压痛、叩击痛或放射痛，但很快集中在下腰部或腰骶部，并向下肢放散。当腹压增加，如咳嗽、喷嚏、排便等时疼痛加重。平卧休息时疼痛减轻或消失。

2. 下肢放射痛 一般出现在腰痛后,部分患者与腰痛同时出现。疼痛表现为自腰骶部起,沿坐骨神经向下肢走行的放射性疼痛,称根性痛。疼痛剧烈,呈刀割样、烧灼样或电击样痛,严重者不能平卧及直腰。按压、叩击腰部时,疼痛沿臀部、小腿外后侧、足背及足趾放射。多为一侧,部分患者一侧轻一侧重,左右交替,少数为双下肢放射痛。

3. 下腹部或大腿前内侧痛 高位腰椎间盘突出使 L1～L3 神经根受累,可出现相应神经分布区腹股沟或大腿前内侧痛。低位 L4～5 或 L5～S1 椎间盘突出亦可引起腹股沟区、会阴部的牵涉痛。

(五)腰椎间盘突出症疼痛的全周期评估

二级医院、社区医院或首诊医院接诊患者时应完成全面的病史采集及体格检查,必要时完善影像学检查及神经电生理检查。

1. 病史及体格检查

(1)典型病史是反复发作的腰痛伴下肢放射痛。病史信息对于评估诊断非常重要,需要详细采集,包括:发病时间、发病原因、疼痛特点(疼痛部位、性质、程度,加重或缓解疼痛的活动,与睡眠的关系)、治疗经过及效果。疼痛的诱因中需要特别了解抬举重物及姿势与疼痛发生的相关性。

(2)疼痛评估:大多数患者有腰痛且为首发症状,临床根据发病时间,一般将疼痛分为:急性期(<1 个月),亚急性期(1～3 个月),慢性期(>3 个月)。当神经根受到刺激,疼痛放射至下肢,引起坐骨神经痛,典型的坐骨神经痛是从腰骶部向臀部、大腿后外侧、小腿外侧至足部,呈放射痛。在腹压增加时加重。高位腰椎间盘突出表现为股神经的损害。由于 L4～5 和 L5～S1 椎间盘突出,L5 和 S1 神经根是最常受影响的神经根(80% 以上的病例)。在大多数椎间盘突出的病例中,疼痛会在 6 周内自行缓解。疼痛的评估可选用视觉模拟评分量表(visual analogue scale,VAS)和数字评分量表(numerical rating scale,NRS),也可用海德堡问卷、Örebro 骨骼肌肉疼痛问卷筛查问卷、McGill 问卷等评价。

(3)腰椎活动度评估:腰椎运动范围较大,运动形式多样,腰椎间盘突出症引起的活动受限多为前屈受限,常伴有腰部僵直。

(4)肌力和耐力评估:腰椎间盘突出较重者可伴有下肢肌力下降或肌萎缩,需要进行相应节段的徒手肌力检查或等速肌力测定,膝反射以及跟腱反射检查。

(5)感觉评估:感觉异常是突出的椎间盘压迫本体感觉和触觉纤维引起的,这种感觉异常主要发生在下肢。椎间盘向后正中突出或髓核脱出时可压迫马尾神经,可出现会阴部麻木、刺痛,也可能产生坐骨神经疼痛,甚至大小便功能障碍,阴茎勃起障碍,足下垂等表现。

(6)特殊试验检查:腰椎间盘突出症常用的特殊试验包括直腿抬高试验及加强试验、股神经牵拉试验。

(7)生存质量评估:生存质量是个人对幸福度或者满意度的判断,常用 Oswestry 残疾指数(Oswestry disability index,ODI)来评估患者自我报告的功能和活动受限的程度。ODI 包含 10 个项目,评估与疼痛相关的功能损害和活动限制,每个项目有 6 个备选答案。总分在 0~100 之间，得分越高表示功能障碍越严重。

2. 影像学检查　只有在严格的适应证下才应该使用影像学检查。但是如果腰椎间盘突出症患者出现以下问题时，则必须进行影像学检查，包括：节段性疼痛、感觉异常、肌力下降≤3 级、马尾综合征、肛周感觉减退、突然出现膀胱或直肠功能障碍（漏尿或者括约肌无力）、疼痛改善但相应神经根支配的肌肉功能丧失。腰椎间盘突出症的诊断 MRI 优于 CT。

3. 电生理检查　如果疼痛不清楚原因致诊断非常困难，或者疼痛来源于外周，则可行神经电生理检查，检查可显示神经病变的性质、部位、范围和程度。如果临床表现和体格检查相吻合，不一定需要进行神经电生理检查[81]。

（六）腰椎间盘突出症疼痛的全周期管理

二级医院、社区医院或首诊医院接诊后根据患者评估情况，予药物及康复治疗。症状不改善或有绝对手术指征者，于本院或转三级医院行手术治疗，术后予康复诊疗，症状改善后回归家庭（图 9-3-2）。

1. 药物治疗　药物治疗机制包括镇痛、抗炎、抗粘连、改善微循环、使突出的椎间盘萎缩等作用。急性期疼痛多采用脱水、消炎、营养神经等治疗，如选择甘露醇注射液、激素、维生素、消炎镇痛药等，可减少局部组织的炎性渗出，减轻充血，消退水肿，减压镇痛。

（1）非甾体消炎药：抑制前列腺素的合成与聚积，发挥解热、镇痛、抗炎及抗风湿作用。常用药物：吲哚美辛、双氯芬酸钠等。目前还有选择性环氧合酶-2（cyclooxygenase-2，COX-2）抑制剂，如塞来昔布，可减少对消化系统影响，不引起血小板抑制，减少急性肾损伤风险。对于急性或亚急性疼痛，中等质量的证据表明，非甾体抗炎药在疼痛强度方面有较小的改善。对于慢性疼痛，中等证据表明，非甾体抗炎药与安慰剂相比，有小到中等疼痛改善。

（2）皮质类固醇：糖皮质激素是一类有效的抗炎药，可抑制前炎性细胞活素分子，具有强大的非特异性抗炎作用。常用药物有地塞米松、倍他米松等。多用于痛点注射、硬膜外间隙或骶管注射、交感神经阻滞等。

（3）脱水剂：可减轻硬膜囊、神经根、脊髓的炎症性水肿，能有效缓解因炎症性水肿引起的疼痛。

2. 手术治疗　当非手术治疗失败，就应考虑手术治疗，手术目的不是治愈而是解除症状，术后仍需保持良好姿势和身体机械力学状态。手术必须严格把握适应证，最适宜手术的是单侧腿痛或疼痛主要为一侧的患者，其疼痛放射至膝关节以下，症状持续 6 周以上，经休息、抗炎或硬膜外激素治疗缓解；或非手术治疗至少 6~8 周后，症状又复发至最初严重程度者。物理检查应能发现坐骨神经刺激体征和定位性神经功能损害的客观证据。CT、MRI 等检查应与查体确定的病变节段相符。手术方式如下。

（1）椎板切除髓核摘除术：包括全椎板切除或半椎板切除髓核摘除术，适用于椎间盘突出合并椎管狭窄或脊柱滑脱者，需广泛探查减压，同时解决腰椎间盘突出及椎管狭窄。此术式视野清晰，易显露突出椎间盘，可直接切除髓核，神经根减压充分，近期疗效肯定，但生物力学研究及长期临床随访观察后期有发生腰椎不稳的可能，术后应加强

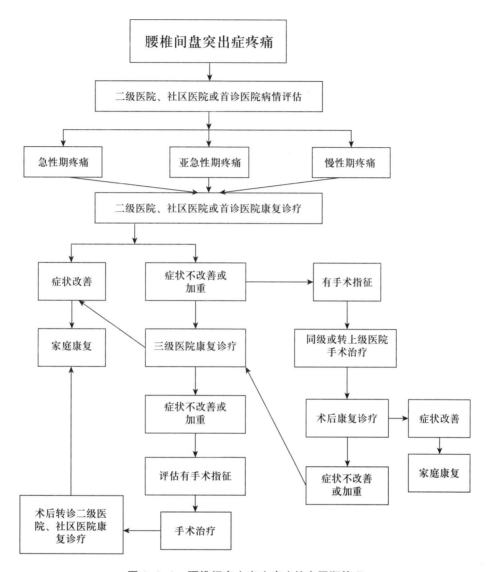

图 9-3-2　腰椎间盘突出症疼痛的全周期管理

腰背肌等躯干肌力训练。

（2）显微椎间盘镜髓核摘除术：适用于单纯椎间盘突出或合并同部位神经根管狭窄者，有创伤小、失血量小、手术时间短、住院时间短、恢复快等优点，但需严格掌握手术适应证，术者操作技能对疗效影响较大。

（3）经椎间融合术：适用于椎间盘突出合并脊柱椎间不稳，或因手术减压需要，腰椎稳定性受到影响者。应用较广泛的为经后路腰椎椎间融合术。椎间融合术可恢复椎间隙高度，扩大椎间孔，解除神经压迫症状，椎间植骨融合增加受累节段稳定性。但仍有植骨脱出、假关节形成、加速邻近节段退变等的可能。

（4）经皮椎间孔镜下椎间盘摘除术：适用于由椎间盘突出导致的坐骨神经痛者，有创伤小、出血少、术后恢复快、不影响生物力学等优点，保留了椎间盘的运动功能。针对老年患者和无法耐受大手术的患者可优先选择。但手术适应证相对较窄，选择不当易发生神经根减压不彻底，术后症状残留甚至复发等问题，需严格掌握手术的适应证和禁忌证，以增加手术的成功率，减少并发症。

腰椎间盘突出症的手术治疗方法较多，临床应用时需严格掌握各种术式的适应证及禁忌证，以提高治愈率，缩短疗程。无论选择何种术式，手术目的是解除腿痛症状，而主要表现为腰痛的患者术后疼痛可能并不能消除。

3. 康复治疗

（1）物理治疗：早期物理治疗腰背痛有助于缓解腰痛，否则病程有可能发展至慢性期。并不是所有的疼痛都是同一种治疗方法。物理治疗师通过评估后会制订相应的治疗方法来缓解患者疼痛和提高患者功能活动。

1）急性期/亚急性期：①热疗：多种热疗法可通过改善局部血液循环与肌肉痉挛缓解腰痛。中等强度证据证明热敷能缓解疼痛（5天内）。方法：将表面温度40~45℃的蜡饼敷于治疗部位，包裹保温，进行治疗，治疗时间30~40分钟。每日一次，10~15次为1个疗程。②按摩：在亚急性期，有中等强度的证据表明按摩在短期内（1周）可以缓解疼痛并且效果优于关节松动术、放松治疗、物理治疗、针灸治疗、假激光治疗，但获益较小。方法：急性期患者每次治疗时间应短，慢性期的时间可以稍长。局部或单一关节的治疗，每次10~15分钟；较大面积或多部位，每次20~30分钟。③脊柱手法治疗：通过牵伸脊柱结构使其超过主动运动的正常关节活动度末端，但不超越其解剖学的关节活动度末端。有较少的证据表明脊柱手法治疗与其他治疗（教育手册、超声波治疗、微波、卧床休息）对于疼痛的缓解有明显差异。一项实验提示脊柱手法治疗对长期（3个月）的疼痛缓解有益处。方法：美式整脊法、关节松动术、麦肯基技术、穆里根手法等。手法治疗前充分了解病情，明确诊断；施行手法前制订出手法的操作步骤计划；操作时注意观察和询问患者情况，尽量减少患者痛苦。

2）慢性期：①运动疗法：运动锻炼是少数几种明显有效的治疗慢性腰背痛的方法之一。最新的四项系统回顾都得出了这样的结论，运动是治疗慢性腰背痛的有效方法；中等强度的运动可对脊柱产生保护作用；运动过程产生的脊柱动力载荷可促进营养物质的弥散，影响椎间盘基质代谢，减缓基质退变，运动疗法可缓解疼痛并改善功能。对患者核心肌力进行肌耐力训练，利用渐进性抗阻方法，先确定重复10次运动的最大负荷，即为10 RM值；用10 RM的80%作为训练强度，每组10~20次，重复3组，每组间隔1分钟，每周3~5天，每周增加阻力重量。具体步骤：a.让患者接受单独的运动项目评估，使他们熟悉项目，设定治疗目标，为每项运动设定初始强度水平；b.热身和牵拉；c.运动的设计要包含不同的活动角度以及难度；d.适宜难度的运动；e.给予运动注意事项的提示；f.运动后放松。②太极：在3~6个月内，有中等强度的证据表明太极相比向后散步、慢跑对疼痛的缓解更有效。方法：每天1次，每周3~5次，太极主要包括缓慢动作、呼吸技术及冥想。③瑜伽：与患者宣教相比，瑜伽在短期（≤12周）内对疼痛有部分缓解，但是当时间超过1年，疼痛会有轻微的增加。方法：每天1次，每周3~5次。④运动控制训练：运动控制练习的重点是恢复控制肌肉的协调和力量，同时为脊柱提供支撑。与最少的干预相比，运动控制训练在长期和短期内降低了一些疼痛评分并且提高了部分功能。方法：将促进和抑制肌肉收缩的康复治疗结合在有意义的运动控制中，增加运动技巧。⑤按摩：按摩是治疗腰椎间盘突出症受欢迎的有效方法。方法：急性期患者每次治疗时间应短，慢性期的时间可以稍长；局部或单一关节的治疗，每次 10 ~ 15 分钟；较大面积或多部位，每次 20 ~ 30 分钟。⑥脊柱手法治疗：术语为"脊柱推拿疗法"（spinal manipulation therapy，SMT），包括使用高速推力技术和低速松动技术。通常患者会接受两种技术同时使用。方法：美式整脊法，麦特兰德法，穆里根法等。

4. 作业治疗，见图 9-3-3。

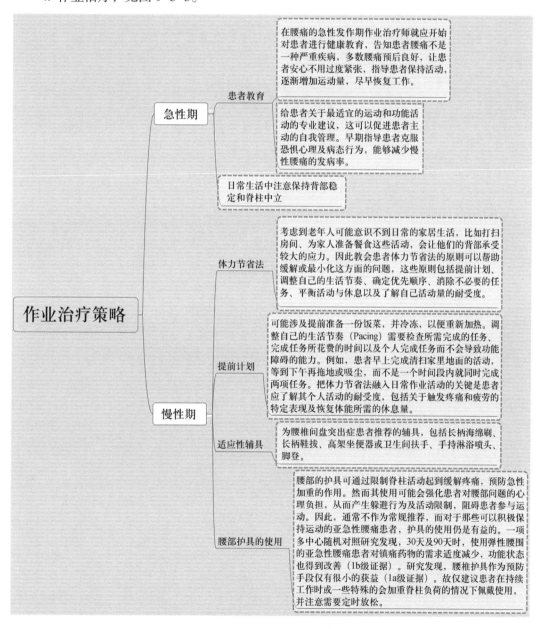

图 9-3-3　腰椎间盘突出症疼痛的作业治疗

5. 传统治疗

（1）中药治疗：腰椎间盘突出症可归为中医的"腰腿疼""痹症"等范畴。中药具有温中祛湿、活血化瘀、补益肝肾、强筋健骨、疏通经络等作用。

（2）手法治疗：①脊柱手法治疗：通过牵伸脊柱结构使其超过主动运动的正常关节活动度末端，但不超越其解剖学的关节活动度末端。适用于轻中度持续性症状的腰骶神经根病患者。②按摩：2009 年发表的一篇 Cochrane 系统评价认为[82]，按摩治疗中等程度腰痛，效果优于关节松动术、放松治疗、物理治疗、针灸治疗、假激光治疗及自我护理教育。

（3）牵引治疗：腰椎牵引可减轻椎间盘内压、牵伸粘连组织、松弛韧带、解除肌肉痉挛、改善局部血液循环并纠正小关节紊乱。常用牵引方式为持续牵引和间歇牵引。但老年人在行牵引治疗时一定要注意牵引的量及时间，对重度骨质疏松的老年患者应慎用。

（4）针灸治疗：针灸对慢性腰痛有效，而对于急性腰痛，其结果呈阳性但不明确。因临床应用广泛，针刺疗法对于那些有较高期望的患者表现出更好的获益，故如果患者对其有较高的兴趣，可推荐使用。总结：中药内服外用、针推结合、针药并用，同时配以牵引、卧床休息、功能锻炼、康复护理等多种方法，结果显示其提高了临床疗效。

（5）心理治疗：对于慢性疼痛患者，应针对其存在的抑郁焦虑问题进行心理辅导及康复知识教育，促使其改善心理状况，有助于疼痛的缓解。在处理下腰痛患者时，要同时重视心理和躯体因素。而首要的问题应是耐心、真诚地倾听患者的诉说。在心理评估的基础上，理解关心患者，解答患者的疑问，提供所需信息。满足患者的心理需要，改善患者的情绪，为患者提供指导、支持和帮助等。应注意的是，在慢性下腰痛的处理中，采用费用昂贵的检查、过度限制活动、在治疗和评估过程中过分地注意疼痛、劝告使用腰围、过多注意姿势、过分夸大下腰痛的危害性及不良预后等，都可以引起和（或）加重抑郁、疑病、癔症等，以及因此而引起的医源性功能障碍，并造成"下腰痛心理障碍—下腰痛加重—心理障碍加重"的恶性循环。而有明显伴病行为的患者需向心理医生咨询方可获得较快改善。心理护理的一个重要的手段就是与患者交谈，听他们倾诉。鼓励患者倾诉本身就具有治疗作用，一方面是因为这样可以使医生、护士更准确地把握患者的病情，采取更适宜的治疗方案；另一方面，通过与家人交谈，可以使患者更充分地认识自身的价值，从家人的鼓励中获得生活的信心和勇气，并因此对疼痛、健康、疾病乃至生命和死亡的含义都有了更深的了解和领悟。

（6）行为分级活动（Behavioral graded activity, BGA）疗法：BGA 是一种利用分级活动和积极强化来增加健康行为、减少疼痛行为的操作疗法。该项目的术语"行为分级活动"强调的是行为成分，而不仅仅是体能训练原则。BGA 的实质是根据初评时进行的基线测量，建立单独分级的运动训练，以教导患者在增加活动水平的同时运动是安全的。在最初的基线测量中，要求患者进行活动（由患者自己选择）或锻炼，直到达到他们的（疼痛）耐受，在此基础上，患者制订自己的个体治疗目标。下一步是设定指标（视时间而定），这些指标系统性地向预先设定的目标增加，设定的指标不能执行过度或执行不足。第一个指标应略低于基线水平，以确保患者在进行运动时的初始体验是成功的，这增强了动机：积极强化是操作性条件作用理论的关键原则之一。通过这种方式为患者定制个人 BGA 项目。患者必须在家里练习，活动或练习应记录在绩效表上，并与物理治疗师或作业治疗师讨论。BGA 疗法应进行为期 3 个月的练习，每次 18 ~ 30 分钟。

八、老年髋部骨折

（一）老年髋部骨折疼痛特点

髋部骨折占成人全身骨折的 7.01%，在 65 岁以上的老年人群中，髋部骨折占全身骨折的 23.79%[83]。患者多数会在外伤后主诉髋关节疼痛，部分患者会主诉膝关节疼痛。髋部骨折的危险因素包括：老年、女性、低身体质量指数（BMI）、种族、绝经后未接受雌激素替代治疗、股骨解剖结构、既往髋部骨折、吸烟、缺乏维生素 D、膳食钙摄入量低和高维生素 A 血症等。髋部骨折为股骨近端骨折，按骨折的部位可分为：①囊内骨折，包括股骨颈骨折；②囊外骨折，包括股骨粗隆间骨折及股骨粗隆下骨折[84, 85]。

不完全性骨折或嵌插型骨折可能只有轻微疼痛，能够负重，要注意避免漏诊。移位型骨折会出现重度疼痛，不能负重和活动，并伴有肢体畸形[86]。由于患者一般为手术治疗，术后多有中重度疼痛，若在早期阶段不能有效控制，持续的疼痛刺激使中枢神经系统重塑，约 10% ~ 50% 的患者可发展为慢性疼痛[87]。疼痛与身体活动能力降低、平衡障碍有关，是老年人活动受限和残疾的主要原因。此外，疼痛还使患者患有谵妄、抑郁和睡眠障碍的风险增加。髋部骨折后持续疼痛的发生机制可能包括患肢限制负重和废用。此外，过度使用非骨折的腿可能会引起另一侧的疼痛[88, 89]。

（二）老年髋部骨折疼痛评估

参照第二节老年人慢性疼痛评估。

（三）老年髋部骨折疼痛的治疗

1. 疼痛健康教育　①如何评估疼痛和汇报疼痛；②疼痛评估工具的使用；③药物疗法和非药物疗法；④镇痛药物副作用、依耐性、成瘾性等知识；⑤疼痛和疼痛控制错误观念；⑥疼痛对机体的危害；⑦ PCA 相关知识[90, 91]。

2. 运动疗法　通过改善肌力和关节活动度能够增加患者活动能力并减轻疼痛。苏格兰校际指南网（Scottish intercollegiate guideline network，SIGN）建议在患者全身状态允许情况下，应于术后 6 h 内开始康复。助行器辅助能加快术后恢复，缩短住院时间。患者出院回家后要负重练习，增强平衡能力[90]。

3. 其他　TENS、穴位按压、Jacobson 放松技术（收缩和放松特定肌肉）可以短期缓解疼痛，减少使用额外的镇痛药[92]。

4. 术前牵引　苏格兰校际指南网和美国骨科医师学会指南均不建议术前常规应用皮牵引或骨牵引（A 级）。多篇文献指出，术前牵引不能减轻疼痛或减少麻醉药物用量，且会造成牵引处疼痛[93, 94]。

5. 药物治疗　阿片类药物、非甾体类抗炎药、抗焦虑药、抗抑郁药、肌肉松弛药、中药制剂等。

6. 手术治疗　老年髋部骨折患者多伴有重度疼痛，应立即进行疼痛评估，并尽早开始镇痛治疗，推荐进行区域阻滞麻醉[95]。

九、老年髋膝骨关节炎

（一）老年髋膝骨关节炎疼痛特点

65 岁及以上的老年人骨关节炎患病率为 33.6%[96]。年龄是导致骨关节炎的主要危险因素。除此之外，骨关节炎的常见危险因素还包括肥胖、性别、先前的关节损伤、遗传因素和营养因素等[97]。

骨关节炎通常伴随慢性疼痛。疼痛是骨关节炎患者就医的主要原因，与功能受限、情绪困扰、对运动的恐惧、睡眠问题、疲劳、生活质量整体显著下降等相关。关节疼痛也可能直接影响神经肌肉，包括肌无力、肌肉力量控制受损、步态异常，其中一些可能影响关节负荷，并进一步加重疼痛和结构恶化的风险。患者通常会描述疼痛的关节对触摸和压力更敏感[98]。

疼痛类型有两种：一种是间歇性的，但通常是严重或强烈的；另一种是持续性的基础痛或隐痛。与持续性疼痛相比，发作频率虽少但强度更剧烈的间歇性疼痛对患者生活质量的影响更大，特别是当患者无法预测间歇性疼痛的发生时。尽管传统上认为骨关节炎是一种进行性疾病，但有证据表明长期疼痛加重并不是必然的[96]。

（二）老年髋膝骨关节炎疼痛评估

1. 西部安大略省和麦克马斯特大学骨关节炎指数（Western Ontario and McMaster Universities Osteoarthritis Index，WOMAC） WOMAC 广泛用于评估髋关节和膝关节骨关节炎。WOMAC 是一份自我管理的问卷，由 24 个项目组成，分为 3 个子量表。①疼痛（5 个项目）：走路时、使用楼梯、躺在床上、坐着或躺着、站立时；②僵硬（2 个项目）：第一次醒来后和当天晚些时候；③身体功能（17 个项目）：上楼梯、下楼梯、坐起、站立、弯腰、行走、上车 / 下车、购物、穿袜子、脱袜子、从床上起来、躺在床上、洗澡、坐着、排尿 / 便、繁重的家务、轻松的家务。其中，身体功能分量表具有较强的一致性和重测信度。

2. 压痛觉阈值（pressure pain threshold，PPT） PPT 是指测量髋关节和髋关节以外区域的压痛觉阈值。测量方法为：将测力计的橡胶盘放在指定位置并施加压力，直到患者表示压力感已变为疼痛；记录应变计上显示的数值；压力始终从 0 kg/cm² 开始增加；稍微改变皮肤上的位置，再重复 2 次，2 次试验之间隔 30 s；记录 3 次试验的平均值；测验部位包括上斜方肌、臀中肌、第二掌骨、股二头肌和胫骨前肌；身体两侧相同位置都需测验。

其他评估方法可参照第二节老年人慢性疼痛评估。

（三）老年髋膝骨关节炎疼痛治疗

1. 物理治疗

（1）急性期：减轻关节负荷，调整和限制活动量。骨关节炎（osteoarthritis，OA）患者肿痛明显时，应调整和限制每日活动量，减轻关节负荷。可适当卧床休息，把活动量调整到关节能耐受的范围。

（2）慢性期

1）关节松动技术：关节松动手法能促进局部血液循环，降低局部炎症因子，松解局部关节粘连，恢复关节功能。急性期，当关节肿胀、疼痛明显时可采用麦特兰德Ⅰ、Ⅱ级手法；慢性期伴有关节僵硬和关节周围组织粘连、挛缩时可采用麦特兰德Ⅲ、Ⅳ级手法。每个关节 3 min，频率 60 次 /min。

2）关节运动训练：主要目的是增强关节柔韧性和灵活性。关节主动运动通过促进关节周围韧带、肌肉、关节囊抗张强度的恢复，增加关节稳定性。

3）肌力训练：针对膝关节骨性关节炎，常采用训练伸膝肌群的开链运动，适当采用闭链运动协同锻炼主动肌和拮抗肌，均衡锻炼膝关节周围的多块肌肉，其中最主要的是股四头肌和腘绳肌，与健侧对比评估是否达到个体的正常肌力。

4）本体感觉和平衡训练：在运动训练中，通过不断刺激患者关节的动、静态感知能力和肌肉调节能力，逐步改善关节本体感受器对运动速度、方向、阻力、平衡等信息的敏感性，增强神经肌肉动态协调性和控制力，提高关节的运动觉和位置觉。

5）水疗：可用于轻度膝痛、无肿胀或僵硬的膝关节炎患者，对老年患者尤其有益[99]。水中运动疗法应在专业物理治疗师的指导下，在室温和水温均适合的水疗室或游泳池中进行下肢或全身的水中运动。主要内容包括：热身运动、柔软度训练、肌力练习、体能训练、平衡、协调运动训练和整理运动等。训练的主要形式包括水中各方向步行、双腿下蹲、双腿提踵、单腿站立对侧膝屈伸、单腿站立髋内收外展、单腿下蹲，单腿负重下台阶、功能性负重站立、行走和跑步。

6）有氧运动：如步行或骑自行车。目前，还没有足够的证据来确定哪种运动方式更有效。根据每个患者的健康水平，以每周 3 次或 3 次以上的频率逐步进行，每次最少持续 20 ~ 30 min。有氧运动、主动和抗阻训练，研究的质量较低到中等，对疼痛的影响最大。太极、瑜伽、气功的研究质量很低，对疼痛是否有积极作用尚不清楚[100]。

7）柔韧性、牵伸和肌力训练：可以减少膝关节炎患者行走和爬楼梯时的疼痛，提高股四头肌的力量[99]。轻度至中度髋关节炎患者可做髋关节、筋膜和肌肉的牵伸，包括后伸、屈曲、内旋、外旋、外展和水平内收，尤其是髋屈肌和外旋肌，每周 1 ~ 5 次，6 ~ 12 周。髋外展肌、外旋肌、后伸肌肌力训练[101]。关节周围肌肉力量训练可加强关节周围肌肉力量，改善关节稳定性。注重关节活动度及平衡（本体感觉）的训练，可采用股四头肌等长收缩训练、直腿抬高加强股四头肌训练、臀部肌肉训练、静蹲训练、抗阻力训练[102]。

2. 物理因子治疗 如热疗、冷疗、电刺激等。①超短波：急性期 8 ~ 15 min，慢性期 12 ~ 15 min，作用于关节。使用超短波能消炎镇痛，促进关节腔积液吸收，缓解肌肉痉挛。②微波：给予急性疼痛者无热量照射 10 min 缓解疼痛效果明显，之后根据患者的疼痛减轻程度调整微热量照射 15 min；慢性患者微热量照射 15 min。③低强度脉冲超声波：应用强度为 1 ~ 50 MW/cm²，频率为 1 ~ 3 MHz 的脉冲超声波能刺激骨性关节炎中软骨的愈合并松解粘连。④磁疗：在患者患侧关节相关部位放置 2 个电极，强度设为 0.8 T，20 min/ 次，1 次 / 日，5 次 / 周，对关节疼痛、肿胀有效。⑤蜡疗：制作能覆盖整个关节的蜡饼，能加速关节周围血液循环，促进组织愈合，消除炎症。近期发生的疼痛，可以使用超声波（分别对髋部的前、外侧和后部进行 1 MHz，1 W/cm^2，每次 5 分钟，共 10 次，2 周）[101]。注：2019 年美国髋膝骨关节炎治疗指南强烈反对经皮神经电刺激在髋膝骨关节炎中的应用[103]。

3. 传统治疗　针灸治疗膝关节骨性关节炎可选主穴为外膝眼，内膝眼，阳陵泉，阿是穴，血海，足三里，梁丘，阴陵泉，鹤顶。太极拳、八段锦、五禽戏、易筋经等传统运动疗法多具有柔顺松沉及速度稍慢等特点，能够有效强化练习者的下肢肌力，进而更好地重塑优化关节周围正常生物力学机制。

4. 心理治疗　针对骨性关节炎患者存在的抑郁、焦虑状态进行心理辅导和心理支持疗法，有助于预防和控制疼痛及关节活动障碍。

5. 矫形器　髋、膝关节是全身最重要的承重关节，其结构复杂，长期负重且运动量很大。同时，人体在行走过程中所承受的地面反作用力的 70% 经由膝关节内侧间室向身体传递。因此，利用矫形器对膝关节畸形进行矫正，可减少 OA 受影响关节的负荷，或提供额外的感觉输入，以增强本体感觉和关节稳定性。

矫形器包括限位矫形器、可调式矫形器、个性化智能动态矫形器等[104]。矫形鞋矫形器对缓解膝关节炎疼痛有微小但持续的积极作用[100]。髋关节炎可使用矫形器以防止退行性病变的进展和改善髋关节功能[99]。在佩戴矫治康复过程中，患者应当定期复查，评估病情并调整矫治方案。同时，需要结合其他的康复治疗手段，如站立行走训练、肌肉伸缩训练、间歇性佩戴矫形器等，尽可能避免矫形器带来的副作用。

6. 辅助工具　发作期减轻受累关节的负荷，可使用手杖、助步器等协助活动[105]。强烈建议膝关节和（或）髋关节骨性关节炎患者使用拐杖，由于其中一个或多个关节的疾病对行走、关节稳定性或疼痛造成了足够大的影响，因此需要使用辅助设备[103]。髋膝关节炎的患者在日常生活中应当运用一些辅助器具，比如在穿鞋子时应该先坐下来，可以用拾物器把鞋子取到近身的地方然后用鞋拔穿。穿裤子的时候可以用拾物器夹住裤子进行穿戴。患者家里的卫生间应该使用马桶，马桶旁边安装横着的扶手，洗澡的时候用沐浴椅。在社区中也可根据需要改造环境。

7. 自我管理　这是指在通过教育、行为改变和心理社会应对技能的任何组合，教会人们在管理自身状况方面发挥积极作用。例如，这些干预措施可以包括提供有关健康状况、医疗资源利用、压力管理技术、体育锻炼和人际解决问题技能等。教育包括运动和生活指导，如建议老年人减肥时要保持体重和骨密度。理想情况下，减肥干预措施应该包括饮食调整和运动相结合[105]。

8. 药物治疗　对于膝关节 OA 患者（1A 级），强烈推荐使用局部非甾体抗炎药（NSAID）。对于胃肠道共病患者，COX-2 抑制剂水平为 1B，NSAID 为质子泵抑制剂水平为 2。对于患有心血管疾病或虚弱的患者，不建议使用任何口服非甾体抗炎药，不推荐使用口服和经皮阿片类药物[106]。

9. 康复护理

（1）急性期护理

1）良肢位摆放：卧床时，下肢自然摆放，患侧髋膝关节自然微屈，膝关节稍屈曲（20°～30°），足背中立位。在患侧髋部、大腿、膝关节、小腿外侧及足底下各置一软枕，防止髋关节外展、外旋。

2）保护关节：解除导致髋膝骨关节炎发生或加重的诱因，同时注意运动适量，减少站立负重、行走、过分伸膝等训练，起立时双手撑扶支持物站起，行走时用拐杖协助行走，使用膝踝足固定支具（knee ankle foot orthosis，KAFO）。

3）疼痛护理：耐心倾听患者的感受，对疼痛进行全面评估，使用安慰性语言，避免不良情绪刺激。疼痛剧烈的患肢制动，卧床休息，加强生活起居护理，满足患者的生活需要。放松紧张情绪，转移注意力，达到减轻疼痛的目的。在站立训练出现膝关节疼痛时，可予坐下后对患膝进行缓慢的自我伸屈运动，并可用手按摩局部，以缓解疼痛。

4）心理护理：通过对患者耐心解释，使患者了解病情，了解治疗目的、方法、效果及治疗注意事项等，使患者树立乐观的心态，积极配合康复训练，争取最佳疗效。

5）药物护理：指导患者遵医嘱合理使用镇痛药。

（2）慢性期护理：①指导患者转移方法，注意关节处保暖，避免受潮、受风、受寒，可进行慢跑、太极拳、游泳等运动以提高身体素质。②生活指导：居住环境舒适；建立规律的作息时间，注意劳逸结合；加强饮食护理；强化患者支持系统。

十、老年椎体骨质疏松性骨折

（一）老年椎体骨质疏松性骨折疼痛特点

骨质疏松症在老年人群中很常见，男女都有，但在女性中更为普遍。骨、关节、椎间盘、韧带和肌肉之间的平衡共同维持脊柱的稳定性。这些结构会随着年龄的增长而改变，如骨密度减少、肌力减弱，脊柱的稳定性也会改变[107]。我国骨质疏松症的发生率约为 6.6%，总患者数达 6000 万～8000 万，居世界之首，男女患病率之比约为1∶（2～3），并且患者主要是 60 岁以上的老年人以及绝经期后妇女[108]。该疾病与骨折风险增加有关，而椎骨骨折是骨质疏松性骨折最常见的类型之一。椎骨骨折可能会导致严重的疼痛和功能丧失，但也可能表现为轻度或无症状[107]。

椎体骨折后，由于椎体变形、身高变矮，以及脊柱后凸、侧弯、畸形和驼背等，即使在急性疼痛发作消退后，患者也可能会有持续的背痛。腰背部疼痛为 OVCF 最主要的临床表现，是患者就诊的主要原因[110]。

骨折后疼痛影响了患者功能与活动的恢复。美国老年医学会指出，持续性疼痛会对患者产生负面的生理和社会心理影响，包括睡眠障碍和情绪变化。骨折后疼痛会导致其他症状，例如失眠和焦虑。慢性疼痛的表现可能是复杂的、多因素的，而老年人由于各种原因可能未充分报告疼痛[111]。

（二）老年椎体骨质疏松性骨折疼痛评估（图 9-3-4）。

1. 临床评估

（1）病史：年龄、性别、绝经史、脆性骨折史等。

（2）临床表现：①疼痛、肿胀和功能障碍；②畸形、骨擦感（音）；③反常活动。

（3）影像学检查：X 线、CT、MRI、全身骨扫描。

（4）实验室检查：①基本检查项目：血尿常规、肝肾功能、血钙、磷、碱性磷酸酶等。②选择性检查项目：红细胞沉降率、性腺激素、血清 25 羟基维生素 D、甲状旁腺

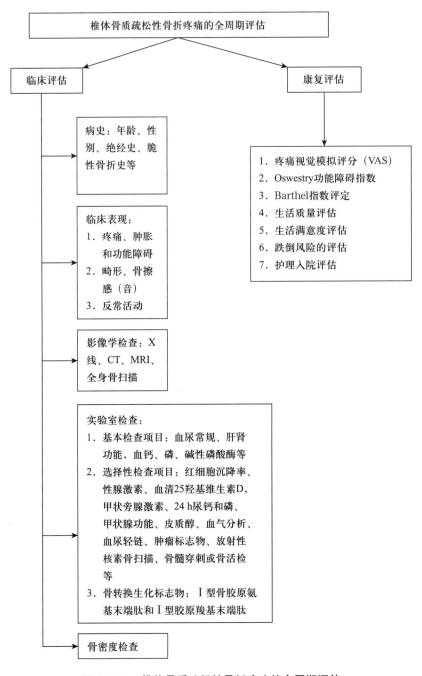

图 9-3-4　椎体骨质疏松性骨折疼痛的全周期评估

激素、24 h 尿钙和磷、甲状腺功能、皮质醇、血气分析、血尿轻链、肿瘤标志物、放射性核素骨扫描、骨髓穿刺或骨活检等。③骨转换生化标志物：Ⅰ型骨胶原氨基末端肽（procollagen type Ⅰ N-terminal propeptide，P1NP）和Ⅰ型胶原羧基末端肽。

（5）骨密度检查。

2. 康复评估　包括疼痛视觉模拟评分（VAS）、Oswestry 功能障碍指数、Barthel 指数评定、生活质量评估、生活满意度评估、跌倒风险的评估和护理入院评估。

（四）老年椎体骨质疏松性骨折的疼痛治疗

目前关于老年髋部及椎体骨质疏松性骨折疼痛的治疗原则主要包括：①积极的抗骨质疏松治疗；②积极的疼痛管理；③个体化治疗原则（图9-3-5）。

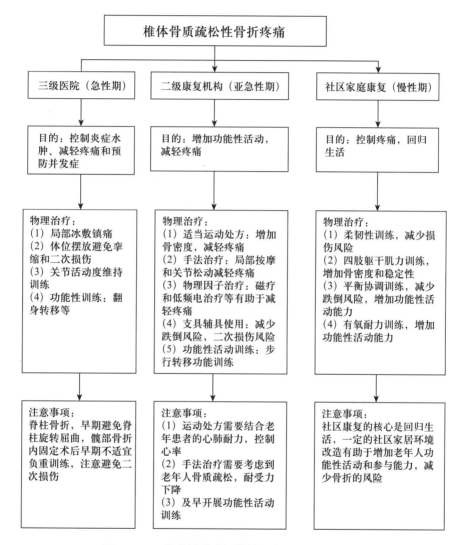

图9-3-5　椎体骨质疏松性骨折疼痛的全周期管理

1. 运动疗法　久坐的生活方式是骨质疏松症的危险因素。持续缺乏运动可能会导致骨骼钙质流失。在运动时要避免过度压迫脊柱而造成新的损伤。脊柱前屈运动已证明会增加椎体骨折的风险。运动应以加强腰背部后伸为重点，可包括不负重的俯卧位、后伸肌训练、椎旁肌肉的等长收缩[107, 112, 113]。

2. 物理因子疗法　物理因子对于骨质疏松症所致的急性和慢性疼痛都有作用，但尚未达成共识。多个临床研究和临床综述推荐低频脉冲电磁场（pulsed electromagnetic fields，PEMF）、全身振动疗法（whole body vibration，WBV）、低强度脉冲超声（low-

intensity pulsed ultrasound，LIPUS）、功能性电刺激（FES）、直流电钙离子导入等，用于骨质疏松症所致的疼痛治疗，对于骨质疏松症患者的疼痛缓解有帮助[109, 114]。

3. 康复支具　脊柱矫形器的使用可以促进早期移动。其主要功能是改变姿势，减少过度屈曲，减轻椎体的负荷，缓解腰胸椎旁肌痉挛，以减轻疼痛[115]。但是在疼痛允许的情况下，还需要考虑停止使用支具[107]。

4. 药物治疗　急性期镇痛可首选口服镇痛药，并按照世界卫生组织（WHO）镇痛阶梯递进治疗。其他药物有降钙素、双磷酸盐和中成药等。

十一、老年慢性心力衰竭

（一）老年慢性心力衰竭疼痛的特点

老年心力衰竭患者疼痛患病率为 67% ~ 69%。此外，年龄在 75 岁以上的心力衰竭（heart failure，HF）患者报告的疼痛患病率远远高于相同年龄和性别的患者报告的疼痛患病率：男性（68% 和 14%）和女性（85% 和 19%）[116]。

大量的研究表明，大多数 HF 患者，尤其是进展期 HF 患者易遭受疼痛的困扰。左室射血分数（left ventricular ejection fraction，LVEF）较低的患者的疼痛评分可能显著高于 LVEF 较高的患者[117]。疼痛在慢性心力衰竭患者中很常见，但心绞痛可能不是慢性心力衰竭患者常见的疼痛症状的原因[118]。生理、心理和神经病变等因素可能会导致老年心力衰竭患者疼痛。此外，癌症和其他慢性疾病的发病率也随着年龄的增长而增加。在老年心力衰竭患者中，疼痛部位多个，肌肉骨骼疼痛是最常见的，其次为心绞痛。其他是由于非心脏性疼痛包括头痛、腹痛和糖尿病神经病变等合并症引起的疼痛[119]。疼痛可能会导致患者认知功能下降，增加焦虑、失眠、抑郁和绝望等情绪[120]。

（二）老年慢性心力衰竭疼痛的评估

指南中尚未提及慢性心力衰竭疼痛的评估工具，多篇文献中评估使用简明疼痛量表。

（三）老年慢性心力衰竭疼痛的治疗

目前尚缺乏针对老年心力衰竭患者的最佳疼痛管理方法的证据，治疗主要为药物治疗，非药物治疗占比少，患者和护理人员的沟通交流对于提供个性化且有效的疼痛管理过程至关重要[121]。

1. 药物治疗　许多传统的阿片类药物和辅助药物可用于心力衰竭疼痛的治疗，但需要仔细选择、密切监测并根据不断变化的临床情况进行调整[121]。

2. 运动　运动对减轻这些患者的疼痛有很大帮助。运动形式为有氧运动、耐力训练和抗阻运动。抗阻运动对伴有肌肉萎缩的患者更有好处[122]。

3. 其他　牵伸、热疗、针灸、音乐疗法还需要进一步的研究[119, 120]。

十二、老年冠心病

（一）老年冠心病疼痛特点

心绞痛是心脏组织缺血缺氧损伤的警示信号，由暂时性心肌缺血引起的以胸痛为主要特征的临床综合征，通常见于冠状动脉至少 1 支主要分支管腔直径狭窄≥50% 的患者,当体力活动或精神应激时,冠状动脉血流不能满足心肌代谢的需要,导致心肌缺血,诱发心绞痛发作,休息或含服硝酸甘油可缓解。冠心病心绞痛发作时主要症状为心前区胸痛、胸闷及左上肢放射痛。但老年人心前区疼痛及左上肢放射痛症状较年轻人不明显,非典型症状如呼吸困难、下颌痛、恶心和上腹部疼痛较为常见[123]。

冠心病是动脉粥样硬化导致器官病变的最常见类型,也是危害中老年人健康的常见病。本病多发生在40岁以后,男性多于女性,脑力劳动者多于体力劳动者,在经济发达地区的发病率高于欠发达地区,城市多于农村,平均患病率约为6.49%,患病率随着年龄的增长而增高,是老年人最常见的一种心血管疾病。在我国,男女比例约为2∶1。但女性绝经期后,冠心病发病率明显上升。有资料表明,60岁以后女性发病率大于男性[124]。

有研究发现中国65岁以上老年人男性和女性的心绞痛患病率分别是4.5%和1.4%[124]。我国心肌梗死的发病率为45/10万~55/10万,国内研究显示,心肌梗死在中青年(<60岁)的发病率逐渐增加[125]。60岁之前,男性的患病率远高于女性,一旦超过60岁,女性患病率和死亡率增幅大于男性。

慢性稳定型心绞痛是指患者心绞痛发作的程度、频度、性质及诱发因素在数周内无显著变化[126]。心绞痛也可发生在其他心脏病或非心脏性疾病,临床上应注意鉴别[127]。

(二)冠心病疼痛类型及特点(表9-3-4)

表9-3-4 冠心病疼痛类型及特点

疼痛	部位	性质	诱因	时限	频率	硝酸甘油疗效
心绞痛	胸骨上、中段之后	压榨性或窒息性	劳力、情激、饱餐等	短,1~5 min 或 15 min 以内	频繁发作	显著缓解
急性心梗	相同,可在较低位或上腹部	相似,但更剧烈	不常有	长,数小时或 1~2 天	不频繁	作用较差

(三)老年冠心病疼痛评估

对于老年冠心病患者术前的疼痛评估,主要是针对疾病本身所带来的疼痛进行评估,通常采用以下方式进行评估。

1. 心绞痛患者多采用加拿大心血管病学会(Canadian Cardiovascular Society,CCS)心绞痛严重程度分级。

Ⅰ级:日常活动(如散步、登梯等)不会引起心绞痛,但在情绪紧张、工作节奏加快或行走时间延长时可发生心绞痛。

Ⅱ级:日常活动轻度受限,心绞痛发生于快步行走和登梯、爬坡、餐后活动、寒冷、刮风、情绪激动,或者发生于睡醒后数小时。心绞痛发生于行走超过2个街区的距离,或以通常的速度和状态登二层或以上楼梯时。

Ⅲ级:日常体力活动受限。心绞痛发生于行走超过1~2个街区距离或以通常速度登一层楼梯时。

Ⅳ级：任何体力活动均可引起心绞痛，休息时亦可能出现心绞痛。

2. 不稳定型心绞痛患者采用 Braunwald 分级（表 9-3-5）。

表 9-3-5 Braunwald 分级

	严重程度		临床环境
Ⅰ级	严重的初发心绞痛或恶化型心绞痛，无静息疼痛	A 继发性心绞痛	在冠状动脉狭窄基础上，存在加剧心肌缺血的冠状动脉以外疾病
Ⅱ级	亚急性静息型心绞痛（1个月内发生过，但48小时内无发作）	B 原发性心绞痛	无加剧心肌缺血的冠状动脉以外疾病
Ⅲ级	急性静息型心绞痛（在48小时内有发作）	C 心肌梗死后心绞痛	心肌梗死后2周内发生的不稳定型心绞痛

3. 对于不明确的疼痛可以采用疼痛视觉模拟评分进行评估。手术后的疼痛主要为伤口疼痛，对伤口疼痛我们常采用疼痛视觉模拟评分量表结合疼痛的 SAND（S：严重程度、A：范围、N：性质、D：深度）进行评估。

（四）老年冠心病心绞痛治疗（图 9-3-6）

1. 药物　阿司匹林，氯吡格雷，他汀类药物，β-受体阻滞剂，血管紧张素转换酶抑制剂（angiotensin converting enzyme inhibitor，ACEI）/血管紧张素受体拮抗剂（angiotensin

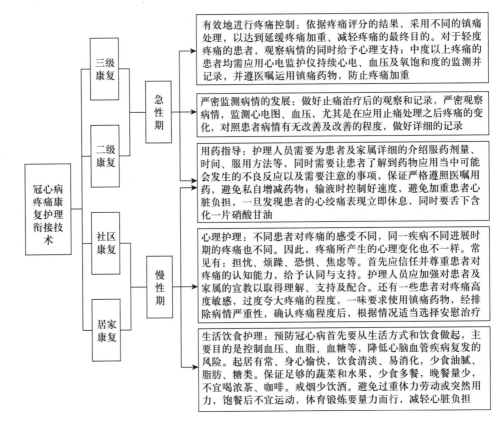

图 9-3-6　冠心病疼痛全周期管理

receptor blocker，ARB）。

2. 运动 运动已被证明对心脏和冠状动脉血管有直接的好处，包括改善心肌耗氧量、内皮功能、自主神经张力、凝血因子、炎症标志物和冠状动脉侧支血管的再生[127]。运动训练强调循序渐进，从被动运动和低强度运动开始，逐渐过渡到床边坐起训练、床边站立训练、床旁行走训练、室内步行训练、上下楼梯训练等[128]。

运动之前必须进行全面的综合评估（包括运动耐量和患者一般状况），进而做出运动风险评估和危险分层，用以指导运动处方的制订和实施。低危患者的运动康复无需医学监护，中、高危患者的运动康复中仍需医学监护[129]。

3. 二级预防 包括控制血压、降低血脂、戒烟等[130]。

4. 宣教 提供健康教育宣教，使患者了解疾病相关知识，具体包括疾病诱发原因、正确应对疾病突发措施等，帮助患者有效预防及控制疾病，学会主动避免因情绪波动而引起的疾病加重。使患者及家属明白患者急性发病时需要立即平卧，并服用扩冠脉的药，及时拨打120求助，联系最近的胸痛中心或急救中心。

（五）老年冠心病患者疼痛处理的新进展

目前对于处理冠心病患者疼痛症状常用的方法有药物治疗、体外心脏冲击波治疗、硬膜外麻醉、增强体外反搏、脊髓刺激、中西医结合治疗、激光血管重建术、基因治疗等。

激光血管重建术、基因治疗、经皮穿刺心肌静脉动脉化、心脏移植、干细胞移植等在心绞痛的治疗方面具有广泛前景，正在进一步探索中。

十三、老年慢性阻塞性肺疾病

（一）老年慢性阻塞性肺疾病（COPD）疼痛特点

老年COPD患者的疼痛患病率为66%，而非COPD患者的疼痛患病率为25%[131]。有研究表明COPD患者的疼痛阈值降低[132]。疼痛和疾病严重程度之间的关系仍不清楚。但与其他一些症状之间存在相关性，比如呼吸困难、失眠、疲劳、焦虑和抑郁[133]。

导致COPD患者持续疼痛的可能原因包括呼吸模式和肌肉骨骼力学改变、姿势改变、骨质疏松、压缩性骨折、椎体变形、肋椎体关节病、中枢敏化、长期使用类固醇带来的副作用、存在包括焦虑和抑郁在内的共病情况，以及个人习惯（性别和社会经济因素）。胸壁的过度扩张和相对僵硬会使胸部关节处于过度扩张的位置，异常的关节位置和有限的活动范围导致了几种关节病变的疼痛，可能导致COPD患者的胸痛[134]。COPD患者的疼痛还与活动减少和功能锻炼能力下降有关，通常因对运动的恐惧而加重[135]。对于参加肺康复的COPD患者，肌肉骨骼状况（如关节炎、肌肉痉挛）被认为是持续性疼痛的最常见原因，腰部、躯干、颈部以及下肢被认为是最常见的部位[133]。在指南中"疼痛"最常在药物治疗的副作用中被提及。

（二）COPD疼痛的病因、发病机制及分类特点

1. 胸痛 COPD相关胸痛可见以下原因。

（1）食管痛

1）食管反流疾病引起：由于持续刺激炎症介质所引起的外周敏化降低了迷走神经

和伤害性感受器的阈值，增加了痛觉感受器对阳离子的通透性，同时出现原发性痛觉过敏。多为上腹部和胸部的中间位置烧心感，躺下时加重，坐直和服用抗酸性药时缓解。

2）支气管痉挛：COPD 患者肺内上皮中肺神经内分泌细胞（pulmonary neuroendocrine cells，PNEC）可能在疼痛感中起一定作用。当食管痉挛发生时，疼痛可持续 1 个小时，疼痛使用硝酸甘油可缓解。

（2）呼吸源性胸痛

1）胸膜弹性丧失：COPD 患者的胸痛也可能源于壁胸膜的弹性丧失，壁胸膜含有伤害性感受器。在 COPD 患者中，炎症细胞因子削弱了免疫系统，有利于粘连和瘢痕在胸膜生长。壁胸膜可与内脏胸膜发生粘连，这些粘连可能是疼痛的来源。

2）内脏胸膜引起：内脏胸膜的敏感神经纤维被认为能在电信号中传递机械刺激或疼痛刺激，COPD 患者中慢性肺膨胀引起的内脏胸膜的过度伸展，可以激活疼痛受体。

上述两种的疼痛多为刺痛，患者通常描述为锐痛、钝痛、烧灼样疼痛或追赶样痛，在深吸气、咳嗽和打喷嚏时可加剧。

（3）迷走神经受体引起的相关胸痛：在肺区至少有七种不同的迷走神经受体被认为是伤害性感受器，异脯氨酸和硝基酪氨酸残基可激活这些受体发送痛苦的感觉，从而使机体产生痛苦感。

（4）心血管源性胸痛：COPD 患者的胸痛也可能源于心脏病理，常见有心肌缺血、心包炎或主动脉疾病，心肌缺血疼痛为沉重的压力感、挤压感疼痛或胸骨后灼烧感。心包炎疼痛多为尖锐疼痛，位于胸部中央或左侧。主动脉疾病常为心绞痛，常见有突发性的灼热剧痛。

2. 肩颈痛　COPD 的患者，胸廓关节、肌肉长度和力量在胸廓或姿势异常的情况下将发生变化。患者可出现颈椎、胸椎和盂肱关节活动范围减少和疼痛，这种疼痛为酸痛，活动后减轻。

3. 下腰痛　下腰痛是 COPD 患者目前常见的一种并发症，发病率为 41.2% ~ 69%。

（1）生化因子：下腰痛在 COPD 患者中往往与体位塌陷所致的椎体压迫有关。呼吸困难和疼痛会激活某些大脑区域，如前岛和中岛、前扣带皮层、体感皮层和运动皮层、杏仁核和丘脑，引起神经性疼痛。

（2）肺动脉高压：COPD 患者因舒张功能不全继发静脉回流压力（和体积）增加，使靠近根部的硬膜外静脉丛伸展，引起夜间缺血的症状，从而引起下腰痛。

（3）体位改变引起的横膈膜因素：COPD 患者膈肌疲劳，体位控制较少，恶性姿势循环使横膈膜工作更多，身体将不正确的负载分布在腰椎导致了下腰痛。与健康人相比，隔膜的反应延迟或缺席，进一步使腰椎不稳定和下腰痛发生。

4. 关节炎疼痛　COPD 患者会出现关节炎疼痛，可能由姿势改变后的体位引起，也有可能会是炎症因子与横膈膜所导致。

5. 筋膜软组织疼痛　筋膜组织可以由脊髓神经和（或）交感神经系统支配。这些纤维能够传递伤害性刺激，在覆盖肋间肌肉的筋膜和胸肌筋膜中，有神经纤维对机械性和伤害性刺激作出反应，这些神经纤维是通过肋骨的伸展而激活的。筋膜中的伤害感受器有较低的激活阈值。我们可以推测，肋骨外的深筋膜是 COPD 引起胸痛的原因之一。

（三）老年 COPD 疼痛评估

参照第二节老年慢性疼痛评估。

（四）老年 COPD 疼痛治疗

治疗方法将取决于疼痛的位置、潜在的病理生理学，以及是由躯体受伤引起的（在这种情况下，减少活动可能很重要）还是由慢性损伤引起的（在这种情况下，通过增强身体健康状态和解决随之而来的心理障碍来减少劳累时的通气是首选方法）。对于那些患有慢性疼痛的人来说，让他们停止运动会促进其对运动的恐惧回避行为[131]。

尽管报告 COPD 患者疼痛患病率的研究稳步增长，但很少有研究探讨这一人群的疼痛病因，以及探讨姑息治疗或临终关怀以外的疼痛管理策略[136]。

1. 姑息治疗　WHO 定义姑息治疗是一种通过对疼痛和其他生理、心理、社会和精神问题的早期识别、评估和治疗，通过预防和减轻痛苦，提高面临威胁生命疾病的患者及其家庭的生活质量的方法[137]。可采用 WHO 的三阶梯镇痛药物[138]。

2. 肺康复　肺康复是指基于彻底的评估，进行针对的治疗，包括但不限于运动训练、教育和行为改变的综合干预，旨在改善慢性呼吸道疾病患者的身体和心理状况，并促进长期保持的增进健康行为。疼痛患者进行肺康复，症状虽短期会加重，但长期会得到缓解。肺康复可以通过增加肌力和改善应对来减轻疼痛[131]。

3. 药物治疗　目前关于 COPD 疼痛的治疗研究较少。在药物治疗方面，有研究指出终末期 COPD 患者常使用阿片类药物镇痛，但是对于老年 COPD 患者，有研究指出阿片类药物的使用与呼吸道相关或全因死亡率增加的风险有关[139]。

十四、老年肺癌

（一）老年肺癌疼痛特点

肺癌患者疼痛的患病率约为 69%。据估计，有 90% 的患者在疾病晚期会出现疼痛。肿瘤、转移和治疗（放疗、化疗和手术）都可能会导致患者感到疼痛。骨转移引起的骨痛、神经结构受压、胸膜和内脏受累是最常见的疼痛原因[140, 141]。

1. 癌肿向周围结构浸润生长引起　近半数患者可有模糊或难以描述的胸痛或钝痛。可由于肿瘤细胞侵犯所致，也可由于阻塞性肺炎波及部分胸膜或胸壁引起。若肿瘤位于胸膜附近，则产生不规则的钝痛或隐痛，在呼吸或咳嗽时加重。肿瘤压迫肋间神经胸痛可累及其分布区，出现肋间神经痛。肿瘤压迫臂丛神经可出现手臂或肩膀灼痛[142]。

2. 肿瘤远处转移引起

（1）骨转移：骨转移是肺癌患者疼痛的主要诱因。肺癌骨转移发生率为 10% ~ 15%，好发部位在脊柱和躯干骨近端。发生于脊柱者占 50%、股骨占 25%、肋骨和胸骨占 12%。胸椎和腰椎是最常见的疼痛部位，38% 的患者有两处或两处以上的部位出现明显的疼痛。骨转移引起的疼痛可产生多种形式，可能会有牵涉性疼痛、肌肉痉挛或刺痛，特别是当骨性病变伴有神经压迫时。患者可能会步行困难、不能移动和发生病理性骨折。疼痛通常局限于特定的区域，发生在夜间或负重时。疼痛表现为持续性，强度逐渐增加。在休息时疼痛的程度可能是中等的，但在站立、行走、坐位时的姿势或运动可能会加重。

（2）其他器官转移：脏器疼痛起源于实质器官或淋巴结的原发或转移病灶。脑转移后可出现颅内压增高，其症状和体征主要表现为头痛、呕吐和视神经盘水肿[143, 144]。

3. 治疗引起的疼痛

（1）化疗：化疗引起的周围神经病变，其典型表现为使用长春新碱、顺铂、紫杉醇治疗期间和治疗后出现远端疼痛性感觉异常和感觉丧失。

（2）放疗：放射治疗对轴突和血管有直接毒性作用，可产生剂量相关的神经丛损伤。放疗导致的臂丛神经损伤可能是暂时性的，也可能是迟发渐进性的。通常发生在放疗后4~5个月，临床表现包括手部感觉异常和运动障碍。约60%的病例报告有腋窝疼痛，症状通常在3~6个月后改善，但也可能进展为无力。

（3）手术：开胸手术被认为是与持续性术后疼痛相关的手术之一。遗传、年龄、性别、心理或术前疼痛被认为是术后持续疼痛的危险因素。

（二）老年肺癌疼痛的评估

需要注意暴发性发作的原因，如有无急需处理的病理性骨折及脊髓压迫等急症[145]。

1. 物理治疗评估

（1）疼痛评估：患者的主诉是疼痛评估的金标准，镇痛治疗前必须评估患者的疼痛强度。推荐采用简明疼痛量表进行评估，有认知障碍的老年人可用脸谱法。除了评估当时的疼痛强度，还要了解过去24 h以内疼痛强度的变化情况，了解静息和活动状态下的疼痛强度变化。评估内容包括疼痛的病因、特点、性质、加重或缓解因素，以及疼痛对患者日常生活的影响、镇痛治疗的疗效和副作用等。评估时还要明确患者是否存在肿瘤急症所致的疼痛，以便立即进行有关治疗。常见的肿瘤急症包括：病理性骨折或承重骨的先兆骨折；脑实质、硬脑膜或软脑膜转移癌；与感染相关的疼痛；内脏梗阻或穿孔等。

（2）肺功能评估：肺通气功能（肺容积、肺通气量、小气道功能、呼吸动力学、吸入气体分布、呼吸肌功能）和肺换气功能（弥散功能、通气血流比值）进行测定和评估。

（3）心肺运动试验：包括功率自行车和平板运动试验，能全面客观地评价人体的最大有氧代谢能力和心肺储备能力，是评价运动训练效果的标准方法。采用评价指标分别有峰耗氧量（VO_{2peak}）、最大耗氧量（VO_{2max}）、最大千克耗氧量（VO_{2max}/kg）和代谢当量（MET）等。

（4）6 min步行测验：以患者6 min内步行的最大距离为评价指标，该方法简单易行，重复性好，具有较好耐受性，更能反映日常活动能力。

（5）呼吸困难评估：常用Borg评分（10分制）来评价呼吸困难程度，分值越高表示呼吸困难程度越严重。

（6）呼吸肌肌力评估：采用MEP（最大呼气压）和MIP（最大吸气压）来评估患者呼吸肌肌力。

（7）动脉血气分析：监测pH值、氧分压、二氧化碳分压、动脉血氧饱和度等指标。

2. 作业治疗评估　肺癌患者术后剧烈的疼痛可能会加剧病情恶化以及增加对社会活动的恐惧，可采用汉密尔顿抑郁量表（HAMD）来评估心理状态。用肺癌治疗功能评估量表（functional assessment of cancer treatment-lung，FACT-L）来评估患者对生活的满意度。

（三）老年肺癌疼痛的治疗

1. 康复治疗

（1）物理治疗：肺癌患者物理治疗的总原则包括：①通过生理储备容量最大化来最大限度地提高患者的生活质量、总体健康水平和幸福指数；②教育患者及家属姑息疗法的益处；③加强自主决策权，特别注意的是要成为主动的倾听者，提供支持疗法；④优化疼痛控制；⑤促进黏膜纤毛的运输，优化清除分泌物，保护气道；⑥优化肺泡通气，优化肺容量和肺活量以及流速，优化通气/灌注比，减少呼吸的负荷；⑦最大化有氧运动耐量及氧运输的效率，优化身体耐力和运动耐量，优化整体肌肉力量和由此产生的外周对氧的利用；⑧保证充足的睡眠和休息，最小化活动受限和卧床带来的影响；⑨为患者设计适应自身需求的康复计划。

（2）加速康复外科：有研究表明，加速康复外科组显示术后 1 h、6 h、12 h、24 h、48 h 的疼痛评分明显低于传统治疗组（P<0.05）。加速康复外科组强调"有效镇痛"，减少创伤的应激反应，为患者术后早期下床活动创造条件。

（3）经皮神经肌肉电刺激（TENS）：TENS 作为内科或手术相关的急、慢性疼痛的辅助治疗方法，是唯一一种可以安全应用于癌症患者的电疗法。Fiorellia 的一项研究评估术后 6 h、12 h、24 h、48 h、72 h、96 h 和 120 h 的血清细胞因子、疼痛积分、呼吸功能、镇痛泵镇痛药使用量，结果 TENS 组表现出明显的优势，可见 TENS 作为开胸术后辅助镇痛方法，有一定价值。

（4）肌内效贴（kinesiology taping）：这是一种将肌内效胶布贴于体表以达到增进或保护肌肉骨骼系统、促进运动功能的非侵入性治疗技术。Andrea Imperatori 的研究表明，在肺叶切除术后患者身上运用肌内效贴，其疼痛情况明显低于只使用安慰贴布的对照组，具体贴布放置的参考位置为：①在胸壁触诊定位的疼痛触发点。为了促进膈肌功能，常规运用一条 5 cm 的肌贴横贴于前下胸部，起止点位于两侧腋前线，穿过剑突，最大牵拉皮肤。②经过胸部肌力徒手测验和肩关节活动范围测验后，覆盖在三角肌、斜方肌之上，以通过本体感输入刺激抑制肌肉萎缩。

2. 作业治疗　作业治疗师可以教授患者包括在疼痛耐受范围内进行的任务适应、目标设定、工作简化、补偿技术、生活方式管理、时间管理、体力节省和人体工效学原理等的技能。

（1）术前：在肺癌确诊初期，告知患者术前术后的功能影响以及注意事项，帮助患者有心理准备来面对疾病的康复进程。

（2）术后

1）个体目标的制订：作业治疗师可以引导患者将关注点放在因为功能退化而导致的任务及角色受限上，而不是关注因为肺癌而导致的个人主观感受上。

2）日常生活活动训练：通过选择可调节肌肉紧张的动作、转移注意力、选择舒适体位的方法来教会患者在日常活动、家务活动与社交活动等方面的放松。

3）认知—行为疗法：心理社会干预在治疗癌症疼痛方面是有效的。包括转移注意力、焦虑管理、放松，意念想象等，使用认知—行为疗法对慢性癌症的疼痛管理是有相关性的。

4）虚拟现实应用：通过玩游戏或沉浸在虚拟环境中，能使疼痛感知减少。

5）营养治疗：可以向营养师寻求建议和指导，通过营养摄取量等方面提供全面的评估及建议。

6）体力节省技术：通过对患者进行体力节省技术的宣教与学习，帮助其尽量避免不必要的体能消耗。

7）环境干预：提供关于姿势、座椅、姿势和压力管理，以及矫形器方面的建议。

8）健康教育：①教会患者所患疾病的基本知识，包括药物的用法和副作用；②预防感冒；③保持所处环境的清新和通畅；④强调戒烟和避免被动吸烟；⑤体力节省技术的应用；⑥自我心理疏导。

术前和术后的措施均可在急慢性期根据患者情况来选择使用。

3. 传统治疗　近年，许多证据表明中医药是有效的癌症支持性治疗，可配合常规治疗应用。尽管针灸镇痛已经在实验室和临床中进行几十年的研究，但是针对癌症疼痛的针灸临床试验很少。有研究表明，接受针灸治疗的一组癌症患者在已检测到皮肤电信号的穴位接受两个疗程耳穴针刺，两个月后患者的疼痛强度较基线下降了36%，但文章没有列明具体的穴位，因此需要进行更多的深入研究。

4. 病因治疗　癌痛的主要病因是癌症本身和（或）并发症，需要给予针对性的抗癌治疗，包括手术、放射治疗、射频消融、化学治疗、分子靶向治疗、免疫治疗及中医药治疗等，有可能减轻或解除癌症疼痛[146]。

5. 镇痛药物　可参照世界卫生组织（WHO）"癌痛三阶梯镇痛治疗"。遵循口服给药、按阶梯给药、按时给药、个体化给药和注意具体细节五大基本原则[146]。

（四）康复护理衔接技术

1. 初入院期　①第一时间了解患者的基本信息，了解患者情绪及诉求；②解除患者的疑问和困惑；③主动关心并密切关注患者病情；④针对患者的疼痛给予解决方案，同时在多方位给患者以照顾。

2. 术前护理　①心理疏导：对患者的情绪及心理问题做出相应的疏导，帮助患者了解疾病与治疗方案，对其在疼痛认识上的误区应及时地纠正。②呼吸道准备和饮食护理：戒烟，保持呼吸道通畅，注意口腔卫生，改善患者营养状况。③术前指导：根据患者的实际情况建立一定的肺功能锻炼计划。

3. 术后护理

（1）环境管理：①夜间尽量关灯，防止日光或月光照射，避免视觉上的刺激引起疼痛；②保持病区安静；③温、湿度适宜；④放松；⑤转移注意力。

（2）呼吸和咳嗽技巧训练：术后继续进行肺功能锻炼、下床活动等练习。

（3）镇痛药物护理：定期给予患者疼痛评估，按时给药。观察患者用药后的反应，有不适症状应及时处理。

（4）体位护理：每两个小时帮患者更换体位一次，以防长期卧床造成的压疮、便秘、肌肉痉挛等引起的疼痛。

（5）胸腔闭式引流管护理：妥善固定引流管。促进患者康复，早期拔管。

（6）放疗、化疗护理：做好心理、皮肤、消化道、骨髓抑制等的护理。

（7）饮食护理：饮食宜高蛋白、高热量，以及丰富维生素且易消化。

（8）疾病监测：监测患者生命体征，以及疼痛、出血等症状，应及时处理。

4. 社区、家庭康复（慢性期）

（1）生活护理：修养环境舒适，生活起居合理，并进行适当锻炼。

（2）心理护理：积极主动关心患者，给予鼓励和支持。多让患者与家人相聚，多与社会接触，参加各种集体活动。向患者及其家属讲解肺癌有关疼痛知识和护理内容，指导其合理的使用镇痛药物。

（3）出院指导：提前做好院外注意事项告知及用药指导，出院后定时、定期进行电话随访和上门家访，及时获得患者病情变化和康复情况，并给予指导。

（姚黎清　王文丽　何洁莹　宋　瑾　赵　莹）

参考文献

［1］王锦琰. 老年人的疼痛问题［J］. 中国疼痛医学杂志，2006，12（04）：194-195.

［2］王祥瑞. 重视老年慢性疼痛患者的生活质量［J］. 老年医学与保健，2018，24（05）：479-481.

［3］Zhou J，Peng P，Xie X. Prevalence of Pain and Effects of a Brief Mindfulness-Based Intervention on Chinese Community-Dwelling Older Adults with Chronic Pain［J］. Journal of Community Health Nursing，2018，35（1）：19-27.

［4］Xiao H，Liu H，Liu J，et al. Pain Prevalence and Pain Management in a Chinese Hospital［J］. Medical Science Monitor，2018，24：7809-7819.

［5］纪泉，易端，王建业，等. 老年患者慢性肌肉骨骼疼痛管理中国专家共识（2019）［J］. 中华老年病研究电子杂志，2019，6（02）：28-34.

［6］华震，张宏业，邱蕾. 中国老年人慢性疼痛评估技术应用共识（草案）［J］. 中国老年保健医学，2019，17（04）：20-23.

［7］Raja SN，Carr DB，Cohen M，et al. The revised International Association for the Study of Pain definition of pain：concepts，challenges，and compromises［J］. Pain，2020，161（9）：1976-1982.

［8］Amanda C. De C. Williams，Kenneth D. Craig，张钰，等. 疼痛新定义［J］. 中国疼痛医学杂志，2016，22（11）：808-809.

［9］陈军，王江林. 国际疼痛学会对世界卫生组织 ICD-11 慢性疼痛分类的修订与系统化分类［J］. 中国疼痛医学杂志，2019，25（05）：323-330.

［10］Clare W，Benny Z. Australian and New Zealand Society for Geriatric Medicine Position Statement Abstract：Pain in older people［J］. Australasian Journal on Ageing，2016，35（4）：293.

［11］Schofield P. The Assessment of Pain in Older People：UK National Guidelines［J］. Age and Ageing，2018，47（suppl_1）：i1-i22.

［12］周倩，黎贵湘，陈本会. 老年患者慢性疼痛调查分析及疼痛管理对策［J］. 护理研究，2011，25（33）：3081-3082.

［13］娄强. 老年患者规范化疼痛治疗的原则［J］. 老年医学与保健，2005，11（3）：182-183.

［14］刘雪琴，李漓.老年人疼痛强度评估量表的选择［J］.中华护理杂志，2004，39（3）：165-167.

［15］Laubenstein S，Beissner K. Exercise and Movement-based Therapies in Geriatric Pain Management［J］. Clinics in Geriatric Medicine，2016，32（4）：737-762.

［16］刘娇艳，邱玲，郑旭，等.超声波治疗疼痛性疾病的临床应用研究［J］.中国康复，2013，28（06）：468-470.

［17］许毅，李达，谭立文，等.重复经颅磁刺激治疗专家共识［J］.转化医学杂志，2018，7（01）：4-9.

［18］谢婵娟，许湘华，欧美军，等.慢性疼痛患者接纳承诺疗法的应用研究进展［J］.护理学杂志，2018，33（15）：92-95.

［19］Wetherell JL，Petkus AJ，Alonso-Fernandez M，et al. Age moderates response to acceptance and commitment therapy vs. cognitive behavioral therapy for chronic pain［J］. International Journal of Geriatric Psychiatry，2016，31（3）：302-308.

［20］Scott W，Daly A，Yu L，et al. Treatment of Chronic Pain for Adults 65 and Over：Analyses of Outcomes and Changes in Psychological Flexibility Following Interdisciplinary Acceptance and Commitment Therapy（ACT）［J］. Pain Medicine，2017，18（2）：252-264.

［21］Niknejad B，Bolier R，Henderson CR，et al. Association Between Psychological Interventions and Chronic Pain Outcomes in Older Adults［J］. JAMA Internal Medicine，2018，178（6）：830.

［22］Jacob JA. As Opioid Prescribing Guidelines Tighten，Mindfulness Meditation Holds Promise for Pain Relief［J］. JAMA，2016，315（22）：2385-2387.

［23］Majeed MH，Ali AA，Sudak DM. Mindfulness-based interventions for chronic pain：Evidence and applications［J］. Asian Journal of Psychiatry，2018，32：79-83.

［24］American SOAT，American SORA. Practice guidelines for chronic pain management：an updated report by the American Society of Anesthesiologists Task Force on Chronic Pain Management and the American Society of Regional Anesthesia and Pain Medicine［J］. Anesthesiology，2010，112（4）：810-833.

［25］McFeeters S，Pront L，Cuthbertson L，et al. Massage，a complementary therapy effectively promoting the health and well - being of older people in residential care settings：a review of the literature［J］. International Journal of Older People Nursing，2016，11（4）：266-283.

［26］Panel AGS. Pharmacological Management of Persistent Pain in Older Persons［J］. Pain Medicine，2009，10（6）：1062-1083.

［27］Pasero C，Quinlan-Colwell A，Rae D，et al. American Society for Pain Management Nursing Position Statement：Prescribing and Administering Opioid Doses Based Solely on Pain Intensity［J］. Pain Management Nursing，2016，17（3）：170-180.

［28］老年慢性非癌痛诊疗共识编写专家组，老年慢性非癌痛药物治疗中国专家共识［J］.中国疼痛医学杂志，2016，22（05）：321-325.

［29］李萍萍，吴晓明，刘端祺，等.北京市癌症疼痛管理规范（2017年版）［J］.中国疼痛医学杂志，2017，23（12）：881-889.

［30］Chakravarthy K，Chen Y，He C，et al. Stem Cell Therapy for Chronic Pain Management：Review of Uses，Advances，and Adverse Effects［J］. Pain Physician，2017，20（4）：293-305.

［31］陈旭辉，张玥，张传汉.脊髓电刺激在慢性疼痛中的应用和研究进展［J］.中国疼痛医学杂志，2017，23（12）：931-934.

［32］Berges I，Seale G，Ostir GV. Positive affect and pain ratings in persons with stroke.［J］. Rehabilitation Psychology，2011，56（1）：52-57.

［33］Harrison RA，Field TS. Post Stroke Pain：Identification，Assessment，and Therapy［J］. Cerebrovascular Diseases，2015，39（3-4）：190-201.

［34］Winstein CJ，Stein J，Arena R，et al. Guidelines for Adult Stroke Rehabilitation and Recovery：A Guideline for Healthcare Professionals From the American Heart Association/American Stroke Association［J］. Stroke，2016，47（6）：e98-e169.

［35］Hebert D，Lindsay M P，McIntyre A，et al. Canadian stroke best practice recommendations：Stroke rehabilitation practice guidelines，update 2015［J］. International Journal of Stroke，2016，11（4）：459-484.

［36］杨露，彭涛，郭铁成. 脑卒中后肩手综合征的临床治疗进展［J］. 中华物理医学与康复杂志，2018，40（9）：716-720.

［37］Klit HM，Finnerup NBM，Jensen TSM. Central post-stroke pain：clinical characteristics，pathophysiology，and management［J］. Lancet neurology，2009，8（9）：857-868.

［38］李静，李磊，徐丽，等. 脑卒中后中枢性疼痛的综合康复方法研究进展［J］. 中国康复医学杂志，2016，31（04）：475-478.

［39］张通，赵军，白玉龙，等. 中国脑血管病临床管理指南（节选版）——卒中康复管理［J］. 中国卒中杂志，2019，14（08）：823-831.

［40］Wieckiewicz M，Grychowska N，Zietek M，et al. Evidence to Use Botulinum Toxin Injections in Tension-Type Headache Management：A Systematic Review［J］. Toxins，2017，9（11）：370.

［41］Stubbs B，Thompson T，Solmi M，et al. Is pain sensitivity altered in people with Alzheimer's disease？A systematic review and meta-analysis of experimental pain research［J］. Experimental Gerontology，2016，82：30-38.

［42］王菲，朱爱勇，王欣国，等. 痴呆患者疼痛护理研究进展［J］. 中国护理管理，2019，19（11）：1715-1719.

［43］毕昊宇. 老年人疼痛评估工具的研究进展［J］. 中西医结合护理（中英文），2019，5（06）：216-218.

［44］Pu L，Moyle W，Jones C，et al. Psychosocial interventions for pain management in older adults with dementia：a systematic review of randomised controlled trials［J］. Journal of Advanced Nursing，2019，75（8）：1608-1620.

［45］Khan MA，Quadri SA，Tohid H. A comprehensive overview of the neuropsychiatry of Parkinson's disease：A review［J］. Bull Menninger Clin，2017，81（1）：53-105.

［46］Broen MP，Braaksma MM，Patijn J，et al. Prevalence of pain in Parkinson's disease：a systematic review using the modified QUADAS tool［J］. Mov Disord，2012，27（4）：480-484.

［47］Buhmann C，Wrobel N，Grashorn W，et al. Pain in Parkinson disease：a cross-sectional survey of its prevalence，specifics，and therapy［J］. Journal of Neurology，2017，264（4）：758-769.

［48］Broetz D，Eichner M，Gasser T，et al. Radicular and nonradicular back pain in Parkinson's disease：A controlled study［J］. Movement Disorders，2007，22（6）：853-856.

［49］徐馨，彭国光. 帕金森病疼痛的临床表现与治疗［J］. 中华医学杂志，2014，94（29）：2316-2318.

［50］Cuomo A，Crispo A，Truini A，et al. Toward more focused multimodal and multidisciplinary approaches for pain management in Parkinson's disease［J］. J Pain Res，2019，12：2201-2209.

［51］宋鲁平，王强. 帕金森病康复中国专家共识［J］. 中国康复理论与实践，2018，24（07）：745-752.

［52］Nègre Pagès L，Regragui W，Bouhassira D，et al. Chronic pain in Parkinson's disease：The cross-sectional French DoPaMiP survey［J］. Movement Disorders，2008，23（10）：1361-1369.

［53］Chaudhuri KR，Rizos A，Trenkwalder C，et al. King's Parkinson's disease pain scale，the first scale for pain in PD：An international validation［J］. Movement Disorders，2015，30（12）：1623-1631.

［54］Skogar O，Lökk J. Pain management in patients with Parkinson's disease：challenges and solutions［J］. Journal of multidisciplinary healthcare，2016，9：469-479.

［55］Brefel-Courbon C，Ory-Magne F，Thalamas C，et al. Nociceptive brain activation in patients with neuropathic pain related to Parkinson's disease［J］. Parkinsonism & Related Disorders，2013，19（5）：548-552.

［56］Yadav AP，Nicolelis MAL. Electrical stimulation of the dorsal columns of the spinal cord for Parkinson's disease［J］. Movement Disorders，2017，32（6）：820-832.

［57］Jensen TS，Baron R，Haanpää M，et al. A new definition of neuropathic pain［J］. Pain，2011，152（10）：2204-2205.

［58］Young MJ，Boulton AJ，MacLeod AF，et al. A multicentre study of the prevalence of diabetic peripheral neuropathy in the United Kingdom hospital clinic population［J］. Diabetologia，1993，36（2）：150-154.

［59］Abbott CA，Malik RA，van Ross ERE，et al. Prevalence and Characteristics of Painful Diabetic Neuropathy in a Large Community-Based Diabetic Population in the U.K.［J］. Diabetes Care，2011，34（10）：2220-2224.

［60］Testaye S，Vileikyte L，Rayman G，et al. Painful diabetic peripheral neuropathy：consensus recommendations on diagnosis，assessment and management［J］. Diabetes-Metabolism Research and Reviews，2011，27（7）：629-638.

［61］中国医师协会神经内科医师分会疼痛和感觉障碍专委会. 糖尿病性周围神经病理性疼痛诊疗专家共识［J］. 中国疼痛医学杂志，2018，24（08）：561-567.

［62］Tesfaye S，Vileikyte L，Rayman G，et al. Painful diabetic peripheral neuropathy：consensus recommendations on diagnosis，assessment and management［J］. Diabetes/Metabolism Research and Reviews，2011，27（7）：629-638.

［63］Brod M，Pohlman B，Blum S I，et al. Burden of Illness of Diabetic Peripheral Neuropathic Pain：A Qualitative Study［J］. The Patient - Patient-Centered Outcomes Research，2015，8（4）：339-348.

［64］Treede RD，Jensen TS，Campbell JN，et al. Neuropathic pain：Redefinition and a grading system for clinical and research purposes［J］. Neurology，2008，70（18）：1630-1635.

［65］Johnson MI，Bjordal JM. Transcutaneous electrical nerve stimulation for the management of painful conditions：focus on neuropathic pain［J］. Expert Review of Neurotherapeutics，2014，11（5）：735-753.

［66］Thompson T，Correll CU，Gallop K，et al. Is Pain Perception Altered in People With Depression? A Systematic Review and Meta-Analysis of Experimental Pain Research［J］. The Journal of Pain，2016，17（12）：1257-1272.

［67］Meeks TW，Dunn LB，Kim DS，et al. Chronic pain and depression among geriatric psychiatry inpatients［J］. International Journal of Geriatric Psychiatry，2008，23（6）：637-642.

［68］de Waal MWM，Hegeman JM，Gussekloo J，et al. The effect of pain on presence and severity of depressive disorders in older persons：The role of perceived control as mediator［J］. Journal of Affective Disorders，2016，197：239-244.

［69］中华医学会精神医学分会老年精神医学组. 老年期抑郁障碍诊疗专家共识［J］. 中华精神科杂志，2017，50（5）：329-334.

［70］IsHak WW，Wen RY，Naghdechi L，et al. Pain and Depression［J］. Harvard Review of Psychiatry，2018，26（6）：352-363.

［71］邵寒雨，张志军. 慢性疼痛共患抑郁症的神经环路［J］. 中国疼痛医学杂志，2019，25（11）：808-810，816.

［72］Hung C，Liu C，Yang C，et al. Migraine and greater pain symptoms at 10-year follow-up among patients with major depressive disorder［J］. The Journal of Headache and Pain，2018，19（1）：56.

［73］Zis P，Daskalaki A，Bountouni I，et al. Depression and chronic pain in the elderly：links and management challenges〔J〕. Clinical Interventions in Aging, 2017, 12: 709-720.

〔74〕Hurwitz EL, Randhawa K, Yu H, et al. The Global Spine Care Initiative: a summary of the global burden of low back and neck pain studies〔J〕. European Spine Journal, 2018, 27（S6）: 796-801.

〔75〕Croft PR, Lewis M, Papageorgiou AC, et al. Risk factors for neck pain: a longitudinal study in the general population〔J〕. Pain（Amsterdam）, 2001, 93（3）: 317-325.

〔76〕Cohen SP. Epidemiology, Diagnosis, and Treatment of Neck Pain〔J〕. Mayo Clinic Proceedings, 2015, 90（2）: 284-299.

〔77〕Stovner LJ, Kolstad F, Helde G. Radiofrequency Denervation of Facet Joints C2-C6 in Cervicogenic Headache: A Randomized, Double-Blind, Sham-Controlled Study〔J〕. Cephalalgia, 2004, 24（10）: 821-830.

〔78〕Sterling M, Jull G, Wright A. Cervical mobilisation: concurrent effects on pain, sympathetic nervous system activity and motor activity〔J〕. Manual Therapy, 2001, 6（2）: 72-81.

〔79〕Rudy TE, Weiner DK, Lieber SJ, et al. The impact of chronic low back pain on older adults: A comparative study of patients and controls〔J〕. Pain, 2007, 131（3）: 293-301.

〔80〕Lawrence RC, Helmick CG, Liang MH, et al. Estimates of the prevalence of arthritis and selected musculoskeletal disorders in the United States〔J〕. Arthritis and rheumatism, 1998, 41（5）: 778-799.

〔81〕Casser H, Seddigh S, Rauschmann M. Acute Lumbar Back Pain〔J〕. Deutsches Ärzteblatt international, 2016, 113（13）: 223-234.

〔82〕Furlan AD, Imamura M, Dryden T, et al. Massage for Low Back Pain〔J〕. Spine, 2009, 34（16）: 1669-1684.

〔83〕张英泽. 成人髋部骨折指南解读〔J〕. 中华外科杂志, 2015, 53（1）: 57-62.

〔84〕Parker M, Johansen A. Hip fracture〔J〕. BMJ, 2006, 333（7557）: 27-30.

〔85〕McDonough CM, Harris-Hayes M, Kristensen MT, et al. Physical Therapy Management of Older Adults With Hip Fracture〔J〕. The journal of orthopaedic and sports physical therapy, 2021, 51（2）: G1.

〔86〕中国老年医学学会骨与关节分会创伤骨科学术工作委员会. 老年髋部骨折诊疗专家共识（2017）〔J〕. 中华创伤骨科杂志, 2017, 19（11）: 921-927.

〔87〕Kehlet H, Jensen TS, Woolf CJ. Persistent postsurgical pain: risk factors and prevention〔J〕. The Lancet, 2006, 367（9522）: 1618-1625.

〔88〕Münter KH, Clemmesen CG, Foss NB, et al. Fatigue and pain limit independent mobility and physiotherapy after hip fracture surgery〔J〕. Disability and rehabilitation, 2018, 40（15）: 1808-1816.

〔89〕Salpakoski A, Kallinen M, Kiviranta I, et al. Type of surgery is associated with pain and walking difficulties among older people with previous hip fracture〔J〕. Geriatrics & Gerontology International, 2016, 16（6）: 754-761.

〔90〕Sanzone AG. Current Challenges in Pain Management in Hip Fracture Patients〔J〕. J Orthop Trauma, 2016, 30 Suppl 1: S1-S5.

〔91〕洪溪, 黄宇光, 罗爱伦. 术后镇痛的规范化管理〔J〕. 中华麻醉学杂志, 2005, 25（10）: 798-799.

〔92〕Abou-Setta AM, Beaupre LA, Rashiq S, et al. Comparative effectiveness of pain management interventions for hip fracture: a systematic review〔J〕. Annals of internal medicine, 2011, 155（4）: 234.

〔93〕Roberts KC, Brox WT. AAOS Clinical Practice Guideline〔J〕. Journal of the American Academy of Orthopaedic Surgeons, 2015, 23（2）: 138-140.

〔94〕Scottish Intercollegiate Guidelines Network. Management of Hip Fracture in Older People, A national clinical guideline〔M〕. Edinburgh: Scottish Intercollegiate Guidelines Network, 2009.

〔95〕Monzón DG, Vazquez J, Jauregui JR, et al. Pain treatment in post-traumatic hip fracture in the elderly: regional block vs. systemic non-steroidal analgesics〔J〕. International Journal of Emergency Medicine,

2010，3（4）：321–325.

［96］Neogi T. The epidemiology and impact of pain in osteoarthritis［J］. Osteoarthritis and Cartilage，2013，21（9）：1145–1153.

［97］Loeser RF. Age–Related Changes in the Musculoskeletal System and the Development of Osteoarthritis［J］. Clinics in Geriatric Medicine，2010，26（3）：371–386.

［98］Rice D，McNair P，Huysmans E，et al. Best Evidence Rehabilitation for Chronic Pain Part 5：Osteoarthritis［J］. Journal of Clinical Medicine，2019，8（11）：1769.

［99］Rillo O，Riera H，Acosta C，et al. PANLAR Consensus Recommendations for the Management in Osteoarthritis of Hand，Hip，and Knee［J］. JCR：Journal of Clinical Rheumatology，2016，22（7）：345–354.

［100］Geenen R，Overman CL，Christensen R，et al. EULAR recommendations for the health professional's approach to pain management in inflammatory arthritis and osteoarthritis［J］. Annals of the Rheumatic Diseases，2018，77（6）：797–807.

［101］Cibulka MT，Bloom NJ，Enseki KR，et al. Hip Pain and Mobility Deficits–Hip Osteoarthritis：Revision 2017［J］. The Journal of orthopaedic and sports physical therapy，2017，47（6）：A1.

［102］Beumer L，Wong J，Warden SJ，et al. Effects of exercise and manual therapy on pain associated with hip osteoarthritis：a systematic review and meta–analysis［J］. British Journal of Sports Medicine，2016，50（8）：458–463.

［103］Kolasinski SL，Neogi T，Hochberg MC，et al. 2019 American College of Rheumatology/Arthritis Foundation Guideline for the Management of Osteoarthritis of the Hand，Hip，and Knee［J］. Arthritis & Rheumatology，2020，72（2）：220–233.

［104］刘静. 中国老年膝关节骨关节炎诊疗及智能矫形康复专家共识［J］. 临床外科杂志，2019，27（12）：1105–1110.

［105］王波，余楠生. 膝骨关节炎阶梯治疗专家共识（2018年版）［J］. 中华关节外科杂志（电子版），2019，13（01）：124–130.

［106］Bannuru RR，Osani MC，Vaysbrot EE，et al. OARSI guidelines for the non–surgical management of knee，hip，and polyarticular osteoarthritis［J］. Osteoarthritis and Cartilage，2019，27（11）：1578–1589.

［107］Sinaki M. Exercise for Patients With Osteoporosis：Management of Vertebral Compression Fractures and Trunk Strengthening for Fall Prevention［J］. Pm & R the Journal of Injury Function & Rehabilitation，2012，4（11）：882–888.

［108］Stanghelle B，Bentzen H，Giangregorio L，et al. Associations between health–related quality of life，physical function and pain in older women with osteoporosis and vertebral fracture［J］. BMC Geriatrics，2019，19（1）：298.

［109］中华医学会物理医学与康复学分会，中国老年学和老年医学学会骨质疏松康复分会. 原发性骨质疏松症康复干预中国专家共识［J］. 中华物理医学与康复杂志，2019，41（1）：1–7.

［110］印平，马远征，马迅，等. 骨质疏松性椎体压缩性骨折的治疗指南［J］. 中国骨质疏松杂志，2015，21（06）：643–648.

［111］Gheorghita A，Webster F，Thielke S，et al. Long–term experiences of pain after a fragility fracture［J］. Osteoporosis International，2018，29（5）：1093–1104.

［112］丁悦，张嘉，岳华，等. 骨质疏松性椎体压缩性骨折诊疗与管理专家共识［J］. 中华骨质疏松和骨矿盐疾病杂志，2018，11（05）：425–437.

［113］Allen S，Forney–Gorman A，Homan M，et al. Health Care Guideline：Diagnosis and Treatment of Osteoporosis［J］. Institute for Clinical Systems Improvement，2017.

［114］袁涛，王忠太 . 骨质疏松症康复指南（上）［J］. 中国康复医学杂志，2019，34（11）：1265-1272.

［115］Newman MM，Minns Lowe CP，Barker KP. Spinal Orthoses for Vertebral Osteoporosis and Osteoporotic Vertebral Fracture：A Systematic Review［J］. Archives of Physical Medicine and Rehabilitation，2016，97（6）：1013-1025.

［116］Bhattarai P，Hickman L，Phillips JL. Pain among hospitalized older people with heart failure and their preparation to manage this symptom on discharge：a descriptive-observational study［J］. Contemporary Nurse，2016，52（2-3）：204-215.

［117］Chen J，Walsh S，Delaney C，et al. Pain Management in Patients with Heart Failure：A Survey of Nurses' Perception［J］. Pain Management Nursing，2020，21（4）：365-370.

［118］Clark AL，Goode KM. Do patients with chronic heart failure have chest pain?［J］. International Journal of Cardiology，2013，167（1）：185-189.

［119］Alpert CM，Smith MA，Hummel SL，et al. Symptom burden in heart failure：assessment，impact on outcomes，and management［J］. Heart Failure Reviews，2017，22（1）：25-39.

［120］Alemzadeh-Ansari MJ，Ansari-Ramandi MM，Naderi N. Chronic Pain in Chronic Heart Failure：A Review Article［J］. J Tehran Heart Cent，2017，12（2）：49-56.

［121］Light-McGroary K，Goodlin SJ. The challenges of understanding and managing pain in the heart failure patient［J］. Current Opinion in Supportive and Palliative Care，2013，7（1）：14-20.

［122］Fleg JL. Exercise Therapy for Older Heart Failure Patients［J］. Heart Failure Clinics，2017，13（3）：607-617.

［123］Marchionni N，Orso F. Stable angina in the elderly［J］. Journal of Cardiovascular Medicine，2018，19：e84-e87.

［124］苏懿，王磊，张敏州 . 急性心肌梗死的流行病学研究进展［J］. 中西医结合心脑血管病杂志，2012，10（04）：467-469.

［125］Lam TH，Liu LJ，Janus ED，et al. Fibrinogen，angina and coronary heart disease in a Chinese population［J］. Atherosclerosis，2000，149（2）：443-449.

［126］Roffi M，Patrono C，Collet J，et al. 2015 ESC Guidelines for the management of acute coronary syndromes in patients presenting without persistent ST-segment elevation［J］. European Heart Journal，2016，37（3）：267-315.

［127］Adler Y，Charron P，Imazio M，et al. 2015 ESC Guidelines for the diagnosis and management of pericardial diseases［J］. European Heart Journal，2015，36（42）：2921-2964.

［128］Long L，Anderson L，Dewhirst AM，et al. Exercise-based cardiac rehabilitation for adults with stable angina［J］. Cochrane Database of Systematic Reviews，2018，2（2）：CD012786.

［129］中国老年学学会心脑血管病专业委员会，中华医学会心血管病学分会，中国康复医学会心血管病专业委员会 . 冠心病康复与二级预防中国专家共识［J］. 中华心血管病杂志，2013，41（4）：267-275.

［130］Anderson L，Brown JP，Clark AM，et al. Patient education in the management of coronary heart disease［J］. Cochrane Database of Systematic Reviews，2017，6（6）：CD008895.

［131］Harrison S，Lee A，Button H，et al. The role of pain in pulmonary rehabilitation：a qualitative study［J］. Int J Chron Obstruct Pulmon Dis，2017，12：3289-3299.

［132］Johansson E，Ternesten-Hasséus E，Olsén MF，et al. Respiratory movement and pain thresholds in airway environmental sensitivity，asthma and COPD［J］. Respiratory Medicine，2012，106（7）：1006-1013.

［133］van Dam Van Isselt EF，Groenewegen-Sipkema KH，Spruit-van Eijk M，et al. Pain in patients with COPD：a systematic review and meta-analysis［J］. BMJ Open，2014，4（9）：e5898.

［134］HajGhanbari B，Holsti L，Road JD，et al. Pain in people with chronic obstructive pulmonary disease（COPD）［J］. Respiratory Medicine，2012，106（7）：998-1005.

［135］van Dam Van Isselt EF，Groenewegen-Sipkema KH，van Eijk M，et al. Pain in patients with chronic obstructive pulmonary disease indicated for post-acute pulmonary rehabilitation［J］. Chronic Respiratory Disease，2018，16：1248795377.

［136］Lewthwaite H，Williams G，Baldock KL，et al. Systematic Review of Pain in Clinical Practice Guidelines for Management of COPD：A Case for Including Chronic Pain?［J］. Healthcare，2019，7（1）：15.

［137］Janssen DJA，McCormick JR. Palliative Care and Pulmonary Rehabilitation［J］. Clinics in Chest Medicine，2014，35（2）：411-421.

［138］Maddocks M，Lovell N，Booth S，et al. Palliative care and management of troublesome symptoms for people with chronic obstructive pulmonary disease［J］. The Lancet，2017，390（10098）：988-1002.

［139］Levine M. In older adults with COPD，new opioid use was linked to increased risk for respiratory and all-cause mortality［J］. Annals of Internal Medicine，2017，166（2）：C11.

［140］Mercadante S，Vitrano V. Pain in patients with lung cancer：Pathophysiology and treatment［J］. Lung Cancer，2010，68（1）：10-15.

［141］Hoffman AJ，Given BA，von Eye A，et al. Relationships Among Pain，Fatigue，Insomnia，and Gender in Persons With Lung Cancer［J］. Oncology Nursing Forum，2007，34（4）：785-792.

［142］Di Maio M，Gridelli C，Gallo C，et al. Prevalence and management of pain in Italian patients with advanced non-small-cell lung cancer［J］. British Journal of Cancer，2004，90（12）：2288-2296.

［143］中华医学会，中华医学会肿瘤学分会，中华医学会杂志社. 中华医学会肺癌临床诊疗指南（2018版）［J］. 中华肿瘤杂志，2018，40（12）：935-964.

［144］石远凯，孙燕，于金明，等. 中国肺癌脑转移诊治专家共识（2017年版）［J］. 中国肺癌杂志，2017，20（1）：1-13.

［145］董智，赵军，柳晨，等. 肺癌骨转移诊疗专家共识（2019版）［J］. 中国肺癌杂志，2019，22（04）：187-207.

［146］中华人民共和国国家卫生健康委员会. 癌症疼痛诊疗规范（2018年版）［J］. 临床肿瘤学杂志，2018，23（10）：937-944.

第十章
老年感觉功能障碍全周期康复

第一节　老年感觉功能障碍全周期康复相关理论

一、背景

感觉是大脑对直接作用于人体感觉器官的客观事物个别属性的反应。感觉过程是大脑对各种接收的信息进行整合分析和综合处理，实现各种感觉信息功能上的协调与整合，从而使机体进行安全、高效功能活动的过程，由感受器、神经传导通路和大脑皮质中枢三部分组成[1]。感觉可分为躯体感觉、特殊感觉和内脏感觉。躯体感觉分为浅感觉、深感觉/本体感觉和复合感觉，浅感觉包括温度觉、痛觉、触觉和压觉；深感觉/本体感觉包括位置觉、运动觉和震动觉；复合感觉包括皮肤定位觉、实体觉、重量觉等。特殊感觉指视觉、听觉、嗅觉等。内脏感觉是指来自内脏、浆膜和血管的痛、胀、压等感觉。

人口老龄化是全球关注的社会化问题。联合国老龄化议题中写道：世界正处于一个独特的、不可逆转的进程，到 2050 年世界老年人口将达到 20 亿人。随着社会的发展和医学的进步，我国人口的平均寿命逐年提高，2015 年《世界卫生统计》报告显示：中国男性人口平均寿命为 74 岁，女性为 77 岁。国际上通常将 65 岁以上人口占总人口的比例达到 7% 作为国家进入老龄化的标准[2]。根据第七次国家人口普查公报，我国 65 周岁及以上人口约 1.9 亿人，占总人口的 13.50%。总体看，我国 65 岁老年人口规模和比重都在不断快速增加，无论是老年人口规模中每次突破 1 千万人口的年份间隔，还是老年人口比重每提升一个百分点的间隔年数，都越来越短，这都提示我国的人口老龄化问题十分严峻[3]。

流行病学调查发现，有 50%~80% 老年人会存在躯体感觉障碍[4]，70 岁及以上人群中有 3/4 的老年人患有听觉障碍，且有 329 万老年人患有视觉障碍[5]。与感觉功能无障碍的人相比，年龄在 60 岁以上且患有听觉、视觉其中一种问题或者两者兼有的老年人，其功能活动和生活质量都会受到影响，感觉障碍会直接影响老年人的生活质量并对老年人的精神心理造成不良影响[6]。目前，针对感觉障碍的临床药物与手术治疗相对缺乏且疗效不理想，故老年人感觉功能障碍的康复治疗显得特别重要。对于这样一个庞大的老年人群体来说，任何疾病都可能引起感觉功能障碍，感觉功能障碍导致的功能问题应引起重视。

感觉障碍虽然作为常见功能障碍，但由于临床工作的忽略，加上其本身治疗手段有限，临床医务工作者常对此束手无策。本章节针对临床常见老年感觉障碍问题，基于现有相关循证证据，从功能障碍康复全周期的角度出发，提供现有的最佳临床感觉功能障碍的预防—评定—治疗—家庭康复全周期步骤，希望能为老年人感觉功能障碍的康复全周期治疗提供参考。本章节重点针对老年躯体感觉功能障碍，特殊感觉功能障碍不做重点阐述。

二、老年感觉功能障碍概述

（一）感觉功能定义

感觉功能是指大脑对直接作用于感觉器官的客观事物个别属性的反应，即感觉器官接受外界信号，通过不同的神经传导通路，到达中枢进行整合，形成感知。这种感知可以帮助我们感受外界事物、做出正确的动作等。感觉功能是人类独立生存的重要基础。当感受器、传导通路或中枢某一方面出现了问题，就无法形成正确的感知，从而影响各种作业能力。感觉功能体现在感知和辨别物体，到达高级中枢处理，最后到达效应器，产生感觉和运动等反应[7]。

大脑的感知觉始于环境的刺激，通过视觉刺激加强，手部感觉的刺激方式包括对躯体感觉和特殊感觉的刺激。前者在刺激皮肤、皮下组织、关节和肌梭时，体现对触觉、关节运动觉、定位觉等的感受与体验的变化。后者在刺激耳朵或者眼睛感受器官时，体现在对声音、光线的参与和探索。在视觉神经系统中，眼部周围的肌肉引导视线，通过收缩和舒张瞳孔来调整外界物体光线刺激，其中视神经发出视觉信号，在听觉系统中由耳蜗神经传递神经信号，二者受到刺激时，激活感觉和运动脑区[8]。

人体的感觉分为躯体感觉、特殊感觉和内脏感觉，其中躯体感觉是老年人康复关注的主要对象。躯体感觉，又分为浅感觉、深感觉和复合感觉；特殊感觉，如听觉、视觉等同样参与老年人感知觉。特殊感觉与躯体感觉在一定程度上相辅相成，如视听觉对老年人平衡功能、运动功能具有一定的代偿功能。对于老年人来讲，感觉系统的外周感受器和中枢功能均有不同程度的削弱，因此常常出现触觉不灵敏、平衡能力差、辨认物体的能力减弱等现象。

（二）老年感觉功能障碍定义

老年躯体感觉功能障碍指 65 岁及以上的个体由于感觉器官结构或功能生理性衰退，或由于各类疾病导致感觉器官的结构或功能出现病理性损害，从而导致单一或多种模态的躯体感觉功能障碍。

（三）老年感觉功能障碍原因与流行病学

1. 生理性原因　人体存在各种感受器，外感受器分布于皮肤、黏膜等处，感受来自痛、温、触、压等刺激；本体感受器接受肌腱、关节、韧带的刺激。随着年龄的增加，感受器的数目及灵敏度均下降。一般在 40 岁之后，人体的感受器开始出现减少。60 岁时，人体感受器减少的数目开始影响感觉的传入，随后出现指数性的下降，从而导致老年人生理性的躯体感觉功能障碍。此外，老年人椎间盘组织中水分和蛋白多糖均明显减少，加上肌肉力量的降低，会伴随出现生理性的本体感觉减退[8]。

2. 病理性原因　导致老年人感觉功能障碍的病理性原因有很多，如常见神经系统疾病（老年脑卒中、糖尿病周围神经病变等）、常见骨关节系统疾病（老年颈椎病、腰椎间盘突出和髋膝骨关节炎等）、老年精神疾病等[7]（表 10-1-1）。

表 10-1-1　常见老年疾病导致的躯体感觉功能障碍流行病学

疾病类型	流行病学
老年脑卒中	25%～67% 的患者存在躯体感觉功能障碍，其中 16%～57% 的患者存在触觉功能障碍、20%～60% 存在本体感觉功能障碍、31%～89% 存在复合感觉功能障碍
老年糖尿病周围神经病变	约 50% 的患者存在躯体感觉功能障碍，小神经纤维损伤导致触觉、温度觉障碍，大神经纤维损伤导致振动觉、本体感觉障碍
老年帕金森病	27.6%～66.3% 的患者存在疼痛，43.2% 的患者存在视觉障碍
老年阿尔茨海默病	55% 患者存在听力障碍，30%～60% 存在视觉障碍
老年颈椎病	50%～70% 的患者存在躯体感觉功能障碍和感觉麻木
老年腰椎间盘突出症	80% 的患者出现下肢躯体感觉功能障碍和麻木，以本体感觉功能障碍最常见
老年髋膝骨关节炎	20%～40% 的患者存在下肢本体感觉功能障碍

（四）老年感觉功能障碍临床表现

1. 浅感觉障碍　浅感觉主要受外在环境的理化刺激而产生，强调的是外在环境的刺激，其感受器主要位于皮肤的浅表层。浅感觉包括了皮肤及黏膜的触觉、痛觉、温度觉和压觉。浅感觉障碍主要表现为感觉的减退、过敏和消失。

2. 本体感觉/深感觉障碍　本体感觉/深感觉是由于人体的肌肉收缩，刺激了肌肉、肌腱、骨膜和关节等处的本体感受器而产生的感觉。深感觉包括震动觉、位置觉和运动觉。如：关节震动觉障碍表现为患者不能感受到骨突等位置的震动；关节位置觉障碍表现为患者不能感受到关节的位置；关节运动觉障碍表现为患者不知道关节运动方向，对运动模式的输入存在延迟。

3. 复合感觉障碍　复合感觉是大脑对外界感觉刺激进行综合、分析和判断的结果，与大脑皮质的联系十分的紧密，又称为皮质感觉，包括了皮肤定位觉、两点辨别觉、实体觉、皮肤图形觉等。不同类型的复合感觉障碍表现不同，如实体觉功能障碍表现为老年人对实际物体不能辨别，图形觉障碍表现为闭目情况下对皮肤所画图形不能辨别等。

4. 特殊感觉障碍　视觉、听觉和平衡觉对老年人起到很重要的作用。视觉障碍、听觉障碍直接影响老年人的日常生活和活动能力，而老年人的跌倒问题常常与平衡觉息息相关。视觉、听觉和平衡觉等特殊感觉障碍，使躯体感觉代偿模式减少，不利于老年人的躯体感觉功能恢复。

（五）感觉系统解剖

神经系统内存在两大类传导通路：感觉（上行）传导通路和运动（下行）传导通路[9]。本部分仅对感觉传导通路进行阐述（图 10-1-1）。

感觉（上行）传导通路主要包括：本体/深感觉传导通路；痛温觉、粗触觉和压觉（浅感觉）传导通路；视觉传导通路；听觉传导通路；平衡觉传导通路（内脏感觉传导通路在本章节中不做阐述）。

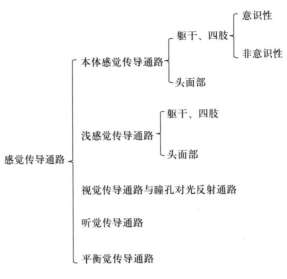

图 10-1-1 神经系统感觉传导通路

1. 本体 / 深感觉传导通路　包括位置觉、运动觉和震动觉。躯干和四肢的本体感觉有两条传导通路，一条是传至大脑皮质，产生意识性感觉；另一条是传至小脑，产生非意识性感觉。

（1）躯干和四肢意识性本体感觉和精细触觉传导通路：该传导通路由 3 级神经元组成。第 1 级神经元为脊神经节内假单极神经元；第 2 级神经元的胞体在薄、楔束核内；第 3 级神经元的胞体在丘脑腹后外侧核，发出纤维称丘脑中央辐射，经内囊后肢主要投射至中央后回的中、上部和中央旁小叶后部，部分纤维投射至中央前回[10]（图 10-1-2）。

（2）躯干和四肢非意识性本体感觉传导通路：该传导通路由 2 级神经元组成。第 1 级神经元为脊神经节内假单极神经元，终止于 C8 ~ L2 节段。由胸核发出的第 2 级纤维在同侧脊髓侧索组成脊髓小脑后束，向上经小脑下脚进入旧小脑皮质；由腰骶膨大第 Ⅴ ~ Ⅶ 层外侧部发出的第 2 级纤维组成对侧和同侧的脊髓小脑前束，经小脑上脚止于旧小脑皮质[10]（图 10-1-3）。

2. 痛温觉、粗触觉和压觉（浅感觉）传导通路　该通路由 3 级神经元组成（图 10-1-4）。

（1）躯干和四肢痛温觉、粗略触觉和压觉传导通路：第 1 级神经元由脊神经节内假单极神经元组成；第 2 级神经元胞体主要位于脊髓第 Ⅰ、Ⅳ 到 Ⅶ 层，它们发出纤维上升 1 ~ 2 个节段经白质前连合到对侧的外侧索和前索内上行，组成脊髓丘脑侧束和脊髓丘脑前束（侧束传导痛温觉，前束传导粗略触觉和压觉）；第 3 级神经元的胞体在背侧丘脑的腹后外侧核，它们发出纤维参与丘脑中央辐射的组成，经内囊后肢投射到中央后回中、上部和中央旁小叶后部[10]（图 10-1-4）。

（2）头面部的痛温觉和触压觉传导通路：第 1 级神经元为三叉神经节（除外耳道和耳甲的皮肤感觉传导外）内假单极神经元；第 2 级神经元的胞体在三叉神经脊束核和三叉神经脑桥核内，它们发出纤维交叉到对侧，组成三叉丘脑束，止于背侧丘脑的腹后内侧核；第 3 级神经元的胞体在背侧丘脑的腹后内侧核，发出纤维经内囊后肢，投射到中央后回下部[10]（图 10-1-5）。

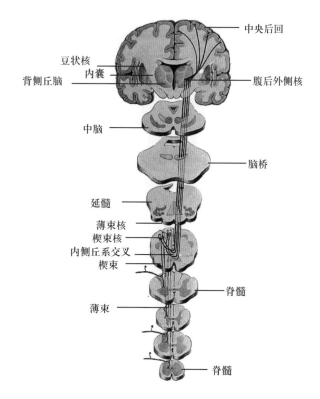

图 10-1-2　躯干和四肢意识性本体感觉传导通路

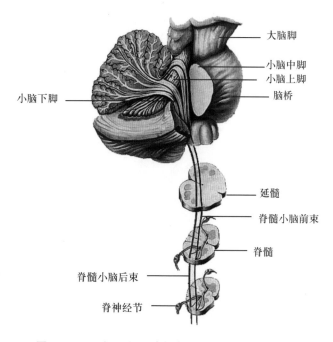

图 10-1-3　躯干和四肢非意识性本体感觉传导通路

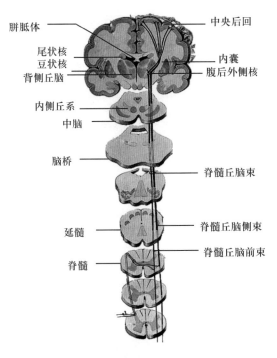

图 10-1-4 痛温觉、粗触觉和压觉传导通路

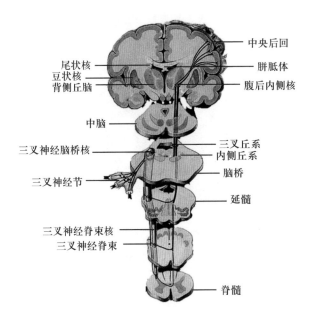

图 10-1-5 头面部的痛温觉和触压觉传导通路

3. 视觉传导通路 该传导通路由 3 级神经元组成。第 1 级神经元为视网膜神经部中层的双极细胞；第 2 级神经元为内层的节细胞；第 3 级神经元胞体在外侧膝状体内，由外侧膝状体核发出纤维组成视辐射，经内囊后肢投射到端脑距状沟上、下的视区皮质，产生视觉[11]（图 10-1-6）。

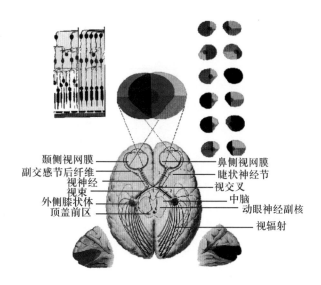

颞侧视网膜
副交感节后纤维
视神经
视束
外侧膝状体
顶盖前区

鼻侧视网膜
睫状神经节
视交叉
中脑
动眼神经副核
视辐射

图 10-1-6　视觉传导通路

4. 听觉传导通路　该传导通路由 4 级神经元组成。第 1 级神经元为蜗神经节内的双极神经细胞；第 2 级神经元胞体在蜗腹侧核和蜗背侧核内，发出纤维大部分在脑桥内形成斜方体并交叉至对侧，至上橄榄核外侧折向上行，形成外侧丘系；第 3 级神经元胞体在下丘内，其纤维经下丘臂止于内侧膝状体；第 4 级神经元胞体在内侧膝状体内，发出纤维组成听辐射，经内囊后肢，止于大脑皮质颞横回的听觉区[11]（图 10-1-7）。

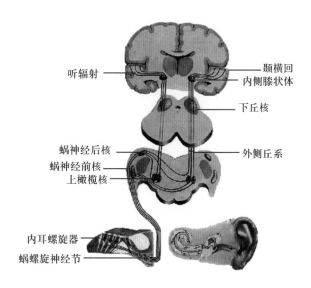

听辐射

蜗神经后核
蜗神经前核
上橄榄核

内耳螺旋器
蜗螺旋神经节

颞横回
内侧膝状体
下丘核
外侧丘系

图 10-1-7　听觉传导通路

5. 平衡觉传导通路　第 1 级神经元是前庭神经节内的双极神经元；第 2 级神经元为前庭神经核群。由前庭神经核群发出纤维至中线两侧组成内侧纵束，其中上升的纤维止于动眼、滑车和展神经核，完成眼肌前庭反射（如眼球震颤）；下降的纤维至副神经脊髓核和上段颈髓前角细胞，完成转眼、转头的协调运动[11]（图 10-1-8）。

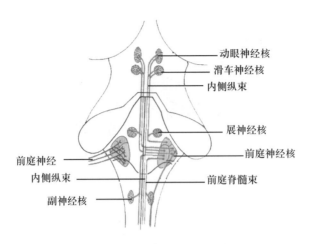

图 10-1-8 平衡觉传导通路

（六）新理论：老年手脑感知理论

手的感觉由特定神经传导通路传导到大脑并形成知觉，神经系统由多个部分组成，且脑网络之间不是独立运作的。在临床上对感觉、知觉障碍的患者进行康复治疗时，许多治疗师发现单纯地干预手部运动功能是不具有意义的。患者常说："我的手能感觉到动起来就好了""我的手感觉纠在一团，好模糊""我的手就像用线绳紧紧地束在一起一样难受"。那么，是什么原因造成长期手运动功能康复没有效果？有研究人员推测可能是由于中枢神经系统或外周神经系统受损，患者在手功能康复过程中得不到正确的感受体验，运动的主动诱导能力较差，在刺激外周感受器时，未有感觉传导至上行传导通路，因而出现高级脑加工、处理、分析障碍，长时间的传入障碍，导致运动模式得不到正确的反馈，故康复效果收获甚微。

老年手脑感知理论指的是在外部环境刺激下，手部的感觉信号转化为特定感知的中枢神经信号，使感觉编码在中枢和外周神经系统表现出来，在多通道大脑感知觉代偿下，产生多模态感觉与知觉，随后进行手脑感觉、知觉整合。手脑感知理论主要的研究策略是沿着感官信息的传导通路，从感官受体至大脑，包括发生在每个突触传递的理解、加工程序，及向外周神经系统展示中枢的感觉神经信息过程。人的躯体会不断地接受外界环境的感觉信息，感觉类型包括来自皮肤等处的浅感觉、肌肉骨骼等处的深感觉/本体感觉和大脑高级中枢整合的复合感觉。

多元的手部感觉信号，是上肢及手部主动辨别物体、实现运动功能的前提与基础。手部感觉功能受损将严重影响运动功能和日常生活活动能力，如影响老年人抓握物品、使用餐具等精细动作。感觉功能缺损或者下降，常常伴发危险事件的发生。例如，①患者手部的轻触觉障碍，将无法感知针刺物体的尖锐度，发生流血事件的概率将会增大；②手部的压觉受损，患者对手部所支撑的物体重量辨别能力下降，易发生手部相关肌肉、肘部肌肉的劳损；③温度觉的感知障碍，使患者日常活动能力和社会参与水平降低，对冷热物体不分，导致烫伤、烧伤或者冻伤等，感觉体验进一步下降；④关节位置觉和关节运动觉的空间辨别能力缺失，将影响上肢及手部的运动输出，阻碍正常的运动模式的恢复，继而使手部的运动康复更加困难。手部感知觉受损导致患肢关键肌肉力量下降、耐力不足。在患者闭眼或睁眼时，均无法正常感受触觉、压力觉和温度觉，无法感知肢体的位置，不能通过识别纹理、质感来辨认实体，碰到尖锐物不能产生痛觉、无法引起缩手反应而导致各类危险事件发生，将极大地削弱患者手功能康复的自信心。

老年"手脑感知理论"提出了三个手功能康复新策略[12]。

1. 多感觉统合下的手脑感知训练　在多感觉统合下进行手脑感知训练，则是基于感觉统合原理，多感觉向中枢神经系统提供更多的感觉信号，激活神经细胞的活性，促进突触建立和神经环路的形成，进一步提高机体应对复杂环境的能力。手部感觉与大脑可塑性的康复训练，较常提及的有 Rood 疗法、本体感觉促通技术等。在临床中，Rood疗法常用于痛觉和触－压觉障碍的治疗，通过轻叩、拍打等手法引起感觉反应，帮助提高痛阈。针对脑卒中后患者的浅感觉障碍，如痛觉减弱，可使用物理因子治疗，如经皮肌肉电刺激疗法。痛觉过敏时，患者使用感觉脱敏训练箱，以降低痛觉敏感度。对于触觉、压觉减弱的患者，除了 Rood 疗法外，镜像疗法、重复低频经颅磁刺激疗法、脑－机接口训练设备等，均可用于治疗此类感觉障碍。对于温度觉障碍的患者，可以采用冷热水浴交替治疗。对于本体感觉障碍的患者，本体感觉促通技术可诱导患侧肢体执行主动运动，让患者感知手指关节运动方向和所处的位置，加深了手部深感觉的体验。复合感觉训练，如实体觉训练，让患者对实物进行触摸辨认。

2. 手脑运动策略　既往在手运动与大脑可塑性的康复研究上，主要研究内容是物理治疗、作业治疗、物理因子治疗等干预手段，手运动干预手段可促进脑功能重组。物理治疗包括主动活动、被动活动。肌张力异常增高时，采用他人、机械和自我牵伸，以达到降低肌张力的作用。同时，放松和按摩训练对痉挛的肌群亦有帮助。对于肘部和手部肌力不足的患者，训练包含徒手肌力训练、弹力带自我训练、等速肌力训练仪、上肢MOTOmed 训练。对于上肢与手部肌肉收缩能力下降的患者，亦可采用物理因子治疗，如生物反馈训练仪，它将主动活动和听觉训练进行结合，提高患者的主动性。另外，中频电治疗是利用交叉电流作用于局部肌肉，对疼痛起到缓解作用，亦能有效地引起肌肉收缩活动。

3. 以"手脑感知"启动"手脑运动"作业任务态　基于多感觉统合以及手脑感知理论，不同形式的感觉刺激可促进运动行为的发生和执行等。在设计作业治疗活动时，教会患者拾物、穿衣、梳头等日常活动，此过程中，治疗师将听、说、读、写与触摸、辨别等联合训练，提高了患者的日常生活参与能力，也对大脑认知功能的恢复有所帮助。两点辨别觉训练可以将单丝重复作用于相应上肢及手部的位置，将提高两点辨别觉能力，其对作业治疗中的精细运动和手部灵巧性训练亦有促进恢复作用。不同形式的体感刺激可促进运动行为，如：周围神经刺激、肌腱振动、配对联想刺激和触觉学习等，可通过增加皮质脊髓兴奋性，并扩大被刺激的身体部位在磁共振成像中的表现来改善运动。在手部作业治疗中，主张设计有趣的、以任务为导向的游戏训练，将先进的电脑游戏设备和上肢机器训练仪结合，训练患者的注意力、视觉追踪和运动功能，任务的有趣程度和专业性能够激发患者的训练热情和积极性。在临床镜像治疗中，感觉训练涉及手的抓握、腕背伸、拇外展、前臂旋后四个运动训练模块，基于视错觉的感知觉反馈，应用于患侧手的感知、运动训练，可提高患者轻触觉、本体感觉、视空间理解等能力。在整体手功能康复过程中，手功能课题组强调将感觉和运动功能联合应用于康复治疗，并且建议在丰富密集（包含不同程度的视觉、听觉的多模任务态）的作业任务中去训练患者，利于改善大脑的注意力和提升认知层面，亦对多模态手脑感知有促进作用[13]（图 10-1-9）。

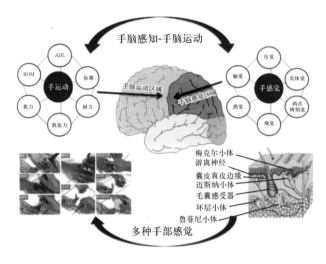

图 10-1-9　手脑感知理论模式图

第二节　老年感觉功能障碍康复评定

一、概述

老年人感觉评估作为感觉训练的第一步，对于整个训练过程十分重要，进行感觉功能的评估是老年感知训练过程的基础，有利于了解患者的感觉功能情况，为接下来的训练做好准备。

进行手脑感知觉评估时，需要注意的是评估时的细节。由于手脑感知觉评估相对主观，适宜在安静环境、患者情绪稳定和认知情况较好时进行。康复治疗师应给予患者特定部位感觉刺激，且应在视觉遮蔽下进行。另外注意双侧对比，先测健侧，再测患侧，从感觉缺失端到感觉正常端测量，从远端到近端测量。切忌使用选择性或者暗示性语言。根据评估结果，制订个性化的手脑感知和运动想象疗法方案，进行循序渐进、足够强度的感知训练。在评估过程中，患者需集中注意力并提供客观的反馈。

二、老年感觉功能障碍的表现

老年人感觉障碍可分为破坏性症状和刺激性症状[14]。

（一）破坏性症状

感觉的传导途径被破坏或其功能受到控制时，出现感觉缺失（即没有感觉）或感觉减退。前者有痛觉缺失、温度觉缺失、触觉缺失和深感觉缺失等。在同一部位各种感觉均缺失，称为完全性感觉缺失。在同一部位只有某种感觉障碍，而其他感觉存在，称为分离性感觉障碍[15, 16]。

（二）刺激性症状

感觉传导途径受到刺激或兴奋性增高时，可出现感觉刺激症状[17, 18]。

1. 感觉过敏 指轻微的刺激引起强烈的感觉，系由检查时的刺激和传导途径上兴奋性病变所产生的刺激的总和引起。如痛觉过敏即对痛的感觉增强，一个轻微的痛刺激可引起较强的痛觉体验。

2. 感觉倒错 指对刺激的认识倒错，如把触觉刺激误认为痛觉刺激，将冷觉刺激误认为热觉刺激等。

3. 感觉过度 指由于刺激阈增高与反应时间延长，在刺激后，需经一潜伏期，才能感到强烈的、定位不明确的不适感觉，并感到刺激向周围扩散，并持续一段时间。

4. 感觉异常 指没有明显的外界刺激而自发产生的不正常的感觉，如麻木感、蚁走感、触电感、针刺感、烧灼感等，通常与神经分布的方向有关。

三、老年体表感觉的节段分布

每一对脊髓后根的感觉纤维支配一定的皮肤区域，这种节段性分布中胸髓节段最为明显，在体表上的排列较为规律和整齐。这些标志可以帮助进行老年脊神经或脊髓损伤的定位诊断，即根据出现感觉障碍的皮肤节段，可以诊断出受损的脊神经或脊髓属于哪一节段。脊髓节段性感觉支配及其体表检查部位见表 10-2-1。

表 10-2-1 节段性感觉支配与感觉检查部位

节段性感觉支配	检查部位	节段性感觉支配	检查部位
C2	枕外隆凸	T8	第八肋间
C3	锁骨上窝	T9	第九肋间
C4	肩锁关节的顶部	T10	第十肋间（脐水平）
C5	肘前窝的桡侧面	T11	第十一肋间
C6	拇指	T12	腹股沟韧带中部
C7	中指	L1	T12 与 L2 之间上 1/3 处
C8	小指	L2	大腿前中部
T1	肘前窝的尺侧面	L3	股骨内上髁
T2	腋窝	L4	内踝
T3	第三肋间	L5	足背第三跖趾关节
T4	第四肋间（乳头线）	S1	足跟外侧
T5	第五肋间	S2	腘窝中点
T6	第六肋间（剑突水平）	S3	坐骨结节
T7	第七肋间	S4-5	肛门周围

四、老年感觉障碍的定位诊断

感觉途径中神经系统不同部位的损害，引起感觉障碍的表现不同[19]（图10-2-1）。

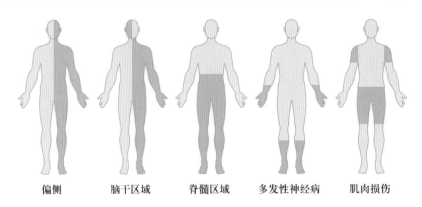

| 偏侧 | 脑干区域 | 脊髓区域 | 多发性神经病 | 肌肉损伤 |

图 10-2-1　老年节段性感觉障碍

（一）周围神经损害

对于皮节分布的了解，可以帮助区分是周围神经末梢损害还是神经根损害。治疗后，感觉功能的恢复常从近端到远端，在神经开始恢复的区域内感觉减退，离其较远的区域感觉丧失，若没有神经恢复，感觉将丧失[18]。

1. 末梢型　周围神经末梢受到损伤后，出现对称性四肢远端的各种感觉障碍，且越向远端越严重，呈手套、袜筒型，多见于多发性神经炎。

2. 神经干型　周围神经某一神经干受损害时，其支配区域的各种感觉呈条、块状障碍，常见的有臀上皮神经炎、股外侧皮神经炎、腓骨颈骨折引起的腓总神经损害、肱骨中段骨折引起的桡神经损害。

3. 后根型　某一脊神经后根或后根神经节受损害时，在其支配的节段范围皮肤出现带状分布的各种感觉减退或消失，并常伴有放射性疼痛，即神经根痛。如颈椎间盘突出或腰椎间盘突出所致的神经根受压。

（二）脊髓损害

脊髓损害将导致损害平面以下皮肤感觉丧失，若脊髓未完全损害或仅有一个后角损害，由于重叠作用可能查不出感觉丧失[18]。

1. 后角型　后角损害时可出现分离性感觉障碍，即节段性分布的痛觉、温度觉障碍，深感觉和触觉存在，多发生于脊髓空洞症。

2. 脊髓型　脊髓感觉传导束受损如横贯性损害时，因损害了上升的脊髓丘脑束和后索，产生受损节段平面以下的各种感觉缺失或减退。脊髓半侧损害时，受损平面以下同侧深感觉障碍，对侧痛、温度觉障碍，称为脊髓半切综合征。

（三）脑干损害

脑干发生病变，所有感觉形式都有不同程度的影响。延髓外侧病变时，由于损害脊髓丘脑束和三叉神经脊束、脊束核，可引起对侧半身和同侧面部痛、温度觉缺失，为交叉性感觉障碍。在脑桥上部、中脑，脊髓丘脑束、内侧丘系以及脑神经的感觉纤维逐渐聚集在一起，受损害时可产生对侧偏身深、浅感觉障碍。

（四）丘脑损害

丘脑为浅、深感觉的第三级神经元所在处，受损害时产生对侧偏身浅、深感觉缺失或减退，此外，还可产生自发性疼痛或感觉过度。

（五）内囊损害

内囊受损害时，产生对侧偏身浅、深感觉缺失或减退（包括面部），常伴有偏瘫和偏盲。

（六）大脑皮质损害

大脑皮质的感觉中枢位于中央后回、中央旁小叶和部分中央前回。由于感觉中枢的范围较广，因此皮质感觉区的局部损伤影响身体对侧限定区域，即对侧肢体的某一部分（面部、上肢或下肢），出现复合性感觉或皮质感觉障碍，而浅感觉正常或轻度障碍。杰克逊氏癫痫（皮质性癫痫）就是由于皮质感觉中枢的刺激病灶，引起病灶对侧相应区域发生感觉异常，并向邻近各区扩散的结果。通常所指的"皮质感觉忽略"是由于对侧顶叶病变造成的。

五、评定目的及意义

（一）物理疗法的评定目的及意义

感觉是正常运动的基本前提，与保证视觉、前庭觉以及躯体感觉和运动的输出密切相关。通过上述感觉可以使人体感受身体的运动和位置。感觉通路任何环节损伤均可使正常的运动功能受到影响。例如脊髓损伤，由于本体感觉第一级神经元传导中断导致关节位置觉丧失，患者可表现为运动失调、步态不稳，行走时必须看着自己的下肢。物理治疗师通过感觉检查发现影响安全运动控制、运动再训练以及运动速度的感觉损伤状况，从而为制订物理疗法康复治疗计划提供重要的依据。

物理治疗师通过感觉功能评定确定：①老年人感觉障碍的类型、部位和障碍的范围；②感觉损伤对老年人运动功能的影响；③针对感觉障碍的特点，在物理疗法康复治疗中制订相应的治疗计划；④确保老年患者预防可能出现的继发损害，如压疮、烫伤等[15]。

（二）作业疗法的评定目的及意义

躯体感觉障碍的康复是作业疗法重要的工作内容之一。作业治疗师通过感觉功能评定可以确定：①躯体感觉损伤的情况，如感觉损伤的部位、范围、类型等；②躯体感觉损伤对老年患者日常生活活动的影响；③根据评定结果制订感觉作业治疗康复计划；④作为评估疗效的手段。

六、评定的适应证、禁忌证和注意事项

（一）适应证

1. 神经系统损伤　包括中枢神经系统损伤和周围神经系统损伤的病灶，如老年脑卒中等。

2. 外伤　如严重的切割伤、烧伤等。

3. 缺血或营养代谢障碍　如老年糖尿病、血栓闭塞性脉管炎等。

（二）禁忌证

1. 意识丧失者　在进行老年人躯体感觉功能评定前需对其意识功能进行简单评定，如意识丧失，则无法进行感觉功能评定。

2. 精神不能控制者或存在认知障碍的老年人。

3. 语言理解与表达障碍者。

（三）注意事项

1. 评定之前，应对受试者详细介绍检查步骤。

2. 为老年人感觉功能评定时需要有耐心，结果应结合临床判断。

3. 老年人的情感和疾病长期性等因素可导致皮肤感觉的错误判断。

七、老年感觉障碍的定性评定

（一）评定设备

老年人定性躯体感觉评定的用具常放置在统一仪器箱中，包括：①大头钉若干个（一端尖、一端钝）；②两支温度觉测验管；③一些棉花或软刷；④一些常见物：钥匙、勺子、铅笔等；⑤感觉丧失测量器；⑥一套形状、大小、重量相同的物件；⑦几块不同质地的布；⑧音叉（256 Hz）。

（二）定性评定步骤[15]

感觉检查需要良好的测验技巧，这对于保证检查的可靠性至关重要。

1. 先检查正常的一面，使患者知道什么是"正常"感觉。

2. 然后请受试者闭上眼，或用东西遮上。

3. 在两个测验之间，可以让受试者睁开眼，再告诉新的指令。

4. 受试者可能存在注意力减低的情况，这是由于受试者失去了视觉刺激、焦虑或定向力差的缘故。

5. 先检查浅感觉，然后检查深感觉和皮质感觉，一旦浅感觉受到影响，那么深感觉和皮质感觉也会受到影响。

6. 根据躯体感觉神经所支配和分布的感觉区域进行检查。

7. 所给的刺激以不规则的方法由远而近。

8. 先检查整个部位，一旦找到缺乏感觉的部位，就要仔细找出那个部位的范围。

9. 把评定的资料写到感觉评定表上。

（三）定性评定方法

1. 浅感觉定性评定（图 10-2-2）

（1）触觉

刺激：令患者闭目，评定人员用棉签或软毛笔轻触患者的皮肤。测验时注意两侧对称部位的比较，刺激的动作要轻，刺激不应过频，刺激间隔时间不要有规律。检查四肢时，刺激的走向应与长轴平行，检查胸腹部的方向应与肋骨平行。检查顺序为面部、颈部、上肢、躯干、下肢。

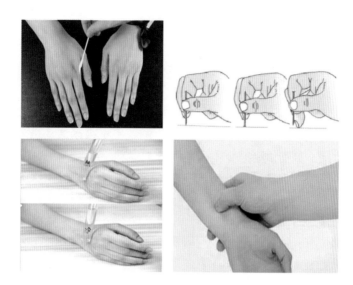

图 10-2-2　浅感觉定性评定

反应：患者回答有无一种轻痒的感觉[15]。

（2）痛觉

刺激：令受试者闭目，评定人员分别用大头针的尖端和钝端以同等的力量随机轻刺受试者的皮肤。

反应：要求受试者说出具体的感受及部位。

（3）温度觉

刺激：令受试者闭目，评定人员用盛有热水（40~45℃）及冷水（5~10℃）的试管，冷热交替的接触受试者的皮肤。选用的评定试管直径要小，管底面积与皮肤接触面不要过大，接触时间以 2~3 秒为宜。检查时应注意两侧对称部位的比较。

反应：患者回答"冷""热"。

（4）压觉

刺激：检查人员用拇指或指尖用力压在皮肤表面，压力大小应足以使皮肤下陷以刺激深感受器。

反应：要求受试者回答是否感到压力。

2. 深感觉 / 本体感觉定性评定（图 10-2-3）

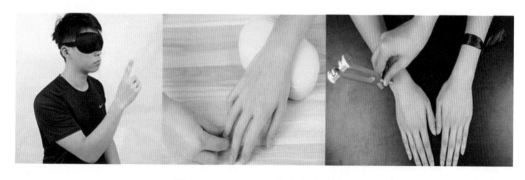

图 10-2-3　深 / 本体感觉定性评定

（1）关节觉：一般将运动觉和位置觉两者结合起来检查。

1）位置觉

刺激：令受试者闭目，检查者将其肢体移动并停止在某种位置上。

反应：受试者说出肢体所处的位置或另一侧肢体模仿出相同的位置。

2）运动觉

刺激：令受试者闭目，检查人员在一个较小的范围里被动活动患者的肢体，让患者说出肢体运动的方向。如受试者感觉不清楚可加大运动幅度。

反应：受试者回答肢体活动的方向（"向上"或"向下"），或用对侧肢体进行模仿。

（2）震动觉

刺激：用每秒震动128~256次（Hz）的音叉柄端置于受试者的骨隆起处。检查时常选择的骨隆起部位有：胸骨、锁骨、肩峰等。

反应：询问患者有无震动感，并注意震动感持续的时间。

3. 复合感觉定性评定 由于复合感觉是大脑皮质对各种外界环境的感觉刺激的整合结果，因此必须在深、浅感觉均正常时，复合感觉检查才有意义（图10-2-4）。

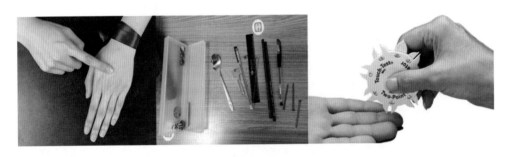

图10-2-4 复合感觉定性评定

（1）皮肤定位觉

刺激：令受试者闭目，用手轻触患者的皮肤。

反应：让患者用手指出被触及的皮肤部位。

（2）两点分辨觉

刺激：令受试者闭目，采用触觉测量器沿所检查区域长轴刺激两点皮肤，两点的压力要一致。若患者有两点感觉，继续缩小两点的距离，直到患者感觉为一点时停止，测出此时两点间的距离。

反应：患者回答感觉为"1点"或"2点"。

（3）图形觉

刺激：令受试者闭目，用铅笔在受试者皮肤上写数字或画图形。

反应：患者说出所写或画的内容。

（4）实体觉

刺激：令受试者闭目，将物品放置在患者手中（如铅笔、勺子、手表等），检查时应先测患侧再测健侧。

反应：让受试者说出物体的名称、大小及形状等。

（5）重量觉

刺激：令受试者闭目，检查者将形状、大小相同，但重量逐渐增加的物品逐一放在患者手上；或双手同时分别放置不同重量的上述检查物品。

反应：受试者说出不同物品谁轻谁重。

（6）材质辨别觉

刺激：令受试者闭目，检查者将棉花、羊毛、丝绸等不同材料中的一种放在患者手中，让其触摸。

反应：受试者回答材料的名称或质地。

（四）定性评定注意事项

1. 躯体感觉检查时患者认知状况良好且意识清晰。

2. 躯体感觉检查应在安静、温度适宜的室内进行。

3. 以随机、无规律的时间间隔给予感觉刺激。刺激的部位应位于每一被检查区域的中心点。

4. 受试者在回答问题时评定人员忌用暗示性提问。

5. 检查中注意躯体左右侧和远近端部分的对比。若发现躯体感觉障碍，应从感觉消失或减退区查至正常区，若有过敏区则从正常区移向过敏区。根据病变的部位不同，在检查中应有所侧重。

（五）定性评定结果记录与分析

评定浅感觉障碍的程度、性质、部位及范围后应做详细记录（图 10-2-5）。不同的躯体感觉障碍可采用不同颜色在图中进行标示。检查结果应记录在躯体感觉记录表中（表 10-2-5）。图、表应结合起来使用。

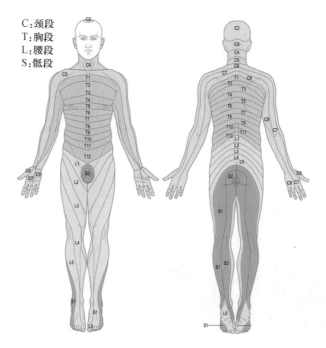

图 10-2-5　节段性感觉分配的皮肤分布图

表 10-2-2　老年感觉检查记录表

左侧					右侧		
躯干	下肢	上肢			上肢	下肢	躯干
			浅感觉	触觉			
				痛觉			
				温度觉			
				压觉			
N			深感觉	位置觉			N
N				运动觉			N
				震动觉			
			复合感觉	皮肤定位觉			
				两点辨别觉			
				双侧同时刺激			
				图形觉			
N	N			重量觉		N	N
N	N			实体觉		N	N
N	N			材质分辨觉		N	N

注：N= 在该部位不需要检查的项目。

八、老年感觉障碍的半定量评定

（一）单丝评定

对于神经损伤的患者，为了更仔细查明神经损伤程度和术后恢复情况，有必要采用塞姆斯 - 温斯坦单丝测验（Semmes-Weinstein monofilament test）进行检查（图 10-2-6）。单丝触觉测验用不同直径的尼龙丝与手指皮肤接触，通过皮肤对不同压力（轻触觉）的反应测得触觉阈值。正常人对轻触感觉很灵敏。正中神经感觉分布区的触觉阈值测量选择示指近节指骨和远节指骨掌侧面、拇指的远节指骨掌侧面；尺神经感觉分布区的触觉阈值测量选择小指近节指骨、远节指骨的掌侧面和小鱼际。

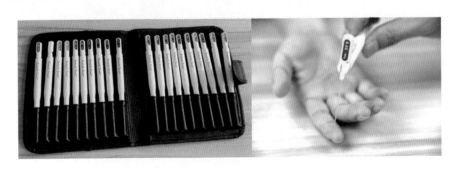

图 10-2-6　单丝评定设备及示意图

Semmes-Weinstein 单丝检查对于功能的预测总结见表 10-2-3。触觉阈值正常者，轻触觉和深压觉保留在正常范围内。轻触觉减退者，尚可用手进行操作，温度觉正常，实体觉接近正常；患者也可能并未意识到存在感觉缺失。保护性感觉减弱者，用手操纵物品有困难且物品易从手中掉下；患者痛觉和温度觉正常。保护性感觉消失提示患者基本上不能使用手即手功能丧失，温度觉减退或消失，但保留痛觉和深压觉；患者外伤的危险增加[20, 21]。

表 10-2-3 Semmes-Weinstein 单丝检查

单丝编号	直径（mm）	平均力（g）	颜色	意义
2.83	0.127	0.076	绿	正常
3.61	0.178	0.209	蓝	轻触觉减退
4.31	0.305	2.35	紫	保护性感觉减退
4.56	0.356	4.55	红	保护性感觉消失
6.65	10 143	235.61	红	所有感觉均消失（除外深压觉）

（二）Fugl-Meyer 感觉评定子量表

Fugl-Meyer 感觉评定子量表只包含了轻触觉和本体感觉这两种躯体感觉的评估内容。有研究发现，Fugl-Meyer 量表的感觉功能评分存在天花板效应，不能很好地辨别患者是否存在感觉障碍，且在脑卒中后不同恢复时期的评定中仅表现出较为一般的有效性和敏感性。研究发现通过对评估者进行标准化方法的培训，其信度可以得到提高。尽管如此，Fugl-Meyer 感觉评定子量表在临床工作中可能只适合对患者进行初步筛查，要想全面了解患者的感觉功能状况，还需在此基础上结合其他的评估方法[22-24]（表 10-2-4）。

表 10-2-4 Fugl-Meyer 感觉评定子量表

感觉测验	部位	得分
Ⅰ.轻触觉 评分标准 0分：麻木，无感觉 1分：感觉过敏或感觉减退 2分：正常	A 上臂	
	B 手掌	
	C 大腿	
	D 足部	
Ⅱ.本体感觉 评分标准 0分：没感觉 1分：4次问答中有3次是正确的， 　　　但与健侧比仍有相当的差别 2分：所有问答正确，两侧无差别	A 肩部	
	B 肘	
	C 腕	
	D 拇指	
	E 髋	
	F 膝	
	G 踝	
	H 脚趾	

（三）诺丁汉感觉功能评价量表（Nottingham sensory assessment，NSA）

NSA 评估项目包括：温度觉、轻触觉、触觉定位、压觉、针刺觉、两点辨别觉、本体感觉和实体觉。评估部位有肩、肘、腕、手、髋、膝、踝和足部，且身体两侧相应的部位均需评估[25]。因为 NSA 评估时间长且评估者间信度较差，改良诺丁汉感觉功能评价量表（revision of the NSA，rNSA）在原量表基础上对健侧评估项目进行删减并增加中止评估项目的指标，然而经研究发现其评估者间信度仍较差。2006 年，Stolk-Hornsveld 等，对 rNSA 进一步修订（Erasmus modification of the NSA，EmNSA），删除了温度觉测验，增加锐—钝辨别评估痛觉，并确定了触觉和锐—钝辨别检查的具体部位及本体感觉检查的起始位置，提高了量表大多数评估项目的信度，评估时间缩短到 10~15 min，使其便于在临床筛查中应用[26, 27]（表 10-2-5）。NSA 是评估脑卒中患者感觉功能的标准量表，目前已广泛应用于国外许多脑卒中研究中。国内学者杨宇琦等对 NSA 进行了汉化，并检验其信效度，这为未来开展相关研究提供了新的结局指标[28]。

表 10-2-5　中文版改良诺丁汉感觉功能评价量表（EmNSA）

1. 触觉与本体感觉评分

评估部位	触觉评估											本体感觉评估
	轻触觉		温度		针刺		按压		位置觉		双侧同时刺激	
	左侧	右侧	左侧	右侧	左侧	右侧	左侧	右侧	左侧	右侧		
面部												×
躯干部												×
肩部												
肘部												
腕关节												
手部												
臀部	×	×	×	×	×	×	×	×	×	×		
膝关节												
踝关节												
足部												×

说明：灰色表示此处不做评分。

触觉评估方法：患者保存坐立状态，分别予以轻触觉、温度、针刺、按压等相应刺激，由患者口述刺激情况。无任何感觉 =0 分；有感觉但描述不准确 =1 分；完全正常 =2 分。

本体感觉评估方法：患者平躺，头与肩膀垫高，由测验者移动患者相应关节的肢体，由患者口述移动情况。无论如何移动都无任何感觉 =0 分；大幅度移动有感觉但无法描述清楚移动方向 =1 分；在移动幅度 >10 度时才能描述清楚移动方向 =2 分；移动幅度较小，关节弯曲幅度 ≤10 度时能清楚的描述移动方向 =3 分。

2. 实体感觉评分

第一组		第二组		第三组		第四组		第五组	
物品	得分	物品	得分	物品	得分	物品	得分	物品	得分
1 元硬币		圆珠笔		梳子		海绵		茶杯	
5 角硬币		铅笔		剪刀		法兰绒毛巾		玻璃杯	
1 角硬币									

评估方法：患者坐立，遮挡双眼，用双手感知放在其手中的物品，口述是哪一种。所有物品都答对 =2 分；只答对一部分 =1 分；无法感知手中物体 =0 分。

（四）Rivermead 躯体感觉评定量表（Rivermead assessment of somat-osensory performance，RASP）

RASP 适用于各种神经系统疾病的感觉功能评定，分为 5 个主要测验（针刺觉、定位觉、温度觉、触压觉、关节运动觉）和 2 个次要测验（精细触觉和两点辨别觉）。在 10 个身体部位分别进行 6 次测验，其中 2 次为"假"测验，此时假装给予患者刺激让其辨别，以提高结果的可信度[29]。Busse 等对 RASP 进行研究，提出可将量表中本体感觉和触觉的评价等级划分为"完好""正常"和"缺失"，并认为上肢仅需在手掌和拇指进行测验。若测验部位的某种感觉功能为完好或缺失时，则无需再对这一肢体的其他部位进行相同的测验，从而缩短了评估时间[30]。Hillier 等则认为，用 RSAP 评估本体感觉功能，评估者的直接接触会给患者带来一定的感觉输入，导致结果不够准确[31]。与其他评估量表相比，RASP 有规范的评估流程和配套设计的评估设备，因此信度较高，同样也是脑卒中后感觉功能的标准评估量表。但我国目前尚未对该量表汉化，亦无相关研究。

（五）手部主动感觉测验（hand active sensation test，HASTe）

HASTe 用于评估重量觉和质地觉的测验，具有较高的敏感性、特异性和重测信度。评定方法为：评估开始前需进行示范操作，给患者物体 A 和物体 B，并要求其比较这两个物体的重量，再给患者物体 A 和物体 C，比较这两者质地之间的区别。正式测验时需用到 9 种大小、形状相同，但重量和质地不同的物体。这些物体都有相应的编号，测验时根据评分表上的数字按顺序拿出。每侧肢体需进行 18 次测验，先健侧后患侧，重量觉和质地觉各评估 9 次，总分 18 分，<13 分则认为存在触觉功能障碍。HASTe 评定需要受试者具备一定的运动能力，能够主动抓握和拿起物体。一次 HASTe 评估包含 18 次测验，每次测验流程相似，因此患者容易出现疲劳效应[32, 33]。

九、老年感觉障碍的定量评定

（一）定量感觉检查（quantitative sensory testing，QST）

QST 可用于定量测定多种感觉阈值，包括温度觉（热觉、冷觉、热痛觉、冷痛觉）、压力痛觉、机械觉和振动觉。评估方法有水平法和极限法两种。QST 较常使用的是极限法，测验时温度逐渐增加或降低，直至患者感到热或冷的瞬间，按下按钮，记录此时的数值，重复测验 3 次取平均值作为患者的感觉阈值。为确保检查的安全，当温度达到 0℃或 50℃时，试验停止。QST 操作简单，受试者易于理解，可重复性高[34-36]。

（二）平板任务（tablet task）

平板任务所需设备由一个倾斜板和平板电脑组成，用于评估受试者示指的位置觉。评定时令受试者闭眼，将受试者的手放在倾斜板上固定，四指分开，示指与水平线呈 55°。评定人员将平板电脑放在手的上方固定好后，再嘱受试者睁眼。电脑屏幕显示由斜线分隔开的两种不同颜色。斜线的起始角度与示指角度相差 30°，询问患者所感知到的示指位置位于哪个颜色的区域中，根据患者的回答，分隔线的倾斜角度按照设置好的程序随之发生变化。如此反复，最后由计算机算出患者所感知到的示指指向位置[37]。该项操作简单且测验时间仅需 2~3 min，适用于临床。

（三）智能化评估器械

根据评估方法不同，智能化评估器械可大致分为三类。第一类是重复测验，将受试者固定在设备上，被动移动到预先设定的目标位置，回到起点后再以相同的速度移向先前的目标位置，当受试者感知移动到目标位置时告诉评估者以停止移动。第二类是比较测验，在每次试验中，受试者的患肢关节被移动到两个不同的角度，受试者需比较两次关节移动角度的大小。第三类是微小变动测验，设备以逐级递增或递减的力移动上肢，每次变化后都询问患者是否感觉到运动，以患者刚好能感受到移动的阈值来评估患者本体感觉功能是否下降[38, 39]。

（四）感觉神经传导（sensory nerve conduction velocity，SNCV）

1. 原理　感觉神经传导研究的是神经兴奋在神经干上的传导过程，通过 SNCV 的测定可以推断后根神经节和与其相连的周围神经的功能状态。其原理是通过刺激感觉神经的一端，兴奋沿着神经传导，在神经的另一端记录该电兴奋信号，这种记录到的电位称感觉神经动作电位（sensory nerve action potentials，SNAP），通过对 SNAP 波幅、潜伏时的分析来判断神经的传导功能[40]。

如图 10-2-7 所示，与运动神经传导不同，感觉兴奋的传导没有神经肌肉接头的传递和肌肉内传递的问题，在神经干任一点刺激，在手指的两个记录点记录，测量刺激点到记录点的距离除以诱发的 SNAP 起始潜伏时即可计算出以 m/s 为单位的感觉传导速度。也可以在神经干的两点刺激，用两点间的距离除以两刺激点诱发的 SNAP 潜伏时之差测出两刺激点之间的感觉神经传导速度。

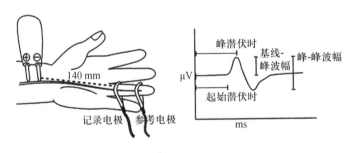

图 10-2-7　SNAP 的检测示意图

2. 检测方法　感觉神经传导有两种检测方法，一种是逆行法，另一种是顺行法，所谓的逆行和顺行是相对于感觉神经由外周传向中枢的方向而言的。逆行法是刺激感觉或混合神经干，在神经支配远端相应的指端或皮肤记录感觉电位。顺行法是在没有肌肉的指（趾）端或皮肤刺激末梢神经，在相应的神经干记录感觉电位。逆行法记录的波形大而清晰，而且记录部位保持不变，可以比较各不同刺激部位所获的 SNAP 的波幅和面积，更利于探测传导阻滞等异常，故在临床中更常用。但是该法也有缺点，因为刺激的是神经干，其中也包含有运动纤维，加上容积传导，有时在 SNAP 后会伴随有肌肉动作电位，一旦 SNAP 潜伏时延长就会和肌肉动作电位融合造成混淆，所以用该法检测时注意刺激量不要太大，以防出现肌肉抽动。刺激的最佳强度是超强刺激量，也就是引起最大 SNAP 的强度基础上，再增加 20% 的量。无论顺行或逆行法，在非神经干处均用表面电极记录刺激，而在神经干处表面电极或针电极均可使用。临床中为减少患者痛苦，最好用表面电极记录，但是当表面电极所记录到的 SNAP 波幅太小或者神经的位置较深时，则须用针电极。

3. 检测结果分析　感觉神经传导研究中最重要的测验指标是潜伏时和波幅。因为感觉神经传导记录的是感觉神经的动作电位而不是肌肉的运动单位电位，所以 SNAP 的波幅要小的多，单位是 μV，检测中往往需要采用平均技术以增加信噪比。也正因为 SNAP 波幅小，测定波幅时通常采用峰峰值。从刺激到 SNAP 的负峰点的时限就是"峰潜伏期"，而刺激到负相波的初始点，就是"起始潜伏期"。

波幅的大小与刺激强度有关。记录电极的位置对记录到的波形影响很大。起始波为正相的三相波是顺行法测定的典型所见，如果是逆行性测定，初始正锐波消失。因为传导速度不相同的纤维在长距离的传导过程，电位会越来越离散，所以神经干上不同部位记录到的电位形状也不相同。

（五）表面肌电检查

表面肌电图（surface electromyography，sEMG）是表面电极肌电图的简称，是肌电图（electromyogram，EMG）的一个重要分支，其与针电极肌电图的不同之处主要是电极引导方法不同。sEMG 又分为常规 sEMG 和阵列式电极 sEMG。1980 年以来，sEMG 的研究取得了快速的发展。检测技术上，sEMG 检测从传统的有线信号传输发展到无线传输，从传统的以"点探测"为特征的信号采集发展到以"面探测"为特征的阵列式表面肌电。信号分析上，从传统的时域、频域分析，发展到时频联合分析和线性、非线性以及图像分析等。sEMG 特征变化的生理和病理生理机制的研究也在不断深入。但是因为表面肌电图的信号干扰因素较多，不同疾病患者的临床情况也不同，限制了肌电图标准化评估方案的制订[41]。

（六）躯体感觉诱发电位

躯体感觉诱发电位（somatosensory evoked potential，SEP）是指对机体感觉系统的任何一点给予刺激，在该系统的特定通路上的任何部位均能检测出的生物电反应。其临床意义为：①通过 SEP 可以对老年人的感觉神经传导功能进行评判，潜伏期延长及波幅下降可以反映其感觉神经传导功能存在不同程度的障碍；②通过异常表现呈现的时间，可以对损伤的部位进行定位，如上肢躯体感觉诱发电位检查，N13 存在提示刺激引起的诱发电位已传至脊髓水平；③可以作为脑损伤及脊髓损伤的预后指标[42]。

第三节　老年感觉功能障碍康复治疗

最早在 20 世纪 60 年代，Vernon 等[43]对解决感觉神经编码问题提出想法：外周和中枢神经系统内感觉神经元的神经生理表现，其实记录了物理刺激引起的神经活动，并提出理解大脑的感觉神经编码活动，对感官任务中的心理测量是很有帮助的。在感觉编码描述特定人群的活动与任务性操作中，有功能上的因果关系。因此，在外周和中枢神经系统受损的情况下出现感知觉障碍，对浅感觉、深感觉、复合感觉和特殊感觉的训练，应该在早期开始，接受系统化的康复训练，并贯穿全周期康复。

老年手脑感知理论应贯穿于整个上肢康复过程。在疾病的早、中、晚各个时期，感觉功能的恢复有大致的先后顺序。其中，恢复顺序为：痛觉、温度觉、32 Hz 振动觉、移动性触觉、恒定性触觉、256 Hz 振动觉和辨别觉。训练顺序为：保护觉（痛觉、深压觉、温度觉）、定位觉、辨别觉和实物觉。感觉康复整体过程缓慢，强调早期感觉干预的重要性。

一、老年感觉功能全周期康复

（一）老年全周期感觉功能康复要求

综合医院、二级康复机构、社区及站点应建立老年人的数据库。定期对在当地或者可随访到的老年人，进行免费的感觉功能评估，积极进行疾病提前预防，定期拍摄感觉功能恢复的宣传小视频，分发感觉障碍科普小手册。在医院、社区、站点等处，动态播放老年全周期感觉功能康复预防、健康宣教（也可从某一疾病进行宣教，比如：脑卒中、糖尿病、颈椎病等），带动老年人的全民感觉功能的预防和恢复。

（二）老年感觉功能全周期康复流程

1. 预防性治疗　针对老年人现有的疾病，但还未出现功能障碍之前。建议进行感觉功能预防性治疗。比如：运动治疗、感觉治疗。运动治疗包括：全身功能与结构水平的维持和改善等。感觉治疗包括：听觉刺激、视觉刺激、丰富的参与环境刺激，以及浅感觉、本体感觉、复合感觉等的感觉预防治疗。

2. 早期治疗　针对老年人早期发生的感觉功能障碍，进行特定的感觉早期治疗。

3. 恢复期治疗　针对老年人恢复期仍然存在的感觉功能障碍，进行感觉恢复期的治疗，运动强度在早期治疗之上，但低于患者中度疲劳值，RPE 为 13 以下。

4. 手脑感知家庭宣教计划　根据患者的环境因素、家庭与社会因素，以及个人性格、爱好等水平，设计浅感觉、本体感觉、复合感觉、听觉、视觉等家庭宣教计划。

二、老年感觉功能康复治疗方案

（一）老年早期感觉训练方案

1. 浅感觉训练

（1）轻触觉：用棉签轻触皮肤和黏膜。瘫痪早期，尤其是软瘫期对患肢进行轻拍、叩打、轻微触摸、快速刷拂等（Rood 技术）。

（2）痛觉：大头针针尖轻刺患者皮肤，与患侧对比。

（3）温度觉：用浸泡过热水（40～50℃）和冷水（5～10℃）的毛巾对受试者感觉损伤部位进行擦敷以训练温度觉。

注意事项：患者训练时可先闭目进行，如有明显障碍，则可睁眼训练，待进步后再闭眼训练，如此反复练习，遵循闭眼 - 睁眼 - 闭眼的顺序。

2. 深 / 本体感觉训练

（1）早期进行良肢位训练：正确的良肢位摆放加强对患肢的感觉刺激和注意。

（2）平衡训练：坐摇椅训练直立反应、保护性反应。

（3）弹性绷带加压：适用于肌张力低对肢体控制不良者，在患肢关节使用弹性绷带加压后进行主动与被动活动。深感觉障碍的训练须将感觉训练和 PT 结合起来，加强关节囊和肌腱中传入感觉的敏感性，建立新的传入通路，有利于关节的稳定性；患肢关节负重、手法挤压以及本体感神经肌肉促进技术（proprioceptive neuromuscular facilitation, PNF）训练，使中枢神经系统和外周肌腱、关节感受器得到输入信号。

（4）放置训练：将患肢被动屈伸，保持在一定空间位置，让患者感觉肢体所处位置，反复训练直到患者自己能独立完成这一动作。

3. 复合感觉训练

（1）实体辨别觉：患者闭眼触摸辨认常见物品（钥匙、铅笔、勺子等），若无法辨别也可睁眼触摸或由健手触摸；让患者在暗箱中找出相关物体。

（2）质地觉：将纸张、布料、毛皮等不同质地的物体混在一起，让患者闭眼触摸辨别，若辨别错误可健手辅助或睁眼。

4. 特殊感觉训练　复合感觉的障碍需要通过视觉输入来弥补，患者睁眼触摸辨认不同形状的物体，闭眼再辨认可刺激实体觉的恢复。

（二）老年恢复期、康复期感觉训练方案

1. 浅感觉训练

（1）触觉训练

1）方法一，单丝触觉训练：①患者闭眼：康复治疗师使用单丝，在无反应刺激点，进行反复刺激患侧手指，随后以相同强度刺激健侧后，再重复刺激患侧手指、腕关节、前臂、上臂，三个环节过程起到感觉记忆增强作用。刺激 10 s/ 组，3 组 / 次，2 次 / 天，6 天 / 周。②视觉开放：在视觉代偿下重复①训练。③视觉遮蔽下再重复①训练。

2）方法二，Rood 技术：在软瘫期对患肢各个关节的关键肌进行轻拍、叩打、轻微触摸、快速刷拂等。在痉挛期，通过缓慢的拍打、叩打等手法降低屈肌主动肌的肌张力；通过快速地拍打、叩打等手法激活伸肌主动肌的肌张力。

Rood 技术降低肌张力（缓慢拍打）：①患者闭眼：康复治疗师进行反复拍打患侧肱二头肌、肱三头肌、旋后肌肉、旋前肌肉、桡侧腕屈肌、桡侧腕伸肌、手指屈肌、手指伸肌，随后以相同强度刺激健侧后，再重复刺激患侧肱二头肌，三个环节过程起到感觉记忆增强作用。刺激时，1 次 /s，10 次 / 组，3 组 / 次，2 次 / 天，6 天 / 周。②视觉开放：重复①训练。③视觉遮蔽重复①训练。

Rood 技术增强肌张力（快速拍打）：①患者闭眼：康复治疗师进行反复拍打患侧肱二头肌、肱三头肌、旋后肌肉、旋前肌肉、桡侧腕屈肌、桡侧腕伸肌、手指屈肌、手指伸肌，随后以相同强度刺激健侧后，再重复刺激患侧肱二头肌，三个环节过程起到感觉记忆增强作用。刺激时，3 次 /s，10 次 / 组，3 组 / 次，2 次 / 天，6 天 / 周。②视觉开放：重复①训练。③视觉遮蔽重复①训练。

（2）压觉训练：①视觉遮蔽：康复治疗师在患侧 4 个手指的远端和近端指间关节处，进行反复挤压患侧手指关节，随后相同力量刺激健侧后，再重复刺激患侧手指，三个环节一一进行。挤压 10 s/ 组，3 组 / 次，2 次 / 天，6 天 / 周。②视觉开放：重复①训练。③视觉遮蔽：重复①训练。

（3）痛觉训练：①视觉遮蔽：康复治疗师在患侧手背、手掌、前臂、上臂处，进行反复由远端到近端的刷擦动作，或使用大小不同颗粒状的物体进行患侧脱敏训练。随后以相同强度刺激健侧后，再重复刺激患侧手背，三个环节——进行。刺激 10 s/ 组，3 组 / 次，2 次 / 天，6 天 / 周。②视觉开放：重复①训练。③视觉遮蔽：重复①训练。

（4）温度觉训练：①视觉遮蔽：使用不同冷、温觉的试管，康复治疗师在患侧手背、手掌、前臂、上臂处，进行反复由远端到近端的冷温感受刺激。随后刺激健侧后，再重复刺激患侧手背，三个环节——进行。刺激 10 s/ 组，3 组 / 次，2 次 / 天，6 天 / 周。②视觉开放：重复①训练。③视觉遮蔽：重复①训练。

2. 本体感觉

（1）位置觉训练

1）肩关节

前屈：患者两侧肩关节同时屈曲。①视觉遮蔽：健侧屈曲 90° 保持不变，维持 10 s；患侧屈曲 60°～90°～180°，在 3 个方向上角度各保持 10 s/ 组，3 组 / 次，2 次 / 天，6 天 / 周。②视觉开放：重复①训练。③视觉遮蔽：重复①训练。

后伸：患者两侧肩关节同时伸出。①视觉遮蔽：健侧伸直 90° 保持不变，维持 10 s；患侧伸直 10°～30°～60°，在 3 个方向上角度各保持 10 s，3 组 / 次，2 次 / 天，6 天 / 周。②视觉开放：重复①训练。③视觉遮蔽：重复①训练。

外展：患者两侧肩关节同时外展。①视觉遮蔽：健侧外展 90° 保持不变，维持 10 s；患侧外展 60°～90°～120°，在 3 个方向上角度各保持 10 s/ 组，3 组 / 次，2 次 / 天，6 天 / 周。②视觉开放：重复①训练。③视觉遮蔽：重复①训练。

内收：患者两侧肩关节同时内收。①视觉遮蔽：健侧内收 40° 保持不变，维持 10 s；患侧内收 10°～20°～40°。在 3 个方向上角度各保持 10 s/ 组，3 组 / 次，2 次 / 天，6 天 / 周。②视觉开放：重复①训练。③视觉遮蔽：重复①训练。

上回旋：患者两侧肩关节同时上回旋。①视觉遮蔽：健侧上回旋 10° 保持不变，维持 10 s；患侧上回旋 5°～10°。在 2 个方向上角度各保持 10 s/ 组，3 组 / 次，2 次 / 天，6 天 / 周。②视觉开放：重复①训练。③视觉遮蔽：重复①训练。

下回旋：患者两侧肩关节同时下回旋。①视觉遮蔽：健侧下回旋 10° 保持不变，维持 10 s；患侧下回旋 5°～10°。在 2 个方向上角度各保持 10 s/ 组，3 组 / 次，2 次 / 天，6 天 / 周。②视觉开放：重复①训练。③视觉遮蔽：重复①训练。

2）肘关节

屈曲：患者两侧肘关节同时屈曲。①视觉遮蔽：健侧屈曲 90° 保持不变，维持 10 s；患侧屈曲 60°～90°～120°，在 3 个方向上角度各保持 10 s/ 组，3 组 / 次，2 次 / 天，6 天 / 周。②视觉开放：重复①训练。③视觉遮蔽：重复①训练。

伸展：患者两侧肘关节同时伸出。①视觉遮蔽：健侧伸直 90° 保持不变，维持 10 s；患侧伸直 60°～90°～120°，在 3 个方向上角度各保持 10 s，3 组 / 次，2 次 / 天，6 天 / 周。②视觉开放：重复①训练。③视觉遮蔽：重复①训练。

3）前臂

旋前：患者两前臂同时旋前。①视觉遮蔽：健侧旋前 50° 保持不变，维持 10 s；患侧旋前 20°～50°～80°，在 3 个方向上角度各保持 10 s，3 组 / 次，2 次 / 天，6 天 / 周。②视觉开放：重复①训练。③视觉遮蔽：重复①训练。

旋后：患者两前臂同时旋后。①视觉遮蔽：健侧旋前 50° 保持不变，维持 10 s；患侧旋前 20°～50°～80°，在 3 个方向上角度各保持 10 s，3 组 / 次，2 次 / 天，6 天 / 周。②视觉开放：重复①训练。③视觉遮蔽：重复①训练。

4）腕关节

掌屈：患者两腕关节同时屈曲。①视觉遮蔽：健侧屈曲 50° 保持不变，维持 10 s；患侧屈曲 20°～50°～70°，在 3 个方向上角度各保持 10 s，3 组 / 次，2 次 / 天，6 天 / 周。②视觉开放：重复①训练。③视觉遮蔽：重复①训练。

背伸：患者两腕关节同时背伸。①视觉遮蔽：健侧背伸 50° 保持不变，维持 10 s；患侧背伸 20°～50°～70°，在 3 个方向上角度各保持 10 s，3 组 / 次，2 次 / 天，6 天 / 周。②视觉开放：重复①训练。③视觉遮蔽：重复①训练。

桡偏：患者两手同时桡偏。①视觉遮蔽：健侧桡偏 20° 保持不变，维持 10 s；患侧桡偏 10°～20°，在 2 个方向上角度各保持 10 s，3 组 / 次，2 次 / 天，6 天 / 周。②视觉开放：重复①训练。③视觉遮蔽：重复①训练。

尺偏：患者两手同时尺偏。①视觉遮蔽：健侧尺偏 30° 保持不变，维持 10 s；患侧尺偏 10°～30°，在 2 个方向上角度各保持 10 s，3 组 / 次，2 次 / 天，6 天 / 周。②视觉开放：重复①训练。③视觉遮蔽：重复①训练。

5）掌指（metacarpophalangeal，MP）关节

屈曲：两相同 MP（以下以示指 MP 为例）同时屈曲。①视觉遮蔽：健侧屈曲 90° 保持不变，维持 10 s；患侧屈曲 50°～90°，在 2 个方向上角度各保持 10 s，3 组 / 次，2 次 / 天，6 天 / 周。②视觉开放：重复①训练。③视觉遮蔽：重复①训练。

伸展：两相同 MP（以下以示指 MP 为例）同时伸展。①视觉遮蔽：健侧背伸 45° 保持不变，维持 10 s；患侧背伸 10°～45°，在 2 个方向上角度各保持 10 s，3 组 / 次，2 次 / 天，6 天 / 周。②视觉开放：重复①训练。③视觉遮蔽：重复①训练。

6）近端指间关节

屈曲：两相同手指（以下以示指为例）同时屈曲。①视觉遮蔽：健侧屈曲 90° 保持不变，维持 10 s；患侧屈曲 50°～90°～110°，在 3 个方向上角度各保持 10 s，3 组 / 次，2 次 / 天，6 天 / 周。②视觉开放：重复①训练。③视觉遮蔽：重复①训练。

7）远指间关节（distal interphalangeal joint，DIP）

屈曲：两相同手指（以下以示指为例）同时屈曲。①视觉遮蔽：健侧屈曲 50° 保持不变，维持 10 s；患侧屈曲 20°～50°，在 2 个方向上角度各保持 10 s，3 组 / 次，2 次 / 天，6 天 / 周。②视觉开放：重复①训练。③视觉遮蔽：重复①训练。

8）拇指活动

拇指掌指关节屈曲：两手拇指 MP 同时屈曲。①视觉遮蔽：健侧屈曲 50° 保持不变，维持 10 s；患侧屈曲 20°～50°，在 2 个方向上角度各保持 10 s，3 组 / 次，2 次 / 天，6 天 / 周。②视觉开放：重复①训练。③视觉遮蔽：重复①训练。

拇指指间关节（interphalangeal joint，IP）屈曲：两手拇指 IP 同时屈曲。①视觉遮蔽：健侧屈曲 90° 保持不变，维持 10 s；患侧屈曲 50°～90°，在 2 个方向上角度各保持 10 s，3 组 / 次，2 次 / 天，6 天 / 周。②视觉开放：重复①训练。③视觉遮蔽：重复①训练。

拇指桡侧外展：两手拇指同时桡侧外展。①视觉遮蔽：健侧桡侧外展50°保持不变，维持10 s；患侧桡侧外展20°~50°，在2个方向上角度各保持10 s，3组/次，2次/天，6天/周。②视觉开放：重复①训练。③视觉遮蔽：重复①训练。

拇指掌侧外展：两手拇指同时掌侧外展。①视觉遮蔽：健侧掌侧外展50°保持不变，维持10 s；患侧掌侧外展20°~50°，在2个方向上角度各保持10 s，3组/次，2次/天，6天/周。②视觉开放：重复①训练。③视觉遮蔽：重复①训练。

拇指与各指对指活动：两手拇指分别与四指（以下以示指为例）对指。①视觉遮蔽：健侧拇指与示指对指保持不变，维持10 s；患侧做相同动作，保持10 s，3组/次，2次/天，6天/周。②视觉开放：重复①训练。③视觉遮蔽：重复①训练。

（2）运动觉训练（四指分别训练，以下以示指为例）

向上移动：在康复治疗师语言指令下，执行向上移动动作。①视觉遮蔽：康复治疗师轻轻捏住患者示指两侧。将患者手指做向上2°~5°方向移动，询问患者："这是向上，还是向下？"保持10 s/组，3组/次，2次/天，6天/周。②视觉开放：重复①训练。③视觉遮蔽：重复①训练。

向下移动：在康复治疗师语言指令下，执行向下移动动作。①视觉遮蔽：康复治疗师轻轻捏住患者示指两侧。将患者手指做向下2°~5°方向移动，询问患者："这是向上，还是向下？"保持10 s/组，3组/次，2次/天，6天/周。②视觉开放：重复①训练。③视觉遮蔽：重复①训练。

（3）震动觉训练：①视觉遮蔽：康复治疗师使用256 Hz、128 Hz的音叉分别置于患侧手指背侧、尺骨茎突、尺骨鹰嘴，再将之置于患者健侧处，询问患者："哪个震动更快，左右手相比哪只手感觉更明显？"刺激5 s/组，3组/次，2次/天，6天/周。②视觉开放：重复①训练。③视觉遮蔽：重复①训练。

3. 复合感觉训练

（1）两点辨别觉（2 point discrimination，2PD）：①视觉遮蔽：康复治疗师使用25 mm的2PD工具置于患侧拇指、小指、中指、前臂、上臂背侧，缩小距离后，在引起反应的最小距离反复刺激，与健侧对比，并记录最小距离，以每天比较最小距离差。刺激10次/组，3组/次，2次/天，6天/周。②视觉开放：重复①训练。③视觉遮蔽：重复①训练。

（2）实体觉：①视觉遮蔽：康复治疗师使用日常生活中熟悉的物体（核桃、花生、铅笔、钥匙、硬币等），嘱咐患者使用患侧抓握物体，并说出物体名字。若患侧不能辨别，将物体转移至健侧，辨认后，再使用不同的物体辨认，并询问："这个物体跟刚才物体一样吗？"若患者回答不一样，则使用相同物体让患侧手辨别。反复使用不同物体进行物体间辨认。刺激10次/组，3组/次，2次/天，6天/周。②视觉开放：重复①训练。③视觉遮蔽：重复①训练。

（3）图形觉：①视觉遮蔽：康复治疗师在患手画三角形、正方形、长方形、平行四边形等图形，询问患者："这是什么形状？"若患者回答错误，康复治疗师再将相同的图形觉移动至健侧，并说："这是刚刚的形状，请您记住这种感受。"再在患手进行反复刺激。刺激10次/组，3组/次，2次/天，6天/周。②视觉开放：重复①训练。

③视觉遮蔽：重复①训练。

（4）定位觉：①视觉遮蔽：康复治疗师使用棉签在患侧手背、腕关节、前臂、上臂轻轻触摸，询问患者部位。若患者回答错误，康复治疗师再将相同定位觉移动至健侧，并说："这是刚刚的位置，请您记住这种感受。"再在患手进行反复刺激。刺激10次/组，3组/次，2次/天，6天/周。②视觉开放：重复①训练。③视觉遮蔽：重复①训练。

（5）重量觉：①视觉遮蔽：康复治疗师使用重量不同的相同物体，重量由轻—中—重，询问患者三个物体重量的排序。若患者回答错误，则使用相同的排序进行健侧重量觉刺激，并说："这是刚刚物体重量的正确排序，请您记住。"再进行患侧反复刺激。刺激10次/组，3组/次，2次/天，6天/周。②视觉开放：重复①训练。③视觉遮蔽：重复①训练。

4. 特殊感觉训练　以上躯体感觉评估和训练，是给予视觉刺激、听觉刺激等特殊感觉刺激下，进行多通道感觉的训练。在过程中，注意周围环境安静，便于患者感受。在训练过程中，康复治疗师的刺激强度从弱到强，听觉执行任务的复杂性在简单与复杂间切换。

有单侧忽略的患者，若在进行躯体感觉训练前，不能很好地进行全面的视觉反馈。应先进行忽略训练的纠正，如使用报纸，嘱其全面阅读报纸；嘱其填充图画颜色；使用卡片进行反复的视觉刺激（图10-3-1）。

视觉遮蔽板

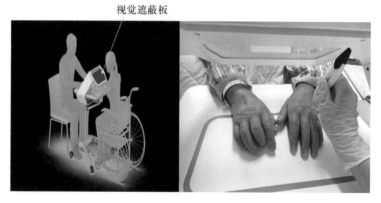

图 10-3-1　手脑感知设备及训练示意图

三、老年人感觉康复家庭训练方案

基于患者的出院评估，针对不同的感知觉问题，进行家庭训练方案制订，提倡家庭手脑感知训练的参与。FITT原则：训练频率（frequency，F）；训练强度（intensity，I）；训练时长（time，T）；训练类型（type，T）。

1. 浅感觉训练

（1）触觉训练：治疗的运动处方同上，将康复治疗师的角色由患者家属替代，或由患者自身健侧动作完成。运动处方为：①训练频率为刺激10次/组，3组/次，2次/天，

6 天 / 周；②训练强度为重复强度应使患者感受轻度疲劳；③训练时长可由短到长，一般先从 10 s/ 组开始，再往上递增；④训练类型为触觉工具刷擦训练。

（2）压觉训练：治疗的运动处方同上，将康复治疗师的角色由患者家属替代，或由患者自身健侧动作完成。运动处方为：①训练频率为刺激 10 次 / 组，3 组 / 次，2 次 / 天，6 天 / 周；②训练强度为重复强度应使患者感受轻度疲劳；③训练时长可由短到长，一般先从 10 次 / 组开始，再往上递增；④训练类型为压觉工具刷擦训练。

（3）痛觉训练：治疗的运动处方同上，将康复治疗师的角色由患者家属替代，或由患者自身健侧动作完成。运动处方为：①训练频率为刺激 10 次 / 组，3 组 / 次，2 次 / 天，6 天 / 周；②训练强度为重复强度应使患者感受轻度疲劳；③训练时长可由短到长，一般先从 10 次 / 组开始，再往上递增；④训练类型为痛觉工具刷擦训练。

（4）温度觉训练：治疗的运动处方同上，将康复治疗师的角色由患者家属替代，或由患者自身健侧动作完成。运动处方为：①训练频率为刺激 10 次 / 组，3 组 / 次，2 次 / 天，6 天 / 周；②训练强度为重复强度应使患者感受轻度疲劳；③训练时长可由短到长，一般先从 10 次 / 组开始，再往上递增；④训练类型为温度觉工具刷擦训练。

2. 本体感觉训练

（1）位置觉训练：治疗的运动处方同上，将康复治疗师的角色由患者家属替代，或由患者自身健侧动作完成。运动处方为：①训练频率为刺激 10 次 / 组，3 组 / 次，2 次 / 天，6 天 / 周；②训练强度为重复强度应使患者感受轻度疲劳；③训练时长可由短到长，一般先从 10 次 / 组开始，再往上递增；④训练类型为上肢各个关节、各个方向的位置觉训练，方法同康复治疗师在治疗大厅所做的感知觉训练。

（2）运动觉训练：治疗的运动处方同上，将康复治疗师的角色由患者家属替代，或由患者自身健侧动作完成。运动处方为：①训练频率为刺激 10 次 / 组，3 组 / 次，2 次 / 天，6 天 / 周；②训练强度为重复强度应使患者感受轻度疲劳；③训练时长可由短到长，一般先从 10 次 / 组开始，再往上递增；④训练类型为上肢运动觉训练，方法同康复治疗师在治疗大厅所做的感知觉训练。

（3）震动觉训练：治疗的运动处方同上，将康复治疗师的角色由患者家属替代，或由患者自身健侧动作完成。运动处方为：①训练频率为刺激 10 次 / 组，3 组 / 次，2 次 / 天，6 天 / 周；②训练强度为重复强度应使患者感受轻度疲劳；③训练时长可由短到长，一般先从 10 次 / 组开始，再往上递增；④训练类型为上肢震动觉训练，方法同康复治疗师在治疗大厅所做的感知觉训练。

3. 复合感觉训练

（1）定位觉训练：治疗的运动处方同上，将康复治疗师的角色由患者家属替代，或由患者自身健侧动作完成。运动处方为：①训练频率为刺激 10 次 / 组，3 组 / 次，2 次 / 天，6 天 / 周；②训练强度为重复强度应使患者感受轻度疲劳；③训练时长可由短到长，一般先从 10 次 / 组开始，再往上递增；④训练类型为上肢各个位置的定位觉训练，方法同康复治疗师在治疗大厅所做的感知觉训练。

（2）实体觉训练：治疗的运动处方同上，将康复治疗师的角色由患者家属替代，或由患者自身健侧动作完成。运动处方为：①训练频率为刺激 10 次 / 组，3 组 / 次，2 次 / 天，

6 天 / 周；②训练强度为重复强度应使患者感受轻度疲劳；③训练时长可由短到长，一般先从 10 次 / 组开始，再往上递增；④训练类型为上肢实体觉训练，方法同康复治疗师在治疗大厅所做的感知觉训练。

（3）图形觉训练：治疗的运动处方同上，将康复治疗师的角色由患者家属替代，或由患者自身健侧动作完成。运动处方为：①训练频率为刺激 10 次 / 组，3 组 / 次，2 次 / 天，6 天 / 周；②训练强度为重复强度应使患者感受轻度疲劳；③训练时长可由短到长，一般先从 10 次 / 组开始，再往上递增；④训练类型为上肢图形觉训练，方法同康复治疗师在治疗大厅所做的感知觉训练。

（4）重量觉训练：治疗的运动处方同上，将康复治疗师的角色由患者家属替代，或由患者自身健侧动作完成。运动处方为：①训练频率为刺激 10 次 / 组，3 组 / 次，2 次 / 天，6 天 / 周；②训练强度为重复强度应使患者感受轻度疲劳；③训练时长可由短到长，一般先从 10 次 / 组开始，再往上递增；④训练类型为上肢重量觉训练，方法同康复治疗师在治疗大厅所做的感知觉训练。

4. 特殊感觉训练

（1）听觉训练：家属应给予难度由简单到复杂的功能任务指令，提倡患者主动执行感知觉训练。

（2）视觉训练：在不同的视觉环境下，家属应给予难度由简单到复杂的感知觉训练，提倡患者主动执行感知觉训练。

四、常见老年人感觉康复方法 / 技术

（一）经颅电刺激（transcranial electrical stimulation，tES）

经颅电刺激包括经颅直流电刺激（transcranial direct current stimulation，tDCS）和经颅交流电刺激（transcranial alternating current stimulation，tACS）。tDCS 采用弱直流电刺激（约 0.5 ~ 2 mA），在初级运动皮层（M1）或其邻近区域放置两个或更多电极，用于脑卒中等中枢性神经功能受损后运动、感觉功能恢复。tDCS 根据刺激强度设置，10 ~ 20 min 刺激后的调节效果可能持续约 30 ~ 40 min，这样的刺激会引起极性依赖的神经调节效应，阳极和阴极刺激分别增强和抑制皮层的兴奋性。tDCS 诱导的突触后连接的持续双向修饰类似于长时程增强 [（long-term potentation，LTP），阳极] 和长时程抑制 [（long-term depression，LTD），阴极]。tACS 利用不同刺激频率的正弦电流引起大脑皮层的激活。研究表明，不同的刺激频率会导致不同的调节效果。例如，1 ~ 10 Hz tACS 能增强感觉运动皮层兴奋性，20 Hz tACS 会降低神经肌肉耦联[44-46]。

（二）经颅磁刺激（transcranial magnetic stimulation，TMS）

经颅磁刺激诱发一个垂直于刺激线圈的瞬态时变磁场，进而产生平行于皮层组织下线圈的电流。电磁感应导致集中电流，进一步诱导神经元去极化和动作电位的传播。重复经颅磁刺激（rTMS）和模式化经颅磁刺激调节皮层兴奋性超过刺激期，取决于刺激频率设置。高频 rTMS（通常为 5 Hz）会增强皮层兴奋性，而低频 rTMS（1 Hz）会抑制皮层兴奋性。与 tES 一样，rTMS 通过突触连接影响神经可塑性的过程与 LTP 和 LTD 类似。它通过抑制对侧半球或刺激受损半球来调节半球间不平衡的抑制[47, 48]。

（三）小脑、脊髓电刺激

小脑是运动控制和协调的重要结构，包括平衡维持、步态和精细运动技能。小脑活动依赖于对侧大脑的下行输入，小脑的上行输入对 M1 提供反馈。因此，小脑参与感觉输入和运动输出的同步过程。小脑电刺激可以促进感觉运动学习中的神经可塑性，从而帮助感觉运动功能的恢复。脊髓包含神经元回路、介导运动活动和节段性脊髓反射，它是下行运动和上行感觉反馈信号的双向整合中心。脊髓电刺激可以调节局部和远端神经回路，引起神经生理和行为的改变[49]。

（四）神经肌肉电刺激（neuromuscular electrical stimulation，NMES）

NMES 利用短的外部电脉冲通过调节神经元的超极化或去极化来刺激周围神经。它通过皮肤表面、经皮或植入电极产生肌肉收缩。典型的 NMES 参数包括：脉冲频率（10～100 Hz）、振幅（10～120 ms）、脉冲宽度（200 s～1 ms）。高频率的 NMES 产生更大的力，但很快导致肌肉疲劳和收缩力的快速减少，更宽的脉冲宽度引起更明显的皮层和肌肉反应。NMES 在增强肌肉力量、缓解疼痛、减少肌肉痉挛、促进运动控制方面有效。最近相关研究证实了外周刺激具有中枢调节效应，NMES 通过调节 Ia 类肌纤维传入的上行通路来诱导皮层可塑性[50, 51]。

（五）经皮神经电刺激（transcutaneous electrical nerve stimulation，TENS）

自 20 世纪 70 年代初，TENS 通过调节下行疼痛抑制系统被广泛应用于疼痛缓解。TENS 主要兴奋 A 类纤维，而不兴奋 C 类纤维，这样有助于激活粗纤维，关闭疼痛闸门和释放内源镇痛物质。临床研究证明，TENS 是抑制各种不同性质疼痛的简单而有效的方法，多数患者在开始治疗后 1～2 min 疼痛消失，局部压痛明显减轻，疼痛区缩小。此外，TENS 还能有效促进患者感觉运动功能的恢复[52, 53]。

（六）振动刺激

振动疗法是指利用机械振动源作用于人体，以达到康复治疗目的的方法。根据其作用于人体的方式，通常分为全身振动疗法和局部振动疗法[54]。全身振动疗法作用于患者整个身体，根据振动作用的方向，可分为垂直振动、水平振动和以水平面为轴的摆动振动。全身振动的频率范围主要为 1～20 Hz。局部振动疗法是将患者局部（如四肢和躯干）接触振动源（振动治疗头），其振动的频率范围多为 20～1000 Hz。振动疗法的神经生理学机制主要包括脊髓水平和皮质水平两个方面的作用。在脊髓水平，当振动直接刺激肌肉或肌腱时，可使受刺激的肌肉产生不自主的收缩，称为张力性振动反射，同时，对痉挛肌的拮抗肌进行振动刺激，通过激活 Ia 传入纤维，产生突触前抑制，从而达到抑制痉挛肌的目的。在皮质水平，科研人员通过影像学和神经电生理等评估措施，证明对肌肉或肌腱的局部振动可兴奋皮质中枢，包括躯体感觉和运动中枢，促进中枢结构和功能重组[55, 56]。

（七）针灸治疗

针灸是针法和灸法的总称。针法是指在中医理论的指导下把针具（通常指毫针）按照一定的角度刺入患者体内，运用捻转与提插等针刺手法来对人体特定部位进行刺激从而达到治疗疾病的目的。灸法是以预制的灸炷或灸草在体表一定的穴位上烧灼、熏熨，利用热刺激来预防和治疗疾病。以艾草最为常用，故而称为艾灸，另有隔药灸、柳条灸、灯芯灸、桑枝灸等方法[57]。

（八）主动感觉学习/感觉统合（sensory integration，SI）训练

SI 是指脑对个体从视、听、触等不同感觉通路输入的感觉信息进行选择、解释、联系和统一的神经心理过程，是个体进行日常生活学习和工作的基础。感觉统合训练包括人最重要的感觉系统，可分为触觉训练、前庭平衡训练、运动感觉训练等项目。训练内容包括：触觉训练：强化皮肤、大小肌肉关节神经感应，辨识感觉层次，调整大脑感觉神经的灵敏度；前庭平衡觉训练：调整前庭信息及平衡神经系统自动反应机能，促进语言组织神经健全、前庭平衡及视听能力完整程度；本体感训练：强化固有平衡、触觉、大小肌肉双侧协调，灵活身体运动能力、健全左右脑均衡发展[58，59]。

（九）镜像疗法（mirror therapy，MT）

镜像疗法是指利用平面镜成像原理，将患者健侧活动的画面复制到患侧，通过视错觉反馈帮助患者感觉运动功能恢复的治疗方法。MT 最早应用于幻肢痛的患者，发展至今，该技术已在临床中应用于感觉功能、单侧忽略、面瘫等方面的康复治疗。MT 可能的康复原理包括：MT 能通过多种感觉刺激激活镜像神经元系统，从而促进大脑重塑；MT 能通过镜像视觉反馈易化患侧部分运动通路，促进肢体感觉运动功能恢复[60，61]。

（十）虚拟现实技术（virtual reality，VR）

VR 技术是利用仿真技术与计算机图形学、人机接口技术和多媒体技术等多种尖端技术建立一个视、听、触一体的三维虚拟环境，帮助患者通过相关设备与虚拟环境中的物体进行交互，产生多感官的反馈，从而达到患者康复目的的新技术。近年来 VR 技术被应用于神经系统疾病的康复治疗中，如脑卒中、脊髓损伤等。VR 技术相对于传统疗法，能改善患者康复环境，使患者康复治疗过程能更轻松有趣[62，63]。

（十一）增强现实技术（augmented reality，AR）

AR 技术由 VR 技术发展而来。AR 并非将虚拟世界代替真实世界，而是将计算机生成的虚拟环境与现实环境进行增强后反馈给患者，能有效增强患者与现实环境的感知。AR 康复训练系统能使虚拟环境与现实物体同时存在，即保留虚拟环境的优势，又增强了现实的感知优势，患者能以更加自然的方式在真实场景和虚拟物体进行三维交互[64]。

（十二）脑机接口（brain-computer interfaces，BCI）

BCI 是一种前沿、热门的中枢神经干预新技术。BCI 可以使患者通过大脑神经活动来控制外部辅助设备（功能性电刺激、外骨骼机器人等），从而帮助患者更好地恢复上肢感觉运动功能。目前 BCI 在临床康复中有两个主要作用：①通过 BCI 提取特征信号指令，实现对外骨骼机器人或功能性电刺激（functional electric stimulation，FES）的有效精确控制，称为辅助性 BCI；②通过 BCI 解码患者脑电波，从而激活大脑神经可塑性，称为康复性 BCI。21 世纪初，国外学者开始探索 BCI 在脑卒中康复中的效果，从此开始了 BCI 在脑卒中康复的应用。目前，BCI 应用于脑卒中康复主要关注点在于上肢运动功能，随着临床康复工作的深入，近几年国内外学者开始关注 BCI 对脑卒中患者感觉功能的恢复[65]（表 10-3-1）。

表 10-3-1　常见老年人感觉障碍康复治疗技术

康复技术	内容	适用对象
Rood 技术	通过多种感觉输入来改善感觉功能，分为促进技术和抑制技术	老年人躯体感觉功能障碍和视觉功能障碍
PNF	通过对本体感受器刺激改善感觉神经异常兴奋性	老年人疼痛和本体感觉功能障碍
SI	分为触觉训练、前庭平衡觉训练和本体感觉训练	老年人触觉障碍、本体感觉功能障碍
tDCS	采用恒定、低强度直流电（0.5～2.0 mA）调节大脑皮质神经元活动的非侵入性神经调控技术	老年中枢神经系统损伤后感觉功能障碍
TMS	电磁感应导致集中电流，进一步诱导神经元去极化和动作电位的传播	老年中枢神经系统损伤后感觉功能障碍
NMES	利用短的外部电脉冲通过调节神经元的超极化或去极化来刺激周围神经	老年人疼痛、躯体感觉功能障碍
TENS	刺激感觉纤维，波宽和电流强度的选择主要是兴奋 A 类纤维，而不兴奋 C 纤维，这样有助于激活粗纤维，关闭疼痛闸门和释放内源镇痛物质	老年人疼痛
MT	利用平面镜成像原理，将患者健侧活动的画面复制到患侧，通过视错觉反馈帮助患者感觉运动功能恢复的治疗方法	老年人躯体感觉功能障碍、单侧忽略
VR	患者通过相关设备与虚拟环境中的物体进行交互，产生多感官的反馈，从而帮助患者康复的新技术	老年人浅感觉、本体感觉功能障碍
AR	将计算机生成的虚拟环境与现实环境进行增强后反馈给患者，能有效增强患者与现实环境的感知	老年人浅感觉、本体感觉功能障碍
BCI	将大脑信号转换成计算机指令，在大脑和瘫痪肢体之间建立联系，促进神经可塑性	老年人触觉功能障碍
振动疗法	利用机械振动源作用于人体	老年人本体感觉功能障碍
针灸治疗	通过针刺和灸法进行治疗	老年人浅感觉和本体感觉功能障碍

五、老年人感觉康复新手段：感知训练五步法

手功能课题组在手脑感知理论基础上提出了手脑感知训练的五步法：感觉评估、感觉宣教、感觉训练、任务导向性运动功能训练和感觉认知。

1. 感觉评估　其作为手脑感知训练五步法中的第一步，对于整个训练过程十分重要，进行感觉与知觉的评估是手脑感知训练过程的基础，有利于了解患者的感觉功能情况，为接下来的训练做好准备。

2. 感觉宣教　这是康复治疗常规流程中重要的一个步骤，也是必不可少的内容，它是联系患者和治疗师的桥梁。在初次评估完患者的功能情况后，我们需要为患者制订治疗方案，如何让患者清晰明确自己的治疗就是宣教的内容，患者对病情的恢复理解以及预后都来自治疗师宣教的能力，所以它不仅对治疗师的临床专业能力有要求，也非常考验治疗师与人沟通交流的表达能力。

3. 感觉训练　在训练前，我们应从治疗师和患者的角度，提及我们的训练原则。对治疗师而言，我们应掌握感觉恢复的基本顺序：痛觉—温度觉—32 Hz 振动觉—移动性触压觉—恒定性触压觉—256 Hz 振动觉—两点辨别觉。在感觉评估之后，我们应针对性的给予患者相关感觉障碍的重复刺激。我们先给予健手的感觉刺激，让患者感受正常的感觉输入，再在无视觉反馈的情况下，在相同部位给予患侧同等程度的感觉刺激并询问患者感受，矫正患者的感知结果；再在有视觉反馈的情况下，重复以上步骤，再次让患者感受在有无视觉反馈情况下的感觉刺激并不断比较，直到患者能够准确辨别正常的感觉刺激，以此类推，重复每一项感觉训练。对患者而言，他们需集中注意力，主动感知，进行准确而简要的反馈。

4. 任务导向性训练　人的运动离不开感觉，根据"闭环"理论，感觉在一定程度上是运动的基础。当训练以任务为导向时，目的性、趣味性等融入于训练当中，有针对性地对不同的个案设计不同的训练任务，能够更好地使个案融入其中。

5. 感觉认知再训练　在最后感觉认知再训练的部分中，我们将更多强调认知的训练。我们先让患者回忆一次治疗的过程，包括前期的环境准备、特殊感觉的刺激，到感知训练的具体内容，再到躯体的运动训练，回忆在此过程中所做过的具体的训练内容，看看患者所能回忆的内容有多少。对于那些回忆困难或者根本回忆不起来的患者，我们需要进行认知的评估，判断患者是哪一部分的认知障碍，再集中性的进行针对训练。这个过程非常重要，它是在"感知"过程结束后大脑的再次感知，再次兴奋大脑皮层相关脑区，使感觉与运动的脑区联系得到再次的改善，从而提高患者的手功能（图 10-3-2）。

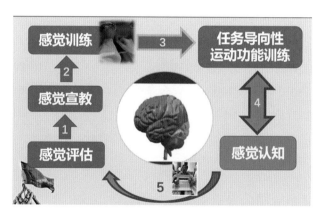

图 10-3-2　手脑感知训练五步法示意图

第四节　老年感觉功能障碍相关疾病全周期康复

一、老年脑卒中

（一）脑卒中的感觉功能障碍特点

脑卒中是一种突然起病的脑血液循环障碍疾病，老年人突然出现以下症状应考虑脑卒中的可能：①突发面部、手脚麻木或无力；②突发意识障碍或模糊；③突发双眼向一侧凝视，单眼或双眼视物障碍；④突发行走困难、头晕、平衡感和协调感丧失。脑卒中可导致各种不同模态的感觉障碍，如视觉、触觉、本体感觉、听觉等的丧失。相关研究表明，脑卒中后45%~80%的患者会出现躯体感觉障碍，15%~52%的患者会出现视觉障碍，21%的患者出现听觉障碍[4, 66]。

（二）脑卒中的感觉障碍评定

感觉障碍评定需要在患者病情稳定的情况下进行，先进行感觉功能的筛查，如存在感觉功能障碍，再进行进一步详细的评定（详见本章第二节）。

（三）脑卒中的感觉康复治疗（表10-4-1）

表10-4-1　老年脑卒中感觉障碍康复指南建议

建议	推荐等级	证据级别
脑卒中患者需要进行躯体感觉、视觉、听觉的评估	Ⅰ类推荐	B级证据
对脑卒中后感觉障碍患者，采用各种感觉刺激进行康复治疗是合理的	Ⅱa类推荐	B级证据
脑卒中后感觉障碍患者使用TENS治疗是合理的	Ⅱa类推荐	B级证据
虚拟现实技术可以改善感知功能和视空间功能	Ⅱb类推荐	B级证据
多模态视听空间探索训练比单纯的视觉空间探索训练更有效，并被推荐用于改善视觉扫描功能	Ⅰ类推荐	B级证据
代偿性眼跳训练对改善视野丧失后功能障碍和提高功能性ADL是合理的。然而，这种方法不能有效地减少视力障碍	Ⅱa类推荐	B级证据
通过棱镜适应、视觉扫描训练、视动刺激、虚拟现实、肢体激活、心理意象、颈部振动等反复自上而下、自下而上的干预，结合棱镜适应改善忽视症状是合理的。	Ⅱa类推荐	A级证据
不同形式的重复经颅磁刺激可改善忽视症状	Ⅱb类推荐	B级证据
对于听力障碍的患者使用扩音器（如助听器）是合理的	Ⅱa类推荐	C级证据
尽量降低患者环境中的背景噪声水平	Ⅱa类推荐	C级证据

1. 常规感觉功能治疗　详见本章第三节。

2. 针对性感觉功能治疗

（1）美国脑卒中指南[67]：触觉及本体感觉障碍的康复。

触觉和本体感觉是老年人运动功能的前提，脑卒中常导致偏身躯体感觉障碍，对躯体的运动功能有明显影响。同时由于感觉的丧失和迟钝，还易造成烫伤、创伤以及感染等。研究发现，触觉和本体感觉可通过特定感觉训练而得以改善，感觉关联性训练可有助于患者功能的改善。深感觉障碍训练须将感觉训练与运动训练结合起来，如在训练中对关节进行挤压、负重，充分利用健肢引导患肢做出正确的动作并获得自身体会。

浅感觉障碍训练以对皮肤施加触觉刺激为主，如使用痛触觉刺激、冰—温水交替温度刺激、选用恰当的姿势对实物进行触摸筛选等，也可使用Rood疗法对患肢进行治疗。对于使用非特异性皮肤电刺激联合常规治疗的疗效尚有争论。此外，国内外的研究均显示，感觉功能改善的同时也可以改善患者的运动功能。

推荐意见：

1）建议对所有脑卒中患者进行详细的感觉检查（1级推荐）。

2）感觉障碍患者可采用特定感觉训练和感觉关联性训练，以提高其触觉和肌肉运动知觉等感觉能力（1级推荐，B级证据）。

3）采用经皮电刺激联合常规治疗可能提高感觉障碍患者的感觉功能（1级推荐，B级证据）。

（2）加拿大脑卒中康复指南[68]：老年视觉、听觉、一般感觉训练。

一般原则：患者应进行有意义的、参与性的、重复性的、逐步适应的、任务特异性的、以目标为导向的训练，以加强运动控制，恢复感觉运动功能（早/晚期A级）。

训练期间：应鼓励患者在功能任务期间使用患肢，并设计成模拟日常生活活动（如折叠、扣、倒、提）所需的部分或全部技能（早/晚期A级）。

1）动作想象疗法：应鼓励患者进行心理意象，以增强上肢、感觉运动恢复（证据级别：早期A级；晚期B级）。

2）功能性电刺激：针对腕部和前臂肌肉的功能性电刺激应考虑减少运动损伤，改善功能（证据级别：早期A级；晚期A级）。

3）传统的或改良的约束诱发运动疗法（constraint induced movement therapy，CIMT）：对于那些至少有20度腕关节伸展活动和10度手指伸展活动，且感觉或认知缺陷的特定人群或障碍人群，应考虑采用CIMT（前期A级：后期A级）。

4）镜像治疗：对于特定的患者，镜像治疗应被视为运动神经刺激术的辅助手段。有助于改善上肢运动功能和ADL（前期A级；后期A级）。

5）感觉刺激如经皮神经电刺激、针刺、肌肉刺激、生物反馈等是否能改善上肢运动调节尚不明确。

6）虚拟现实：包括身临其境的新技术，如头安装或机械接口和无创脑损伤游戏设备等技术，可以作为辅助工具来为其他康复治疗手段提供治疗机会，反馈重复、强度和面向任务的训练（前期A级；后期A级）。

7）视知觉康复管理：视觉干预技术可以包括棱镜，眼罩（证据C级）、重复经颅磁刺激（证据B级）、颈部肌肉振动（证据C级）。

（3）meta分析：感觉训练推荐。

1）躯体感觉再训练：通过研究表明，躯体感觉再训练后，手臂使用有改善的趋势；躯体感觉再训练有助于重获躯体感觉辨别技能。

2）躯体感觉再训练和运动再训练。

3）体感任务的分级辨别，探索性任务的感知使用，任务表现的反馈，视觉下的易化感知学习，关注功能和意义的任务。

（四）脑卒中的感觉康复护理

1. 护理目标

（1）改善患侧肢体的感觉功能障碍，改善患者的平衡功能，最大限度发挥患者的残余功能。

（2）预防潜在并发症及护理不良事件的发生。

（3）提高患者的日常生活自理能力，学习使用辅助器具，指导家庭生活自理。

2. 康复护理

（1）指导老年患者进行有规律的生活，合理饮食，睡眠充足，适当运动，保持二便通畅，鼓励患者独立进行日常生活活动。

（2）指导老年保持情绪稳定，避免不良情绪的刺激，培养兴趣爱好，如下棋、绘画、打太极拳等，唤起他们对生活的兴趣。

（3）争取获得有效的社会支持系统，包括家庭、朋友、同事等的支持。

二、老年糖尿病周围神经病

（一）糖尿病周围神经病的感觉功能障碍特点

糖尿病周围神经病变（diabetic peripheral neuropathy，DPN）是糖尿病常见的慢性并发症之一，约有 50% 的糖尿病患者有 DPN。老年糖尿病患者的感觉障碍主要与周围神经病有关，早期 1 型糖尿病临床特征以躯体感觉障碍为主，主要分布在四肢肢端，表现为对称性肢体疼痛、麻木、灼热或冰凉感，一般下肢较上肢重。DPN 可累及大小神经纤维，大纤维神经（Aα、Aβ）受损会出现触觉、振动觉障碍；小纤维（有髓鞘 Aδ 和无髓鞘 C 型纤维）受损会出现温度觉、痛觉和自主神经功能障碍。感觉障碍是 DPN 的主要临床表现及诊断标准之一，将近半数患者可无症状，但是体格检查可以发现他们轻中度的感觉缺失。温度觉异常、痛觉异常及触觉异常是 DPN 的高危因素[69, 70]。

（二）糖尿病周围神经病的感觉障碍评定

1. 常规感觉功能评定　详见本章第二节。

2. 针对性感觉功能评定

（1）Semmes-Weinstein 单丝测验（Semmes-Weinstein monofilament test）：使用 Semmes-Weinstein 单丝测验检测足底敏感性，以确定老年糖尿病患者的功能平衡能力。对功能平衡、精神状态、下肢力量和感觉功能的筛查，以及针对这些障碍的干预措施，可能对维护老年糖尿病患者的功能、独立性和安全性很重要。许多专家将 Semmes-Weinstein 单丝指定为最佳的神经病变筛查工具。

（2）定量感觉检测（QST）：用 QST 对 96 例 2 型糖尿病患者的肢体进行定量温度觉检查（quantitative thermal threshold，QTT），定量振动觉检查（quantitative vibratory testing，QVT），用肌电图 / 诱发电位仪给予神经传导测定，以了解定量感觉检测在糖尿病周围神经病变早期的临床应用价值。结果发现，QTT、QVT、运动神经传导速度（motor neuvon conduction velocity，MCV）、感觉神经传导速度（sensory nerve conduction velocity，SCV）异常率均明显高于正常；患者的 QTT、QVT 异常率明显高于 MCV、SCV；有症状患者组的 QTT、QVT、MCV、SCV 异常率高于无症状组[71]。QST 可为 2 型糖尿病致周围神经病变的早期筛查提供理论依据。

（3）足部感觉诊治的筛查技术：对所有糖尿病患者每年进行全面的足部检查，以确定足溃疡和截肢的危险因素。足部检查应该包括视诊、评估足动脉搏动、保护性感觉丢失的检查（10 g 单尼龙丝 + 任何 1 项：128 Hz 音叉检查振动觉、针刺感、踝反射、振动觉阈值）（证据等级 B 级）[72]。

（4）血管和神经测验：1/3 的 1 型或 2 型糖尿病患者会出现针刺感、烧灼感或刺痛，或感觉丧失、感觉麻木。感觉减退易导致无痛性足溃疡和截肢。本体性伤害会导致步态的不平衡和不稳定，增加跌倒和严重创伤的可能性。疼痛和异常感知冷热也可能存在。早期诊断远端对称性多神经病变是预防不可逆损伤的必要措施。诊断主要是临床方面的，包括：①彻底的病史和体格检查，重点是血管和神经测验，以及详细的足部评估；②所有的感觉都可能受到影响，尤其是振动觉、触觉和位置知觉（神经传导检测和定量感觉测验）；③减少振动的感觉，检测使用 128 Hz 的音叉，是神经病变的早期指标；④ 10 g 单丝检测正常感觉可判定溃疡风险增加。神经病变的客观检测（包括定量的感觉检测、神经传导速度的测量和自身功能的检测）是对神经病变做出明确诊断所必需的。

（5）数字振动感觉阈值检查仪：采用该设备可测定患者左侧下肢、右侧下肢感觉振动阈值（vibrating perception threshold，VPT），VPT≥15 V 提示糖尿病周围神经病变，VPT<15 V 则提示正常。

（三）糖尿病周围神经病的感觉康复治疗

1. 常规感觉功能治疗　详见本章第三节。

2. 针对性感觉功能治疗（表 10-4-2）

（1）血糖控制：糖尿病周围神经病所致的感觉障碍治疗手段有限。目前认为良好的血糖控制有助于延缓感觉障碍的加重。"中国 2 型糖尿病防治指南"[73] 指出良好的血糖控制可以延缓糖尿病神经病变的进展（证据等级 B 级）。积极严格地控制高血糖并保持血糖稳定是预防和治疗 DPN 的最重要措施。对于老年糖尿病患者需权衡降糖的获益与风险，避免低血糖。

（2）运动训练："中国糖尿病运动治疗指南"[74] 建议有周围神经病变而没有急性溃疡形成的糖尿病患者可以参加中等强度的负重运动（证据等级 D 级）。糖尿病神经病变患者进行运动训练是安全有效的，耐力训练可以延缓糖尿病神经病变的进展，平衡训练可改善糖尿病周围神经病患者的运动和感觉障碍。对于无足部溃疡的 DPN 患者，负重训练可能有助于促进神经再生，延缓病变进展。对于老年患者，运动训练同样也是有益的，平衡训练可改善老年 DPN 患者的平衡功能，改善本体感觉。

（3）经皮神经电刺激（TENS）：TENS 可以缓解疼痛，部分研究证明经皮神经电刺激可延缓感觉神经传导速度的减退、延缓感觉减退的进展。

（4）针灸："糖尿病周围神经病变中医临床诊疗指南（2016 版）"[75] 推荐中药、针灸等治疗。

表 10-4-2　老年糖尿病周围神经病感觉障碍康复指南建议

建议	推荐等级	证据级别
对于 65 岁及以上新诊断的 DPN 患者，建议康复医生、治疗师、护士和患者一起制订个体化糖尿病治疗目标	Ⅰ类推荐	C 级证据
采用定量感觉检查对 DPN 患者进行感觉检查	Ⅱa 类推荐	B 级证据
存在平衡障碍问题的患者建议采用平衡训练来改善下肢本体感觉	Ⅱa 类推荐	A 级证据
DPN 的治疗应考虑经皮神经电刺激	Ⅲ类推荐	C 级证据

建议	推荐等级	证据级别
采用中医传统疗法如中药熏洗、针灸等改善 DPN 患者感觉障碍	Ⅱb 类推荐	B 级证据
建议每年进行一次全面的眼部检查以发现视网膜疾病	Ⅱa 类推荐	C 级证据
建议每年进行 10 g 尼龙丝测验	Ⅱa 类推荐	C 级证据

（四）糖尿病周围神经病的感觉康复护理

糖尿病是一种累及全身及需要终身治疗的疾病，糖尿病患者及其家属必须接受康复护理，使患者掌握相关知识，充分发挥其主观能动性，进行自我管理，积极配合医务人员，才能得到良好的治疗效果。具体指导内容如下。

1. 口腔护理、皮肤护理、足部护理及安全护理等生活护理知识。

2. 饮食疗法指导，包括饮食治疗的意义、方法和注意事项。

3. 运动疗法指导，包括运动治疗的意义、方法和注意事项。

三、老年阿尔茨海默病

（一）阿尔茨海默病的感觉功能障碍特点

阿尔茨海默病（Alzheimer's disease，AD），也称老年痴呆，是指发生于老年和老年前期，以进行性认知障碍和行为损害为特征的中枢神经系统退行性病变[76]。我国 65 岁以上人群中 AD 患者占 3%～7%，我国现有 AD 患者约 1000 多万[77]。AD 患者往往表现出记忆、语言、认知功能等的障碍，患者可能出现单侧忽略、触觉失认、视空间障碍等感觉功能障碍。

（二）阿尔茨海默病的感觉障碍评定

1. 常规感觉功能评定　详见本章第二节。

2. 针对性感觉功能评定

（1）脑功能磁共振成像（MRI）技术：采用 MRI 技术研究 AD 患者完成视觉搜索任务时的脑活动情况，评估患者的视觉和视觉理解能力的功能。研究表明，AD 组控制注意转换的神经机制有明显缺陷，AD 组远隔部位其他脑区（腹侧视觉通路和颞叶）的激活，反映了脑内功能资源的动态性再分配[78]。

（2）光学相干断层扫描（optical coherence tomography，OCT）、图形视觉诱发电位（pattern visual evoked potential，PVEP）、闪光视网膜电图（flash electroretinogram，FERG）的记录和海马 3D-MRI 成像：AD 患者的视网膜神经纤维层（retinal nerve fiber layer，RNFL）厚度、视觉诱发电位（visual evoked potential，VEP）和视网膜电图（electroretinogram，ERG）的反应有明显差异，并且与海马体积有明显的相关性。RNFL 厚度与 MMSE 得分有关，提示了 RNFL 厚度可以成为 AD 的诊断和预测指标之一。

（3）BBS、采用线方向判断测验及视觉形状辨别测验、视觉单目标持续操作试验：适用于视觉障碍、本体感觉/平衡觉异常。①采用 Berg 平衡量表（Berg balance scale，BBS）对 AD 患者进行平衡功能测评；②采用线方向判断测验及视觉形状辨别测验、视觉单目标持续操作试验、Corsi 木块回忆任务，分别评定患者视空间感知、视空间注意、视空间工作记忆功能。研究发现，AD 患者视空间功能较差者平衡功能也相对较差，视空间感知、视空间注意功能受损是 AD 患者平衡障碍的独立危险因素之一。

（4）Sniffin' Stick 检测法：该方法用于检测患者的嗅觉功能，包括三部分：嗅觉阈值、嗅觉鉴别和嗅觉识别，该方法适用于嗅觉障碍。

（5）图片识别试验、气味感知阈值、图片介导的气味识别试验及气味再认记忆试验检查：该方法适用于嗅觉障碍。研究发现，AD 患者的嗅觉功能全面受损，嗅觉障碍是疾病的早期症状，是认知障碍的简单反映。

（6）触觉角度判别系统：该方法适用于触觉障碍。要求所有受试者通过被动触摸来区分参考角（60°）和八个比较角之一的相对大小。测量角度辨别的准确性并计算辨别阈值。AD 患者的角度辨别阈值存在显著差异。AD 患者在触角辨别方面存在明显的功能缺陷。该发现可以为 AD 诊断和治疗提供监测和治疗方法。

（三）阿尔茨海默的感觉康复治疗（表 10-4-3）

表 10-4-3　老年阿尔茨海默病感觉障碍康复指南建议

建议	推荐等级	证据级别
采用相关感觉评估量表评估 AD 患者感觉功能	Ⅱa 类推荐	C 级证据
对忽略侧提供触摸、拍打、挤压、刷擦或冰刺激等感觉刺激	Ⅱa 类推荐	B 级证据
可采用认知刺激疗法来改善患者感知功能	Ⅱa 类推荐	C 级证据
无创神经调控技术主要包括重复经颅磁刺激和经颅直流电刺激，能改善患者感知功能	Ⅱb 类推荐	B 级证据
VR 技术能改善患者感知功能	Ⅱb 类推荐	B 级证据
音乐疗法能改善患者感知功能	Ⅱb 类推荐	B 级证据

1. 常规感觉功能治疗　详见本章第三节。

2. 针对性感觉功能治疗

（1）视觉搜索任务：研究利用两种视觉搜索任务。①单特征搜索（single feature search）：又称 popout 任务，要求受试者判断在绿色水平长条中是否存在红色垂直长条；②联合特征搜索（conjunction features search）：又称 conjunction 任务，靶刺激是垂直红色长条，干扰项是垂直绿色长条和水平红色长条。患者在 MRI 扫描仪内可看到屏幕上的刺激内容。适用于 AD 患者存在视觉障碍。

（2）触觉按摩：触觉按摩是一种软按摩，可改善身体放松和心理健康。由老年痴呆症患者组成的触觉按摩组在 16～17 个小时之间共接受了 30 次触觉按摩治疗，每次约 20 分钟。在触觉按摩中，"攻击性"评分和嗜铬粒蛋白 A（CgA）在 6 周后均显著下降。结果表明，触觉按摩降低了痴呆患者的攻击性和压力水平。

（3）周围触觉神经刺激：通过按摩来刺激周围的触觉神经将改善可能患有阿尔茨海默病患者的情感行为的各个方面。周围的触觉刺激可能会激活较高级别的大脑结构（如下丘脑）。研究表明，受到触觉刺激的患者不常感到抑郁、焦虑，脾气好并且机敏。除此之外，他们的个人取向和环境取向得到改善，他们对社会交往更加感兴趣，并且更多地参与了日常生活活动。

（四）阿尔茨海默病的感觉康复护理

阿尔茨海默病患者的康复护理，一般是围绕着记忆训练、注意力训练、其他认知功能的训练等环节进行的，采用有趣的活动或游戏的方式集体进行的效果更佳，可实行以下康复护理。

1. 生活护理 ①为患者制造安静、舒适的睡眠环境，保证病室通风良好，灯光柔和，制订合理的生活计划，以改善患者的睡眠状态。对精神兴奋型或狂躁患者，适当给予小剂量安眠药或镇静剂，以保证其睡眠时间。②做好口腔护理和压疮护理。

2. 饮食护理 阿尔茨海默病患者一日三餐应定时定量，保持患者平时的饮食习惯，餐具要安全。食物要简单方便，软滑一点比较合适，多吃水果、蔬菜，多食富含卵磷脂食物（主要有大豆、蛋黄等）。卵磷脂可以改善思维能力，提高记忆力。

3. 安全护理 ①居住：室内无障碍，如门槛等，以免绊倒患者。地面要防滑，床边有护栏。②衣着：为患者准备的衣服质地要好，同时衣服要宽松，尽量不使用拉链，最好用按钮或布带代替拉链，防止拉链划伤患者。③进食：餐具最好选择不易破损的不锈钢制品，对于能自己进食的患者，最好把几种菜肴放到一个托盘里，食鱼肉时要把骨刺提前剔除。盛有过烫食物的器皿一定要远离患者，以免烫伤。

四、老年帕金森病

（一）帕金森病的感觉功能障碍特点

帕金森病（PD）是一种常见的中老年慢性进行性神经退行性疾病，我国 65 岁以上患病率约为 1.7%，目前至少有 200 万的帕金森病患者，其典型的临床特征是静止性震颤、运动迟缓、肌强直和姿势平衡障碍[79]。感觉障碍是帕金森病患者常见的主要非运动症状，主要包括嗅觉障碍、疼痛、不宁腿综合征等，显著影响了患者的生活质量、情绪和人身安全。嗅觉障碍是指患者的嗅觉功能部分或全部下降、异常和丧失。嗅觉障碍主要分为：觉察障碍、识别障碍、鉴别障碍和记忆障碍。嗅觉障碍存在于约 90% 的 PD 患者。PD 患者对疼痛敏感，通过对帕金森病患者进行痛觉试验，表明疼痛可能与患者的痛觉阈值降低及忍受能力下降有关，也可能与痛觉过敏有关。不宁腿综合征是常见的神经系统疾病，是指休息时尤其是夜间睡眠时出现的肢体难以忍受的不适感，须捶打或活动肢体方可缓解。其特点为静止时症状加重，活动后可短暂缓解，黄昏或夜间加重。研究显示，亚洲国家 PD 合并不宁腿综合征发病率为 0.98% ~ 16%。

PD 患者经常会有不同程度视觉障碍，在 PD 患者视觉症状问卷调查中发现，参与问卷调查的 PD 患者中，3/4 的患者存在 ≥1 种视觉障碍，且最常见的视觉障碍表现为视物模糊、复视、光敏感度及空间估计受损及幻视觉[80]。

视幻觉是 PD 非运动症状之一，此前的横断面研究结果显示，有 5% ~ 50% 的 PD 患者存在着视幻觉。50% PD 患者视幻觉是发生在疾病晚期。视幻觉与认知功能下降有关。无痴呆的 PD 患者视幻觉的比例（7% ~ 15%）远远低于 PD 痴呆的患者（41% ~ 87%）[81-83]。

（二）帕金森病的感觉障碍评定

1. 常规感觉功能评定　详见本章第二节。

2. 针对性感觉功能评定

（1）感觉组织测验（sensory organization test，SOT）：姿势不稳是 PD 患者平衡功能障碍和增加跌倒风险的已知促成因素。采用系统的计算机化姿势描记术可以对姿势控制障碍进行客观、定量的评估。PD 队列在 SOT 措施中显示出更大的姿势不稳定性。如 NeuroCom 平衡测试系统，用于检查神经系统疾病患者和处于跌倒风险的老年人的基本平衡能力。该系统上的标准双侧测力平台系统（Forcedecks，FD）措施涉及 SOT 评估了感觉统合能力，SOT 测验可测量对六种不同的感觉状况做出的姿势摇摆，涉及视力、体感和前庭感官。这些 FD 度量提供有关姿势摇摆、运动幅度和速度、感觉策略以及姿势响应潜伏期的定量数据。这些措施已用于老年人中，以识别平衡障碍和跌倒风险。SOT可有效识别老年跌倒者的姿势控制障碍，区分潜在跌倒者与非跌倒者。

（2）简易嗅觉检查：①实操：选用松节油、香水、樟脑、香烟为测验物，清水为对照物，分别盛在相同的小瓶中，检查时嘱受检者闭目，并用手指堵住一侧鼻孔，用另一鼻孔嗅之，说明气味的性质，并说出其名称，依次检查完毕。②判断标准：常见的嗅觉障碍包括嗅觉丧失和嗅觉减退，嗅觉减退指受检者辨别 1 种以上、4 种以下测验物，对部分或所有嗅觉刺激的敏感性减退；嗅觉丧失指 4 种测验物不能辨别。其他嗅觉障碍有嗅觉失认，即能区别不同的嗅觉刺激，但不能用语言表达，还有嗅觉失真、嗅觉倒错和嗅幻觉。本检查适用于研究帕金森病患者嗅觉的改变及其与病程、严重程度的关系，初步探讨嗅觉检测在帕金森病诊断中的意义。研究发现，帕金森病患者嗅觉功能有明显减退，与病程无关，与病情严重程度有关，嗅觉检测对于帕金森病的筛查和早期诊断具有重要的意义。

（3）脑功能成像研究：目前的研究已经证实，PD 绝非是单纯的运动障碍性疾病，其累及感觉、认知等多个不同的系统，引起一系列复杂的临床症状，而触觉感知辨别功能的障碍是其中重要的一个方面。脑成像的研究均表明，这种障碍来源于触觉信息在脑内处理整合过程中的异常，并且发现了 PD 患者在感知触觉刺激时存在脑区激活的改变。

（4）视觉诱发电位（VEP）、脑干听觉诱发电位（BAEP）及体感诱发电位（SEP）：有研究认为，早期帕金森病患者的视觉诱发电位 P100 潜伏期延长与病情严重程度及病程呈正相关性，患者脑干听觉诱发电位各波潜伏期及峰间潜伏期延长，体感诱发电位各波也存在异常。PD 患者的 VEP 和 BAEP 均有不同程度的改变，提示 PD 患者可伴有脑干听觉传导通路与视觉传导通路损害。

（5）躯体感觉功能评估：包括触觉，振动觉，神经传导速度等。帕金森病患者躯体感觉功能明显受损，且通过刺激帕金森病患者足底不同神经可以改变帕金森病患者的体位平衡能力。

（6）触觉任务的 fMRI 研究：原发性 PD 触觉功能脑区异常激活程度，与病情严重度直接相关。尾状核在 PD 触觉神经功能改变中应该起着重要作用，通过触觉任务的 fMRI研究对 PD 触觉脑功能改变与尾状核功能缺陷间的联系，可提供影像学依据。早期帕金森病患者接受触觉刺激时，辅助运动区的信号改变可以提示病情严重程度。前额叶激活增加的原因可能并不是代偿作用，而更可能是 PD 患者神经功能损害的一种体现。

（三）帕金森病的感觉康复治疗（表 10-4-4）

表 10-4-4　老年帕金森病感觉障碍康复指南建议

建议	推荐等级	证据级别
采用相关感觉评估量表评估 PD 患者感觉功能	Ⅰ类推荐	B 级证据
采用神经电生理（如感觉诱发电位）评估 PD 患者感觉功能	Ⅱa 类推荐	B 级证据
采用嗅觉训练来改善 PD 患者嗅觉障碍	Ⅱa 类推荐	B 级证据
重复经颅磁刺激能改善 PD 患者肌张力障碍性疼痛	Ⅱb 类推荐	B 级证据
针灸能有效改善 PD 患者的嗅觉减退	Ⅱb 类推荐	B 级证据
针灸能有效改善 PD 患者疼痛症状	Ⅱb 类推荐	B 级证据
有平衡功能障碍的患者需要进行针对性的物理治疗	Ⅱa 类推荐	B 级证据
VR 技术能有效改善 PD 患者下肢本体感觉	Ⅱa 类推荐	B 级证据

1. 常规感觉功能治疗：详见本章第三节。

2. 针对性感觉功能治疗

（1）脑深部电刺激治疗帕金森病非运动症状：帕金森病（PD）患者均具有非运动症状（non-motor symptoms，NMS），出现在 PD 病程的各个时期。随着疾病的进展，PD 患者平均 NMS 评分明显提高。脑深部电刺激术（DBS）短期内可以改善 NMS 中的疼痛、感觉异常、失眠、多梦等症状，长期疗效尚待观察。

（2）多巴胺受体激动剂：普拉克索治疗帕金森病患者感觉异常、睡眠障碍、排尿障碍、性功能障碍等非运动症状作用明显，临床效果显著。

（四）帕金森病的感觉康复护理

1. 皮肤护理　患者因震颤和不自主运动，出汗多，易造成皮肤刺激和不舒适感，皮肤抵抗力降低，还可导致皮肤破损和继发皮肤感染，应勤洗勤换，保持皮肤卫生。中晚期患者因运动障碍，卧床时间增多，应勤翻身，防止局部皮肤受压和改善全身血液循环，预防压疮。

2. 安全护理　应指导患者：①避免登高和操作高速运转的机器，不要单独使用煤气、热水器及锐利器械，防止受伤等意外；②避免让患者进食带骨刺的食物和使用易碎的器皿；③外出时需人陪伴，尤其是精神智力障碍者，其衣服口袋内要放置写有患者姓名、住址和联系电话的"安全卡片"或佩戴手腕带牌，以防丢失。

五、老年颈椎病

（一）颈椎病的感觉功能障碍特点

颈椎病是颈椎椎间盘退行性改变及其继发性病理改变累及周围组织结构，从而出现一系列临床表现的疾病。颈椎病根据受累组织和结构的不同，可以分为下列几种[84-86]。

1. 颈型颈椎病　少数患者出现反射性肩臂手疼痛、胀麻。

2. 神经根型颈椎病　①颈痛和颈部僵硬，有些患者还有肩部及肩胛骨内侧缘疼痛；

②根性疼痛：沿着神经走行和支配区域，上肢放射性疼痛或麻木，其中以手指麻木、指尖感觉过敏及皮肤感觉减退等为多见，可呈发作性或持续性，疼痛的缓解和加重与体位相关。

3. 脊髓型颈椎病　①锥体束征：主要由皮质脊髓束受压或局部血供减少所致。根据锥体束在脊髓由内而外的顺序排列为颈、上肢、胸、腰、下肢及骶部的神经纤维。临床上多先从下肢无力、双腿发紧及抬步沉重感开始，渐而出现足踏棉花、踏步打漂及束胸感症状，手部持物易坠落提示锥体束深部受累。②肢体麻木：主要是由于脊髓丘脑束同时受累所致，该束纤维排列顺序与皮质脊髓束相似，因此出现症状的部位及分型与前者一致。

4. 交感神经型颈椎病　①眼、耳、鼻、喉部症状：眼胀、干涩或多泪，视力变化、视物不清、眼前好像有雾等；耳鸣、耳堵、听力下降；鼻塞、变应性鼻炎；咽部异物感、口干、声带疲劳等；味觉改变等；②面部或某一肢体多汗、无汗、畏寒或发热；有时感觉疼痛、麻木，但是又不按神经节段或走行分布。

5. 椎动脉型颈椎病　①偏头痛：为多发症状，发生率为80%以上，常因头颈部突然旋转诱发，以颞部为剧，多呈跳痛或者刺痛，一般为患侧，有定位意义；如双侧椎动脉受累，则表现双侧症状。②迷路症状：易多发，发生率为80%以上，主要由内耳动脉供血不足所致，表现为耳鸣、听力减退及耳聋症状。③前庭症状：主要表现为眩晕，发生率约为70%。其发生、发展及加剧与颈部旋转动作有直接关系。④视力障碍：约有40%病例出现视力减退、视物模糊、复视、幻视及短暂失明等，主要是由于大脑枕叶视觉中枢以第Ⅲ、Ⅳ、Ⅵ脑神经核和内侧束缺血所致。

（二）颈椎病的感觉障碍评定

1. 常规感觉功能评定　详见本章第二节。

2. 针对性感觉功能评定

（1）定量感觉检查技术（神经感觉定量分析仪界限法）：对神经根型颈椎病患者的温度觉检查，检查双上肢大鱼际掌侧冷感觉、热感觉、冷痛觉、热痛觉阈值，进行定量分析，了解神经根型颈椎病患者小纤维神经的功能状态。有研究结果表明，神经根型颈椎病组患侧冷感觉阈值低于健侧，热感觉阈值高于健侧；神经根型颈椎病组患侧与健侧阈值之差和对照组双侧阈值之差进行比较可见：冷感觉、热感觉、冷痛觉和热痛觉差异均有显著性；颈椎病组患侧冷感觉和热痛觉阈值比健侧低，热感觉和冷痛觉阈值比健侧高。

（3）颈椎病症状分级：按患者体征（肢体麻木、发病时间、肌力、关节活动度等）分为无（1级）、轻度（2级）、中度（3级）、重度（4级）。

（4）颈椎功能障碍指数（neck disability index，NDI）：NDI侧重于疼痛。结果判断：0～20%，表示轻度功能障碍；20%～40%，表示中度功能障碍；40%～60%，表示重度功能障碍；60%～80%，表示极重度功能障碍；80%～100%，表示完全功能障碍或应详细检查有无夸大症状。

（5）电生理评估技术：神经根型颈椎病（cervical spondylotic radiculopathy，CSR）的磁刺激运动诱发电位（motor evoked potential by magnetic stimulation，MEPS）及短潜

伏期躯体感觉诱发电位（short-latency somatosensory evoked potential，SLSEP）。CSR 患者运动诱发电位中周围神经节段运动传导潜伏期延长，其异常率高于 SLSEP。方法包括：运动诱发电位（motion evoked potential，MEP）、经颅磁刺激（transcranial magnetic stimulation）、体感诱发电位（SEP）、肌电图（EMG）、神经传导研究（nerve conduction study，NCS）和皮肤静息期（cutaneous silent period，CSP）。SEP 和 MEP 记录可用于脊髓损伤程度和严重程度的评估，并作为临床检查和神经影像学检查的有效补充。

（6）温度感觉分析仪检测：评定受试者健侧和患侧手掌大鱼际的冷感觉、热感觉、冷痛觉和热痛觉的阈值。可采用以色列 Medoc 公司 TSA-I 型温度感觉分析仪检测，检查模式为界限法。选取受试者患侧手掌大鱼际部位，由神经电生理中心专人使用半导体热探头与皮肤接触。热探头的初始温度为 32℃，刺激时温度以 1℃每秒的速度递增或递减，温度变化为 0～50℃。室温为 22～25℃。

步骤：第一步为探头温度递减至受检者产生感觉的那一刻由受检者按下按钮停止刺激，得到冷感觉阈值；第二步为探头温度递增至受检者产生感觉，得到热感觉阈值；第三步为探头温度递减至受检者产生痛觉，得到冷痛觉阈值；第四步为探头温度递增至受检者产生痛觉，得到热痛觉阈值。每一步都重复 3 次得到平均阈值，每次测量前探头温度应恢复至初始温度并停留 10 s 使被检者适应。

（三）颈椎病的感觉康复治疗（表 10-4-5）

表 10-4-5　老年颈椎病感觉障碍康复指南建议

建议	推荐等级	证据级别
采用感觉诱发电位来评估患者感觉功能	Ⅱa 类推荐	B 级证据
本体感觉反射疗法能改善神经根型颈椎病的感觉障碍	Ⅱa 类推荐	B 级证据
采用牵引疗法能改善患者感觉障碍	Ⅱa 类推荐	B 级证据
物理因子包括超短波、电疗法、直流电药物离子导入法、红外线疗法、调制中频电疗法、超声波疗法、电兴奋疗法、磁疗法等，改善患者感觉功能	Ⅱb 类推荐	B 级证据
采用毫针、火针、温针、耳针、腹针、针刀、穴位注射、穴位埋线、热敏灸、雷火灸、放血、拔罐、刮痧等治疗方法来改善患者感觉功能	Ⅱb 类推荐	B 级证据
进行颈椎操能改善患者感觉功能	Ⅱb 类推荐	B 级证据

1. 常规感觉功能治疗　详见本章第三节。

2. 针对性感觉功能治疗

（1）神经松动术：上 1/4 区和神经松动术（2 级证据）。

（2）手术治疗：手术治疗对神经根型颈椎病根性疼痛是有效的，手术治疗可能促进更快的恢复和缩短疼痛持续时间。

（3）本体感觉反射手法 + 澳式手法治疗神经根型颈椎病。

1）本体感觉反射手法治疗：①松解颈肩周围肌群：肌梭挤压法、卡钳式连续张合法、推揉松解法、弹拨法；②颈椎小关节调整：侧头摇正、仰头推正、摆头摇正、分掌推脊。触及偏歪颈椎时，加闪动。以上动作 3～5 次，65 岁以上老年人不做闪动。

2）澳式手法治疗（Maitland 手法）：分离牵引、侧屈摆动、旋转摆动、后伸摆动、垂直按压棘突、垂直按压横突、垂直松动椎间关节。

（4）按摩：通过按摩治疗神经根型颈椎病，感觉缓解好转率可达到 90% 以上。

（5）姿势控制与感觉输入：脊髓型颈椎病（cervical spondylotic myelopathy，CSM）是一种脊髓受压的退行性颈椎病。CSM 患者由于本体感觉受损而出现平衡障碍。CSM 患者姿势控制的感觉输入的权重尚不清楚。术后 CSM 患者的姿势控制得到改善，视觉和前庭输入对本体感受系统的补偿减少。然而，这种改善仍然不够，因为 CSM 患者在本体感觉方面的权重仍然低于健康成人。因此，CSM 患者术后可能需要平衡训练和姿势教育。

（6）神经肌肉关节促进疗法（neuromuscular joint facilitation，NJF）：NJF 可提高神经根型颈椎病患者的感觉功能。侧重于患侧手掌侧大鱼际的冷感觉、热感觉、冷痛觉和热痛觉。

（7）本体感觉训练：通过训练能更好地改善脊髓型颈椎病术后患者的平衡功能。

（四）颈椎病的感觉康复护理

颈椎病是常见病、多发病，虽然发病原因主要是颈椎退行性改变，但是不良的生活习惯、受寒、外伤等是其发病的重要因素，所以进行康复教育是非常重要的。

1. 指导患者　在日常生活和工作中注意保持正确的体位，纠正不良体位，如选择合适高度的枕头和正确的睡姿，避免颈部过屈过伸，颈椎病病症明显时暂停切菜、剁馅、织毛衣等家务工作。

2. 避免受凉　应注意保暖，冬季可穿高领衫及用围巾保护颈部，平时注意避免颈部受凉。

3. 防止外伤　注意防止颈椎意外损伤，如坐车时不打瞌睡，因此时肌肉处于放松的状态，发生急刹车时极易造成颈椎损伤。平常劳作及体育锻炼时应避免过大负荷或不适当活动，避免导致颈椎损伤。

4. 饮食指导　颈椎病大多是由于锥体增生、骨质疏松等引起，所以颈椎病患者应多摄入牛奶、鱼、黄豆、瘦肉、海带等。

六、老年腰椎间盘突出症

（一）腰椎间盘突出症的感觉功能障碍特点

腰椎间盘突出症（lumbar disc herniation，LDH）主要是因为腰椎间盘髓核、纤维环、软骨板有不同程度的退行性改变，在外力因素的作用下，纤维环破裂使髓核组织突出、脱出到后方或椎管内，刺激或压迫脊神经根，导致腰部疼痛，双下肢或单侧下肢麻木、疼痛，是较为常见的疾病[87]。

（二）腰椎间盘突出症的感觉障碍评定

1. 常规感觉功能评定　详见本章第二节。

2. 针对性感觉功能评定

（1）指南建议采用肌肉检查、感觉检查、直腿抬高试验、拉斯格征（Lasegue's sign）和交叉拉斯格征（crossed Lasegue's sign）诊断腰椎间盘突出症合并神经根病变（推荐等级 A）。现有的研究表明，在腰椎间盘突出症合并神经根病变的诊断方面，拉斯格征的敏感性最好，交叉拉斯格征的特异性最强，直腿抬高试验（straight leg raising test，SLR）仰卧位较坐位敏感，故更推荐临床使用仰卧位直腿抬高试验（证据等级 B 级）。

（2）肢体神经感觉功能综合评价方法：采用英国医学研究会（British Medical Research Council，BMRC）1954 年提出的肢体神经感觉功能综合评价方法进行评价，观察内容主要包括下肢神经支配区内的浅痛觉、深痛觉、触觉、两点辨别觉。对以上各项检查部位及结果进行记录，保证治疗前后在同一部位进行检查。根据检查结果分为 7 个级别：S0 神经支配区内感觉缺失；S1 神经支配区内深痛觉恢复；S2 神经支配区内浅表痛觉和触觉部分恢复（保护性感觉）；S2+ 神经支配区内痛觉和触觉恢复，但有感觉过敏；S3 痛觉和触觉完全恢复；S3+ 痛觉和触觉恢复外，两点辨别觉也有一定程度恢复；S4 感觉完全恢复。标准：①痊愈：肢体神经感觉完全恢复，功能达到 S4 级；②有效：肢体神经感觉升高 1 个或多个等级；③无效：肢体神经感觉治疗前后无变化。

（3）感觉测验/体感诱发电位：北美脊柱协会循证医学指南提出：①感觉测验，证据等级 A 级；②体感诱发电位是影像诊断的辅助手段，不具有特异性，证据等级 B 级。

（三）腰椎间盘突出症的感觉康复治疗（表 10-4-6）

1. 常规感觉功能治疗　详见本章第三节。

2. 针对性感觉功能治疗

（1）针灸推拿联合躯干本体感觉训练：该方法适用于本体感觉障碍，针灸推拿联合躯干本体感觉训练治疗腰椎间盘突出症临床疗效良好，值得推广[88]。

（2）本体感觉训练：该方法适用于本体感觉障碍，患者接受 BIODEX 平衡仪下本体感觉训练。治疗前和治疗 8 周后采用疼痛视觉模拟评分（VAS）、Oswestry 下腰背功能障碍指数（Oswestry disability index，ODI）、BIODEX 平衡仪进行评定。随访 1 年，观察复发率。本体感觉训练能进一步改善腰椎间盘突出症患者腰背功能，提高运动控制能力，降低复发率。

表 10-4-6　老年腰椎间盘突出感觉障碍康复指南建议

建议	推荐等级	证据级别
躯体感觉诱发电位检查可作为横断面成像的辅助手段	Ⅱb 类推荐	B 级证据
腰椎牵引能改善患者腰痛症状	Ⅱa 类推荐	B 级证据
多种热疗法能通过改善局部血液循环、缓解肌肉痉挛改善腰痛	Ⅱb 类推荐	B 级证据
低中频电刺激（TENS）可在一定程度上有效缓解患者腰痛症状	Ⅱa 类推荐	A 级证据
弱激光治疗可改善患者疼痛症状	Ⅱb 类推荐	B 级证据
针灸治疗对慢性腰痛有效，而对急性腰痛不明确	Ⅱb 类推荐	A 级证据
体外冲击波可有效减轻患者疼痛	Ⅱb 类推荐	B 级证据

（3）针法治疗：可采用梅花针循经叩刺。该方法适用于本体感觉障碍，梅花针循经叩刺治疗腰椎间盘突出症术后下肢感觉障碍的效果优于口服甲钴胺，术后 1 个月内梅花针干预治疗效果最佳。

（4）电刺激：表面肌电图诱发的多通道电刺激对腰椎间盘突出症患者感觉运动恢复产生的影响，可通过改善机械与热敏感性来评估电刺激对腰椎间盘突出症患者运动和疼痛恢复的影响。

（四）腰椎间盘突出症的感觉康复护理

1. 注意正确的姿势　日常生活中，应注意维持正确的坐、立姿势及睡姿，保持正常腰椎生理前凸。

2. 避免受凉　腰部应注意保暖，平时注意避免腰部受凉，即使在夏季，也要少穿露腰、露脐服装，室内空调温度不得过低。

3. 防止腰部损伤　弯腰、提举重物时要注意正确的姿势，避免受伤。

4. 饮食指导　腰椎间盘突出症患者应注意膳食平衡，以富含钙、蛋白质、维生素类的饮食为主。教育患者戒烟，吸烟过多会加重腰痛，同时吸烟引起咳嗽，会使患者椎间盘压力增高，导致椎间盘突出。

七、老年骨质疏松性髋部骨折

（一）骨质疏松性髋部骨折的感觉功能障碍特点

老年骨质疏松性髋部骨折患者由于高龄、髋部骨折会出现视听觉、平衡觉功能的减退，及肢体局部的木胀感。

视力损害与老年人髋部骨折风险增加显著相关。有许多病因可能导致髋部骨折，最明显的是屈光不正、白内障、黄斑变性和青光眼。视力障碍是老年人发生髋部骨折的重要危险因素。预防和治疗视力下降可以减少老年人的健康差异和负面的健康结果。

（二）骨质疏松性髋部骨折的感觉障碍评定

1. 常规感觉功能评定　详见本章第二节。

2. 针对性感觉功能评定

（1）平衡觉评估：对于髋部骨折术后患者，采用MTD平衡测定训练仪进行站立平衡功能评定，采用Tinetti步态及平衡试验和"起立—走"计时试验评定患者步态和静动态平衡、行走能力。

（2）听觉、视觉评估：感官功能是通过在使用助听器或眼镜情境下进行评估的。听力障碍分为轻度（需要安静的环境才能听清楚）、中度（说话者必须大声、清晰、准确地说话）或严重（听力极度下降至没有听力）（得分1~3分）。视力障碍分为轻度（阅读大字体但不能阅读正常大小字体的报纸）、中度（无法阅读报纸标题，但能识别物体）、严重（只能看到光、颜色或轮廓，但看不清东西）（得分1~3分）。

（三）骨质疏松性髋部骨折的感觉康复治疗

1. 常规感觉功能治疗　详见本章第三节。

2. 针对性感觉功能治疗

（1）本体感觉训练：Mendelsohn等对老年髋部骨折术后患者进行包括关节活动训练、柔韧性训练、肌力训练、步态训练等内容的常规锻炼以及本体感觉锻炼，整个干预时间为4周。干预结束后患者的患肢本体感觉能力、平衡能力、步速及30 s椅旁站立能力均有所改善，另外患肢屈髋至60°的精确程度与功能独立性评分相关。

（2）视觉反馈平衡训练：观察视觉反馈平衡功能训练对髋部骨折术后患者平衡和行走功能的影响。在常规康复训练的基础上，增加MTD平衡仪进行视觉反馈平衡功能训练，对改善髋部骨折术后患者的平衡和行走功能有明显促进作用。

（3）感觉干预：对髋部骨折进行感觉障碍干预，适用于对象为65岁及以上、生活在家中且有视力/阅读障碍（visual impairment，VI）或听力障碍（hearing impairment，HI）的患者。改善感觉功能的干预措施在康复治疗中很重要，但仍需进一步研究。

（四）骨质疏松性髋部骨折的感觉康复护理

1. 心理护理　帮助患者解除因意外受伤所产生的焦虑、恐惧等不良情绪，耐心介绍骨折的治疗和康复训练方法，鼓励患者调整好心态，积极主动进行康复训练。

2. 正确的功能锻炼方法指导　患者应循序渐进、持之以恒地进行功能锻炼，根据骨折愈合情况及稳定程度，活动次数由少到多，运动范围由小到大，负重由轻到重，避免因不恰当的锻炼引起意外发生。

八、老年髋膝骨关节炎

（一）髋膝骨关节炎的感觉功能障碍特点

感觉障碍指的是由于各种疾病引起的浅感觉、本体感觉、复合感觉异常。临床中，老年患者或非老年患者多表现为本体感觉异常。老年髋膝骨关节炎患者感觉障碍通常表现为本体感觉受损，下肢关节不稳定、疼痛，容易摔倒。髋膝骨关节炎会降低本体感觉，从而增加跌倒的风险。

（二）髋膝骨关节炎的感觉障碍评定

1. 常规感觉功能评定　详见本章第二节。

2. 针对性感觉功能评定

（1）关节位置觉，关节运动觉，脊髓反射，力学感受器、前庭、视觉控制联合对神经肌肉控制的功能评价可客观评定本体感觉缺陷的能力，是临床判断处理关节损伤的关键问题。

①关节位置觉：测量关节被动感知其所处的某一特定位置和主动重复还原至特定位置的能力。②关节运动觉：测量关节能感知的被动运动速度的最小阈值。③评价脊髓反射通道：肌肉收缩和肌张力的调节可对关节起到主动保护作用，二者反映神经肌肉控制传出途径的活动能力，即肌肉的反射性收缩能力，其常通过不随意干扰条件下肌肉收缩的潜伏期来评定，对可能倾向于关节过度使用损伤导致的不同步的神经肌肉活动模式的评价，提供了一个有价值的参考。④力学感受器、前庭、视觉控制联合对神经肌肉控制的功能评价：通过下肢平衡和位置的摇摆来测定。目前有较多先进的稳定和平衡测验分析仪器能对关节的本体感觉进行综合测验和分析。

（2）采用Pro-Kin 254P型本体感觉定量测验系统进行本体感觉评估。

（三）髋膝骨关节炎的感觉康复治疗

1. 常规感觉功能治疗　详见本章第三节。

2. 针对性感觉功能治疗

（1）本体感觉训练：①平衡板训练，由易而难，膝屈曲位（0°～30°），先双腿站立再单腿站立，先睁眼练习再闭眼练习；②双下肢 Motormed 训练，取坐位，选择合适的阻力，正反两个方向运动，刺激股四头肌、腘绳肌快速收缩的训练（包括步态灵活性训练和慢跑）。

（2）本体感觉强化练习：①平衡功能反馈训练，膝屈曲 0°～30° 位，睁眼双腿和闭眼双腿平衡板练习，每次 10 min；②位置本体感觉训练，盲视下膝关节多角度重复训练，每次 10 min；③跨步练习，身体自然立位，练习前后和侧向跨步训练，每次 10 min；④日常生活步行训练：按 60～70 步 /min 速度步行训练，时间 30 min，由家属协助完成。

（3）平衡垫训练：其对女性膝骨关节炎患者具有积极的影响。

（4）全膝关节置换术（total knee arthroplasty，TKA）：随着骨关节炎患病率的增加，TKA 的需求也随之增加，TKA 对骨关节炎（osteoarthritis，OA）本体感觉恢复十分重要。

（四）髋膝骨关节炎的感觉康复护理（表 10-4-7）

1. 对患者进行感觉功能健康教育。

2. 教会患者正确的本体感觉良肢位的摆放。

3. 心理护理　患者由于疾病的折磨，会有焦虑、紧张、烦躁等不良情绪，护理人员应耐心倾听患者的诉说，同情患者的感受，及时告诉患者症状体征缓解情况，鼓励患者增强战胜疾病的信心，减少对疾病的担忧及顾虑，使患者主动配合治疗。

表 10-4-7　常见老年疾病躯体感觉障碍临床 - 康复 - 护理衔接

常见疾病	康复医生	康复治疗师	康复护士	患者
老年脑卒中	对疾病进行诊断、确定躯体感觉障碍类型、制订临床用药方案	根据感觉恢复顺序：温度觉→30 Hz 振动觉→移动性触觉→持续性触觉→256 Hz 振动觉→两点辨别觉→实体辨别觉，并结合老年人个人情况与兴趣爱好制订相关躯体感觉治疗方案	执行医嘱，对患者进行躯体感觉功能宣教，良肢位的摆放，合理的体位转换及转移技术	学会正确的良肢位，避免接触尖锐、温度不明确的物体
老年糖尿病周围神经病变		主要关注患者本体感觉，建议有 DPN 而没有急性溃疡形成的患者可以参加中等强度的负重运动，耐力训练可以延缓糖尿病神经病变的进展，平衡训练可改善患者的感觉障碍。对于无足部溃疡的 DPN 患者，负重训练可能有助于促进神经再生，延缓病变进展。对于老年患者，运动训练同样也是有益的，平衡训练可改善老年 DPN 患者的平衡功能，改善本体感觉	协助医生开展宣教，帮助患者控制血糖，改善下肢循环，局部用药，清创、皮肤护理	学会正确的肢体摆放，注意避免摔倒

续表

常见疾病	康复医生	康复治疗师	康复护士	患者
老年颈椎病	对疾病进行诊断、确定躯体感觉障碍类型、制订临床用药方案	无需手术的患者主要根据患者感觉障碍的类型进行对症治疗，如需手术的应在术前、术后分别开展感觉功能的评定与治疗	主要针对需要手术的患者，术前护理主要在于预防术后各种并发症，术后护理包括教会患者适用颈托、进行手术切口的护理，出院前进行护理宣教	注意正确的坐姿、睡姿，选择合适的睡枕，避免外伤，避免受寒着凉
老年腰椎间盘突出症			主要针对需要手术的患者，术前护理主要在于预防术后各种并发症，术后护理包括教会患者适用腰托、进行手术切口的护理，出院前进行护理宣教	注意正确的坐姿、睡姿，搬重物时注意保护腰部，注意腰部的保暖
老年髋膝骨关节炎			对患者进行宣教，纠正患者不良姿势，进行手术切口护理	改变不合理生活习惯，肥胖人群需减轻体重，避免受伤

（李　冲　林佳丽　周钰馨　林嘉滢　贾　杰）

参考文献

[1] Mesulam MM. From sensation to cognition [J]. Brain, 1998, 121（Pt 6）: 1013–1052.

[2] WHO. World health statistics 2015 [M]. World Health Organization, 2015.

[3] 童玉芬. 中国人口的最新动态与趋势——结合第七次全国人口普查数据的分析 [J]. 中国劳动关系学院学报, 2021, 35（4）: 15–25.

[4] Campbell B, Khatri P. Stroke [J]. Lancet, 2020, 396（10244）: 129–142.

[5] Heine C, Browning C. Dual Sensory Loss in Older Adults: A Systematic Review [J]. Gerontologist, 2015, 55（5）: 913–928.

[6] Tseng YC, Liu SH, Lou MF, et al. Quality of life in older adults with sensory impairments: a systematic review [J]. Qual Life Res, 2018, 27（8）: 1957–1971.

[7] Humes LE, Young LA. Sensory-Cognitive Interactions in Older Adults [J]. Ear Hear, 2016, 37（Suppll）: 52S–61S.

[8] Goldstein EB, Brockmole J. Sensation and perception [M]. Cengage Learning, 2016.

[9] 姜国华, 白丽敏. 神经解剖学 [M]. 北京: 中国中医药出版社, 2011.

［10］张红旗.系统解剖学［M］.上海：复旦大学出版社，2015.

［11］李富德.系统解剖学［M］.第2版.南京：江苏科学技术出版社，2018.

［12］贾杰.脑卒中上肢康复：手脑感知与手脑运动［J］.中国康复医学杂志，2020，35（4）：385-389.

［13］林佳丽，贾杰.脑卒中后感觉训练在上肢及手功能康复中的研究进展［J］.中国康复医学杂志，2020，35（4）：488-492.

［14］诸毅晖.康复评定学［M］.上海：上海科学技术出版社，2008.

［15］恽晓平.康复疗法评定学［M］.北京：华夏出版社，2014.

［16］王安民.康复功能评定学［M］.上海：复旦大学出版社，2009.

［17］杨毅，周立峰.康复评定技术［M］.武汉：华中科技大学出版社，2012.

［18］王玉龙.康复评定［M］.北京：人民卫生出版社，2000.

［19］刘执玉.系统解剖学［M］.北京：科学出版社，2007.

［20］Bell-Krotoski J, Tomancik E. The repeatability of testing with Semmes-Weinstein monofilaments［J］. J Hand Surg Am, 1987, 12（1）：155-161.

［21］Bell-Krotoski JA, Fess EE, Figarola JH, et al. Threshold detection and Semmes-Weinstein monofilaments［J］. J Hand Ther, 1995, 8（2）：155-162.

［22］Sullivan KJ, Tilson JK, Cen SY, et al. Fugl-Meyer assessment of sensorimotor function after stroke：standardized training procedure for clinical practice and clinical trials［J］. Stroke, 2011, 42（2）：427-432.

［23］Gladstone DJ, Danells CJ, Black SE. The fugl-meyer assessment of motor recovery after stroke：a critical review of its measurement properties［J］. Neurorehabil Neural Repair, 2002, 16（3）：232-240.

［24］Fugl-Meyer AR, Jääskö L, Leyman I, et al. The post-stroke hemiplegic patient. 1. a method for evaluation of physical performance［J］. Scand J Rehabil Med, 1975, 7（1）：13-31.

［25］Lincoln NB, Crow JL, Jackson JM, et al. The unreliability of sensory assessments［J］. Clinical Rehabilitation, 1991, 5（4）：273-282.

［26］Stolk-Hornsveld F, Crow JL, Hendriks EP, et al. The Erasmus MC modifications to the（revised）Nottingham Sensory Assessment：a reliable somatosensory assessment measure for patients with intracranial disorders［J］. Clinical Rehabilitation, 2006, 20（2）：160-172.

［27］Villepinte C, Catella E, Martin M, et al. Validation of French upper limb Erasmus modified Nottingham Sensory Assessment in stroke［J］. Ann Phys Rehabil Med, 2019, 62（1）：35-42.

［28］杨宇琦，山磊，厉含之，等.中文版改良诺丁汉感觉功能评价量表的建立及信效度检验［J］.中国康复医学杂志，2021，36（11）：1378-1383.

［29］Winward CE, Halligan PW, Wade DT. Somatosensory recovery：a longitudinal study of the first 6 months after unilateral stroke［J］. Disabil Rehabil, 2007, 29（4）：293-299.

［30］Busse M, Tyson SF. How many body locations need to be tested when assessing sensation after stroke? An investigation of redundancy in the Rivermead Assessment of Somatosensory Performance［J］. Clin Rehabil, 2009, 23（1）：91-95.

［31］Winward CE, Halligan PW, Wade DT. The Rivermead Assessment of Somatosensory Performance（RASP）：standardization and reliability data［J］. Clin Rehabil, 2002, 16（5）：523-533.

［32］Williams PS, Basso DM, Case-Smith J, et al. Development of the Hand Active Sensation Test：reliability and validity［J］. Arch Phys Med Rehabil, 2006, 87（11）：1471-1477.

［33］Borstad A, Altenburger A, Hannigan A, et al. Design, Fabrication, and Administration of the Hand Active Sensation Test（HASTe）［J］. J Vis Exp, 2015, （103）：53178.

［34］Rolke R, Magerl W, Campbell KA, et al. Quantitative sensory testing：a comprehensive protocol for clinical trials［J］. Eur J Pain，2006，10（1）：77–88.

［35］Siao P，Cros DP. Quantitative sensory testing［J］. Phys Med Rehabil Clin N Am，2003，14（2）：261–286.

［36］Krause T，Asseyer S，Geisler F，et al. Chronic sensory stroke with and without central pain is associated with bilaterally distributed sensory abnormalities as detected by quantitative sensory testing［J］. Pain，2016，157（1）：194–202.

［37］Block HJ，Mirdamadi JL，RYckman S，et al. A Tablet-Based Tool for Accurate Measurement of Hand Proprioception After Stroke［J］. J Neurol Phys Ther，2019，43（2）：106–116.

［38］Cherpin A，Kager S，Budhota A，et al. A preliminary study on the relationship between proprioceptive deficits and motor functions in chronic stroke patients［J］. IEEE Int Conf Rehabil Robot，2019，2019：465–470.

［39］Cappello L，Elangovan N，Contu S，et al. Robot-aided assessment of wrist proprioception［J］. Front Hum Neurosci，2015，9：198.

［40］王心刚，冯燕玲. 神经电生理诊断技术规范［M］. 郑州：郑州大学出版社，2016.

［41］Chowdhury RH，Reaz MB，Ali MA，et al. Surface electromyography signal processing and classification techniques［J］. Sensors（Basel），2013，13（9）：12431–12466.

［42］Fukuda S.［Somatosensory evoked potential］［J］. Masui，2006，55（3）：280–293.

［43］Vernon J，Marton T，Peterson E. Sensory deprivation and hallucinations［J］. Science，1961，133（3467）：1808–1812.

［44］Kang N，Summers JJ，Cauraugh JH. Transcranial direct current stimulation facilitates motor learning post-stroke：a systematic review and meta-analysis［J］. J Neurol Neurosurg Psychiatry，2016，87（4）：345–355.

［45］Allman C，Amadi U，Winkler AM，et al. Ipsilesional anodal tDCS enhances the functional benefits of rehabilitation in patients after stroke［J］. Sci Transl Med，2016，8（330）：330r–331r.

［46］Ciullo V，Spalletta G，Caltagirone C，et al. Transcranial Direct Current Stimulation and Cognition in Neuropsychiatric Disorders：Systematic Review of the Evidence and Future Directions［J］. Neuroscientist，2021，27（3）：285–309.

［47］Iriarte IG，George MS. Transcranial Magnetic Stimulation（TMS）in the Elderly［J］. Curr Psychiatry Rep，2018，20（1）：6.

［48］Hoyer EH，Celnik PA. Understanding and enhancing motor recovery after stroke using transcranial magnetic stimulation［J］. Restor Neurol Neurosci，2011，29（6）：395–409.

［49］Ahmed Z. Trans-spinal direct current stimulation modulates motor cortex-induced muscle contraction in mice［J］. J Appl Physiol（1985），2011，110（5）：1414–1424.

［50］Sheffler LR，Chae J. Neuromuscular electrical stimulation in neurorehabilitation［J］. Muscle Nerve，2007，35（5）：562–590.

［51］Bao SC，Leung WC，KCV，et al. Pathway-specific modulatory effects of neuromuscular electrical stimulation during pedaling in chronic stroke survivors［J］. J Neuroeng Rehabil，2019，16（1）：143.

［52］Augustinsson LE，Bohlin P，Bundsen P，et al. Pain relief during delivery by transcutaneous electrical nerve stimulation［J］. Pain，1977，4（1）：59–65.

［53］Kwong P，Ng G，Chung R，et al. Bilateral Transcutaneous Electrical Nerve Stimulation Improves Lower-Limb Motor Function in Subjects With Chronic Stroke：A Randomized Controlled Trial［J］. J Am Heart Assoc，2018，7（4）：e007341.

［54］沈显山，吴建贤，洪永锋，等. 局部振动在脑卒中康复的应用进展［J］. 中国康复医学杂志，2018，33（11）：1370–1373.

［55］Murillo N，Valls-Sole J，Vidal J，et al. Focal vibration in neurorehabilitation［J］. Eur J Phys Rehabil Med，2014，50（2）：231-242.

［56］Saggini R，Bellomo RG. Integration to focal vibration in neurorehabilitation［J］. Eur J Phys Rehabil Med，2015，51（4）：508.

［57］Kaptchuk TJ. Acupuncture：theory，efficacy，and practice［J］. Ann Intern Med，2002，136（5）：374-383.

［58］Ottenbacher K. Sensory integration therapy：affect or effect［J］. Am J Occup Ther，1982，36（9）：571-578.

［59］Brown KE，Neva JL，Feldman SJ，et al. Sensorimotor integration in healthy aging：Baseline differences and response to sensory training［J］. Exp Gerontol，2018，112：1-8.

［60］丁力，贾杰."镜像疗法"作为一种康复治疗技术的新进展［J］. 中国康复医学杂志，2015，30（5）：509-512.

［61］Thieme H，Morkisch N，Mehrholz J，et al. Mirror therapy for improving motor function after stroke［J］. Cochrane Database Syst Rev，2018，7（7）：D8449.

［62］Canning CG，Allen NE，Nackaerts E，et al. Virtual reality in research and rehabilitation of gait and balance in Parkinson disease［J］. Nat Rev Neurol，2020，16（8）：409-425.

［63］Silver B. Virtual reality versus reality in post-stroke rehabilitation［J］. Lancet Neurol，2016，15（10）：996-997.

［64］Pereira MF，Prahm C，Kolbenschlag J，et al. Application of AR and VR in hand rehabilitation：A systematic review［J］. J Biomed Inform，2020，111：103584.

［65］Nicolas-Alonso LF，Gomez-Gil J. Brain computer interfaces，a review［J］. Sensors（Basel），2012，12（2）：1211-1279.

［66］Liu L，Chen W，Zhou H，et al. Chinese Stroke Association guidelines for clinical management of cerebrovascular disorders：executive summary and 2019 update of clinical management of ischaemic cerebrovascular diseases［J］. Stroke Vasc Neurol，2020，5（2）：159-176.

［67］Winstein CJ，Stein J，Arena R，et al. Guidelines for Adult Stroke Rehabilitation and Recovery：A Guideline for Healthcare Professionals From the American Heart Association/American Stroke Association［J］. Stroke，2016，47（6）：e98-e169.

［68］Blacquiere D，Lindsay MP，Foley N，et al. Canadian Stroke Best Practice Recommendations：Telestroke Best Practice Guidelines Update 2017［J］. Int J Stroke，2017，12（8）：886-895.

［69］Aksenov IV. Neuropathic diabetic foot ulcers［J］. N Engl J Med，2004，351（16）：1694-1695.

［70］Selvarajah D，Kar D，Khunti K，et al. Diabetic peripheral neuropathy：advances in diagnosis and strategies for screening and early intervention［J］. Lancet Diabetes Endocrinol，2019，7（12）：938-948.

［71］李强，李海芹，逄涛，等. 定量感觉检测对2型糖尿病周围神经损伤的临床观察［J］. 临床医学，2015，35（01）：78-80.

［72］梁峰，胡大一，沈珠军. 2014美国糖尿病指南：糖尿病诊疗标准［J］. 中华临床医师杂志（电子版），2014，8（06）：1182-1190.

［73］型糖尿病防治临床指南编写组中国老年，中国老年医学学会老年内分泌代谢分会，中国老年保健医学研究会老年内分泌与代谢分会，等. 中国老年2型糖尿病防治临床指南（2022年版）［J］. 中华内科杂志，2022，61（1）：12-50.

［74］孙子林，刘莉莉.《中国糖尿病运动治疗指南》解读［J］. 国际内分泌代谢杂志，2013，33（6）：373-375，378.

［75］中华中医药学会糖尿病分会. 糖尿病周围神经病变中医临床诊疗指南（2016年版）［J］. 中医杂

志，2017，58（7）：625-630.

［76］Mckhann GM，Knopman DS，Chertkow H，et al. The diagnosis of dementia due to Alzheimer's disease：recommendations from the National Institute on Aging-Alzheimer's Association workgroups on diagnostic guidelines for Alzheimer's disease［J］. Alzheimers Dement，2011，7（3）：263-269.

［77］Jia J，Wang F，Wei C，et al. The prevalence of dementia in urban and rural areas of China［J］. Alzheimers Dement，2014，10（1）：1-9.

［78］郝晶，李坤成，王葳，等．阿尔茨海默病患者视觉搜索的功能磁共振成像研究［J］. 中华医学杂志，2005，85（33）：2349-2353.

［79］魏丹，刘金玲，薛龙星，等．帕金森病感觉障碍研究进展［J］. 中国实用神经疾病杂志，2018，21（04）：456-459.

［80］刘丽军，李晓红．帕金森病视觉功能障碍的研究进展［J］. 中华老年心脑血管病杂志，2019，21（02）：214-216.

［81］Trenkwalder C，Allen R，Högl B，et al. Comorbidities，treatment，and pathophysiology in restless legs syndrome［J］. Lancet Neurol，2018，17（11）：994-1005.

［82］Rogers G，Davies D，Pink J，et al. Parkinson's disease：summary of updated NICE guidance［J］. BMJ：British medical journal，2017，358（8117）：242-245.

［83］Keus SH，Bloem BR，Hendriks EJ，et al. Evidence-based analysis of physical therapy in Parkinson's disease with recommendations for practice and research［J］. Mov Disord，2007，22（4）：451-460，600.

［84］Theodore N. Degenerative Cervical Spondylosis［J］. N Engl J Med，2020，383（2）：159-168.

［85］中医康复临床实践指南·项痹（颈椎病）制定工作组，章薇，李金香，等．中医康复临床实践指南·项痹（颈椎病）［J］. 康复学报，2020，30（5）：337-342.

［86］李雷．《颈椎病诊治与康复指南》解读［J］. 中国实用乡村医生杂志，2007，14（12）：45-47.

［87］Raj-M Amin，Andrade Nicholas-S，Neuman Brian-J. Lumbar Disc Herniation［J］. Current reviews in musculoskeletal medicine，2017，10（4）：507-516.

［88］Berman BM，Langevin HM，Witt CM，et al. Acupuncture for chronic low back pain［J］. N Engl J Med，2010，363（5）：454-461.

第十一章
老年运动功能障碍全周期康复

第一节 概述

国家统计局显示，截至 2019 年末，我国 60 岁及以上人口约 2.5388 亿，占总人口的 18.1%，其中 65 岁及以上人口约 1.7603 亿，占总人口的 12.6%[1]。老年人运动功能障碍是影响老年人生活质量的重要因素，给家庭和社会带来了沉重的负担。

造成老年人运动功能障碍的原因可以分成原发性和继发性两大类[2]。原发性老年运动功能障碍指的是伴随着个体衰老的过程，机体与运动功能相关的细胞、组织、器官和系统的功能逐渐出现生理性退化，导致个体的运动功能逐渐衰弱，个体对环境的生理和心理适应能力进行性降低。而继发性老年人运动功能障碍指发生在各类神经系统、骨关节系统和心肺系统疾病后的运动功能障碍，运动功能障碍的表现与疾病特点密切相关，临床治疗和康复路径也各不相同[2, 3]。

本章通过系统检索国内外与老年运动功能障碍有关的指南、专家共识、综述、临床研究，对常见老年运动功能障碍进行定义和描述，对常见老年运动功能障碍的评估和治疗方法进行归纳和阐述；并针对不同的神经系统疾病（脑卒中、帕金森病、阿尔茨海默病、精神心理、糖尿病周围神经病变）、骨关节系统疾病（颈椎病、腰椎间盘突出症、骨质疏松性椎体骨折、骨质疏松性髋部骨折、髋膝骨关节炎）和心肺系统疾病（冠心病、慢性心力衰竭、肺癌、慢性阻塞性肺疾病）后的运动功能障碍进行总结，对不同疾病的运动障碍特点、运动功能评估、运动功能康复治疗分别进行归纳，从运动功能障碍全周期、疾病全周期、医疗机构全周期、临床－康复－护理全周期的角度对老年运动功能障碍的系统管理模式进行阐述（图 11-1-1）。本章目的是为临床医生、康复治疗师、护理工作者、家庭照护者等提供老年运动功能全周期康复的参考，填补国内外在该领域的不足。

老年运动功能障碍的全周期

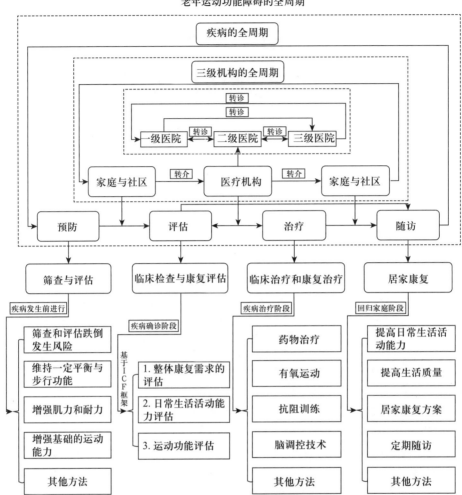

图 11-1-1　老年运动功能障碍的系统管理

第二节　老年运动功能障碍

一、运动功能

　　运动系统由骨、关节和骨骼肌构成，约占成人体重的60%。全身各骨与关节相连形成骨骼，构成人体的支架，赋予人体基本形态，支持体重和保护内脏，如颅骨保护脑，胸廓保护心、肺、肝、脾等器官。骨骼肌附着于骨，在神经系统的支配下有序地收缩和舒张，收缩时以关节为支点牵引骨改变位置和角度，由此产生运动。在运动过程中，骨起着杠杆作用，关节为运动的枢纽，骨骼肌为运动的动力器官。因此，骨和关节是运动系统的被动部分，骨骼肌是运动系统的主动部分[4]（图11-2-1）。

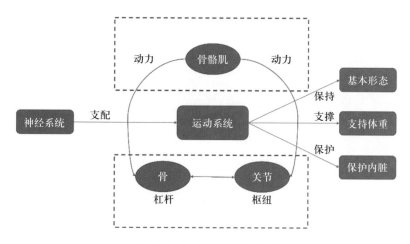

图 11-2-1　运动系统的构成

运动功能在康复医学中的内涵是多维度的，其涉及的核心概念包括肌力、肌张力、关节活动度、平衡、协调控制和耐力等。

运动功能在躯体上的定位可以分成上肢运动功能、下肢运动功能和躯干功能。上肢运动功能由肩复合体、肘、前臂、腕、手的功能组成；躯干功能由头颈部、胸部、腹部等部分功能组合；下肢运动功能由髋关节、膝关节、踝关节与足功能组成。在日常生活活动中，躯干功能主要提供稳定性和支持，同时头颈部还涉及发音与进食活动、步行功能实现位置的改变，手功能实现具体的精细操作[5, 6]（图 11-2-2）。

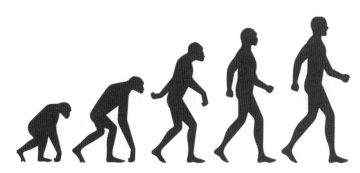

图 11-2-2　步态的演化

运动功能是人类功能的重要组成部分，通过梳理运动功能与人类其他功能的关系，我们认为运动功能与其他所有的功能都是紧密相关的，如其受认知功能控制，与感觉功能是"感觉运动一体化"，心肺功能是运动功能的保障，其是吞咽、言语、二便的基础，受疼痛和精神心理的影响（图 11-2-3）。

日常生活能力（activities of daily life，ADL）是指人们在日常生活中进行的各项活动，分为基本日常生活活动能力与工具性或扩展性日常生活活动能力（instrumental activities of daily living，IADL）。以 ADL 评估的经典量表改良 Barthel 量表（modified Barthel index，MBI）为例，进食、洗澡、修饰、更衣、如厕、床椅转移、行走、上下楼梯的功能核心均为运动功能，因此 ADL 与运动的关系最为密切[7]（图 11-2-4）。

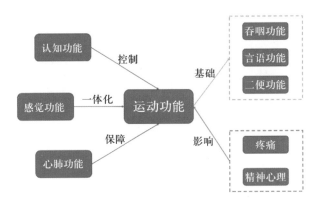

图 11-2-3　运动功能与其他功能的关系

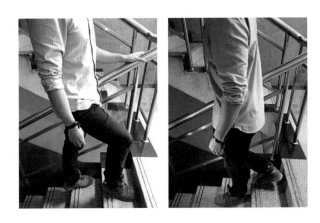

图 11-2-4　上下楼梯

二、运动功能障碍

运动功能障碍是指机体由于运动相关系统的结构或功能损害，导致运动功能部分和全部丧失。具体表现为：肌肉无力、肌肉挛缩、肌肉萎缩、肌张力异常、关节活动度受限、平衡功能障碍、协调性差、运动控制能力下降、偏瘫或完全瘫痪、虚弱和疲劳、行为异常、活动减少和耐力下降等[8, 9]（表 11-2-1）。

表 11-2-1　运动功能障碍典型表现

序号	运动功能障碍	具体表现
1	肌肉无力	肢体做随意运动时肌肉收缩的力量下降
2	肌张力障碍	一种持续性或间断性肌肉收缩引起的异常（多为重复性）运动和（或）姿势的运动障碍，可被随意动作诱发或加重，异常运动主要表现为模式性、扭转性和颤抖性动作
3	关节活动度受限	关节主动或被动运动时所通过的运动弧或转动的角度减小。关节外软组织瘢痕形成会导致关节活动明显受限，常见于关节周围的皮肤、肌肉、肌腱等损伤或病变后治疗过程中限制活动造成疏松结缔组织变性、致密结缔组织增生导致的后遗症

序号	运动功能障碍	具体表现
4	平衡功能障碍	个体在运动或受到外力作用时能自动地调整并维持姿势的能力下降，表现为当身体重心偏离稳定位置时不能通过自发的、无意识的或反射性的活动恢复重心稳定
5	共济失调	当控制人体姿势和随意运动的大脑、基底节、小脑、前庭系统、深感觉等系统遭到损伤，个体出现运动协调控制不良、平衡障碍等问题
6	耐力下降	个体长时间地进行某活动的耐久能力降低，可分为肌肉耐力下降或心血管耐力下降

其中，①肌肉无力是指肢体做随意运动时肌肉收缩的力量下降[10]；②肌张力障碍是一种持续性或间断性肌肉收缩引起的异常（多为重复性）运动和（或）姿势的运动障碍，可被随意动作诱发或加重，异常运动主要表现为模式性、扭转性和颤抖性动作；③痉挛是一种因牵张反射兴奋性增高所致的以速度依赖性肌肉张力增高为特征的运动障碍，且伴随有腱反射的亢进[11]；④关节活动度受限指关节主动或被动运动时所通过的运动弧或转动的角度减小。关节外软组织瘢痕形成会导致关节活动明显受限，常见于关节周围的皮肤、肌肉、肌腱等损伤或病变后，在治疗过程中限制活动造成因疏松结缔组织变性、致密结缔组织增生导致的后遗症；⑤平衡功能障碍指个体在运动或受到外力作用时能自动地调整并维持姿势的能力下降，表现为身体重心偏离稳定位置时不能通过自发的、无意识的或反射性的活动以恢复重心稳定；⑥共济失调指当控制人体姿势和随意运动的大脑、基底节、小脑、前庭系统、深感觉等系统遭到损伤，个体出现运动协调控制不良、平衡障碍等问题[12]；⑦耐力下降指个体长时间地进行某活动的耐久能力降低，可分为肌肉耐力下降或心血管耐力下降。⑧吞咽障碍是指由于下颌、双唇、舌、软腭、咽喉、食管等器官结构和（或）功能受损，不能安全有效地把食物输送到胃内。临床上又细分为：口腔前期吞咽障碍、口腔期吞咽障碍、咽期吞咽障碍和食道期吞咽障碍。⑨运动性构音障碍是由于神经、肌肉功能障碍所致的发声障碍，是脑卒中、帕金森病、脑神经麻痹等神经系统病变后的常见并发症之一。

运动功能障碍是引起个体残疾的重要因素，运动功能障碍的表现受运动生理、疾病病理、心理认知、个体家庭社会、经济文化等多种因素的综合影响[13]。

三、老年运动功能障碍

老年运动功能障碍指65岁以上的老年个体由于运动系统原发性衰老的生理性因素，或由于各类疾病导致运动系统的结构或功能遭到损害的继发性因素，而造成运动功能部分或完全丧失。老年人常表现出广泛的运动能力丧失，从轻微的肌肉力量和体积的下降、速度和灵活性的下降，到伴随残疾的明显的运动障碍。跌倒成为老年人运动功能障碍的主要特点，而日常生活活动能力的下降也反映了老龄化带来的主要问题。有关横断面的研究数据表明[14]，中年以后，成年人年龄的增长与功能水平的降低有关，为老年人的运动功能下降提供了一定的证据。在发音与进食活动方面，老年吞咽功能障碍一般指 65 岁以上个体的吞咽功能部分或严重下降，不能安全有效地把食物从口腔输送到胃内。老年人最常见发音相关的运动功能障碍为运动型构音障碍，包括痉挛型、弛缓型、运动失调型、运动过少或过多型，以及混合型。相关内容详见本书第二章、第八章。

其中，继发性各类疾病的老年运动功能障碍是现代康复医学致力解决的重点问题之一，而老年人的运动功能障碍常继发于各类神经系统疾病、骨关节系统疾病和心肺系统疾病[15]。

（1）老年常见的神经系统疾病包括：脑卒中、帕金森病、阿尔茨海默病、精神疾病和糖尿病周围神经病。

1）脑卒中是由于脑血管病变引起的中枢神经系统的急性局灶性损伤，常引起神经功能缺损。年龄增长是脑卒中最强劲的不可改变的危险因素。老年脑卒中属于上运动神经元受损性障碍，主要表现为肌肉瘫痪、联合反应、共同运动、异常的姿势反射及痉挛等异常运动模式（图 11-2-5）。

2）老年帕金森病会在老年运动功能特点之上叠加运动迟缓、静止性震颤、肌强直和姿势步态障碍等症状。在帕金森病患者人群中，常见运动控制不良和肌力下降，腿部肌力减少与跌倒风险增加和行走速度降低有关。随着疾病的进展，复杂动作序列的流畅性、协调性、效率和速度，以及灵巧性往往会下降。此外，震颤可能影响手功能活动。由于姿势反射的逐渐减弱，以及本体感觉障碍，躯干灵活性降低，可进一步降低平衡能力。帕金森病患者的步态障碍可分为持续性步态障碍和间歇性步态障碍，持续性步态障碍包括手臂摆动不对称地减少或消失、弯腰姿势、步长减少或多变；间歇性步态障碍如慌张步态和冻结。

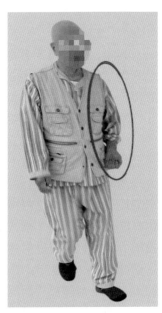

图 11-2-5　老年脑卒中
运动功能障碍

3）老年阿尔茨海默病患者出现或伴随的运动障碍可随病程进展、伴随全面功能衰退而逐渐加重。虽然老年阿尔茨海默病患者学习新信息的能力显著受损，但学习新的程序性动作及运动的能力相对保留。阿尔茨海默病患者存在运动过缓的表现，且随整体病情的严重度增加而加重。跌倒是中晚期阿尔茨海默病患者的常见并发症，可继发骨折、长期卧床导致的肺炎等严重并发症，增加照料负担和死亡率。老年阿尔茨海默病的运动功能障碍出现在后期，主要表现为精细运动功能障碍、失用、运动学习能力下降、运动过缓，锥体外系症状如肌张力增高，跌倒及运动相关中枢结构异常等。

4）老年精神心理疾病相关的运动功能障碍主要表现为行为异常、活动减少等，老年精神心理疾病与活动减少或运动功能障碍互为因果。

5）糖尿病周围神经病变累及运动神经时也可导致肌力减退、肌肉萎缩。老年糖尿病周围神经病的运动功能障碍主要表现为运动能力下降、平衡功能减低、步态不稳以及跌倒风险增高等。一旦糖尿病患者出现累及周围神经的症状时，应尽早进行运动功能的相关评估，主要包括肌力测验、关节活动度测验、平衡能力评估以及肌少症的筛查等。

老年糖尿病患者更易出现肌肉量减少、肌肉质量降低，从而导致全身肌力减退。从疾病预防调护的角度出发，在运动功能障碍出现前，就应该提前进行运动干预。不论是糖尿病一级预防抑或糖尿病治疗经典的"五架马车"均包含运动内容，运动功能及运动干预贯穿在老年糖尿病周围神经病变的全周期康复过程中。

（2）老年常见的骨关节系统疾病包括：颈椎病、腰椎间盘突出症、骨质疏松性椎体骨折、骨质疏松性髋部骨折、髋膝骨关节炎。

1）老年颈椎病指年龄≥65岁的患者，因颈椎椎间盘退行性改变及其继发病理改变累及其周围组织结构（神经根、脊髓、椎动脉、交感神经等），出现与影像学改变相应的临床表现的疾病。与运动功能相关的主要临床表现有：颈型颈椎病呈现为急性期颈椎活动绝对受限；神经根型颈椎病在神经根受压处出现肌力减退，同时伴疼痛导致的活动受限，晚期可有肌肉萎缩；脊髓型颈椎病可出现双上肢肌力下降，双下肢肌张力增高。另外还可能有错误的运动控制模式以及平衡功能障碍。除此之外，交感型和椎动脉型很少出现可量化的运动功能障碍。

2）老年椎间盘突出症患者因腰椎间盘变性、纤维环破裂、髓核组织突出压迫和刺激腰骶神经根、马尾神经可引起一系列综合征，包括运动功能障碍。常见运动功能障碍主要有活动受限、肌肉萎缩、肌力减退、步行能力下降、日常生活活动能力下降等。老年人由于自身生理特点，对外界环境的感知力出现不同程度退化，如视力、浅感觉、深感觉等，同时对环境变化的应急反应能力也随生理机能的退化而下降，所以老年人群的跌倒风险明显增高，跌倒叠加老年骨质疏松性状态极易发生各种骨折。

3）骨质疏松椎体压缩性骨折（osteoporosis vertebra compressed fracture，OVCF）是老年人群最常见的骨折。由于疼痛和不适，或缺乏适当的背部肌肉的代偿，骨质疏松性椎体骨折患者会出现腰背肌力明显减退，双下肢肌力及握力减退、平衡功能下降等表现。患者一般无神经损害表现，但如果骨折程度严重，也可出现下肢感觉减退、肌力减弱及反射改变等神经功能损害表现。骨质疏松椎体压缩性骨折对患者的功能障碍、日常生活活动能力影响较大，为国家、社会和家庭带来沉重经济负担。

4）老年患者髋部骨折后导致肢体畸形、肌力减退、步行能力下降、平衡能力下降、日常生活能力下降等，严重影响患者的生活质量。包括：术前下肢出现短缩外旋畸形，并不能负重；术后肌力减退，整体步行能力下降，平衡能力下降，跌倒风险增高；活动水平和能力降低；日常生活活动能力下降，不能回归原来正常的生活环境以及需要更高的看护级别。

5）老年髋膝骨关节炎表现为渐进性关节活动受限。老年患者常伴有骨质疏松，关节内骨容易出现赘生变化，同时随着关节软骨、半月板的退行性变，以及滑膜炎症积液，易导致膝内翻畸形、膝外翻畸形以及旋转畸形，且关节畸形呈渐进性发展。老年髋膝骨关节炎患者常有关节疼痛，其体力活动就会减少，患肢功能水平也会下降，从而导致患肢肌肉萎缩和力量下降。而肌肉萎缩和肌肉力量下降使得活动量更少，从而陷入恶性循环，严重影响老年人的生活质量。老年骨关节系统疾病导致的运动功能障碍表现有较大的一致性，主要为疼痛相关活动减少、肌力下降、关节活动度降低、平衡与步行能力下降，长期卧床和活动减少还会继发关节挛缩、运动耐力降低、跌倒风险增高、活动水平和能力降低、日常生活活动能力下降等问题。

（3）老年常见的心肺系统疾病包括：冠心病、慢性心力衰竭、肺癌、慢性阻塞性肺疾病。

1）冠心病（coronary artery disease，CAD），全称冠状动脉粥样硬化性心脏病，是冠状动脉发生粥样硬化病变而引起冠状动脉狭窄或闭塞，导致心肌缺血缺氧甚至坏死的心脏病。年龄超过65岁的人群发生冠心病即为老年冠心病。老年冠心病患者年龄增长、卧床时间延长等原因均会对心肺功能及体能产生不良影响。卧床、贫血、代谢紊乱、血容量或外周阻力下降及左心室功能不全患者心率明显增加。老年冠心病患者缺乏运动形成恶性循环，可造成心动过速、直立性低血压、血栓栓塞风险增加、运动耐量降低及体能明显下降等多种不良后果，从而造成患者运动耐力下降等运动功能障碍。

2）心力衰竭的一个显著特征是运动能力下降。老年慢性心力衰竭的运动功能障碍是指老年人由于心脏功能受损而导致或继发的整体运动能力下降，同时患者因心力衰竭的反复发作出现的焦虑、抑郁也会影响患者的运动功能，最终出现活动能力甚至日常生活活动能力的下降。慢性心力衰竭的运动功能障碍具有其特殊性，主要表现为整体的运动能力（由代谢当量MET评定）下降，并与不同程度的NYHA心功能分级相对应。具体的运动功能障碍为运动耐力下降，以及一些老年心力衰竭患者的外周紊乱，包括血管反应活性受损、骨骼肌氧化能力降低、功能性缺铁和骨密度降低。老年患者的肌肉数量及质量下降，也会出现对应的运动功能的特点。

3）肺癌患者运动功能障碍多由肺癌脑转移、骨转移、副肿瘤综合征、长期卧床及肺癌相关治疗导致。

4）慢性阻塞性肺疾病具有全身性影响，骨骼肌功能障碍是一种公认的肺外表现，主要表现为下肢肌肉的衰弱和萎缩，这主要是缺乏运动锻炼的后果。慢性阻塞性肺疾病患者普遍有运动耐量降低的问题。活动量不足是增加慢性阻塞性肺疾病患者住院率及死亡率的一个重要预测因素。

老年心肺系统疾病导致的运动功能障碍主要表现为运动耐力的下降、活动减少、平衡功能的下降和跌倒风险的增大，进而导致继发的整体运动能力下降，并伴随活动能力甚至日常生活活动能力下降。

老年运动功能障碍在各个系统疾病中的临床表现具有部分共同点，但针对老年运动功能障碍行全周期康复时，又必须关注到引起或伴随运动功能障碍的不同疾病的诊治特点。

第三节 常用老年运动功能评定方法

一、评估的概述

广义的运动功能是身体功能的整体体现，根据功能、残疾和健康的国际分类（International Classification of Functioning，Disability and Health，ICF）进行评估，对身体功能的测量往往更客观，更容易定义和更容易测量，但其与患者的功能和独立性的联系较小。在 ICF 的各个维度之间存在着有限的相关性[16]，许多因素都会对结果产生较大的影响，从身体功能 / 结构转变为活动限制，活动参与的限制再到对生活质量的影响[17]。此外，美国国家神经疾病和脑卒中研究所为 ICF 的每个维度编制了一套通用数据元素，包括身体结构 / 功能（损伤）、活动（活动限制）和参与（参与限制）三个主要维度。身体功能 / 结构的评估可用于预测疾病的预后，监测疾病的康复进展，监测对于新疗法的反应，指导新的治疗决策，记录临床状态并指导患者接下来的去向（转科或出院等）。有效而可靠的评估需要满足以上的一些要求，从多个层面对患者的功能进行整体而全面地评估[18]。

许多的评估方法可用于测量身体功能 / 结构的丧失，其中最主要的是物理检查方法[19]。针对物理检查的需求，科学家和相关领域学者们已经设计了许多的量表。许多特定形式的测量方法被设计用来测量身体功能 / 结构的损失。例如用于中枢神经系统的 Fugl-Meyer 量表的上肢运动部分，以及测量手臂运动缺陷的 Box 和 Block 测验，Fugl-Meyer 量表的腿部运动部分或用于测量腿部运动缺陷的步态速度。另外，有些量表需要特定设备进行测量，如测量手部握力的测力计，用于测量关节活动度的电测角仪。此外，机器人评估设备因其能较好量化人体功能 / 结构损失的优势而受到越来越多的关注[20]。

不同系统的疾病具有不同的运动功能障碍特点，因此，其评估方法也各有不同。神经系统疾病的评估较关注评估中枢的运动控制能力，骨关节系统疾病的评估主要关注于神经、肌肉、骨骼等问题，心肺系统疾病的评估则重点倾向于运动能力与体能的评估。无论是神经系统、骨关节系统还是心肺系统，由于患者群为老年人，往往从局部的运动功能障碍，折射为整体的运动能力下降，导致日常生活活动能力以及生活质量下降。因此，整体的日常生活活动能力评估显得不可或缺，是运动功能评估的重要组成部分。

二、整体康复需求的评估

根据 ICF，应该对患者的身体结构和功能、活动限制和参与限制进行全面的评估[21]。以中枢神经系统的脑卒中疾病为例，在神经功能障碍程度较轻的患者中，采用诸如 Berg 平衡量表（Berg balance scale，BBS）或卒中姿势评估量表（postural assessment scale for stroke，PASS）等标准化测量方法对平衡能力进行评估，有助于确定跌倒的风险和住院患者康复的真实需求，而不是直接通过门诊出院回家[22-24]。对于能够行走的患者，使用 10 米步行速度测验评估其步态速度，可以帮助确定行走能力[25, 26]。另外，对患者和家属及照护者进行安全咨询，了解并评估步行时跌倒的风险非常重要。

在出院前，通过诸如 Barthel 指数（Barthel index）或功能独立性测量（functional independence measure，FIM）等标准评估，对患者的功能能力进行全面评估是有用且必要的。Barthel 指数和 FIM 在预测出院功能状态、住院康复后出院目的和康复持续时间具有很好的意义价值[27-30]。通过全面衡量患者运动功能障碍的全方位影响及程度，对患者整体康复的需求进行评估，确定患者需要的干预手段与调整方法。

三、日常生活活动能力评估

日常生活活动能力（activities of daily livings，ADL）通常指的是人们日常生活中例行的自我照顾任务[31]。ADL通常被细分为与个人自我照顾和基本活动相关的任务，通常被称为基本ADL；以及涉及更复杂的家庭、社区和休闲活动的任务，被称为工具性ADL（instrumental activities of daily living，IADL）[32]。这两种日常生活活动能力全面地反映了患者的整体运动功能水平及运动功能障碍对生活的影响程度。而在这其中，手功能的评估与步行功能的评估则是日常生活活动能力评估的重要内容。

ICF使用残疾作为一个通用术语，包括身体功能和结构、活动以及环境和个人/社会因素中的参与等方面[33]。在过去十年中，在有关功能和残疾测量的两个方面，主要包括ADL和IADL，都取得了重大的进展。第一个是更复杂的评估方法，特别是基于项目反应理论和计算机适应测验方法的发展[34]。第二个是近年来对以患者为中心和患者报告结果的措施的重视。日常生活活动能力的评估贯穿于老年疾病发展的全周期，并覆盖各类系统的老年疾病，如神经系统疾病、骨关节系统疾病以及心肺系统疾病，在进行运动功能障碍评估时，均离不开对老年患者日常生活活动能力的评估，并制订更好的干预方法，促进其以较好的整体运动能力回归家庭与社区社会。

在日常生活活动中，老年人离不开各类空间上的移动活动，而在转移过程中，跌倒的发生是老年人运动功能障碍的重要危险因素，因此对跌倒风险的有效评估极其必要（图11-3-1）。跌倒风险的筛查与评估可包括[35]：①所有老年人都应该被问及他们是否（在过去一年里）跌倒了；②报告跌倒的老年人应该被询问跌倒的频率和情况；③老年人应该被询问他们是否在行走或平衡方面有困难；④老年人因跌倒而求医，报告在过去一年中反复跌倒，或报告行走与平衡困难（无论是否活动减少），应进行多因素跌倒风险评估；⑤老年人出现单次跌倒应评估步态和平衡；⑥凡是跌倒的老年人应该进行步态和平衡的评估；⑦不能参与标准步态和平衡测验或在测验中表现不佳的老年人应进行多因素跌倒风险评估；⑧老年人在步态和平衡评估中存在困难或表现出不稳定，需要进行

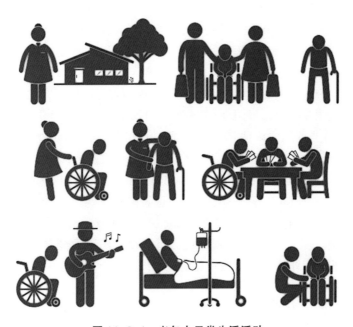

图11-3-1　老年人日常生活活动

多因素跌倒风险评估；⑨老年人报告只有一次跌倒，在步态和平衡评估报告中显示没有困难或不稳定，则不需要进行跌倒风险评估；⑩多因素跌倒风险评估应由具有适当技能和培训的临床医生进行。

四、运动功能评估

除了整体康复需求的评估以及日常生活活动能力的评估外，需要对具体的局部运动能力进行评估。对运动障碍的评估使临床医生能够了解运动和运动控制的行为表现与病损问题所在，使康复医生能够有针对性地制订康复训练处方，也使治疗师能够促进老年患者需求相对应的运动能力恢复。功能活动性评估，如上肢功能、平衡和移动是用来量化运动障碍的功能独立项目，主要依托各类评估项目与量表来实现定性或者定量化评估。合适而准确的评估可以提供疾病的预后信息[36-39]，并指导运动干预的选择和制订个性化的干预方案[40]，促进后续全周期的有效进展。

评估运动障碍和活动能力对于提供高效、高质量的康复服务至关重要，具体的评估项目与量表可以有效反应患者的具体运动功能障碍问题。评估结果用于确定需要进一步康复服务的对象、需要什么程度的康复服务、这些康复服务的最合适的剂量设置、选择的干预措施的具体内容、干预措施的个性化调整，以及康复服务是否达到预期的结果[41-43]。当在设施内部和跨设施实施标准化评估时，熟悉的且满足临床康复需求的措施通常最容易实施[44-46]。

运动功能的评估结果也为其治疗提供重要参考，在神经系统疾病中，有些评估方法也可作为治疗的干预措施；骨关节系统疾病中，评估项目的结果是衡量有些干预方法时机的重要参考；心肺系统疾病中，评估结果则是运动处方制订的前提以及干预过程中调整的依据，尤为重要。

五、老年评估上的差异

考虑到老年人整体机能下降，如关节活动度受限、灵活性降低、运动速度下降、整体独立性降低等，其评分标准要区别于一般的成年人。评估过程中，参照标准为其正常一侧的上肢或下肢功能；如进行两侧上肢功能障碍的评估，则以同龄群体进行参照对比[47]。在老年人群中，握力通常被用来作为肌肉力量的标志[48]，并与降低跌倒的发生率显著相关，是运动能力良好的评定标志[49]，其重要程度要高于年轻人。脚的抓地力量和行走速度是评估中极为普遍但重要的关注点，但是其评估和测验方案的方法学差异使得比较不同的研究变得困难，由于老年人自身跌倒风险高、体能较差等特点，导致老年人中的评估也显现出一定的难度。同时，在进行各类运动功能评估时，要注意老年人与年轻人在认知水平上的差异，排除认知对运动功能评估的可能影响。

六、评估项目与量表

针对不同系统的老年疾病，具体的运动功能评估对应着多种多样的评估项目与量表。

（一）神经系统

针对老年的神经系统疾病方面，共梳理了以下 46 个量表与评估项目。

1. 国际功能、残疾和健康分类（International Classification of Functioning, Disability and Health, ICF） ICF 是对健康和健康相关领域的分类。由于个体的功能和残疾是在一定的背景下发生的，ICF 还包括一系列环境因素。ICF 修正自 1980 年发布的"国际功能损伤、身心功能障碍与残障分类（International Classification of Impairments, Disabilities, and Handicaps, ICIDH）"与 1997 年发布的"国际功能损伤、活动与参与分类（International Classification of Impairments, Activities and Participation, ICIDH-2）"，ICF 是世界卫生组织在个人和人口层面衡量健康和残疾的框架。世界卫生组织所有 191 个会员国于 2001 年 5 月 22 日在第五十四届世界卫生大会（第 WHA 54.21 号决议）上正式认可 ICF 为描述和衡量健康和残疾的国际标准。ICF 分类系统提供了统一的框架，对组成健康要件的功能性状态与失能程度进行分类。ICF 分类系统的最终目标是要建立一种统一的、标准化的术语系统，以对健康状态的结果进行分类，提供参考性的理论框架。ICF 分类系统所依据的是在身体、个体、社会 3 个水平的健康状态所发生的功能变化及出现的异常。ICF 提供了一种新的理论与应用模式，不仅可以对疾病进行诊断，注意健康状态的结果，同时还建立了一种国际性的术语系统，这将促进国际性的比较研究与制定国际性的政策。

ICF 将人类功能（human functioning）分为三个层次：身体或身体部分（body or body part）、整体人（whole person）以及在社会环境中的整体人。残疾（disability）也因此包括一个及以上层次的功能失调：损害、活动限制和参与限制（impairments, activity limitations and participation restrictions）。ICF 分类体系的一个基本假定是：人类个体在特定领域的功能状况是健康状况和背景因素间交互作用和复杂联系的结果。干预一个方面可能导致一个或多个方面的改变。

2. 美国国立卫生研究院卒中量表（National Institute of Health Stroke Scale, NIHSS） NIHSS 是医疗服务提供者用来客观量化卒中所造成损害的工具。NIHSS 由 11 个项目组成，每个项目得分在 0~4 之间。对于每个项目，0 分通常表示该能力正常，分数越高则表示损伤程度越大。每个项目的单项得分相加，得出 NIHSS 总分，最大值是 42，最小值是 0。使用量表时遵循以下几个基本原则：①最具重现性的反应都是第一反应；②原则上不容许在任何项目上对患者进行辅导，除非有特别说明；③有些项目只有绝对存在时才能打分；④即使结果看起来矛盾也要如实记录患者所做的，而不是测验者认为患者可以做的；⑤患者的分数应当在检查后立即记录，最好每一个项目随着量表的检查而打分。

3. Brunnstrom 分期 Brunnstrom 将偏瘫肢体功能的恢复过程根据肌张力的变化和运动功能情况分为 6 个阶段，来评定脑卒中后运动功能的恢复过程。Brunnstrom 分期是医生、治疗师甚至护士都使用并关注的评估方法，它有效地将患者进行归类，锁定其功能状态，根据其不同的分期，可大致了解患者的病程、进展以及康复方案的制订，是快速便捷的评定方法（图 11-3-2）。

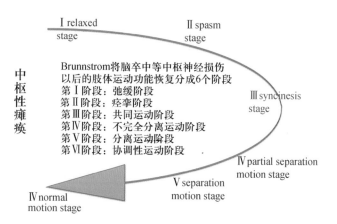

图 11-3-2　Brunnstrom 分期

中枢性瘫痪的康复过程是运动模式的质的过程，常分为弛缓、痉挛、联带运动（表 11-3-1）、部分分离运动、分离运动和正常。

表 11-3-1　联带运动特点

部位	屈肌联带运动	伸肌联带运动
上肢		
肩胛带	上抬，后撤	前突
肩关节	屈曲，外展，外旋	伸展，内收，内旋
肘关节	屈曲	伸展
前臂	旋后	旋前
腕关节	掌屈	背伸
手指	屈曲	伸展
下肢		
髋关节	屈曲，外展，外旋	伸展，内收，内旋
膝关节	屈曲	伸展
踝关节	背屈，内翻	跖屈，内翻
足趾	伸展	屈曲

（1）弛缓期：是急性脑损伤的移行过程，是锥体束处于休克状态时，一般经过数日或数周可自行度过。该期特点为：患者肢体失去控制，随意运动消失；肌张力低下；腱反射减弱或消失。

（2）痉挛期：该期特点为：腱反射亢进；肌张力增高；出现联合反应。

（3）联带运动：是丧失随意运动控制的肌群中出现的一种紧张性姿势反应，是原始反射的一种，是影响偏瘫患者运动功能改善的重要原因之一，在治疗中应予以抑制。

（4）部分分离运动

1）上肢特点为：①肩关节伸展，肘关节屈曲，手摸脊柱（距脊柱 <5 cm）；肩关节屈曲时，肘关节伸展（肩屈曲≥60°，肩关节内收，外展≤±10°，肘关节屈曲≤20°）。

②肘关节屈曲，前臂旋前（大臂不得离开躯干，肘关节屈曲 90°±10° 范围内，旋前 >50°）。

2）下肢特点为：①仰卧位，髋关节外展（外展 >20°，足跟不得离开床，膝关节伸展位，屈曲 ≤20°）。②仰卧位，膝关节伸展，髋关节屈曲（膝关节屈曲 ≤20°，髋关节屈曲 >30°）。③坐位，膝关节伸展（髋关节 60°~90° 屈曲位，膝关节屈曲 <20°）。

（5）分离运动

1）上肢特点为：①肘关节伸展，肩关节外展（肘关节屈曲 <20°，肩关节外展 >60°）。②肘关节伸展，上肢上举（肘关节屈曲 <20°，肩关节屈曲 >130°）。③肘关节伸展，肩关节屈曲，前臂旋前（肘关节屈曲 <20°，肩关节屈曲 >60°，旋前 >50°）。

2）下肢特点为：①坐位，膝关节伸展，踝关节背屈（髋关节屈曲 60°~90°，膝关节屈曲 <20°，踝关节背屈 >5°）。②坐位，髋关节内旋（髋关节屈曲 60°~90°，膝关节屈曲 90°±10°，髋关节内旋 >20°）。③坐位，踝关节屈曲（髋关节、膝关节屈曲 <20°，踝关节背屈 >5°）。

（6）正常阶段：上肢为肘关节伸展，上举上肢，反复 10 次；下肢为在坐位下，髋关节内旋 10 次，其健患侧时差在 1.5 倍以内。

4. 徒手肌力评定（manual muscle test，MMT）　MMT 是物理治疗师、医生、脊椎治疗师、生理学研究人员和其他与建立有效治疗和跟踪整个特定方案的进展有关的人员使用的一种诊断评估方法。徒手肌力评定的发展可以追溯到 20 世纪初，当时重力测验被用来评估脊椎神经损伤。现代的生理测验方法已经采用了标准且公认的程序和分级系统，允许医生理解和交流肌肉测验的结果。肌肉测验可以通过手动强度测验、功能测验和测力来进行。手动肌肉强度测验是最常用的肌肉测验形式之一。使用徒手肌力评定时，患者被指示握住相应的肢体或适当的身体部位，在其有效范围的末端进行测验，而医生则提供相反的人工阻力。

肌力广义上讲是指肌肉最大自主收缩时产生的力量。临床评定肌力的目的在于①确定有无肌力减弱及肌力减弱的部位和程度；②辅助某些神经肌肉疾病的损伤定位诊断；③预防肌力平衡引起的损伤或畸形；④为康复方案的制订提供指导依据；⑤客观评价康复疗效。徒手肌力评定是在特定体位下让患者做标准动作，通过触摸肌腹，观察肌肉在减重、抗重、抗阻状态下完成动作的能力，从而对肌肉主动收缩的能力进行评定。需要注意的是：检查动作是由主动肌和助动肌共同完成的；必须具备一定的解剖、生理知识；徒手肌力评定并不适用于中枢神经系统损伤后张力较高的患者（图 11-3-3）。

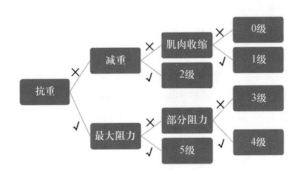

图 11-3-3　肌力评估流程

5. 改良 Ashworth 分级评定（modified Ashworth scale，MAS） MAS 主要测量被动软组织拉伸时的阻力，并被用作测量痉挛状态的简单方法。0：无肌肉张力增加；Ⅰ：轻微肌肉张力增加，可只出现在活动起始或终末；Ⅰ⁺：轻度肌肉张力增加，最小阻力存在于小于关节活动范围的 50%；Ⅱ：超过关节活动范围的 50%，肌肉张力增加较为明显，但仍较容易活动；Ⅲ：肌肉张力明显增加，被动活动困难；Ⅳ：僵直。

6. Fugl-Meyer 评定量表（Fugl-Meyer assessment scale，FMA） FMA 包括运动功能评定、感觉功能评定、平衡功能评定三方面，Fugl-Meyer 运动功能评定量表是目前用于中枢神经损伤患者运动功能评定较为权威的方法，其信效度都相对较高，总体上看地板效应与天花板效应相对其他量表在全面角度具有较好的代表性。目前广泛应用于运动功能的临床评估。

7. 三级平衡检测 主要包括：①坐：Ⅰ级，静态维持自身平衡 10 秒以上；Ⅱ级，自身动态平衡 10 秒以上（上肢主动活动）；Ⅲ级，轻外力作用下维持平衡。②站：Ⅰ级，静态维持自身平衡 10 秒以上；Ⅱ级，自身动态平衡 10 秒以上（上肢主动活动）；Ⅲ级，轻外力作用下维持平衡。③走：Ⅰ级，单纯行走维持自身平衡 10 秒以上；Ⅱ级，行走伴上肢和头颈、躯干活动并维持平衡 10 秒以上；Ⅲ级，行走中轻外力作用下维持平衡。

8. 功能性前伸试验（functional reach test，FRT） FRT 是用于评估平衡和前向稳定性的常规测验。功能性前伸试验价格低廉，使用方便。此测验的缺点是，它评估的平衡问题在一个站立的姿势，其中的脚是在一个静态的位置，并衡量在向前的方向上的稳定性。功能性前伸试验测量了患者向前伸展的稳定性极限，步骤为测量人员要求被测验者将双臂举至与肩同高并同时与地面平行，指尖对准"0"刻度线，被测验者在不移动双脚的情况下尽量向前伸，期间要求被测验者不能弯腰，达到稳定性极限保持 3 秒，测量三次，最后取三次测量结果的平均值记录（图 11-3-4）。

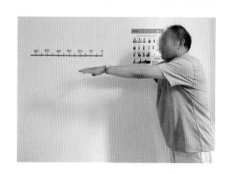

图 11-3-4 功能性前伸试验

9. 改良 Barthel 指数（modified Barthel index，MBI） MBI 是对身体残障的量度，广泛用于评估脑卒中患者或其他残疾患者日常生活活动的行为。它衡量的是患者在实践中的作为与活动，任何熟悉患者的人都可以使用该量表进行评估。

10. Wolf 运动功能测验（Wolf motor function test，WMFT） WMFT 主要用于评价上肢运动功能及灵巧性。该量表包括 15 项单关节或多关节作业活动评估，除能判定患者完成每一项作业活动的质量外，还可以测定患者完成作业活动的时间，反映患者上肢功能的连续性变化，敏感地发现各种治疗方法对患者上肢功能改善的细微影响，弥补了FMA 可能带来的天花板效应（图 11-3-5）。

11. 动作研究手臂测验（action research arm test，ARAT） ARAT 主要用于评估中枢神经损伤后患者上肢及手功能的恢复情况，近年来广泛用于脑卒中康复研究领域，是一种可靠、有效的上肢功能评估量表。研究显示，中文版 ARAT 同样具有良好的组间信度、组内信度及内在一致性，并与 Wolf 运动功能评价量表高度相关。除最后 3 项粗大

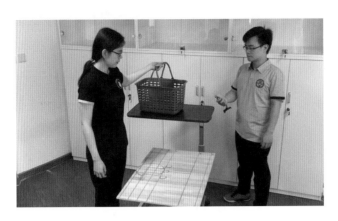

图 11-3-5　Wolf 运动功能测验

功能评定外，ARAT 剩余项目均需要精细功能参与，其最大的特点是便捷省时，适合治疗师快速对患者进行初步评估，缺点是无法评定完成是时间。

12. 运动活动日志（motor activity log，MAL）　MAL 是一个人真实生活肢体功能表现的主观测量。运动活动日志通过半结构式访谈来确定患者在自己家中肢体的使用情况。

13. 盒块测验（box and blocks test，BBT）　BBT 是一种用于上肢康复的功能性测验。该测验用于测量患者或使用上肢假肢装置的人的总手工灵巧度。测验由一个中间有一个分区的盒子组成，物块被放置在分区的一侧，箱子被放在桌子旁边。测验对象坐着，面对着盒子。在测验过程中，测验对象有 60 秒的时间来移动尽可能多的积木，从一边移动到另一边，只用他的测验手。接受测验的手可以是受试者自己的手，也可以是受试者操作的假肢装置。移动方块的数量是衡量手工灵巧程度的一个指标。移动方块的数量越多，总体灵巧性越好。该结果可与健康受试者的参考值，或假体试验的参考值进行比较。在康复过程中，盒块测验可以测量手部总灵巧度的进展。

14. 九孔柱测验（nine-hole peg test，NHPT）　NHPT 要求受试者迅速从小洞中捡出钉子然后放入其他洞内，记录每例患者健手和患手分别完成任务所需的时间。该测验方法可定量、连续地测量患者上肢的康复效果，因其简单便捷的特点而被广泛应用于手功能灵巧度测验中，具有良好的重测信度和组间信度，可作为脑卒中患者上肢运动功能评定的可靠指标之一。九孔柱测验的缺点为对手的精细动作要求较高，具有严重手功能障碍的患者不能完成该类测验。

15. Jebsen-Taylor 手功能测验（Jebsen-Taylor hand function test，JHFT）　JHFT 主要用于评估手部日常生活活动能力，简便易行。整套测验共有 7 项计时的测验，包括书写文字、模拟翻树叶、捡拾细小的物品、模拟进食、摆放物品、挪动空的盛物罐、挪动重的盛物罐。测验结果以单项测验计时的时间表示。测验的过程中必须严格遵从标准化的程序及要求（图 11-3-6）。

16. 手臂运动能力测验（arm motor ability test，AMAT）　AMAT 根据肩膀 / 肘部或手腕 / 手的动作来确定任务成分。

17. 运动力指数（motricity index）　其已在许多研究中使用，根据患者激活肌肉群的能力、在一定范围内移动肢体的能力和抵抗检查者的力量的能力来给力量分级。运

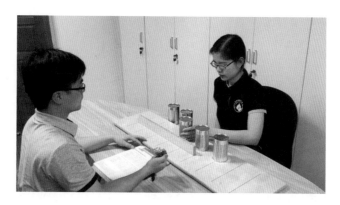

图 11-3-6　Jebsen-Taylor 手功能测验

动强度指数对上肢的有效性是由其成分与握力和上肢功能的测量之间的高度相关性所支持的。

18. Frenchay 手臂测验（Frenchay arm test，FAT）　FAT 是一种测量上肢近端运动控制和 ADL 表现中的灵活性的方法。Frenchay 手臂测验是测量上肢活动受限的具体指标。

19. Chedoke McMaster 脑卒中评估（Chedoke McMaster stroke assessment，CMSA）　CMSA 主要针对脑卒中和其他神经损伤患者的身体损伤和残疾。该方法包括功能障碍目录和活动目录。第一个目录调查旨在确定常见生理缺陷的存在和严重程度，在计划、选择干预措施和评估其有效性时对患者进行分类或分层，并预测结果。第二次目录测量物理功能的变化。Chedoke McMaster 脑卒中评估是一种鉴别、预测和评价工具。

20. 握力和捏力评估　其常作为临床诊断的依据和一些疾病的测量结果，如神经损伤、神经肌肉障碍。在康复进程中，它可以用于诊断疾病，评价疗效，监测肌肉力量的变化和提供反馈（图 11-3-7，图 11-3-8）。

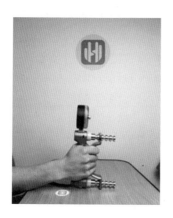

图 11-3-7　握力测验

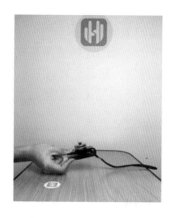

图 11-3-8　捏力测验

21. Berg 平衡量表（Berg balance scale，BBS）　BBS 是一种广泛应用于临床的测验人的静态和动态平衡能力的量表，以其开发者之一凯瑟琳·伯格（Katherine Berg）的名字命名。对于功能平衡测验，BBS 通常被认为是黄金标准。该测验耗时 15～20 分钟，包括 14 个简单的平衡相关任务，从坐姿站立到单脚站立。完成每项任务的成功程度会得到 0 分（无法完成）到 4 分（独立完成），最后的衡量标准是所有分数的总和。在脑卒中后患者中，BBS 也是一种有效的站立平衡测量方法，但仅适用于那些由于工作、生活需要而独立行走的患者。BBS 最近被认为是脑卒中康复过程中最常用的评估工具，它被认为是衡量平衡障碍的可靠方法。当用于社区居住的老年人时，BBS 可能存在天花板效应和地板效应。当参与者在初始试验中得分较高时，BBS 作为结果度量的使用就会受到影响。在 BBS 的最初发展过程中，该量表的一个限制是缺少需要对外部刺激或不均匀的支持面做出姿势反应的项目。这表明 BBS 可能更适合用于体弱的老年人。

22. 6 分钟步行测验（6-minute Walk Distance，6MWD） 6MWD 在临床实践中可用于评估患者肺康复后的功能锻炼能力变化，主要结果报告为测验期间的步行距离。6 分钟步行测量法可显示肺康复的有效性和可靠性，并有能力检测肺部康复后的变化。除了评估肺康复的结果外，6MWD 还可用于量化患者的残疾程度、制订步行计划、识别可能受益于助行车的患者以及识别运动导致的低氧血症的存在。步骤为在地面（平直的走廊）划出一段 30 米的距离，在此之间往返步行 6 分钟（尽快行走，着平常穿的鞋，可以使用助行具），步履缓急由患者根据自己的体能决定。最后计算出步行距离。6 分钟步行距离小于 150 米为重度心力衰竭，步行距离在 150~450 米为中度心力衰竭，步行距离大于 450 米为轻度心力衰竭。

23. 功能性步行能力量表（functional ambulation category scale，FAC） FAC 是一种评估步行能力的功能测验量表。无论患者是否使用个人辅助设备，该量表通过确定患者步行时需要多少人力支持来评估行走状态。

24. 视频评估 由于其客观性高而常用于多中心的临床研究当中，通过收集各中心的视频评估结果，以中心评估员为第三方标准评估员，做出统一、客观的评价，以衡量整个多中心研究的结论。除了透过视频进行评估外，还衍变、创新出多维视觉手功能康复定量的评估方法，利用先进的视觉动作捕捉技术，获取手部各精细动作，评估手的功能状态以及主动的关节活动度，并以此来弥补一些临床评估量表所不能做到的"定量"精度，从而使得手功能的评估更为客观，更为精确。

25. 肌电图评估 这是一种评估肌肉和控制肌肉的神经细胞（运动神经元）健康状况的诊断方法。肌电图结果可以揭示神经功能障碍、肌肉功能障碍或神经—肌肉信号传输问题。

26. 经颅磁刺激评估 该方法可用于评估中枢神经损伤患者在大脑层面的脑功能，从脑区与运动皮层层面评价运动功能障碍的程度。

27. 影像学评估 运动功能的实现离不开脑的调控，而多种脑损伤也都会导致运动功能障碍，故而对脑结构、功能进行评估，对分析运动功能异常的原因及制订治疗方案、评估疗效等都有重要意义。目前临床及研究中常用的脑影像学技术主要包括各类磁共振成像（magnetic resonance imaging，MRI）、计算机断层扫描（computed tomography，CT）、正电子发射计算机断层显像（positron emission computed tomography，PET）、脑磁图（magnetoencephalography，MEG）等（图 11-3-9）。

28. 10 米步行速度试验（10-m Walk Test，10MWT） 10MWT 被广泛应用，并被推

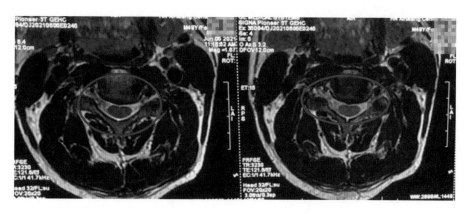

图 11-3-9　影像学 MRI 检查

荐作为帕金森病步态速度的测量方法。它的测量性能被认为是良好的，该测验可以用来识别在治疗干预下步态速度的变化。用彩色胶布从起点到终点的直线距离为 10 m 的平地上标记测验的起点、2 m 点、8 m 点和 10 m 终点。让患者尽可能以最快的速度自起点走至终点，用秒表记录患者从 2 m 点至 8 m 点所需的时间，记录时间精确到 0.1 s，每位患者重复测验 3 次，2 次测验间隔可以休息，取 3 次重复测验中最快的结果作为最大步行速度（m/min）。

29. 起立—行走计时试验（Timed Up & Go，TUG）　TUG 是一个简单的测验，用于评估一个人的移动能力，需要静态和动态平衡。它测量一个人从椅子上站起来，走 3 米，转身，走回椅子，然后坐下所需的时间。在测验期间，受试者必须穿正常的鞋，并使用正常情况下需要的任何辅助移动设备。TUG 经常用于老年人，因为它易于管理，一般大多数老年人可完成。许多研究表明，在特定人群中，如居住在社区的老年人和帕金森病患者中，起立—行走计时试验的重测可靠性较好。

30. 五次坐立试验（five times sit to stand performance，FTSTS）　FTSTS 最初用于评估下肢肌力，现在也用于评估功能。其被推荐用于脑卒中患者与帕金森病患者的住院和门诊康复以及急性护理当中。嘱患者尽可能快的从椅子上站起—坐下 5 个回合，重复测验 3 次分别记录 5 次坐站所需时间。测验过程中患者双手交叉抱于胸前，测验人员需注意保护患者安全，如发现患者明显不适，应及时中止。

31. 简易上肢功能测验（simple test for evaluating hand function，STEF）　STEF 是日本开发的一种评估患者捏、抓和转移物体能力的测验。患者需要从存储空间中一个一个地拿起物品，并尽快地将它们移动到目标空间。患者需要使用 10 种物体，移动测验对象有不同的形状和大小，包括 6 个小立方体侧面（1.5 cm），6 个中等大小的立方体侧面（3.5 cm），5 个大长方体（长 5 cm，宽 10 cm，高 10 cm），6 个小球直径（0.5 cm），6 个中型球（直径 4 cm），5 个大球（直径 7 cm），7 个金属圆形磁盘（直径 2 cm、厚 0.2 cm），6 个木制圆盘（直径 3 cm，厚 1 cm），8 个别针（直径 0.3 cm，长 4 cm），6 块布（长 9 cm，宽 7 cm）。

32. Borg6-20 量表　这是在体力活动中经常使用的一种定量测量方法。在医学上这是用来记录患者在测验中的努力程度，体育教练使用这个量表来评估训练和比赛的强度。冈纳尔·博格（Gunnar Borg）最初提出的运动强度评分标准为 6 ~ 20 分。Borg 量表是一个数值量表,范围为6~20,其中6表示"完全不努力",而20表示"最大努力"。当进行测量时,检测者从量表中选择一个数字,这个数字最好地描述了患者在活动中的努力程度。

33. 关节活动度测定(range of motion,ROM) 关节的活动范围是指关节在屈曲位和伸展位之间的距离和方向。通过治疗性运动(从屈伸到伸展以获得生理增益的运动治疗范围)来增加这一距离的行为有时也被称为运动范围。每个特定的关节都有一个以度为单位表示的正常运动范围。正常ROM的参考值因年龄和性别的不同而略有不同。模拟和测量身体关节的活动范围的传统设备包括测角仪、测斜仪、量角器等。3D运动捕捉技术的最新进展使关节测量成为可能,可以用来测量患者的活动范围。

34. 手指敲击测验(finger-tapping test) 这是一种用于评估神经肌肉系统完整性和检查运动控制的心理学测验。手指敲击测验的优势在于,它是一项相对纯粹的神经驱动的运动任务,因为惯性和节间相互作用很小,生物力学对运动的影响也很小。手指敲击包含3个重要的特征:时间、空间振幅和频率。手指敲击的速度也被发现与最初创伤性脑损伤的严重程度有关,可以用来帮助评估轻度和中度创伤性脑损伤的恢复情况。

35. 简易平衡评定系统测验(mini-balance evaluation systems test,mini-BESTest) 这是平衡评估系统测验的精简形式,广泛应用于临床实践和科学研究中。该测验用于评估平衡障碍,包括14项动态平衡任务,分为4个组:预期姿势调整、反应性姿势控制、感觉定向和动态步态。Mini-BESTest主要用于神经系统疾病,但也用于其他疾病。对测验的心理测量特性的回顾支持了信度、效度和反应性,根据回顾,它可以被认为是一个标准的平衡测量。

36. 动态步态指数(dynamic gait index,DGI) GDI用于评估老年人跌倒的可能性。它是从0分到3分的4分顺序量表,0表示功能的最低级别,3表示功能的最高级别,总分为24分,评估时长为15分钟。用来测验步态的8个方面,主要包括:步态水平、步行速度变化、步态与水平头转向、步态与垂直头转向、步态和旋转、跨过障碍、绕过障碍和步数。

37. 功能步态评估(functional gait assessment,FGA) FGA是动态步态指数(dynamic gait index,DGI)的一个修正版本,它使用更高级别的任务来增加该测验对前庭功能障碍患者的适用性,并消除原测验的天花板效应。在动态步态指数中加入了3个项目,因为这些项目在前庭神经障碍患者中比较困难。在不同的步行任务中,功能步态评估被用来评估姿势稳定性。

38. 推放试验(push and release test,P&R test) 其主要用于早期评估体位不稳定性,可能有助于在患者出现跌倒之前,确定患者的平衡障碍情况。推放试验是作为"拉动试验"的一种替代方法而发展起来的,这种方法现在已被纳入联合帕金森病评定量表当中。评估过程中,患者向后靠,双手压在评估者的手上,然后评估者突然把手拿开,根据患者在试图恢复平衡时的矫正反应给予评分。

39. 动静态平衡测验系统 这项测验系统可以进行静态和动态两种形式的测验和训练。其用途较广,能够为老年人提供快速、精确的摔倒风险评估和防摔倒训练,并且为下肢患者提供闭链、重量承受能力的评估和训练。

40. ADL 评估（activity of living，ADL）　日常生活活动能力作为常用的评估角度被医生、治疗师和护士广泛地应用于临床当中。Sollerman 手 ADL 能力测验是 20 世纪 80 年代由瑞典的 Sollerman 提出的，主要测验手完成 20 种 ADL 的能力。评定指标是患者完成 20 项活动所需要的时间，以及操作中应用何种捏握方式，左右手分别测验。

41. 世界运动障碍学会帕金森病综合评价量表　其是目前国际上评价帕金森病患者症状普遍采用的量表。该量表包括精神、行为和情绪（4 个条目），日常生活能力（13 个条目），运动检查（14 个条目），治疗和并发症（11 个条目），每个条目按 0~4 分进行评价，评分越高症状越严重。其中第三节运动功能检查分量表，对运动迟缓、强直、姿势平衡障碍、步态异常和手功能活动障碍等进行统一评定。世界运动障碍学会（Movement Disorder Society，MDS）的新版帕金森病综合评价量表（unified parkinson's disease rating scale，UDPRS）是根据帕金森病评价量表工作团队的评论所建立完成。根据新版世界运动障碍学会帕金森病综合评价量表工作手册，MDS-UPDRS 评价量表包括四大部分：第一节评估日常生活非运动症状体验；第二节评估日常生活运动症状体验；第三节为运动功能检查；第四节是评估治疗并发症。其中，第一节又分成 1A 和 1B，1A 包含许多由研究者根据来自患者或照料者的讯息所评估的行为。1B 则由患者本人填写，不论是否由照料者协助，但不得由研究者自己完成。评定者可以检查是否所有问题皆已清楚回答，且评定者可以帮忙解释语意不清之处。第二节如同 1B，需要患者自行填写，但研究者可以帮忙检视以确认回答完整清楚。请注意，1A、1B 以及第二节的正式版本并无区分"开"或是"关"状态。然而，对于个别研究计划，这些相同的问题可以依"开"或是"关"状态分别使用。第三节有指示，评定者可以先向患者解释或是示范动作，此部分需由评定者填写。第四节有指示给评定者，亦有指示评定者先念给患者听，这部分整合来自患者的信息以及评定者的临床观察与判断，由评定者填写。第三节的评估是要检查帕金森病的运动症状，包括言语、面部表情、强直、手指拍打、手掌运动、前臂回旋运动、脚趾拍地运动、两脚灵敏度测验、起立、步态、步态冻结、姿势平稳度、姿势、全身自发性的动作评估（身体动作弛缓）、双手姿态性震颤、双手动作性震颤、静止性震颤幅度、静止性震颤持续性等。

42. 后拉试验　这是帕金森病病情严重程度分期的重要指标。测验时患者直立、睁眼、双脚自然分开状态，不应准备性地身体前倾。需告知患者即将发生的操作，并告知患者尽量保持平衡、避免摔倒，但可以后退一步。检查者后方 1~2 米处需有坚硬的墙，允许一定的后退，同时避免患者跌倒意外。需进行 2 次后拉，第一次后拉为演示性质，向患者说明操作，让患者有所准备，力度较轻一点，不计入评分。第二次后拉应快速、有力，力度要足以让患者后退一步。检查者要准备接住要跌倒的患者，但需要留有足够的空间让患者后退和姿势的自我恢复。评估患者后退步数，后退 2 步及 2 步以内视为正常，3 步及 3 步以上为不正常。若患者不能理解，检查者可以重复操作，从而使检查结果能反映患者的姿势稳定性，而非理解和准备不足造成的偏差。

43. 2 分钟步行测验（2 MWT）与 6 分钟步行测验（6 MWT）　这是一种广泛用于评估神经肌肉疾病患者治疗疗效和疾病进展的方法。然而，6 WMT 耗时较长，严重下肢肌肉无力的患者通常不能耐受；并且由于其具有学习效应，患者在重复进行 6 MWT 时存在相当程度的异质性。研究结果显示，2 MWT 测验的步行距离与 6 WMT 测验的步行距离显著相关。2 MWT 可替代 6 MWT 作为描述其他不同的神经肌肉疾病患者步行功能的一种可行的方法。

44. 功能独立性评定量表（functional independence measure，FIM） FIM 被国际医学专业人士广泛认可并运用，是一种全面评定患者日常自我照顾和在社区中生存能力的方法，包括运动功能和认知功能的综合评估。7 分为完全独立，6 分为有条件的独立，5 分为需监护和准备，4 分为需少量身体接触的帮助，3 分为需中度身体接触的帮助，2 分为需大量身体接触的帮助，1 分为完全依赖。FIM 最高分为 126 分，其中运动功能评分 91 分，认知功能评分 35 分，FIM 最低分为 18 分。126 分为完全独立，108～125 分为基本独立，90～107 分为有条件的独立或极轻度依赖，72～89 分为轻度依赖，54～71 分为中度依赖，36～53 分为重度依赖，19～35 分为极重度依赖，18 分为完全依赖。

45. 容积 - 黏度测验（volume-viscosity swallow test，VVST） VVST 是 20 世纪 90 年代西班牙的 Pere Clave 教授设计，主要用于吞咽障碍安全性和有效性的风险评估，帮助患者选择摄取液体量最合适的容积和稠度。容积 - 黏度吞咽试验是通过评估不同体积和黏度液体对患者吞咽的安全性与有效性来评价患者吞咽障碍的风险，研究发现 VVST 可以作为有效识别患者吞咽安全性受损的床旁筛查工具，且评估结果可以为改进患者食物提供具体的实施方案。

46. Frenchay 构音障碍评定法　这是英、美等国家常用的构音障碍评定法。评定内容包括反射、呼吸、舌、唇、颌、软腭、喉、言语可理解度等 8 大项目，29 个分测验，每个分测验都设立了 5 个级别的评分标准。程度分级：正常 27～28/28a；轻度障碍 18～26/28a；中度障碍 14～17/28a；重度障碍 7～13/28a；极重度障碍 0～6/28a。

（二）骨关节系统

针对老年人的骨关节系统疾病方面，共梳理了以下 25 个量表与评估项目。

1. 肌力评估

（1）徒手肌力检查（manual muscle testing，MMT）：适合于脊髓型颈椎病上肢远端肌群、神经根型颈椎病出现严重肌力减退者。

（2）动态颈部肌肉测验系统（multi cervical unit，MCU）：专用于评价颈椎等长收缩肌力与各方向活动度，对颈椎病患者侧屈活动功能的变化灵敏客观，但对颈椎肌力的变化灵敏度降低。

（3）等速肌力测验：该测验以恒定的角度与运动速度和可变的阻力进行。等速动力计在测验简单的单轴关节，如膝关节，以及测验脊柱屈伸时，已被证明能提供相对可靠的数据。等速测验有助于骨科患者的康复，因为它可以方便地监测进展。它还能使患者以一种可控的方式进行肌肉康复，其速度比使用更传统的锻炼设备可能达到的速度更快。

2. 关节活动度评估（range of motion，ROM） 关节的活动范围是指关节在屈曲位和伸展位之间的距离和方向。可通过治疗性运动（从屈伸到伸展以获得生理增益的运动治疗范围）来增加这一距离的行为有时也被称为运动范围。每个特定的关节都有一个以度表示的正常运动范围。正常 ROM 的参考值因年龄和性别的不同而略有不同。模拟和测量身体关节活动范围的传统设备包括测角仪、测斜仪、量角器等。

3. 简易平衡评定系统测验（Mini-BESTest）　这是平衡评估系统测验的精简形式，广泛应用于临床实践和科学研究中。该测验用于评估平衡障碍，包括 14 项动态平衡任务，分为四个部分：预期姿势调整、反应性姿势控制、感觉定向和动态步态。Mini-BESTest 主要用于神经系统疾病，但也用于其他疾病。对测验的心理测量特性的回顾支持了信度、效度和反应性，根据回顾，它可以被认为是一个标准的平衡测量。

4. 颈椎功能障碍指数（neck disability index，NDI）　NDI 是 Oswestry 下腰痛残疾指数（Oswestry low back pain disability index，OLBPD）的一个修订版本。它是一份由患者完成的、针对特定情况的功能状态问卷，包含 10 个项目：疼痛、个人护理、举重、阅读、头痛、注意力集中、工作、驾驶、睡眠和娱乐。颈椎功能障碍指数有足够的支持和作用来维持其作为最常用的颈痛自我报告测量方法的现状。

5. 日本骨科学会（Japanese Orthopedic Association，JOA）推荐的脊髓型颈椎病评估量表被广泛用于评估颈椎压迫性脊髓病患者临床症状的严重程度，主要用于东亚国家。量表总分为 17 分，分数越低表明功能障碍越严重。对于运动功能障碍评分，标准权重占 17 分的百分比：上肢占 23.5%，下肢占 23.5%。

6. Oswestry 功能障碍指数（Oswestry disability index，ODI）　ODI 主要针对急性或慢性腰痛患者。该问卷调查了在日常生活中的 10 项活动对残疾的感知程度。其中，0~20%：最小残疾，患者可以应付大多数生活活动。通常除了建议举重、坐立和锻炼外，没有其他治疗方法。21%~40%：中度残疾，患者在坐、举和站立时感到更多疼痛和困难。旅行和社交生活更加困难，他们可能无法工作。个人护理、性活动和睡眠并没有受到很大的影响，患者通常可以通过保守的方法进行治疗。41%~60%：重度残痛仍是该人群的主要问题，日常生活活动受到影响。这些患者需要做详细的调查。61%~80%：瘫痪，背痛会影响患者生活的方方面面。需要积极地干预。81%~100%：这些患者要么卧床不起，要么夸大自己的症状。

7. 体感诱发电位（somatosensory evoked potentials，SEP）　SEP 是大脑受触摸刺激而产生的电活动。SEP 测验可以测量这些活动，是评估躯体感觉系统功能的一种有用的非侵入性方法。通过结合躯体感觉通路不同水平的 SEP 记录，有可能评估传入信息从周围向皮层的传递。SEP 成分包括一系列正、负偏转，这些偏转几乎可以由任何感官刺激引起。最常见的是通过双极经皮电刺激在上肢（如正中神经）或下肢（如胫后神经）的周围神经轨道上的皮肤上应用，然后从头皮记录下来。一般来说，体感刺激诱发早期皮层成分（N25、P60、N80），产生于对侧初级体感皮层（S1），与物理刺激属性的处理有关。刺激大约 100 ms 后，附加的皮层区域被激活，如次级体感皮层（S2）、后顶叶和额叶皮质，以顶叶 P100 和双侧额叶 N140 标记。SEP 通常用于神经病学，以确认和定位感觉异常，也可确定无声病变和监测手术过程中的变化。

8. 肌电图评估　肌电图是一种评估肌肉和控制肌肉的神经细胞（运动神经元）健康状况的诊断方法。肌电图结果可以揭示神经功能障碍、肌肉功能障碍或神经 – 肌肉信号传输问题。

9. Berg 平衡量表（Berg balance scale，BBS）　BBS 是一种广泛应用于临床的测验人

的静态和动态平衡能力的量表，以其开发者之一凯瑟琳·伯格（Katherine Berg）的名字命名。该测验耗时 15～20 分钟，包括 14 个简单的平衡相关任务，从坐姿站立到单脚站立。完成每项任务的成功程度会得到 0 分（无法完成）到 4 分（独立完成），最后的衡量标准是所有分数的总和。BBS 可用于具有骨关节疾病的老年患者，是一种有效的站立平衡测量方法。

10. Roland-Morris 腰痛失能问卷（Roland-Morris disability questionnaire） 这是一种自我管理的残疾测量方法，在 24 分制的量表中，较高的残疾水平通过较高的数字反映出来。Roland-Morris 腰痛失能问卷已经被证明能够产生可靠的测量结果，这对于推断残疾程度是有效的，并且对于下腰痛患者因时间发生的变化是敏感的。患者被指示在每个适当的陈述句旁做记号，评估者将标记的语句总数相加，得到患者的得分。Roland-Morris 没有提供不同程度残疾的描述（例如，40%～60% 是严重残疾）。随着时间的推移，临床改善可以根据一系列问卷得分的分析来分级。例如，在治疗开始时，患者的评分为 12，而在治疗结束时，患者的评分为 2（改善 10 分），我们将计算 83%（算式：10/12×100）的改善。

11. 魁北克腰痛障碍评分量表（Quebec back pain disability scale，QBPDS） QBPDS 是一个由 20 个项目组成的自我管理的工具，用来评估背痛患者的功能性残疾程度。该量表是一种可靠和有效的测量方法，用于监测参与治疗或康复计划的患者的进展情况。患者被要求按比例回答每个问题，评估者把所选的数字加起来算总分。最低分是 20 分，最高分是 100 分。分数越高，残疾越严重。

12. 步态评定 使用观察者的眼睛和大脑，辅以测量身体运动、身体力学和肌肉活动的仪器来评估，计划与治疗有步态运动障碍的患者。步态评定也常用于运动生物力学中，以促进更有效地跑步活动，并识别与姿势相关或与运动相关的受伤问题。该方法包括量化（步态可测量参数的引入和分析），以及解释，即从步态模式得出各种结论（健康、年龄、体型、体重、速度等）。

13. 日本骨科学会髋关节疾病评估问卷（Japanese Orthopaedic Association hip disease evaluation questionnaire，JHEQ） JHEQ 是一种用于患者髋关节疾病的评估工具。在评估临床结果之外的药物治疗效果时，从患者的角度来评估生活质量。JHEQ 中的项目包括与患者髋关节相关的因素、髋关节状况（使用 VAS）、疼痛、运动和精神状态。

14. 老年运动功能量表 -25（25-question geriatric locomotive function scale，GLFS-25） GLFS-25 用于预测颈脊髓病患者术后复发性跌倒的风险。

15. 日本膝关节骨性关节炎测量（Japanese knee osteoarthritis measure，JKOM） JKOM 是一种新的测量膝关节骨性关节炎的方法，其对于研究膝关节骨性关节炎患者的临床结果具有较好的信度和效度。

16. 与健康相关的生活质量（health-related quality of life，HRQOL） 一般来说，生活质量是个体日常生活的感知质量，也是对其幸福感或缺乏幸福感的评估。这包括个人生活的所有情感、社会和身体方面。在卫生保健领域，HRQOL 是一种对个人健康如何随时间推移而受到疾病、残疾或失调影响的评估。早期评估医疗相关的生活质量的措施称为简单的体能评估，由外部评定等级（例如，患者能够起床、吃、喝和照顾个人卫生，没有别人的帮助），或进行测量（例如，肢体可以弯曲的角度）。目前与健康相关的生活质量的概念认为，受试者将他们的实际情况与个人期望联系起来。后者可以随着时间的变化而变化，并对外界的影响，如疾病的持续时间和严重程度、家庭支持等作出反应。与任何涉及多个角度的情况一样，患者和医生对同一客观情况的评分存在显著差异。因此，与健康相关的生活质量现在通常是通过患者问卷来评估的。这些问卷项目通常是多维的，包括身体、社会、情感、认知、工作或角色相关，还有可能的精神方面，以及各种与疾病相关的症状、治疗引起的副作用，甚至医疗条件等。虽然经常与健康状况的测量互换使用，但与健康相关的生活质量和健康状况测量的概念是不同的。

17. 36条简明健康状况调查问卷（SF-36） SF-36是一项由36个项目组成的、患者报告的健康状况测量方法。SF-36由8个不同等级的分数组成，这些分数是题目部分的加权和。在假设每个问题的权重相等的情况下，每个量表被直接转换成0~100的量表。分数越低，残疾越严重；分数越高，残疾越少。在美国，分数为0等于残疾，分数为100等于没有残疾。

18. 单脚站立试验 评估单腿平衡能力，是衡量大脑功能能力的重要指标。一个人应该能够保持这种平衡超过20秒。任何比这短的时间都可能需要进行医疗检查，除非这种无能为力可以用其他身体原因来解释。有研究指出，这项单腿平衡能力的测验也表明高龄和姿势不稳定之间存在联系。

19. 握力评估 握力是对肌肉力量或由前臂肌肉产生的最大力量/张力的测量。可作为测量上肢力量和全身力量的筛选工具。当需要多次测量来跟踪性能时，这是最有用的。研究表明，中年时的握力可以预测老年时的身体状况，并有助于评估患者的整体健康状况。随着年龄的增长，握力越来越弱，这最终开始影响人们的日常生活。同时，它也是与衰老相关的许多健康状况的可靠指标。Jamar测力计由美国手外科学会和美国手部治疗师学会推荐。

20. 日常生活能力评定（ADL） ADL指评估人们日常的自我照护活动的能力。ADL的概念最初是在20世纪50年代由西德尼·卡茨（Sidney Katz）和他在美国俄亥俄州克利夫兰市本杰明·罗斯医院（Benjamin Rose Hospital）的团队提出的。医护工作者经常以一个人能或不能执行ADL来衡量他们的功能状态，特别是残疾人和老年人。常见的日常生活包括吃饭、洗澡、穿衣、梳洗、工作、家务、排便后的清洁和休闲。

21. Lequesne指数（Lequesne index） 该指数可用于评价大骨节病疗效、膝骨关节炎严重程度及功能指数，Lequesne指数包括疼痛或不适5项（0~8分）、最长步行距离2项（1~8分）、日常生活功能障碍4项（0~8分）三大部分，共11个问题。总分范围1~24分，分数越高表示病情程度和功能障碍情况越严重。

22. WOMAC量表（WOMAC scale） WOMAC是由Bellamy及其同事们提出的专门针对髋关节炎与膝关节炎的评分系统，在1988年首先提出。此评分是根据患者相关症状及体征来评估其关节炎的严重程度及其治疗疗效。通过疼痛、僵硬、关节功能三大方面来评估髋膝关节的结构和功能，其功能描述主要针对下肢。可以使用整个系统或挑选其中的某个部分进行评分。分数记录时可以使用视觉模拟评分（visual analog scale，VAS）尺度。VAS轻度疼痛平均值为2.57±1.04，中度疼痛平均值为5.18±1.41，重度疼痛平均值为 8.41±1.35。WOMAC 评估量表是一个自填答式的评估工具，一份问卷可以在 5~10 分钟内完成，研究显示此量表对于膝关节的评估具有客观的可靠性、有效性和敏感性，是一个已经广泛应用于 OA 患者的评估量表。

23. 握力、腹、背肌等长耐力检查　对于脊柱包括颈、胸、腰、骶椎的疼痛，以及活动受限、骨折后运动功能障碍等肌骨问题，建议评估肌肉等长收缩耐力。

24. 前伸够物测验　柔韧性是指关节和周围肌肉在全范围或最佳活动范围内移动的能力。个体间柔韧性不同，受关节类型、肌肉长度、韧带、肌腱、肌肉、皮肤和年龄等因素影响。通过前伸够物测验能反应个体的柔韧度，可以此来评价肌肉与关节的功能障碍等问题。

25. Harris 髋关节功能评分　这是一个广泛应用的评价髋关节功能的方法，常常用于评价髋关节置换的治疗效果。满分 100 分，90 分以上为优良，80~89 分为较好，70~79 分为尚可，小于 70 分为差。评价项目包括疼痛（44 分）、功能（47 分）、畸形（4 分）和关节活动度（5 分）四个方面。Harris 评分比较重视术后疼痛和关节功能变化，而关节活动的权重较小，一方面其认为宁可要一个不动而不痛的髋关节，也不要一个活动而疼痛的髋关节；另一方面其认为关节活动度的测量因测量者的不同而差异较大，权重过大会使评分结果重复性变差。但 Harris 评分中一些度量标准如表示距离的街区等不适合中国国情，提问时不容易被患者理解。

（三）心肺系统

针对老年的心肺系统疾病方面，共梳理了以下 8 个量表与评估项目。

1. 心肺运动试验（cardiopulmonary exercise testing，CPET）　CPET 是国际上普遍使用的衡量人体呼吸和循环机能水平的肺功能检查之一，它可用于功能性运动容量的评价、疾病的诊断及判断治疗。心肺运动试验为一种诊察手段，在负荷递增的运动中反映人体的心肺功能指标，经过对各项参数的综合分析，了解心脏、肺脏和循环系统之间的相互作用与贮备能力。常用指标：最大摄氧量（VO_{2max}），二氧化碳排出量（VCO_2），代谢当量（MET），每分钟通气量（VE），终末潮气氧分压（$PETO_2$），无氧阈（AT），终末潮气 CO_2 分压（$PETCO_2$），心排血量（cardiac output，CO），生理无效腔（Vd/Vt），每搏量（stroke volume，SV），呼吸困难指数，每搏氧耗量（O_2 pulse），肺泡 - 动脉血氧分压差。心肺运动试验正常值：最大摄氧量 VO_{2max}（L/min）= 0.001B×（61.45−10.7Z−0.372Y），其中 B 为体重（kg），Z 为 1（男）或 2（女），Y 为年龄（岁）；最快心率（次数 /min）=（210−0.65Y），Y 为年龄；最大每搏氧量 = 最大摄氧量 / 最快心率（图 11-3-10）。

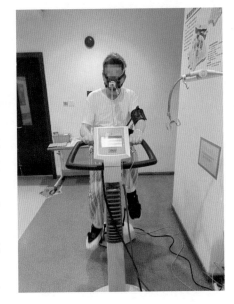

图 11-3-10　心肺运动试验

2. 运动负荷试验　这是对已知或怀疑患有心血管疾病，尤其是冠状动脉粥样硬化性心脏病

（冠心病）进行临床评估的方法。在生理情况下，由于运动时肌肉组织的需氧量增加，为满足这部分增加的需求，心率相应加快，心排出量增高，冠状动脉血流量增加。当冠状动脉存在一定程度狭窄时，冠状动脉血流量不能满足运动时心脏做功增加的耗氧量需求，因而在心电图上出现心肌缺血缺氧改变。增加心脏负荷的运动形式常见平板运动、踏车运动、Master 二级梯运动试验。运动负荷量分为极量与次极量，次级量是指心率达到 85%～90% 最大心率负荷，临床多采用次级量运动负荷试验。与冠状动脉造影相比，虽然该试验有一定比例的假阳性与假阴性，但由于其简便实用、费用低廉、无创伤、符合生理情况、相对安全，因而被公认为是一项重要的临床心血管疾病检查手段。此外，运动试验应在训练有素的内科医生监护下进行，严格掌握试验禁忌证，试验中严密观察患者的反应，及时预防和阻止意外事件的发生。一旦发生不良反应，应立即终止试验。

3. 6 分钟步行测验。

4. 2 分钟步行测验。

5. 10 米步速测验。

6. 肌肉容量的评估　生物电阻抗分析法（bioelectrical impedance analysis，BIA）和双能 X 射线吸收法（dual-energy X-ray absorptiometry，DXA）。

7. 膈肌评估　利用 M 型超声等方法去评价膈肌移动度、膈肌厚度及运动面积，床边超声结合体表膈肌肌电可以准确评估 AECOPD 患者的膈肌功能。

8. 双能 X 线吸收法（dual-energy X-ray absorptiometry，DEXA）　DEXA 最适合骨质疏松、去脂体重（fat free mass，FFM）和脂肪量的联合筛查。

第四节　常见老年运动功能障碍的治疗方法

一、治疗的概述

针对老年常见运动功能障碍，包括肌肉无力、肌肉挛缩、肌肉萎缩、肌张力异常、关节活动度受限、平衡功能障碍、协调性差、运动控制能力下降、偏瘫或完全瘫痪、虚弱和疲劳、行为异常、活动减少和耐力下降等，我们可以根据评估的结果制订康复计划，有针对性地选择康复治疗技术。常见治疗技术包括主动运动技术、被动运动技术、中枢/外周刺激技术、康复工程和辅具技术等。

二、老年治疗上的差异

考虑到老年人本身特点，给予老年脑卒中患者康复训练时应注意 4 个方面：①康复训练之前应事先了解患者的病情及用药情况，监测训练过程中的运动反应，并教育患者及陪护人员学会自我监测、救护和防摔倒的知识和方法，同时应有专门针对老年人康复训练的应急预防。②训练过程中要注意防摔倒和跌倒，给予可行的指导措施。③患者生命体征稳定后即可开始康复功能锻炼。④多种运动方式可以交替进行。

1. 对于帕金森病患者的康复治疗，建议提高患者的身体活动水平，运动疗法和传统理疗是实现这一目标的有效策略。其次，规律的运动对于防止罹患帕金森病也能起到一定积极作用。持续的有氧训练、力量训练、太极或舞蹈锻炼可以产生长期的有益效果。

2. 通过运动干预改善／减缓阿尔茨海默病患者的运动障碍，目前临床证据尚不足以支持选择某种特定的运动干预方式。运动的类型可分为3种：有氧耐力性运动、抗阻力性力量运动、伸展柔韧性运动，多种模式混合运动可能效果更好。美国运动医学学会建议：健康的老年人每周应自主性的练习，运用中等到大强度之间的练习强度，每周至少2次，一周内持续练习的总时间是150 min。但该方法是否适用于阿尔茨海默病患者并不清楚。我们认为，只要阿尔茨海默病患者的认知和整体功能水平允许，均可以制订运动处方，指导患者进行运动锻炼。如患者功能状态允许，可考虑锻炼强度以中等强度为宜，每次不少于30 min，每周至少2次。但在治疗过程中应关注患者跌倒、走失等风险。

3. 对于精神心理疾病，传统疗法多以口服抗抑郁或抗焦虑药物治疗为主，而长期服用药物往往对人体有毒副作用，由于老年人体质及对药物毒副作用的代谢能力较差，会对老年人身体健康造成二次伤害。所以可采用心理干预联合运动疗法来实现运动功能的康复。运动治疗：①身心运动：老年舞蹈、健身操、太极拳等体育健身运动有益于改善老年人的身心健康。这些活动较其他健身项目更具有简单易学的特点，且属于群体娱乐活动，更易于调动患者参与的积极主动性。针对老年人中轻度抑郁症患者，通过心理疏导与健身锻炼手段不但能够明显提高药物治疗的效果，而且患者治愈后复发率较低。②有氧运动：可使用步行、快走、慢跑、游泳、骑自行车、跳绳等方式。③抗阻运动：可使用仰卧起坐等方式。

4. 对于老年骨质疏松性椎体骨折的治疗，建议分期按各期特点进行个性化训练。

（1）保守治疗急性期：卧床期间可做关节活动度训练。运动应以加强腰背部后伸为重点，根据患者情况可行床上腰背肌力量训练，包括不负重的俯卧位、后伸肌训练、椎旁肌肉的等长收缩。此外，应进行双上肢屈伸肌及握力的肌力训练。

（2）围手术期患者的运动康复：①围手术前期康复：卧床患者，以床边康复为主，在不影响骨折制动和骨折愈合的前提下，应指导患者尽早开始康复训练，维持四肢大小关节活动度，增强下肢肌力练习，防止双下肢肌肉萎缩，减少并发症的发生，增强上肢力量练习，加强握力，为日后手术恢复做准备。②围手术后期的康复：应尽快进行康复训练，缩短卧床时间，逐渐由倚靠卧位转换为坐位，再到站立。椎体成形术后12 h，患者可尝试坐起，24 h后可尝试站立，腰背部肌肉力量训练和平衡训练有助于加速患者恢复。提升腰腹部肌力，进而使患者腰椎功能尽早康复。

（3）恢复期康复：治疗师需给予患者一套完整的康复方案，以便患者持续进行居家自我康复。此外，辅具的应用不仅可以减轻疼痛，还可以帮助减少椎体不稳定性，能有效控制脊柱畸形的发生，并能起到缓解疼痛的作用。值得注意的是，如果出现多处骨折或疼痛，建议及时咨询康复治疗师，了解日常生活活动的正确身体力学。

5. 对于老年骨质疏松性髋部骨折患者，运动功能障碍贯穿整个疾病的始终，疾病的每个阶段运动功能各有差异，对应的康复治疗目标也不同。可采取多种康复措施，包括物理疗法：康复训练、个性化的康复辅具、居家运动等。治疗方法包括：①预防阶段；②术前功能锻炼（正确的体位摆放，髋关节外展、内收、屈曲，及内收肌群的等长收缩锻炼，健侧肢体支撑的抬臀）；③术后功能训练（关节活动度的训练、肌力的训练、体位的转移、平衡训练、下肢负重及步行训练）；④及出院后的康复指导。

6. 老年髋膝骨关节炎的运动功能障碍治疗。①低强度有氧运动：步行、游泳、骑自行车等有助于保持关节功能，缓解疼痛。②柔韧性、牵伸和肌力训练：可以减少膝关节炎患者行走和爬楼梯时的疼痛，提高股四头肌的力量。③身心锻炼：是一种很有前途的方法，可减少疼痛，改善骨性关节炎患者的身体功能和生活质量。④关节功能训练：非负重位的关节屈伸训练，保持最大关节活动范围，常用关节被动活动、关节牵拉、关节助力运动和主动运动等。⑤物理因子治疗：在急性期可以镇痛、消肿和改善关节功能，在慢性期可以增强局部血液循环和改善关节功能。⑥保护关节设备：可戴保护关节的弹性套，如护膝等，对缓解疼痛有微小但持续的积极作用。生物力学干预治疗被证明是有效的，如避免穿高跟鞋，穿软、有弹性的运动鞋，用适合的鞋垫。髋、膝关节是全身最重要的承重关节，其结构复杂，长期负重且运动量很大。同时，人体在行走过程中所承受的地面反作用力 70% 经由膝关节内侧间室向身体传递。因此，利用矫形器对膝关节畸形进行矫正，同时能够部分或全部转移关节负重，利于老年骨关节炎的治疗和康复。⑦康复辅具：发作期减轻受累关节的负荷，可使用手杖、助步器等协助活动。

7. 对于老年冠心病患者，在制订运动处方前须进行运动风险评估，运动负荷试验和危险分层是运动风险评估中的重点内容，为制订运动处方提供安全保障。根据危险分层，低危患者可在无监护条件中适当锻炼，中危患者进行体力活动时应更密切监测，高危患者需慎用运动处方。老年冠心病患者的运动康复治疗贯穿于疾病全周期中，不仅包括三级预防的基本内容：冠心病病因预防、临床前期预防、临床预防，还可使用心肺运动试验专项评估目标人群功能状态正常与异常，实行健康及亚健康管理，实现"零级预防"。对于老年冠心病患者，临床、康复、护理是有机的整体，三者互相协作、补充，只有无缝衔接才能实现全周期地管理患者。在临床方面，应加强冠心病的预防、药物管理、合并症的处理。康复则在临床诊疗的基础上，由康复医师执行评估及制订康复治疗计划；治疗师根据康复方案对患者进行个体化康复治疗，并将治疗过程中存在的问题进行及时讨论，不断修订治疗计划；护理贯穿于临床和康复的整个过程，在协助诊疗、减轻痛苦、促进康复、提高医疗水平等方面发挥着重要作用。护理人员将康复的理念、技术层层传递，贯彻于医院、社区、居家康复各阶段。

8. 老年慢性心力衰竭患者的康复治疗主要围绕运动处方的制订展开，并可结合多种运动康复治疗方法。运动处方的制订，需要根据慢性心力衰竭患者的实际情况进行，设置个体化的方案。有氧运动是慢性心力衰竭患者运动康复主要的治疗方法。运动强度可参照心率、峰值摄氧量（peak-VO_2）、无氧阈值（anaerobic threshold, AT）、Borg 自感劳累分级评分等确定。而对于老年患者，则需要更加全面地考量，尽可能降低运动的风险，制订老年个性化方案。抗阻 / 力量训练（resistance/strength training, RST）是针对特定的反作用力进行的肌肉收缩，从而产生阻力，如举重。它逐渐地使肌肉骨骼系统负荷过重，因此可以增强和调节肌肉，增加骨量。骨骼肌功能的改变被认为是慢性心力衰竭患者运动耐受不良的重要决定因素。此外，老化与骨骼肌质量的持续下降有关，老年心力衰竭患者具有肌肉萎缩的较高风险。对于老年患者应考虑进行抗阻 / 力量训练。慢性心力衰竭患者由于心排血量降低导致外周骨骼肌（包括呼吸肌）的低灌注及血管的收缩，从而产生代谢和结构的异常，导致呼吸肌的萎缩，进一步加重呼吸困难。因此，呼吸肌训练对慢性心力衰竭患者尤为重要。

9. COPD 患者运动功能障碍的康复治疗。院内治疗建议 2~4 周，在开始训练前，采用牵伸等柔韧性训练进行热身运动，包括对于姿势的纠正，以及肌肉牵伸，如胸大肌等。每周进行 5 天锻炼，每次 30 分钟、中度强度运动，即 Borg 呼吸困难评分 3~4 分（即需要休息去调整呼吸，可以时再继续行走）。进行需要肌肉力量参与的日常生活活动（如举起、蹲坐等），以及保龄球、高尔夫、游泳、太极等活动。在可能的情况下，耐力运动训练至 60%~80% 的症状限制的最大强度或心率是首选，或到 Borg 分级呼吸困难或疲劳评分 4~6（中度到严重）。耐力训练可以通过连续运动或间歇运动来完成。吸气肌训练，通过增加吸气肌的力量，可缓解呼吸困难或改善与健康相关的生活质量。

重度、极重度 COPD 患者进行股四头肌的神经肌肉电刺激治疗，听觉刺激可减少运动期间的呼吸困难，重度 COPD 患者在 Galileo 系统上进行蹲起训练的全身振动训练（whole body vibration training，WBVT）可改善体位平衡。

三、肌力训练技术

肌力是肌肉在收缩或紧张时所表现出来的能力，是肌肉发挥其生理功能的形式，肌肉主要通过肌力对外界做功。肌力减低是临床上最常见的症状之一，常会引起人体各项日常活动的障碍，如坐、站、步行障碍等[50]。肌力训练是增强肌力的主要方法，肌力训练遵循超量恢复原则，肌力训练的具体技术和方法有多种。

1. 助力训练（assisted exercise） 指在外力的辅助下，通过患者主动的肌肉收缩来完成运动或动作的一种训练方法。辅助力量可由治疗师、患者的健肢提供，亦可利用器械、引力或水的浮力等提供。主要适用于对肌力 1~3 级的患者进行肌力训练。

2. 主动训练（active exercise） 指通过患者主动的肌肉收缩来完成运动的一种训练方法。运动时既不需要助力，亦不用克服外来阻力。主要适用于对肌力 3 级以上的患者进行肌力训练。

3. 抗阻训练（resistance exercise） 指患者在肌肉收缩过程中，需要克服外来阻力才能完成运动的一种训练方法。抗阻训练对增强肌力最为有效。主要适用于肌力 3 级以上的患者进行肌力训练。渐进抗阻训练（progressive resistance training）是一种逐渐增加阻力的训练方法，肌力增强时，负荷量也随之增加[51]（图 11-4-1）。

4. 其他 悬吊训练、等长训练（静力性训练）、等张训练、等速训练等也可以用于肌力训练。

四、肌肉牵伸技术

软组织是指肌肉及其辅助装置如肌腱、筋膜、滑

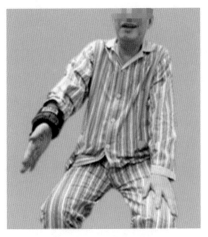

图 11-4-1 抗阻肌力训练

囊、腱鞘和关节辅助装置关节囊、韧带以及皮肤等连接组织。牵伸技术（stretching）是指运用外力（人工或机械/电动设备）牵伸短缩或挛缩组织并使其延长，做轻微超过组织阻力和关节活动范围内的运动。其目的主要是重新获得关节周围软组织的伸展性、降低肌张力、改善或恢复关节的活动范围、防止组织发生不可逆性挛缩、缓解疼痛、提高肌肉兴奋性、预防软组织损伤[52, 53]。

根据牵拉力量的来源可以将牵伸分为手法牵伸、机械（电动）牵伸和自我牵伸；根据牵伸肌群分可为屈肌群牵伸和伸肌群牵伸；根据牵伸强度可分为低强度牵伸和高强度牵伸；根据牵伸力量来源和参与程度分为被动牵伸、主动牵伸和神经肌肉抑制技术；根据牵伸时间分为长时间牵伸和短时间牵伸，持续牵伸和间歇牵伸；根据牵伸部位分为脊柱牵伸（颈椎和腰椎）和四肢牵伸（肩部、肘部、腕部、手部、髋部、膝部、踝部、足部等）。

牵伸技术是治疗各种软组织挛缩或短缩导致的关节功能障碍的临床常用技术和方法之一，操作简单、方便、安全、有效[54]（图11-4-2）。

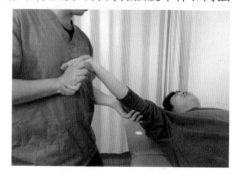

图 11-4-2　上肢手法牵伸

五、牵引疗法

牵引（traction）疗法是指运用作用力与反作用力的力学原理，通过手法、器械或电动装置产生的外力，作用于人体脊柱或四肢关节，使关节发生一定的分离、关节周围软组织得到适当的牵伸，达到治疗目的的一种方法[55]。

根据牵引的治疗部位分为脊柱牵引（颈椎牵引、腰椎牵引）、四肢关节牵引（皮牵引、骨牵引）；根据牵引时患者体位分为坐位牵引、卧位牵引（仰卧位牵引、俯卧位牵引）；根据牵引时患者身体的垂直方向分为水平位牵引、斜位牵引、垂直位牵引；根据牵引重量来源分为滑车–重锤牵引，身体自重牵引、徒手牵引、电动牵引；根据牵引的时间长短分为长时间牵引、短时间牵引；根据牵引力作用的时间分为：持续牵引、连续牵引和间歇牵引[56]。

老年运动功能障碍临床常用的牵引治疗包括颈椎牵引、腰椎牵引和四肢关节牵引[57]。

六、关节松动技术

关节松动技术（joint mobilization）是现代康复治疗技术中的基本技能之一，是治疗师在患者关节活动允许范围内完成的一种手法操作技术，临床上用来治疗关节功能障碍如疼痛、活动受限或僵硬等，具有针对性强、见效快、患者痛苦小、容易接受等特点[58]。关节松动技术是一种针对性很强的手法操作技术，属于被动运动范畴，具体应用时常选择关节的生理运动和附属运动作为治疗手段。

1. 生理运动（physiological movement）　生理运动是指关节在生理范围内完成的活动。如关节的屈/伸、内收/外展、旋转等。生理运动可以由患者主动完成，也可以由治疗师协助被动完成，在关节松动技术操作中，生理运动就是一种被动运动。

2. 附属运动（accessory movement）　附属运动是指关节在允许范围内完成的活动。

附属运动是维持关节正常活动不可缺少的一种运动，一般不能通过关节的主动活动来完成，而需要由其他人或健侧肢体的帮助才能完成。例如，滑动、滚动、分离（包括垂直分离和水平分离）或牵引等，均属于附属运动中常用的手法。

3. 手法等级　手法等级是关节松动技术的最大特点，手法分级中以澳大利亚麦特兰德四级分法应用较广。Ⅰ级：在关节活动起始段，小范围、节律性来回推动关节；Ⅱ级：在关节活动允许范围内，大范围、节律性来回推动关节，但不接触关节活动起始端和终末端；Ⅲ级：在关节活动允许范围内，大范围、节律性来回推动关节，每次均接触到关节活动的终末端，并能感觉到关节周围软组织的紧张；Ⅳ级：在关节活动的终末端，小范围、节律性来回推动关节，每次均接触到关节活动的终末端，并能感觉到关节周围软组织的紧张。Ⅰ、Ⅱ级用于因疼痛引起的关节活动受限，Ⅲ级用于疼痛伴僵硬，Ⅳ级用于因周围组织粘连、挛缩而引起的关节活动受限。此外，关节松动还可以增加本体反馈：关节的静止位置和运动速度、加速度，关节运动方向，肌肉张力及其变化。

关节松动技术的禁忌证为关节活动已经过度、外伤或疾病引起的关节肿胀（渗出增加）、关节的炎症、恶性疾病以及未愈合的骨折。一般来说，对于活动范围大的关节如髋关节、胸腰椎，手法强度可大些，移动的幅度要大于活动范围小的关节，如手腕、颈椎。治疗时每种手法可重复 3~4 次，每次治疗总时长 15~20 分钟，每天或间隔 1~2 天治疗一次。一般治疗后即感舒适，如有轻微疼痛多为正常治疗反应，通常在 4~6 小时后消失，若第二天仍未消失或较前加重则提示手法强度过大，应调整强度或暂停治疗一天。若 3~5 次正规治疗后症状仍无缓解甚或加重，应重新评估，调整方案（图 11-4-3）。

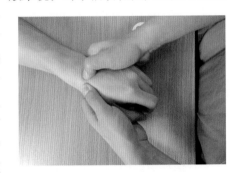

图 11-4-3　关节松动术

七、关节活动技术

关节活动技术是指利用各种方法来维持和恢复因组织粘连或肌肉痉挛等多种因素所导致的关节功能障碍的运动治疗技术。包括手法技术、利用设备的机械技术，以及利用患者自身体重、体位置和强制运动的训练等[59, 60]。

1. 主动关节运动　适应面广，不受场地限制，主要用于治疗和防止关节周围软组织挛缩与粘连，保持关节活动度，但在重度粘连和挛缩时治疗作用不太明显。最常用的是各种徒手体操。根据关节活动受限的方向和程度，设计一些有针对性的动作，可以个人练习，也可以把有相同关节活动障碍的患者分组集体练习。

2. 主动助力关节运动　常用的有器械练习和滑轮练习。

（1）器械练习是利用器械为助力，借助杠杆原理，带动活动受限的关节活动。应用时应根据病情及治疗目的，选择相应的器械，如肩轮、肩梯、体操棒、火棒、肋木，以及针对四肢不同关节活动障碍而专门设计的练习器械，如肩关节练习器、肘关节练习器、踝关节练习器等。如肩梯训练，患者靠近肩梯站立，利用手指向上方做攀缘动作，逐步扩大肩关节的活动范围。

（2）滑轮练习主要用于伸张患侧的挛缩组织，改善关节的活动范围，利用滑轮和绳索，以健侧肢体帮助对侧肢体活动。如肩关节的上举训练，患者取坐位，通过滑轮用健侧肢体带动患侧受限的关节进行屈曲、伸展等活动。

3. 被动关节运动　被动关节运动可保持肌肉的生理长度和张力，维护关节正常形态和功能，维持关节的正常活动范围。特别是对于治疗轻度关节粘连或肌痉挛，被动关节运动是不可缺少的方法之一。而对于肌肉瘫痪的患者，在神经功能恢复前进行关节的被动运动，可以达到维持关节正常活动范围的目的。被动关节运动根据力量来源不同分为两种：一种是由经过专门培训的治疗人员完成的被动运动，如关节可动范围内的运动和关节松动技术；另一种是借助外力或器具由患者自己完成的被动运动，如关节功能牵引、持续性被动活动等（图11-4-4）。

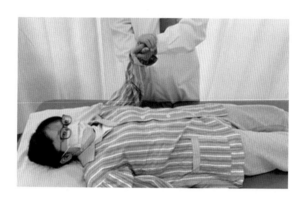

图 11-4-4　被动关节活动

八、平衡功能训练

平衡属于运动功能的范畴。许多疾病都会导致平衡和协调功能障碍，而最常见的是中枢神经系统的疾病，如脑卒中、帕金森病等。平衡功能障碍的治疗方法是综合性的，除了针对病因进行药物或手术等治疗外，最为直接有效的治疗就是进行平衡功能训练和协调功能的训练[12, 61]。

平衡训练方法按不同的因素可以分为不同的种类。按患者的体位可以分为前臂支撑下的俯卧位训练、肘膝跪位训练、双膝跪位训练、半跪位训练、坐位训练、站立位训练；按是否借助器械（平衡板、训练球或平衡仪）可以分为徒手平衡训练和借助器械平衡训练；按患者保持平衡的能力可分为静态平衡训练、自动态平衡训练和他动态平衡训练[62, 63]（图11-4-5）。

九、步行功能训练

1. 步行基础功能训练　步行基础训练包括体位适应性训练、躯干和下肢肌力训练、耐力训练、平衡协调性训练、步

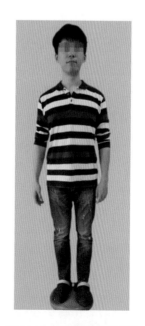

图 11-4-5　平衡功能训练

态训练、过障碍物步行训练、辅具步行训练等[64]。

2. 减重步行训练（body weight support gait trainer） 其又称部分体重支撑（partial bodyweight support，PBWS）步行训练，是指通过器械悬吊的方式将患者身体的部分向上吊起，使患者步行时下肢的负重减轻，以帮助患者进行步行训练、平衡训练，提高患者日常生活活动能力，配合运动平板（treadmill）进行训练效果更好[65]。

3. 机器人步行训练 旨在利用机器人的原理，辅助或者替代患者的功能运动。常见的可穿戴式机器人可以分为上肢外置装置和下肢外置装置，可以模拟环境、给予反馈，在脑卒中康复中运用广泛[66]。

十、体位转移技术

正常人在日常生活及工作中每天要完成的各种体位转移活动有上千次之多，并可在潜意识状况下轻而易举地完成。为了使患者能够独立地完成各项日常生活活动，必须训练从卧位到坐位、从坐位到立位、从床到椅、从轮椅到卫生间的各种转移方法。当患者不能独立完成转移活动，须由患者及家属辅助转移。还可以借助升降器械被动完成转移活动[67]。

其中，独立转移是指患者独自完成、不需他人帮助的转移方法；辅助转移是指由治疗师或护理人员协助的转移方法；被动转移，即搬运，是指患者因瘫痪程度较重而不能对抗重力完成独立转移及辅助转移时，完全由外力将患者整个抬起从一个地方转移到另一个地方。一般分为人工搬运和机械搬运。人工搬运至少需要两人，机械搬运即借助各种器械（如升降机）进行转移。无论人工还是机械搬运，都有帮助者介入，也需要被帮者配合。

十一、预防跌倒训练

跌倒是一种突然性的意外摔倒，由于老年人活动少、肌力差、平衡受损、认识能力受损等因素，因此较年轻人更容易意外跌倒。而老年人一旦发生跌倒就有很高的可能性发生躯体损伤，导致骨折、软组织损伤、运动功能障碍等。老年人跌倒总病死率比无跌倒的老年人高 5 倍，如跌倒后 1 h 仍不能站起来者，其病死率还要高 1 倍。85 岁以上老年人死于跌倒的人数（147/10 万）明显高于 65 岁以下者（1.5/10 万）。统计表明，跌倒造成的意外损伤是老年人死亡的第 6 位原因。因此，预防跌倒训练是老年运动功能康复训练的重要组成部分[68]。

有跌倒危险的老年人都应该接受包含平衡、步态和力量训练的锻炼计划，灵活性和耐力训练也应该加入老年人的锻炼计划中。锻炼计划的目标是提升力量、改善步态、提高平衡能力，太极拳等体育运动均可以作为有效的干预方法。训练的形式是多样的，小组训练或居家训练均可以发挥作用[69]（图 11-4-6）。

除此之外，还需要评估居家生活环境，有效排除可能引起跌倒的潜在居家环境风险。对老年人和照护者的健康宣教也发挥着重要的作用。相关新技术可参考《康复新技术在老年常见

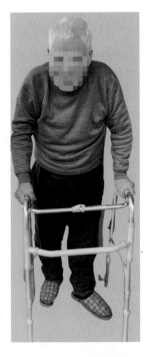

图 11-4-6　防跌倒训练

功能障碍及疾病中的应用指南》的第十三章。

十二、神经促通技术

1. Bobath 技术　该技术是由英国物理治疗师 Berta Bobath 和她的丈夫 Karel Bobath 经过多年的实践经验提出的治疗方法。在 20 世纪，这一方法曾是用于中枢神经系统损伤所致的运动障碍最普遍的康复治疗方法，它主要采用抑制异常姿势，促进正常姿势的发育和恢复的方法治疗中枢神经损伤的患者。该方法又被用于通过反射抑制和促进而实现治疗目的的神经发育治疗[70]（图 11-4-7）。

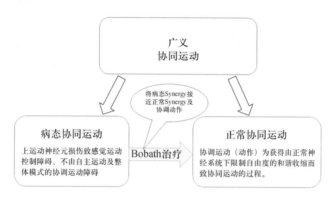

图 11-4-7　Bobath 技术

2. Brunnstrom 技术　中枢神经损伤以后，大脑皮层失去了对正常运动的控制能力，从而出现了人体发育初期才具有的运动模式。中枢神经损伤之后的恢复过程是运动模式的变化，即通过联合反应 – 共同运动之后才会出现分离运动。因此，那些异常的运动模式是恢复的必然阶段，没有必要也很难被抑制，而应该在恢复的早期阶段，利用这些运动模式来让患者活动自己的肢体，让患者看到自己仍然可以活动，从而刺激患者康复和主动参与的欲望，之后达到共同运动向分离运动发展，最终实现患者进行独立运动的目的[71]（图 11-4-8）。

3. 本体感神经肌肉促进技术（proprioceptive neuromuscular facilitation，PNF）　PNF 是通过对本体感受器刺激，达到促进相关神经肌肉反应，以增强相应肌肉的收缩能力的目的，同时通过调整感觉神经的异常兴奋性，以改变肌肉的张力，使之以正常的运动方式进行活动的一种康复训练方法[72]（图 11-4-9）。

4. Rood 技术　该方法强调选用有控制的感觉刺激，按照个体的发育顺序，通过应用某些动作的作用引出有目的的反应，因此，Rood 疗法又称多感觉刺激疗法。主要观点是：感觉输入决定运动输出；运动反应按一定的发育顺序出现；身、心、智是相互作用的[73]（图 11-4-10）。

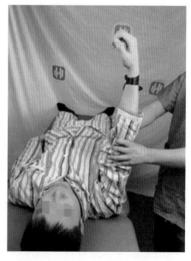

图 11-4-8　Brunnstrom 技术

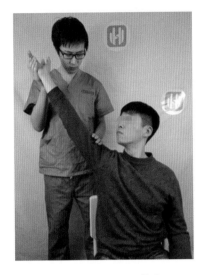

图 11-4-9　PNF 技术

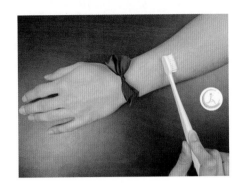

图 11-4-10　Rood 技术

十三、限制性诱导运动疗法

限制性诱导运动疗法（constraint-induced movement therapy，CIMT）是 20 世纪 80 年代开始兴起的一种新的康复治疗方法。该方法通过限制健侧上肢活动，达到强制使用和强化训练患肢的目的[74-77]。自从用于治疗慢性脑卒中患者上肢运动功能障碍以来，强制性运动疗法得到较大发展，其原则在神经康复多个领域得到应用并获得成功，受到越来越广泛的关注。特别是近五年来，大量有价值的临床应用研究证明了强制性运动疗法治疗脑卒中亚急性期、慢性期上肢运动功能障的有效性。美国 EXCITE 多中心、前瞻性临床试验于 2007 年结束，结果证明，两周的强化训练能明显提高脑卒中后 3 ~ 9 个月轻、中度功能障碍患者的上肢运动功能和生活质量，两年随访发现，这种疗效仍存在。强制性运动疗法的入选对象必须符合基本的运动标准：患侧腕关节伸展达到 20° 以上，每个手指伸展达到 10° 以上；没有感觉和认知功能的缺损；治疗方法是每天 6 小时，每周训练 5 天，同时使用手套和吊带限制健侧上肢的使用，连续进行两周强化训练。

十四、运动再学习方案

传统的中枢神经系统运动功能障碍的治疗方法是基于反射或分级运动控制的模型。现代康复理论多是任务导向的训练方法，强调多系统的相互作用。运动再学习方案（motor relearning programme，MRP）是 20 世纪 80 年代由澳大利亚学者 Janef H. Carr 等提出，其理论基础是生物力学、运动生理学和神经心理学。该方法认为，脑卒中患者的功能恢复主要依靠脑的可塑性，重新获得运动能力是一个再学习的过程，注重把训练内容转移到日常生活中去[78, 79]。在促进脑卒中后运动功能障碍的恢复训练方面，运动再学习方案显示出一定的潜力[80]。

十五、任务导向训练

任务导向训练（task-oriented training，TOT）是以运动控制和运动学习为基础的脑卒中上肢功能康复的一种较为流行的新技术。任务导向训练是以个体、任务与环境间的相互作用为基础而制订的功能性任务，患者可通过主动尝试在适应环境改变的同时，解决功能性任务中所遇到的问题，并帮助患者学到解决目标任务的方法[81, 82]。

任务导向训练是基于运动控制理论产生的最具代表性的临床训练方法，其注重功能性任务的训练及对环境改变的适应性，通过训练获得的功能要能够在现实环境中转化。根据个体能力和训练目标设计具体的任务或活动，通过患者主动尝试，引导其完成这些任务或进行这些活动，达到提高运动技能的目的。任务导向训练着重于帮助患者获得解决问题的能力，相关理论和方法越来越广泛地被应用到各种运动功能患者的康复治疗中，尤其是中枢神经系统损伤导致的运动功能障碍。反复的任务导向训练能影响中枢神经系统的适应性，促进脑功能的重建。促进功能重建的因素包括：反复强化、兴趣性、挑战性、社会交流性、具体的而非抽象的训练项目或目标等。任务导向训练设置的目标及任务是具体性而非抽象性。以上肢够取物体为例，这是一项具体的任务，完成这个动作时涉及视觉、触觉的输入，大脑对信息的判断和整合以及神经对系统的有效支配，再经过失败或成功的反馈，不断调整运动模式，形成优化的神经网络和运动程序，支配相关肌肉特定的顺序、速度和力量等力学特点配合完成这项具体任务，促进发展适应能力、前馈能力和协调能力。但如果上肢只做屈伸或单纯前伸而无具体目标，就会失去上面提到的信息输入与整合，运动的力学特点也会完全不同，变成一项空泛的关节活动。任务导向训练还强调主动参与有控制性的运用，强调个体化治疗，主要以生活中的功能训练为主，反复强化（图 11-4-11）。

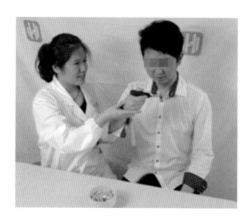

图 11-4-11　任务导向训练

十六、神经肌肉电刺激

神经肌肉电刺激是利用一定强度的低频脉冲电流，通过预先设定的程序来刺激一组或多组肌肉，诱发肌肉运动或模拟正常的自主运动，以达到改善或恢复被刺激肌肉或肌群功能的目的。神经肌肉电刺激用于治疗瘫痪的肢体已经有 50 年历史，研究表明神经肌肉电刺激可以减缓肌肉萎缩、增强肌力、缓解痉挛、缓解疼痛、提高关节控制能力、增加感觉输入，从而促进肢体功能的恢复[83、84]。

十七、有氧运动训练

有氧运动是指人体在氧气充分供应的情况下进行的体育锻炼。一般属于低至中等强度的耐力性运动。其运动特点是强度低，节奏感强，持续时间也较长。这种运动能充分燃烧体内糖分，消耗身体脂肪，提高训练者的心肺功能。老年人进行有氧运动可有效改善机体功能，提高生存质量，降低各种疾病的发生率，在缓解抑郁情绪、提高自信心、减少社会家庭因素的影响等方面有显著作用[63、85]（图 11-4-12）。

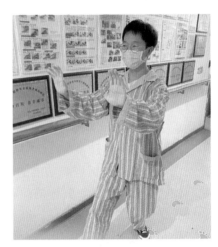

图 11-4-12　有氧运动：太极拳

有氧运动改善老年人体能状态的原因主要有：①有氧运动可逐步增强心肺功能，延缓心肺功能的下降趋势，从而提高老年人的运动耐力，改善体力体能状态；②有氧训练后毛细血管开放的数量和口径增加，血液 - 细胞气体交换的面积和效率相对增加，骨骼肌氧利用率增强，从而提高运动耐力；③有氧运动可以加快血液循环，改善新陈代谢，提高机体抵抗力，促进老年人运动耐力提高，从而改善老年人体能；④有氧运动可以增强患者骨密度，老年人群常发生骨质疏松，而有氧训练有助于减少骨质流失。相关新技术详见《康复新技术在老年常见功能障碍及疾病中的应用指南》的第七章。

十八、中枢干预技术

1. 经颅磁刺激（transcranial magnetic stimulation，TMS）　TMS 是一连串持续作用于大脑局部的脉冲磁场，刺激强度不变，刺激频率每秒 1～20 次或更高。可用于兴奋或者抑制大脑皮层，既往研究常通过兴奋或抑制初级运动皮质、运动前皮质等来促进患者的运动功能恢复[86-88]（图 11-4-13）。

2. 经颅直流电刺激（transcranial direct current stimulation，tDCS）　tDCS 是一种非侵入性的，利用恒定的、低强度直流电（1～2 mA）调节大脑皮层神经元活动的技术[89-91]（图 11-4-14）。

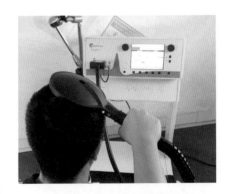

图 11-4-13　经颅磁刺激

3. 脑机接口（brain computer interface，BCI）　BCI 指的是大脑跟计算机或者外界设备之间的一种联系或通路，其运作原理主要是通过采集大脑信号，然后对数字信号进行特征提取，得到最具有代表性的如能代表某一功能活动的特征量，通过分类后生成指挥外部设备的指令；计算机或外界设备还能产生相应的信息反馈到大脑，从而实现所谓的脑机交互作用[92]（图 11-4-15）。

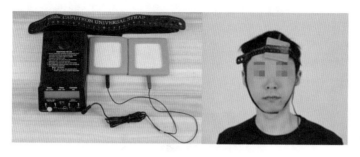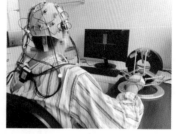

图 11-4-14　经颅直流电刺激　　　　　　　　图 11-4-15　脑机接口

4. 镜像疗法（mirror therapy，MT）　镜像疗法又称镜像视觉反馈疗法（mirror visual feedback，MVF），是指利用平面镜成像原理，将健侧活动的画面复制到患侧，让患者想象患侧运动，通过视错觉、视觉反馈，结合康复训练项目而形成的治疗手段[93-95]（图 11-4-16）。

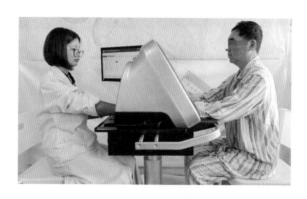

图 11-4-16　镜像疗法

5. 运动想象（motor imagery 或 mental practice）　运动想象指的是在不伴有明显躯体活动的情况下，在内心反复地模拟、排演特定的动作。其基本原理是运动想象可以在不伴有实际肢体运动的前提下主动引起感觉运动皮层的兴奋[96, 97]。

6. 虚拟现实技术（virtual reality，VR）　通过集成的数字化虚拟环境，提供使用者仿真的视觉、听觉、触觉甚至是嗅觉的刺激，同时使用者可以通过行为或是生理反馈和虚拟环境进行实时人机交互，使自己可以完全融入并沉浸于仿真的数字化虚拟环境[98]。

相关新技术详见《康复新技术在老年常见功能障碍及疾病中的应用指南》的第一、二章。

十九、康复工程辅具技术

康复工程学是一门为功能障碍患者提供康复服务的工程技术科学，是生物医学工程的一个分支。其工作内容包括设计、制造和使用各种各样与功能相关的器具和仪器，用以恢复、代替、矫正人体异常功能，主要是运动和感觉系统的功能。康复工程技术可用在假肢、矫形器、语言交流、视听、居住及工作环境的调节控制、操纵车辆以及学习和职业劳动等领域。在康复工程产品的研发、装配、使用等过程还涉及人体力学、材料及材料力学、人体生物力学等。这些力学原理相互作用、相互配合，以人体解剖学为基础，以人体生物力学为导向，根据患者具体功能障碍或畸形设计出符合人体功能或治疗需求的康复产品[99]（图11-4-17）。

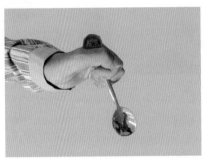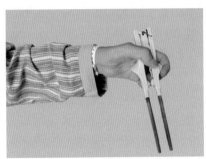

图11-4-17　进食辅具

康复工程辅具能固定病变肢体及关节，缓解痉挛，镇痛，减轻肢体局部承重，促进炎症消退，促进病变或骨折愈合，矫正畸形或预防畸形的发展，限制关节的异常活动，改善肢体功能。利用牵引装置缓解神经压迫，解除肌肉痉挛，以上疗效可同时显现。

轮椅（wheelchair）是常用辅助移动工具之一，是步行功能减退或丧失者，以及为了减少活动时能量消耗者的常用代步工具。凡借助轮椅能离开床，最大限度地恢复或代偿功能，提高独立性，扩大生活范围，参加各种社会及娱乐休闲活动的老年人都属于使用轮椅的对象。

相关新技术详见《康复新技术在老年常见功能障碍及疾病中的应用指南》的第三、十二章。

二十、构音训练

首先是运动功能训练，继而进行构音和表达训练。在发音的顺序上应遵循由易到难的原则。

1. 松弛训练　痉挛型构音障碍患者，往往有咽喉肌群紧张，全身松弛训练可缓解四肢及躯干的肌紧张，同时也可使咽喉部肌群相应地放松。

2. 呼吸训练　气流的量和呼吸气流的控制是正确发声的基础，建立规则的、可控制的呼吸能为发音动作打下基础。

3. 口面与发音器官的训练　发音动作要求颌、唇、舌、腭的功能正常，这些器官的功能训练是发音准确的前提。

4. 发音训练　患者可以做唇、舌、下颌的动作后，尽量长时间地保持这些动作，随后做无声的发音动作，最后轻声引出目的音。原则为先发元音，然后发辅音，先由双唇音开始，再学习辅音与元音结合，熟练掌握以后就采取元音加辅音加元音的形式继续训练，最后过渡到训练单词和句子。

5. 音辨训练。

6. 错误发音纠正训练 常见错误发音方式有鼻音化构音、费力音。

7. 韵律水平训练。

8. 计算机辅助发声及构音训练 构音功能严重受损的患者，各种治疗措施均不能使其发音或虽能发音但清晰度极低，对于这部分患者，可选择运用适当的沟通交流替代手段，以代替言语交流帮助他们达到与他人沟通交流的目的，如手语、交流板等（图11-4-18）。

相关训练可参考本书第八章；相关新技术可参考《康复新技术在老年常见功能障碍及疾病中的应用指南》的第五章。

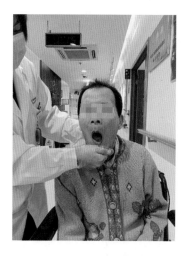

图 11-4-18 构音训练

二十一、口腔运动训练技术

该技术指对吞咽器官的运动功能进行训练，包括吞咽运动体操、舌压抗阻反馈训练、舌肌的康复训练、Masako训练法、Shaker锻炼。口腔运动技术可训练老年人唇、舌、上下颌的运动控制、稳定性、协调与力量，提高进食咀嚼的功能；促进增加咽部压力，加快食团推进；提高食管上括约肌开放时间和宽度，减少咽部残留，推荐使用。相关训练详见本书第二章；相关新技术详见《康复新技术在老年常见功能障碍及疾病中的应用指南》的第八章。

第五节 老年运动功能障碍全周期

运动功能障碍的全周期要从预防障碍的发生做起，如筛查和评估跌倒发生的风险，增强肌力和耐力，有效维持一定的平衡与步行功能，增强基础的运动能力，防止跌倒的发生。在障碍发生阶段，主要进行全方位的评估，得出运动功能障碍的表现，并制订相应的治疗方案与运动处方，如有氧训练、抗阻力训练等，以降低障碍的程度。当运动功能障碍已经出现时，则着手针对性的干预，其中运动干预为较好的选择。同时，进行生活质量和日常生活活动能力的评估，并在评估基础上设计家庭康复方案，从而促进老年患者回归社区家庭和社会。

一、与疾病相关的全周期

不同系统的老年疾病具有不同的运动功能障碍特点，因而在关注老年患者全周期康复中，应从疾病的个性化特点与共性特点整体考虑。做好疾病的预防，如对于神经系统疾病，则是要做到有效降低疾病发生的风险，有效去除或减少疾病发生的危险因素，如高血压相对于脑卒中疾病，高血糖相对于糖尿病周围神经病变等。而对于骨关节系统疾病，则关注老年骨质疏松问题，降低跌倒风险，预防诸如椎体骨折、髋部骨折等的发生。针对心肺系统，关注基础的肺功能，早期筛查，杜绝吸烟等，以预防慢性阻塞性肺疾病等的发生。

当疾病发生时,急性期要尽早寻求医疗服务,到有条件的医疗机构进行诊断和治疗,并制订该阶段的康复方案。在安全的前提下可以进行早期运动功能评估和运动干预,为后期的康复治疗奠定运动功能基础。恢复期时则进行有规律的疾病跟踪与康复介入,实时地评估疾病与功能障碍的进展与演变,个性化给予治疗方案,促进疾病的有效转归以及运动功能的良好提高。若疾病进入慢性期或后遗症期,则需进一步评估患者的具体需求,提供门诊治疗方案或家庭康复方案,进一步提高其功能状态,甚至是整体的运动能力,为回归家庭与社会奠定基础。

(一)脑卒中

1. 概述 脑卒中是由于脑血管病变引起的中枢神经系统急性局灶性损伤而引起的神经功能缺损,研究表明,全球近四分之一的人口会罹患脑卒中[100]。在中国,脑卒中致死率和致残率均为第一位[101]。年龄增长是脑卒中最强劲的不可改变的危险因素,55岁以后每10年脑卒中人群就增加一倍。大约四分之三的脑卒中发生在年龄≥65岁的人群中[102]。其中80%患者在急性期会发生运动功能障碍,50%会长期留有运动功能障碍。运动功能障碍是制约脑卒中患者日常行为活动能力提高的重要因素。

2. 康复评定

(1)美国国立卫生研究院脑卒中量表(National Institute of Health Stroke Scale,NIHSS):可用于指导急性脑卒中的治疗,根据评分可以判断脑卒中的严重程度和可能的预后,并对患者进行分层。NIHSS评分越低的患者,意味着会有较好的恢复结局。

(2)Brunnstrom运动功能评定方法:Brunnstrom将脑卒中偏瘫运动功能恢复分为六期,根据患者上肢、手和下肢肌张力与运动模式的变化来评定其运动功能恢复状况。

(3)徒手肌力评定(MMT):MMT是通过被检查者自身重力和检查者用手施加阻力而产生的主动运动来评定肌肉或肌群的力量和功能的方法。

(4)改良Ashworth分级评定:广泛应用于痉挛评估,分成0、Ⅰ、Ⅰ⁺、Ⅱ、Ⅲ、Ⅳ6个等级,等级越高表示痉挛程度越严重。

(5)Fugl-Meyer量表:脑卒中功能评估应用最多的量表,包括肢体运动、平衡、感觉、关节活动度和疼痛5项,共113个小项目。

(6)10米步行速度测试:步行速度是评价老年人脑卒中罹患率的一个重要的独立影响因子,且可评价脑卒中的预后。

(7)Berg平衡评定量表(Berg balance scale test,BBS):一共有14项检测内容,满分56分,得分越高表明平衡功能越好。

(8)改良Barthel指数(modified Barthel index,MBI):是评价日常生活能力的常用指标,简单实用,非常适合老年脑卒中患者的评估。

此外,常见的运动功能评估量表还包括Wolf motor function test、action research arm test、motor activity log、box and blocks test、nine-hole peg test、Jebsen Taylor hand function test、functional reach test、walking speed test、timed up and go、functional ambulation category、6分钟步行测验、步态分析、生物力学评估、视频评估、肌电评估、TMS评估、影像学评估等。

3. 康复治疗 运动功能的康复训练方法包括传统的肌力增强训练、关节活动度训练，神经生理学方法如 Bobath 方法、本体感神经肌肉促进技术等，以及新兴的康复训练技术如运动想象、镜像疗法、强制性运动疗法、任务导向性训练、减重步行训练、运动再学习方案、机器人辅助训练技术等。其中，任务导向性训练、有氧训练、强制性运动疗法等能明显改善运动功能，机器人辅助训练、运动想象和镜像疗法对运动功能无改善。

目前尚无专门针对老年人康复训练方案，考虑到老年人本身特点，给予康复训练时应注意几个方面：①康复训练应事先了解患者的病情及用药情况，监测训练过程中的运动反应，并教育患者及陪护人员学会自我监测、救护和防摔倒的知识和方法。同时应有专门针对老年人康复训练的应急预防。②训练过程中要注意防摔倒和跌倒，给予可行的指导措施。③患者生命体征稳定后即可开始康复功能锻炼。④多种运动方式可以交替进行（表 11-5-1）。

表 11-5-1 老年脑卒中运动功能障碍的康复评定与治疗

脑卒中运动功能障碍	评定手段	治疗手段
肌力	Lovett 分级量表、MRC 分级法、等速肌力测定等	肌力训练
肌张力	改良 Ashworth、摆动试验、电生理评估等	牵伸训练、关节松动、持续被动活动、药物、肉毒毒素注射等
关节活动度	量角仪、目测、X 线等	牵伸训练、关节松动、持续被动活动等
平衡功能	BBS，静态平衡、动态平衡等	平衡训练
步行速度	10 米步行速度、6 米步行速度、2 米步行速度等测验	步行训练、减重步行训练等
耐力	6 分钟步行测验等	有氧训练、步行训练、减重步行训练等
日常行为活动能力	MBI 等	ADL 训练、任务导向型训练、机器人辅助训练

（二）帕金森病（PD）

1. 概述 运动迟缓、静止性震颤、肌强直、姿势平衡障碍、步态异常为 PD 的五大症状。在 PD 人群中，腿部肌力减少，与跌倒风险增加和行走速度降低有关。随着疾病的进展，复杂动作序列（如转移和手功能活动）的流畅性、协调性、效率和速度以及灵巧性往往会下降。此外，震颤可能影响手功能活动。由于姿势反射的逐渐减弱，以及本体感觉障碍，躯干灵活性降低，可进一步降低平衡能力。PD 的步态障碍可分为持续性步态障碍和间歇性步态障碍。持续性步态障碍包括手臂摆动不对称地减少或消失、弯腰姿势、步长减少或多变；间歇性步态障碍如慌张步态和冻结。

2. 康复评定

（1）病史采集：主要应用 MDS-UPDRS 第三节运动功能检查分量表，对运动迟缓、强直、姿势平衡障碍、步态异常和手功能活动障碍等进行统一评定。还可结合跌倒史问卷、新冻结步态问卷和身体活动调查问卷等进行预评定。

（2）功能评估：根据欧洲帕金森病物理治疗指南中所推荐的具体评定工具[103]，结合国内情况，针对常见的5种运动功能障碍，推荐以下有效可靠的测量工具，在时间和成本方面都是可行的（表11-5-2）。

表11-5-2　老年帕金森病运动功能障碍的康复评定

平衡功能	步行功能	体位转移	手功能	体能
M-PAS	M-PAS	M-PAS	NHPT	6 MWD
TUG	TUG	TUG	STEF	Borg 6-20
FTSTS	6 MWD	FTSTS		FTSTS
BBS	10 MW			
Push & Release test	Rapid Turns test			
Mini-BESTest or DGI or FGA				

1）平衡功能：可选择改良帕金森病活动量表（modified Parkinson activity scale，M-PAS）、起立-行走计时试验（timed up & go，TUG）、五次坐立试验（five times sit to stand performance，FTSTS）、Berg平衡量表（Berg balance scale，BBS）、推放试验（push & release test，P&R Test），简易平衡评定系统测验（mini-BESTest）、动态步态指数（dynamic gait index，DGI）、功能步态评估（functional gait assessment，FGA）三者可行静态平衡评估和动态平衡评估，都可同时对平衡功能和步行功能进行评估。

2）步行功能：可采用M-PAS、TUG、快速转弯测验（rapid turns test）、6分钟步行测验（6-minute walk distance，6 MWD）、10米步行试验（10-minute walk test，10 MWT），以及上述的Mini-BESTest、DGI、FGA。

3）体位转移：常用M-PAS、TUG、FTSTS进行评估。

4）手功能：可采用九孔柱测验（nine-hole peg test，NHPT）和简易上肢功能检查（simple test for evaluating hand function，STEF）。

5）体能：6 MWD、Borg评分、FTSTS可供使用，建议在进行6 MWD时结合使用Borg评分提供患者主观的费力和劳累程度，不能执行6 MWD的患者可改用2分钟步行测验。

（3）体格检查：根据病史采集和功能评估，进行针对性的体格检查，如握力测验、徒手肌力评定、关节活动度测验等。上述评定应在疾病的开期和关期分别进行评估；一些工具如M-PAS、TUG、6 MWD、FTSTS可用于多个功能评估，为了节省时间成本，可优先选择多个功能共用的或者耗时较短的测量工具；一些工具只能用于识别功能障碍，而某些工具可以用于定量监测变化，如TUG、6 MWD、10 MWT、BBS、DGI，优先选择能定量监测的评定工具。

3. 康复治疗　对于PD的康复治疗，现有的最佳证据建议提高患者的身体活动水平，运动疗法和传统理疗是实现这一目标最有效的策略[104]。其次，规律地运动对于防止罹患PD也能起到一定预防作用。有证据表明，至少4周的步态训练或8周的平衡训练可以在治疗结束后效果持续3～12个月。持续至少12周的有氧训练、力量训练、太极或舞蹈锻炼可以产生长期的有益效果。

（1）运动疗法

1）有氧/耐力训练：是老年PD患者的主要运动疗法，包括步行、快走、慢跑、竞走、游泳、骑自行车、打太极拳、跳健身舞、做操、跳绳等。帕金森病运动相关指南建议的运动强度及频率为：每周训练3~5天，每天持续20~60 min，强度应适中，以RPE量表中的13分、最大心率储备的60%~80%或峰值摄氧量的40%~60%为宜。针对体力衰弱的PD患者，建议延长热身、拉伸时间，通常为10~15 min。中等强度和高强度运动对于早期患者来说是可接受且安全的；对于晚期患者，则需要更加全面地考量，尽可能降低运动的强度和风险。

2）抗阻/力量训练：可以增强和调节肌肉力量，增加骨量。老年PD患者具有肌肉萎缩的较高风险，应考虑对主要肌群进行肌肉力量训练，每周2~3天，每天1~3组，每组动作重复8~12次，可利用手法和器械进行渐进式抗阻训练[5]。

3）多模式运动：是最常用的训练方式。每次60分钟，每周2次，持续12周，是研究中报告最多的处方参数。各种形式的运动疗法对帕金森病有益，太极拳在疾病早期是安全且受欢迎的，容易坚持。

（2）传统物理疗法（不包括运动疗法）：对帕金森病有短期疗效和一定的长期疗效，目前广泛使用的各种理疗技术治疗帕金森病，治疗效果差异不大。包括放松训练、关节活动范围训练、姿势训练、平衡训练、步态训练、转移训练、手功能活动训练等方法。

（3）特异性康复训练方法：运动策略训练包括心理提示、外部提示和认知运动3种策略，能显著改善平衡功能和步态，而双重任务训练对运动症状并无明显改善效果。

（4）无创性神经调控技术：无创性神经调控技术主要包括重复经颅磁刺激（repeated transcranial magnetic stimulation，rTMS）和经颅直流电刺激（transcranial direct current stimulation，tDCS）。针对大脑皮质M1运动区的rTMS高频刺激可能对运动迟缓有所改善，对强直型患者的效果可能优于震颤型患者。针对大脑皮质M1运动区的rTMS低频刺激可能对左旋多巴诱导的异动症和不自主运动有所改善，但维持时间较短。目前研究中的疗效很轻微，尚不能作为常规治疗方式。

（5）虚拟现实技术（VR）：该技术通过多种不同沉浸程度的情景交互，对患者的步态、平衡等功能障碍可能有改善作用[105]。

（6）家居环境改造及辅助器具使用：使用辅助器具、适应性工具和环境改造可以弥补患者认知和运动方面的困难，减少跌倒次数，提高完成各种操作和任务的质量，使家庭生活更独立、更安全。如重新安排房间里的家具，创建一个畅通无阻的行走和转弯路线；或提高床、椅、沙发的高度，垫高马桶，方便患者转移。

（三）阿尔茨海默病

1. 概述 老年阿尔茨海默病（AD）的运动功能障碍并不是其最突出和特异性的临床表现[106]。一般随着疾病的进展，伴随全面功能衰退出现并逐渐加重，出现于疾病后期，主要表现为精细运动功能障碍、失用、运动学习能力下降、运动过缓等。AD患者的运动功能评定可纳入评估失用、上肢、下肢、平衡、步态等功能的常用量表。针对其运动功能障碍，目前相关指南或共识未推荐某种具体评定量表。在疾病全周期干预思想中，在中年时、AD 的临床前阶段和 MCI 阶段，进行运动干预（包括有氧运动和其他运动干预），可能可以减缓 AD 的临床发病，或改善 AD 患者的认知、运动等功能及其日常生活能力。

2. 康复评定　AD 患者的运动功能评定可纳入评估失用、上肢、下肢、平衡、步态等功能的常用量表。目前指南或共识未推荐某种具体评定量表[107]。

综合现有研究和临床经验，我们认为，可以根据患者的病程和日常生活需求、临床症状特点计划 AD 运动障碍评估的内容。可重点关注以下方面。

（1）平衡功能和跌倒风险：对于老年 AD 患者，由于跌倒可能造成的严重后果，因此对于平衡功能和跌倒风险的评估显得非常重要。AD 目前没有推荐的专用平衡功能和跌倒风险评定量表。我们首先在采集病史时需要对患者是否存在跌倒病史进行询问；其次，在临床康复评定中，可以采用 PT 常规的平衡功能检查法，以及如 Berg 平衡量表等常用量表对患者的平衡功能进行评估。

（2）失用：在对 AD 患者询问病史时，可以注意询问是否存在失用表现，比如对于熟悉物品的失用困难等，对失用病史的采集也应该作为神经系统退行性疾病常规病史采集的一部分。如果病史询问提示可能存在失用，或在临床治疗中观察到可能存在失用，可以通过失用量表对患者进行评估；评估最好包括非工具操作、工具操作、粗大动作、精细动作等，并且失用评估需要包括指令执行、模仿、实物操作等项目，以便于鉴别失用症类型。

（3）运动学习障碍：虽然运动学习障碍可能是 AD 患者比较常见的运动功能障碍，但是比较难以系统评估。并且老年人日常生活中可能一般更倾向于应用已习得的运动技能，而非学习新技巧。因此，建议根据患者具体康复诉求、康复目标决定是否需要进行运动学习障碍评估；如需评估，可结合患者诉求的作业活动进行针对性评估和计划。

（4）其他：由于 AD 患者可能存在动作迟缓、椎体外系症状等可能，所以对肌力、肌张力、椎体外系等症状的基本运动能力应当进行必要检查。

3. 康复治疗　AD 患者的运动康复治疗主要分为两大类：一是对于已经存在运动障碍的 AD 患者，以改善运动障碍为目的进行治疗；二是将运动作为治疗手段，制订合理的运动处方，改善 AD 患者其他功能障碍，或减缓其他功能障碍的发生和发展。

（1）运动障碍的康复治疗：运动障碍并不是 AD 患者传统的治疗重点，目前尚无公认的针对性干预理论或技术。如通过上述康复评定，确定 AD 患者确实存在运动障碍（如平衡功能障碍、失用症等），可根据患者功能评定结果给予常规 PT、OT 治疗。

（2）通过运动干预改善/减缓 AD 患者其他运动障碍：目前的临床证据尚不足以支持选择某种特定的运动干预方式。一般将运动的类型分为 3 种：有氧耐力性运动、抗阻力性力量运动、伸展柔韧性运动，多种模式混合运动可能效果更好。我们认为，只要 AD 患者的认知和整体功能水平允许，均可以制订运动处方，指导 AD 患者进行运动锻炼。如患者功能状态允许，可考虑锻炼强度以中等强度为宜，每次不少于 30 min，每周至少 2 次。但在治疗过程中应关注患者跌倒、走失等风险可能。

（四）精神疾病—老年抑郁症

1. 概述　老年精神心理疾病相关的运动功能障碍主要表现为行为异常、活动减少等，但既往研究未明确提示抑郁和焦虑会直接导致老年患者的运动功能障碍。运动疗法是缓解老年抑郁和焦虑的有效干预措施，体育锻炼可以作为轻中度老年期抑郁患者的一线治疗，以缓解抑郁症状，而锻炼身体与抗抑郁药合并可用于治疗难治性抑郁。

老年抑郁症（late life depression，LLD）是指年龄大于 65 岁的老年人出现以显著而持久的心境低落为主要临床特征的心境障碍[108]。老年抑郁症的症状复杂多样，常导致多种不同程度的功能障碍，影响患者的日常生活活动能力，严重者可导致自残和自杀。老年抑郁症的易感因素和促发因素主要包括：脑器质性损害基础、躯体疾病共病、使用药物的影响，回避、依赖等人格因素，心理灵活性下降、负性生活事件和挫折等心理因素，功能损害、活动受限等躯体因素。老年抑郁症患者会出现运动能力障碍，例如：强迫性久坐行为 1 周会导致活跃个体的情绪低落或沮丧，而抑郁症患者久坐可能增加心血管疾病和代谢综合征的风险。因此，对于老年抑郁症患者不仅要针对精神心理的康复，也要注重对患者躯体运动功能的锻炼和康复，通过一些体育锻炼和健身运动也可以促进患者的整体康复。

2. 康复评定　综合评估需要获得详细的病史，包括身体共病的评估，身体检查和精神状态检查。同时评估是一个持续的过程，应该根据治疗的需要和阶段定期对患者进行评估。使用标准化评定量表来评定抑郁症的严重程度，日常生活活动能力和运动功能障碍[109]。

（1）Fugl-Meyer 量表：脑卒中功能评估应用最多的量表，包括肢体运动、平衡、感觉、关节活动度和疼痛 5 项，共 113 个小项目。每小项目分为 3 级，总分 226 分，其中运动功能积分 100 分（上肢 66 分，下肢 34 分）、平衡 14 分、感觉 24 分、关节活动度 44 分和疼痛 44 分。常用简化的 Fugl-Meyer 量表评定肢体运动功能。

（2）改良 Barthel 指数（MBI）：MBI 是评价日常生活能力（ADL）的常用指标，简单实用，非常适合老年脑卒中患者的评估。包括进食、洗澡、修饰、穿衣、大便控制、小便控制、如厕、床椅转移、平地行走、上下楼梯 10 项内容，共 100 分。得分越高，独立能力越好：0～20 分为日常生活完全依赖；21～40 分为重度依赖；41～60 分为需要中等程度帮助；60 分以上为生活大部分自理；100 分为生活基本自理，不需要他人照顾。

（3）功能独立性评定量表（FIM）：是一种全面评定患者日常自我照顾和在社区中生存能力的评估量表。分为①运动项目，包括自我照顾、括约肌控制、转移和行走；②认知项目，包括交流和社会认知。FIM 评分分为 7 级，6、7 级为独立，5、4、3、2、1 级为不同程度的依赖。126 分为完全独立；108～125 分为基本上独立；90～107 分为有条件的独立；72～89 分为轻度依赖；54～71 分为中度依赖；36～53 分为重度依赖；19～35 分为极重度依赖；18 分为完全依赖。

3. 康复治疗

（1）制订治疗计划：治疗计划的制订包括决定治疗环境、处方药物和心理干预联合运动治疗。只要有可能，患者都可以参与准备治疗计划。制订治疗计划时还必须咨询护理人员，护理人员是接触和陪伴患者最多的人，她们的意见至关重要。治疗方案应切合实际可行，兼顾患者和照护者的需要。最初制订的治疗计划需要根据临床和社会心理需求不断重新评估和更新。

（2）实施治疗手段：传统疗法多以口服抗抑郁药物治疗为主，长期服用药物往往对人体有副作用，而老年人体质及对药物毒副作用的代谢能力较差，因此会对老年人身体健康造成二次伤害。所以采用心理干预联合运动疗法来实现运动功能的康复。

1）心理干预治疗：标准化的心理治疗方法包括一个短期的治疗阶段，通常为 8 ~ 12 周的每周随访。心理干预治疗方法包括支持性心理治疗、认知行为治疗、问题解决治疗、人际关系治疗、行为激活治疗、生命回顾治疗以及正念治疗。

2）运动治疗：①身心运动：老年舞蹈、健身操、太极拳等体育健身运动有益于改善老年人的身心健康。这些活动较其他健身项目更具有简单易学的特点且属于群体娱乐活动，更易于调动患者参与的积极主动性。针对老年人中轻度抑郁症患者，通过心理疏导及健身锻炼，不但能够明显提高药物治疗的效果，而且患者治愈后复发率较低。②有氧运动：可使用步行、快走、慢跑、游泳、骑自行车、跳绳等方式。③抗阻运动：可使用仰卧起坐等方式（图 11-5-1）。

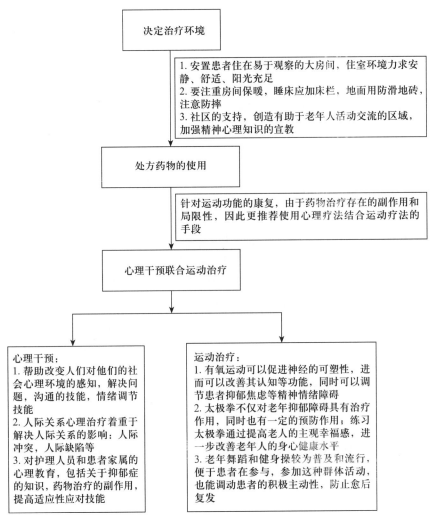

图 11-5-1　老年抑郁症的运动治疗

（五）糖尿病周围神经病

1. 概述 老年糖尿病周围神经病的运动功能障碍主要表现为运动能力下降、平衡功能减低、步态不稳以及跌倒风险增高等。糖尿病周围神经病变是指周围神经功能障碍，包含脊神经、颅神经及自主神经病变，其中以远端对称性多发性神经病变最具代表性。远端对称性多发性神经病变早期常表现为感觉功能障碍，当病变累及运动神经时也可导致肌力减退、肌肉萎缩。应尽早进行运动能力的评估，包括肌力测验、关节活动度测验、平衡能力评估以及肌少症的筛查等。对于老年糖尿病患者更易出现肌肉量减少、肌肉质量降低，从而全身肌力减退。在运动功能障碍出现前，就应该提前进行运动干预，"中国2型糖尿病防治指南"[110]建议糖尿病教育的基本内容应包括规律运动和运动处方。运动治疗贯穿于疾病的全周期，对于患者的运动功能障碍要进行评估与治疗的循环。

2. 康复评定

（1）糖尿病病情评估：应评估患者的病情，若患者有无法控制的高血压或者未经治疗的增生性视网膜病、自主神经病、周围神经病以及足溃疡或炭疽等，则不能进行运动训练。

（2）运动功能评估：运动功能的评估主要包括肌力、关节活动度、平衡能力等。美国内分泌学会老年糖尿病治疗指南建议对老年人进行肌肉减少症的筛查，包括起立坐试验、4 m步行试验、握力等。

（3）心肺功能评估："中国2型糖尿病防治指南"建议运动治疗应在医师指导下进行。运动前要进行必要的评估，特别是心肺功能和运动功能的医学评估（如运动负荷试验等）。

3. 康复治疗

（1）教育："中国2型糖尿病防治指南"建议糖尿病教育的基本内容应包括规律运动和运动处方。糖尿病患者教育与行为改变可以预防下肢动脉粥样硬化性病变（lower extremity atherosclerotic disease，LEAD）发生。对于LEAD患者，可以改善患者的下肢运动功能。简要的心理干预可以改善LEAD患者的步行行为，增加无痛性行走距离，提高患者的生活质量。

（2）运动：糖尿病综合治疗中，合理运动占重要地位。规律运动有助于控制血糖，减少心血管危险因素，减轻体重，提升幸福感，而且对糖尿病高危人群一级预防效果显著。"中国2型糖尿病防治指南"建议糖尿病管理团队基本成员应包括运动康复师。成年2型糖尿病患者每周至少150 min中等强度有氧运动，同时应增加日常身体活动，减少坐姿时间。可指导糖尿病下肢血管病患者积极进行运动康复训练，有助于改善患者的下肢运动功能。当血糖控制极差且伴有急性并发症或严重慢性并发症时，慎重运动治疗。

（3）步态训练：美国内分泌学会老年糖尿病治疗指南提出，患者如果存在远端多发性神经病的晚期表现，建议咨询理疗师以改善平衡、步态、姿势和力量，和（或）建议使用辅助装置。

（4）关节松动：针对关节活动受限的患者，可采用关节松动疗法。

（六）颈椎病

1. 概述 老年颈椎病指年龄≥65 岁的患者，因颈椎椎间盘退行性改变及其继发病理改变累及其周围组织结构（神经根、脊髓、椎动脉、交感神经等），出现与影像学改变相应的临床表现的疾病。按照国内分类基于 ICD（国际疾病分类，International Classification of Diseases）系统，可大致分为颈型、神经根型、脊髓型、交感型、椎动脉型、食管型、混合型七大类型。根据国内 ICD 分类，其临床表现大致为：①颈型颈椎病，呈现为急性期颈椎活动绝对受限，颈椎各方向活动范围近于零度。②神经根型颈椎病，神经根受压出现患肢肌力减退，同时伴疼痛导致的活动受限，晚期可有患肢的肌肉萎缩。③脊髓型颈椎病可出现双上肢肌力下降，双下肢肌张力增高。另外还可能有错误的运动控制模式以及平衡功能障碍。除此之外，交感型和椎动脉型很少出现可量化的运动功能障碍。

2. 康复评定

（1）肌力：①徒手肌力检查（MMT）：适合于脊髓型颈椎病上肢远端肌群、神经根型颈椎病出现严重肌力减退者。②动态颈部肌肉测验系统（MCU）：专用于评价颈椎等长收缩肌力与各方向活动度，对颈椎病患者侧屈活动功能的变化灵敏客观，但对颈椎肌力的变化灵敏度降低。③等速肌力测验。

（2）关节活动度：可用量角器测量法进行颈椎活动度的评估。

（3）平衡功能：可用平衡评估系统测验，亦称 Mini-BESTest 简易平衡评定系统测验量表。

（4）颈椎功能障碍指数（neck disability index，NDI）：各型皆可使用。

（5）日本骨科学会（Japanese Orthopedic Association，JOA）量表：针对脊髓型。

此外还有体感诱发电位（SEP）和肌电图等，而对于肌张力和协调控制则很少提及。

3. 康复治疗

（1）关节松动术。

（2）肌力训练：颅颈屈曲训练主要改善颈椎的运动控制能力，纠正错误的运动模式。

（3）牵引：间歇性牵引治疗对颈痛改善短期疗效明显，长期随访疗效一般。

（4）平衡训练和本体感觉训练。

（5）悬吊运动：主要强调在不稳定状态下进行肌力训练，最大程度激发肌群之间的协调平衡能力，从而达到康复的目的。

（6）方向特异性训练：根据患者个体情况，在特定方向关节活动范围末端进行反复的屈伸牵拉。最常见的是麦肯基疗法，该疗法可以改善颈痛患者的疼痛和功能，但缺乏足够的证据。

（七）腰椎间盘突出症

1. 概述 老年椎间盘突出是指年龄≥65 岁的患者，椎间盘组织的局部或局灶性位移超出椎间盘空间的正常边缘，腰椎间盘发生退行性变后，在外力作用下，纤维环部分或全部破裂，单独或者连同髓核、软骨终板向外突出。椎间盘突出是基于影像学描述形态的术语，即 CT 和 MRI 中可见椎管内异常突出物，但临床症状并不完全取决于突出的形态。

2. 康复评定

（1）肌力：徒手肌力检查（MMT）或等速肌力测验。

（2）关节活动度：腰椎活动度的评估。

（3）平衡功能：腰痛患者表现出更大的姿势不稳定，站立平衡测验，通过对压力中心点（center of pressure，COP）的测量，腰痛患者有更大的偏移和更快的平均速度，但与疼痛的位置和强度无关。

（4）肌电图：表面肌电前馈控制（落球试验）。

（5）体感诱发电位。

（6）Roland-Morris 腰痛失能问卷（Roland-Morris disability questionnaire）。

（7）魁北克腰痛障碍评分量表（Quebec back pain disability scale）。

（8）Oswestry 功能障碍指数（Oswestry disability index）。

3. 康复治疗

（1）运动：对于慢性腰痛（>12 周）患者，首先推荐进行运动治疗，如运动控制训练、普拉提、太极；对于根性疼痛患者，低质量证据表明运动具有效果，其他疗法无证据支持是否有效；对于急性疼痛不建议使用。运动包括有氧、拉伸、放松、稳定、平衡、肌力训练，针对特殊肌群，如多裂肌、腹横肌，或者躯干稳定肌群，各项RCT 运动处方的剂量、频率和周期都不同。

（2）手法治疗和关节松动术：可以减轻慢性腰痛患者的疼痛并且可能改善其功能，对于急性腰痛尚无定论。

（3）牵引：牵引对腰椎间盘突出症急性疼痛有较好的缓解效果。对伴或者不伴有坐骨神经痛的腰痛患者，现有证据表明疗效一般，建议牵引与其他治疗方法联合使用。

（4）平衡训练：腰部本体感觉功能训练、核心肌群训练和躯干肌群协调性训练。

（八）骨质疏松性椎体骨折

1. 概述　随着社会人口老龄化发展，骨质疏松症和骨质疏松性骨折发病率不断上升。骨质疏松椎体压缩性骨折（osteoporosis vertebra compressed fracture，OVCF）是老年人群最常见的骨折[111]。年龄在 65 岁以上的女性中有 20% 曾有过一次或多次脊椎骨折，骨质疏松椎体压缩性骨折对患者的功能障碍、日常生活活动能力影响较大，为国家、社会和家庭带来沉重经济负担，预计骨质疏松性骨折相应的医疗支出高达 1745 亿元。既往老年骨质疏松椎体压缩性骨折相关的诊疗内容主要集中在药物及手术治疗方面，而对老年 OVCF 患者整个疾病周期认识不足，很少有学者关注老年 OVCF 患者的功能障碍，缺少循证医学康复治疗诊疗规范。规范疾病全周期康复治疗[112]，对老年 OVCF 从预防到疾病的发生发展，到患者处于病程的不同阶段，提供基于医院、社区、家庭的康复干预指导以及护理衔接技术，从而对老年 OVCF 疾病进行全周期覆盖，更好地解决老年OVCF 患者的康复及护理需求，为临床医生、康复治疗师以及护理工作者提供参考。

2. 康复评定　由于疼痛和不适或缺乏适当的背部肌肉的代偿，骨质疏松性椎体骨折患者会出现腰背肌力明显减退、双下肢肌力及握力减退、平衡功能下降等表现。患者一般无神经损害表现，但如果骨折程度严重，也可出现下肢感觉减退、肌力减弱及反射改变等神经功能损害表现。需判断患者有无肌力低下、关节活动度受限、平衡功能障碍等，评估患者日常生活能力及参与能力。提供制订康复治疗计划及依据，评价康复治疗效果。评估包括：徒手肌力测量、关节活动度测量、握力、腹与背肌等长耐力检查、6分钟步行测验。可以采用量表法，如 Berg 平衡量表、前伸够物测验、单腿站立测验或者平衡评定设备等进行评定。

3. 康复治疗

（1）保守治疗急性期：卧床期间可做关节活动度训练。运动应以加强腰背部后伸为重点，根据患者情况可行床上腰背肌力量训练，包括不负重的俯卧位、后伸肌训练、椎旁肌肉的等长收缩。此外，应进行双上肢屈伸肌及握力的肌力训练。

（2）围手术期患者的运动康复[113]

1）围手术前期康复：卧床患者，以床边康复为主，在不影响骨折制动和骨折愈合的前提下，应指导患者尽早开始康复训练，维持四肢大小关节活动度，增强下肢肌力练习，防止双下肢肌肉萎缩，减少并发症的发生，增强上肢力量练习，加强握力，为日后手术恢复做准备。

2）围手术后期的康复：应尽快进行康复训练，缩短卧床时间，逐渐由倚靠卧位转换为坐位，再到站立。椎体成形术后12 h，患者可尝试坐起，24 h后可尝试站立，腰背部肌肉力量训练和平衡训练有助于加速患者恢复。提升腰腹部肌力，进而使患者腰椎功能尽早康复。

（3）恢复期康复：治疗师需给予患者一套完整的康复方案，以便患者持续进行居家自我康复。Delphi 专家共识做了以下几点建议。

1）力量练习：每周≥2天，每组8～12个循环练习。

2）有氧运动：每周≥5天，≥30分钟/天，中等强度。

3）脊柱保护：在日常活动中即可进行，对老年患者进行关于如何避免日常生活活动中疼痛的教育，指导其如何保护脊柱是至关重要的。脊柱负荷：仰卧＜站立＜坐下。脊柱对线比脊柱承受强度更重要。

4）辅具：辅具不仅可以减轻疼痛，还可以帮助减少椎体不稳定性，能有效控制脊柱畸形的发生，并能起到缓解疼痛的作用。

5）注意事项：如果出现多处骨折或疼痛，建议及时咨询康复治疗师，了解日常生活活动的正确身体力学。

（九）骨质疏松性髋部骨折

1. 概述　发生于老年患者（年龄≥65 岁）[114]，是低能量损伤造成的骨折，也是骨质疏松性骨折中较常见的骨折类型，包括股骨颈骨折、股骨转子间骨折和股骨转子下骨折[115]。骨质疏松是引起老年髋部骨折的内在原因。严重骨质疏松患者受到轻微外力就可导致骨折。引起骨质疏松的原因主要有：老年人成骨细胞功能下降、甲状旁腺激素分泌增加、钙吸收减少、降钙素水平低等因素。老年患者髋部骨折后导致肢体畸形、肌力减退、步行能力下降、平衡能力下降、日常生活能力下降等，严重影响患者的生活质量。临床常见：术前下肢出现短缩外旋畸形，并不能负重；术后肌力减退，整体步行能力下降，平衡能力下降，跌倒风险增高；活动水平和能力降低；日常生活活动能力下降，不能回归原来正常的生活环境以及需要更高的看护级别。

2. 康复评定

（1）髋关节功能评分：Harris 评分是国际上普遍认可接受的髋关节功能测评工具，能全面反应髋关节疼痛程度、屈伸内外旋功能、畸形、步态及行走功能。Harris 评分总得分为 0~100 分，优：≥90 分，良：80~89 分，一般：70~79 分，差：<70 分。

（2）徒手肌力评定（MMT）：下肢的肌力评估可判断患者术后的肌肉情况，也是后续康复过程中衡量进步的指标之一。而握力可作为肌肉力量的标志，并与降低跌倒的发生率显著相关，是运动能力良好的评定标志。

（3）跌倒风险评估：所有患者都应该被问及他们是否（在过去一年里）跌倒了，报告跌倒的患者应该被询问跌倒的频率和情况。患者应该被询问他们是否在行走或平衡方面有困难。出现单次跌倒应评估步态和平衡。通过评估跌倒风险，制订防范计划，以防止跌倒再次导致骨折。

（4）ADL 评估：评定量表包括 Barthel 指数、功能独立性测量（FIM）等。对骨关节炎患者日常生活活动能力进行整体评估，以评判疾病对其运动功能及整体活动能力的影响。日常生活活动能力下降是老年髋部骨折患者在运动功能障碍方面较为突出的特点，应进行全面系统的评估。

3. 康复治疗

（1）预防：NICE 指南[116]推荐预防老年人髋部骨折的方法主要包括预防跌倒与骨质疏松两个方面。95% 的老年人髋部骨折是由跌倒引起的。同时髋部骨折患者具有再次骨折的高风险，防止患者的跌倒是减少患者再次骨折风险的重要措施。

预防跌倒主要涉及加强宣传教育、锻炼肌肉功能及身体平衡、改变居家危险环境、因心脏窦房结功能高度敏感有跌倒可能的患者考虑置入起搏器、使用髋关节保护器、注重集体和家庭锻炼计划、开展家庭安全措施等。

2017 年发布的"英国骨质疏松症预防和治疗临床指南"指出，与骨质疏松相比，跌倒导致髋部骨折风险更高；适量补充钙剂联合维生素 D 和个体化运动锻炼方案可改善骨质疏松状态。对于骨质疏松绝经期女性骨折的一级预防，NICE 指南指出阿伦磷酸钠是首选的推荐药物。

（2）康复：老年髋部骨折患者运动功能障碍贯穿整个疾病的始终，疾病的每个阶段运动功能各有差异，对应的康复治疗目标也不同。可采取多种康复措施，包括物理疗法，康复训练，个性化的康复辅具、居家运动等。

治疗方法包括：预防阶段，术前功能锻炼（正确的体位摆放，髋关节外展、内收、屈曲及内收肌群的等长收缩锻炼、健侧肢体支撑的抬臀），术后功能训练（关节活动度的训练、肌力的训练、体位的转移、平衡训练、下肢负重及步行训练），及出院后的康复指导。

（十）髋膝骨关节炎

1. 概述　发生于老年患者（年龄≥65 岁），由多种因素引起关节软骨纤维化、皲裂、溃疡、脱失而导致的以髋、膝关节疼痛为主要症状的退行性疾病。这是一种严重影响患者生活质量的关节退行性疾病，给患者、家庭和社会造成了沉重的负担。其病因尚不明确，发生与年龄、肥胖、炎症、创伤及遗传因素等有关。病理特点为关节软骨变性破坏、软骨下骨硬化或囊性变、关节边缘骨质增生、滑膜病变、关节囊挛缩、韧带松弛或挛缩、肌肉萎缩无力等。具有以下临床特点：关节疼痛是髋膝骨关节炎最为常见的临床表现；老年髋膝骨关节炎表现为渐进性关节活动受限；于老年膝关节炎晚期可出现；老年患者常伴有骨质疏松，关节内骨容易出现赘生变化性，同时随着关节软骨、半月板的退行性变性，以及滑膜炎症积液，易导致膝内翻、膝外翻畸形以及旋转畸形，且关节畸形呈渐进性发展。老年髋膝骨关节炎患者常因有关节疼痛，其体力活动就会减少，患肢功能水平也会下降，从而导致患肢肌肉萎缩和力量下降。而肌肉萎缩和肌肉力量下降使得活动量更少，从而陷入恶性循环，严重影响老年人的生活质量[117, 118]。

2. 康复评定

（1）关节活动度的临床测量（range of motion，ROM）是一项基础的评估程序，在物理治疗中有着广泛的应用。ROM 的客观测量和测量结果可以对骨关节炎在治疗干预后的疗效进行评估。

（2）徒手肌力检查（manual muscle testing，MMT）是一种不借助任何器材，靠检查者使用双手，凭借自身的技能和判断力，通过观察患者肢体主动运动的范围及感觉肌肉收缩的力量，根据现行标准或普遍认可的标准，确定所检查肌肉或肌群的肌力是否正常及其等级的一种检查方法。这种方法简便、易行，可用于骨关节炎的肌力评估。

（3）平衡能力与步态评估：徒手平衡功能测定，步态分析（步幅、步速等）。

（4）日常活动自我回复问卷（ADL 与 IADL）：对骨关节炎患者日常生活活动能力进行整体评估，以评判疾病对其运动功能及整体活动能力的影响。

（5）Lequesne 指数（Lequesne index）：Lequesne 等开发了膝关节骨关节炎严重程度指数（index of severity for osteoarthritis for the knee，ISK）。这可以用来评估治疗干预的有效性。

（6）WOMAC 量表（WOMAC scale）：这是一份自我管理的问卷，由 24 个项目组成，分为 3 个子量表：①疼痛（5 个项目）：走路时、使用楼梯、躺在床上、坐着或躺着、站立时。②僵硬（2 个项目）：第一次醒来后和当天晚些时候。③身体功能（17 个项目）：上楼梯、下楼梯、坐起、站立、弯腰、行走、上车/下车、购物、穿袜子、脱袜子、从床上起来、躺在床上、洗澡、坐着、排尿/便、繁重的家务、轻松的家务。其中，物理功能分量表具有较强的一致性和重测信度。

3. 康复治疗

（1）低强度有氧运动：步行、游泳、骑自行车等有助于保持关节功能，缓解疼痛。

（2）柔韧性、牵伸和肌力训练：可以缓解膝关节炎患者行走和爬楼梯时的疼痛，提高股四头肌的力量。

（3）身心锻炼：这是一种很有前途的方法，可用来缓解骨性关节炎患者的疼痛，以及改善其身体功能和生活质量。

（4）关节功能训练：非负重位的关节屈伸训练，保持最大关节活动范围，常用关节被动活动、关节牵拉、关节助力运动和主动运动等。

（5）物理因子治疗：物理治疗在急性期可以镇痛、消肿和改善关节功能，在慢性期可以增强局部血液循环和改善关节功能。有的指南将物理治疗方法描述为任何传统的、手工的、陆地或水中的治疗，可以作为药物和外科干预的单一或辅助手段。

（6）保护关节设备：可戴保护关节的弹性套，如护膝等对缓解疼痛有微小但持续的积极作用。生物力学干预治疗被证明是有效的，应避免穿高跟鞋，可穿软、有弹性的"运动鞋"，用适合的鞋垫。髋、膝关节是全身最重要的承重关节，其结构复杂，长期负重且运动量很大。同时，人体在行走过程中所承受的地面反作用力70%经由膝关节内侧间室向身体传递，因此，利用矫形器对膝关节畸形进行矫正，同时能够部分或全部转移关节负重，利于老年骨关节的治疗和康复。

（7）康复辅具：发作期减轻受累关节的负荷，可使用手杖、助步器等协助活动（图11-5-2）。

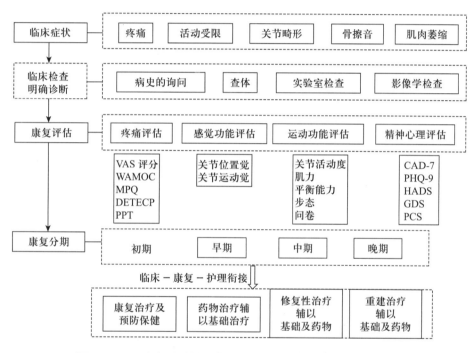

图 11-5-2　老年髋膝骨关节炎运动功能障碍的康复评定与治疗

（十一）冠心病

1. 概述　冠心病（coronary artery disease，CAD），全称冠状动脉粥样硬化性心脏病，是冠状动脉发生粥样硬化病变而引起冠状动脉狭窄或闭塞，导致心肌缺血缺氧甚至坏死的心脏病。年龄超过65岁的人群发生冠心病即为老年冠心病。老年冠心病患者年龄增长、卧床时间延长等原因均会对心肺功能及体能产生不良影响。机体在运动时心率随运动负荷增加而增快，通常每增加1代谢当量（MET），心率增加10次/min[119]。卧床、贫血、代谢紊乱、血容量或外周阻力下降及左心室功能不全的患者心率明显增加。老年冠心病患者缺乏运动形成恶性循环，可造成心动过速、直立性低血压、血栓栓塞风险增加、运动耐量降低及体能明显下降等多种不良后果[120]，从而造成患者运动耐力下降等运动功能障碍。

2. 康复评定

（1）运动功能评定：主要包括肌张力、平衡功能障碍以及柔韧度等方面（表 11-5-3）。

表 11-5-3　冠心病的运动功能评定

评定内容	方法
肌张力	改良 Ashworth 量表（MAS）和改良 Tardieu 量表（MTS），MAS 使用起来快速便捷，MTS 则更为精确
平衡	主观评定以观察和量表为主，客观评定主要指仪器评定，常用平衡能力评估有：单腿直立平衡试验、功能性前伸试验、起身行走试验
柔韧度	坐位前伸试验、坐椅前伸试验、改良转体试验等

（2）运动风险评估：老年冠心病患者在制订运动处方前须进行运动风险评估，运动负荷试验和危险分层是运动风险评估中的重点内容，为制订运动处方提供安全保障。

1）运动负荷试验：可用于评估心肺功能状态，观察运动时血流动力学的变化、有无心肌缺血、运动是否诱发或加重心律失常，计算有氧运动时目标心率及运动耐量。心肌缺血的判断主要根据出现 ST 段变化及变化幅度、恢复过程中 ST 恢复到正常的时间、与心绞痛的联系、血压下降以及心功能不全或室性心律失常[119]。须明确心肌缺血阈值时的心率，出于安全考虑，运动过程中训练心率必须较该数值减少 10 次 /min[119]，老年冠心病患者更应严格控制运动时的心率。

2）危险分层：目前使用的运动危险分层由美国医师学会卫生及公共政策专业委员会于 1988 年颁布，运动危险分层的内容包括病情、是否心肌梗死、运动试验 ST 段变化、左心室射血分数、肌钙蛋白水平、恶性心律失常、心功能以及心理评估。

3. 康复治疗　欧洲针对老年冠心病患者的研究结果证实[121]，大于 65 岁冠状动脉疾病患者，进行康复运动训练，不仅可在 3 个月后改善代谢指标、运动能力和心功能，这个效应还可持续 12 个月。另有研究显示，心脏康复与 65 岁以上心肌梗死患者之间存在剂量 - 反应关系，参加心脏康复次数越多，效益越好。

根据危险分层，低危患者可在无监护条件中适当锻炼，中危患者体力活动时应更密切监测，高危患者需慎用运动处方。老年冠心病患者的运动康复治疗贯穿于疾病全周期中，不仅包括三级预防的基本内容：冠心病病因预防、临床前期预防、临床预防，还可使用心肺运动试验专项评估正常人群功能状态正常与异常，实行健康及亚健康管理，实现"零级预防"。

对于老年冠心病患者，临床、康复、护理是有机的整体，三者互相协作、补充，只有无缝衔接才能实现全周期地管理患者。在临床方面，应加强冠心病的预防、药物管理、合并症的处理。康复方面则在临床诊疗的基础上，由康复医师急性评估及制订康复治疗计划，治疗师根据康复方案对患者进行个体化康复治疗，并将治疗过程中存在的问题及时讨论，不断修订治疗计划。护理贯穿于临床和康复的整个过程，在协助诊疗、减轻痛苦、促进康复、提高医疗水平等方面发挥着重要作用。护理人员将康复的理念、技术层层传递，贯彻于医院、社区、居家康复各阶段。

（十二）慢性心力衰竭

1. 概述 心力衰竭的一个显著特征是运动能力下降，老年慢性心力衰竭的运动功能障碍指老年人由于心脏功能受损而导致或继发的整体运动能力下降，同时患者因心力衰竭的反复发作出现的焦虑、抑郁也会影响患者的运动功能，最终出现活动能力甚至日常生活活动能力的下降。慢性心力衰竭的运动功能障碍特点具有其特殊性，主要表现为整体的运动能力［由代谢当量（MET）评定］下降，并与不同程度的 NYHA 心功能分级相对应。具体的运动功能障碍为运动耐力下降，以及一些老年心力衰竭患者的外周紊乱，包括血管反应活性受损、骨骼肌氧化能力降低、功能性缺铁和骨密度降低，老年患者的肌肉数量及质量下降，也会出现对应的运动功能的特点。

2. 康复评定 由于老年慢性心力衰竭的运动功能障碍是因心脏的动力不足而引起的运动功能下降，评定心功能的临床及康复评定方法均可通过评定心功能来间接预测运动功能。

（1）心肺运动试验（cardiopulmonary exercise testing，CPET）：是运动试验的一种形式，综合应用呼吸气体监测技术、计算机技术和活动平板或踏车技术，实时检测在不同负荷条件下，机体氧耗量和二氧化碳排出量的动态变化。客观定量评价心脏储备功能和运动耐力，是评定心力衰竭患者心脏功能的金标准，也是制订患者运动处方的依据。

（2）Borg 自感劳累分级表（rating of perceived exertion，RPE）：是一种利用主观感觉来推算运动负荷强度的有效方法，可参照 RPE 来控制运动强度。

（3）修订的 Borg 呼吸困难分级表：Borg 呼吸困难指数评分在 6 分钟步行测验结束时进行。其评分反映了在 6 分钟步行测验过程中的任何时间，受试者经历的最大程度呼吸困难。

（4）日常生活活动能力评估：患者常常由于整体的运动功能下降导致日常生活活动活动下降，在进行老年慢性心力衰竭患者的评估时，应纳入日常生活活动能力评估。

（5）6 分钟步行测验：是一种简单、方便的试验，用以评定慢性心力衰竭患者的运动耐力。若 6 分钟步行距离 <150 m，表明为重度心功能不全；150 ~ 425 m 为中度心功能不全；426 ~ 550 m 为轻度心功能不全。

3. 康复治疗 首先，改善心功能的药物在运动功能方面会产生相应的间接作用；其次，运动是老年慢性心力衰竭患者的有效治疗手段，老年慢性心力衰竭患者的康复治疗主要围绕运动处方的制订展开，并可结合多种运动康复治疗方法。运动处方的制订，需要根据慢性心力衰竭患者的实际情况进行，设置个体化的方案（图 11-5-3）。

（1）有氧耐力训练：是慢性心力衰竭患者运动康复主要的康复治疗方法。有关慢性心力衰竭专家共识建议，有氧运动时间为 30 ~ 60 min，运动频率为每周 3 ~ 5 次。运动强度可参照心率、峰值摄氧量（peak-VO_2）、无氧阈值（anaerobic threshold，AT）、Borg 自感劳累分级评分等确定。而对于老年患者，则需要更加全面地考量，尽可能降低运动的风险，制订老年个性化方案[122]。

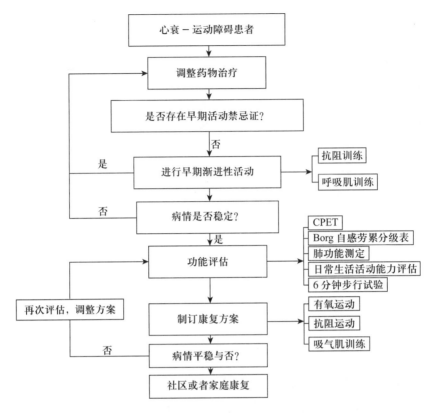

图 11-5-3　老年心力衰竭的运动疗法流程图

（2）抗阻 / 力量训练（resistance/strength training，RST）：是针对特定的反作用力进行的肌肉收缩，从而产生阻力，如举重。它逐渐地使肌肉骨骼系统负荷过重，因此它可以增强和调节肌肉，增加骨量。骨骼肌功能的改变被认为是慢性心力衰竭患者运动耐受不良的重要决定因素。此外，老化与骨骼肌质量的持续下降有关，老年心力衰竭患者具有肌肉萎缩的较高风险。对于老年患者应考虑进行抗阻 / 力量训练。

（3）呼吸肌训练：慢性心力衰竭患者由于心排血量降低导致外周骨骼肌（包括呼吸肌）的低灌注及血管的收缩，从而产生代谢和结构的异常，导致呼吸肌的萎缩，进一步加重呼吸困难。因此呼吸肌训练对慢性心力衰竭患者尤为重要[123]。

（十三）肺癌

1. 概述　肺癌患者运动功能障碍多由肺癌脑转移、骨转移、副肿瘤综合征、长期卧床及肺癌相关治疗导致，运动训练可作为干预手段对肺癌患者心肺等功能及生活质量产生影响。

2. 康复评定

（1）肌力评定：肌力指在肌肉骨骼系统负荷的情况下，肌肉为维持姿势、启动或控制运动而产生一定张力的能力。肌肉力量的临床评定是在肺癌患者肌力明显减弱或功能活动受到影响时检查相关肌肉或肌群的最大收缩力量。临床最常用的肌力评定方法为徒手肌力检查，徒手肌力检查是通过被检查者自身重力和检查者用手施加阻力而产生的主动运动来评定肌肉或肌群的力量和功能的方法。徒手肌力检查法因简单、科学、实用而成为临床工作中无以替代的评定方法。

（2）6分钟步行测验：是一种简便、易行、安全有效的心功能评估方法，要求患者在走廊里尽可能行走，测定6分钟内步行的距离。患者如果不能耐受，可停下休息，可以吸氧。在测验过程中，每2 min提示受试者一次剩余时间。运动测验前后监测生命体征，当受试者出现明显的不适症状，如头晕、胸闷、气短等，立即停止测验。6分钟内，若步行距离<150米，表明心功能衰退严重，150~425米为中度心功能衰退，426~550米为轻度心功能衰退。6分钟步行测验结果可用于评定肺癌患者心脏储备功能，评价患者术后的恢复情况。6分钟步行测验能全面反映运动过程中所有系统的功能，包括心血管系统、体循环、神经肌肉单元、外周循环等，也能反映患者的体力体能状态。

（3）心肺运动试验：是国际上普遍使用的衡量人体呼吸和循环机能水平的肺功能检查之一，它可用于功能性运动容量的评价、疾病的诊断及判断治疗。心肺运动试验为一种诊查手段，在负荷递增的运动中反映人体的心肺功能指标，经过对各项参数的综合分析，了解心脏、肺脏和循环系统之间的相互作用与贮备能力。常用指标：最大摄氧量（VO_{2max}），二氧化碳排出量（VCO_2），代谢当量（MET），每分钟通气量（VE），终末潮气氧分压（$PETO_2$），无氧阈（AT），终末潮气 CO_2 分压（$PETCO_2$），心排血量（cardiac output，CO），生理无效腔（Vd/Vt），每搏量（stroke volume，SV），呼吸困难指数，每搏氧耗量（O_2 pulse），肺泡–动脉血氧分压差。

3. 康复治疗　有氧运动改善肺癌患者体力体能状态的原因主要有：①有氧运动可以改善心肺功能。通过有氧运动，患者可逐步增强心功能，延缓肺功能的下降趋势，从而提高患者的运动耐力，改善体力体能状态。②有氧运动可以改善肌肉适应性：有氧训练后毛细血管开放的数量和口径增加，血液—细胞气体交换的面积和效率相对增加，骨骼肌氧利用率增强，从而提高运动耐力。③通过有氧运动可以加快血液循环，改善新陈代谢，提高机体抵抗力，促进患者运动耐力提高，从而改善患者体力体能。④有氧运动可以增强患者骨密度，改善体能，癌症是消耗性疾病，会导致骨矿物质含量的减少，且由于化疗药物的影响，常易导致继发性骨质疏松。

癌因性疲乏又称为癌症疲劳综合征，表现为痛苦、持续、主观上的疲倦劳累感，其会严重影响患者的生活质量，危及患者生命。癌因性疲乏在癌症患者及接受放化疗的患者中发生率很高，而运动是非药物治疗癌因性疲乏最为有效的措施之一。有氧运动能够提高机体的心肺功能，促进机体循环系统，减轻患者的肢体疼痛，缓解器官功能衰退，促进患者体力恢复；肌肉训练的收缩和舒张肌肉可以改善患者肌肉紧张状态，降低患者的应激水平，提高自我掌控感，增强应对疾病的自信心，从而综合改善患者癌因性疲乏症状。

（十四）慢性阻塞性肺疾病

1. 概述　慢性阻塞性肺疾病（COPD）具有全身性影响，骨骼肌功能障碍是一种公认的肺外表现，主要表现为下肢的肌肉衰弱和萎缩，这主要是缺乏运动锻炼的结果。COPD患者普遍有运动耐量降低的问题。

2. 康复评定

（1）运动耐量评估：可以通过 6WMT、CPET 来评估，测量的生理变量包括最大耗氧量、最大心率和最大工作量等。

（2）平衡功能评估：Berg 平衡量表（Berg balance scale，BBS），单脚平衡测验（single leg stance，SLS），平衡评价系统试验（balance evaluation systems test，BESTest）。

（3）肌肉容量的评估：生物电阻抗和双能 X 射线吸收仪。

（4）股四头肌功能：使用应力测量仪磁刺激股神经引起的肌肉抽搐张力、股四头肌最大自主收缩、耐力时间。

（5）躯体活动能力评估：一般采用国际体力活动量表（international physical activity questionnaire，IPAQ）短问卷、老年人体育活动量表（physical activity scale for the elderly，PASE）、Morse 跌倒评估量表，起立—行走计时测验。

（6）双能 X 线吸收法（dual-energy X-ray absorptiometry，DEXA）：最适合骨质疏松、FFM 和脂肪量的联合筛查。

（7）膈肌评估：利用 M 型超声等方法评价膈肌移动度、膈肌厚度及运动面积，床边超声结合体表膈肌肌电可以准确评估 AECOPD 患者的膈肌功能。

3. 康复治疗

（1）无创通气治疗可以提高运动能力[124]，对于 PCO_2 分压升高的患者较为有效。

（2）肺康复：对 COPD 患者进行肺康复训练及相关教育，促进身体及心理健康，提高运动能力，减轻呼吸困难，提升生活质量。

1）健康宣教。

2）呼吸再训练：进行腹式呼吸、缩唇呼吸、节律性呼吸训练。

3）若有痰液产生时，结合影像学检查，可教导患者进行有效咳嗽，结合气道廓清技术，主要采用 FET 或 ACBT。

4）运动训练：院内治疗建议 2~4 周，在开始训练前，采用牵伸等柔韧性训练进行热身运动，包括对于姿势的纠正，以及肌肉牵伸，如胸大肌等。每周进行 5 天锻炼，每次 30 分钟；中度强度运动，即 Borg 呼吸困难评分 3~4 分（即需要休息去调整呼吸再继续行走）。进行需要肌肉力量参与的日常生活活动（如举起、园艺蹲坐等），以及保龄球、高尔夫、游泳、太极等活动。在可能的情况下，耐力运动训练至症状限制的 60%~80% 最大心率是首选，或到博格评分呼吸困难或疲劳评分为 4~6（中度到严重）。耐力训练可以通过连续运动或间歇运动来完成。

（3）吸气肌训练：可增加吸气肌的力量，可减少呼吸困难或改善与健康相关的生活质量。

（4）其他：重度、极重度 COPD 患者进行股四头肌的神经肌肉电刺激治疗、听觉刺激，可减少运动期间的呼吸困难；重度 COPD 患者在 Galileo 系统上进行蹲起训练的全身振动训练（WBVT）可改善体位平衡（图 11-5-4）。

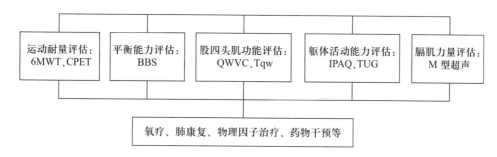

图 11-5-4　老年慢性阻塞性肺疾病运动功能障碍的诊治流程

二、不同地区与三级医疗机构的全周期

不同地区对不同疾病的全周期康复具有不同的基础条件，因此具备不同能力的诊疗与康复水平。具有运动功能康复的需求时，应首先选取邻近的医疗机构进行就诊，确定疾病与运动功能障碍情况后，及时进行疾病的治疗与功能障碍的干预。不同地区具有不同的优势，若该地区不能满足功能障碍的康复需求时，可选择远程会诊、跨地区康复方案提供以及跨地区康复治疗等，以尽可能节省医疗资源，又能取得较好的康复效果为前提。在全周期的干预过程中，可先采取本地区最容易获得的医疗资源，再寻求远程帮助，以及跨地区康复治疗，最后还是以回归本地区进一步诊疗为目的，最终回归社区家庭。不同地区的全周期康复可以平衡不同地区的康复资源，让高质量的康复指导和服务惠及更多地区。

当怀疑或出现运动功能障碍时，以社区 / 一级医疗机构为首诊机构，初步确定疾病的发生和运动功能障碍的程度。当社区 / 一级医疗机构无法满足诊断与治疗需求时，则继续往二级或三级医疗机构转诊，再次确定评估与治疗方案，对疾病和运动功能障碍进行诊疗和康复。随着疾病的转归以及运动功能的恢复，逐步从三级医疗机构转移至二级或一级医疗机构、社区和站点等进行进一步的疾病跟进与功能锻炼提高，并随着康复的有效进行，老年患者可回归家庭。若仍然存在运动功能障碍，则可在家中进行家庭康复，并与所在区域社区医生或负责的医生与治疗师保持密切联系。

第六节　老年运动功能障碍护理衔接技术

在运动功能障碍的全周期康复过程中，"临床""康复"与"护理"形成不可或缺的组成部分。疾病的诊断源自临床的评判，运动功能障碍的有效提高需要康复的介入，疾病的康复全过程离不开护理的密切衔接。在疾病的诊疗与功能障碍的康复过程中，需要临床 - 康复 - 护理形成无缝衔接，从而全方位审视疾病与功能障碍，诊断、评估、治疗与护理的互相呼应与补充，能加速疾病的康复以及减少后遗症的发生，能促进患者具备更好的预后以及更高水平的功能状态。因此，应大力提倡临床 - 康复 - 护理的队伍建设，在制订疾病处理方案、功能康复方案时，以团队模式贯穿于疾病发展的全周期。

一、初期"临床－康复－护理"衔接

初期以临床早期治疗和心理护理为主。

1. 临床治疗　急性期应尽早开展临床治疗，根据患者病情予以手术治疗或药物干预。

2. 心理护理　护理人员需充分掌握患者的心理状态，由于患者易出现严重的心理问题，出现悲观与自卑等不良情绪，因此需要做好患者隐私保护，降低患者不良情绪。护理人员需与患者沟通，疏通患者情绪，帮助患者恢复信心；鼓励患者和社会多沟通，积极参加社交活动，促进患者走出疾病困扰。

二、早期"临床－康复－护理"衔接

早期训练以运动训练、日常生活活动能力训练、体位训练、安全护理为主。

1. 运动训练　急性期后肌张力开始增强，患肢出现屈曲痉挛，应尽早对患侧肢体进行被动运动及按摩，可促进自主神经的恢复，改善面部血液循环及营养状况，被动运动还可对患者大脑形成反馈刺激；出现自主运动后，鼓励患者以自主运动为主，辅以被动运动，以健肢带动患肢在床上练习起坐、翻身和患肢运动；患肢肌肉恢复到一定程度时应及时协助患者离床行走，逐步锻炼直到恢复运动功能，此时应避免碰伤、坠床。当自主运动恢复后，尽早对患者进行生活自理能力的训练。此外，可协助患者收缩训练，预防肌肉萎缩和深静脉血栓。协助患者翻身，每2小时翻身1次。在患者生命体征稳定后，护理人员协助患者进行被动肢体运动，如舒缓按摩、拍打、关节活动等，避免患者出现肌肉萎缩或关节固定。在被动运动过程中，护士应掌握力量，轻柔运动。

2. 良肢位摆放　采用循序渐进的原则进行体位训练，从平卧位过渡到半卧位，然后到坐位，最后进行行走训练。各个体位的训练时间均为60 min，若在训练期间出现不适，需及时休息。根据患者的康复程度，给予针对性的康复训练，训练内容应由被动转为主动，由床上训练转为离床后训练，可设定好训练时间。此外，应做好卫生与清洁工作，及时为患者翻身，预防压疮（图11-6-1）。

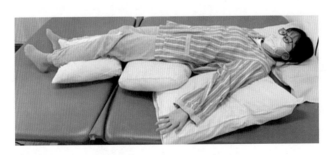

图 11-6-1　仰卧位良肢位摆放

3. 重视患侧刺激　患侧的体表感觉、视觉和听觉减少，加强患侧刺激可以对抗其感觉丧失，应避免忽略患侧肢体和患侧空间，尽可能使患侧接受更多刺激，如与偏瘫患者交谈时应握住患手，引导患者头转向患侧；避免手的损伤，尽量不在患侧输液；慎用热水袋热敷等。

4. 日常生活活动能力训练　以上肢训练为主，让患者进行拿物品训练，用手将物品提起再放下。使用小纸团和小型水果进行捏握训练。指导患者自行调整体位、吃饭、喝水、盥洗等。

5. 生活护理　可根据 Barthel 指数评分确定患者的日常生活能力，给予相应的协助。保持床单清洁、干燥、无渣屑，减少对皮肤刺激；应用气垫床，抬高患肢，预防压疮及静脉血栓形成；协助翻身、叩背、温水擦浴，促进肢体血液循环，增进睡眠；指导、协助患者使用便器；鼓励患者摄取充足的水分和均衡饮食，适当运动和按摩下腹部，定时排便，保持大便通畅；注意口腔卫生，做好口腔护理；协助患者洗漱、进食、如厕、沐浴等，增进舒适感，满足患者基本生活需求。

6. 中医康复护理　结合针灸护理、推拿按摩护理，采用中医辨证治疗方式开展。

7. 安全护理　运动障碍的患者重点要防止跌倒和坠床，确保安全。例如：床铺高度适中，应用床挡；呼叫器及常用物品置于床头患者伸手可及处；运动场所要宽敞，明亮，无障碍阻挡；走廊、厕所要装扶手，地面保持平整干燥，防湿，防滑；患者穿防滑软橡胶底鞋；患者行走时不要在其身旁擦过或在其前面穿过，避免突然呼叫患者，以免分散其注意力；行走不稳或步态不稳者，选用三角手杖等合适的辅助工具，避免跌倒（图 11-6-2）。

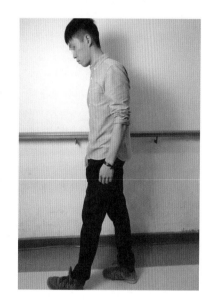

图 11-6-2　靠着扶手走路

三、中期"临床－康复－护理"衔接

中期以主动运动训练为主。运动训练包括转移动作训练、坐位训练、站立训练、日常生活活动训练等，由易到难，循序渐进，持之以恒。待患者能进行坐位训练后，开始进行步行训练，需根据患者年龄、性别、体能、疾病性质及程度，选择合适的运动方式、持续时间、运动频度和进展速度。训练前帮助患者做好相应准备，注意合适衣着等。告知患者训练时的注意事项。训练时观察患者一般情况，注意重要体征、皮温、颜色及有无局部疼痛不适；同时注意保护或辅助，注意安全，并逐渐减少保护或辅助力量。鼓励患者主动锻炼，注意运动与休息的结合，运动幅度不能过大。

四、后期"临床－康复－护理"衔接

以恢复日常生活活动能力为主。运动训练包括行走训练、跨障碍物训练、坐下站起训练、上下台阶训练等。在社区居家环境下继续治疗，并由医师、治疗师、护士加以指导。

（陈树耿　段林茹　闫志杰　王鹤玮　郑洁皎）

参考文献

［1］ Fang EF，Scheibye-Knudsen M，Jahn HJ，et al. A research agenda for aging in China in the 21st century［J］. Ageing Res Rev，2015，24（Pt B）：197-205.

［2］ 中国老年保健医学研究会老龄健康服务与标准化分会，《中国老年保健医学》杂志编辑委员会，北京小汤山康复医院. 中国高龄脑卒中患者康复治疗技术专家共识［J］. 中国老年保健医学，2019，17（01）：3-16.

［3］ 刘静. 中国老年膝关节骨关节炎诊疗及智能矫形康复专家共识［J］. 临床外科杂志，2019，27（12）：1105-1110.

［4］ Mendoza G，Merchant H. Motor system evolution and the emergence of high cognitive functions［J］. Prog Neurobiol，2014，122：73-93.

［5］ Neumann，Donald A. Kinesiology of the Musculoskeletal System［M］. Mosby：Elsevier，2010.

［6］ Melchiorre，Philip，J. Brunnstrom's Clinical Kinesiology［J］. American Journal of Physical Medicine & Rehabilitation，1996，75（3）：197.

［7］ Ohura T，Hase K，Nakajima Y，et al. Validity and reliability of a performance evaluation tool based on the modified Barthel Index for stroke patients［J］. BMC Med Res Methodol，2017，17（1）：131.

［8］ 王文清，杨晓莲，姜贵云，等. 脑卒中运动功能障碍康复的新进展［J］. 中国康复医学杂志，2007，21（2）：188-190.

［9］ 王茹. 运动训练功能评定测验方法［M］. 上海：复旦大学出版社，2012.

［10］ 杨政. 渐进式核心肌力训练对老年人平衡功能的效果［J］. 中国康复理论与实践，2019，25（07）：836-839.

［11］ Bohannon RW，Smith MB. Interrater reliability of a modified Ashworth scale of muscle spasticity［J］. Phys Ther，1987，67（2）：206-207.

［12］ Di Fabio RP，Badke MB. Relationship of sensory organization to balance function in patients with hemiplegia［J］. Phys Ther，1990，70（9）：542-548.

［13］ 高春华，黄晓琳. 我国脑卒中患者社区康复的进展［J］. 中国康复，2011，18（6）：475-477.

［14］ Buchman AS，Wilson RS，Leurgans SE，et al. Change in motor function and adverse health outcomes in older African-Americans［J］. Experimental Gerontology，2015，70：71-77.

［15］ 福井圆彦. 老年康复医学［M］. 王世良，译. 北京：人民卫生出版社，1989.

［16］ Langhorne P，Bernhardt J，Kwakkel G. Stroke rehabilitation［J］. The Lancet，2011，377（9778）：1693-1702.

［17］ Teasell R，Foley N，Salter K，et al. Evidence-Based Review of Stroke Rehabilitation：Executive Summary，12th Edition［J］. Topics in Stroke Rehabilitation，2015，16（6）：463-488.

［18］ Winstein CJ，Stein J，Arena R，et al. Guidelines for Adult Stroke Rehabilitation and Recovery：A Guideline for Healthcare Professionals From the American Heart Association/American Stroke Association［J］. stroke，2016，47（6）：e98-e169.

［19］ Quinn TJ，Dawson J，Walters MR，et al. Functional Outcome Measures in Contemporary Stroke Trials［J］. International Journal of Stroke，2009，4（3）：200-205.

［20］ Volpe BT，Huerta PT，Zipse JL，et al. Robotic Devices as Therapeutic and Diagnostic Tools for Stroke Recovery［J］. Archives of Neurology，2009，66（9）：1086-1090.

［21］ Miller EL，Murray L，Richards L，et al. Comprehensive Overview of Nursing and Interdisciplinary Rehabilitation Care of the Stroke Patient［J］. Stroke，2010，41（10）：2402-2448.

［22］Wee JYM，Hopman WM. Stroke impairment predictors of discharge function，length of stay，and discharge destination in stroke rehabilitation［J］. American journal of physical medicine & rehabilitation，2005，84（8）：604-612.

［23］Di Monaco M，Trucco M，Di Monaco R，et al. The relationship between initial trunk control or postural balance and inpatient rehabilitation outcome after stroke：a prospective comparative study［J］. Clinical Rehabilitation，2010，24（6）：543-554.

［24］O'Dell MW，Au J，Schwabe E，et al. A Comparison of Two Balance Measures to Predict Discharge Performance From Inpatient Stroke Rehabilitation［J］. Pm & R the Journal of Injury Function & Rehabilitation，2013，5（5）：392-399.

［25］Perry J，Garrett M，Gronley JK，et al. Classification of walking handicap in the stroke population［J］. Stroke，1995，26（6）：982-989.

［26］Lang CE，Bland MD，Connor LT，et al. The Brain Recovery Core［J］. Journal of Neurologic Physical Therapy，2011，35（4）：194-201.

［27］Ng YS，Jung H，Tay SS，et al. Results from a prospective acute inpatient rehabilitation database：clinical characteristics and functional outcomes using the Functional Independence Measure［J］. Ann Acad Med Singapore，2007，36（1）：3-10.

［28］Shigetaka N，Shinjiro T，Hirokazu U，et al. Relationship between Barthel Index scores during the acute phase of rehabilitation and subsequent ADL in stroke patients［J］. Journal of Medical Investigation Jmi，2010，57（1，2）：81-88.

［29］Chumney D，Nollinger K，Shesko K，et al. Ability of Functional Independence Measure to accurately predict functional outcome of stroke-specific population：Systematic review［J］. The Journal of Rehabilitation Research and Development，2010，47，17-29.

［30］O'Brien SR，Xue Y. Predicting goal achievement during stroke rehabilitation for Medicare beneficiaries［J］. Disability and Rehabilitation，2013，36（15）：1273-1278.

［31］Hsieh C，Hoffmann T，Gustafsson L，et al. The diverse constructs use of activities of daily living measures in stroke randomized controlled trials in the years 2005-2009［J］. Journal of Rehabilitation Medicine，2012，44（9）：720-726.

［32］National Research Council（US）Committee on National Statistics，National Research Council（US）Committee on Population. Improving the Measurement of Late-Life Disability in Population Surveys：Beyond ADLs and IADLs，Summary of a Workshop［M］. Washington（DC）：National Academies Press，2009.

［33］Sumathipala K，Radcliffe E，Sadler E，et al. Identifying the long-term needs of stroke survivors using the International Classification of Functioning，Disability and Health［J］. Chronic Illness，2011，8（1）：31-44.

［34］Kollen B，Kwakkel G，Lindeman E. Functional recovery after stroke：a review of current developments in stroke rehabilitation research［J］. Rev Recent Clin Trials，2006，1（1）：75-80.

［35］Panel on Prevention of Falls in Older Prsons，American Geriatrics Society and British Geriatrics Society. Summary of the Updated American Geriatrics Society/British Geriatrics Society Clinical Practice Guideline for Prevention of Falls in Older Persons［J］. Journal of the American Geriatrics Society，2011，59（1）：148-157.

［36］Kwakkel G，Kollen B，Lindeman E. Understanding the pattern of functional recovery after stroke：facts and theories［J］. Restor Neurol Neurosci，2004，22（3-5）：281-99.

［37］Harris JE，Eng JJ. Paretic Upper-Limb Strength Best Explains Arm Activity in People With Stroke［J］. Physical Therapy，2007，87（1）：88-97.

［38］Nijland RHM，van Wegen EEH，Harmeling-van Der Wel BC，et al. Presence of Finger Extension and

Shoulder Abduction Within 72 Hours After Stroke Predicts Functional Recovery [J]. Stroke, 2010, 41 (4): 745-750.

[39] Bland MD, Sturmoski A, Whitson M, et al. Prediction of Discharge Walking Ability From Initial Assessment in a Stroke Inpatient Rehabilitation Facility Population [J]. Archives of Physical Medicine and Rehabilitation, 2012, 93 (8): 1441-1447.

[40] Lang CE, Bland MD, Bailey RR, et al. Assessment of upper extremity impairment, function, and activity after stroke: foundations for clinical decision making [J]. Journal of Hand Therapy, 2013, 26 (2): 104-115.

[41] Duncan PW, Lai SM, Keighley J. Defining post-stroke recovery: implications for design and interpretation of drug trials [J]. Neuropharmacology, 2000, 39 (5): 835-841.

[42] Barak S, Duncan PW. Issues in Selecting Outcome Measures to Assess Functional Recovery After Stroke [J]. NeuroRX, 2006, 3 (4): 505-524.

[43] Baker K, Cano SJ, Playford ED. Outcome Measurement in Stroke [J]. Stroke, 2011, 42 (6): 1787-1794.

[44] Brown RW. Why is quality assurance so difficult? A review of issues in quality assurance over the last decade [J]. Intern Med J, 2002, 32 (7): 331-337.

[45] Weinert CR, Mann HJ. The science of implementation: changing the practice of critical care [J]. Current Opinion in Critical Care, 2008, 14 (4): 460-465.

[46] Bland MD, Sturmoski A, Whitson M, et al. Clinician Adherence to a Standardized Assessment Battery Across Settings and Disciplines in a Poststroke Rehabilitation Population [J]. Archives of Physical Medicine and Rehabilitation, 2013, 94 (6): 1048-1053.

[47] 中国老年保健医学研究会老龄健康服务与标准化分会,《中国老年保健医学》杂志编辑委员会. 中国老年人上肢功能评估技术应用专家共识（草案）[J]. 中国老年保健医学, 2019, 17 (4): 39-41.

[48] Blake AJ, Morgan K, Bendall MJ, et al. falls by elderly people at home: prevalence and associated factors [J]. Age Ageing, 1988, 17 (6): 365-372.

[49] Tornvall G. Assessment of physical capabilities with special reference to the evaluation of maximal voluntary isometric muscle strength and maximal working capacity [J]. Acta Physiol Scand, 1963: 58-201.

[50] Distefano G, Goodpaster BH. Effects of Exercise and Aging on Skeletal Muscle [J]. Cold Spring Harb Perspect Med, 2018, 8 (3): a029785.

[51] Lavin KM, Roberts BM, Fry CS, et al. The Importance of Resistance Exercise Training to Combat Neuromuscular Aging [J]. Physiology (Bethesda), 2019, 34 (2): 112-122.

[52] Mora JC, Valencia WM. Exercise and Older Adults [J]. Clin Geriatr Med, 2018, 34 (1): 145-162.

[53] Jang WH, Kwon HC, Yoo KJ, et al. The effect of a wrist-hand stretching device for spasticity in chronic hemiparetic stroke patients [J]. Eur J Phys Rehabil Med, 2016, 52 (1): 65-71.

[54] 刘加林, 丛芳. 腘绳肌牵伸时限对老年人关节活动度的影响 [J]. 国外医学（物理医学与康复学分册）, 2001,（04）: 183-184.

[55] 夏水渊, 于帆, 李宗伟, 等. 麦肯基疗法联合牵引治疗老年下腰痛的疗效观察 [J]. 老年医学与保健, 2019, 25 (06): 794-796.

[56] Chumbley EM, O'Hair N, Stolfi A, et al. Home Cervical Traction to Reduce Neck Pain in Fighter Pilots [J]. Aerosp Med Hum Perform, 2016, 87 (12): 1010-1015.

[57] Madson TJ, Hollman JH. Cervical Traction for Managing Neck Pain: A Survey of Physical Therapists in the United States [J]. J Orthop Sports Phys Ther, 2017, 47 (3): 200-208.

[58] 黄巧云. 关节松动训练结合针刺治疗老年膝骨关节炎的疗效观察 [J]. 临床医药文献电子杂志, 2019, 6 (83): 39-40.

［59］里斯娜（FATHIMATH RIZNA）．功能性训练对老年女性肩关节活动度影响效果实验研究［D］．北京：首都体育学院，2019.

［60］Pan F，Arshad R，Zander T，et al. The effect of age and sex on the cervical range of motion – A systematic review and meta-analysis［J］.J Biomech，2018，75：13-27.

［61］王鹏，马朝阳，游菲，等．运动想象疗法联合头皮针治疗对脑卒中偏瘫患者步行及平衡功能的影响［J］.中华物理医学与康复杂志，2015，37（5）：357-360.

［62］张慧鑫．双重任务训练对老年人步态与平衡改善效果的Meta分析与应用研究［D］.河北：河北医科大学，2019.

［63］Galloza J，Castillo B，Micheo W. Benefits of Exercise in the Older Population［J］.Phys Med Rehabil Clin N Am，2017，28（4）：659-669.

［64］王怡，白姣姣，孙皎，等．步行阶梯训练对老年糖尿病周围神经病变患者步态调控的影响［J］.老年医学与保健，2018，24（04）：393-396.

［65］黄春红，宋雅楠，马星，等．减重步行机器人训练对脑卒中患者步行能力的影响探析［J］.山西医药杂志，2019，48（01）：51-53.

［66］Swinnen E，Beckwée D，Meeusen R，et al. Does robot-assisted gait rehabilitation improve balance in stroke patients？A systematic review［J］.Top Stroke Rehabil，2014，21（2）：87-100.

［67］文莉．体位转移技术培训对老年卧床患者照护者护理能力的影响［J］.中国老年保健医学，2018，16（05）：131-132.

［68］蒋彩琼，孔繁荣，王新涛，等．平衡干预对加强老年人关节控制及预防跌倒效果的护理研究［J］.医学信息，2018，31（14）：172-173.

［69］程云．对老年人跌倒预防及干预相关指南的对比与思考［J］.上海护理，2018，18（10）：5-8.

［70］Kollen BJ，Lennon S，Lyons B，et al. The effectiveness of the Bobath concept in stroke rehabilitation：what is the evidence？［J］.Stroke，2009，40（4）：e89-e97.

［71］Pandian S，Arya KN，Davidson EW. Comparison of Brunnstrom movement therapy and Motor Relearning Program in rehabilitation of post-stroke hemiparetic hand：a randomized trial［J］.J Bodyw Mov Ther，2012，16（3）：330-337.

［72］孙京，王可升，张馨月．运动想象疗法结合PNF疗法对脑卒中偏瘫患者上肢及手功能的疗效观察［J］.大医生，2017，2（06）：44-48.

［73］晏小华，熊建忠．Rood技术联合运动想象疗法对脑卒中软瘫期患者NIHSS、FMA评分及ASS分级的影响［J］.南昌大学学报（医学版），2013，53（11）：42-45.

［74］Schaechter JD，Kraft E，Hilliard TS，et al. Motor recovery and cortical reorganization after constraint-induced movement therapy in stroke patients：a preliminary study［J］.Neurorehabil Neural Repair，2002，16（4）：326-338.

［75］Grotta JC，Noser EA，Ro T，et al. Constraint-induced movement therapy［J］.Stroke，2004，35（11 Suppl 1）：2699-2701.

［76］Fritz SL，Light KE，Patterson TS，et al. Active finger extension predicts outcomes after constraint-induced movement therapy for individuals with hemiparesis after stroke［J］.Stroke，2005，36（6）：1172-1177.

［77］Page SJ，Levine P，Leonard AC. Modified constraint-induced therapy in acute stroke：a randomized controlled pilot study［J］.Neurorehabil Neural Repair，2005，19（1）：27-32.

［78］刘惠宇，朱丽芳，谢冬玲，等．运动想象结合运动再学习疗法对脑梗死偏瘫患者上肢功能恢复的影响［J］.中华物理医学与康复杂志，2006，28（08）：528-530.

［79］李桥军．运动想象结合运动再学习对偏瘫患者上肢运动功能恢复的作用［J］.中国实用神经疾病杂志，2009，12（24）：79-81.

［80］张通. 中国脑卒中康复治疗指南（2011完全版）［J］. 中国康复理论与实践，2012，18（04）：301-318.

［81］Santos-Couto-Paz CC, Teixeira-Salmela LF, Tierra-Criollo CJ. The addition of functional task-oriented mental practice to conventional physical therapy improves motor skills in daily functions after stroke［J］. Braz J Phys Ther, 2013, 17（6）: 564-571.

［82］唐朝正，丁政，李春燕，等. 运动想象结合任务导向训练对慢性期脑卒中患者上肢功能影响的随机对照研究［J］. 中华物理医学与康复杂志，2014，36（11）：832-837.

［83］Shin HK, Cho SH, Jeon HS, et al. Cortical effect and functional recovery by the electromyography-triggered neuromuscular stimulation in chronic stroke patients［J］. Neurosci Lett, 2008, 442（3）: 174-179.

［84］Carson RG, Buick AR. Neuromuscular electrical stimulation promoted plasticity of the human brain［J］. J Physiol, 2021, 599（9）: 2375-2399.

［85］Topcuoglu A, Gokkaya NK, Ucan H, et al. The effect of upper-extremity aerobic exercise on complex regional pain syndrome type I : a randomized controlled study on subacute stroke［J］. Top Stroke Rehabil, 2015, 22（4）: 253-261.

［86］孙申，黄绍强，梁伟民. 电刺激运动诱发电位（MEP）临床研究进展［J］. 复旦学报（医学版），2013，40（01）：112-115.

［87］Krewer C, Hartl S, Muller F, et al. Effects of repetitive peripheral magnetic stimulation on upper-limb spasticity and impairment in patients with spastic hemiparesis : a randomized, double-blind, sham-controlled study［J］. Arch Phys Med Rehabil, 2014, 95（6）: 1039-1047.

［88］Kubis N. Non-Invasive Brain Stimulation to Enhance Post-Stroke Recovery［J］. Front Neural Circuits, 2016, 10: 56.

［89］Hummel F, Cohen LG. Improvement of motor function with noninvasive cortical stimulation in a patient with chronic stroke［J］. Neurorehabil Neural Repair, 2005, 19（1）: 14-19.

［90］Hummel F, Celnik P, Giraux P, et al. Effects of non-invasive cortical stimulation on skilled motor function in chronic stroke［J］. Brain, 2005, 128（Pt 3）: 490-499.

［91］Hummel FC, Voller B, Celnik P, et al. Effects of brain polarization on reaction times and pinch force in chronic stroke［J］. BMC Neurosci, 2006, 7: 73.

［92］Várkuti B, Guan C, Pan Y, et al. Resting state changes in functional connectivity correlate with movement recovery for BCI and robot-assisted upper-extremity training after stroke［J］. Neurorehabilitation & Neural Repair, 2013, 27（1）: 53-62.

［93］Altschuler EL, Wisdom SB, Stone L, et al. Rehabilitation of hemiparesis after stroke with a mirror［J］. Lancet, 1999, 353（9169）: 2035-2036.

［94］Thieme H, Mehrholz J, Pohl M, et al. Mirror therapy for improving motor function after stroke［J］. Cochrane Database Syst Rev, 2012, 2012（3）: D8449.

［95］Morkisch N, Thieme H, Dohle C. How to perform mirror therapy after stroke？ Evidence from a meta-analysis［J］. Restor Neurol Neurosci, 2019, 37（5）: 421-435.

［96］Machado TC, Carregosa AA, Santos MS, et al. Efficacy of motor imagery additional to motor-based therapy in the recovery of motor function of the upper limb in post-stroke individuals : a systematic review［J］. Top Stroke Rehabil, 2019, 26（7）: 548-553

［97］Lopez ND, Monge PE, Centeno EJ, et al. Motor imagery as a complementary technique for functional recovery after stroke : a systematic review［J］. Top Stroke Rehabil, 2019, 26（8）: 576-587.

［98］Broeren J, Rydmark M, Sunnerhagen KS. Virtual reality and haptics as a training device for movement rehabilitation after stroke : a single-case study［J］. Arch Phys Med Rehabil, 2004, 85（8）: 1247-1250.

［99］蒋梦蝶，戴付敏，徐娟娟，等 . 老年人移动辅助器具的使用现状及影响因素［J］. 护理学杂志，2019，34（01）：23-27.

［100］Feigin VL，Nguyen G，Cercy K，et al. Global，Regional，and Country-Specific Lifetime Risks of Stroke，1990 and 2016［J］. New England Journal of Medicine，2018，379（25）：2429-2437.

［101］Wu S，Wu B，Liu M，et al. Stroke in China：advances and challenges in epidemiology，prevention，and management［J］. The Lancet Neurology，2019，18（4）：394-405.

［102］Yousufuddin M，Young N. Aging and ischemic stroke［J］. Aging，2019，11（9）：2542-2544.

［103］Keus S，Munneke M，Gaziano M，et al. European Physiotherapy Guideline for Parkinson's disease［J］. parkinsonnet info，2014，29：S537.

［104］Bouça-Machado R，Rosário A，Caldeira D，et al. Physical Activity，Exercise，and Physiotherapy in Parkinson's Disease：Defining the Concepts［J］. Movement Disorders Clinical Practice，2019，7（1）：7-15.

［105］中华医学会神经病学分会神经康复学组，中国微循环学会神经变性病专业委员会康复学组，中国康复医学会帕金森病与运动障碍康复专业委员会 . 帕金森病康复中国专家共识［J］. 中国康复理论与实践，2018，24（7）：745-752.

［106］Petersen RC，Lopez O，Armstrong MJ，et al. Practice guideline update summary：Mild cognitive impairment：Report of the Guideline Development，Dissemination，and Implementation Subcommittee of the American Academy of Neurology［J］. Neurology，2018，90（3）：126-135.

［107］中国痴呆与认知障碍诊治指南写作组，中国医师协会神经内科医师分会认知障碍疾病专业委员会 . 2018 中国痴呆与认知障碍诊治指南（六）：阿尔茨海默病痴呆前阶段［J］. 中华医学杂志，2018，98（19）：1457-1460.

［108］中华医学会精神医学分会老年精神医学组 . 老年期抑郁障碍诊疗专家共识［J］. 中华精神科杂志，2017，50（5）：329-334.

［109］Avasthi A，Grover S. Clinical Practice Guidelines for Management of Depression in Elderly［J］. Indian Journal of Psychiatry，2018，60（Suppl 3）：S341-S362.

［110］中华医学会糖尿病学分会 . 中国 2 型糖尿病防治指南（2017 年版）［J］. 中华糖尿病杂志，2018，10（1）：64.

［111］中华医学会骨质疏松和骨矿盐疾病分会 . 骨质疏松性椎体压缩性骨折诊疗与管理专家共识［J］. 中华骨质疏松和骨矿盐疾病杂志，2018，11（5）：425-437.

［112］中华医学会物理医学与康复学分会，中国老年学和老年医学学会骨质疏松康复分会 . 原发性骨质疏松症康复干预中国专家共识［J］. 中华物理医学与康复杂志，2019，41（1）：1-7.

［113］Giangregorio LM，Mcgill S，Wark JD，et al. Too Fit To Fracture：outcomes of a Delphi consensus process on physical activity and exercise recommendations for adults with osteoporosis with or without vertebral fractures［J］. Osteoporosis International，2015，26（3）：891-910.

［114］中国老年医学学会骨与关节分会创伤骨科学术工作委员会 . 老年髋部骨折诊疗专家共识（2017）［J］. 中华创伤骨科杂志，2017，19（11）：921-927.

［115］Brox WT，Roberts KC，Taksali S，et al. The American Academy of Orthopaedic Surgeons Evidence-Based Guideline on Management of Hip Fractures in the Elderly［J］. Journal of Bone & Joint Surgery-american Volume，2015，97（14）：1196-1199.

［116］Ftouh S，Morga A，Swift C. Management of hip fracture in adults：summary of NICE guidance［J］. BMJ，2011，342（jun21 3）：d3304.

［117］Kolasinski SL，Neogi T，Hochberg MC，et al. 2019 American College of Rheumatology/Arthritis Foundation Guideline for the Management of Osteoarthritis of the Hand，Hip，and Knee［J］. Arthritis Care & Research，2020，72（2）：149-162.

［118］Brosseau L，Taki J，Desjardins B，et al. The Ottawa panel clinical practice guidelines for the management of knee osteoarthritis. Part three：aerobic exercise programs［J］. Clinical Rehabilitation，2017，31（5）：612-624.

［119］中华医学会心血管病学分会预防学组，中国康复医学会心血管病专业委员会. 冠心病患者运动治疗中国专家共识［J］.中华心血管病杂志，2015，43（7）：575-588.

［120］Boyd CM，Leff B，Wolff JL，et al. Informing clinical practice guideline development and implementation：prevalence of coexisting conditions among adults with coronary heart disease［J］. Journal of the American Geriatrics Society，2011，59（5）：797-805.

［121］Task Force Members，Montalescot G，Sechtem U，et al. 2013 ESC guidelines on the management of stable coronary artery disease：the Task Force on the management of stable coronary artery disease of the European Society of Cardiology［J］. European Heart Journal，2013，34（38）：2949-3003.

［122］Smart NA，Stuart F，Jane PM. On "Physical Therapist Clinical Practice Guideline for the Management of Individuals With Heart Failure." Shoemaker MJ，Dias KJ，Lefebvre KM，Heick JD，Collins SM. Phys Ther. 2020；100：14-43［J］.Physical Therapy，2020，100（10）：1882.

［123］中国康复医学会心血管病预防与康复专业委员会.慢性心力衰竭心脏康复中国专家共识［J］.中华内科杂志，2020，59（12）：942-952.

［124］Ergan B，Oczkowski S，Rochwerg B，et al. European Respiratory Society Guideline on Long-term Home Non-Invasive Ventilation for Management of Chronic Obstructive Pulmonary Disease［J］. European Respiratory Journal，2019，54（3）：1901003.

第十二章
面向国际的老年全周期功能
障碍专家共识的应用

第一节　专家共识路径的使用

在人口老龄化加剧、慢病患者人群不断增长、民众健康消费持续升级的背景下，康复医疗供需缺口明显扩大。对患者而言，科学的康复治疗能够加快康复进程，降低致残率和致死率，提高生存质量；对医疗体系而言，康复能够提高整体医疗服务的运行效率，节约总体医疗费用。而老年功能障碍全周期康复可以应用于临床的各个时期，包括疾病的不同分期，如急性期、亚急性期、慢性期等，也可以应用于三级转诊服务机制，按照分级诊疗要求，各地医疗机构通过功能定位按需分类提供康复医疗服务。同时，各医疗机构在对患者实施康复服务时，可以借助康复新技术、新理念，如基于虚拟现实（VR）的老年益智网络游戏，新型无创神经调控技术，基于 3D 打印的个性化、智能化康复辅助器具，及手脑 – 感知和语言 – 运动综合康复干预技术等多种形式，建立适用于不同个案的个性化、全方位的新型康复模式，打造不同医疗机构之间定位明确、分工协作、上下联动的康复医疗服务网络。

一、临床应用

（一）老年吞咽功能障碍

老年吞咽功能障碍全周期康复专家共识适用的对象范围是广泛的，首先是在医疗机构工作的临床人员：以从事吞咽功能相关的康复治疗师、护士、医生为主，同时也涵盖了吞咽康复协作团队其他角色。无论是承担何种工作职责的读者，建议都按照"功能恢复"的思维，熟悉掌握从入院筛查到进一步评估，再到合理选择综合治疗技术实施康复训练，最后还要落实好健康宣教、院外指导、定期监测随访这一过程所涉及的标准工具操作。在此基础上可以根据疾病进展的不同时期，如重症病房、非康复的普通病房、专门的康复病房、门诊等具体情况下，查阅自己在制订不同的康复方案中应该完成的任务与注意细节。另外，由于医院面向的都是有相关基础疾病的老年人，对可能引发吞咽功能障碍风险系数高的疾病要有疾病 – 功能障碍关联意识，并且反向考虑该疾病还可能导致其他哪些功能障碍，按照以上策略来选取制订有针对性的、具有康复医学理念的评估与治疗方案。

（二）老年二便功能障碍

二便功能障碍全周期康复专家共识提供了不同分型的二便功能障碍的评估诊断、具体治疗、康复及护理衔接措施，对临床医生、治疗师、护士进行了合理分工，医务人员可借鉴本内容进行多学科协作。临床医生可选择合适的问卷、量表、特殊检查对二便功能障碍患者进行诊断，提供药物治疗，必要时手术干预；康复治疗师可根据患者具体情况选择合适的康复干预措施，并定时对患者的康复情况进行评估，指导居家康复环境的改造；护士可基于指南做好健康教育与延续护理工作，在做好基础护理的同时，强化康复干预与护理评估，针对患者二便功能障碍分型、危险因素、康复必要性等专业知识进行健康教育，增强患者及其照护者的康复意识，促进患者主动康复。

（三）老年认知障碍

老年认知障碍全周期康复专家共识包含认知障碍的康复评估、治疗以及家庭护理干预手段，主要针对老年人认知障碍制订全周期康复治疗方案，从认知障碍的定义、分类、常用的认知功能评估量表、老年人疾病相关的认知障碍特点、评估、诊断和康复治疗方案寻找循证证据，为康复医生、康复治疗师、护理人员提供参考。在临床实践上，提高老年人的认知功能是首要目标，通过适当的评估，明确诊断，并予以非药物治疗作为首选。此外，还应对老年人及其家属进行相关认知内容宣教和指导，提高老年人对预防痴呆的意识，加强照护者关注认知功能，及早发现，尽早治疗。对存在认知障碍的患者的诊治应当依托信息化管理系统，进行不同地区之间的远程诊疗，通过线上进行评估与康复方案的制订，必要时可进行随访，从而减轻医疗压力，让老年人在家里就可以做到"老有所医"。

（四）老年肺功能障碍

老年肺功能障碍全周期康复专家共识系统地介绍了老年肺功能障碍的特点、康复评估、康复治疗、康复–护理衔接方案、肺功能障碍的全周期康复管理，以及老年常见疾病肺功能障碍的康复管理要点。该专家共识以肺功能障碍为主题，主要介绍了与之较为相关的老年常见疾病的康复管理，包括慢性阻塞性肺疾病、肺癌、冠心病、慢性心力衰竭、脑卒中、帕金森病、糖尿病、骨质疏松锥体压缩性骨折和髋部骨折。回归临床，该共识适用于从ICU、综合医院康复科、专科康复医院到一级医疗机构，即社区卫生服务中心及其附属的社区卫生服务站点等。老年肺功能障碍的全周期康复管理，面对的对象主要为医疗人员，包括医生、护士和康复治疗师等。鉴于共识遵循的"功能康复"理念，康复治疗师以及康复照护人员应该是本共识的主要实践者和受益者。本共识在临床应用上，也强调了在ICU早期介入肺康复的必要性，以及着重介绍了肺康复护理衔接，并从功能障碍本身入手，创新性介绍了从临床预防到社区康复的肺功能障碍全周期管理。

（五）老年心功能障碍

老年心功能障碍全周期康复专家共识适用于各级医疗机构、社区卫生服务中心、老年护理院等从事康复医疗工作的医技人员进行的老年心功能康复工作指导与参考。通过了解学习本共识相关理论知识内容，使相关医务人员初步掌握老年心功能障碍康复的基本内容及理论基础，从常用的心功能评估量表、治疗方法、老年人疾病相关的心功能特点、筛查、评估、诊断、治疗、康复等方面寻找循证证据，为临床医生、康复治疗师、护理工作者、照护者提供参考，从而提高临床老年心功能障碍的治疗水平。

（六）老年精神心理功能障碍

老年精神心理功能障碍全周期康复专家共识提供了老年人不同精神心理功能障碍的全周期康复路径，包括筛查、评估、预防、干预、护理衔接，涉及精神科医生、临床医生、治疗师、护士等不同人员，精神科医生主要是对老年人的精神心理健康保驾护航，通过会诊为其余科室老年患者的精神心理问题提供解决方案，临床医生可通过症状识别、评估等初步判断老年人是否存在某种精神心理功能障碍，并予以一定的治疗；康复治疗师则在临床治疗的基础上予以一定的康复治疗方案，协助改善老年人的精神心理功能障碍；护士除了常规的临床护理工作外还需要监测老年人的用药反应，开展护理层面的评估、健康宣教等工作。

（七）老年语言功能障碍

老年语言功能障碍全周期康复专家共识在临床方面的应用主要包括症状体征的体格检查、辅助检查以及疾病确诊，涉及三级医疗机构在各个时期的主要负责内容，其中一级医疗机构提供社区医疗服务，负责社区老年人的语言功能障碍的定期筛查；二级医疗机构负责语言障碍患者稳定期的康复评估及康复治疗；三级医疗机构对患者进行全面的评估和康复治疗。对于语言功能障碍的全周期康复评估包括波士顿命名测验、日常交流能力评估、token test、ABC、BDAE、WAB、Frenchay 评定、中国康复研究中心构音障碍检查表、主动发声感知评估、嗓音声学评估、运动性言语失用评估等。康复治疗内容包括 Schuell 刺激、模块模型法、认知加工法、神经语言训练、经颅直流电刺激、经颅磁刺激、构音训练、发声训练、计算机辅助构音、言语失用训练、构音动力学训练等康复训练方法。

（八）老年疼痛

我国老年人口多，疼痛呈现出高患病率、低就诊率、低缓解率。而老年人群特殊，存在基础疾病多、共病多、并发症多、功能障碍多、容易产生不良反应等特点。老年疼痛全周期康复专家共识主要梳理了与老年疼痛有关的十四个疾病，不同病种具体又包含不同的疼痛类型。疼痛虽然是患者主观体验，但仍需要通过一些客观量表来进行评估，本共识整理了老年疼痛院前、院中和院后的评估要点和适宜量表。临床中治疗一段时间后应对疼痛疗效进行评估。疼痛的治疗包括：康复锻炼（物理治疗、作业治疗）、辅具辅助治疗、心理干预、传统治疗、药物治疗、外科治疗、疼痛自我管理及健康宣教。不同疾病，疼痛的治疗有所不同，具体治疗方法可参考本书第九章第三节内容。

（九）老年感觉功能障碍

老年感觉功能障碍全周期康复专家共识主要应用于神经系统疾病和骨关节系统疾病的临床康复。以常见的老年疾病脑卒中为例，现有常见临床感觉功能评定方法为 Fugl-Meyer 感觉评定子量表，有条件的医院可以配合单丝或两点辨别觉评定工具，另外有部分医院有定量感觉评定仪器可以实现感觉功能的定量化评定。随着相关量表的汉化，诺丁汉感觉评定量表也可以作为一种评定手段。目前，临床使用的感觉功能障碍康复手段为感觉统合技术和多感觉刺激，同时配合"手脑感知五步法"和闭环理论能取得更好的疗效。在进行感觉功能评定和治疗前，应该评定患者的认知功能和言语功能，如果这两者功能状态不好则应先进行相关功能的评定和治疗，在认知和言语功能状况较好的情况下再进行感觉功能的评定与治疗。

（十）老年运动功能障碍

老年运动功能障碍全周期康复专家共识对常见老年运动功能障碍进行定义和描述，对常见老年运动功能障碍的评估和治疗方法进行归纳和阐述，并针对不同的神经系统疾病（脑卒中、帕金森病、阿尔茨海默病、精神心理、糖尿病周围神经病变）、骨关节系统疾病（颈椎病、腰椎间盘突出症、骨质疏松性椎体骨折、骨质疏松性髋部骨折、髋膝骨关节炎）和心肺系统疾病（冠心病、慢性心力衰竭、肺癌、慢性阻塞性肺疾病）后的运动功能障碍进行总结，对不同疾病的运动障碍特点、运动功能评估、运动功能康复治疗分别进行归纳，并从运动功能障碍全周期、疾病全周期、医疗机构全周期、临床－康复－护理全周期的角度对老年运动功能障碍的系统管理模式进行阐述。为临床医生、康复治疗师、护理工作者等提供老年运动功能障碍全周期康复的参考，包括具有老年特点的不同系统疾病相关的运动功能障碍的评估与治疗。

二、社区与家庭应用

（一）老年吞咽功能障碍

除了疾病影响因素之外，老年人也常出现生理退行性的吞咽功能下降，早期发现和更早期预防是社区－家庭康复的工作重点。同时与之相矛盾的现状是专业的社区吞咽治疗师缺乏，社区医生与护士对吞咽功能康复的相关知识了解不充分。因此，社区工作者更应该着重学习掌握"吞咽功能概述""吞咽功能障碍预防""吞咽功能筛查"等部分内容，同时熟练了解针对老年人的特殊综合评估。本书相关章节切实考虑到实用性，在文中附上了丰富多样的量表模板及其使用方法、操作细节，希望感兴趣的同行能够仔细阅读，学以致用，融会贯通，将理论转化为个性化的、适宜的、创新的、有效的社区老年吞咽康复实践。

（二）老年二便功能障碍

由于老年二便功能障碍患者本身具有的病耻感，共自我报告二便功能障碍的意愿不强，就医率也极低。针对老年人二便功能障碍的危险因素，在社区和家庭层面进行初级预防是极其重要的。本书相关章节旨在提高患者的预防意识与就医意识，提供基于家庭的护理衔接方案。社区可借鉴本书对社区居民进行老年二便功能障碍相关危险因素的宣传，基于社区建立社区老年人二便功能管理库，针对高危老年人提供早期预防性康复训练与每周一次的定时评估，针对中低危老年人提供每月一次的电话随访。家庭康复可借鉴本书进行居家管理（如饮食方案调整、运动、居家康复、照顾方法、环境改造等），提高有二便功能障碍老年人的生活质量。

（三）老年认知障碍

社区对筛查结果为阴性的老年人应进行相关内容宣教与指导，提高老年人关注认知功能的意识；对筛查结果为阳性的老年人应进行进一步的评估，明确诊断，并予以治疗，且以非药物治疗作为首选。基层卫生机构应对所有老年人进行认知障碍筛查，对老年期认知障碍高危人群进行识别，特别是轻度认知障碍患者需尤为注意。早期的轻度认知功能筛查主要是实现早期非药物治疗的干预，并辅以药物治疗，及时转介到三级医疗机构或康复专科医院。同时在老年轻度认知障碍时期，家庭、社区康复起着十分重要的作用，应给予非药物指导和建议，利用环境的辅助、家人的支持、活动的参与，最大限度地改善和提高老年人的认知障碍，同时辅以药物治疗，使认知障碍的老年人尽快回归家庭和社会。

（四）老年肺功能障碍

老年肺功能障碍康复的最终目标是提高老年患者的生活质量，使其回归社区与家庭。为实现这个目标，既需要临床医疗服务的介入，也需要非医疗服务的介入。社区与家庭是非医疗服务介入的主要环境。老年肺功能障碍康复是一个长期管理的过程，门诊肺康复成为解决住院医疗服务紧张的一个途径。然而，这对于居住地方偏远以及需要较长时间就诊的患者也会造成障碍，导致其康复依从性较低。由于其本身生理机能的衰退，老年人在这一方面的影响，相比年轻人会明显加大，不利于长期肺康复管理。因此，基于社区与家庭的肺康复是老年肺功能障碍患者回归社会的必由之路。本书相关章节为社区与家庭的老年照护者提供了关于肺功能障碍的全程康复管理的建议，主要包括肺功能障碍的预防筛查，健康宣教，适宜的呼吸功能训练的方案以及社区家庭中肺功能障碍的管理要点。此外，其中也介绍了利用信息化平台进行远程肺康复随访的方法，可以为社区和家庭老年照护者提供肺康复治疗的参考途径。

（五）老年心功能障碍

在专业人员的指导下由家庭护理人员（患者家属）或社区医务人员负责患者出院后的康复。主要开展家庭康复训练，内容有疾病知识介绍和常规康复训练方法、简易康复器材的使用、康复性医疗体育训练、家务活动训练，及紧急情况的处理方案等。可以通过几个方面加强本书相关章节理论在社区和家庭的应用：①提高家庭护理人员对老年心脏功能障碍的了解与认识；②让家庭护理人员对目前现有老年心脏功能障碍的治疗现状有一个全面认识；③让社区及家庭护理人员掌握一些简单的康复方法及家庭护理方法，配合临床的治疗来提高疗效。

（六）老年精神心理功能障碍

老年精神心理功能障碍包括多种精神心理问题，如抑郁、焦虑、精神行为症状、跌倒恐惧、病耻感等，需要专业的治疗加以改善，但目前不管是院内院外、三级医院、二级医院、社区、家庭等对老年人的精神心理功能障碍并未引起足够重视，相当多的老年人精神心理问题的症状表现未被关注或识别，就医率、治疗率相当低，因此在社区及家庭层面进行筛查、评估以发现老年人潜在精神心理问题是十分重要的。本书相关章节旨在提高医务人员、社区工作者、患者及家属对这一功能障碍的认知，并提供几种常见的精神心理功能障碍全周期康复路径。社区可借鉴本书中的路径开展筛查、定期评估，并结合社区配置条件适当开展治疗、随访管理。家庭可通过本书中的护理衔接方案进行老年人的精神心理健康家庭护理，提高其生活质量。

（七）老年语言功能障碍

老年全周期语言障碍康复的社区及家庭推广应用是全周期康复的重要组成部分。本书相关章节针对家庭社区的老年人进行语言功能障碍筛查，主要包括一些常用的筛查量表，例如 token test、波士顿命名测验等简单易操作的评价量表，通过这些量表的评估，可以在短时间内了解整个社区老年人的言语水平。此外，针对老年人听力水平下降的情况，本书相关章节对听力水平评估和治疗也展开讨论。对于 65 岁以上的老年人，推荐使用老年听力障碍量表进行筛查评估，若发现问题再进行进一步的系统评估，通过对听力障碍的评估和治疗，可以从源头上避免一部分听力下降导致语言障碍的发生。对于已经存在老年语言功能障碍的患者，回归社区及家庭的生活会存在各种困扰，本书相关章节主要从家庭宣教、患者家属康复指导以及患者自我管理及康复这几个层面展开描述。

（八）老年疼痛

当疼痛处于慢性期，老年患者可出院，回到社区和家庭继续康复。社区和家庭侧重于康复锻炼，增强患者功能、提高生活质量。社区工作人员与家属应多与患者沟通，了解情况，向患者进行情绪健康指导，宣传医学科学的治疗手段，让其将压抑的情感在交谈中发泄出来，保持乐观情绪，树立战胜疾病的信心，学会自我调控情绪，避免情绪激动，消除恐惧、紧张、焦虑、抑郁等不良心理。同时，指导居家环境管理，保持整洁安静，通风良好，温度和湿度适宜，光线柔和，保证老年患者的休息与睡眠。注意特殊疼痛性疾病的饮食要求。疼痛评估、常用物理与心理镇痛方法健康指导，以及使用镇痛药物的健康指导可参考本指南的治疗部分。

（九）老年感觉功能障碍

针对社区和家庭的亚健康老年人，重点应放在感觉功能障碍的预防上，常见预防方法包括生理性的预防，如适当做家务、跳广场舞等，以及病理性的预防，如戒烟限酒、预防疾病的发生发展等。对于回归家庭的感觉功能障碍老年患者，本书相关章节的作用是帮助患者维持和进一步提高感觉功能，具体方法参考感觉功能障碍的第三节家庭方案。另外，有条件的情况下可以请治疗师上门进行家庭康复训练。如果患者病情稳定，可以在医生的指导下继续进行家庭方案的训练，如果病情恶化或感觉功能障碍越来越差，建议患者转入上级医院进行进一步的评定和治疗。

（十）老年运动功能障碍

本书相关章节为社区卫生服务人员及家庭照护者提供老年人不同疾病相关的运动功能障碍的预防、筛查、转诊及恢复期照护建议。老年人多系统疾病相关运动功能障碍的全周期管理，从诱发运动功能障碍的高危因素筛查、运动功能评估工具的选择到运动功能障碍治疗项目的选择，不同地区对不同疾病的全周期康复具有不同的基础条件，具备不同能力的诊疗与康复水平。当具有运动功能康复的需求时，应首先选取邻近机构进行就诊，确定疾病与运动功能障碍情况后，及时进行疾病的治疗与功能障碍的干预。该地区不能满足功能障碍的康复需求时，可寻求远程会诊。以回归本地区进一步诊疗为目的，最终回归社区家庭，从而实现老年运动功能障碍全周期康复的闭环管理。

第二节　ICF 与全周期功能的结合

一、ICF 的介绍

《国际功能、残疾和健康分类》（international classification of functioning, disability and health, ICF）是 WHO 于 2001 年 5 月在第 54 届世界卫生大会颁布的，其总目标是要提供一种统一且标准的语言和框架来描述健康状况和与健康有关的状况。ICF 作为 WHO 国际分类家族的一员，从疾病、失能及其他健康状况对人体结构与功能、活动能力、参与能力影响的角度构建理论框架和分类体系。它将残疾建立在一种社会模式基础上，从残疾人融入社会的角度出发，以恢复功能为核心目标，整合了生物、心理、社会、环境，包括身体结构与功能损伤、活动受限和社会参与限制，而且强调残疾的背景性因素（个人情况，生活中的自然、社会和态度环境等），对患者的整体健康水平和残疾情况起着重要的相互作用（图 12-2-1）。

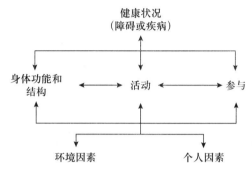

图 12-2-1　ICF 框架

ICF 采用"生物 – 心理 – 社会"相结合的方法，经过十余年的发展和完善，在术语和分类上达成广泛的一致，是一种全球通用性工具。这种模式也被越来越广泛地应用于临床医疗和研究中，尤其是在康复医学领域。因此，全面的康复评定不应仅针对功能水平，还要包括参与水平以及疾病与环境相互作用。

（一）ICF 的组成成分

ICF 分为功能和残疾、情景性因素两部分。在功能和残疾部分，除身体功能和结构成分外，活动和参与是另一个成分，活动和参与是通过能力和活动表现来描述的。在情景性因素中，含环境因素和个人因素，这些因素对个体的健康和与健康有关的问题可能会产生影响。ICF 是以活动和参与为主线来进行功能、残疾和健康分类的，强调环境与个人因素以及各部分之间的双向作用，其运行模式见图 12-2-2。

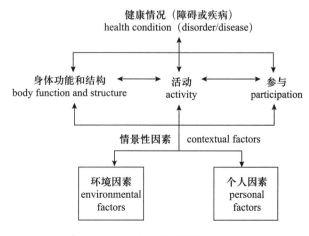

图 12-2-2　ICF 运行模式

ICF 针对功能、残疾与健康分类，在该标准中，"残疾"不再被分成残损、残疾、残障三个层次，而是被定义为："是对损伤、活动受限和参与限制的一个概括性术语。" ICF 将"损伤（impairment）"定义为："身体功能或结构问题，有显著差异或丧失。如显著的变异或缺失（如各器官系统的形态和结构；精神功能、语言功能、感觉功能、心肺功能、消化功能、排泄功能、神经肌肉骨骼和运动功能等）。身体功能是身体各系统的生理功能（包括心理）。身体结构是身体的解剖部位如器官、肢体及其组成。"

活动（activities）是由个体执行一项任务或行动；参与（participation）是个体投入到一种生活情景中。ICF 将"活动受限（activity limitation）"定义为："个体在进行活动时可能遇到的困难，这里指的是个体整体水平的功能障碍（如学习和应用知识能力、完成一般任务和要求的能力、交流的能力、个体的活动能力、生活自理能力等）。"将"参与限制（participation restriction）"定义为："个体投入到生活情景中可能经历到的问题，这里指的是患者的社会功能障碍（如家庭生活人际交往和联系，接受教育和工作就业等主要生活领域，参与社会、社区和公民生活的能力等）。"将"表现（performance）"定义为："描述个体在现实环境因素影响下（包括物理、社会和周围人的态度等方面）能够完成活动的水平。"将"能力（capacity）"定义为："描述个体在不借助辅助器具、他人协助及其他有利或不利环境因素影响下完成活动的真实能力。能力是在中立环境（如测验环境）下完成活动的水平。"

此外，ICF 强调背景性因素，如某人的健康（疾病、障碍、损伤、创伤等），或者说功能和残疾情况，实际上是与背景性因素构成了生活和指导人们生活的自然、社会和态度环境。它包括环境因素（environmental factors）和个人因素（personal factors）。①环境因素包括某些产品、工具和辅助技术；他人的支持和帮助；社会、经济和政策的支持力度；社会文化的不同。有障碍或缺乏有利因素的环境将限制个体的活动表现；有促进作用的环境则可以提高其活动表现。②个人因素是一个人的生活和生活状况的特定背景，包括但不限于性别、种族、年龄、健康情况、生活方式、习惯、教养、应对方式、社会背景、教育、职业、过去和现在的经验、总的行为方式、个体的心理优势和其他特征等，它们可以被视为将人定义为独特个体的因素。与环境因素一样，个人因素可能对一个人的身体功能和结构、活动和参与产生积极或消极的影响。

ICF 是世界卫生组织在个体和人群水平上用来测量健康的框架架构，通过 ICF 不仅可识别个体的健康状况，也能够描述个体在特定领域下，受其自身健康状态及其所处条件（即环境因素和个人因素）相互作用所表现出的功能结局，反映个体健康状况的复杂性、独特性、多向性与多变性。当我们考虑"功能""残疾""健康状态"甚至"疾病后果"时，必须从"身体""活动""参与"这三个不同角度进行评估和处理。

（二）ICF 的目的

ICF 是一种用于不同学科和领域的多目的性的分类。近年来，ICF 不断与多学科融合发展，包括医疗、康复、教育、社会服务、社会保障与就业、残疾研究以及信息科学等。它的特殊目的可以归纳如下。

（1）为认识和研究健康，和与健康有关的状况、结果，以及它们的决定因素而提供科学的基础。

（2）为描述健康和与健康有关的状况而建立一种共用的语言，以便改善诸如卫生保健工作者、研究人员、公共政策制定者，以及公众（包括残疾人）等不同使用者间的交流。

（3）可以对不同国家、不同卫生保健学科领域、不同服务及不同时间的数据进行比较。

（4）为卫生信息系统提供一种系统的编码程序。

这些目的是相互关联的，因为 ICF 的需求和使用需要一种有意义的结构和实用的系统，从而使处于不同文化背景下的不同使用者用于制定卫生政策、品质保障和结果评估。

（三）ICF 的使用

ICF 是人的功能、残疾与健康的分类。它系统地对健康和与健康有关的领域进行分组。在每个成分内，根据它们共同的特征（如它们的起源、类别和相似性）进一步分组，然后按照其意义进行排列。分类按照一套原则进行组织，这些原则指出分类在各水平和层次间的相互关联性（水平集合）。然而，在 ICF 中有些类目并不以层次方式排列，没有等级顺序，而是在一个分支内的平行类目。

ICF 作为标准分类框架，拥有 1454 个类目，根据编码需求进一步划分为二、三和四级类目，临床多用二级类目进行评估与调查。每个类目以 ICF 限定值进行量化，即按照损伤程度（困难程度、障碍或有利程度）分为五级。ICF-b 和 ICF-s 以一级限定值表示，ICF-d 以一级限定值（即活动表现限定值，指患者在现实生活中的表现，可以借助工具完成任务）和二级限定值（能力限定值，指患者在标准环境下完成任务或动作的能力，不能借助工具）表示，ICF-e 以一级限定值（障碍因素）和二级限定值（有利因素）表示（表 12-2-1）。

表 12-2-1　限定值

成分	一级限定值	二级限定值
身体功能（b）	通用限定值使用负性量度法，用于显示损伤的范围和程度 如：b167.3 显示特指的语言精神功能严重损伤	无
身体结构（s）	通用限定值使用负性量度法，用于显示损伤的范围和程度 如：s730.3 显示上肢严重损伤	用于显示身体结构各方面改变的性质 0 结构没有改变 1 完全缺失 2 部分缺失 3 附加部分 4 异常维度 5 不连贯性 6 位置变异 7 身体结构定量改变，包括积液 8 未特指 9 不适用 如：s730.32 显示上肢部分缺失

成分	一级限定值	二级限定值
活动和参与（d）	活动表现 通用限定值 个人在现实环境中的问题 如：a5101.1 显示个人在其现实环境中可以获得辅助装置并在全身沐浴时出现中度困难	能力 通用限定值 无帮助下的活动受限 如：a5101.2 显示全身沐浴时出现中度困难，意味着在无辅助装置或个人帮助的情况下有中度困难
环境因素（e）	通用限定值，使用负性和正性度量法，分别显示障碍和有利因素的范围 如：e130.2 显示教育用品是中度障碍因素。相反，e130+2 显示教育用品是中度的有利因素	无

限定值：在 ICF 中，世界卫生组织提出了一个评级系统，该系统由所谓的"限定词"组成，可用于对功能问题的严重性进行编码。ICF 采用 0~4 分的分级方法表述问题的严重程度，但分级范围不是平均分配（表 12-2-2）。此外，与大多数现有的临床量表不同，ICF 没有对使用限定词进行评分功能的详细或额外解释。缺乏关于如何使用限定词的更详细指导可能会使患者在 ICF 分类中遇到的问题评级更加困难，可能导致评级不一致。具体的限定值如下表。

表 12-2-2　ICF 一级限定值通用度量表

限定值	问题程度	造成影响	出现频率/数量
0	没有	无，缺乏，微不足道	0~4%
1	轻度	略有一点	5%~24%
2	中度	中等程度	25%~49%
3	重度	很高，非常	50%~95%
4	完全	全部	96%~100%
8	未特指	缺少足够信息描述问题的严重程度	
9	不适用	类目不适合而无法对功能、残疾水平及环境障碍进行评估，例如，当使用类目 b650 月经功能描述男性时	

二、ICF 与老年功能障碍

随着年龄的增长，老年人的功能问题成为死亡率的重要预测因素，并为老年慢性病的发展、结局转归等提供重要的信息[1]。在 ICF 框架下，老年功能障碍是一种多维度的"疾病"，其发展过程可能会损害个体的身体功能和结构（包括生理系统或解剖结构），限制日常活动（即，在尝试执行个人任务或行动），并限制老年人的社会参与能力（即在参与生活情况时遇到问题）。据报道，使用 ICF 进行数据分析有助于比较不同疾病之间的功能状态数据，并从 ICF 的角度对人们的经历和整体健康状态进行详细分析[2]。因此，了解老年功能障碍可能有助于将临床医学问题从疾病转向患者的身体健康、生活质量等方面，最终有助于更好地平衡医疗决策，从而推动范式从基于疾病的观点转变为生物心理社会的观点。

国际功能、残疾和健康分类（ICF）是一个框架，用于描述和组织有关功能和残疾的信息[3]。基于 ICF，功能可以定义为一个人的健康状况和环境因素之间相互作用的结果[4]。在临床实践中，使用 ICF 框架理念可以极大地帮助临床医生拓宽他们对患者的结构和功能的看法，从更全面的角度看待患者的疾病。在康复实践中，主要将问题集中在功能障碍上，通过功能状态，观察日常生活活动（ADL），剖析患者的社会参与能力，再返回到个体的功能层面，从而解决问题。由于功能评估通常由多学科专业人员进行，且需要各专业人员互相通过各方面功能评估结果共同商讨康复治疗方案（图 12-2-3），因此提高评级可靠性能增强 ICF 用于康复临床实践的可用性和准确性，确保评分在各个评估者之间具有相同的含义尤为重要，从而将评估结果准确用于老年患者功能的客观临床评估，并在各个多学科专业人员之间交流有关患者功能和健康状态的信息。因此，基于 ICF 建立可靠、全面的功能评估体系，使用 ICF 框架理念和其核心组套有助于准确、全面地评估老年患者的功能水平，提高功能信息的可比性和交换性，全面指导康复临床实践的开展。

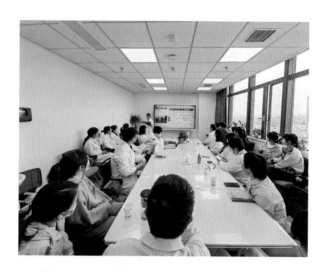

图 12-2-3　多学科团队共同商讨康复治疗方案

在面对老年功能障碍问题时，了解老年人日常生活和参与所需要的身体功能、社会、心理挑战以及更广泛的环境对于制订有效的康复方案至关重要。使用 ICF 框架，不仅可以应用国内和国际理解的标准化通用语言进行评估分析，在环境方面，ICF 的使用还促进了对老年患者环境方面的全面评估。此外，在临床康复实践中，了解老年人可能需要的照顾和支持，以及个人需求的满足也是至关重要的。

ICF 允许临床医生以系统和标准化的方式对患者的功能和残疾进行全面描述和分类，这样的分类模式使得所有参与患者治疗的卫生专业人员都能相互沟通和应用。作为一个分类，ICF 代表了一个包含 1424 个 ICF 类别的详尽目录，这些类别涉及身体功能、身体结构、活动和参与以及环境因素。在 ICF 中，身体功能是指身体各系统的生理功能（包括心理功能）；损伤是指身体功能或结构出现的问题，如显著的变异或缺失。ICF 主要包括 8 个一级身体功能分类，分别是"精神功能""感觉功能和疼痛""发声和言语功能""心血管、血液、免疫和呼吸功能""消化、代谢和内分泌系统功能""泌尿生殖和生育功能""神经肌肉骨骼和运动有关的功能""皮肤和有关结构的功能"。其中，每个一级分类都对应有多个二级分类（表 12-2-3）。

表 12-2-3　ICF 身体功能的一级分类和二级分类表

一级分类	二级分类
精神功能	整体精神功能（b110~b139） 特殊精神功能（b140~b189）
感觉功能和疼痛	视及其相关功能（b210~b229） 听和前庭功能（b230~b249） 辅助感觉功能（b250~b279） 疼痛（b280~b289）
发声和言语功能	（b310~b399）
心血管、血液、免疫和呼吸功能	心血管系统的功能（b410~b429） 血液和免疫系统功能（b430~b439） 呼吸系统功能（b440~b449） 心血管和呼吸系统的其他功能和感觉（b450~b469）
消化、代谢和内分泌系统功能	与消化系统有关的功能（b510~b539） 与代谢和内分泌系统有关的功能（b540~b559）
泌尿生殖和生育功能	泌尿功能（b610~b639） 生殖和生育功能（b640~b679）
神经肌肉骨骼和运动有关的功能	关节和骨骼的功能（b710~b729） 肌肉功能（b730~b749） 运动功能（b750~b789）
皮肤和有关结构的功能	皮肤功能（b810~b849） 毛发和指甲的功能（b850~b869）

ICF 类别和域是互斥的，独立评估身体功能、活动和参与、环境等 ICF 组成部分有助于分析它们的相互关系。尽管如此，身体功能障碍对日常活动的影响是评估患者整体功能的一个重要方面，而对于老年人来说，身体功能障碍对其他方面功能的影响程度仍然是评估各个身体功能的重点。这反映了 ICF 的生物－心理－社会模型，即身体功能、活动、参与和环境因素之间的相互关系，因此，在服务和治疗老年人的功能障碍问题时，要从 ICF 层面全方位、多角度去分析老年功能问题，实施精准评估和治疗（图 12-2-4）。此外，老年功能障碍问题不能用单一因素来解释（例如，能够执行），必须考虑多种因素来确定患者的身体功能问题的严重程度。例如，b280 类痛觉问题有几个方面，及疼痛

的部位、程度与频率等。因此，评分可能会根据评分者关注的方面而有所不同。因此，使用 ICF 身体功能类目进行详尽的评估，可以最大化的减少漏诊，帮助临床医生和康复专业人员对老年患者的健康状态和功能评级做出明智的判断。

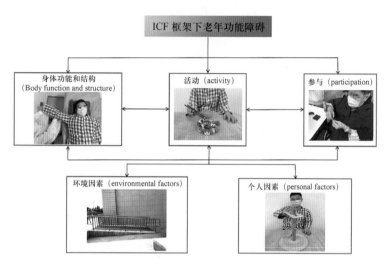

图 12-2-4　ICF 框架下老年功能障碍

根据 ICF 所基于的功能和残疾的概念模型，功能是身体功能和结构、活动和参与的总称[5]。有研究指出，"活动和参与"部分已被证明是所有 ICF 部分中与老年患者功能最相关的部分[6]。最常分配类别的 ICF 章节是：b1 "心理功能"、d4 "活动能力"、d5 "自我照顾"和 d6 "家庭生活"。这些领域在老年康复临床实践中应用广泛，因为它们是使得老年患者能够在家独立生活的先决条件。在一项荟萃分析中，日常生活活动（ADL）和认知障碍的指标被确定为需要入住疗养院的最强预测因素[7]。文献表明，与没有问题的成年人相比，在大于等于三项的日常生活活动中出现问题的老年人入住疗养院的风险更高[8]。

"活动"和"参与"是世界卫生组织的"国际功能、残疾和健康分类"的主要领域之一。参与限制是指可能阻碍人们参与不同生活事件的健康问题。研究发现，参与方面的限制在老年人中很常见，并与发病率和死亡率的增加有关[9, 10]。如果老年人要保持对生活的满意度，通过参与不同的生活事件来保持公民和社会参与是很重要的。在 ICF 中，活动和参与方面的一级类目分别有："学习和应用知识""一般任务与要求""交流""活动""自理""家庭生活""人际交往和人际关系""主要生活领域""社区、社会和公民生活"等 9 个方面，同样的，他们也有各自详细的二级分类。

基于 ICF 理念，环境因素是影响个体功能结构的一个重要因素。在 ICF 中，环境因素方面共有 5 个一级类目："用品和技术""自然环境和对环境的人为改变""支持和相互联系""态度""服务、体制和政策"。有研究指出，ICF 环境因素中的一部分类别，如住房设计（例如，照明条件、不平整的表面）、社区规划（例如，公共交通、可步行的社区服务）和社会支持（例如，家人、朋友或卫生专业人员）等在老年人群中起着至关重要的作用[11]。在临床实践中，考虑这些环境因素将有助于康复专业人员在预防跌倒、家居社区环境改造以及适应与年龄相关的衰退等其他负面影响的康复介入。

为了将 ICF 用于功能的标准化文档，我们可以遵循四步方法，这一方法来自于已确立的原则，即"测量什么"和"如何测量"。该方法要求为：①记录 ICF 域；②采取什么视角；③采用什么样的数据收集工具；④采用什么方式进行报告。在临床实践中，可以选择一个或多个预定义的 ICF 核心集（表 12-2-4）。

表 12-2-4　ICF 集的概述，它们的域和推荐使用

ICF 核心集（ICF sets）	域的数量	推荐使用
ICF 通用集 （ICF generic set）	7 个 ICF 功能类别	是 ICF 临床实践和研究中不可或缺的重要核心集
ICF 康复集 （ICF rehabilitation set）	30 个 ICF 功能类别 EFs 的 12 个 ICF 类别	多学科康复
针对特定健康状况的 ICF 核心集 （ICF core sets for specific health conditions）	因健康状况而异	描述患有特定慢性疾病的个体的功能
针对特定卫生保健背景的 ICF 核心集 （ICF core sets for specific health care contexts）	因不同的卫生保健环境而异	神经、肌肉骨骼、心血管健康状况和老年患者在特定卫生保健环境下的功能记录

三、ICF 与康复护理衔接

全周期康复治疗由一个多学科团队构成，该团队由专业的健康专业人员组成，包括物理治疗师、作业治疗师、言语治疗师、神经心理学专业人员、康复护士和康复医师。急性疾病或受伤后患者的康复治疗取决于充分的医疗服务和早期确定康复护理需求。在急性和早期康复中，康复的目标是预防残疾，改善和恢复功能，促进患者的自主性并避免对长期照护的需求，而对患者实施护理干预，目的是预防并发症和恢复功能。在早期的急性后康复中，除了康复治疗的介入，患者还需要持续的医疗和护理衔接，康复护士通过改善或维持患者的健康状况和功能，同时最大限度地减少他们的痛苦并提高生存质量。

在临床实践中，护理人员通常会使用特定的分类系统来描述诊断和干预措施，所有这些分类工具可以帮助护理人员之间很好地交流和记录。然而，它们不适合跨学科使用，因此不符合康复中高效跨学科团队的合作要求。国际功能、残疾和健康分类（ICF）是对健康和与健康有关领域的分类，是世界卫生组织在个人层面衡量健康和残疾的框架。此外，综合分类是一种多用途分类，旨在在不同部门广泛使用。该模式既适用于整体护理原则，也适用于康复护士[12]。整体护理是指任何疾病的护理，其理念是将患者作为一个整体进行护理实践。康复护理是一种整体实践，因为康复护理服务是在一个整体的框架内提供的，它强调和重视个体的精神、身体和社会之间的密切联系，而 ICF 这种"生物—心理—社会模型"是整体护理的基石和基本理念，它借鉴了各种护理和科学的理论、概念、知识和技能。将整体护理模式整合到康复护理中，并使用 ICF 理念，可以帮助护理人员组织生物、心理、社会、精神护理的各个组成部分，从而对患者实行全方位的护理，这不仅可以为患者考虑和解决影响疾病和生活的各个方面，促进健康，也

为护理人员在护理实践中提供了一个全新的意义和方向。

研究表明，用于急性和早期急性后康复治疗的 ICF 核心集与康复护理高度相关，可以作为研究和实践中分析护理的重要工具[13]。ICF 可以优化康复过程的规范化管理，使用 ICF 核心集类别来描述护理干预目标，可以使护理人员以共同的语言和标准化的方式来描述他们的目标，其次，ICF 核心集也有助于考虑患者的需求和期望。因而，ICF 可以作为护理干预目标的有效性框架，以促进参与康复过程管理的所有康复专业人员之间的沟通，并实现以目标为导向的协作，同时，让护士和患者可以共同合作制订最佳的个性化健康路线图。

四、ICF 在全周期康复中的应用

国际功能、残疾和健康分类（ICF）鼓励采用生物 - 心理 - 社会和以人为本的医疗康复方法，并可能为指导临床评估和鼓励临床医生、康复专业人员、护理人员考虑影响健康的众多因素提供有用的工具，这会让康复治疗更具体和实施针对个体需求的个性化治疗。使用可以跨卫生学科理解的通用框架可以增强跨学科的沟通和协作，改善医疗保健服务。

（一）康复周期

为了促进 ICF 在临床实践中的应用，将基于 ICF 的工具集成到现有流程中。在康复环境中，基于 ICF 的工具可以用于康复管理，多学科团队可以使用它们来全面描述正在经历或可能经历残疾患者的功能，指导以功能为导向的康复服务，规划和评估一定时期内患者的功能状态。

康复管理的特点是解决问题的方法，其中一种基于 ICF 的方法是康复周期，称为 Rehab-Cycle（图 12-2-5）。康复周期可以促进康复过程的结构化、组织和记录，并帮助参与患者康复的专业人员有规划地指导康复进程。这个循环过程包括四个关键要素：评估、分配、干预和再评估。基于 ICF 理念，在老年全周期康复中，临床医生通常会综合患者各个功能的不同方面，总结分析；康复专业人员将不同功能状态、活动水平等情况相结合而构建老年整体功能状态。总结评分使得临床医生和康复专业人员可以评估患者的整体功能水平，监测疾病和康复管理，并跟踪患者的全周期护理和整个生命周期。

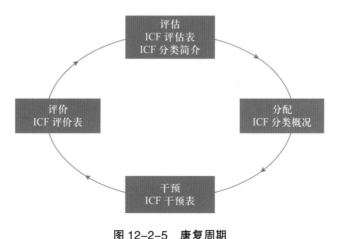

图 12-2-5　康复周期

WHO 在《世界残疾报告》中基于 ICF 对康复的核心定义为：康复是"帮助经历着或者可能经历残疾（功能障碍）的个体，在与环境的相互作用中获得并维持最佳功能状态的一系列措施"。WHO 的 ICF 框架是一个全面的分析框架，用于将报告的结果映射到描述性领域，该框架是衡量结果的国际标准。该框架包括四个结构：身体功能（b）；身体结构（s）；活动和参与（d）；环境因素（e）。结构进一步细分为第一级、第二级、第三级和第四级域，以描述损伤、功能或残疾。ICF 从健康和总体幸福感的角度，分析健康与功能状态、健康与残疾以及健康与环境之间的相互关系，建立基于生物 - 心理 - 社会模式的健康、功能和残疾新模式，强调健康是个人身体功能与结构、活动和参与以及环境因素交互作用的结果。

（二）ICF 与老年全周期康复

在老年全周期康复中融入 ICF 理念，在不同的疾病分期康复侧重点亦不同。在急性期可以着重患者结构的改善，身体各部分功能的维持和提高，构建多学科团队，在转诊时传达患者的明确需求和康复计划，指导护理计划和目标设定的领域等，为患者后续的康复治疗做好充足的准备。在亚急性期，跨学科团队、护士、康复专业人员的共同配合应成为此阶段康复的核心力量，最大化的改善和提高患者各方面的功能情况，同时融入活动和参与，以改善患者在活动和参与层面的功能。有研究指出，家人的支持在脑卒中亚急性期能够对患者的康复发挥重要促进作用[14]。由于康复的共同目标是帮助患者改善功能、回归家庭，跨学科团队在形成综合结论时也需要考虑到患者及其家庭所存在的"功能"限制。在疾病的慢性期，患者除了躯体功能上的残疾，可能会出现社会心理问题、情绪障碍等。因此，在这个阶段，基于 ICF 模型可评估与环境和个人因素相关的健康问题。心理教育、学习认知策略、支持家庭和开始新的休闲活动是提高老年患者参与度和生活质量的康复计划的重要组成部分，要重视活动的参与和环境的介入，回归家庭、社会后，在社区康复中，注重环境的改造和社会因素，如社会活动的参与以及社会支持，个体因素等，在老年全周期康复领域中分阶段分层次的将 ICF 理念融入老年康复治疗。

对于老年全周期康复，也可以从医疗水平的层面将 ICF 理念植入各级医院的康复治疗中。国际功能、残疾和健康分类规定了 3 个功能水平，即身体功能和结构水平，活动水平和参与水平。在三级医院，可以将康复重心放在提高患者的身体结构和功能，如脑结构、肩部结构、上下肢结构等，合理利用先进的医疗水平和技术，解决危重疑难病症，待患者情况相对稳定后，可以转诊到下级医院。在二级医院的临床康复实践中，要建立多学科团队模式，注重功能的改善和提高，利用现有资源以多种形式促进老年患者的身心康复，与家属建立一致的康复目标。在一级基层医院，功能的维持、活动的参与、环境的介入是这个阶段重点的康复服务，可以通过连续护理来预防出院后并发症，如瘫痪、认知缺陷、疲劳、抑郁等问题，制订多学科康复计划，联合患者家属，共同提高老年患者的日常活动水平、功能独立性、改善生活质量和社会参与。康复服务尤其意味着针对后续残疾的战略，各级医院要有效提供康复服务和整合医学观点，以及职业、教育和社会支持，加强康复团队成员之间的协作，运用 ICF 框架理念，有效地做出决策，并提供全面精准的康复治疗。

最终，任何康复干预的目的都是恢复患者受损的身体结构和功能，克服活动限制和参与限制，并防止出现新的功能障碍和残疾。提炼出适宜的 ICF 评估方法和内容对患者病情进行准确评估，根据评估结果制订有针对性的康复护理方案，并给予有效的康复护理干预措施。因此，采集老年患者功能的信息对于日常临床工作是必不可少的，在诊断、干预分配、干预管理和治疗结果的评估上也起到至关重要的作用。

总而言之，制订以 ICF 理念为指导的康复治疗方案，是采取躯体、个人及社会相结合的形式，从身体结构和功能、活动和参与，以及环境因素等方面，对患者的整体功能和健康水平进行评定，再结合患者及家属的期望和实际情况，经多学科团队共同商讨决策后，为老年患者制订个性化的治疗目标及康复治疗方案。此外，使用 ICF 评定表可以让专业人员根据评估结果选择是否需要进一步评估，根据 ICF 评估结果制订康复计划，以及再评估时的前后对照患者的功能水平是否改善，调整康复计划，以此循环。让 ICF 融入康复，指导康复。

（涂舒婷　庄金阳　钱佳煜　乡靖楠　魏栋帅　徐　硕

付丛会　闫志杰　李　冲　何洁莹　贾　杰）

参考文献

［1］Lee S J, Go A S, Lindquist K, et al. Chronic Conditions and Mortality Among the Oldest Old［J］. American Journal of Public Health, 2008, 98（7）: 1209-1214.

［2］Alford VM, Ewen S, Webb GR, et al. The use of the International Classification of Functioning, Disability and Health to understand the health and functioning experiences of people with chronic conditions from the person perspective: a systematic review［J］. Disability and Rehabilitation, 2015, 37（8）: 655-666.

［3］Jiménez Buñuales MT, González Diego P, Martín Moreno JM.［International classification of functioning, disability and health（ICF）2001］［J］. Revista Espanola De Salud Publica, 2002, 76（4）: 271-279.

［4］Selb M, Escorpizo R, Kostanjsek N, et al. A guide on how to develop an International Classification of Functioning, Disability and Health Core Set［J］. European Journal of Physical and Rehabilitation Medicine, 2015, 51（1）: 105-117.

［5］Cieza A, Hilfiker R, Chatterji S, et al. The International Classification of Functioning, Disability, and Health could be used to measure functioning［J］. Journal of Clinical Epidemiology, 2009, 62（9）: 899-911.

［6］Tomandl J, Heinmüller S, Selb M, et al. Laying the foundation for a Core Set of the International Classification of Functioning, Disability and Health for community-dwelling older adults in primary care: relevant categories of their functioning from the research perspective, a scoping review［J］. BMJ open, 2021, 11（2）: e037333.

［7］Buhr GT, Kuchibhatla M, Clipp EC. Caregivers' reasons for nursing home placement: clues for improving discussions with families prior to the transition［J］. The Gerontologist, 2006, 46（1）: 52-61.

［8］Gaugler JE, Duval S, Anderson KA, et al. Predicting nursing home admission in the U.S: a meta-analysis［J］. BMC geriatrics, 2007, 7: 13.

［9］ Wilkie R，Peat G，Thomas E，et al. The prevalence of person-perceived participation restriction in community-dwelling older adults ［J］. Quality of Life Research，2006，15（9）：1471-1479.

［10］ Fairhall N，Sherrington C，Kurrle SE，et al. ICF participation restriction is common in frail, community-dwelling older people: an observational cross-sectional study ［J］. Physiotherapy，2011，97（1）：26-32.

［11］ Lien WC，Chang JH，Guo NW，et al. Determinants of Perceived Physical Environment Barriers among Community-Dwelling Elderly in Taiwan ［J］. The Journal of Nutrition，Health Aging，2015，19（5）：575-582.

［12］ Nathenson P. Application of holistic nursing in the rehabilitation setting ［J］. Rehabilitation Nursing：The Official Journal of the Association of Rehabilitation Nurses，2012，37（3）：114-118.

［13］ Mueller M，Boldt C，Grill E，et al. Identification of ICF categories relevant for nursing in the situation of acute and early post-acute rehabilitation ［J］. BMC nursing，2008，7（1）：3.

［14］ Saltychev M，Tarvonen-Schröder S，Bärlund E，et al. Differences between rehabilitation team, rehabilitants，and significant others in opinions on functioning of subacute stroke survivors: Turku ICF study ［J］. International Journal of Rehabilitation Research，2014，37（3）：229-235.